MANUAL DE
FARMACOLOGIA PSIQUIÁTRICA
DE
KAPLAN & SADOCK

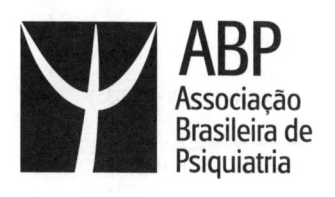

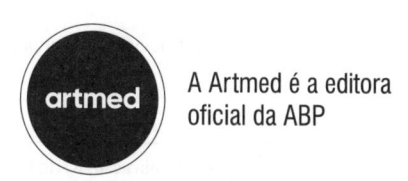

ABP
Associação
Brasileira de
Psiquiatria

artmed

A Artmed é a editora
oficial da ABP

Nota

A medicina é uma ciência em constante evolução. À medida que novas pesquisas e a própria experiência clínica ampliam o nosso conhecimento, são necessárias modificações na terapêutica, o que também inclui o uso de medicamentos. Os autores desta obra consultaram as fontes consideradas confiáveis, num esforço para oferecer informações completas e, geralmente, de acordo com os padrões aceitos à época da publicação. Entretanto, tendo em vista a possibilidade de falha humana ou de alterações nas ciências médicas, os leitores devem confirmar estas informações com outras fontes. Por exemplo, e em particular, os leitores são aconselhados a conferir a bula completa de todo medicamento que pretendam administrar, para se certificar de que a informação contida neste livro está correta e de que não houve alteração na dose recomendada nem nas precauções e contraindicações para o seu uso. Essa recomendação é particularmente importante em relação a medicamentos introduzidos recentemente no mercado farmacêutico ou raramente utilizados.

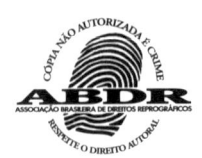

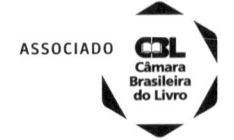

A286m Ahmad, Samoon.
 Manual de farmacologia psiquiátrica de Kaplan & Sadock / Samoon Ahmand ; tradução : André Garcia Islabão ; revisão técnica : Carolina Benedetto Gallois. – 8. ed. – Porto Alegre : Artmed, 2024.
 xxvi, 606 p. : il. ; 21 cm.

 ISBN 978-65-5882- 227-1

 1. Psiquiatria. 2. Farmacologia. I. Título.

CDU 616.89:615(035)

Catalogação na publicação: Karin Lorien Menoncin – CRB 10/2147

Samoon Ahmad

MANUAL DE FARMACOLOGIA PSIQUIÁTRICA DE KAPLAN & SADOCK

OITAVA EDIÇÃO

Tradução
André Garcia Islabão

Revisão técnica
Carolina Benedetto Gallois
Psiquiatra. Doutoranda em Psiquiatria e Ciências do Comportamento
na Universidade Federal do Rio Grande do Sul (UFRGS).

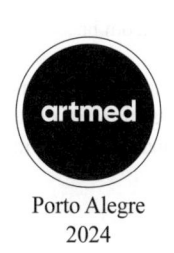

artmed

Porto Alegre
2024

Obra originalmente publicada sob o título
Kaplan and Sadock's Pocket Handbook of Psychiatric Drug Treatment, 8th edition
ISBN 9781975168995
Copyright © 2024 Wolters Kluwer Health, Inc.
Wolters Kluwer did not participate in the translation of this title.
Published by arrangement with Wolters Kluwer Health, Inc., USA

Coordenadora editorial: *Cláudia Bittencourt*

Editora: *Mirian Raquel Fachinetto*

Preparação de originais: *Mirela Favaretto*

Leitura final: *Cecília Beatriz Alves Teixeira*

Capa sobre arte original: *Tatiana Sperhacke / Tat Studio*

Editoração: *Clic Editoração Eletônica Ltda.*

Reservados todos os direitos de publicação, em língua portuguesa, ao
GA EDUCAÇÃO LTDA.
(Artmed é um selo editorial do GA EDUCAÇÃO LTDA.)
Rua Ernesto Alves, 150 – Bairro Floresta
90220-190 – Porto Alegre – RS
Fone: (51) 3027-7000

SAC 0800 703 3444 – www.grupoa.com.br

É proibida a duplicação ou reprodução deste volume, no todo ou em parte, sob quaisquer formas ou por quaisquer meios (eletrônico, mecânico, gravação, fotocópia, distribuição na Web e outros), sem permissão expressa da Editora.

IMPRESSO NO BRASIL
PRINTED IN BRAZIL

Sobre o autor

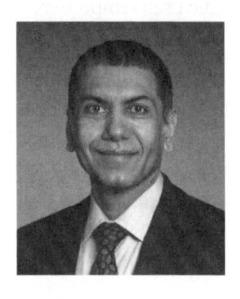

Samoon Ahmad, M.D., é professor clínico de psiquiatria da NYU Grossman School of Medicine e recentemente completou 30 anos de serviço no Bellevue Hospital Center, atuando como chefe da Unidade de Psiquiatria Hospitalar. Graduado pelo Allama Iqbal Medical College de Lahore, Paquistão, onde se especializou em Medicina Interna, Cirurgia Geral e Cardiologia, Dr. Ahmad completou sua formação em psiquiatria no Bellevue Hospital/NYU Medical Center, tendo atuado como residente-chefe em seu último ano de residência. Após, tornou-se médico assistente no Bellevue e passou a fazer parte do corpo docente da NYU School of Medicine. Dr. Ahmad supervisiona e orienta residentes, além de ser palestrante – globalmente requisitado –, abordando diversos temas, incluindo antipsicóticos, obesidade, distúrbios metabólicos e uso medicinal de maconha. É também diplomata da American Board of Psychiatry and Neurology, membro vitalício distinto da American Psychiatric Association e membro associado internacional do Royal College of Psychiatrists.

Dr. Ahmad atuou como diretor da Divisão de Educação Médica Continuada (CME) no Conselho de Administração da Bellevue Psychiatric Society, além de ter contribuído em diversos comitês e áreas, incluindo *Grand Rounds*, Assessoria e Força-tarefa da CME, Direção Educacional, Conselho de Colaboração do Bellevue e Comitê de Supervisão de Psiquiatria. No Departamento de Psiquiatria do Bellevue Hospital, desenvolveu a Conferência de Sistemas Integrados com base na conferência de morbidade e mortalidade em medicina, tendo como objetivo melhor coordenar os serviços e os tratamentos no departamento. Dr. Ahmad foi reconhecido pelos 25 anos de serviços dedicados ao Bellevue e recebeu a distinção de Médico do Ano em Psiquiatria (2014) por sua contínua busca pela excelência clínica, sua liderança e sua dedicação.

Dr. Ahmad tem se dedicado também à pesquisa, concentrando seus esforços principalmente nos estudos sobre a prevalência de anormalidades metabólicas em pacientes psiquiátricos crônicos, de modo especial no que se refere à associação de psicofármacos, dieta, atividade física e obesidade. Também conduziu pesquisas sobre o papel da fé, da religião e da resiliência em desastres. Seu documentário *The wrath of god: a faith based survival paradigm*, sobre as consequências do terremoto no Paquistão, recebeu o The Frank Ochberg Award for Media and Trauma da International Society for Traumatic Stress Studies.

Dr. Ahmad é especialista no tratamento psicofarmacológico de transtornos psicóticos, do humor, de ansiedade e por uso de substâncias. Fundou o Integrative Center for Wellness em Nova York. É autor, coautor, colaborador, organizador e consultor de diversos livros médicos, incluindo *Coping With Covid-19, The Medical, Mental and Social Consequences of the Pandemic*, seu livro mais recente, *Medical Marijuana: A Clinical Handbook* e *Pocket Handbook of Clinical Psychiatry*, livros em que é coautor.

Mora na cidade de Nova York com sua esposa e filho. Dedica seu tempo livre a fotografia, viagens, carros clássicos e discos de vinil.

Dedico este livro aos
meus pais, Naseem e Riffat,
à minha esposa, Kim,
e ao meu filho, Daniel.

Agradecimentos

Este livro deve sua existência a meu mentor e colega Benjamin J. Sadock, Menas S. Gregory Professor of Psychiatry da NYU Grossman School of Medicine, que envidou todos os esforços para conduzir sete edições desta obra. Sua sabedoria, orientação, bondade e amizade me ajudaram a ser melhor como médico, pensador e escritor – o que, por sua vez, me rendeu essa oportunidade de seguir seus passos como atual autor deste livro. Ben e sua esposa, Virginia – também coautora nas edições anteriores –, são exemplos importantes e amigos de longa data. Sinto-me profundamente honrado e grato pelo tempo que passamos juntos ao longo desses anos.

Agradeço a Maryanne Badaracco, diretora e chefe de psiquiatria do Bellevue Hospital, pelo apoio incondicional ao meu propósito de excelência acadêmica durante meus 30 anos no Bellevue. Também gostaria de agradecer a Charles Marmar, Peter H. Schub Professor e diretor do Departamento de Psiquiatria da NYU Grossman School of Medicine, por sua liderança e estímulo.

Jay Fox, meu assistente editorial e de pesquisas, ganha uma nova dimensão depois de nossas conquistas. É uma grande alegria tê-lo como colaborador. Obrigado, Jay!

Agradeço à editora Wolters Kluwer pelo constante apoio e pela publicação desses conteúdos extremamente relevantes e importantes. A colaboração está na base de qualquer empreitada bem-sucedida e, assim, faço um agradecimento especial a Chris Teja, editor de aquisições, por sua atitude e abordagem cuidadosa, garantindo um processo tranquilo.

E, acima de tudo, um profundo agradecimento à minha família. Trabalhamos juntos para enfrentar tantas coisas nos últimos anos. Sem sua confiança e seu amor, nada disso seria possível.

Samoon Ahmad

Prefácio

Eu estava fazendo a residência médica quando a primeira edição deste livro foi publicada. Sendo eu um residente que tentava aprender as complexidades da psicofarmacologia, o que parecia uma tarefa avassaladora, o livro foi uma dádiva. Ele oferecia informações de forma clara e concisa, as quais eram práticas e me permitiam, sem entrar em detalhes excessivos, tomar decisões relacionadas à farmacologia clínica.

Após completar minha residência, tive a felicidade de ser orientado pelo Dr. Benjamin Sadock, que me inspirou a contribuir ativamente para vários livros-texto, incluindo as edições anteriores desta obra. A Dra. Virginia Sadock, também coautora, foi minha orientadora, amiga e professora, uma fonte constante de estímulo. Além disso, o falecido Dr. Norman Sussman, que também foi um dos coautores e era um excelente professor, contribuiu para que eu aprendesse a tornar mais simples as complexidades da farmacologia, apresentando-as em um formato de fácil leitura. Ao longo dos anos, contribuí com a escrita e também fui consultor editorial. Agora aceitei com alegria o desafio de ser o único autor desta oitava edição do *Manual de farmacologia psiquiátrica de Kaplan & Sadock*.

Objetivos

Esta edição foi atualizada com novos fármacos, além de informações sobre a seleção e o uso dos medicamentos, de maneira a refletir tanto os dados de pesquisas como a experiência clínica. Desde a última edição, vários fármacos receberam indicações adicionais de uso. Assim, o texto foi revisado de forma a refletir essas mudanças e descrever alguns usos *off-label* comuns para eles. Como o uso de medicamentos para além das indicações aprovadas pela FDA é uma prática comum, é importante que os médicos conheçam os possíveis benefícios desses usos *off-label*, bem como os riscos associados. Para tanto, essas informações são apresentadas de modo simples e conciso. O formato do livro oferece aos médicos, em especial àqueles bastante ocupados, as descrições sobre dosagens e efeitos adversos de maneira muito clara.

Organização

Tentei manter uma apresentação semelhante à das edições anteriores, mas implementei mudanças na organização das informações para que ficassem mais acessíveis e práticas. Além disso, os capítulos foram organizados de maneira a seguirem, na medida do possível, uma mesma estrutura. Como nas edições anteriores, os fármacos são apresentados com base em sua categoria farmacológica e mecanismo de ação. A oitava edição traz também novidades na forma de ícones e auxílios visuais que são úteis para a rápida localização das informações.

Ícones e outros auxílios visuais

Os efeitos adversos, as interações medicamentosas e as interações do sistema CYP de cada fármaco são mostrados de forma mais evidente. Nos capítulos que se concentram em apenas um fármaco, esses ícones foram incluídos no início do capítulo. Naqueles que abordam vários fármacos, um quadro com essas informações consta no início do capítulo. Os ícones são, então, apresentados na seção que aborda o fármaco. Espero que uma olhada rápida nesses ícones ajude a memorizar as informações.

Novidades

Esta oitava edição traz alguns capítulos novos que podem surpreender o leitor e que serão rapidamente discutidos aqui.

Aprovação de fármacos da classe I

Não há dúvidas de que o campo da psiquiatria está mudando rapidamente, e isso pode ser consequência das limitações na obtenção de respostas terapêuticas de longo prazo adequadas ou das respostas parciais ou fracas observadas com os tratamentos convencionais para várias condições. Assim, tem havido um interesse crescente em tratamentos considerados alheios ao domínio da psicofarmacologia convencional, os quais incluem psicodélicos, *cannabis* e outras substâncias. Esta é a primeira edição a dedicar capítulos para muitas dessas substâncias anteriormente consideradas drogas de abuso. Tentei oferecer ao leitor um guia simples para a compreensão acerca de como essas substâncias podem ser usadas no ambiente clínico. Em alguns casos, o uso dessas drogas continua sendo proibido fora do ambiente de pesquisas, mas sua aprovação parece estar próxima.

Distúrbios metabólicos e obesidade

A inter-relação entre transtornos psiquiátricos e distúrbios metabólicos está bem estabelecida. Por um lado, os distúrbios metabólicos são comorbidades comuns em pacientes psiquiátricos. Por outro, o uso de medicamentos psicotrópicos, em especial os antipsicóticos atípicos, pode causar ou contribuir para o ganho de peso, além de conferir um risco aumentado de distúrbios metabólicos. Esta edição dedica um capítulo à compreensão dessa complexa relação, apresentando orientações para rastreamento, investigação, estratégias terapêuticas e sugestões de manejo para essas comorbidades. Além disso, os médicos estão se familiarizando com o uso de fármacos contra a obesidade, motivo de o capítulo sobre fármacos para a perda de peso ter sido atualizado a fim de refletir tanto o uso de medicamentos aprovados pela FDA como daqueles usados *off-label*, descrevendo também os riscos associados.

Farmacogenômica e neuromodulação

A medicina personalizada tem feito parte das pesquisas mais avançadas nos últimos anos, razão da inclusão de um novo capítulo sobre farmacogenômica. Pela primeira vez, os leitores também encontrarão um capítulo sobre abordagens terapêuticas não farmacológicas com foco na neuromodulação e na estimulação cerebral.

Propósito

Como nas edições anteriores, o propósito deste livro é ser uma fonte de referência rápida e de fácil usabilidade para os profissionais, proporcionando uma descrição concisa dos muitos fármacos utilizados em psiquiatria. Minha esperança é que os esforços para criar uma estrutura mais uniforme para cada capítulo e para expandir o número de tratamentos abordados nesta edição tenham alcançado este objetivo e que o livro satisfaça as expectativas de quem busca essas informações.

Samoon Ahmad, M.D.
Professor clínico, Departamento de Psiquiatria
NYU Grossman School of Medicine
New York, New York

Sumário

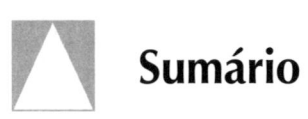

Capítulo 1	Princípios gerais de psicofarmacologia	1
Capítulo 2	Ligantes do receptor α-adrenérgico	31
Capítulo 3	Antagonistas do receptor β-adrenérgico	44
Capítulo 4	Agentes anticolinérgicos	52
Capítulo 5	Anticonvulsivantes	59
Capítulo 6	Anti-histamínicos	78
Capítulo 7	Barbitúricos e fármacos de ação semelhante	85
Capítulo 8	Benzodiazepínicos e fármacos que atuam nos receptores GABA	97
Capítulo 9	Bupropiona	117
Capítulo 10	Buspirona	124
Capítulo 11	Inibidores dos canais de cálcio	128
Capítulo 12	*Cannabis*	133
Capítulo 13	Maconha	155
Capítulo 14	Canabidiol	172
Capítulo 15	Carbamazepina e oxcarbazepina	178
Capítulo 16	Inibidores da colinesterase, memantina e aducanumabe	189
Capítulo 17	Dissulfiram e acamprosato	201
Capítulo 18	Agonistas e precursores do receptor de dopamina	207
Capítulo 19	Antagonistas do receptor de dopamina (antipsicóticos de primeira geração)	219
Capítulo 20	Lamotrigina	242
Capítulo 21	Cetamina	247
Capítulo 22	Lítio	254
Capítulo 23	Agentes para tratar insônia e sonolência diurna excessiva	274
Capítulo 24	Metilenodioximetanfetamina	297

Capítulo 25	Mirtazapina	303
Capítulo 26	Inibidores da monoaminoxidase	308
Capítulo 27	Nefazodona e trazodona.	318
Capítulo 28	Agonistas do receptor de opioide: metadona, buprenorfina e tramadol	328
Capítulo 29	Antagonistas do receptor de opioide: naltrexona, nalmefeno e naloxona	340
Capítulo 30	Fármacos para tratar disfunção sexual	351
Capítulo 31	Psicodélicos	357
Capítulo 32	Inibidores seletivos da recaptação de serotonina e noradrenalina	366
Capítulo 33	Inibidores seletivos da recaptação de serotonina	380
Capítulo 34	Antipsicóticos de segunda geração ou atípicos (antagonistas e moduladores da serotonina-dopamina e fármacos de ação semelhante)	410
Capítulo 35	Fármacos simpatomiméticos e atomoxetina	460
Capítulo 36	Hormônios tireoidianos	475
Capítulo 37	Antidepressivos tricíclicos e tetracíclicos	479
Capítulo 38	Valproato	493
Capítulo 39	Suplementos nutricionais e alimentos medicinais	502
Capítulo 40	Avaliação e tratamento da obesidade e da síndrome metabólica	524
Capítulo 41	Fármacos para perda de peso	538
Capítulo 42	Distúrbios dos movimentos induzidos por medicamentos	556
Capítulo 43	Testes farmacogenômicos	568
Capítulo 44	Procedimentos de estimulação cerebral ou neuromodulação	574

Índice. 585

Tabela A   Relação dos medicamentos apresentados no livro e os respectivos capítulos em que são abordados

Nome genérico	Nome comercial	Título do capítulo	Número do capítulo
Acamprosato*	Campral	Dissulfiram e acamprosato	17
Ácido folínico	Leucovorin	Suplementos nutricionais e alimentos medicinais	39
Ácido valproico	Depakene, Torval CR, Epilenil, Lavie, Vodsso	Valproato	38
Aducanumabe*	Aduhelm	Inibidores da colinesterase, memantina e aducanumabe	16
Agomelatina	Valdoxan, Agoxom, Elencos	Agentes para tratar insônia e sonolência diurna excessiva	23
Alprazolam	Frontal, Frontal SL, Frontal XR, Alfron, Apraz, Teufron, Tranquinal, Tranquinal SLG, Zoldac	Princípios gerais de psicofarmacologia; Benzodiazepínicos e fármacos que atuam nos receptores GABA	1, 8
Amantadina	Mantidan	Bupropiona; Agonistas e precursores do receptor de dopamina; Avaliação e tratamento da obesidade e da síndrome metabólica; Fármacos para perda de peso	9, 18, 40, 41
Amilorida†	Diupress, Ancloric	Lítio	22
Amitriptilina	Amytrill, Mitrip	Antidepressivos tricíclicos e tetracíclicos; Avaliação e tratamento da obesidade e da síndrome metabólica	37, 40
Amoxapina*	Asendin	Antidepressivos tricíclicos e tetracíclicos; Avaliação e tratamento da obesidade e da síndrome metabólica	37, 40
Anfetamina – dextroanfetamina*	Adderall	Fármacos simpatomiméticos e atomoxetina	35
Anfetamina e dextroanfetamina*	Adderall	Fármacos para perda de peso	41
Anfetamina*	Evekeo	Fármacos para perda de peso	41
Anfetamina/dextroanfetamina*	Adderall	Bupropiona	9
Anlodipino†	Norvasc, Alivpress, Amlodil, Amlovasc, Anlo, Anlusbed, Besilapin, Cordarex, Koprexx, Nemodine, Oxflan, Pressat, Tenlopin, Tensaliv	Inibidores dos canais de cálcio	11
Apomorfina*	Apokyn, Kynmobi	Agonistas e precursores do receptor de dopamina	18
Aprobarbital*	Alurate	Barbitúricos e fármacos de ação semelhante	7
Aripiprazol	Arpejo, Aristab, Aipri, Aquarela, Biquiz, Contilify, Harip, Hedd, Kavium, Optary, Sensaz, Toarip	Antipsicóticos de segunda geração ou atípicos (antagonistas e moduladores da serotonina-dopamina e fármacos de ação semelhante); Avaliação e tratamento da obesidade e da síndrome metabólica	34, 40
Armodafinila	Nuvigil	Agentes para tratar insônia e sonolência diurna excessiva	23
Asenapina*	Saphris, Secuado	Antipsicóticos de segunda geração ou atípicos (antagonistas e moduladores da serotonina-dopamina e fármacos de ação semelhante); Avaliação e tratamento da obesidade e da síndrome metabólica	34, 40
Atenolol‡	Atenol, Ablok, Angipress, Ateneum, Atenolab, Atenopress, Telol, Tenolon	Antagonistas do receptor β-adrenérgico	3
Atomoxetina	Atentah	Bupropiona, Fármacos simpatomiméticos e atomoxetina	9, 35

(Continua)

Tabela A Relação dos medicamentos apresentados no livro e os respectivos capítulos em que são abordados *(Continuação)*

Nome genérico	Nome comercial	Título do capítulo	Número do capítulo
Atropina	Atrofarma, Atropion, Hytropin, Pasmodex, Santropina	Lítio	22
Avanafila*	Stendra	Fármacos para tratar disfunção sexual	30
Benzfetamina*	Didrex	Avaliação e tratamento da obesidade e da síndrome metabólica; Fármacos para perda de peso	40, 41
Benztropina*	Cogentin	Agentes anticolinérgicos	4
Biperideno	Akineton, Cinetol, Propark	Agentes anticolinérgicos	4
Bismuto, subsalicilato*	Pepto-Bismol	Lítio	22
Brexanolona*	Zulresso	Benzodiazepínicos e fármacos que atuam nos receptores GABA	8
Brexpiprazol	Rexulti	Antipsicóticos de segunda geração ou atípicos (antagonistas e moduladores da serotonina- -dopamina e fármacos de ação semelhante)	34
Bromocriptina	Parlodel	Bupropiona; Agonistas e precursores do receptor de dopamina	9, 18
Buprenorfina	Norpatch, Restiva, Transtec	Agonistas do receptor de opioide: metadona, buprenorfina e tramadol	28
Bupropiona	Wellbutrin, Alpes, Alpes XL, Buene, Bup, Bup XL, Bupium, Bupium XL, Deradop, Eutymia XL, Noradop, Seth, Ziety	Bupropiona	9
Bupropiona– –naltrexona	Contrave	Princípios gerais de psicofarmacologia	1
Buspirona	Ansitec	Buspirona	10
Butabarbital*	Butisol	Barbitúricos e fármacos de ação semelhante	7
Cabergolina	Dostinex, Bergox, Caberedux, Cabertrix	Agonistas e precursores do receptor de dopamina	18
Cálcio, magnésio, potássio e sódio, oxibatos*	Xywav	Agentes para tratar insônia e sonolência diurna excessiva	23
Carbamazepina	Tegretol, Tegretard, Tegrex, Tegrezin, Teucarba, Uni-Carbamaz	Carbamazepina e oxcarbazepina; Avaliação e tratamento da obesidade e da síndrome metabólica	15, 40
Carbidopa[†]	Stalevo, Carbidol, Parkidopa	Agonistas e precursores do receptor de dopamina	18
Cariprazina*	Vraylar	Antipsicóticos de segunda geração ou atípicos (antagonistas e moduladores da serotonina- -dopamina e fármacos de ação semelhante)	34
Cetamina*	Clortamina	Cetamina	21
Cetoprofeno[‡]	Algie, Algilive, Artrinid, Artrosil, Aziflennid, Bicerto, Ceftfenpro LP, Cetofenid, Fenbip, Flamador, Profenid, Rhalunid, Triploa	Lítio	22
Cimetidina	Hycimet, Ulcinax	Princípios gerais de psicofarmacologia	1
Ciproeptadina[†]	Cobapetit, Apevitan BC	Anti-histamínicos	6
Citalopram	Cipramil, Procimax, Alcytam, Citaforin, Citagram, Città, Denyl, Maxapram, Nypram	Inibidores seletivos da recaptação de serotonina	33
Clomipramina	Anafranil, Clo	Princípios gerais de psicofarmacologia; Antidepressivos tricíclicos e tetracíclicos	1, 37
Clonazepam	Rivotril, Clonetril, Clopam, Epiletil, Uni-Clonazepax, Zaplam, Zilepam	Benzodiazepínicos e fármacos que atuam nos receptores GABA	8
Clonidina	Atensina, Clize, Clonidin	Princípios gerais de psicofarmacologia; Ligantes do receptor α-adrenérgico	1, 2

(Continua)

Tabela A Relação dos medicamentos apresentados no livro e os respectivos capítulos em que são abordados *(Continuação)*

Nome genérico	Nome comercial	Título do capítulo	Número do capítulo
Clorazepato*	Tranxene	Benzodiazepínicos e fármacos que atuam nos receptores GABA	8
Clordiazepóxido†	Limbitrol	Benzodiazepínicos e fármacos que atuam nos receptores GABA	8
Clorpromazina	Amplictil, Clorpromaz, Longactil	Antagonistas do receptor de dopamina (antipsicóticos de primeira geração); Avaliação e tratamento da obesidade e da síndrome metabólica	19, 40
Clozapina	Leponex, Okótico, Pinazan, Xynaz	Princípios gerais de psicofarmacologia; Antipsicóticos de segunda geração ou atípicos (antagonistas e moduladores da serotonina-dopamina e fármacos de ação semelhante)	1, 34
Daridorexanto*	Quviviq	Agentes para tratar insônia e sonolência diurna excessiva	23
Desipramina*	Norpramin, Pertofrane	Antidepressivos tricíclicos e tetracíclicos; Valproato	37, 38
Desvenlafaxina, succinato	Pristiq, Andes, Aviv, Dalilah, Deller, Desduo, Destyc, Desve, Desventag, Elifore, Imense, Rytmise, Vellana, Vendexla, Zodel	Inibidores seletivos da recaptação de serotonina e noradrenalina	32
Deutetrabenazina	Austedo	Distúrbios dos movimentos induzidos por medicamentos	42
Dexmedetomidina	Precedex, Bdexbraun, Defrik, Dex, Dexila, Extodin, Simbilex, Slipdex, Slipexlgalmi	Ligantes do receptor α-adrenérgico	2
Dexmetilfenidato*	Focalin, Focalin XR	Fármacos simpatomiméticos e atomoxetina	35
Dextroanfetamina*	Dexedrine, Dextrostat	Fármacos simpatomiméticos e atomoxetina	35
Diazepam	Valium, Compaz, Relapax, Santiazepam, Uni-Diazepax	Benzodiazepínicos e fármacos que atuam nos receptores GABA; Valproato	8, 38
Diclofenaco sódico‡	Voltaren, Belfaren, Biofenac, Clofen S, Deflam TM, Diclac, Diclofarma, Dnaren, Flodin Duo, Infladex, Maxilerg, Neotaren, Sodix, Somaflex AP, Still	Lítio	22
Dietilamida do ácido lisérgico (LSD)	N/A	Psicodélicos	31
Dietilpropiona*	Tenuate	Avaliação e tratamento da obesidade e da síndrome metabólica; Fármacos para perda de peso	40, 41
Difenidramina‡	Lenix, Difenidrin	Anti-histamínicos	6
Diltiazem	Cardizem, Cordil	Inibidores dos canais de cálcio	11
Dissulfiram*	Antabuse	Princípios gerais de psicofarmacologia; Dissulfiram e acamprosato	1, 17
Divalproato de sódio	Depakote, Devaly LP, Divalcon, Diztabex, Duepoli, Gaba ER, Leps ER, Valpi, Zyvalprex	Valproato	38
Donepezila	Eranz, Arozep, Comfect, Depzel, Don, Donezyd, Donila, Epéz, Labrea, Reczil, Senes, Ziledon, Zymea	Inibidores da colinesterase, memantina e aducanumabe	16
Doxepina*	Adapin, Sinequan	Antidepressivos tricíclicos e tetracíclicos; Avaliação e tratamento da obesidade e da síndrome metabólica	37, 40
Dronabinol*	Marinol	Maconha	13
Duloxetina	Cymbalta, Abretia, Cymbi, Dep, Deprasil, Dual, Duatlo, Dullo, Dulogran, Mydulo, Neulox, Sympta, Velija	Princípios gerais de psicofarmacologia; Inibidores seletivos da recaptação de serotonina e noradrenalina	1, 32

(Continua)

Tabela A Relação dos medicamentos apresentados no livro e os respectivos capítulos em que são abordados *(Continuação)*

Nome genérico	Nome comercial	Título do capítulo	Número do capítulo
Eritromicina	Eritrex, Rubromicin, Stiemycin	Buspirona	10
Escetamina	Ketamin, Spravato	Princípios gerais de psicofarmacologia; Cetamina	1, 21
Escitalopram	Lexapro, Esc, Esc ODT, Reconter, Reconter ODT, Deciprax, Eficentus, Escena, Escilex, Escip, Espran, Eudok, Exodus, Felissa, Fusor, Lesdot, Lexaprass, Lexoneo, Mind, Remis, Scitalax, Unitram	Princípios gerais de psicofarmacologia; Inibidores seletivos da recaptação de serotonina	1, 33
Escopolamina†	Buscopam, Colipan, Espaslit Duo, Hioariston, Hioscina	Agentes anticolinérgicos	4
Esomeprazol magnésico‡	Ésio, Esmog, Esogastro, Esomex, Esop, Gaeso, Mezolium, Nexium, Nexprazin	Princípios gerais de psicofarmacologia	1
Espironolactona†	Aldactone, Aldosterin, Diacqua	Lítio	22
Estazolam	Noctal	Benzodiazepínicos e fármacos que atuam nos receptores GABA	8
Eszopiclona	Prysma, Ezonia, Hezo	Benzodiazepínicos e fármacos que atuam nos receptores GABA	8
Etopropazina*	Parsidol	Agentes anticolinérgicos	4
Famotidina	Famox	Princípios gerais de psicofarmacologia	1
Fendimetrazina*	Bontril PDM, Adipost, Phendiet, Statobex	Avaliação e tratamento da obesidade e da síndrome metabólica; Fármacos para perda de peso	40, 41
Fenelzina*	Nardil	Inibidores da monoaminoxidase	26
Fenilbutazona	Butacid	Lítio	22
Fenitoína	Hidantal, Dantalin, Fenital	Anticonvulsantes; Valproato	5, 38
Fenobarbital	Gardenal, Carbital, Fenocris	Barbitúricos e fármacos de ação semelhante; Valproato	7, 38
Fentermina--topiramato§	Qsymia	Avaliação e tratamento da obesidade e da síndrome metabólica; Fármacos para perda de peso	40, 41
Fentermina*	Adipex-P	Avaliação e tratamento da obesidade e da síndrome metabólica; Fármacos para perda de peso	40, 41
Fentermina, resina*	Ionamin	Avaliação e tratamento da obesidade e da síndrome metabólica; Fármacos para perda de peso	40, 41
Flufenazina	Flufenan, Flufenan Depot	Antagonistas do receptor de dopamina (antipsicóticos de primeira geração); Avaliação e tratamento da obesidade e da síndrome metabólica	19, 40
Flumazenil	Lanexat, Flumazil, Flunexil, Lenazen	Benzodiazepínicos e fármacos que atuam nos receptores GABA	8
Fluoxetina	Prozac, Detaque, Fluoxetin, Fluxene, Prozen, Verotina	Princípios gerais de psicofarmacologia; Inibidores seletivos da recaptação de serotonina	1, 33
Flurazepam	Dalmadorn	Benzodiazepínicos e fármacos que atuam nos receptores GABA	8
Fluvoxamina	Luvox, Revoc	Princípios gerais de psicofarmacologia; Inibidores seletivos da recaptação de serotonina	1, 33
Gabapentina	Neurontin, Gabaneurin, Gapem	Anticonvulsantes	5
Galantamina	Alzynamin, Clometine, Cogit, Coglive, Elatium, Gaudy, Regressa, Reminyl	Inibidores da colinesterase, memantina e aducanumabe	16
Guanfacina*	Tenex, Intuniv	Ligantes do receptor α-adrenérgico; Valproato	2, 38
Haloperidol	Haldol, Haldol decanoato, Decan Haloper, Halo, Halo decanoato, Uni Haloper	Buspirona; Antagonistas do receptor de dopamina (antipsicóticos de primeira geração)	10, 19
Hidrato de cloral**	Nortec	Barbitúricos e fármacos de ação semelhante	7

(Continua)

Tabela A Relação dos medicamentos apresentados no livro e os respectivos capítulos em que são abordados *(Continuação)*

Nome genérico	Nome comercial	Título do capítulo	Número do capítulo
Hidroxizina	Drix, Drotizin, Droxy, Hidroalerg, Hixilerg, Hixizine, Hoxidrin, Pergo, Pruri-Gran	Anti-histamínicos	6
Ibuprofeno[‡]	Adlyv, Advil, Advil 12h, Algy gotas, Algy-Flanderil, Alivium, Aludor, Atrofem, Buprolivium, Buprovil, Buscofem, Capsfen, Doraliv, Ibucaps, Ibuflex, Ibufran, Ibuglobo, Ibuliv, Ibupril, Ibupromed, Ibuprotrat, Ibuvix, Motrin, Neoprofen, Novalfem, Paralívio, Parartrin, Proinflac, Termomed Ibup, Vantil	Lítio	22
Iloperidona*	Fanapt	Antipsicóticos de segunda geração ou atípicos (antagonistas e moduladores da serotonina-dopamina e fármacos de ação semelhante)	34
Imipramina	Tofranil, Imipra	Antidepressivos tricíclicos e tetracíclicos; Avaliação e tratamento da obesidade e da síndrome metabólica	37, 40
Indometacina	Indocid	Lítio	22
Ioimbina*	Yomax	Ligantes do receptor α-adrenérgico	2
Isocarboxazida*	Marplan	Inibidores da monoaminoxidase	26
Isradipino*	DynaCirc	Inibidores dos canais de cálcio	11
Itraconazol	Itralex, Sporanox, Funok, Istrapor, Traxonol, Neo Itrax	Buspirona	10
Labetalol*	Normodyne, Trandate	Antagonistas do receptor β-adrenérgico	3
Lamotrigina	Lamictal, Epyl, Exofab, Forlut, Lamez, Lamitor CD, Lamosyn, Lamosyn CD, Léptico, Nepil, Neural, Nocon	Princípios gerais de psicofarmacologia; Lamotrigina	1, 20
Lansoprazol[†]	Laflugi, Lanz, Lanzopept, Prazol	Princípios gerais de psicofarmacologia	1
Lemborexanto*	Dayvigo	Benzodiazepínicos e fármacos que atuam nos receptores GABA; Agentes para tratar insônia e sonolência diurna excessiva	8, 23
Levetiracetam	Keppra, Keppra XR, Antara, Elizip, Etira, Frontlev, Iludral, Spark, Tam, Veppi	Anticonvulsantes	5
Levodopa (L-dopa)[†]	Carbidol, Ekson, Levrasida, Parkidopa, Prolopa, Stalevo	Agonistas e precursores do receptor de dopamina	18
Levodopa[†]	Prolopa, Stalevo, Carbidol, Ekson, Levrasida, Parkidopa	Bupropiona	9
Levomilnaciprano*	Fetzima	Inibidores seletivos da recaptação de serotonina e noradrenalina	32
Levotiroxina	Synthroid, Puran T4, Euthyrox, Levoid	Hormônios tireoidianos	36
Liotironina*	Cytomel	Lítio; Hormônios tireoidianos	22, 36
Liraglutida[‡]	Saxenda, Victoza	Avaliação e tratamento da obesidade e da síndrome metabólica; Fármacos para perda de peso	40, 41
Lisdexanfetamina	Venvanse, Juneve	Fármacos simpatomiméticos e atomoxetina	35
Lítio	Bilyt, Bipolit, Carbolitium, Carbolitium CR, Carlit, Literata	Princípios gerais de psicofarmacologia; Lítio	1, 22
L-metilfolato	Fluence	Suplementos nutricionais e alimentos medicinais	39
Loperamida	Diafuran, Diasec, Imosec, Intestin, Kaosec, Magnostase	Lítio	22

(Continua)

Tabela A Relação dos medicamentos apresentados no livro e os respectivos capítulos em que são abordados *(Continuação)*

Nome genérico	Nome comercial	Título do capítulo	Número do capítulo
Lorazepam	Lorax, Ansirax	Benzodiazepínicos e fármacos que atuam nos receptores GABA	8
Losartana[‡]	Aradois, Arartan, Corus, Cozaar, Cytrana, Lanzacor, Lorsacor, Losacoron, Losartec, Lotanol, Torlós, Zart	Lítio	22
Loxapina*	Loxitane	Antagonistas do receptor de dopamina (antipsicóticos de primeira geração)	19
Lumateperona*	Caplyta	Antipsicóticos de segunda geração ou atípicos (antagonistas e moduladores da serotonina-dopamina e fármacos de ação semelhante)	34
Lurasidona	Latuda, Lutab	Antipsicóticos de segunda geração ou atípicos (antagonistas e moduladores da serotonina-dopamina e fármacos de ação semelhante)	34
Maconha	N/A	Maconha	13
Maprotilina*	Ludiomil	Princípios gerais de psicofarmacologia; Antidepressivos tricíclicos e tetracíclicos	1, 37
Mefobarbital*	Mebaral	Barbitúricos e fármacos de ação semelhante	7
Melatonina[††]	N/A	Agentes para tratar insônia e sonolência diurna excessiva	23
Memantina	Ebix, Zider, Moriale ODT, Alois, Alz, Desirée, Heimer, Kamppi, Maizher, Mealz, Vie	Princípios gerais de psicofarmacologia; Inibidores da colinesterase, memantina e aducanumabe	1, 16
Meprobamato*	N/A	Barbitúricos e fármacos de ação semelhante	7
Mesoridanazina*	Serentil	Avaliação e tratamento da obesidade e da síndrome metabólica	40
Metadona	Mytedom	Agonistas do receptor de opioide: metadona, buprenorfina e tramadol	28
Metanfetamina*	Desoxyn	Fármacos simpatomiméticos e atomoxetina	35
Metformina[‡]	Glifage, Glifage XR, Meglize, Diglixx, Formyn, Glicefor, Glicomet, Metformed, Metta SR, Mytfor, Teutoformin	Avaliação e tratamento da obesidade e da síndrome metabólica; Fármacos para perda de peso	40, 41
Metilfenidato	Ritalina, Ritalina LA, Concerta, Attenze, Consiv, Foq XR, Medato, Ragione, Tedeaga	Bupropiona; Fármacos simpatomiméticos e atomoxetina	9, 35
Metoclopramida[‡]	Aristopramida, Metoclosantisa, Metrofarma, Noprosil, Novosil, Plabel, Plagex, Plasil, Plavom, Vomistop	Princípios gerais de psicofarmacologia	1
Metoexital*	Brevital	Barbitúricos e fármacos de ação semelhante	7
Metoprolol[‡]	Selozok, Quenzor, Beca, Betacris, Dozoito, Emprol XR, Inephoros XR, Lopressor, Miclox, Minola, Seloken, Zarmine, Tarbet	Antagonistas do receptor β-adrenérgico	3
Midazolam	Dormonid, Dormire, Dormium, Prontomid, Telozam	Benzodiazepínicos e fármacos que atuam nos receptores GABA	8
Milnaciprano	Savella	Inibidores seletivos da recaptação de serotonina e noradrenalina	32
Mirtazapina	Remeron, Menelat, Menelat ODT, Razapina, Zapsy	Princípios gerais de psicofarmacologia; Mirtazapina	1, 25
Moclobemida*	Manerix	Inibidores da monoaminoxidase	26
Modafinila	Stavigile	Princípios gerais de psicofarmacologia; Agentes para tratar insônia e sonolência diurna excessiva	1, 23

(Continua)

Tabela A **xxiii**

Tabela A Relação dos medicamentos apresentados no livro e os respectivos capítulos em que são abordados *(Continuação)*

Nome genérico	Nome comercial	Título do capítulo	Número do capítulo
Molindona*	Moban	Antagonistas do receptor de dopamina (antipsicóticos de primeira geração); Avaliação e tratamento da obesidade e da síndrome metabólica	19, 40
Nabilona*	Cesamet	Maconha	13
Nadolol*	Corgard	Antagonistas do receptor β-adrenérgico	3
Nalmefeno*	Revex	Antagonistas do receptor de opioide: naltrexona, nalmefeno e naloxona	29
Naloxona‡	Narcan	Antagonistas do receptor de opioide: naltrexona, nalmefeno e naloxona; Procedimentos de estimulação cerebral ou neuromodulação	29, 44
Naltrexona	Revia, Uninaltrex	Antagonistas do receptor de opioide: naltrexona, nalmefeno e naloxona; Fármacos para perda de peso	29, 41
Naltrexona HCl--Bupropiona HCl	Contrave	Fármacos para perda de peso	41
Naproxeno†	Flanax, Flanax XR, Napronax, Naprox, Naxotec, Nexflen	Lítio	22
Nefazodona*	Serzone	Buspirona; Nefazodona e trazodona	10, 27
Nifedipino	Loncord, Nifedipress, Nioxil, Neo Fedipina	Inibidores dos canais de cálcio	11
Nimodipino	Miocardil	Inibidores dos canais de cálcio	11
Nizatidina*	Axid	Princípios gerais de psicofarmacologia	1
Nortriptilina	Pamelor	Antidepressivos tricíclicos e tetracíclicos; Valproato	37, 38
Olanzapina	Zyprexa, Axonium, Crisapina, Olancare, Olanexyn, Olanzys, Onaz, Zap, Zesten, Zopix	Antipsicóticos de segunda geração ou atípicos (antagonistas e moduladores da serotonina--dopamina e fármacos de ação semelhante); Avaliação e tratamento da obesidade e da síndrome metabólica	34, 40
Olanzapina e fluoxetina§	Symbyax	Antipsicóticos de segunda geração ou atípicos (antagonistas e moduladores da serotonina--dopamina e fármacos de ação semelhante)	34
Olanzapina e samidorfano§	Lybalvi	Antipsicóticos de segunda geração ou atípicos (antagonistas e moduladores da serotonina--dopamina e fármacos de ação semelhante)	34
Omeprazol†	Elprazol, Eupept, Gastrium, Losec, Lozeprel, Neoprazol, Neprazol, Novoprazol, Omenax, Omepramed, Omeprazim, Omoprel, Oprazon, Pratiprazol, Teutozol, Uniprazol	Princípios gerais de psicofarmacologia	1
Orfenadrina†	Ana-Flex, Dorciflexin, Dorflex, Doricin, Dorilax DT, Dortrirelax, Fenaflex ODT, Miorrelax, Nevralgex, Relaxmed, Sedalex	Agentes anticolinérgicos	4
Orlistate	Lipiblock, Xenical	Princípios gerais de psicofarmacologia; Fármacos para perda de peso	1, 41
Oxazepam*	Serax	Benzodiazepínicos e fármacos que atuam nos receptores GABA	8
Oxcarbazepina	Trileptal, Oleptal, Oxcarb,	Princípios gerais de psicofarmacologia; Carbamazepina e oxcarbazepina	1, 15
Oxibutinina	Dry, Nourin, Retemic	Princípios gerais de psicofarmacologia	1
Oxifembutazona*	Oxalid	Lítio	22

(Continua)

Tabela A Relação dos medicamentos apresentados no livro e os respectivos capítulos em que são abordados *(Continuação)*

Nome genérico	Nome comercial	Título do capítulo	Número do capítulo
Paliperidona	Invega	Antipsicóticos de segunda geração ou atípicos (antagonistas e moduladores da serotonina--dopamina e fármacos de ação semelhante)	34
Paraldeído*	N/A	Barbitúricos e fármacos de ação semelhante	7
Paroxetina	Aropax, Cebrilin, Pondera, Pondera XR, Paxil CR, Deeplin, Depaxan, Moratus, Parox, Paxtrat, Praxetina, Roxetin, Roxetin XR, Sincro XR	Princípios gerais de psicofarmacologia; Inibidores seletivos da recaptação de serotonina	1, 33
Pentobarbital*	Nembutal	Barbitúricos e fármacos de ação semelhante	7
Perfenazina*	Trilafon	Antagonistas do receptor de dopamina (antipsicóticos de primeira geração); Avaliação e tratamento da obesidade e da síndrome metabólica	19, 40
Pergolida*	Permax	Bupropiona	9
Pilocarpina	Pilocan, Pilosol	Princípios gerais de psicofarmacologia	1
Pimavanserina*	Nuplazid	Antipsicóticos de segunda geração ou atípicos (antagonistas e moduladores da serotonina--dopamina e fármacos de ação semelhante)	34
Pimozida*	Orap	Antagonistas do receptor de dopamina (antipsicóticos de primeira geração)	19
Pindolol*	Visken	Antagonistas do receptor β-adrenérgico	3
Piroxicam	Brexin, Cicladol, Farmoxicam, Feldene, Floxicam, Pirfel	Lítio	22
Pitolisanto*	Wakix	Agentes para tratar insônia e sonolência diurna excessiva	23
Pramipexol	Minérgi, Pisa, Pramipezan, Quera, Quera LP, Rocky, Sifrol, Stabil	Bupropiona; Agonistas e precursores do receptor de dopamina	9, 18
Prazosina	Minipress	Ligantes do receptor α-adrenérgico	2
Pregabalina	Lyrica, Alond, Ápice, Dorene, Gabalgin, Glya, Insit, Jolik, Konduz, Limiar, Lysugi, Mobale, Prebictal, Prefiss, Pregalpha, Preneurin, Proleptol, Zeropin	Princípios gerais de psicofarmacologia; Anticonvulsantes	1, 5
Primidona	Primid	Lítio	22
Prociclidina*	Kemadrin	Agentes anticolinérgicos	4
Proclorperazina*	Compazine	Antagonistas do receptor de dopamina (antipsicóticos de primeira geração)	19
Prometazina	Fenergan, Pamergan, Profergan, Prometazol	Anti-histamínicos	6
Propranolol†	Promangiol, Amprax, Polol, Pranolol, Pressoflux, Propalol, Propramed, Propranolom, Sanpronol	Princípios gerais de psicofarmacologia; Antagonistas do receptor β-adrenérgico	1, 3
Protriptilina*	Vivactil	Antidepressivos tricíclicos e tetracíclicos	37
Psilocibina	N/A	Psicodélicos	31
Quazepam*	Doral	Benzodiazepínicos e fármacos que atuam nos receptores GABA	8
Quetiapina	Seroquel, Atip, Atip XR, Kitapen, Mensyva, Neotiapim, Queopine, Quepsia LP, Queropax, Quet, Quet XR, Quetibux, Quetipin, Quetipin LP, Quetros, Tracox	Princípios gerais de psicofarmacologia; Lítio; Antipsicóticos de segunda geração ou atípicos (antagonistas e moduladores da serotonina--dopamina e fármacos de ação semelhante); Lítio	1, 22, 34
Ramelteona	Rozerem, Rahime	Agentes para tratar insônia e sonolência diurna excessiva	23

(Continua)

Tabela A Relação dos medicamentos apresentados no livro e os respectivos capítulos em que são abordados *(Continuação)*

Nome genérico	Nome comercial	Título do capítulo	Número do capítulo
Ranitidina	Antidin, Iquego, Label, Neosac, Ranidin, Ranitil, Ranition, Ulcerocin, Ultidin	Princípios gerais de psicofarmacologia	1
Rasagilina	Azilect	Inibidores da monoaminoxidase	26
Riluzol	Tekzor	Princípios gerais de psicofarmacologia	1
Risperidona	Risperdal, Perlid, Respidon, Rispalum, Risperac, Risperidon, Rispxan, Riss, Viverdal, Zargus	Princípios gerais de psicofarmacologia; Antipsicóticos de segunda geração ou atípicos (antagonistas e moduladores da serotonina-dopamina e fármacos de ação semelhante)	1, 34
Rivastigmina	Exelon, Cogniva, Rivastelon, Vastigma, Vivencia, Vivencia Patch	Inibidores da colinesterase, memantina e aducanumabe	16
Ropinirol*	Requip	Bupropiona; Agonistas e precursores do receptor de dopamina	9, 18
Rotigotina	Neupro	Agonistas e precursores do receptor de dopamina	18
Secobarbital*	Seconal	Barbitúricos e fármacos de ação semelhante	7
Selegilina	Jumexil, Niar	Inibidores da monoaminoxidase	26
Semaglutida	Ozempic, Rybelsus, Wegovy	Avaliação e tratamento da obesidade e da síndrome metabólica; Fármacos para perda de peso	40, 41
Sertindol*	Serlect	Princípios gerais de psicofarmacologia	1
Sertralina	Tolrest, Zoloft, Afetus, Assert, Dieloft, Ralzin, Recapser, Serenata, Trasolin, Trelim	Lamotrigina; Inibidores seletivos da recaptação de serotonina	20, 33
Sildenafila	Viagra, Revatio, Ah-zul, Blupill, Dejavú, Prilo, Sildara, Sollevare, Vasifil, Videnfil, Virineo	Princípios gerais de psicofarmacologia; Fármacos para tratar disfunção sexual	1, 30
Solriamfetol*	Sunosi	Agentes para tratar insônia e sonolência diurna excessiva	23
Sulindaco*	Clinoril	Lítio	22
Suvorexanto*	Belsomra	Benzodiazepínicos e fármacos que atuam nos receptores GABA; Agentes para tratar insônia e sonolência diurna excessiva	8, 23
Tadalafila	Cialis, Dalí, H-for, Hislafi, Nesta, Tada, Zyad	Princípios gerais de psicofarmacologia; Fármacos para tratar disfunção sexual	1, 30
Tasimelteona*	Hetlioz	Agentes para tratar insônia e sonolência diurna excessiva	23
Temazepam*	Restoril	Benzodiazepínicos e fármacos que atuam nos receptores GABA	8
Teramina	Sentra	Suplementos nutricionais e alimentos nutricionais	39
Terazosina*	Hytrin	Princípios gerais de psicofarmacologia	1
Tiagabina*	Gabitril	Anticonvulsantes	5
Tioridazina	Melleril, Unitidazin	Princípios gerais de psicofarmacologia; Antagonistas do receptor de dopamina (antipsicóticos de primeira geração)	1, 19
Tiotixeno*	Navane	Antagonistas do receptor de dopamina (antipsicóticos de primeira geração); Avaliação e tratamento da obesidade e da síndrome metabólica	19, 40
Tirzepatida	Mounjaro	Fármacos para perda de peso	41
Topiramato	Topamax, Amato, Arasid, Égide, Ópera, Têmpora, Toduze, Topit, Vidmax	Anticonvulsantes; Avaliação e tratamento da obesidade e da síndrome metabólica; Fármacos para perda de peso	5, 40, 41
Tramadol[‡]	Tramal, Tramal Retard, Gésico, Keltix, Novotram, Rapitram, Tramadon, Timasem SR, Traum, Trol, Unidol	Agonistas do receptor de opioide: metadona, buprenorfina e tramadol	28

(Continua)

Tabela A   Relação dos medicamentos apresentados no livro e os respectivos capítulos em que são abordados   *(Continuação)*

Nome genérico	Nome comercial	Título do capítulo	Número do capítulo
Tranilcipromina	Parnate	Inibidores da monoaminoxidase; Avaliação e tratamento da obesidade e da síndrome metabólica	26, 40
Trazodona	Donaren, Donaren Retard, Andhora, Azod, Inseris XR, Loredon, Motraz, Sonic	Nefazodona e trazodona; Avaliação e tratamento da obesidade e da síndrome metabólica	27, 40
Triantereno*	Dyrenium, Cozaar	Lítio	22
Triazolam*	Halcion	Benzodiazepínicos e fármacos que atuam nos receptores GABA	8
Triexifenidil	Artane	Agentes anticolinérgicos	4
Trifluoperazina	Stelazine	Antagonistas do receptor de dopamina (antipsicóticos de primeira geração); Avaliação e tratamento da obesidade e da síndrome metabólica	19, 40
Triglicerídeo caprílico	Axona	Suplementos nutricionais e alimentos medicinais	39
Trimipramina*	Surmontil	Antidepressivos tricíclicos e tetracíclicos; Avaliação e tratamento da obesidade e da síndrome metabólica	37, 40
Valbenazina*	Ingrezza	Distúrbios dos movimentos induzidos por medicamentos	42
Valproato de sódio	Depakene, Torval CR, Epilenil, Lavie, Vodsso	Valproato	38
Valproato de sódio injetável*	Depacon	Valproato	38
Vardenafila	Levitra	Princípios gerais de psicofarmacologia; Fármacos para tratar disfunção sexual	1, 30
Varfarina	Marfarin	Valproato	38
Venlafaxina	Efexor, Alenthus XR, Myletin, Venforin, Veniz XR, Venlaxin XR, Venlift OD, Vensate LP	Princípios gerais de psicofarmacologia; Inibidores seletivos da recaptação de serotonina e noradrenalina	1, 32
Verapamil	Dilacoron	Princípios gerais de psicofarmacologia; Inibidores dos canais de cálcio	1, 11
Vilazodona	Viibryd, Aymee	Inibidores seletivos da recaptação de serotonina	33
Viloxazina*	Qelbree	Inibidores seletivos da recaptação de serotonina e noradrenalina	32
Zaleplona*	Sonata	Benzodiazepínicos e fármacos que atuam nos receptores GABA	8
Ziprasidona	Geodon	Antipsicóticos de segunda geração ou atípicos (antagonistas e moduladores da serotonina-dopamina e fármacos de ação semelhante); Avaliação e tratamento da obesidade e da síndrome metabólica	34, 40
Zolpidem	Stilnox, Insonox, Isoy, Lioram, Lune, Lune SL, Meditivox, Noctiden, Nuit Flash, Nuit Long XR, Patz CR, Patz GTS, Patz SL, Pidezot, Prompt, Riposo SL, Stilram SL, Turno, Turno SL, Turno XL, Zoaf, Zolfest D, Zolfest Spray, Zolpaz, Zolrem SL, Zopistil, Zoup SL, Zylinox, Zylinox SL	Benzodiazepínicos e fármacos que atuam nos receptores GABA	8
Zonisamida*	Zonegran	Anticonvulsantes; Avaliação e tratamento da obesidade e da síndrome metabólica; Fármacos para perda de peso	5, 40, 41

* Não disponível no Brasil. † No Brasil, disponível apenas em apresentação combinada. ‡ No Brasil, disponível também em associação. § Combinação não disponível no Brasil. **No Brasil, disponível apenas em farmácias de manipulação. †† No Brasil, aprovado para a formulação de suplementos alimentares.

Princípios gerais de psicofarmacologia 1

Introdução

Historicamente, a psicofarmacologia é considerada puramente no domínio biológico. O tratamento de transtornos psiquiátricos requer mais de uma abordagem, e eliminar o conceito de como implementar a psicofarmacologia em conjunto com outras modalidades seria um desserviço para nossos pacientes. Proponho que o conceito de psicofarmacologia psicodinâmica possa superar essa barreira e até mesmo ajudar nossos pacientes a compreenderem a complexidade dos princípios psicofarmacológicos.

Esse conceito se tornou mais relevante, pois vários medicamentos prescritos em psiquiatria são aprovados pela Food and Drug Administration (FDA) para mais de um transtorno e são frequentemente usados *off-label* para uma série de outras condições. Explicar essas questões científicas complexas, incluindo o uso aprovado pela FDA *versus* o uso *off-label*, requer uma abordagem psicodinâmica hábil, sobretudo com pacientes que estão cansados de efeitos adversos de longo prazo, dependência e sintomas de abstinência e podem estar particularmente apreensivos com o uso desses medicamentos para além das indicações aprovadas.

Considerando os fatos mencionados, é evidente que todo clínico deve conhecer os princípios básicos da psicofarmacologia, incluindo farmacodinâmica e farmacocinética, além de ser capaz de explicar esses fatos complicados ao paciente em termos simples. À medida que a psicofarmacologia progrediu, também evoluiu nossa compreensão da complexidade dos perfis dos receptores e das interações medicamentosas. Isso é especialmente importante hoje, pois está se tornando mais aceitável o uso de substâncias que antes eram consideradas tabu e puramente recreativas, sem indicações médicas aprovadas. O exemplo mais notável é a *cannabis*, seja ela contendo o intoxicante δ-9 tetra-hidrocanabinol (THC) ou apenas o canabidiol não intoxicante (CBD). No entanto, os estigmas estão se dissipando em relação a muitas substâncias que antes eram consideradas não apenas ilícitas, mas extremamente perigosas. O uso de dietilamida do ácido lisérgico (LSD), psilocibina, 3,4-metilenodioximetanfetamina (MDMA), cetamina e uma série de outras substâncias estão sendo pesquisados para várias condições médicas e psiquiátricas. Muitos pacientes já os usam sozinhos para tratamento de dores crônicas, transtornos do sono e muitas outras condições. Os produtos de CBD estão disponíveis abertamente no mercado.

Embora o tabu sobre o uso desses medicamentos possa estar desaparecendo, eles ainda representam perigo quando usados sem supervisão, e muitos deles podem interagir com vários medicamentos psicotrópicos e causar efeitos adversos se não houver ajustes adequados de dose. Isso é especialmente relevante com o CBD, que pode afetar o sistema enzimático do citocromo P450 (CYP) do fígado e exige um monitoramento rigoroso da função hepática. Compreender esses novos desenvolvimentos importantes e ser capaz de traduzir essas informações para nossos pacientes não é apenas clinicamente necessário, mas vital para o bem-estar deles.

Este capítulo abordará esses princípios básicos da psicofarmacologia e abrangerá alguns dos conceitos mais recentes, como testes farmacogenéticos e sua relevância para a prática clínica. Ele também inclui uma seção sobre aprovação de medicamentos e processo regulatório, bem como uso em populações especiais.

Historicamente, os medicamentos psiquiátricos foram categorizados em quatro classes principais:

1. Medicamentos antipsicóticos ou neurolépticos usados para tratar a psicose.
2. Medicamentos antidepressivos usados para tratar a depressão.
3. Medicamentos antimaníacos ou estabilizadores de humor usados para tratar o transtorno bipolar.
4. Medicamentos antiansiedade ou ansiolíticos usados para tratar estados de ansiedade (que também são eficazes como hipnóticos em altas doses).

Essa classificação categórica é problemática pelos motivos a seguir.

Hoje, a maioria dos medicamentos psiquiátricos tem inúmeras indicações e é usada para tratar uma variedade de transtornos. Além disso, muitos medicamentos não psiquiátricos agora são usados para tratar uma série de condições psiquiátricas. Por exemplo, o propranolol é frequentemente usado para tratar o transtorno de ansiedade social, enquanto a prazosina demonstrou ser eficaz no tratamento de pesadelos no transtorno de estresse pós-traumático (TEPT). A seguir, estão listados alguns outros motivos que complicam ainda mais esse método de classificação.

1. Introduzidos como tratamentos para a esquizofrenia, os agentes como os antipsicóticos de segunda geração (ASGs) também são indicados para o tratamento de transtornos bipolares e depressivos.
2. Os medicamentos das quatro categorias são usados para tratar sintomas e distúrbios como insônia, transtornos alimentares, transtornos comportamentais associados à demência e transtornos do controle de impulsos.
3. Medicamentos como clonidina, propranolol, verapamil, modafinila e gabapentina podem tratar com eficácia uma variedade de transtornos psiquiátricos e não se encaixam facilmente na classificação tradicional de medicamentos.
4. Alguns termos psicofarmacológicos descritivos são arbitrários e têm significados sobrepostos. Por exemplo, os ansiolíticos diminuem a ansiedade, os sedativos produzem um efeito calmante ou relaxante e os hipnóticos produzem sono. No entanto, os ansiolíticos, em sua maioria, funcionam como sedativos e em altas doses podem ser usados como hipnóticos, e todos os hipnóticos em doses baixas podem ser usados para sedação diurna.

Classificação

Nos últimos tempos, a definição de fármacos psicotrópicos evoluiu e, em vez de descrevê-los por sua indicação clínica, a melhor abordagem foi classificá-los com base no mecanismo de ação. Essa é uma mudança fundamental no pensamento psiquiátrico. Também é preferível pensar nos medicamentos em termos de suas ações farmacológicas em vez de suas indicações terapêuticas, pois estas geralmente mudam e se sobrepõem. No entanto, apesar dessas preocupações, a maioria dos médicos tende a aderir à classificação mais antiga. Portanto, este livro usa a classificação na qual cada medicamento é discutido de acordo com sua categoria farmacológica e é descrito em termos de suas ações farmacológicas, incluindo farmacodinâmica e farmacocinética. As indicações, contraindicações, interações medicamentosas e os efeitos adversos também são discutidos.

A Tabela A (ver p. xvii) lista cada medicamento psicoterapêutico de acordo com seu nome genérico, nome comercial e título e número do capítulo em que é discutido.

Ações farmacológicas

Os principais determinantes dos efeitos clínicos de um medicamento em um indivíduo são definidos por suas propriedades farmacocinéticas e farmacodinâmicas. Em termos simples, a farmacocinética descreve *o que o corpo faz com o medicamento* e a farmacodinâmica descreve *o que o medicamento faz com o corpo*. Os dados farmacocinéticos rastreiam a *absorção, a distribuição, o metabolismo* e *a excreção* do fármaco no organismo. Os dados farmacodinâmicos medem *os efeitos* do medicamento nas células do cérebro e em outros tecidos do corpo.

Farmacocinética

Absorção. Os fármacos chegam ao cérebro pela corrente sanguínea. Os medicamentos administrados por via oral (VO) se dissolvem no fluido do trato gastrintestinal (GI) – dependendo de sua solubilidade lipídica e do pH, da motilidade e da área de superfície locais do trato GI – e são, então, absorvidos pelo sangue.

A acidez estomacal pode ser reduzida por inibidores da bomba de prótons, como omeprazol, esomeprazol e lansoprazol; por bloqueadores do receptor H_2 da histamina, como cimetidina, famotidina, nizatidina e ranitidina; ou por antiácidos. A motilidade gástrica e intestinal pode ser retardada por fármacos anticolinérgicos ou aumentada por antagonistas do receptor de dopamina (ARDs), como a metoclopramida. Os alimentos também podem aumentar ou diminuir a velocidade e o grau de absorção do medicamento.

Como regra, a administração parenteral pode atingir concentrações plasmáticas terapêuticas mais rapidamente do que a administração oral. No entanto, alguns medicamentos são deliberadamente emulsionados em uma matriz transportadora insolúvel para administração intramuscular (IM), o que resulta na liberação gradual do medicamento ao longo de várias semanas. Essas formulações são chamadas de preparações de *depósito*. A administração intravenosa (IV) é a via mais rápida para atingir concentrações sanguíneas terapêuticas, mas também apresenta o maior risco de efeitos adversos súbitos e potencialmente fatais.

Distribuição e biodisponibilidade. Os fármacos que circulam ligados às proteínas plasmáticas são chamados de *ligados às proteínas*, e aqueles que circulam sem ligação são chamados de *livres*. Somente a fração livre pode atravessar a barreira hematoencefálica.

A *distribuição* de um medicamento no cérebro é governada pelo fluxo sanguíneo regional do cérebro, pela barreira hematoencefálica e pela afinidade do fármaco com seus receptores no cérebro. O alto fluxo sanguíneo cerebral, a alta solubilidade lipídica e a alta afinidade do receptor promovem as ações terapêuticas do fármaco.

O *volume de distribuição* de um medicamento é uma medida do espaço aparente disponível no corpo para armazenar o medicamento, que pode variar com idade, sexo, conteúdo de tecido adiposo e estado da doença. Um fármaco que é muito lipossolúvel, como o diazepam, e que, portanto, é amplamente distribuído no tecido adiposo, pode ter uma curta duração de atividade clínica, apesar de uma meia-vida de eliminação muito longa.

A *biodisponibilidade* refere-se à fração da quantidade total de medicamento administrado que pode ser posteriormente recuperada da corrente sanguínea. A biodisponibilidade é uma variável importante porque os regulamentos da FDA especificam que a biodisponibilidade de uma formulação genérica pode diferir daquela da formulação de marca em não mais do que 30%.

Metabolismo e excreção

Rotas metabólicas. As quatro principais vias metabólicas dos medicamentos são *oxidação, redução, hidrólise* e *conjugação*. O metabolismo geralmente produz metabólitos inativos que são facilmente excretados. No entanto, o metabolismo também transforma muitos pró-fármacos inativos em metabólitos terapeuticamente ativos.

O fígado é o principal local do *metabolismo*, e a bile, as fezes e a urina são as principais vias de *excreção*. Os psicofármacos também podem ser excretados no suor, na saliva, nas lágrimas e no leite materno.

Quantificação do metabolismo e excreção. Quatro parâmetros importantes em relação ao metabolismo e à excreção são o tempo até o *pico da concentração plasmática*, a *meia-vida,* o *efeito de primeira passagem* e a *depuração*.

O tempo entre a administração de um medicamento e o aparecimento das *concentrações plasmáticas máximas* varia de acordo com a via de administração e a taxa de absorção.

A *meia-vida* de um medicamento é a quantidade de tempo que o metabolismo e a excreção levam para reduzir uma concentração plasmática específica pela metade. Isso não é o mesmo que duração da ação. Os efeitos clínicos de um medicamento podem persistir por muito tempo após o medicamento ter sido eliminado do corpo. Um medicamento administrado de forma constante em intervalos de tempo menores que sua meia-vida atingirá 97% de sua concentração plasmática em estado estacionário após cinco meias-vidas.

O *efeito de primeira passagem* refere-se ao metabolismo inicial de medicamentos administrados por VO dentro da circulação portal do fígado e é descrito como a fração não metabolizada do fármaco absorvido que atinge a circulação sistêmica.

A depuração é uma medida da quantidade do fármaco excretada do corpo em um período específico de tempo.

Teste farmacogenômico. A farmacogenômica pode levar a uma compreensão mais abrangente de como nossos genes influenciam a resposta aos tratamentos farmacológicos. Essa abordagem individualizada pode reduzir o risco de efeitos adversos no paciente e, consequentemente, levar a uma maior adesão e a melhores chances de resposta ao tratamento.

Várias empresas agora oferecem testes farmacogenéticos, embora os psiquiatras ainda não tenham incorporado isso à prática regular. Isso se deve a uma lacuna de conhecimento entre os médicos, à ausência de recomendação da FDA e à falta de aprovação de muitos painéis de especialistas. Além disso, muitas seguradoras que inicialmente hesitaram em cobrir os custos dos testes agora estão dispostas a aceitar o reembolso. É imperativo que os médicos comecem a compreender os princípios farmacogenômicos e suas aplicações clínicas, além de incorporar seu uso na prática clínica quando necessário.

Existem vários conjuntos de genes responsáveis e, em teoria, o teste genético farmacodinâmico do transportador de serotonina (SLC6A4) pode ajudar a prever a resposta e os efeitos adversos dos antidepressivos inibidores seletivos da recaptação de serotonina (ISRSs) e inibidores seletivos da recaptação de serotonina e de noradrenalina (ISRSNs). A mutação que afeta outro receptor de serotonina, 2C (5-HT$_{2C}$), pode predizer ganho de peso com antipsicóticos atípicos. Os genes farmacocinéticos (discutidos adiante) que afetam enzimas específicas do sistema CYP (CYP1A2, CYP2B6, CYP2C9, CYP2C19, CYP2D6, CYP3A4/5) podem predizer a taxa de metabolismo dos medicamentos e prever o ajuste da dose. Apesar das limitações e da utilidade clínica dos testes farmacogenômicos, os psiquiatras devem se familiarizar com a terminologia genética, os genes e os alelos que afetam vários medicamentos psicotrópicos, bem como compreender os fatores metabolizadores que podem impactar o uso de medicamentos psicotrópicos e informar os pacientes sobre possíveis problemas e opções de tratamento individualizadas. Para obter mais detalhes sobre este assunto, consulte o Capítulo 43, Teste farmacogenômico.

Seleção de medicamentos. Embora todos os psicotrópicos aprovados pela FDA sejam semelhantes em eficácia geral para o transtorno indicado, eles diferem consideravelmente em sua farmacologia, efetividade e efeitos adversos em pacientes individuais. A capacidade de um medicamento se mostrar efetivo, portanto, é apenas parcialmente previsível e depende de variáveis muitas vezes pouco conhecidas do paciente. No entanto, é possível que alguns fármacos tenham um nicho no qual possam ser úteis de forma única para um subgrupo de pacientes sem demonstrar qualquer superioridade geral em eficácia. Nenhum medicamento é universalmente efetivo e nenhuma evidência indica a superioridade inequívoca de qualquer agente isolado como tratamento para qualquer transtorno psiquiátrico importante. A única exceção, a clozapina, foi aprovada pela FDA como tratamento para casos de esquizofrenia refratária ao tratamento.

Enzimas do citocromo P450. O sistema enzimático CYP é responsável pela inativação da maioria dos psicofármacos. É assim chamado porque as enzimas contendo heme absorvem fortemente a luz em um comprimento de onda de 450 nm. Embora estejam presentes em todo o corpo, essas enzimas atuam principalmente no retículo endoplasmático dos hepatócitos e das células do intestino. Portanto, a fisiopatologia celular, como a causada por hepatite viral ou cirrose, pode afetar a eficiência do metabolismo do fármaco pelas enzimas CYP.

As enzimas CYP humanas compreendem várias famílias e subfamílias distintas. Na nomenclatura CYP, a família é indicada por um número, a subfamília por uma letra maiúscula e o membro individual da subfamília por um segundo número (p. ex., 2D6). Pessoas com polimorfismos genéticos nos genes CYP que codificam versões ineficientes das enzimas CYP são consideradas *metabolizadores lentos* (ou *pobres*).

Existem dois mecanismos envolvendo o sistema CYP: indução e inibição (Tabela 1-1).

Indução. A expressão dos genes CYP pode ser induzida por álcool, certos medicamentos (barbitúricos, anticonvulsivantes) ou tabagismo. Por exemplo, um indutor da CYP3A4, como a cimetidina, pode aumentar o metabolismo e diminuir as concentrações plasmáticas de um substrato de 3A4, como o alprazolam.

Inibição. Alguns medicamentos não são substratos de uma enzima específica, mas podem inibir indiretamente a enzima e retardar o metabolismo de outros substratos de medicamentos. Por exemplo, a administração simultânea de um inibidor da CYP2D6, como a fluoxetina, pode inibir o metabolismo e, assim, aumentar as concentrações plasmáticas dos substratos da CYP2D6, incluindo a amitriptilina. Se uma enzima

TABELA 1-1 Comparação de inibição e indução metabólica		
	Inibição	Indução
Mecanismo	Efeito químico direto na enzima existente	Aumento da síntese da enzima metabolizadora
Exposição imediata necessária	Sim	Não
Exposição prévia necessária	Não	Sim
Velocidade de início	Rápida	Lenta
Velocidade de compensação	Rápida	Lenta
Estudo *in vitro*	Simples (células homogeneizadas)	Difícil (requer células intactas em cultura)

CYP for inibida, seu substrato se acumula até ser metabolizado por uma enzima CYP alternativa. A Tabela 1-2 lista substratos representativos de fármacos psicotrópicos de CYPs humanos, juntamente com inibidores representativos. A Indiana University School of Medicine produziu uma tabela muito mais longa que inclui medicamentos comumente prescritos e usados que interagem com os substratos do sistema CYP (consulte o *site* https://drug-interactions.medicine.iu.edu/MainTable.aspx).

Farmacodinâmica

As principais considerações farmacodinâmicas incluem o *sítio de ação molecular*, a *curva de dose-resposta*, o índice terapêutico e o desenvolvimento de sintomas de tolerância, dependência e abstinência.

Sítio de ação molecular. Os fármacos psicotrópicos podem atuar em qualquer um dos vários sítios moleculares nas células cerebrais. Alguns ativam (agonistas)

TABELA 1-2 Substratos representativos de medicamentos psicotrópicos do sistema enzimático do citocromo P450 humano junto com inibidores representativos

CYP3A	CYP2D6	CYP2C19
• Substratos	• Substratos	• Substratos
• Triazolam	• Desipramina	• Diazepam[a]
• Alprazolam	• Nortriptilina	• Amitriptilina[a]
• Midazolam	• Paroxetina	• Citalopram[a]
• Quetiapina	• Venlafaxina	• Inibidores
• Nefazodona	• Tramadol	• Fluvoxamina
• Buspirona	• Fluoxetina[a]	• Omeprazol
• Trazodona	• Citalopram[a]	
• Ramelteon	• Inibidores	
• Zolpidem[a]	• Quinidina	
• Amitriptilina[a]	• Fluoxetina	
• Imipramina[a]	• Paroxetina	
• Haloperidol[a]	• Bupropiona	
• Citalopram[a]	• Terbinafina	
• Clozapina[a]	• Difenidramina	
• Diazepam[a]		
• Inibidores		
• Ritonavir		
• Cetoconazol		
• Itraconazol		
• Nefazodona		
• Fluvoxamina		
• Eritromicina		
• Claritromicina		

[a]Substrato parcial.

ou inativam (antagonistas) receptores para um neurotransmissor específico. Outros medicamentos, particularmente os antidepressivos, se ligam e bloqueiam transportadores que normalmente absorvem serotonina ou noradrenalina da fenda sináptica para a terminação nervosa pré-sináptica (inibidores da recaptação).

Alguns medicamentos bloqueiam a passagem de cátions ou ânions por meio de canais iônicos embutidos nas membranas celulares (inibidores ou bloqueadores de canais). Outros fármacos se ligam e inibem enzimas catabólicas que normalmente inativam os neurotransmissores, prolongando assim a vida útil dos neurotransmissores ativos (p. ex., inibidores da monoaminoxidase [IMAOs]). Por fim, vários fármacos possuem diversos sítios de ação molecular, embora os que são terapeuticamente relevantes possam permanecer desconhecidos.

Curvas de dose-resposta. A curva de dose-resposta representa graficamente a resposta clínica ao fármaco em função de sua concentração (Figura 1-1). *A potência* refere-se às comparações das dosagens de diferentes medicamentos necessários para atingir um determinado efeito. Por exemplo, o haloperidol é mais potente do que a clorpromazina porque cerca de 2 mg de haloperidol são necessários para atingir o mesmo efeito terapêutico que 100 mg de clorpromazina. No entanto, esses fármacos são iguais em sua *eficácia clínica*, ou seja, a resposta clínica máxima alcançável.

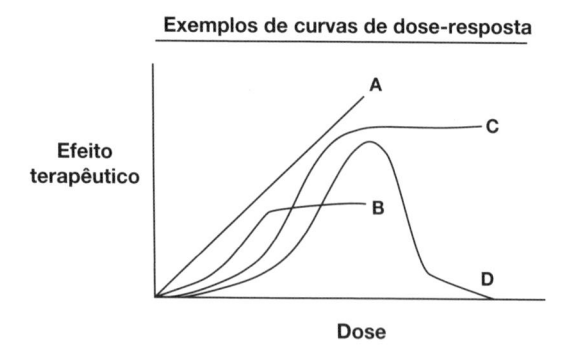

FIGURA 1-1 Os médicos devem observar que a relação entre essas variáveis pode ser linear ou convertida em uma escala logarítmica para comparar uma ampla gama de doses. O medicamento A tem uma resposta de dosagem linear, os medicamentos B e C têm curvas sigmoidais e o medicamento D tem uma curva de dose-resposta curvilínea. Embora doses menores do medicamento B sejam mais potentes do que doses iguais do medicamento C, o medicamento C tem uma eficácia máxima maior do que o medicamento B. O medicamento D tem uma janela terapêutica tal que tanto as doses baixas quanto as altas são menos eficazes do que as doses médias.

Índice terapêutico. O índice terapêutico é uma medida relativa da toxicidade ou segurança de um medicamento. Ele é definido como a razão entre a dosagem tóxica média (DT_{50}) – a dosagem na qual 50% das pessoas experimentam efeitos tóxicos – e a dosagem efetiva média (DE_{50}) – a dosagem na qual 50% das pessoas experimentam efeitos terapêuticos. Por exemplo, o haloperidol tem um alto índice terapêutico, como evidenciado pela gama de dosagens em que é prescrito sem monitoramento das concentrações plasmáticas. Por outro lado, o lítio tem um baixo índice terapêutico, exigindo, portanto, o monitoramento rigoroso das concentrações plasmáticas para evitar toxicidade.

As pessoas exibem variação interindividual e intraindividual em suas respostas a um medicamento específico. Um indivíduo pode ser hiporreativo, normorreativo ou hiper-reativo a um determinado medicamento. Por exemplo, enquanto algumas pessoas necessitam de 50 mg por dia de sertralina, outras pessoas necessitam de 200 mg por dia para controlar seus sintomas. Uma resposta medicamentosa imprevisível e não relacionada à dosagem é chamada de *idiossincrática*. Por exemplo, o diazepam administrado como sedativo paradoxalmente causa agitação em algumas pessoas.

Tolerância, dependência e sintomas de retirada. Diz-se que uma pessoa que se torna menos responsiva a um determinado medicamento com o tempo desenvolve *tolerância* aos seus efeitos. O desenvolvimento da tolerância pode estar associado ao aparecimento de *dependência física*, que é a necessidade de continuar administrando o medicamento para evitar o aparecimento de *sintomas de retirada* (também chamada de *síndrome de descontinuação*).

Interações medicamentosas

As interações medicamentosas podem ser farmacocinéticas ou farmacodinâmicas e variam muito em seu potencial de causar problemas graves. As interações medicamentosas farmacocinéticas dizem respeito aos efeitos dos medicamentos em suas respectivas concentrações plasmáticas, e as interações medicamentosas farmacodinâmicas dizem respeito aos efeitos dos medicamentos em suas respectivas atividades no receptor.

As interações farmacodinâmicas medicamentosas que causam alterações bioquímicas aditivas podem desencadear efeitos adversos tóxicos. Por exemplo, os IMAOs, quando coadministrados com antidepressivos tricíclicos ou ISRSs, podem precipitar uma síndrome serotoninérgica, na qual a serotonina é metabolizada lentamente e, portanto, se acumula em concentrações excessivas. A interação do dissulfiram com o álcool é outro exemplo de toxicidade causada por interações medicamentosas farmacodinâmicas.

Algumas interações medicamentosas clinicamente importantes são bem estudadas e já comprovadas; outras interações estão bem documentadas, mas têm apenas efeitos modestos; e outras ainda são interações verdadeiras, mas não comprovadas, embora razoavelmente plausíveis. Os médicos devem lembrar que (1) os dados farmacocinéticos em animais nem sempre são facilmente generalizáveis para humanos; (2) os dados *in vitro* não necessariamente replicam os resultados obtidos em condições *in vivo*; (3) os relatos de um único caso podem conter informações enganosas; e (4) os estudos de condições agudas não devem ser considerados sem crítica como relevantes para condições crônicas e estáveis.

Uma consideração adicional é sobre interações medicamentosas fantasmas. A pessoa pode estar tomando apenas o medicamento A e depois receber o medicamento A e o medicamento B. O clínico pode, então, notar algum efeito e atribuí-lo à indução do metabolismo. Na verdade, o que pode ter ocorrido é que a pessoa estava mais aderente em um ponto do período de observação do que em outro ou pode ter havido algum outro efeito que o médico desconhecia. A literatura clínica pode conter relatos de interações medicamentosas fantasmas que são raras ou inexistentes.

Médicos bem-informados precisam manter essas considerações em mente e se concentrar nas interações clinicamente importantes, não nas que podem ser leves, não comprovadas ou totalmente fantasmas. Ao mesmo tempo, os médicos devem manter uma atitude aberta e receptiva em relação à possibilidade de interações medicamentosas farmacocinéticas e farmacodinâmicas.

Seleção de medicamentos

Não existe um medicamento psicotrópico que seja efetivo em todos os pacientes com um determinado diagnóstico. A capacidade de um medicamento se mostrar efetivo é apenas parcialmente previsível e depende das propriedades do medicamento e da biologia do paciente. As decisões sobre a seleção e o uso de medicamentos são tomadas caso a caso, com base no julgamento individual do médico. Existem três fatores na seleção de medicamentos: (1) o medicamento, (2) o paciente e (3) a experiência e o julgamento do médico prescritor. Cada um desses componentes afeta a probabilidade de um resultado bem-sucedido.

Uma consideração negligenciada com frequência na seleção de medicamentos envolve possíveis consequências em longo prazo de tomar determinado fármaco. Por exemplo, ao iniciar o tratamento com antidepressivos em uma mulher jovem, é preciso pensar em qual medicamento seria menos problemático se ela engravidasse e precisasse continuar o tratamento. A paroxetina, por exemplo, apresenta risco maior de defeitos congênitos e não seria a melhor escolha de medicamento neste caso; além disso, a síndrome de abstinência provocada por ela é mais grave, o que tornaria mais difícil a interrupção para uma mulher que deseja engravidar. Da mesma forma, agentes como ziprasidona ou escitalopram, que podem prolongar o intervalo QT, podem ser escolhas razoáveis para um adulto saudável sem intervalo QT longo congênito, mas podem ser problemáticos se esse paciente precisar ser tratado por um problema clínico com outros medicamentos que prolongam o intervalo QT. Pensar em longo prazo é importante porque muitos transtornos psiquiátricos são crônicos e envolvem tratamento por longos períodos.

Indicações terapêuticas

Uma indicação terapêutica é um diagnóstico psiquiátrico, conforme definido na 11ª revisão da *Classificação Estatística Internacional de Doenças e Problemas Relacionados à Saúde* (CID-11) ou na revisão do texto da quinta edição do *Manual Diagnóstico e Estatístico de Transtornos Mentais* (DSM-5-TR), para o qual um medicamento específico melhora os sinais ou sintomas. Os medicamentos são aprovados com base em ensaios clínicos de grande escala cuidadosamente elaborados que provam que o medicamento é seguro e que a melhora clínica é atribuível a ele e não ao placebo. A FDA, então, concede ao fabricante o direito oficial de anunciar o medicamento como seguro e eficaz para essa indicação terapêutica.

Os médicos devem distinguir entre indicações terapêuticas oficiais e não oficiais. Isso é necessário porque muitos fármacos são, de fato, seguros e eficazes para tratar não apenas as indicações comprovadas em ensaios na escala da FDA, mas também para uma gama muito mais ampla de indicações descritas em ensaios menores.

Processo de aprovação de medicamentos nos Estados Unidos

De acordo com o Federal Food, Drug and Cosmetic (FD&C) Act, inicialmente aprovado em 1938 e depois bastante alterado, a FDA tem autoridade para (1) controlar a disponibilidade inicial de um medicamento aprovando apenas os novos medicamentos que demonstrem segurança e eficácia e (2) garantir que a bula proposta do medicamento seja verdadeira e contenha todas as informações pertinentes para seu uso seguro e eficaz. Uma concentração adicional de regulamentação governamental é dirigida pela Drug Enforcement Administration (DEA), que classifica as substâncias de acordo com seu potencial de abuso (Tabela 1-3). Os médicos são aconselhados a terem maior cautela ao prescreverem substâncias controladas, especialmente medicamentos categorizados como de classe I ou classe II.

Em geral, a FDA garante não apenas que um novo medicamento seja seguro e eficaz, mas também que se compare favoravelmente aos agentes usados para as mesmas indicações. O novo agente em geral não é aprovado, a menos que seja pelo menos equivalente em segurança e eficácia aos já existentes, se não superior. A Tabela 1-4 resume as fases da pesquisa que levaram à aprovação de um novo medicamento.

Usos off-label

Depois que um medicamento é aprovado para uso comercial, o médico pode, como parte da prática da medicina, prescrever legalmente uma dosagem diferente para uma pessoa ou variar as condições de uso das aprovadas na bula da embalagem sem notificar a FDA ou obter sua aprovação. Em outras palavras, a Lei FD&C não limita a maneira pela qual um médico pode usar um medicamento aprovado.

No entanto, embora os médicos possam tratar pessoas com um medicamento aprovado para fins não aprovados, ou seja, para indicações não incluídas na indicação oficial do medicamento sem violar a Lei FD&C, essa prática expõe o médico a um risco aumentado de responsabilidade por negligência médica. Essa é uma

TABELA 1-3	Características dos medicamentos/substâncias em cada nível de DEA	
Classe (nível de controle)	Características da substância em cada classe	Exemplos substâncias em cada classe
I	Alto potencial de abuso Nenhum uso aceito em tratamento médico nos Estados Unidos no momento; portanto, não é para uso sob prescrição Pode ser usado para pesquisa	LSD, heroína, maconha, peiote, PCP, mescalina, psilocibina, nicocodeína, nicomorfina
II	Alto potencial de abuso Tendência para dependência física grave Tendência para dependência psicológica grave Sem renovações de prescrição; sem prescrições telefônicas	Anfetamina, ópio, morfina, codeína, hidromorfona, fenmetrazina, amobarbital, secobarbital, pentobarbital, cetamina, metilfenidato
III	Potencial de abuso inferior aos níveis I e II Tendência para dependência física moderada ou baixa Tendência para dependência psicológica alta As prescrições devem ser refeitas após seis meses ou cinco renovações da prescrição	Glutetimida, metiprilona, nalorfina, sulfonometano, benzfetamina, fendimetrazina, clorfentermina, compostos contendo codeína, morfina, ópio, hidrocodona, di-hidrocodeína, dietilpropiona, dronabinol
IV	Baixo potencial de abuso Tendência para dependência física limitada Tendência para dependência psicológica limitada As prescrições devem ser refeitas após seis meses ou cinco renovações da prescrição	Fenobarbital, benzodiazepínicos,[a] hidrato de cloral, etclorvinol, etinamato, meprobamato, paraldeído
V	O menor potencial de abuso entre todas as substâncias controladas	Preparações narcóticas contendo quantidades limitadas de princípios ativos medicinais não narcóticos

[a]No estado de Nova York, os benzodiazepínicos são tratados como substâncias da lista II, que exigem uma prescrição triplicada para um suprimento máximo de três meses.
DEA, Drug Enforcement Administration; LSD, dietilamida do ácido lisérgico; PCP, fenciclidina.

preocupação significativa porque a falha em seguir as aprovações da FDA pode criar uma inferência de que o médico está se desviando em relação ao padrão de tratamento vigente. Os médicos podem, no entanto, prescrever medicamentos por qualquer motivo que considerem ser clinicamente indicado para o bem-estar da pessoa. Esse esclarecimento é importante em vista da crescente regulamentação dos médicos por agências governamentais federais, estaduais e locais. Recomenda-se a documentação apropriada detalhando o motivo, os riscos, os benefícios e o consentimento do paciente.

O uso *off-label* de medicamentos para tratamento de transtornos mentais ocorre com mais frequência quando um paciente falha repetidamente em experimentar uma resposta adequada ou não tolera as terapias padrão. Um bom exemplo do uso recente de medicamentos *off-label* envolve a utilização de medicamentos que se acredita

TABELA 1-4 Fases do desenvolvimento de medicamentos
Estudos não clínicos (pré-clínicos). Os estudos não clínicos que sejam suficientes para estabelecer uma dose tolerável e identificar os órgãos-alvo da toxicidade de um novo medicamento devem ser conduzidos antes do primeiro uso de uma nova entidade química em humanos. É necessária uma bateria padrão de estudos em animais e estudos *in vitro*.
Fase I. Os estudos de fase I representam a introdução inicial do novo medicamento em humanos. Esses estudos, em geral conduzidos em voluntários saudáveis e em ambientes cuidadosamente monitorados (com frequência em pacientes internados), servem para caracterizar a absorção, a distribuição, o metabolismo e a excreção do composto; para identificar toxicidades evidentes associadas à administração de medicamentos; e para estabelecer uma dose tolerável para uso em estudos posteriores.
Fase II. A fase II inclui os estudos iniciais de eficácia clínica controlada. Esses estudos em geral incluem pacientes cuidadosamente selecionados com a doença ou condição em estudo e costumam ser bem controlados, cuidadosamente monitorados e otimizados para a coleta de dados de eficácia. Na fase II, um trabalho exploratório é realizado para ajudar a determinar as doses ideais do medicamento.
Fase III. Depois que evidências preliminares sugerindo a eficácia do medicamento foram estabelecidas em ensaios de fase II, informações adicionais sobre eficácia e segurança são necessárias para avaliar a relação risco-benefício geral do medicamento e fornecer uma base adequada para a bula do produto. Estudos de fase III, estudos controlados e não controlados maiores, fornecem essas informações.
Fase IV. Após a aprovação do medicamento, as atividades subsequentes de pós-comercialização podem ser conduzidas na fase IV. Estudos para elucidar novas indicações ou efeitos adversos e riscos ocorrem nessa fase.

atuarem no sistema do glutamato. Um crescente corpo de evidências sugere que o glutamato (ácido glutâmico), o neurotransmissor excitatório mais abundante no cérebro, está envolvido na fisiopatologia de vários distúrbios. O exemplo mais notável de terapia medicamentosa moduladora do glutamato é o uso de infusões de cetamina e um *spray* nasal de escetamina para tratar a depressão refratária ao tratamento. No momento, apenas o último é indicado para uso no tratamento de depressão resistente ao tratamento. Outros medicamentos glutamatérgicos usados fora da indicação aprovada pela FDA incluem riluzol em casos de transtorno obsessivo-compulsivo (TOC) grave, topiramato para perda de peso, pregabalina para ansiedade e memantina para depressão. Com exceção da escetamina, o grau em que qualquer um desses medicamentos beneficia um grande número de pacientes que precisam de uma intervenção farmacológica não convencional ainda precisa ser determinado. Com todos esses medicamentos, a gravidade dos sintomas e um histórico de falha da farmacoterapia convencional normalmente determinam a decisão por usar ou não esses agentes.

Ao usar um medicamento para uma indicação não aprovada ou em uma dose fora da faixa padrão, o médico deve documentar o motivo dessas decisões de tratamento no prontuário da pessoa. Se um médico tiver dúvidas sobre um plano de tratamento, ele deve consultar um colega ou sugerir que a pessoa em tratamento obtenha uma segunda opinião.

Precauções e efeitos adversos

No geral, os psicotrópicos são extremamente seguros, sobretudo durante o uso de curto prazo. Apenas alguns medicamentos, como lítio, clozapina, ácido valproico e carbamazepina, requerem monitoramento laboratorial rigoroso. A FDA também estabeleceu diretrizes para o uso de agentes antipsicóticos de segunda geração. Além do monitoramento do peso, da circunferência da cintura e da pressão arterial, a FDA também exige exames de sangue para monitorar as alterações nos níveis de glicose e lipídeos no sangue a intervalos regulares. Recomenda-se a documentação apropriada de monitoramento, testes e intervenções.

Precauções

Antes do uso de um medicamento, é importante estar preparado para gerenciar com segurança quaisquer efeitos adversos esperados. Os médicos devem estar totalmente cientes de quaisquer advertências e precauções sobre o produto e devem antecipar como podem manejar ao menos aos efeitos adversos mais comuns.

Efeitos adversos

Os efeitos adversos são um risco inevitável do tratamento medicamentoso. Embora seja impossível ter um conhecimento enciclopédico de todos os possíveis efeitos adversos dos medicamentos, os médicos prescritores devem estar familiarizados com os mais comuns, bem como com aqueles com consequências médicas graves. Embora a FDA exija que as informações do produto contenham os resultados dos ensaios clínicos, muitos dos efeitos adversos listados não estão realmente associados causalmente ao uso do medicamento, e é comum que os efeitos adversos sejam ignorados durante os ensaios clínicos. Portanto, é importante que os médicos acompanhem os relatos de efeitos adversos associados ao tratamento durante o período pós-comercialização. Nenhum texto ou documento único, incluindo as informações do produto, contém uma lista completa de possíveis efeitos secundários ao tratamento.

É sempre melhor antecipar os efeitos adversos esperados, bem como os raros, mas potencialmente problemáticos, e considerar se eles serão inaceitáveis para o paciente. Por exemplo, disfunção sexual, ganho de peso, sedação diurna, sudorese, náusea e constipação podem, previsivelmente, levar alguns pacientes a descontinuarem o tratamento. Portanto, é importante discutir os possíveis efeitos adversos com o paciente e determinar se é provável que surja um problema de adesão. As pessoas geralmente têm menos problemas com efeitos adversos se forem avisadas de que eles são esperados.

Os efeitos adversos dos medicamentos podem ser amplamente explicados por suas interações com vários sistemas neurotransmissores, tanto no cérebro quanto no sistema nervoso periférico. Psicofármacos mais antigos, por exemplo, comumente causam efeitos anticolinérgicos (Tabela 1-5) ou se ligam aos receptores dopaminérgicos, histaminérgicos e adrenérgicos, resultando nos efeitos adversos listados na Tabela 1-6.

Agentes mais novos tendem a ter atividade neurotransmissora mais específica ou combinações de efeitos que os tornam mais bem tolerados do que agentes mais antigos. No entanto, alguns dos efeitos adversos dos novos agentes permanecem

TABELA 1-5 Potenciais efeitos adversos causados pelo bloqueio dos receptores muscarínicos de acetilcolina
Visão turva
Constipação
Diminuição da salivação
Redução da transpiração
Ejaculação retardada ou retrógrada
Delirium
Exacerbação da asma (por meio da diminuição das secreções brônquicas)
Hipertermia (por meio da diminuição da transpiração)
Problemas de memória
Glaucoma de ângulo fechado
Fotofobia
Taquicardia sinusal
Retenção urinária

TABELA 1-6 Potenciais efeitos adversos de medicamentos psicotrópicos e sistemas neurotransmissores associados	
• **Antidopaminérgico** 　• Disfunção endócrina 　　• Hiperprolactinemia 　　• Disfunção menstrual 　　• Disfunção sexual 　• Distúrbios do movimento 　　• Acatisia 　　• Distonia 　　• Parkinsonismo 　　• Discinesia tardia • **Antiadrenérgico (primariamente α)** 　• Tontura 　• Hipotensão postural 　• Taquicardia reflexa	• **Anti-histaminérgico** 　• Hipotensão 　• Sedação 　• Ganho de peso • **Vários sistemas neurotransmissores** 　• Agranulocitose (e outras discrasias sanguíneas) 　• Reações alérgicas 　• Anorexia 　• Anormalidades da condução cardíaca 　• Náuseas e vômitos 　• Convulsões

problemáticos (Tabela 1-7), e, em alguns casos, como náuseas, ganho de peso e disfunção sexual (todos resultantes da atividade serotoninérgica), esses efeitos são mais comuns do que com os medicamentos mais antigos. Em geral, não é possível prever quais pessoas não tolerarão um agente serotoninérgico.

Manejo de efeitos adversos comuns. Os fármacos psicotrópicos podem causar uma gama de efeitos adversos. O tratamento de um efeito adverso específico

TABELA 1-7 Efeitos adversos comuns associados a novos medicamentos psicotrópicos
Distúrbios do movimento Os antipsicóticos de primeira geração (os ARDs) são a causa mais comum de distúrbios do movimento induzidos por medicamentos. A introdução de ASGs reduziu bastante a incidência desses efeitos adversos, mas ainda ocorrem vários graus de parkinsonismo, acatisia e distonia relacionados à dose. A risperidona se assemelha aos agentes mais antigos em termos desses efeitos adversos. A olanzapina também causa mais síndrome extrapiramidal (SEP) do que os ensaios clínicos haviam sugerido. Há relatos raros de distúrbios do movimento induzidos por ISRSs, variando de acatisia à discinesia tardia.
Disfunção sexual O uso de fármacos psiquiátricos pode estar associado à disfunção sexual – diminuição da libido, ejaculação e ereção alteradas e inibição do orgasmo feminino. Em ensaios clínicos com os ISRSs, a extensão dos efeitos adversos sexuais foi grosseiramente subestimada porque os dados foram baseados em relatos espontâneos de pacientes. A taxa de disfunção sexual nas informações originais do produto da fluoxetina, por exemplo, foi < 5%. Em estudos subsequentes nos quais as informações sobre efeitos adversos sexuais foram obtidas por questões específicas, a taxa de disfunção sexual associada ao ISRS foi encontrada entre 35% e 75%. Na prática clínica, não é provável que os pacientes relatem disfunção sexual espontaneamente ao médico, por isso é importante perguntar sobre esse efeito adverso. Além disso, algumas formas de disfunção sexual podem estar relacionadas ao transtorno psiquiátrico primário. No entanto, se a disfunção sexual surgir após o início da farmacoterapia e a resposta primária ao tratamento for positiva, pode valer a pena tentar tratar os sintomas. Longas listas de possíveis antídotos para esses efeitos adversos evoluíram, mas poucas intervenções são consistentemente eficazes, e poucas têm mais do que evidências não comprovadas para apoiar seu uso. O médico e o paciente devem considerar a possibilidade de efeitos adversos sexuais em um paciente ao selecionar um medicamento e mudar o tratamento para outro que esteja menos ou nada associado à disfunção sexual, se esse efeito adverso não for aceitável.
Ganho de peso O ganho de peso acompanha o uso de muitos psicotrópicos como resultado da retenção de líquidos, do aumento da ingestão calórica, da diminuição do exercício físico ou da alteração do metabolismo. O ganho de peso também pode ocorrer como um sintoma de transtorno, como na bulimia ou depressão atípica, ou como um sinal de recuperação de um episódio de doença. O aumento do peso corporal decorrente do tratamento é um motivo comum para a não adesão a um regime medicamentoso. Nenhum mecanismo específico foi identificado como causador de ganho de peso, e parece que os sistemas de histamina e serotonina medeiam mudanças no peso associadas a muitos medicamentos usados para tratar depressão e psicose. Foi relatado que a metformina facilita a perda de peso entre pacientes cujo ganho de peso é atribuído ao uso de inibidores da recaptação de serotonina-dopamina e ácido valproico. O valproato e a olanzapina têm sido associados ao desenvolvimento de resistência à insulina, o que pode induzir aumento do apetite, com subsequente aumento de peso. O ganho de peso é um efeito adverso notável da clozapina e da olanzapina. Fatores genéticos que regulam o peso corporal, além do diabetes melito, parecem envolver o receptor 5-HT_{2c}. Há um polimorfismo genético da região promotora desse receptor, com ganho de peso significativamente menor em pacientes com o alelo variante do que naqueles sem esse alelo. Espera-se que os medicamentos com forte afinidade pelo receptor 5-HT_{2c} tenham maior efeito sobre o peso corporal nos pacientes com polimorfismo da região promotora do receptor 5-HT_{2c}.
Perda de peso A perda de peso inicial está associada ao tratamento com ISRSs, mas geralmente é transitória, com a maior parte do peso sendo recuperada nos primeiros meses. Foi demonstrado que a bupropiona causa uma perda de peso modesta e sustentada. Quando combinada com mudanças na dieta e no estilo de vida, a bupropiona pode facilitar uma perda de peso mais significativa. O topiramato e a zonisamida, comercializados como tratamentos para a epilepsia, às vezes produzem uma perda substancial e sustentada de peso.
Alterações na glicose O aumento do risco de anormalidades da glicose, incluindo diabetes melito, está associado ao aumento de peso durante o uso de medicamentos psicotrópicos. Os dados não são conclusivos, mas a olanzapina está mais frequentemente associada a relatos de anormalidades nos níveis de glicose em jejum, bem como a casos relatados de diabetes hiperosmolar e cetoacidose do que outros ASDs.

(Continua)

TABELA 1-7　Efeitos adversos comuns associados a novos medicamentos psicotrópicos　(Continuação)
Hiponatremia A hiponatremia está associada ao tratamento com oxcarbazepina e ISRSs, sobretudo em pacientes idosos. Confusão, agitação e letargia são sintomas comuns.
Cognitivos Deficiência cognitiva significa uma perturbação na capacidade de pensar. Alguns agentes, como os agonistas benzodiazepínicos, são reconhecidos como causas de comprometimento cognitivo. No entanto, outros psicotrópicos amplamente usados, como os ISRSs, lamotrigina, gabapentina, lítio, ADTs e bupropiona, também estão associados a vários graus de comprometimento da memória e dificuldades para encontrar palavras. Em contrapartida à amnésia anterógrada induzida por benzodiazepínicos, esses agentes causam um tipo mais sutil de distração mental. É provável que medicamentos com propriedades anticolinérgicas piorem o desempenho da memória.
Sudorese A transpiração excessiva não relacionada à temperatura ambiente está associada a ADTs, ISRSs e venlafaxina. Esse efeito adverso costuma ser socialmente incapacitante. Podem ser feitas tentativas para manejar essa condição com agentes α, como terazosina e oxibutinina.
Cardiovasculares Os agentes mais novos são menos propensos a terem efeitos cardíacos diretos. Muitos agentes mais antigos, como ADTs e fenotiazinas, afetavam a pressão arterial e a condução cardíaca. Foi demonstrado que tioridazina, usada há décadas, prolonga o intervalo QTc de forma relacionada à dose e pode aumentar o risco de morte súbita ao retardar a repolarização ventricular e causar *torsades de pointes*. Os medicamentos mais novos agora são examinados rotineiramente em busca de evidências de efeitos cardíacos. Um tratamento promissor para a psicose, o sertindol, não foi comercializado porque a FDA exigiria um alerta na bula. Pequenos efeitos do QTc observados com a ziprasidona atrasaram sua comercialização. A olanzapina em doses normais-altas e altas pode causar prolongamento do intervalo PR e atraso na condução atrioventricular. O manejo de efeitos adversos específicos de medicamentos individuais é abordado em seus respectivos capítulos.
Erupção cutânea Qualquer medicamento é uma fonte potencial de erupção cutânea. Alguns psicotrópicos, como a carbamazepina e a lamotrigina, têm sido associados a um risco aumentado de dermatite esfoliativa grave; portanto, os pacientes devem ser informados sobre a gravidade das lesões generalizadas que ocorrem acima do pescoço e envolvem as membranas mucosas. O paciente deve ser instruído no momento em que o medicamento for prescrito, pois se esses sintomas se manifestarem, ele deve ir imediatamente ao pronto-socorro e não tentar primeiro entrar em contato com o psiquiatra prescritor.
PA, pressão arterial; ARD, antagonista do receptor de dopamina; SEP, síndrome extrapiramidal; FDA, Food and Drug Administration; 5-HT$_{2c}$, serotonina tipo 2c; QTc, intervalo QT corrigido para frequência cardíaca; ASD, antagonista da serotonina-dopamina; ISRS, inibidor seletivo da recaptação de serotonina; ADT, antidepressivo tricíclico.

é semelhante, independentemente do medicamento psicoterapêutico que a pessoa esteja tomando. Se possível, outro medicamento com benefícios semelhantes, mas com menos efeitos adversos, deve ser usado em seu lugar. Em cada seção de medicamentos deste livro, os efeitos adversos comuns e seus tratamentos são descritos em detalhes.

Disfunção sexual. Algum grau de disfunção sexual pode ocorrer com o uso de muitos psicotrópicos. Este é, de longe, o efeito adverso mais comum associado ao uso de ISRSs. Cerca de 50% a 80% das pessoas que tomam um ISRS relatam alguma disfunção sexual, como diminuição da libido, ejaculação e ereção alteradas ou inibição do orgasmo feminino.

Como regra, a melhor abordagem para o tratamento farmacológico da disfunção sexual envolve a mudança de um ISRS para mirtazapina ou bupropiona, pois é improvável que esses medicamentos causem disfunção sexual. Se o uso de um ISRS for considerado inevitável, adicionar um agente pró-sexual como a bupropiona pode ser suficiente para reverter a inibição sexual causada pelos ISRSs. Os fármacos pró-sexuais mais bem toleradas e mais potentes atualmente disponíveis são as fosfodiesterases (PDEs), como sildenafila, vardenafila e tadalafila.

Ansiedade, acatisia, agitação e insônia. Muitas pessoas que iniciam o tratamento com antidepressivos serotoninérgicos (p. ex., fluoxetina) experimentam um aumento na ativação psicomotora nas primeiras duas a três semanas de uso. Os efeitos de agitação dos ISRSs aumentam modestamente o risco de agir de acordo com os impulsos suicidas em pessoas com risco de suicídio. Durante o período inicial do tratamento com ISRS, as pessoas em risco de automutilação devem manter contato próximo com o médico ou devem ser hospitalizadas, dependendo da avaliação do médico sobre o risco de suicídio.

A insônia e a ansiedade associadas ao uso de medicamentos serotoninérgicos podem ser combatidas pela administração de um benzodiazepínico ou de trazodona nas primeiras semanas. Se a agitação for extrema ou persistir além do período inicial de três semanas, outro tipo de medicamento antidepressivo, como mirtazapina ou um agente tricíclico, deve ser considerado. Os medicamentos antipsicóticos típicos e atípicos estão associados a distúrbios do movimento.

Distúrbios gastrintestinais e diarreia. A maior parte da serotonina do corpo é sintetizada no trato gastrintestinal, e fármacos serotoninérgicos, particularmente sertralina, venlafaxina e fluvoxamina, podem, portanto, produzir dor de estômago leve a moderadamente intensa, náuseas e diarreia, em geral apenas nas primeiras semanas de terapia. A sertralina tem maior probabilidade de causar diarreia e a fluvoxamina tem maior probabilidade de causar náuseas.

Esses sintomas podem ser minimizados iniciando o tratamento com uma dosagem muito pequena e administrando o medicamento após a refeição. Alterações na dieta, como a dieta BRAT (*b*anana, *a*rroz [*rice*], maçã [*apple*] e *t*orrada), podem reduzir a diarreia. Esses sintomas geralmente diminuem com o tempo, mas alguns pacientes nunca se adaptam e precisam mudar para outro medicamento.

Hemorragia gastrintestinal. Os fármacos que inibem o transportador de recaptação de serotonina, principalmente os ISRSs e os ISRSNs, estão associados a uma maior tendência ao sangramento. Mais comumente, isso envolve sangramento gastrintestinal. Pacientes que estão tomando medicamentos anticoagulantes ou que usam ácido acetilsalicílico ou anti-inflamatórios não esteroides correm maior risco e devem ser monitorados quanto a esse efeito adverso, e esses agentes devem ser usados somente se necessário.

Cefaleia. Uma pequena fração das pessoas que iniciam a terapia com qualquer medicamento psicoterapêutico pode sentir cefaleia de intensidade leve a moderada. Essas dores de cabeça geralmente respondem a analgésicos vendidos sem receita médica, mas algumas pessoas talvez necessitem da troca do medicamento.

Anorexia. Os ISRSs podem produzir uma supressão do apetite a curto prazo. O mesmo acontece com a bupropiona. Em pacientes que já estão perigosamente abaixo do peso, esses agentes devem ser usados com cautela e o tratamento deve ser cuidadosamente monitorado. A fluoxetina (60 mg por dia) no contexto de um programa abrangente de manejo comportamental é um tratamento aprovado para a bulimia e também é útil para o tratamento de anorexia nervosa. A menos que um programa terapêutico abrangente esteja disponível, os ISRSs devem ser usados com cautela por pessoas com transtornos alimentares.

Ganho de peso. Os medicamentos mais usados causam ganho de peso. Os mecanismos podem ser tão diversos quanto retenção de líquidos, estimulação do apetite ou alteração no metabolismo. A olanzapina, a clozapina, a quetiapina e a mirtazapina estão associadas a aumentos precoces, frequentes e às vezes extremos ou persistentes do peso corporal. Os ISRSs podem estar associados a um ganho de peso mais gradual ou de surgimento tardio, que pode ser resistente à perda de peso por meio de dieta e exercícios. Nesses casos, alguma forma de dieta e regime de exercícios deve ser tentada para preservar um regime de tratamento eficaz. Ainda não foi demonstrado que algum medicamento suprima o apetite com segurança em todas as pessoas. Embora a FDA tenha aprovado esses medicamentos, eles devem ser usados com cautela, especialmente em pacientes com transtornos psiquiátricos existentes. Isso inclui bupropiona-naltrexona, fentermina-topiramato, liraglutida e orlistate. Os inibidores de apetite mais eficazes, as anfetaminas, em geral não são usados devido a preocupações com o abuso. O uso *off-label* de topiramato em monoterapia com doses de 25 a 200 mg por dia, ou de zonisamida, 50 a 150 mg por dia, pode ajudar a reverter o ganho de peso induzido pelo medicamento que resulta do aumento da ingestão calórica. É importante ressaltar que os problemas cognitivos devem ser monitorados em caso de uso de topiramato, não sendo recomendado aumento semanal da dosagem de mais que 25 mg.

O edema pode ser tratado elevando as partes afetadas do corpo ou administrando um diurético. Se a pessoa adicionar um diurético a um regime de lítio ou de medicamentos cardíacos, o médico deve monitorar as concentrações sanguíneas, a bioquímica do sangue e os sinais vitais.

O orlistate não suprime o apetite; em vez disso, bloqueia a absorção de gordura do intestino. Portanto, ele reduz a ingestão calórica de alimentos gordurosos, mas não de carboidratos ou proteínas. Como o orlistate causa retenção de gorduras alimentares nos intestinos, frequentemente causa flatulência excessiva.

Sonolência. Muitos psicotrópicos causam sedação. Algumas pessoas podem se automedicar contra esse efeito adverso com cafeína, mas essa prática pode piorar a hipotensão ortostática.

É importante que o médico alerte o paciente sobre a possibilidade de sedação e documente que a pessoa foi aconselhada a não dirigir ou operar equipamentos perigosos se estiver sedada por medicamentos. Felizmente, algumas das novas gerações de medicamentos antidepressivos e antipsicóticos têm muito menos probabilidade de causar sedação do que seus antecessores, e os medicamentos mais novos devem substituir os medicamentos sedativos quando possível. A modafinila pode ser adicionada para neutralizar os efeitos sedativos residuais dos medicamentos psicotrópicos.

Boca seca. A boca seca é causada pelo bloqueio dos receptores muscarínicos de acetilcolina. Quando as pessoas tentam aliviar a boca seca sugando constantemente balas duras contendo açúcar, elas aumentam o risco de cáries dentárias. Elas podem evitar o problema mascando chiclete sem açúcar ou chupando balas sem açúcar.

Alguns médicos recomendam o uso de uma solução de 1% de pilocarpina, um agonista colinérgico, como enxaguatório bucal três vezes ao dia. Outros médicos sugerem comprimidos de betanecol, outro agonista colinérgico, de 10 a 30 mg, uma ou duas vezes ao dia. É melhor começar com 10 mg, uma vez ao dia, e aumentar a dose lentamente. Os efeitos adversos dos medicamentos colinomiméticos, como o betanecol, incluem tremores, diarreia, cólicas abdominais e lacrimejamento excessivo.

Visão turva. O bloqueio dos receptores muscarínicos de acetilcolina causa midríase (dilatação pupilar) e cicloplegia (paresia do músculo ciliar), resultando em visão turva. O sintoma pode ser aliviado com colírios colinomiméticos. Uma solução de 1% de pilocarpina pode ser prescrita na dose de uma gota, quatro vezes ao dia. De modo alternativo, o betanecol pode ser usado como no caso de boca seca. O topiramato, um anticonvulsivante frequentemente usado para tratar o ganho de peso induzido por medicamentos, pode causar glaucoma e subsequente cegueira. Os pacientes devem ser informados para relatar imediatamente qualquer alteração na visão ao usar esse medicamento.

Retenção urinária. A atividade anticolinérgica de muitos psicofármacos pode levar a hesitação urinária, gotejamento, retenção urinária e aumento de infecções do trato urinário. Idosos com aumento da próstata têm maior risco de desenvolver esses efeitos adversos. A dose de 10 a 30 mg de betanecol, três a quatro vezes ao dia, geralmente é eficaz no manejo dos efeitos adversos urológicos.

Constipação. A atividade anticolinérgica dos psicofármacos pode causar constipação. Isso é particularmente preocupante com a clozapina, que pode causar íleo paralítico, uma condição fatal que tem diretrizes específicas para monitoramento intestinal e uso profilático de laxantes. A primeira linha de tratamento para a constipação induzida por psicotrópicos envolve a prescrição de laxantes formadores de bolo fecal, como metilcelulose, policarbofila cálcica, ou fibras de *psyllium*. Se esse tratamento falhar, laxantes catárticos, como leite de magnésia ou outras preparações laxantes, podem ser experimentados. O uso prolongado de laxantes catárticos pode resultar na perda de sua eficácia. O betanecol, de 10 a 30 mg, três a quatro vezes ao dia, também pode ser usado.

Hipotensão ortostática. A hipotensão ortostática é causada pelo bloqueio dos receptores α_1-adrenérgicos. Os idosos correm um risco especial de desenvolver hipotensão ortostática. O risco de fraturas de quadril por quedas é significativamente elevado em pessoas que tomam psicofármacos.

De forma mais simples, a pessoa pode ser instruída a se levantar lentamente e a se sentar imediatamente em caso de tontura. Os tratamentos para hipotensão ortostática incluem evitar cafeína, ingerir pelo menos 2 L de líquido por dia, adicionar sal aos alimentos (conforme prescrito por um médico), reavaliar as dosagens de qualquer medicamento anti-hipertensivo e usar meias de compressão elásticas. A fludrocortisona raramente é necessária.

Overdose. Um efeito adverso extremo do tratamento medicamentoso é a tentativa de uma pessoa cometer suicídio por *overdose* de um medicamento psicoterapêutico. Os médicos devem estar cientes do risco e tentar prescrever os medicamentos mais seguros possíveis.

É uma boa prática clínica prescrever receitas não renováveis para pequenas quantidades de medicamentos quando o suicídio é considerado. Em casos extremos, deve-se tentar verificar se as pessoas estão tomando o medicamento e não acumulando os comprimidos para uma tentativa posterior de *overdose*. As pessoas podem tentar o suicídio no momento em que estão começando a melhorar. Os médicos, portanto, devem continuar a ter cuidado ao prescrever grandes quantidades de medicamentos até que a pessoa esteja quase completamente recuperada, e esses pacientes devem ser atendidos pelo menos uma vez por semana.

Outra consideração para os médicos é a possibilidade de uma *overdose* acidental, principalmente por crianças da casa. As pessoas devem ser aconselhadas a manter os psicofármacos em um local seguro.

Síndrome de descontinuação (de retirada). O surgimento transitório de sintomas leves após a descontinuação ou redução da dosagem está associado a vários medicamentos, incluindo paroxetina, venlafaxina, duloxetina, sertralina, fluvoxamina e medicamentos tricíclicos e tetracíclicos. Sintomas de descontinuação mais graves estão associados a lítio (mania de rebote), ARDs (discinesias tardias) e benzodiazepínicos (ansiedade e insônia).

Os sinais e sintomas da síndrome de descontinuação após o uso de ISRSs consistem em agitação, náusea, desequilíbrio e disforia. É mais provável que a síndrome ocorra se a meia-vida plasmática do agente for curta, se o medicamento for tomado por pelo menos dois meses ou se doses mais altas forem usadas e se o medicamento for interrompido abruptamente. Os sintomas têm duração limitada e podem ser minimizados com uma redução gradual da dosagem.

Dosagem e diretrizes clínicas
Diagnóstico e identificação dos sintomas-alvo
O tratamento com psicofármacos começa com a formação de um vínculo terapêutico entre o médico e a pessoa que procura tratamento. A entrevista inicial é dedicada a definir o problema clínico da forma mais abrangente possível, com atenção especial à identificação de sintomas-alvo específicos, cuja melhora indicará que a terapia medicamentosa estará sendo eficaz.

Histórico de medicamentos. A coleta do histórico de uso de medicamentos anteriores e atuais abrange: o uso de todos os medicamentos prescritos, sem receita médica, fitoterápicos, substâncias nocivas e drogas ilícitas já tomadas, incluindo cafeína, etanol, *cannabis* e nicotina; a sequência em que os medicamentos foram usados; as dosagens usadas; os efeitos terapêuticos; os efeitos adversos; detalhes de qualquer *overdose*; e as razões que levaram a interromper qualquer medicamento.

As pessoas e suas famílias geralmente ignoram quais medicamentos foram usados antes, em quais dosagens e por quanto tempo. Esse desconhecimento pode refletir a tendência dos médicos de não explicar sobre a medicação antes de redigir as prescrições. Os clínicos devem fornecer registros escritos com informações sobre os tratamentos utilizados para cada pessoa, para que possam apresentar aos profissionais que cuidarão de seu caso no futuro.

Uma ressalva para obter um histórico de resposta medicamentosa é que, devido a seus transtornos mentais, os pacientes podem relatar de forma imprecisa os efeitos de um teste terapêutico anteriormente feito. Se possível, portanto, os prontuários médicos devem ser obtidos para confirmar seus relatos.

*Explicando a justificativa, os riscos,
os benefícios e as alternativas de tratamento*
O uso de fármacos psicotrópicos não deve ser simplificado em uma abordagem do tipo "um diagnóstico, uma pílula". Muitas variáveis afetam a resposta psicológica de uma pessoa ao tratamento medicamentoso. Algumas pessoas podem ver um medicamento como uma panaceia; outras, como uma agressão. A adesão ao regime prescrito é aprimorada ao proporcionar ao paciente amplas oportunidades de fazer perguntas no momento da prescrição, ao distribuir material escrito que reforce o uso adequado do fármaco, ao simplificar o regime medicamentoso na medida do possível e ao garantir que as visitas ao consultório comecem no horário agendado.

Escolha do medicamento
Histórico anterior de medicamentos. Um medicamento específico deve ser selecionado de acordo com o histórico de resposta do paciente aos medicamentos (adesão, resposta terapêutica e efeitos adversos), o histórico de resposta dos familiares e o perfil de efeitos adversos esperados para essa pessoa em particular. Se um

medicamento já foi eficaz no tratamento de uma pessoa ou membro de sua família, ele deve ser usado novamente, a menos que haja algum motivo específico para não o fazer.

Perfil de efeitos adversos. Os psicotrópicos de uma única classe são igualmente eficazes, mas diferem em seu perfil de efeitos adversos. Deve ser selecionado um medicamento com menor probabilidade de exacerbar quaisquer distúrbios preexistentes, sejam médicos ou psiquiátricos, e que tenha prováveis efeitos adversos aceitáveis para o paciente. No entanto, reações idiossincráticas podem ocorrer.

Avaliação do resultado

As melhorias clínicas que ocorrem durante o curso do tratamento medicamentoso podem não estar necessariamente relacionadas aos efeitos farmacológicos do medicamento. Por exemplo, o sofrimento psicológico em geral melhora com as simples garantias de um cuidador médico. Muitos distúrbios remitem espontaneamente, então "sentir-se melhor" pode ser resultado de coincidência e não do medicamento. Portanto, é importante identificar de forma inequívoca a natureza e o curso temporal esperado das melhorias clínicas causadas pelos efeitos farmacológicos dos medicamentos.

Na prática clínica, a impressão subjetiva de uma pessoa sobre o efeito benéfico de um medicamento é o indicador mais consistente da resposta futura a ele. As avaliações do resultado clínico em ensaios clínicos randomizados, duplo-cegos e controlados por placebo dependem de escalas quantitativas de avaliação psiquiátrica, como a Escala Breve de Avaliação Psiquiátrica, a Escala de Síndrome Positiva e Negativa, a Escala de Avaliação de Depressão de Montgomery-Asberg, a Escala de Avaliação de Depressão de Hamilton, a Escala de Avaliação de Ansiedade de Hamilton ou a Escala de Avaliação Global do Funcionamento.

Duração do tratamento. Uma pergunta comum que um paciente normalmente faz é: "Por quanto tempo preciso tomar o medicamento?". Os pacientes podem receber uma explicação razoável das probabilidades, mas devem ser informados de que é melhor primeiro verificar se o medicamento funciona para eles e se os efeitos adversos são aceitáveis. Qualquer discussão mais definitiva sobre a duração do tratamento pode ser realizada quando o grau de sucesso for claro. Mesmo pacientes com aversão filosófica ao uso de fármacos psicotrópicos podem optar por continuar tomando medicamentos indefinidamente se a magnitude da melhora for grande.

O tratamento é conceitualmente dividido em três fases: o teste terapêutico inicial, a fase de continuação e a fase de manutenção. O período inicial de tratamento deve durar pelo menos quatro a seis semanas devido à demora em atingir os efeitos terapêuticos que caracteriza a maioria das classes de fármacos psicotrópicos. A duração necessária de um "teste terapêutico" de um medicamento deve ser discutida no início do tratamento, para que o paciente não tenha expectativas irreais de uma melhora imediata dos sintomas. Infelizmente, há maior probabilidade de que os pacientes sintam os efeitos adversos durante a farmacoterapia antes de qualquer alívio do transtorno.

Em alguns casos, o medicamento pode até exacerbar alguns sintomas. Os pacientes devem ser informados de que uma reação inicial ruim à medicação não é um indicador do resultado final do tratamento. Por exemplo, muitos pacientes com transtorno do pânico desenvolvem nervosismo ou aumento dos ataques de pânico após iniciarem o tratamento com tricíclicos ou com ISRSs. Os agonistas benzodiazepínicos são uma exceção à regra de que há uma demora para a resposta clínica. Na maioria dos casos, seus efeitos hipnóticos e ansiolíticos são evidentes imediatamente.

O uso contínuo de medicamentos não oferece proteção absoluta contra recaídas. No entanto, a terapia continuada pode fornecer efeitos protetores significativos contra a recaída.

Possíveis razões para falhas terapêuticas

O fracasso de um teste terapêutico específico deve levar o médico a considerar uma série de possibilidades.

Primeiro, o diagnóstico original estava correto? Essa consideração deve incluir a possibilidade de um transtorno coexistente não diagnosticado ou abuso de drogas ilícitas ou álcool.

Em segundo lugar, a pessoa tomou o medicamento conforme orientado?

Terceiro, o medicamento foi administrado em dosagem suficiente por um período de tempo apropriado? As pessoas podem ter taxas metabólicas e de absorção de fármacos variáveis para o mesmo medicamento, e, se disponíveis, as concentrações plasmáticas do fármaco devem ser obtidas para avaliar essa variável.

Quarto, os efeitos adversos do medicamento produziram sinais e sintomas não relacionados à doença original? Em caso afirmativo, esses efeitos neutralizaram alguma resposta terapêutica? Os antipsicóticos, por exemplo, podem produzir acinesia, a qual se assemelha a sintomas psicóticos; a acatisia e a síndrome neuroléptica maligna se assemelham ao aumento da agitação psicótica. Os ISRSs podem produzir fadiga, insônia e embotamento emocional, sintomas que se assemelham a manifestações de depressão.

Quinto, uma interação farmacocinética ou farmacodinâmica com outro medicamento que a pessoa estava tomando reduziu a eficácia do medicamento psicoterapêutico?

Independentemente da seleção e do uso ideais do medicamento, alguns pacientes não respondem aos repetidos testes terapêuticos.

O fenômeno da "fadiga terapêutica" ("*poop out*") é mal compreendido. Nele, pacientes que tomam um medicamento por longos períodos de tempo, com bons efeitos, retornam repentinamente a apresentar sintomas. Várias possibilidades foram sugeridas como causadoras da perda do efeito terapêutico. Isso inclui:

- Tolerância farmacodinâmica ou farmacocinética (taquifilaxia).
- Efeitos adversos (apatia, anedonia e embotamento emocional).
- Início de um transtorno médico comórbido.
- Aumento na gravidade da doença ou alteração na sua patogênese (progressão).

- Depleção da substância efetora.
- Níveis séricos de medicamentos que estão abaixo ou acima da janela terapêutica desse medicamento.
- Acúmulo de metabólitos prejudiciais.
- Diagnóstico incorreto inicial.
- Perda da resposta placebo.
- Falta de bioequivalência quando comparada a uma versão genérica.

Estratégias para aumentar a eficácia

A estratégia inicial mais frutífera para aumentar a eficácia de um medicamento psicoterapêutico é revisar se ele está sendo tomado corretamente. Uma nova avaliação clínica dos sintomas psiquiátricos e da lógica da terapia medicamentosa é uma das ferramentas mais valiosas do psicofarmacologista para revelar impedimentos anteriormente não avaliados com relação à eficácia do fármaco.

A adição de um medicamento com outra indicação é denominada *potencialização*. Esta, em geral envolve o uso de um medicamento que não é considerado primariamente psicotrópico, embora, mais recentemente, muitos medicamentos psiquiátricos tenham sido aprovados para a potencialização. Um exemplo é a adição do antipsicótico atípico aripiprazol a um ISRS para transtorno depressivo maior resistente ao tratamento. Além disso, é comum, durante o tratamento de depressão, adicionar hormônio tireoidiano a um antidepressivo aprovado.

Em um cenário típico em que a potencialização pode ser considerada necessária, um paciente tem pouca ou nenhuma resposta a um medicamento, e então o médico adiciona um segundo agente para induzir uma resposta melhor. Em alguns casos, o uso de vários medicamentos é a regra. Por exemplo, quase todos os pacientes com transtorno bipolar tomam mais de um agente psicotrópico. O tratamento combinado com medicamentos que tratam a depressão é considerado preferível em pacientes com depressão psicótica. Da mesma forma, os ISRSs geralmente produzem melhora parcial em pacientes com TOC; portanto, a adição de um antagonista da serotonina--dopamina (ASD) pode ser útil.

Os medicamentos podem ser combinados para combater os efeitos adversos, tratar sintomas específicos e, como medida temporária, para fazer a transição de um medicamento para outro. É prática comum adicionar um novo agente sem a descontinuação de um medicamento anterior, particularmente quando o primeiro medicamento oferece benefícios parciais. Isso pode ser feito como parte de um plano de transição de um fármaco que não está produzindo uma resposta satisfatória ou como uma tentativa de manter o paciente em terapia combinada.

Uma limitação da potencialização é o aumento da não adesão e dos efeitos adversos, e o médico pode não conseguir determinar se foi o segundo medicamento sozinho ou a combinação de medicamentos que resultou em um sucesso terapêutico ou em um efeito adverso específico. A combinação de medicamentos pode criar um efeito de amplo espectro e alterar a proporção de metabólitos.

Os méritos de optar por um único medicamento com um perfil farmacológico diferente incluem menor risco de interações medicamentosas, simplicidade e menor custo. É menos oneroso tomar um medicamento do que dois ou três, e é menos provável que o paciente resista à conduta. Muitos pacientes são ambivalentes quanto a tomar até mesmo um medicamento, quanto mais dois.

Psicoterapia e farmacoterapia combinadas

Muitos pacientes são mais bem tratados com uma combinação de medicamentos e psicoterapia. Em muitos casos, os resultados da terapia combinada são superiores aos de qualquer tipo de terapia isolada. Por exemplo, a farmacoterapia alivia a depressão que geralmente interfere na introspecção e no foco necessários para a psicoterapia. Por outro lado, os pacientes que estão envolvidos em terapia contínua têm maior probabilidade de continuar tomando medicamentos.

Duração do tratamento

Uso da dosagem correta. Dosagens subterapêuticas e testes terapêuticos incompletos não devem ser prescritos apenas para aliviar a ansiedade do médico quanto ao desenvolvimento de efeitos adversos. A prescrição de medicamentos para transtornos mentais deve ser feita por um profissional experiente e requer observação clínica contínua. A resposta ao tratamento e o surgimento de efeitos adversos devem ser cuidadosamente monitorados. A dosagem do medicamento deve ser ajustada adequadamente, e tratamentos apropriados para efeitos adversos emergentes devem ser instituídos o mais rápido possível.

Terapia de manutenção em longo prazo. Pessoas com transtornos do humor, de ansiedade e do espectro da esquizofrenia vivem com um risco aumentado de recaída na doença em praticamente qualquer fase de suas vidas. Embora alguns pacientes interrompam o tratamento porque os medicamentos são ineficazes ou pouco tolerados, muitos o fazem porque estão se sentindo bem. Isso pode ser o resultado de um tratamento eficaz ou simplesmente de uma remissão natural. Os médicos devem prever e alertar as pessoas sobre as variações naturais das doenças psiquiátricas. Por exemplo, uma pessoa que tomou medicamentos para tratar um episódio psicótico agudo pode, logo em seguida, passar por um período relativamente livre de sintomas e, então, interromper impulsivamente o uso do medicamento sem informar o médico.

Dados de longo prazo mostram que pacientes que interrompem seus medicamentos após a resolução de um episódio agudo de doença mental aumentam significativamente o risco de recaída durante o ano subsequente, em comparação com aqueles que permanecem em terapia medicamentosa de manutenção. O fato é que a maioria dos transtornos psiquiátricos é crônica ou recorrente. Uma vez que os transtornos como transtorno bipolar, esquizofrenia ou depressão estão associados a tentativas de suicídio, as consequências da recaída podem ser graves.

Os médicos responsáveis pelo tratamento são obrigados a fornecerem uma revisão educacional contínua e a reforçarem a importância de tomar medicamentos. Ao comparar doenças psiquiátricas com condições médicas crônicas comuns, como hipertensão e diabetes melito, os médicos podem ajudar os pacientes a entenderem que os medicamentos psicotrópicos não curam os transtornos, mas evitam que suas manifestações causem sofrimento ou incapacidade.

Populações especiais

Crianças

Além do transtorno de déficit de atenção/hiperatividade (TDAH) ou da irritabilidade associada ao transtorno do espectro autista e ao TOC, os psicotrópicos comumente usados não têm indicações formais para uso pediátrico. Quando medicamentos são usados para tratar crianças e adolescentes, os resultados são extrapolados de estudos com adultos. Isso deve ser feito com cautela. Por exemplo, o menor volume de distribuição sugere o uso de doses mais baixas do que em adultos, mas a maior taxa de metabolismo das crianças indica que proporções maiores de miligramas de medicamento por quilogramas de peso corporal podem ser necessárias.

Na prática, é melhor começar com uma pequena dose e aumentá-la até que os efeitos clínicos sejam observados. No entanto, o médico pode usar doses para adultos em crianças se forem efetivas e se seus efeitos adversos forem aceitáveis.

Idosos

Distúrbios do ritmo cardíaco, hipotensão, distúrbios cognitivos e quedas são as principais preocupações no tratamento de idosos. Os idosos também podem metabolizar medicamentos mais lentamente (Tabela 1-8) e, portanto, necessitar de doses baixas de medicamentos. Outra preocupação é que os idosos geralmente tomam outros medicamentos, o que exige a consideração das possíveis interações medicamentosas.

Na prática, os médicos devem começar a tratar idosos com doses baixas, geralmente cerca de metade da dose usual. A dose deve ser aumentada em pequenas quantidades, mais lentamente do que para adultos de meia-idade, até que um benefício clínico seja alcançado ou um efeito adverso inaceitável ocorra. Embora muitos idosos precisem de doses baixas de medicamentos, muitos outros requerem a dose usual para adultos.

Mulheres grávidas e lactantes

Os médicos que estão considerando o uso de fármacos psicotrópicos para gestantes devem ponderar os riscos conhecidos ou a falta de informações disponíveis contra os riscos do não tratamento. A regra básica é evitar administrar qualquer medicamento a uma mulher grávida (principalmente durante o primeiro trimestre) ou lactante, a menos que o transtorno mental seja grave. Em 2014, a FDA anunciou que estava substituindo seu sistema de classificação anterior para segurança do uso de medicamentos específicos durante a gravidez. O novo sistema remove as categorias por letras na

TABELA 1-8	Farmacocinética e envelhecimento	
Estágio	Mudança	Efeito
Absorção	Aumento do pH gástrico Diminuição das vilosidades da superfície Diminuição da motilidade gástrica e demora no esvaziamento gástrico Reduções na perfusão intestinal	A absorção é retardada, mas igualmente completa
Distribuição	Diminuição da água corporal total e da massa corporal magra Aumento da gordura corporal total, mais acentuado em mulheres do que em homens Diminuição da albumina, aumento da γ-globulina, glicoproteína ácida $α_1$ inalterada	Vd aumenta para fármacos lipossolúveis, diminui para fármacos hidrossolúveis A porcentagem livre ou não ligada dos medicamentos à albumina aumenta
Metabolismo	Renal: diminuição do fluxo sanguíneo renal e das taxas de filtração glomerular Hepático: diminuição da atividade enzimática e da perfusão	A diminuição do metabolismo leva a meias-vidas prolongadas, se o Vd permanecer o mesmo
Peso corporal total	Diminui	Pense com base em mg/kg
Sensibilidade do receptor	Pode aumentar	Efeito aumentado

Vd, volume de distribuição.
Reproduzida com permissão do *Concise Guide to Somatic Therapies in Psychiatry*, Laurence.

gravidez A, B, C, D e X e combina seções relacionadas à gravidez e à lactação. Agora é necessário que as bulas dos medicamentos sejam atualizadas quando as informações ficarem desatualizadas.

Se um medicamento associado ao risco de defeitos congênitos precisar ser usado durante a gravidez, os riscos e benefícios do tratamento, bem como do aborto terapêutico, devem ser discutidos. Os psicotrópicos mais teratogênicos são o valproato, a carbamazepina e, em menor grau, o lítio. A exposição ao valproato está associada a um risco significativo de espinha bífida e anormalidades craniofaciais da linha média. A exposição à carbamazepina está associada a defeitos similares na linha média. A suplementação profilática com ácido fólico pode reduzir o risco de espinha bífida. A exposição ao lítio durante a gravidez está associada a um pequeno risco de anomalia de Ebstein, um defeito cardíaco congênito grave que pode resultar em sintomas cardíacos graves ou até morte.

A administração de psicofármacos no parto ou próximo a ele pode causar sedação neonatal e depressão respiratória, o que possivelmente exigirá suporte ventilatório mecânico, ou dependência física do medicamento, que vai requerer desintoxicação e tratamento da síndrome de retirada.

Praticamente todas os fármacos psicotrópicos são secretados no leite das lactantes.

Pessoas com insuficiência hepática ou renal

Pessoas com insuficiência hepatocelular de qualquer causa, incluindo cirrose, hepatite, distúrbios metabólicos e obstrução do ducto biliar, correm o risco de acumular concentrações elevadas de medicamentos metabolizados hepaticamente. Os medicamentos excretados pelos rins podem se acumular em concentrações tóxicas nas pessoas com insuficiência renal de qualquer causa, incluindo aterosclerose, nefrose, nefrite, distúrbios infiltrativos e obstrução do fluxo de urina. A presença de insuficiência hepatocelular ou renal requer a administração de uma dosagem reduzida, em geral metade da dose recomendada para pessoas saudáveis. Os médicos devem estar particularmente atentos aos sinais e sintomas dos efeitos adversos dos medicamentos em pessoas com distúrbios hepáticos ou renais. Se disponível, o monitoramento das concentrações plasmáticas do fármaco pode ajudar a orientar os ajustes de dosagem.

Pessoas com outras condições médicas

Distúrbios físicos devem ser descartados como causa de sintomas psiquiátricos. As considerações sobre o uso de fármacos psicotrópicos em pessoas com distúrbios físicos incluem uma sensibilidade potencialmente aumentada aos efeitos adversos do medicamento, aumento ou diminuição do metabolismo e excreção do fármaco e interações com outros medicamentos. Assim como acontece com crianças e idosos, a prática clínica mais razoável é começar com uma dose baixa, aumentá-la lentamente e observar os efeitos clínicos e adversos. É necessário cuidado especial com possíveis interações entre medicamentos e doenças. Pacientes com diabetes, por exemplo, não devem ser tratados rotineiramente com medicamentos como mirtazapina, clozapina ou olanzapina, que trazem o risco de causar ganho de peso, ou medicamentos como olanzapina ou valproato, que causam resistência à insulina. No entanto, caso sejam usados, os riscos e benefícios devem ser discutidos; o monitoramento regular e o trabalho em conjunto com os outros médicos do paciente são necessários. Pacientes com distúrbios convulsivos não devem receber bupropiona, maprotilina ou clomipramina, pois eles reduzem o limiar convulsivo.

Monitoramento laboratorial

Recomenda-se que, antes do uso de qualquer medicamento psicotrópico, os testes basais (Tabela 1-9) sejam realizados. Testes específicos para monitorar os níveis sanguíneos e os parâmetros metabólicos devem ser feitos em casos individuais, dependendo da classe de medicamentos utilizados. No entanto, complicações graves do tratamento com certos medicamentos podem ser evitadas por meio do monitoramento laboratorial das concentrações plasmáticas dos medicamentos ou dos indicadores laboratoriais de disfunção orgânica. Além dos medicamentos que requerem monitoramento, os exames laboratoriais e o monitoramento terapêutico do sangue devem ser baseados nas circunstâncias clínicas. O tratamento com lítio e clozapina requer monitoramento contínuo. Dado o aumento do uso combinado de antidepressivos e antipsicóticos atípicos, é prudente obter estudos de eletrocardiografia (ECG) iniciais e de acompanhamento. Mais informações sobre monitoramento são encontradas no capítulo em que cada medicamento é discutido.

TABELA 1-9 Monitoramento laboratorial antes do uso de medicamentos psicotrópicos
Hemograma completo
Testes de função hepática
Eletrólitos, glicose e função renal
Testes de função tireoidiana
Perfil lipídico
Hemoglobina glicada
Vitamina B12
Folato

Ligantes do receptor α-adrenérgico

2

Nome genérico	Nome comercial	Efeitos adversos	Interações medicamentosas	Interações CYP
Clonidina	Atensina, Clize, Clonidin	Sedação, tontura, sintomas gastrintestinais, hipotensão, insônia	SNC, ADT	3A4
Guanfacina*	Tenex, Intuniv	Sedação, tontura, sintomas gastrintestinais, hipotensão, insônia	SNC, ADT	2D6
Dexmedetomidina	Precedex, Bdexbraun, Defrik, Dex, Dexila, Extodin, Simbilex, Slipdex, Slipexlgalmi**	Sedação, tontura, hipotensão, arritmia cardíaca	QT, SNC	2A6, 1A2, 2E1, 2D6, 2C19
Ioimbina*	Yomax	Agitação, arritmia cardíaca, tremor, cefaleia, tontura, sintomas gastrintestinais	Estimulantes	2D6, 3A4
Prazosina	Minipress***	Tontura, sedação, sintomas gastrintestinais	Nenhuma	N/A

* Não disponível para comercialização no Brasil.
** Apresentação na forma de filme sublingual; ainda não disponível no Brasil.
*** Medicamento com registro cancelado/caduco na Anvisa, porém conta na lista da CMED 2023 da Anvisa.
N/A, não se aplica; SNC, sistema nervoso central; ADT, medicamentos serotoninérgicos; QT, fármacos que interferem no intervalo QT.

Introdução

Este capítulo aborda os agonistas do receptor α_2-adrenérgico, incluindo clonidina, guanfacina e dexmedetomidina; o antagonista do receptor α_2-adrenérgico ioimbina; e o antagonista do receptor α_1-adrenérgico prazosina (ver Tabela 2-1).

Os receptores adrenérgicos são divididos em receptores alfa (α) e beta (β). Os receptores α são ainda subdivididos em receptores α_1 (pós-sinápticos) e α_2 (pré e pós-sinápticos) (ver Tabela 2-2). Eles ainda são divididos nos subtipos α_{1A}, α_{1B} e α_{1D}; e nos subtipos α_{2A}, α_{2B} e α_{2C}. Os receptores β são divididos nos subtipos β_1, β_2 e β_3. Os receptores α_2-adrenérgicos desempenham um papel inibitório nos sistemas nervoso central e periférico, e os agonistas α_2-adrenérgicos têm sido usados para tratar várias condições médicas, como abstinência por opioides, benzodiazepínicos e álcool; hipertensão; transtorno de pânico; e sintomas associados ao transtorno de estresse

TABELA 2-1	Efeitos dos ligantes nos receptores adrenérgicos
Medicamento	Ação
Clonidina	Agonista do receptor α_2-adrenérgico
Guanfacina	Agonista seletivo do receptor α_{2A}-adrenérgico
Dexmedetomidina	Agonista do receptor α_2-adrenérgico
Ioimbina	Antagonista do receptor α_2-adrenérgico
Prazosina	Antagonista do receptor α_1-adrenérgico

TABELA 2-2 Função dos receptores α_1-adrenérgicos e α_2-adrenérgicos			
Tipo de receptor	Função sistêmica	Tecido específico	Ação
Receptor α_1-adrenérgico	Estimulação geniturinária, vasoconstrição, secreção glandular, relaxamento muscular gastrintestinal, glicogenólise	Coração	Aumenta a força de contração
		Músculo liso pilomotor	Enrijece o pelo
		Próstata	Contração
		Músculo dilatador da pupila	Contração (dilatação)
		Músculo liso vascular	Contração
Receptor α_2-adrenérgico	Diminuição do tônus simpático central	Terminais nervosos adrenérgicos e colinérgicos	Inibe a liberação de transmissores
		Células de gordura	Inibição da lipólise
		Plaquetas	Agregação
		Neurônios pós-sinápticos (SNC)	Várias ações
		Músculo liso vascular	Contração

pós-traumático (TEPT) e ao transtorno de déficit de atenção/hiperatividade (TDAH). Embora os moduladores desses receptores sejam indicados para várias condições médicas, este capítulo se concentrará apenas nas indicações psiquiátricas.

Agonistas do receptor α_2-adrenérgico

A clonidina é um agonista do receptor α_2-adrenérgico que afeta a noradrenalina plasmática (papel inibitório) e outros neurotransmissores. Mais recentemente, a guanfacina, outro agonista do receptor α_2-adrenérgico, tem sido preferencialmente usada em razão de sua afinidade diferencial para certos subtipos de receptores α_2-adrenérgicos resultar em menos sedação e hipotensão. A liberação prolongada de clonidina e a liberação prolongada de guanfacina são aprovadas pela Food and Drug Administration (FDA) para o tratamento de TDAH como monoterapia e como terapia adjuvante à medicação estimulante em crianças e adultos. Esses agentes também são usados como adjuvantes de estimulantes para melhorar os efeitos terapêuticos. Além disso, a clonidina também é usada como soporífero em populações pediátricas considerando sua atividade sobre os receptores α_{2B}.

A clonidina e a guanfacina de liberação imediata são aprovadas pela FDA apenas para o tratamento de hipertensão em monoterapia ou em combinação com outros medicamentos anti-hipertensivos. Esses medicamentos também foram estudados e usados para tratar condições neurológicas e psiquiátricas, além do TDAH. Isso inclui o transtorno de Tourette e outros transtornos de tiques, abstinência de opiáceos e álcool e TEPT.

A dexmedetomidina é um agonista dos receptores α_2-adrenérgicos. Uma formulação recente vendida sob o nome comercial Igalmi e administrada como um filme sublingual foi recentemente aprovada pela FDA para tratar a agitação aguda associada à esquizofrenia ou o transtorno bipolar tipo I ou II.

A prazosina é um antagonista α_1-pós-sináptico e simpatolítico. Ela reduz a pressão arterial (PA) por meio da vasodilatação e tem sido usada no tratamento de transtornos do sono associados ao TEPT, embora estudos recentes não sugiram nenhuma vantagem adicional em comparação com o placebo.

CLONIDINA E GUANFACINA

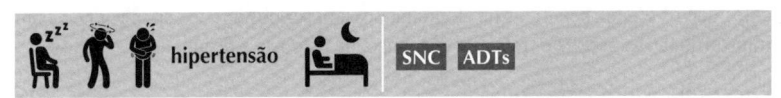

hipertensão   SNC ADTs

Ações farmacológicas

Tanto a clonidina quanto a guanfacina são agonistas dos receptores α_2-adrenérgicos pré-sinápticos e inibem o fluxo de saída simpático, causando vasodilatação dos vasos sanguíneos e diminuindo a PA. Os efeitos agonistas da clonidina e da guanfacina nos receptores α_2-adrenérgicos pré-sinápticos nos núcleos simpáticos do cérebro resultam em diminuição na quantidade de noradrenalina liberada pelos terminais nervosos pré-sinápticos. Isso geralmente serve para redefinir o tônus simpático do corpo em um nível mais baixo e diminuir a excitação. A guanfacina é mais seletiva em α_{2A} e sem atividade $\alpha_{2B,}$ sendo menos potente do que a clonidina. A clonidina e a guanfacina de liberação imediata são bem absorvidas pelo trato gastrintestinal e atingem níveis plasmáticos máximos 1 a 3 horas após a administração oral. A meia-vida da clonidina é de 6 a 20 horas e a da guanfacina é de 10 a 30 horas.

Indicações terapêuticas

Há um interesse recente no uso da guanfacina para as mesmas indicações que respondem à clonidina devido à meia-vida mais longa da guanfacina e à relativa falta de efeitos sedativos.

Abstinência de opioides, álcool ou nicotina

A clonidina e a guanfacina são eficazes na redução dos sintomas autonômicos da abstinência rápida de opioides (p. ex., hipertensão, taquicardia, pupilas dilatadas, sudorese, lacrimejamento e rinorreia), mas não das sensações subjetivas associadas.

A administração de clonidina (0,1 a 0,2 mg, duas a quatro vezes ao dia) é iniciada antes da desintoxicação e, em seguida, é reduzida gradualmente ao longo de uma a duas semanas.

A clonidina e a guanfacina podem reduzir os sintomas da abstinência alcoólica, como ansiedade, diarreia e taquicardia. Também podem reduzir o desejo, a ansiedade e os sintomas de irritabilidade da abstinência de nicotina. A formulação de adesivo transdérmico* de clonidina está associada a uma melhor conformidade em longo prazo para fins de desintoxicação do que a formulação em comprimidos.

Transtorno de Tourette

A clonidina e a guanfacina são medicamentos eficazes para o tratamento de transtorno de Tourette. A maioria dos médicos inicia o tratamento com os antagonistas-padrão do receptor de dopamina, como o haloperidol, e os antagonistas da serotonina-dopamina, como a risperidona e a olanzapina. No entanto, se estiver preocupado com os efeitos adversos desses medicamentos, o médico pode iniciar o tratamento com clonidina ou guanfacina. A dose inicial de clonidina para crianças é de 0,05 mg por dia; pode ser aumentada para 0,3 mg por dia em doses divididas. São necessários até três meses antes que os efeitos benéficos da clonidina possam ser observados em pacientes com transtorno de Tourette. Foi relatado que a taxa de resposta é de até 70%.

Outros transtornos de tiques

A clonidina e a guanfacina reduzem a frequência e a gravidade dos tiques em pessoas com transtorno de tiques com ou sem TDAH comórbido.

Hiperatividade e agressão em crianças

A clonidina e a guanfacina podem ser alternativas úteis para o tratamento de TDAH. Elas são usadas no lugar de simpatomiméticos e antidepressivos, os quais podem produzir piora paradoxal da hiperatividade em algumas crianças com déficit intelectual, agressão ou características do espectro autista. A clonidina e a guanfacina podem melhorar o humor, reduzir o nível de atividade e melhorar a adaptação social. Algumas crianças podem responder de forma favorável à clonidina, mas outras podem simplesmente ficar sedadas. A dose inicial é de 0,05 mg por dia; pode ser aumentada para 0,3 mg por dia em doses divididas. A eficácia da clonidina e da guanfacina no controle da hiperatividade e da agressão em geral diminui ao longo de vários meses de uso.

A clonidina e a guanfacina podem ser combinadas com metilfenidato ou dextroanfetamina para tratar a hiperatividade e a falta de atenção, respectivamente. Foi relatado um pequeno número de casos de morte súbita de crianças que tomaram clonidina junto com metilfenidato; no entanto, não foi demonstrado conclusivamente que esses medicamentos contribuíram para essas mortes. O médico deve explicar à família que a eficácia e a segurança dessa combinação não foram investigadas em

---

* N. de R.T.: Apresentação não disponível no Brasil.

ensaios controlados. Avaliações cardiovasculares periódicas, incluindo sinais vitais e eletrocardiogramas, são necessárias quando essa combinação for usada.

Transtorno de estresse pós-traumático

As exacerbações agudas do transtorno de estresse pós-traumático (TEPT) podem estar associadas a sintomas hiperadrenérgicos, como hiperexcitação, resposta exagerada ao susto, insônia, pesadelos vívidos, taquicardia, agitação, hipertensão e transpiração. Relatórios preliminares sugerem que esses sintomas podem responder ao uso de clonidina ou, em especial para benefício noturno, de guanfacina. Atualmente, os estudos são mistos e ainda não demonstraram que a guanfacina e a clonidina produzem melhora significativa nos sintomas de TEPT.

Precauções e efeitos adversos

Os efeitos adversos mais comuns associados à clonidina são boca e olhos secos, fadiga, sedação, tontura, náusea, hipotensão e constipação, os quais resultam na descontinuação do tratamento em cerca de 10% de todas as pessoas que tomam o medicamento. Algumas pessoas também apresentam disfunção sexual, que pode incluir diminuição da libido ou impotência nos homens. Pode ocorrer tolerância a esses efeitos adversos. Um perfil adverso semelhante, porém, mais leve, é observado com a guanfacina, sobretudo em doses de 3 mg ou mais por dia. A clonidina e a guanfacina não devem ser tomadas por adultos com PA abaixo de 90/60 mmHg ou com arritmias cardíacas, especialmente bradicardia. O desenvolvimento de bradicardia exige a descontinuação lenta e gradual do medicamento. A clonidina, em particular, está associada à sedação, e em geral não há desenvolvimento de tolerância a esse efeito adverso. Os efeitos adversos incomuns da clonidina no sistema nervoso central (SNC) incluem insônia, ansiedade e depressão; os efeitos adversos raros do SNC incluem sonhos vívidos, pesadelos e alucinações. A retenção de líquidos associada ao tratamento com clonidina pode ser tratada com diuréticos.

A formulação do adesivo transdérmico de clonidina pode causar irritação local na pele, a qual pode ser minimizada com a troca dos locais de aplicação.

Uso na gravidez e na lactação

Existem dados controlados limitados sobre a clonidina na gravidez humana, portanto, o risco não pode ser descartado. Ela se enquadra na categoria de gravidez C. O medicamento ultrapassa a barreira placentária, possivelmente diminuindo a frequência cardíaca (FC) fetal. Ele não deve ser usado durante a amamentação. A guanfacina, embora não esteja ligada a nenhum defeito congênito específico, não é bem estudada e também deve ser evitada durante a gravidez e por lactantes. A guanfacina é um medicamento da categoria B para gravidez.

Overdose

Pessoas que tomam uma *overdose* de clonidina podem apresentar coma e pupilas contraídas, sintomas semelhantes aos de uma *overdose* de opioides. Outros sintomas de sobredose são diminuição da PA, do pulso e da frequência respiratória. A sobredose de guanfacina produz uma versão mais branda desses sintomas. Os idosos são mais sensíveis ao fármaco do que os adultos mais jovens, e as crianças são suscetíveis aos mesmos efeitos adversos que os adultos.

Abstinência

A interrupção abrupta da clonidina pode causar ansiedade, inquietação, transpiração, tremor, dor abdominal, palpitações, cefaleia e um aumento drástico na PA. Esses sintomas podem aparecer cerca de 20 horas após a última dose e podem ser observados se uma ou duas doses forem suprimidas. Um conjunto similar de sintomas ocorre ocasionalmente dois a quatro dias após a descontinuação da guanfacina, mas o curso frequente é um retorno gradual à PA basal em dois a quatro dias. Devido à possibilidade de sintomas de descontinuação, as doses de clonidina e guanfacina devem ser reduzidas lentamente.

Interações medicamentosas

A clonidina e a guanfacina causam sedação, sobretudo no início do tratamento, e, quando administradas com outros depressores centralmente ativos, como barbitúricos, álcool e benzodiazepínicos, o potencial de efeitos sedativos aditivos deve ser considerado. A redução da dose pode ser necessária em pacientes recebendo agentes que interferem na condução do nó atrioventricular (AV) e do nó sinoatrial, como β-bloqueadores, bloqueadores dos canais de cálcio e digitálicos. Essa combinação aumenta o risco de bloqueio AV e bradicardia. A clonidina não deve ser administrada com antidepressivos tricíclicos, os quais podem inibir os efeitos hipotensores da clonidina.

Interferências laboratoriais

Nenhuma interferência laboratorial conhecida está associada ao uso de clonidina ou guanfacina.

Dosagem e diretrizes clínicas

A clonidina está disponível em comprimidos de 0,1, 0,2 e 0,3 mg, e de 0,1 e 0,2 mg em comprimidos de ação prolongada.* A dosagem inicial padrão para a liberação imediata é de 0,1 mg por via oral, duas vezes ao dia; a dosagem pode ser aumentada em 0,1 mg por dia até um nível apropriado (até 1,2 mg/dia). A clonidina deve sempre ser reduzida gradualmente quando for interrompida para evitar hipertensão de rebote, o que pode ocorrer cerca de 20 horas após a última dose de clonidina. Uma formulação transdérmica semanal de clonidina está disponível nas doses de 0,1, 0,2 e 0,3 mg/dia. A dose inicial padrão é o adesivo de 0,1 mg por dia, o qual é trocado a cada semana para adultos e a cada cinco dias para crianças; a dose pode ser aumentada, conforme necessário,

---

* N. de R.T.: No Brasil, apenas as formulações de liberação imediata de 0,1 e 0,15 mg estão disponíveis.

a cada uma a duas semanas. A transição das formulações orais para as transdérmicas deve ser realizada gradualmente, sobrepondo-as por três a quatro dias.

A guanfacina* está disponível em comprimidos de 1 e 2 mg. A dose inicial padrão é de 1 mg antes de dormir, e pode ser aumentada para 2 mg antes de dormir após três a quatro semanas, se necessário. Independentemente da indicação para a qual clonidina ou guanfacina está sendo usada, o medicamento deve ser suspenso se a pessoa ficar hipotensa (PA abaixo de 90/60 mmHg).

A guanfacina de liberação prolongada deve ser administrada uma vez ao dia. Os comprimidos não devem ser esmagados, mastigados ou partidos antes de serem engolidos, pois isso aumentará a taxa de liberação de guanfacina. Ela não deve ser administrada com refeições com alto teor de gordura, devido ao aumento dos níveis plasmáticos máximos. A formulação de liberação prolongada não deve substituir os comprimidos de guanfacina de liberação imediata com base em mg por mg, devido aos diferentes perfis farmacocinéticos. Na mudança da guanfacina de liberação imediata, deve-se interromper esse tratamento e ajustar com guanfacina de liberação prolongada de acordo com o esquema recomendado a seguir.

1. Comece com uma dose de 1 mg/dia e ajuste em aumentos não superiores a 1 mg/semana, tanto para monoterapia quanto para terapia adjuvante a um psicoestimulante.
2. Mantenha a dose dentro da faixa de 1 a 4 mg, uma vez ao dia, dependendo da resposta clínica e da tolerabilidade, tanto para monoterapia quanto para terapia adjuvante a um psicoestimulante. Em ensaios clínicos, os pacientes foram randomizados ou otimizados para doses de 1, 2, 3 ou 4 mg e receberam guanfacina de liberação prolongada uma vez ao dia pela manhã em ensaios de monoterapia e uma vez ao dia pela manhã ou à noite no estudo de terapia adjuvante.
3. Em ensaios de monoterapia, melhoras clinicamente relevantes foram observadas começando com doses na faixa de 0,05 a 0,08 mg/kg, uma vez ao dia. A eficácia aumentou com o aumento da dose ajustada ao peso (mg/kg). Se bem toleradas, doses de até 0,12 mg/kg, uma vez ao dia, podem proporcionar benefícios adicionais. Doses acima de 4 mg/dia não foram sistematicamente estudadas em ensaios clínicos controlados.
4. No estudo de uso adjuvante, a maioria dos indivíduos atingiu doses ideais na faixa de 0,05 a 0,12 mg/kg/dia.

Em ensaios clínicos, houve riscos relacionados à dose e à exposição para vários efeitos adversos clinicamente significativos (p. ex., hipotensão, bradicardia, eventos sedativos). Assim, deve-se considerar o uso de uma preparação de liberação prolongada de guanfacina com base em mg/kg, a fim de equilibrar os benefícios e riscos potenciais do tratamento relacionados à exposição. A segurança da clonidina na gravidez é incerta e não existem estudos bem controlados dos riscos para o feto. Estudos da guanfacina em humanos não mostraram evidências de risco para o feto.

---

* N. de R.T.: Não disponível no Brasil.

DEXMEDETOMIDINA

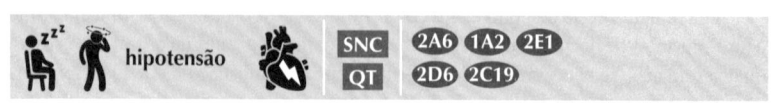

A dexmedetomidina é um agonista do receptor α_2-adrenérgico que tem sido usado há muito tempo para induzir sedação antes de procedimentos cirúrgicos ou intubação e era frequentemente usado *off-label* para induzir sedação em pacientes psiquiátricos.

Ações farmacológicas

Após administração sublingual ou bucal, a dexmedetomidina tem uma biodisponibilidade de 72% e 82%, respectivamente, e uma ligação proteica média de 94%. A concentração máxima média é atingida cerca de 2 horas após a administração. A dexmedetomidina é extensivamente metabolizada, com muito pouco do composto original sendo excretado inalterado na urina ou nas fezes. A metabolização é mediada principalmente pela isoenzima CYP2A6 do citocromo P450, com CYP1A2, CYP2E1, CYP2D6 e CYP2C19 desempenhando papéis menores. A meia-vida média de eliminação terminal é de 2,8 horas. Os valores de depuração são mais baixos em pacientes com insuficiência hepática, mas não são significativamente diferentes em pacientes com insuficiência renal.

Indicações terapêuticas

Na primavera de 2022, uma formulação de dexmedetomidina comercializada sob o nome de Igalmi* foi aprovada pela FDA para tratar a agitação aguda associada à esquizofrenia ou ao transtorno bipolar tipo I ou II. O Igalmi é administrado como um filme sublingual ou bucal. Suas segurança e eficácia não foram estabelecidas além de 24 horas após a primeira dose.

Precauções e efeitos adversos

Os efeitos adversos associados à dexmedetomidina incluem hipotensão dose-dependente, bradicardia e prolongamento do intervalo QT. Os efeitos adversos menos graves observados durante os ensaios clínicos incluíram sonolência, parestesia ou hipoestesia oral, tontura, boca seca, náuseas e desconforto abdominal. O risco de bradicardia e/ou hipotensão é notavelmente maior quando uma dosagem maior do que a recomendada é administrada.

A dexmedetomidina deve ser usada com cautela em pacientes com insuficiência hepática (ver Dosagem e Diretrizes clínicas).

---

* N. de R.T.: Não disponível no Brasil.

Uso na gravidez e na lactação

A dexmedetomidina é rotulada como medicamento da categoria C para gravidez. Efeitos adversos no desenvolvimento foram observados em modelos animais em doses menores ou iguais à dose humana máxima recomendada. As evidências disponíveis sugerem que a dexmedetomidina pode ser excretada no leite humano. Por consequência, mulheres grávidas e lactantes devem evitar o uso de dexmedetomidina, a menos que os benefícios superem os potenciais riscos.

Interações medicamentosas

A dexmedetomidina pode prolongar os intervalos QT, portanto, outros medicamentos que prolongam os intervalos QT podem aumentar o risco de arritmia cardíaca. O uso concomitante com sedativos, anestésicos, hipnóticos e opioides pode levar a efeitos depressores aditivos do SNC.

Interferências laboratoriais

Nenhuma interferência laboratorial conhecida está associada ao uso de dexmedetomidina.

Dosagem e diretrizes clínicas

Igalmi é a única formulação de dexmedetomidina indicada para uso psiquiátrico. Ela é administrada como um filme sublingual ou bucal e está disponível nas dosagens de 120 µg e 180 µg. As tiras de filme podem ser cortadas ao meio com uma tesoura para produzir doses de 60 µg e 90 µg. Os pacientes devem colocar o filme embaixo da língua ou atrás do lábio inferior e depois deixá-lo se dissolver. Os pacientes não devem comer ou beber durante 1 hora após a administração. Para diretrizes de dosagem, consulte a Tabela 2-3.

TABELA 2-3	Recomendação de dosagem para dexmedetomidina			
População de pacientes	Gravidade da agitação	Dose inicial (µg)	Segunda ou terceira doses opcionais (µg)	Dosagem diária total máxima recomendada (µg)
Adulto	Leve ou moderada	120	60	240
	Grave	180	90	360
Pacientes com insuficiência hepática leve	Leve ou moderada	90	60	210
	Grave	120	60	240
Pacientes com insuficiência hepática grave	Leve ou moderada	60	60	180
	Grave	90	60	210
Pacientes com idade ≥ 65 anos	Leve, moderada ou grave	120	60	240

Antagonistas do receptor α_2-adrenérgico

IOIMBINA

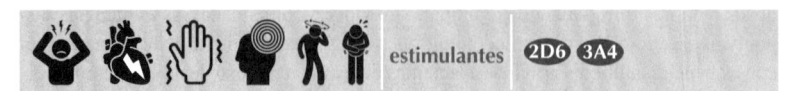

estimulantes 2D6 3A4

A ioimbina é um antagonista do receptor α_2-adrenérgico que está disponível sem receita médica como suplemento nutricional. É derivado de um alcaloide encontrado na família de plantas Rubiaceae e árvores relacionadas e na planta *Rauwolfia serpentina*. Ela foi estudada e é promovida como um tratamento para o transtorno erétil idiopático e induzido por medicamentos e como um "queimador de gordura". Não há evidências suficientes que apoiem sua eficácia em nenhuma dessas funções.

Precauções e efeitos adversos

Os efeitos adversos da ioimbina incluem ansiedade, PA e FC elevadas, aumento da atividade psicomotora, irritabilidade, tremor, cefaleia, rubor na pele, tontura, frequência urinária, náuseas, vômitos e sudorese. A ioimbina deve ser usada criteriosamente em pacientes psiquiátricos porque pode ter um efeito adverso em seu estado mental. Aqueles com transtorno de pânico apresentam maior sensibilidade à ioimbina e experimentam aumento da ansiedade, aumento da PA e aumento do 3-metoxi-4-hidroxifenilglicol (MHPG) plasmático.

A ioimbina deve ser usada com cautela em pacientes do sexo feminino e não deve ser usada em pacientes com doença renal, doença cardíaca, glaucoma ou história de úlcera gástrica ou duodenal.

Uso na gravidez e na lactação

A ioimbina nunca foi atribuída a uma categoria de gravidez sob o antigo sistema de classificação da FDA, e não foram realizados estudos em animais. Devido à falta de dados controlados, a ioimbina não deve ser usada durante a gravidez e a lactação.

Interações medicamentosas

A ioimbina bloqueia os efeitos da clonidina, da guanfacina e de outros agonistas de receptores α_2-adrenérgicos.

Interferências laboratoriais

Nenhuma interferência laboratorial conhecida está associada ao uso de ioimbina.

Dosagem e diretrizes clínicas

A ioimbina está disponível em comprimidos de 5,4 mg. Sua dosagem no tratamento de transtorno erétil é de aproximadamente 18 mg por dia, administrada em doses que variam de 2,7 a 5,4 mg, três vezes ao dia. No caso de efeitos adversos significativos, a dosagem deve primeiro ser reduzida e depois aumentada de forma gradual novamente. A ioimbina deve ser usada criteriosamente em pacientes psiquiátricos porque pode ter um efeito adverso em seu estado mental.

Outros antagonistas do receptor α_2-adrenérgico

Outros antagonistas α_2-adrenérgicos incluem mirtazapina e mianserina, os quais serão discutidos nos Capítulos 25 e 37, respectivamente.

Antagonistas do receptor α_1-adrenérgico

PRAZOSINA

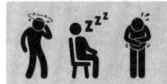

A prazosina é um derivado da quinazolina usado como anti-hipertensivo. Trata-se de um antagonista do receptor α_1-adrenérgico, diferentemente dos fármacos anteriormente relacionados, que são bloqueadores α_2.

Ações farmacológicas

O mecanismo exato da ação hipotensora da prazosina é desconhecido, particularmente seus efeitos sugeridos na supressão de pesadelos, embora estudos recentes tendam a refutar a análise anterior. A prazosina causa uma diminuição na resistência periférica total que está relacionada à sua ação como antagonista do receptor α_1-adrenérgico. A PA é reduzida nas posições supina e em ortostatismo. Esse efeito é mais pronunciado na PA diastólica. Após a administração oral, as concentrações plasmáticas humanas atingem um pico em cerca de 3 horas com uma meia-vida plasmática de 2 a 3 horas. O fármaco está altamente ligado às proteínas plasmáticas. Não foi observado desenvolvimento de tolerância com o tratamento de longo prazo.

Indicações terapêuticas

A prazosina é usada em psiquiatria para suprimir pesadelos, particularmente aqueles associados ao TEPT. É importante ressaltar que os pesadelos retornam quando o medicamento é descontinuado; e, como mencionado anteriormente, sua eficácia foi questionada à luz dos estudos recentes.

Precauções e efeitos adversos

Durante os ensaios clínicos e a subsequente experiência de comercialização, as reações mais frequentes foram tontura, 10,3%; cefaleia, 7,8%; sonolência, 7,6%; falta de energia, 6,9%; fraqueza, 6,5%; palpitações, 5,3%; e náuseas, 4,9%. Na maioria dos casos, os efeitos adversos desapareceram com a continuação do tratamento ou foram tolerados sem necessidade de diminuição da dose do medicamento.

Uso na gravidez e na lactação
A prazosina não deve ser usada em lactantes ou durante a gravidez.

Interações medicamentosas
Nenhuma interação medicamentosa adversa foi relatada.

Interferências laboratoriais
Não há interferências laboratoriais relatadas.

Dosagem e diretrizes clínicas
O medicamento é fornecido em cápsulas de 1, 2 e 5 mg e como um *spray* nasal.*
As dosagens terapêuticas mais comumente usadas variaram de 6 a 15 mg por dia, administradas em doses divididas. Doses superiores a 20 mg não aumentam a eficácia. Ao se adicionar um diurético ou outro agente anti-hipertensivo, a dose deve ser reduzida para 1 ou 2 mg, três vezes ao dia, e a retitulação é então realizada. O uso concomitante com um inibidor da fosfodiesterase (PDE-5) pode resultar em efeitos sinérgicos de redução da PA e hipotensão sintomática; portanto, o tratamento com inibidores da PDE-5 deve ser iniciado com a dose mais baixa em pacientes que tomam prazosina. A Tabela 2-4 fornece um resumo dos agonistas do receptor α_2-adrenérgico usados em psiquiatria.

TABELA 2-4 Outros agonistas do receptor α_2-adrenérgico usados em psiquiatria[a]

Medicamento	Preparações	Dosagem inicial padrão para crianças	Faixa de dosagem padrão para crianças	Dosagem inicial padrão para adultos	Dosagem padrão para adultos
Clonidina em comprimidos	0,1, 0,2, 0,3 mg	0,05 mg por dia	Comprimidos de até 0,3 mg por dia em doses divididas	0,1-0,2 mg, duas a quatro vezes ao dia (0,2-0,8 mg por dia)	0,3-1,2 mg por dia, duas a três vezes ao dia (dose máxima de 1,2 mg por dia)
Clonidina transdérmica	0,1, 0,2, 0,3 mg/dia	0,05 mg por dia	Adesivo de até 0,3 mg por dia a cada cinco dias (0,5 mg por dia a cada cinco dias, dosagem máxima)	0,1 mg a cada sete dias	Adesivo de 0,1 mg por semana 0,6 mg a cada sete dias

(Continua)

---

* N. de R.T.: Medicamento com registro cancelado/caduco na Anvisa, porém consta na lista da CMED 2023 da Anvisa. A formulação *spray* não está disponível no Brasil.

TABELA 2-4 Outros agonistas do receptor α_2-adrenérgico usados em psiquiatria[a] *(Continuação)*

Medicamento	Preparações	Dosagem inicial padrão para crianças	Faixa de dosagem padrão para crianças	Dosagem inicial padrão para adultos	Dosagem padrão para adultos
Clonidina de liberação prolongada	Comprimidos de 0,1 e 0,2 mg	0,1 mg por dia	Até 0,2 mg, duas vezes ao dia	0,1 mg, duas vezes ao dia	0,2 mg, duas vezes ao dia
Guanfacina	Comprimidos de 1 e 2 mg	1 mg por dia ao deitar	1-2 mg por dia ao deitar (dose máxima de 3 mg por dia)	1 mg por dia ao deitar	1-2 mg ao deitar (dose máxima de 3 mg por dia)
Guanfacina de liberação prolongada	Comprimidos de 1, 2, 3 e 4 mg	1 mg por dia	1-4 mg por dia	1 mg por dia	0,005-0,12 mg/kg/dia (dose máxima de 1-7 mg por dia)

[a]As dosagens para indicações médicas, como hipertensão, variam.

3 Antagonistas do receptor β-adrenérgico

Nome genérico	Nome comercial	Efeitos adversos	Interações medicamentosas	Interações CYP
Propranolol*	Promangiol, Amprax, Polol, Pranolol, Pressoflux, Propalol, Propramed, Propranolom, Sanpronol	Hipotensão, bradicardia, sintomas GIs	Antipsicóticos, anticonvulsivantes, IMAOs, teofilina, levotiroxina sódica	2D6
Metoprolol*	Selozok, Quenzor, Beca, Betacris, Dozoito, Emprol XR, Inephoros XR, Lopressor, Miclox, Minola, Seloken, Zarmine, Tarbet	Hipotensão, bradicardia, sintomas GIs	Antipsicóticos, anticonvulsivantes, IMAOs, teofilina, levotiroxina sódica	3A4, 2B6, 2C9
Atenolol*	Atenol, Ablok, Angipress, Ateneum, Atenolab, Atenopress, Telol, Tenolon	Hipotensão, bradicardia, sintomas GIs	Antipsicóticos, anticonvulsivantes, IMAOs, teofilina, levotiroxina sódica	1A2
Nadolol**	Corgard	Hipotensão, bradicardia, sintomas GIs	Antipsicóticos, anticonvulsivantes, IMAOs, teofilina, levotiroxina sódica	N/A
Pindolol**	Visken	Hipotensão, bradicardia, sintomas GIs	Antipsicóticos, anticonvulsivantes, IMAOs, teofilina, levotiroxina sódica	N/A
Labetalol**	Normodyne, Trandate	Hipotensão, bradicardia, sintomas GIs	Antipsicóticos, anticonvulsivantes, IMAOs, teofilina, levotiroxina sódica	N/A

* No Brasil, disponível também em associação. ** Não disponível no Brasil.
GIs, gastrintestinais; IMAOs, inibidores da monoaminoxidase; N/A, não se aplica.

Introdução

Os antagonistas dos receptores β-adrenérgicos ("β-bloqueadores") são usados com mais frequência em doenças cardiovasculares e se ligam aos receptores β-adrenérgicos, que estão distribuídos difusamente por todo o corpo, incluindo coração, pulmão, sistema nervoso autônomo (SNA) e sistema nervoso central (SNC). Eles inibem a ligação da adrenalina e da noradrenalina e podem ser não seletivos (bloqueiam os receptores $β_1$-adrenérgicos e $β_2$-adrenérgicos) ou seletivos (bloqueiam apenas os receptores $β_1$-adrenérgicos). Esses agentes são usados para tratar insuficiência cardíaca, angina, hipertensão e arritmias.

Embora atualmente não sejam aprovados pela Food and Drug Administration (FDA) para nenhum transtorno psiquiátrico, esses medicamentos têm sido usados para tratar algumas condições psiquiátricas, como ansiedade de desempenho, transtorno de estresse pós-traumático (TEPT), ataques de pânico, transtorno depressivo maior, comportamento agressivo e violento, sintomas comportamentais associados à demência e à abstinência de álcool e de cocaína, tremor postural induzido por lítio, acatisia induzida por antipsicóticos e enxaqueca. Os cinco antagonistas do receptor β-adrenérgico mais frequentemente estudados para aplicação psiquiátrica são propranolol, metoprolol, atenolol, nadolol e pindolol.

Ações farmacológicas

Farmacocinética

Os antagonistas do receptor β-adrenérgico diferem em relação às propriedades farmacocinéticas, incluindo lipofilicidades, vias metabólicas, seletividade do receptor β e meias-vidas (Tabela 3-1). A absorção dos antagonistas dos receptores β no trato GI é variável. Os agentes mais solúveis em lipídeos (ou seja, lipofílicos), como o propranolol, têm maior probabilidade de atravessar a barreira hematoencefálica e entrar no cérebro; os agentes menos lipofílicos, como o atenolol, têm menos probabilidade de entrar no cérebro. Quando os efeitos do SNC são desejados, um medicamento lipofílico pode ser preferido; quando somente efeitos periféricos são desejados, um medicamento menos lipofílico pode ser indicado. Medicamentos com alta lipofilicidade podem causar efeitos negativos (ver Tabela 3-1).

Farmacodinâmica

Enquanto o propranolol, o nadolol, o pindolol e o labetalol têm potência essencialmente igual para os receptores $β_1$ e $β_2$, o metoprolol e o atenolol têm maior afinidade pelo receptor $β_1$ do que pelo receptor $β_2$. A seletividade pelos receptores $β_1$ confere poucos efeitos pulmonares e vasculares desses fármacos, embora eles precisem ser usados com cautela em pessoas com asma, pois retêm alguma atividade nos receptores $β_2$.

O pindolol tem efeitos simpatomiméticos, além de seus efeitos β-antagonistas, o que tem permitido seu uso para potencialização de medicamentos antidepressivos. O pindolol, o propranolol e o nadolol têm alguma atividade antagonista sobre os receptores de serotonina 5-HT_{1A}.

Indicações terapêuticas

No momento, nenhum antagonista do receptor β-adrenérgico está aprovado pela FDA para o tratamento de qualquer transtorno psiquiátrico. No entanto, esses medicamentos têm sido usados *off-label* com sucesso para as condições descritas a seguir.

Transtornos de ansiedade, transtorno obsessivo-compulsivo e transtorno de estresse pós-traumático

O propranolol é útil para o tratamento de fobia social, principalmente do subtipo de desempenho (p. ex., ansiedade incapacitante antes de uma apresentação musical).

TABELA 3-1 Medicamentos antagonistas do receptor β-adrenérgico usados em psiquiatria								
Medicamento	Ligação proteica (%)	Lipofílico	ASI	Metabolismo	Seletividade do receptor	Meia-vida	Dosagem inicial padrão	Dosagem máxima padrão
Atenolol	6-16	Não		Renal	$\beta_1 > \beta_2$	6-9 horas	50 mg, uma vez por dia	50-100 mg, uma vez por dia
Metoprolol	5-10	Sim		Hepático	$\beta_1 > \beta_2$	3-4 horas	50 mg, duas vezes por dia	75-150 mg, duas vezes por dia
Nadolol	30	Não		Renal	$\beta_1 = \beta_2$	14-24 horas	40 mg, uma vez por dia	80-240 mg, uma vez por dia
Propranolol	> 90	Sim		Hepático	$\beta_1 = \beta_2$	3-6 horas	10-20 mg, duas vezes por dia/três vezes por dia	80-140 mg, três vezes por dia
Pindolol	40	Sim	Mínima	Hepático	$\beta_1 > \beta_2$	3-4 horas	5 mg, três vezes por dia/quatro vezes por dia	60 mg, duas vezes por dia/três vezes por dia

ASI, atividade simpatomimética intrínseca.

Também estão disponíveis dados para seu uso no tratamento de transtorno de pânico, TEPT, transtorno obsessivo-compulsivo (TOC) e transtorno de ansiedade generalizada. Na fobia social, a abordagem de tratamento comum é tomar de 10 a 40 mg de propranolol 20 a 30 minutos antes do início da situação que provoca a ansiedade. Os antagonistas do receptor β são menos eficazes para o tratamento de transtorno de pânico do que os benzodiazepínicos ou os inibidores seletivos da recaptação de serotonina (ISRSs). Algumas evidências sugerem que os β-bloqueadores funcionam para diminuir os sintomas físicos de hiperexcitação no TEPT ou de ansiedade no TOC (p. ex., taquicardia, hiperventilação), proporcionando alívio dos sintomas psiquiátricos.

Tremor postural induzido por lítio

Os antagonistas do receptor β-adrenérgico são benéficos para tremores posturais induzidos por lítio e outros tremores posturais induzidos por medicamentos (p. ex., aqueles induzidos por antidepressivos tricíclicos [ADTs] e valproato). A abordagem inicial para esse distúrbio do movimento inclui a redução da dose de lítio, a eliminação de fatores agravantes (como a cafeína) e a administração de lítio na hora de dormir. Se essas intervenções forem inadequadas, o propranolol na faixa de 20 a 160 mg por dia administrado duas ou três vezes ao dia é geralmente eficaz para o tratamento de tremor postural induzido por lítio.

Acatisia aguda induzida por neurolépticos

Muitos estudos demonstraram que os antagonistas dos receptores β podem ser eficazes no tratamento de acatisia aguda por neurolépticos. Em geral são mais eficazes para essa indicação do que os anticolinérgicos e os benzodiazepínicos. Os antagonistas do receptor β não são eficazes no tratamento de distúrbios do movimento induzidos por neurolépticos, como distonia aguda e parkinsonismo.

Agressão e comportamento violento

Os antagonistas do receptor β-adrenérgico podem ser eficazes na redução do número de explosões agressivas e violentas em pessoas com transtornos do impulso, esquizofrenia e agressividade associada a lesão cerebral. Isso inclui lesões cerebrais traumáticas, tumores, lesões anóxicas, encefalite, lesões relacionadas ao álcool (p. ex., síndrome de Wernicke-Korsakoff) e distúrbios degenerativos (p. ex., doença de Huntington).

Abstinência de álcool

Está relatado que o propranolol é útil como adjuvante dos benzodiazepínicos, mas não como agente único no tratamento de abstinência alcoólica. O seguinte esquema posológico é sugerido: não usar propranolol para uma taxa de pulso abaixo de 50 batimentos/min; 50 mg de propranolol para uma pulsação entre 50 e 79 batimentos/min; e 100 mg de propranolol para uma pulsação de 80 batimentos/min ou acima.

Potencialização de antidepressivos

O pindolol foi estudado como potencializador para acelerar os efeitos antidepressivos de ISRSs, tricíclicos e eletroconvulsoterapia. A evidência de sua eficácia nessa função não está bem estabelecida. Historicamente, os antagonistas do receptor β-adrenérgico foram associados a sintomas depressivos, mas dados recentes não apoiam essa hipótese. Pacientes com doença cardíaca isquêmica (DCI) são mais propensos à depressão e recebem regularmente betabloqueadores que podem induzir fadiga, cansaço e sonhos incomuns, sintomas estes que podem ser mal interpretados como depressão. No entanto, isso precisa ser mais esclarecido em ensaios controlados.

Outros transtornos

Antagonistas do receptor β-adrenérgico também foram usados em alguns casos de gagueira induzida por ansiedade (Tabela 3-2).

Precauções e efeitos adversos

Os antagonistas do receptor β-adrenérgico estão contraindicados para uso em pessoas com asma, diabetes insulino-dependente, insuficiência cardíaca congestiva, doença vascular significativa, angina persistente e hipertireoidismo. A contraindicação em pessoas diabéticas se deve à interferência dos medicamentos na resposta fisiológica normal à hipoglicemia. Os β-bloqueadores podem piorar os defeitos de condução atrioventricular (AV) e levar ao bloqueio cardíaco AV completo e à morte. Se o médico decidir que a relação risco-benefício justifica um teste terapêutico em uma pessoa com uma dessas condições médicas coexistentes, um agente seletivo do receptor $β_1$-adrenérgico deve ser a primeira escolha e o paciente precisa ser monitorado.

Os efeitos adversos mais comuns dos antagonistas dos receptores β-adrenérgicos são hipotensão e bradicardia. Em pessoas em risco para esses efeitos adversos, uma dose de teste de 20 mg por dia de propranolol pode ser administrada para avaliar a reação ao medicamento. Náuseas, vômitos, diarreia e constipação também podem ser

TABELA 3-2 Usos psiquiátricos para antagonistas do receptor β-adrenérgico

• Definitivamente eficaz
    • Ansiedade de desempenho
    • Tremor induzido por lítio
    • Acatisia induzida por neurolépticos

• Profilaxia da enxaqueca
    • Transtorno obsessivo-compulsivo
    • Sintomas associados ao transtorno de estresse pós-traumático

• Provavelmente eficaz
    • Terapia adjuvante para abstinência de álcool e outros transtornos relacionados a substâncias
    • Terapia adjuvante para comportamento agressivo ou violento

• Gagueira
    • Possivelmente eficaz
    • Potencialização de antipsicóticos
    • Potencialização de antidepressivos

causados pelo tratamento com esses agentes. Os betabloqueadores podem prejudicar a cognição em algumas pessoas. Efeitos adversos graves do SNC (p. ex., agitação, confusão e alucinações) são raros. Os efeitos adversos comuns do SNC incluem distúrbios do sono, fadiga, pesadelos e risco de quedas. A Tabela 3-3 lista os possíveis efeitos adversos dos antagonistas dos receptores β.

Uso na gravidez e na lactação

Não há riscos comprovados associados ao uso de antagonistas do receptor β durante a gravidez e a lactação. No entanto, há relatos de possível retardo do crescimento fetal quando esses medicamentos são usados no início da gravidez. Além disso, os β-bloqueadores são excretados no leite materno e devem ser administrados com cautela às lactantes. A maioria dos β-bloqueadores se enquadra na categoria C de gravidez, exceto o atenolol, que é da categoria D.

TABELA 3-3 Efeitos adversos e toxicidade dos antagonistas do receptor β-adrenérgico

- Cardiovasculares
  - Hipotensão
  - Bradicardia
  - Insuficiência cardíaca congestiva (em pacientes com função miocárdica comprometida)
- Respiratórios
  - Asma (menor risco com medicamentos seletivos $β_1$)
- Metabólicos
  - Piora da hipoglicemia em pacientes diabéticos que tomam insulina ou agentes orais
- Gastrintestinais
  - Náuseas
  - Diarreia
  - Dor abdominal
- Função sexual
  - Impotência
- Neuropsiquiátricos
  - Lassitude
  - Fadiga
  - Disforia
  - Insônia
  - Pesadelos vívidos
  - Depressão (rara)
  - Psicose (rara)
- Outros (raros)
  - Fenômeno de Raynaud
  - Doença de Peyronie
- Síndrome de abstinência
  - Rebote com piora da *angina pectoris* preexistente quando os antagonistas do receptor β-adrenérgico são descontinuados

Interações medicamentosas

A administração concomitante de propranolol resulta em aumentos nas concentrações plasmáticas de antipsicóticos, anticonvulsivantes, teofilina e levotiroxina sódica. Outros antagonistas do receptor β-adrenérgico podem ter efeitos semelhantes. Os antagonistas do receptor β-adrenérgico que são eliminados pelos rins podem ter efeitos semelhantes em medicamentos que também são eliminados pela via renal. Barbitúricos, fenitoína e tabagismo aumentam a eliminação de β-bloqueadores que são metabolizados pelo fígado. Vários relatos têm associado crises hipertensivas e bradicardia à coadministração de antagonistas do receptor β-adrenérgico e inibidores da monoaminoxidase (IMAOs). Redução da contratilidade miocárdica e da condução nodal AV podem ocorrer com a administração concomitante de β-bloqueadores e inibidores dos canais de cálcio.

Interferências laboratoriais

Os antagonistas do receptor β-adrenérgico não interferem nos testes laboratoriais padrão.

Dosagem e diretrizes clínicas

O propranolol está disponível em comprimidos de 10, 20, 40, 60, 80 e 90 mg; soluções de 4, 8 e 80 mg/mL; e cápsulas de liberação sustentada de 60, 80, 120 e 160 mg.

O nadolol está disponível em comprimidos de 20, 40, 80, 120 e 160 mg.

O pindolol está disponível em comprimidos de 5 e 10 mg.

O metoprolol está disponível em comprimidos de 50 e 100 mg e comprimidos de liberação sustentada de 50, 100 e 200 mg.

O atenolol está disponível em comprimidos de 25, 50 e 100 mg.

O acebutolol está disponível em cápsulas de 200 e 400 mg.*

Para o tratamento de doenças crônicas, a administração de propranolol geralmente é iniciada com 10 mg por via oral, três vezes ao dia, ou 20 mg por via oral, duas vezes ao dia. A dosagem pode ser aumentada de 20 a 30 mg por dia até que surja um efeito terapêutico. A dosagem deve ser estabilizada na faixa apropriada para o transtorno em tratamento. O tratamento de comportamento agressivo às vezes requer doses de até 80 mg por dia, e os efeitos terapêuticos podem não ser observados até que a pessoa receba a dose máxima por quatro a oito semanas. Para o tratamento de fobia social, principalmente do subtipo de desempenho, o paciente deve tomar de 10 a 40 mg de propranolol 20 a 30 minutos antes da situação que causa ansiedade.

As leituras de pulso e pressão arterial (PA) devem ser feitas regularmente, e o medicamento deve ser suspenso se a pulsação estiver abaixo de 50 batimentos/min

---

* N. de R.T.: No Brasil, as apresentações disponíveis são: a) propranolol: comprimidos de 10, 40 e 80 mg e solução oral de 3,75 mg/mL; b) metoprolol: comprimidos de liberação prolongada de 25, 50 e 100 mg e cápsulas de liberação prolongada de 25, 50 e 100 mg; c) atenolol: comprimidos de 25, 50 e 100 mg. Nadolol, pindolol e acebutolol não são comercializados no Brasil.

ou se a pressão arterial sistólica estiver abaixo de 90 mmHg. O medicamento deve ser interrompido temporariamente se produzir tontura grave, ataxia ou sibilância. O tratamento com antagonistas dos receptores β nunca deve ser interrompido abruptamente. O propranolol deve ser reduzido gradualmente em 60 mg por dia até atingir a dose de 60 mg por dia, após a qual o medicamento deve ser reduzido gradualmente em 10 a 20 mg por dia a cada três ou quatro dias.

As diretrizes clínicas para os outros medicamentos listados neste capítulo são semelhantes às do propranolol, levando em consideração as diferentes doses usadas – se o propranolol for prescrito inicialmente na menor dose disponível (p. ex., 10 mg), o metoprolol deve ser prescrito na menor dose disponível (p. ex., 50 mg).

4. Agentes anticolinérgicos

Nome genérico	Nome comercial	Efeitos adversos	Interações medicamentosas	Interações CYP
Benztropina*	Cogentina	Efeitos anticolinérgicos	ARD, ADT/ADTC, ISRS, IMAO	N/A
Biperideno	Akineton, Cinetol, Propark	Efeitos anticolinérgicos	ARD, ADT/ADTC, ISRS, IMAO	2D6
Etopropazina*	Parsidol	Efeitos anticolinérgicos	ARD, ADT/ADTC, ISRS, IMAO	N/A
Orfenadrina**	Ana-Flex, Dorciflexin, Dorflex, Doricin, Dorilax DT, Dortrirelax, Fenaflex ODT, Miorrelax, Nevralgex, Relaxmed, Sedalex	Efeitos anticolinérgicos	ARD, ADT/ADTC, ISRS, IMAO	2B6, 3A4, 2E1, 1A2, 2D6
Prociclidina*	Kemadrin	Efeitos anticolinérgicos	ARD, ADT/ADTC, ISRS, IMAO	N/A
Escopolamina***	Buscopam, Colipan, Espaslit Duo, Hioariston, Hioscina	Efeitos anticolinérgicos	ARD, ADT/ADTC, ISRS, IMAO	3A4
Triexifenidil	Artane	Efeitos anticolinérgicos	ARD, ADT/ADTC, ISRS, IMAO	N/A

N/A, não se aplica; ARD, antagonistas do receptor de dopamina; ADT, antidepressivos tricíclicos; ADTC, antidepressivos tetracíclicos; ISRS, inibidores seletivos da recaptação de serotonina; IMAO, inibidores da monoaminoxidase.
* Não disponível no Brasil. ** No Brasil, disponível apenas em associação. *** No Brasil, disponível também em associação.

Introdução

Os fármacos anticolinérgicos inibem a ligação da acetilcolina aos receptores de acetilcolina/colinérgicos localizados no sistema nervoso periférico e no sistema nervoso central (SNC). Existem dois tipos de receptores colinérgicos: nicotínicos e muscarínicos. Somente medicamentos que atuam como antagonistas muscarínicos têm aplicações no campo da psiquiatria, onde são usados para tratar distúrbios do movimento induzidos por medicamentos, particularmente parkinsonismo induzido por neurolépticos, distonia aguda induzida por neurolépticos e tremor postural induzido por medicamentos. Além disso, eles têm efeitos abrangentes em todo o corpo e também podem ser usados para tratar asma, doença pulmonar obstrutiva crônica, náuseas, vômitos, cinetose, incontinência urinária, transpiração excessiva, bexiga hiperativa, tremores da doença de Parkinson e depressão.

Ações farmacológicas

Todos os medicamentos anticolinérgicos são bem absorvidos pelo trato gastrintestinal (GI) após administração oral e são suficientemente lipofílicos para atravessarem a barreira hematoencefálica e entrarem no SNC. O triexifenidil e a benztropina atingem as concentrações plasmáticas máximas em 2 a 3 horas após a administração oral, e sua duração de ação é de 1 a 12 horas. A benztropina é absorvida igualmente de forma rápida por administração intramuscular (IM) e intravenosa (IV). A administração IM é preferida devido ao baixo risco de efeitos adversos.

Todos os seis medicamentos anticolinérgicos listados (Tabela 4-1) nesta seção bloqueiam os receptores muscarínicos de acetilcolina, que se dividem em cinco subtipos (M1 a M5). A benztropina também tem alguns efeitos anti-histaminérgicos e pode ser usada para tratar alergias. Nenhum dos medicamentos anticolinérgicos disponíveis tem qualquer efeito sobre os receptores nicotínicos de acetilcolina. Desses fármacos, o triexifenidil é o agente mais estimulante, talvez atuando por meio de neurônios dopaminérgicos, e a benztropina é a menos estimulante e, portanto, menos associada ao potencial de abuso.

Indicações terapêuticas

A principal indicação para o uso de anticolinérgicos na prática psiquiátrica é o tratamento de *parkinsonismo induzido por neurolépticos*, caracterizado por tremor, rigidez, roda denteada, bradicinesia, sialorreia, postura curvada e marcha festinante. O parkinsonismo induzido por neurolépticos é mais comum em idosos e mulheres. É mais frequentemente observado com antagonistas do receptor de dopamina (ARDs)

TABELA 4-1	Medicamentos anticolinérgicos comumente usados em psiquiatria			
Medicamento	Dose do comprimido	Injetável	Dosagem oral diária padrão	Dosagem intramuscular ou intravenosa de curto prazo
Benztropina	0,5, 1, 2 mg	1 mg/mL	1-4 mg, uma a três vezes	1-2 mg
Biperideno	2 mg	5 mg/mL	2 mg, uma a três vezes	2 mg
Etopropazina	10, 50 mg	—	50-100 mg, uma a três vezes	—
Orfenadrina	100 mg	30 mg/mL	50-100 mg, três vezes	60 mg IV administrados durante 5 minutos
Cloridrato de prociclidina	5 mg	—	2,5-5 mg, três vezes	—
Triexifenidil	2, 5 mg, elixir 2 mg/5 mL	—	2-5 mg, duas a quatro vezes	—
IV, intravenoso.				

de alta potência (p. ex., haloperidol). O início dos sintomas geralmente ocorre após duas ou três semanas de tratamento. A incidência de parkinsonismo induzido por neurolépticos é menor com os antipsicóticos de segunda geração, também conhecidos como antagonistas da serotonina-dopamina (ASDs). Todos os anticolinérgicos disponíveis são igualmente eficazes no tratamento de sintomas parkinsonianos.

Outra indicação comum é o tratamento de *distonia aguda induzida por neurolépticos*, que é mais comum em homens jovens e comumente associada a ARDs de alta potência (p. ex., haloperidol). A síndrome em geral ocorre no início do tratamento e afeta mais comumente os músculos do pescoço, língua, face e dorso. Os medicamentos anticolinérgicos são eficazes tanto no tratamento de curto prazo da distonia quanto na profilaxia contra a distonia aguda induzida por neurolépticos.

Usos *off-label*

Tratamento de acatisia

A *acatisia* é caracterizada por uma sensação subjetiva e objetiva de inquietação, ansiedade e agitação. Embora um teste terapêutico com anticolinérgicos para o tratamento de acatisia aguda induzida por neurolépticos seja razoável, esses medicamentos geralmente não são considerados tão eficazes quanto os antagonistas do receptor β-adrenérgico, os benzodiazepínicos e a clonidina. Portanto, eles devem ser considerados como terapias de segunda linha quando os agentes de primeira linha estão contraindicados ou não demonstram eficácia.

Biperideno

Pesquisas limitadas sugerem que o biperideno pode reduzir a incidência e a intensidade de crises epilépticas espontâneas após uma lesão cerebral traumática.

Escopolamina

Vários estudos mostraram que a escopolamina pode ser usada *off-label* no tratamento de depressão unipolar e bipolar, bem como da ansiedade. Esses achados indicam que os efeitos são mais pronunciados em mulheres. Infelizmente, os efeitos do tratamento em longo prazo não foram adequadamente estudados. O tratamento com escopolamina e atropina pode reduzir a fissura por nicotina em indivíduos que pararam de fumar, embora a evidência de eficácia seja insuficiente.

Triexifenidil

O uso de triexifenidil tem sido associado à melhora dos sintomas na depressão psicótica. Uma pequena série de estudos abertos e unicegos mostrou que pacientes com pesadelos e *flashbacks* relacionados ao transtorno de estresse pós-traumático (TEPT) refratário responderam muito bem ao tratamento com triexifenidil.

Precauções e efeitos adversos

Os efeitos adversos dos anticolinérgicos resultam do bloqueio dos receptores muscarínicos de acetilcolina. Os efeitos adversos mais comuns são mostrados na Tabela 4-2.

TABELA 4-2 Efeitos adversos comuns associados a medicamentos anticolinérgicos
Tontura
Sonolência
Confusão
Aumento da frequência cardíaca
Boca seca
Redução da transpiração
Visão turva
Olhos secos
Constipação
Retenção urinária
Rubor facial
Alucinações
Distúrbio do ritmo cardíaco

Os anticolinérgicos são usados ocasionalmente como drogas de abuso devido às suas propriedades leves de elevação do humor, e isso é mais notável com o triexifenidil. Os médicos devem estar atentos quando os pacientes solicitam especificamente a prescrição de triexifenidil, sobretudo naqueles com histórico de abuso de substâncias. Os pacientes também devem ser advertidos a evitar o uso de álcool, pois essa combinação pode levar à perda de consciência ou até à morte.

Além disso, deve-se orientar cuidado na realização de exercícios físicos ao prescrever anticolinérgicos a pacientes com hipertrofia prostática, *miastenia gravis*, doença de Alzheimer, retenção urinária e glaucoma de ângulo fechado. A exaustão pelo calor pode ocorrer ao se exercitarem, especialmente durante climas quentes, ou durante longos banhos quentes.

Além disso, os anticolinérgicos devem ser evitados em pacientes com retenção urinária, obstrução intestinal, colite ulcerativa, *miastenia gravis* e doença cardíaca grave.

É necessário cuidado no caso de idosos, sobretudo em pessoas com comprometimento cognitivo, demência ou *delirium*. Estudos mostraram um risco 54% maior de desenvolver demência em pacientes tratados por três anos ou mais. Pacientes idosos também podem tomar vários medicamentos com propriedades anticolinérgicas, bem como produtos vendidos sem receita médica que podem aumentar o risco de sedação, confusão e constipação. Por consequência, o uso de anticolinérgicos deve ser evitado nessa população.

O efeito adverso mais grave associado à toxicidade anticolinérgica é a toxíndrome (uma combinação de toxicidade e síndrome) anticolinérgica, que pode ser caracterizada pelo seguinte conjunto de comparações:

- Quente como um deserto: hipertermia.
- Seco como um osso: boca seca, olhos secos, diminuição da transpiração, retenção urinária.

- Vermelho como uma beterraba: ruborização.
- Cego como um morcego: visão turva.
- Louco como um chapeleiro: confusão, *delirium*.

Os sinais e sintomas adicionais estão listados na Tabela 4-3.

A intoxicação pode ser diagnosticada e tratada com fisostigmina, um inibidor da anticolinesterase, 1 a 2 mg IV (1 mg a cada 2 minutos) ou IM a cada 30 ou 60 minutos. O tratamento com fisostigmina deve ser usado somente em casos graves e somente quando serviços de monitoramento cardíaco de emergência e suporte à vida estão disponíveis, pois a fisostigmina pode causar hipotensão grave e constrição brônquica. Na maioria dos casos, a descontinuação de todos os anticolinérgicos será suficiente.

Uso na gravidez e na lactação

A segurança desses medicamentos não foi estabelecida e, embora não haja riscos comprovados associados ao uso de anticolinérgicos durante a gravidez e a lactação, recomenda-se cautela devido a possíveis casos de íleo paralítico neonatal e à diminuição da produção de leite.

Interações medicamentosas

As interações medicamentosas mais comuns com os anticolinérgicos ocorrem quando eles são coadministrados com psicotrópicos que também têm alta atividade anticolinérgica, como ARDs, medicamentos tricíclicos e tetracíclicos, ISRSs (fluoxetina, paroxetina) e inibidores da monoaminoxidase (IMAOs). Muitos outros medicamentos prescritos e preparações para resfriado vendidas sem receita médica também induzem

TABELA 4-3   Sinais e sintomas da toxíndrome anticolinérgica

- Toxicidade leve
  - Febre
  - Rubor cutâneo
  - Pupilas dilatadas
  - Visão turva
  - Agitação
  - Taquicardia
  - Boca seca
  - Diminuição da transpiração
- Toxicidade moderada
  - Hipertermia
  - *Delirium*
  - Hipertensão
  - Retenção urinária
- Toxicidade grave
  - Convulsões
  - Hipotensão
  - Rabdomiólise
  - Coma

atividade anticolinérgica significativa. A coadministração desses medicamentos pode resultar em uma síndrome de intoxicação anticolinérgica com risco de vida. Os medicamentos anticolinérgicos também podem retardar o esvaziamento gástrico, diminuindo, assim, a absorção de medicamentos que são decompostos no estômago e geralmente absorvidos no duodeno (p. ex., levodopa e ARDs).

Interferências laboratoriais

Nenhuma interferência laboratorial conhecida foi associada a anticolinérgicos.

Dosagem e diretrizes clínicas

Os três medicamentos anticolinérgicos mais comumente usados no âmbito deste capítulo, triexifenidil, benztropina e prociclidina, estão disponíveis em uma variedade de preparações (ver Tabela 4-1).

Parkinsonismo induzido por neurolépticos

Para o tratamento de parkinsonismo induzido por neurolépticos, o equivalente a 1 a 3 mg de benztropina deve ser administrado uma a duas vezes ao dia. Ela deve ser administrada por quatro a oito semanas e, em seguida, interrompida para avaliar se a pessoa ainda precisa do medicamento. Os medicamentos anticolinérgicos devem ser reduzidos gradualmente durante um período de uma a duas semanas.

O tratamento com anticolinérgicos como profilaxia contra o desenvolvimento do parkinsonismo induzido por neurolépticos é incomum porque o início dos sintomas em geral é suficientemente leve e gradual para permitir que o médico inicie o tratamento somente após ser claramente necessário. Em homens jovens, a profilaxia pode ser indicada, no entanto, especialmente se um ARD de alta potência estiver sendo usado. O médico deve tentar interromper o agente antiparkinsoniano em quatro a seis semanas para avaliar se seu uso continuado é necessário.

Distonia aguda induzida por neurolépticos

Para o tratamento de curto prazo e a profilaxia da distonia aguda induzida por neurolépticos, 1 a 2 mg de benztropina ou seu equivalente em outro medicamento devem ser administrados por via IV. A dose pode ser repetida em 20 a 30 minutos, conforme necessário. Se a pessoa ainda não tiver melhorado após mais 20 a 30 minutos, um benzodiazepínico (p. ex., lorazepam 1 mg IM ou IV) deve ser administrado. A distonia laríngea é uma emergência médica e deve ser tratada com benztropina, até 4 mg em um período de 10 minutos, seguida por 1 a 2 mg de lorazepam, administrado lentamente pela via IV.

A profilaxia contra a distonia é indicada em pessoas que tiveram um episódio ou em pessoas de alto risco (homens jovens usando ARDs de alta potência). O tratamento profilático é administrado por quatro a oito semanas e, em seguida, gradualmente reduzido ao longo de uma a duas semanas para permitir a avaliação de sua necessidade contínua. O uso profilático de anticolinérgicos em pessoas que necessitam de medicamentos antipsicóticos tornou-se uma questão discutível devido à disponibilidade de ASDs, que são relativamente livres de efeitos parkinsonianos.

Acatisia

Conforme mencionado, os anticolinérgicos não são os medicamentos de escolha para esse tipo de acatisia. Antagonistas do receptor β-adrenérgico (Capítulo 3), benzodiazepínicos (Capítulo 8) ou clonidina (Capítulo 2) são medicamentos preferíveis para experimentar inicialmente.

Anticonvulsivantes 5

Nome genérico	Nome comercial	Efeitos adversos	Interações medicamentosas	Interações CYP
Gabapentina	Neurontin, Gabaneurin, Gapem	Agitação, sedação, paranoia, flutuações de humor	Antiácidos	N/A
Topiramato	Topamax, Amato, Arasid, Égide, Ópera, Têmpora, Toduze, Topit, Vidmax	Arritmia, tonturas, perda de memória, sedação, problemas cognitivos	Anticonvulsivantes, inibidores da anidrase carbônica	3A4, 2C19
Tiagabina*	Gabitril	Agitação, sintomas GIs, confusão	Anticonvulsivantes	3A
Levetiracetam	Keppra, Keppra XR, Antara, Elizip, Etira, Frontlev, Iludral, Spark, Tam, Veppi	Agitação, perda de memória, tonturas, sedação, flutuações de humor, paranoia, sintomas GIs, cefaleia	Nenhuma	N/A
Zonisamida*	Zonegran	Sintomas GIs, tonturas, sedação, flutuações de humor, perda de memória, erupção cutânea, cefaleia	Inibidores da anidrase carbônica	3A
Pregabalina	Lyrica, Alond, Ápice, Dorene, Gabalgin, Glya, Insit, Jolik, Konduz, Limiar, Lysugi, Mobale, Prebictal, Prefiss, Pregalpha, Preneurin, Proleptol, Zeropin	Sintomas GIs, sedação, perda de memória, paranoia, ganho de peso, convulsões, cefaleia	Nenhuma	N/A
Fenitoína	Hidantal, Dantalin, Fenital	Confusão, tonturas, sedação, sintomas GIs, cefaleia	SNC	2C9, 2C19, 1A2, 2A6, 2B6, 2C8, 2D6, 2E1, 3A4, 3A5, 3A7

N/A, não se aplica; GIs, gastrintestinais.
* Não disponível no Brasil.

Introdução

Muitos dos anticonvulsivantes ou medicamentos antiepilépticos (MAEs) descritos neste capítulo foram inicialmente desenvolvidos para tratar a epilepsia, mas descobriu-se que eles têm efeitos benéficos em transtornos psiquiátricos. Isso inclui especificamente transtornos afetivos bipolares, embora também tenham sido usados para outras condições, como abstinência de álcool e benzodiazepínicos, transtornos de pânico e ansiedade, esquizofrenia e demência. Eles também podem ser usados como relaxantes do músculo esquelético e para tratar dores neurogênicas, além de vários usos *off-label*. Os 11 anticonvulsivantes têm mecanismos de ação (MA) diferentes, mas, em grupo, os MAs específicos incluem o aumento da função do ácido γ-aminobutírico (GABAérgica) e a diminuição da função glutamatérgica. Outros MAs incluem a redução da hiperexcitabilidade neuronal ao alterarem os canais de sódio e cálcio.

Este capítulo inclui seis anticonvulsivantes que algumas vezes são usados no tratamento de transtornos psiquiátricos: gabapentina, topiramato, tiagabina, levetiracetam, zonisamida e pregabalina, bem como um dos primeiros anticonvulsivantes usados, a fenitoína. Outros medicamentos que são classificados como anticonvulsivantes ou que demonstram alguma eficácia serão discutidos em capítulos posteriores. Isso inclui carbamazepina e oxcarbazepina, que serão discutidas no Capítulo 15; canabidiol no Capítulo 14; lamotrigina no Capítulo 20; e valproato no Capítulo 38.

Em 2008, a Food and Drug Administration (FDA) emitiu um alerta (não do tipo *black box*)* de que os medicamentos anticonvulsivantes podem aumentar o risco de ideação ou comportamento suicida em algumas pessoas em comparação com o placebo. Isso continua sendo um tanto controverso, pois ensaios clínicos revelaram que o risco relativo de suicídio é maior em pacientes com epilepsia em comparação com aqueles com transtornos psiquiátricos. Alguns dados publicados corroboraram o aviso da FDA, mas observaram que a extensão do risco de suicídio parece ser muito baixa e claramente superada pelos benefícios do medicamento.

Esse risco pode somente ser relevante quando usado para tratar a epilepsia. Outros dados publicados mostraram que os anticonvulsivantes podem ter um efeito protetor sobre os pensamentos suicidas no transtorno bipolar. Ainda assim, considerando o aumento inerente do risco de suicídio em pessoas com transtorno bipolar, os médicos devem estar cientes desses alertas.

GABAPENTINA

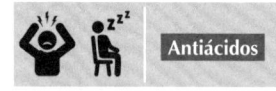

Antiácidos

A gabapentina foi aprovada pela primeira vez para uso pela FDA em 1993 para tratar epilepsia em pacientes adultos e pacientes pediátricos com 3 anos ou mais. Também foi demonstrado que ela tem efeitos sedativos que eram úteis em alguns transtornos

---

* N. de R.T.: O alerta do tipo *black box* ou alerta de caixa preta, é o alerta mais rigoroso da FDA.

psiquiátricos, especialmente insônia, sendo benéfica na redução da dor neuropática; atualmente é indicada para o tratamento de neuralgia pós-herpética e como terapia adjuvante para crises epilépticas parciais.

Ações farmacológicas

A gabapentina circula no sangue em grande parte livre e não é metabolizada de forma apreciável em humanos. Ela tem menos de 3% de ligação às proteínas, é eliminada inalterada por excreção renal e pode ser removida por hemodiálise. Os alimentos afetam apenas moderadamente a taxa e a extensão da absorção. A depuração é diminuída em pessoas idosas, o que exige ajustes de dosagem. A meia-vida de eliminação da gabapentina é de 5 a 7 horas.

A gabapentina parece aumentar a síntese de GABA, mas não tem efeito direto nos receptores GABA e pode inibir a síntese de glutamato. Ela aumenta as concentrações de serotonina total no sangue humano e modula os canais de cálcio para reduzir a liberação de monoaminas. Tem atividade anticonvulsiva, antiespástica e efeitos antinociceptivos na dor.

Indicações terapêuticas

Na neurologia, a gabapentina é usada para o tratamento de crises epilépticas generalizadas e parciais. Ela é eficaz na redução da dor da neuralgia pós-herpética e de outras síndromes dolorosas associadas a neuropatia diabética, dor neuropática por câncer, fibromialgia, meralgia parestésica, amputação e cefaleia. Verificou-se que ela é eficaz em alguns casos de prurido crônico e no tratamento de dor neuropática associada ao herpes-zóster. Também é indicada para tratar síndrome das pernas inquietas. Na psiquiatria, a gabapentina é usada para ansiedade e como agente hipnótico devido aos seus efeitos sedativos.

Usos *off-label*

A gabapentina é usada para aliviar os sintomas de ansiedade (ansiedade generalizada, fobia social e ataques de pânico). O efeito ansiolítico pode ser particularmente útil em pacientes que usam substâncias e pode reduzir a necessidade de automedicação com álcool, melhorar a interação social e diminuir os ataques de pânico. Ela também é frequentemente usada como hipnótico em pacientes que podem estar em risco de abuso de benzodiazepínicos, mas não como intervenção principal na mania ou nos transtornos do humor resistentes ao tratamento, mesmo que possa melhorar o humor ao reduzir a ansiedade. Ainda assim, alguns pacientes bipolares se beneficiaram quando a gabapentina foi usada como adjuvante com estabilizadores de humor, embora isso possa estar relacionado à melhora do sono. Da mesma forma, pacientes com transtornos relacionados a traumas e estressores, como transtorno de estresse pós-traumático (TEPT), podem experimentar melhora do sono com gabapentina.

Evidências limitadas de estudos abertos indicam que a gabapentina pode diminuir o desejo por álcool em alguns pacientes e pode ser usada para tratar outros transtornos por uso de substâncias, provavelmente como medicamento adjuvante.

A gabapentina também é usada para tratar a abstinência de cocaína, neuropatia diabética e tremores na esclerose múltipla.

Precauções e efeitos adversos

Os efeitos adversos são geralmente leves e relacionados à dose (Tabela 5-1). A *overdose* (acima de 4,5 g) foi associada a diplopia, fala arrastada, letargia e diarreia, mas todos os pacientes se recuperaram.

TABELA 5-1	Efeitos adversos comuns associados a anticonvulsivantes	
Medicamento	**Efeitos adversos**	
Gabapentina	Agressividade[a]	Sintomas semelhantes aos da gripe
	Ansiedade[a]	Rouquidão
	Ataxia	Hiperatividade[a]
	Visão turva	Irascibilidade[a]
	Descoordenação	Letargia
	Choro[a]	Flutuações de humor[a]
	Depressão[a]	Dor (articulações, músculos, região lombar, lateral)
	Dificuldade de concentração[a]	Paranoia[a]
	Sonolência diurna	Inquietação[a]
	Delírios	Fala arrastada
	Diarreia	Edema nas extremidades
	Diplopia	Tremores
	Movimentos oculares (descontrolados, geralmente de ida e volta ou de natureza ondulante)	Sensação incomum de bem-estar[a]
	Fadiga	Fraqueza incomum
Topiramato	Anorexia	Aumento da pressão ocular
	Ansiedade	Problemas de memória
	Arritmia	Problemas menstruais
	Visão turva	Parestesia
	Sensação de queimação	Formação de cálculos renais
	Problemas cognitivos	Sonolência
	Tonturas	Problemas de fala ou linguagem
	Disgeusia	Marcha instável e/ou falta de coordenação para caminhar
	Vermelhidão ocular	Fraqueza incomum
	Movimentos oculares (descontrolados, geralmente de ida e volta ou de natureza ondulante)	

(Continua)

TABELA 5-1	Efeitos adversos comuns associados a anticonvulsivantes *(Continuação)*	
Medicamento	**Efeitos adversos**	
Tiagabina	Cognição anormal Agressividade Ansiedade Confusão Depressão Dificuldade de concentração Tonturas Sonolência Fadiga Aumento do apetite Irritabilidade Náuseas	Micção dolorosa e/ou frequente Prurido Sonolência Dificuldades de sono Problemas de fala ou linguagem Estado de mal epiléptico Dor de estômago Marcha instável e/ou falta de coordenação para caminhar Fraqueza incomum
Levetiracetam	Agressividade Ansiedade Apatia Ataxia Visão turva Calafrios Congestão Tosse Despersonalização Depressão Tonturas Diarreia Dificuldade para engolir Desorientação Sonolência Boca seca Irritação ocular Febre Alucinações Cefaleia Rouquidão Irascibilidade Batimento cardíaco irregular Irritabilidade Dor nas articulações Perda de apetite	Perda de força Problemas de memória Flutuações de humor Náuseas Dormência (ao redor da boca, pés e mãos) Micção dolorosa ou difícil Dor (articulações, músculos, região lombar, lateral) Paranoia Mudança de personalidade Inquietação Rinorreia Tremores Mudanças na coloração da pele Problemas de sono Dor de garganta Sudorese Glândulas inchadas no pescoço com sensibilidade Soluços inexplicáveis Sensação incomum de bem-estar Mudanças de voz Vômitos Fraqueza

(Continua)

TABELA 5-1	Efeitos adversos comuns associados a anticonvulsivantes *(Continuação)*	
Medicamento	**Efeitos adversos**	
Zonisamida	Dor abdominal Anedonia Ansiedade Apatia Diarreia Dificuldade de concentração Tonturas Diplopia Desânimo Sonolência Cefaleia	Irritabilidade Perda de apetite Mal-estar Problemas de memória Flutuações de humor Náuseas Inquietação Dificuldades de sono Marcha instável e/ou falta de coordenação para caminhar Fraqueza incomum
Pregabalina	Visão turva Problemas respiratórios Aperto no peito Descoordenação Suores frios Confusão Constipação Tosse (produtiva) Dificuldade para urinar Sonolência Boca seca Febre Cefaleia Rouquidão	Aumento do apetite Problemas de memória Dor (peito, músculos, lado, costas) Paranoia Parestesia Ganho de peso rápido Convulsões Dificuldades de fala ou linguagem Fasciculações Marcha instável e/ou falta de coordenação para caminhar Fraqueza incomum
Fenitoína	Bolhas na pele Hematomas Dor torácica Confusão Constipação Dificuldade para engolir ou respirar Tonturas Sonolência Disgeusia Movimentos oculares (descontrolados, geralmente de ida e volta ou de natureza ondulante) Sintomas semelhantes aos da gripe Crescimento excessivo da gengiva Cefaleia Urticária Batimento cardíaco irregular Icterícia	Aumento dos lábios Perda de apetite Náuseas Crescimento de pelos novos Dor ou curvatura do pênis Dor no abdome superior direito Nódulos vermelhos ou roxos na pele Falta de ar Problemas de sono Fala arrastada Inchaço dos olhos, rosto, lábios, garganta, língua Linfonodos aumentados Fasciculações Marcha instável e/ou falta de coordenação para caminhar Vômitos

[a]Mais comum em crianças.

Uso na gravidez e na lactação

A gabapentina é classificada como um medicamento da categoria C na gravidez. O risco para o feto não foi descartado. Como o medicamento é excretado no leite materno, é melhor evitar a gabapentina em mulheres grávidas e lactantes.

Interações medicamentosas

A biodisponibilidade da gabapentina pode diminuir em até 20% quando administrada com antiácidos. Em geral, não há interações medicamentosas. O uso crônico não interfere na administração de lítio.

Interferências laboratoriais

A gabapentina não interfere em nenhum exame laboratorial, embora existam relatos espontâneos de exames toxicológicos falso-positivos ou positivos para anfetaminas, barbitúricos, benzodiazepínicos e maconha.

Dosagem e diretrizes clínicas

A gabapentina é bem tolerada, e sua dosagem pode ser aumentada para a faixa de manutenção em alguns dias. Uma abordagem geral para o tratamento de convulsões é começar com 300 mg no primeiro dia de tratamento, aumentar para 600 mg no segundo dia, para 900 mg no terceiro dia e, posteriormente, aumentar até 1.800 mg por dia em doses divididas, conforme necessário, para aliviar os sintomas. As doses diárias finais tendem a estar entre 1.200 e 2.400 mg por dia, mas ocasionalmente resultados podem ser alcançados com doses tão baixas quanto 200 a 300 mg por dia, sobretudo em pessoas idosas. A sedação geralmente é o fator limitante na determinação da dosagem. Alguns pacientes já usaram doses de até 4.800 mg por dia sem efeitos adversos significativos.

Para condições relacionadas à ansiedade, é recomendado começar devagar para evitar tonturas e sedação excessiva e ajustar a dose à medida que a tolerância a esses efeitos aumenta. A dose inicial pode ser entre 100 e 300 mg, uma ou duas vezes ao dia, e pode ser ajustada adequadamente. A maioria dos pacientes pode precisar de 300 a 400 mg, uma ou duas vezes ao dia. Os pacientes devem ser alertados sobre usar álcool, dirigir ou combinar medicamentos com efeitos sedativos. As doses hipnóticas em geral variam entre 600 e 800 mg na hora de dormir.

A gabapentina está disponível em cápsulas de 100, 300 e 400 mg e em comprimidos de 600 e 800 mg. Uma solução oral de 250 mg/5 mL também está disponível.*
Outras formulações incluem gabapentina enacarbila de liberação prolongada, disponível como comprimido de liberação prolongada de 300 e 600 mg.

Embora a interrupção abrupta da gabapentina não cause efeitos de abstinência, o uso de todos os anticonvulsivantes deve ser gradualmente reduzido.

---

* N. de R.T.: No Brasil, encontra-se disponível em cápsulas de 300 e 400 mg e em comprimidos de 600 mg. Solução oral não disponível.

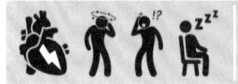

TOPIRAMATO

Anticonvulsivantes: inibidores da anidrase carbônica — 3A4 2C19

O topiramato foi desenvolvido como um medicamento antiepiléptico de segunda geração e foi considerado útil na prevenção da enxaqueca e no tratamento de obesidade, bulimia, compulsão alimentar e dependência de álcool. Ele foi aprovado pela FDA em 1996 para o tratamento de epilepsia e enxaqueca.

Ações farmacológicas

O topiramato tem efeitos GABAérgicos e aumenta o GABA cerebral em humanos. Ele tem 80% de biodisponibilidade oral e não é significativamente alterado pelos alimentos. O topiramato é 15% ligado às proteínas, e cerca de 70% é eliminado por excreção renal. Com insuficiência renal, a depuração do topiramato diminui cerca de 50%; portanto, a dosagem precisa ser diminuída. Sua meia-vida é de aproximadamente 24 horas.

Indicações terapêuticas

O topiramato é usado principalmente como medicamento antiepiléptico e foi considerado superior ao placebo como monoterapia em adultos e crianças com 2 anos ou mais com distúrbios convulsivos. O topiramato também foi aprovado para terapia adjuvante em pacientes adultos e pediátricos de 2 anos ou mais com crises tônico--clônicas primárias de início generalizado, convulsões de início parcial e síndrome de Lennox-Gastaut. Ele também é usado na prevenção da enxaqueca.

Usos *off-label*

O topiramato tem sido usado para cessação do tabagismo, transtorno por uso de substâncias, síndromes dolorosas (p. ex., dor lombar), prevenção de cefaleia em salvas, TEPT, tremor essencial e síndrome de Prader-Willi. Há evidências limitadas que sugerem que o topiramato pode ser eficaz no tratamento de tiques, como o transtorno de Tourette. O comportamento automutilante pode ser reduzido com o uso do topiramato no transtorno da personalidade *borderline*, mas traz pouco ou nenhum benefício no tratamento de transtornos psicóticos. A evidência clínica de sua utilidade no tratamento de transtorno bipolar é fraca, na melhor das hipóteses.

A coadministração de topiramato com inibidores seletivos da recaptação de serotonina (ISRSs) pode potencializar a eficácia destes últimos no tratamento de transtorno obsessivo-compulsivo e do transtorno depressivo maior.

O fármaco também tem sido associado à perda de peso, principalmente no combate ao ganho de peso causado por muitos psicotrópicos. Os médicos devem estar cientes de que existe uma associação com alguns problemas cognitivos e cálculos renais de fosfato de cálcio em altas doses. O topiramato também tem sido usado para promover a perda de peso e no tratamento de bulimia e de transtorno da compulsão alimentar periódica como monoterapia e como uma combinação de fentermina e topiramato, comercializado sob a marca Qsymia,* aprovada pela FDA para o tratamento de pacientes com obesidade e sobrepeso com comorbidades relacionadas ao peso. O topiramato é, ainda, usado em combinação com a bupropiona.

Precauções e efeitos adversos

Os efeitos adversos mais comuns do topiramato são observados na Tabela 5-1. Em geral, 10% dos pacientes podem relatar problemas cognitivos. Os pacientes podem ter dificuldade de atenção, concentração e, particularmente, dificuldade para encontrar palavras, o que parece estar relacionado à dose. O aumento lento da dose ou sua redução podem aliviar esses problemas.

Em muitos casos, os efeitos adversos são leves a moderados e podem ser atenuados pela diminuição da dose. Nenhuma morte foi relatada durante a *overdose*. O fármaco afeta o equilíbrio ácido-base (redução do bicarbonato sérico), o que pode estar associado a arritmias cardíacas e à formação de cálculos renais em cerca de 1,5% dos casos. Os pacientes que tomam o medicamento devem ser encorajados a beber bastante líquido.

Uso na gravidez e na lactação

O topiramato é um medicamento da categoria D na gravidez porque seu uso durante o primeiro trimestre está associado a um risco aumentado de fendas orais. O topiramato deve ser evitado durante a gravidez e durante a lactação, pois é transportado no leite materno.

Interações medicamentosas

O topiramato tem poucas interações medicamentosas com outros medicamentos anticonvulsivantes. Ele pode aumentar as concentrações de fenitoína em até 25% e o ácido valproico em até 11%; mas não afeta a concentração de carbamazepina, fenobarbital ou primidona. As concentrações de topiramato diminuem de 40% a 48% com a administração concomitante de carbamazepina ou fenitoína. O topiramato não deve ser combinado com outros inibidores da anidrase carbônica, como acetazolamida ou diclorfenamida, pois isso pode aumentar o risco de nefrolitíase ou problemas relacionados ao calor (oligoidrose e hipertermia).

Interferências laboratoriais

O topiramato não interfere em nenhum teste laboratorial.

---

* N. de R.T.: Não comercializado no Brasil.

Dosagem e diretrizes clínicas

O topiramato está disponível em comprimidos não sulcados de 25, 100 e 200 mg.* Para reduzir o risco de efeitos adversos cognitivos e sedativos, a dosagem para epilepsia é ajustada gradualmente ao longo de oito semanas até um máximo de 200 mg, duas vezes ao dia. O topiramato *off-label* costuma ser usado para perda de peso. Considerando os efeitos adversos cognitivos, particularmente com a titulação rápida, é essencial que a dose seja aumentada de forma gradual. Recomenda-se que a dosagem de topiramato comece com 25 mg ao deitar-se e aumente em não mais do que 25 mg por semana, conforme necessário, e seja aumentada para 100 mg todas as noites. As doses finais nos esforços para promover a perda de peso geralmente estão entre 150 e 200 mg por dia. Pode ser administrado na hora de dormir para aproveitar seus efeitos sedativos, embora os efeitos adversos cognitivos possam ser o fator limitante. Doses superiores a 400 mg não estão associadas ao aumento da eficácia.

Mais detalhes sobre as diretrizes de dosagem para o tratamento da perda de peso serão discutidos no Capítulo 41.

Pessoas com insuficiência renal devem reduzir as doses pela metade.

TIAGABINA

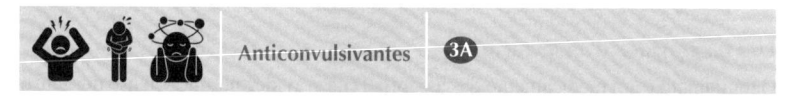

Anticonvulsivantes 3A

A tiagabina foi introduzida como tratamento para a epilepsia em 1997 e demonstrou ser eficaz em algumas condições psiquiátricas, incluindo mania aguda. No entanto, as preocupações com a segurança, juntamente com a falta de dados controlados, limitaram o uso de tiagabina em outros distúrbios além da epilepsia.

Ações farmacológicas

A tiagabina é bem absorvida, com uma biodisponibilidade de cerca de 90%, e está extensivamente (96%) ligada às proteínas plasmáticas. A tiagabina é um substrato da CYP3A e é amplamente transformada em metabólitos inativos de 5-oxo-tiagabina e glicuronídeo, com apenas 2% sendo excretados inalterados na urina. O restante é excretado como metabólitos nas fezes (65%) e na urina (25%). A tiagabina bloqueia a captação do neurotransmissor aminoácido GABA pelos neurônios e pela glia, aumentando a ação inibitória do GABA nos receptores $GABA_A$ e $GABA_B$, possivelmente gerando efeitos anticonvulsivantes e antinociceptivos, respectivamente. Ela tem efeitos leves de bloqueio em histamina 1 (H_1), serotonina tipo 1B (5-HT_{1B}), benzodiazepínicos e receptores do canal de cloreto.

---

* N. de R.T.: No Brasil, estão disponíveis comprimidos de 25, 50 e 100 mg, além de solução oral em gotas de 100 mg/mL.

Indicações terapêuticas

A tiagabina é indicada para o tratamento de crises epilépticas parciais como terapia adjuvante em adultos e crianças com 12 anos de idade ou mais. Ela raramente é usada para transtornos psiquiátricos.

Usos *off-label*

A tiagabina pode ser usada para tratar transtorno de ansiedade generalizada, transtorno de pânico, insônia e dor neuropática. Dados limitados sugerem que ela pode ser mais eficaz no tratamento de TEPT em mulheres do que em homens.

Precauções e efeitos adversos

A tiagabina pode causar crises de abstinência, problemas cognitivos ou neuropsiquiátricos (dificuldade de concentração, problemas de fala ou linguagem, sonolência e fadiga), estado de mal epiléptico e morte súbita inesperada na epilepsia (ver Tabela 5-1). *Overdoses* orais agudas de tiagabina foram associadas a convulsões, estado de mal epiléptico, coma, ataxia, confusão, sonolência, lentidão cognitiva, dificuldade de fala, agitação, letargia, mioclonia, estupor, tremores, desorientação, vômitos, hostilidade, paralisia temporária e depressão respiratória. Foram relatadas mortes em *overdose* polimedicamentosas envolvendo a tiagabina. Podem ocorrer casos de erupção cutânea grave, incluindo síndrome de Stevens-Johnson.

Uso na gravidez e na lactação

A tiagabina é classificada como um medicamento da categoria C na gravidez. Ela foi associada à perda fetal, e a teratogenicidade foi demonstrada em animais; portanto, não deve ser administrada a mulheres grávidas. Como o medicamento é excretado no leite materno, o uso de tiagabina em lactantes deve ser evitado.

Interferências laboratoriais

A tiagabina não interfere em nenhum teste laboratorial.

Dosagem e diretrizes clínicas

A tiagabina não deve ser usada com dose inicial alta ou iniciada rapidamente devido ao risco de efeitos adversos graves. Em adultos e adolescentes com 12 anos de idade ou mais com epilepsia que também estejam tomando indutores enzimáticos, a tiagabina deve ser iniciada com 4 mg por dia e aumentada semanalmente em 4 mg por dia durante o primeiro mês e depois aumentada semanalmente em 4 a 8 mg por dia durante as semanas 5 e 6, produzindo 24 a 32 mg por dia administrados em duas a quatro doses divididas na semana 6.

Em adultos (mas não em adolescentes), as doses de tiagabina podem ser aumentadas semanalmente em 4 a 8 mg por dia até atingir 56 mg por dia. As concentrações plasmáticas em pacientes com epilepsia em geral variam entre 20 e 100 ng/mL, mas não parecem estar sistematicamente relacionadas aos efeitos anticonvulsivos e, portanto, não são monitoradas rotineiramente.

LEVETIRACETAM

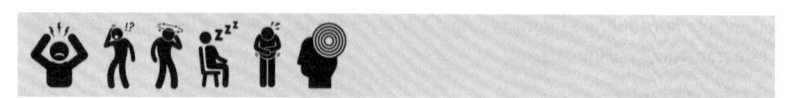

Inicialmente desenvolvido como um medicamento nootrópico (que melhora a memória), o levetiracetam provou ser um potente anticonvulsivante e recebeu a aprovação da FDA como tratamento para convulsões parciais em 2000. Ele tem sido usado para tratar mania e ansiedade agudas e para potencializar a terapia com medicamentos antidepressivos.

Ações farmacológicas

Os efeitos do levetiracetam no sistema nervoso central (SNC) não são bem compreendidos, mas ele parece aumentar indiretamente a inibição do GABA. Ele é rápida e completamente absorvido, e as concentrações máximas são atingidas em 1 hora. Os alimentos retardam a taxa de absorção e diminuem a quantidade de absorção. O levetiracetam não se liga significativamente às proteínas plasmáticas e não é metabolizado pelo sistema CYP hepático. Seu metabolismo envolve a hidrólise do grupo acetamida. As concentrações séricas não estão correlacionadas com os efeitos terapêuticos.

Indicações terapêuticas

A principal indicação do levetiracetam é para o tratamento de distúrbios convulsivos, incluindo crises de início parcial (adultos e crianças com 4 anos de idade ou mais), crises mioclônicas (adultos e adolescentes com 12 anos de idade ou mais) e crises tônico-clônicas em adultos e crianças de 6 anos de idade ou mais com epilepsia generalizada idiopática. Algumas vezes ele é usado *off-label* para o estado de mal epiléptico e profilaxia de convulsões na hemorragia subaracnóidea.

Usos *off-label*

O levetiracetam tem sido usado de maneira *off-label* para tratar a dor neuropática e para a profilaxia da enxaqueca. Em psiquiatria, tem sido usado para mania aguda, como tratamento complementar para depressão maior e como agente ansiolítico. Algumas evidências sugerem que ele pode ser eficaz como um tratamento complementar para o transtorno bipolar de ciclagem rápida.

Precauções e efeitos adversos

Os efeitos adversos mais comuns do levetiracetam incluem sonolência, tonturas, ataxia, diplopia, comprometimento da memória, apatia, parestesia e alucinações. Uma lista mais robusta de efeitos adversos pode ser encontrada na Tabela 5-1. Alguns pacientes desenvolvem distúrbios comportamentais durante o tratamento, e estudos recentes sugerem piora da depressão, agitação e outros sintomas de humor. Pacientes suicidas podem ficar agitados. Os médicos devem permanecer atentos a esses sintomas.

Uso na gravidez e na lactação

O levetiracetam é classificado como um medicamento da categoria C na gravidez. Embora não haja riscos comprovados associados ao seu uso durante a gravidez, os riscos não podem ser descartados. Da mesma forma, mesmo que apenas pequenas quantidades do medicamento passem para o leite materno, ele não deve ser usado durante a amamentação.

Interações medicamentosas

Existem poucas ou nenhuma interação com outros medicamentos, incluindo outros anticonvulsivantes. Não há interação com o lítio.

Interferências laboratoriais

Nenhuma interferência laboratorial foi relatada.

Dosagem e diretrizes clínicas

O medicamento está disponível em comprimidos de 250, 500, 750 e 1.000 mg; comprimidos de liberação prolongada de 500 mg; uma solução oral de 100 mg/mL; e uma solução intravenosa de 100 mg/mL.* Na epilepsia, a dose diária típica para adultos é de 1.000 mg.

Em vista de sua depuração renal, as doses devem ser reduzidas em pacientes com insuficiência renal.

ZONISAMIDA

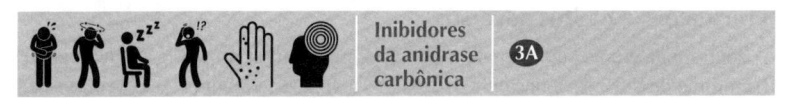

Inibidores da anidrase carbônica 3A

A zonisamida é um derivado do 1,2 benzisoxazol indicado para o tratamento de distúrbios convulsivos. Também se descobriu que é útil no transtorno bipolar, na obesidade e no transtorno da compulsão alimentar periódica.

Ações farmacológicas

Após a administração oral, a zonisamida é rapidamente absorvida e distribuída de maneira uniforme, com concentrações máximas ocorrendo dentro de 2 e 5 horas.

---

* N. de R.T.: No Brasil, estão disponíveis comprimidos de liberação imediata de 250, 500, 750, 1.000 mg; comprimidos de liberação prolongada de 500 e 750 mg e solução oral de 100 mg/mL.

A zonisamida é metabolizada pela CYP hepática CYP3A, portanto, agentes indutores de enzimas, como carbamazepina, álcool e fenobarbital, aumentam a depuração e reduzem a disponibilidade do medicamento. A zonisamida não afeta o metabolismo de outros medicamentos. Ela tem uma longa meia-vida de 60 horas, portanto pode ser administrada uma vez ao dia, de preferência à noite. A zonisamida bloqueia os canais de sódio e pode potencializar fracamente a atividade da dopamina e da serotonina. Também inibe a anidrase carbônica. Algumas evidências sugerem que ela pode bloquear os canais de cálcio e inibir a liberação de glutamato.

Indicações terapêuticas

A zonisamida foi aprovada para uso como terapia adjuvante no tratamento de distúrbios convulsivos generalizados e em crises parciais refratárias em pacientes com 16 anos de idade ou mais. Algumas evidências sugerem que ela pode ser útil no tratamento de crises epilépticas parciais simples, crises parciais complexas, crises infantis, crises mioclônicas, epilepsia mioclônica progressiva e síndrome de Lennox-Gastaut.

Usos *off-label*

Algumas evidências sugerem que a zonisamida pode ser usada para tratar a dor neuropática. Em psiquiatria, estudos controlados descobriram que ela é útil na obesidade e no transtorno da compulsão alimentar periódica. Para obter mais informações sobre zonisamida e perda de peso, consulte o Capítulo 41.

Estudos não controlados descobriram que a zonisamida é útil como tratamento nas fases agudas do transtorno bipolar, particularmente na mania; no entanto, mais estudos são necessários para essa indicação. Alguns estudos relatam melhora nos sintomas da doença de Parkinson quando a zonisamida é adicionada aos regimes de tratamento existentes. A zonisamida também pode ser uma terapia eficaz no tratamento de tremores na cabeça, nos tremores essenciais e na dor neuropática.

Precauções e efeitos adversos

A zonisamida é uma sulfonamida e, portanto, pode causar erupções cutâneas graves (síndrome de Stevens-Johnson) e discrasias sanguíneas, embora esses eventos sejam raros. Cerca de 4% dos pacientes desenvolvem cálculos renais. Os efeitos adversos mais comuns são sonolência, comprometimento cognitivo, insônia, ataxia, nistagmo, parestesia, anormalidades da fala, constipação, diarreia, náuseas e boca seca. A perda de peso também é um efeito colateral comum, que tem sido explorado como uma terapia para pacientes que ganharam peso durante o tratamento com psicotrópicos e têm dificuldade crônica em controlar sua alimentação. Efeitos adversos adicionais estão listados na Tabela 5-1.

Uso na gravidez e na lactação

A zonisamida está listada como um medicamento da categoria C na gravidez e não deve ser usada em mulheres grávidas ou lactantes. Anormalidades fetais ou mortes embriofetais foram relatadas em testes com animais em doses e níveis plasmáticos maternos semelhantes ou inferiores às concentrações terapêuticas humanas.

Interações medicamentosas

A zonisamida não inibe as isoenzimas do sistema CYP e não instiga interações medicamentosas. É importante não combinar inibidores da anidrase carbônica com zonisamida devido ao aumento do risco de nefrolitíase relacionado com a elevação dos níveis sanguíneos de ureia.

Interferências laboratoriais

A zonisamida pode elevar a fosfatase alcalina hepática e aumentar as concentrações sanguíneas de ureia e creatinina.

Dosagem e diretrizes clínicas

A zonisamida está disponível em cápsulas de 100 e 200 mg. Na epilepsia, a faixa de dosagem é de 100 a 400 mg por dia, com os efeitos colaterais se tornando mais pronunciados em doses acima de 300 mg. Devido à sua meia-vida longa, pode ser administrada uma vez ao dia.

PREGABALINA

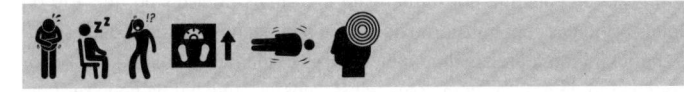

A pregabalina foi aprovada pela FDA para uso no tratamento de convulsões de início parcial em pacientes com 4 anos de idade ou mais, bem como no tratamento de dor neuropática, neuralgia pós-herpética e fibromialgia. Ela é farmacologicamente semelhante à gabapentina e acredita-se que atue inibindo a liberação de neurotransmissores excitatórios em excesso. Ela aumenta os níveis neuronais de GABA, e sua afinidade de ligação é seis vezes maior do que a da gabapentina.

Ações farmacológicas

A pregabalina exibe farmacocinética linear. Ela é extrema e rapidamente absorvida em proporção à sua dose. O tempo até a concentração plasmática máxima é de cerca de 1 hora e até o estado de equilíbrio dinâmico é de 24 a 48 horas. A pregabalina demonstra alta biodisponibilidade e tem meia-vida média de eliminação de cerca de 6,5 horas. Os alimentos não afetam a absorção. A pregabalina não se liga às proteínas plasmáticas e é excretada praticamente inalterada (< 2% do metabolismo) pelos rins. Ela não é submetida ao metabolismo hepático e não induz, nem inibe as enzimas hepáticas, como o sistema CYP. A redução da dose pode ser necessária em pacientes com *clearance* (depuração) de creatinina (ClCr) inferior a 60 mL por minuto.

As doses diárias devem ser ainda reduzidas em mais cerca de 50% para cada redução adicional de 50% no ClCr. A pregabalina é altamente eliminada pela hemodiálise, e, portanto, doses adicionais podem ser necessárias para pacientes em tratamento de hemodiálise crônica após cada sessão de hemodiálise.

Embora a pregabalina seja estruturalmente semelhante ao GABA, ela não se liga diretamente aos receptores GABA-A ou GABA-B. Ela tem como alvo as subunidades $\alpha_2\delta$ dos canais de cálcio voltagem-dependentes e reduz a liberação de neurotransmissores excitatórios. Acredita-se que isso explique os efeitos analgésicos e anticonvulsivantes do fármaco.

Indicações terapêuticas

A pregabalina é aprovada para o tratamento de neuropatia periférica diabética, dor neuropática associada à lesão da medula espinal, neuralgia pós-herpética, fibromialgia e como tratamento adjuvante para crises epilépticas de início parcial.

Usos *off-label*

A pregabalina tem vários usos *off-label* para condições de dor crônica, prurido crônico, tosse crônica e síndrome das pernas inquietas. No campo da psiquiatria, descobriu-se que ela é benéfica para alguns pacientes com transtorno de ansiedade generalizada. Nos estudos, nenhuma relação dose-resposta consistente foi encontrada, embora 300 mg de pregabalina por dia tenham sido mais eficazes do que 150 ou 450 mg. Alguns pacientes com transtorno de pânico ou transtorno de ansiedade social podem se beneficiar com a pregabalina, mas poucas evidências apoiam seu uso rotineiro no tratamento de pessoas com esses transtornos. A pregabalina pode ser uma candidata promissora para pacientes com insônia que lutam contra a abstinência de hipnóticos. Há evidências limitadas para apoiar o uso de pregabalina para tratar outras formas de insônia ou transtorno bipolar.

Precauções e efeitos adversos

Os efeitos adversos mais comuns associadas ao uso de pregabalina são tonturas, sonolência, visão turva, edema periférico, amnésia ou perda de memória e tremores. Efeitos adversos adicionais estão listados na Tabela 5-1. A pregabalina potencializa os efeitos sedativos de álcool, anti-histamínicos, benzodiazepínicos e outros depressores do SNC. Resta saber se está associada a sintomas de abstinência do tipo benzodiazepínico.

Uso na gravidez e na lactação

O uso pré-natal de pregabalina está associado a um risco aumentado de defeitos congênitos graves. Isso inclui defeitos cardíacos e anormalidades do SNC. Por consequência, ela foi rotulada como medicamento da categoria C na gravidez e não deve ser usada por mulheres grávidas ou lactantes.

Interações medicamentosas

Em vista da ausência de metabolismo hepático, a pregabalina carece de interações metabólicas medicamentosas.

Interferências laboratoriais

Não há efeitos nos testes laboratoriais.

Dosagem e diretrizes clínicas

A dose recomendada para neuralgia pós-herpética é de 50 ou 100 mg por via oral, três vezes ao dia. A dose recomendada para a neuropatia periférica diabética é de 100 a 200 mg por via oral, três vezes ao dia. Pacientes com fibromialgia podem precisar de até 450 a 600 mg por dia, administrados em doses divididas. A pregabalina está disponível em cápsulas de 25, 50, 75, 100, 150, 200, 225 e 300 mg.* As doses devem ser ajustadas para pacientes com *clearance* de creatinina reduzido (ver Tabela 5-2) e para aqueles que estão em hemodiálise (ver Tabela 5-3).

FENITOÍNA

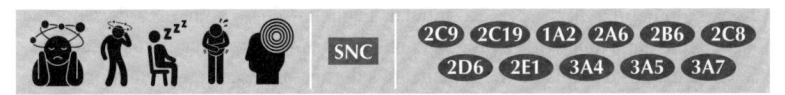

A fenitoína sódica é um fármaco antiepiléptico relacionado aos barbitúricos na estrutura química e está em uso desde a década de 1950. Ela é indicada para o controle de

TABELA 5-2 Ajuste da dose para pacientes com redução da depuração de creatinina

Faixa de depuração de creatinina	Ajuste de dosagem
30-60 mL/min	Dose diária recomendada de 50%
15-30 mL/min	25% da dose diária recomendada
≤15 mL/min	Dose diária recomendada de 8-16%

TABELA 5-3 Dosagem suplementar para pacientes em hemodiálise

Regime de dose diária da pregabalina	Dose suplementar
25 mg	25 ou 50 mg
25-50 mg	50 ou 75 mg
50-75 mg	75 ou 100 mg
75 mg	100 ou 150 mg

---

* N. de R.T.: No Brasil, estão disponíveis cápsulas de 25, 35, 50, 75, 100, 150, 300 mg e solução oral de 25 mg/mL.

crises epilépticas tônico-clônicas generalizadas (grande mal) e parciais complexas (psicomotoras, lobo temporal), bem como na prevenção e no tratamento de crises que ocorrem durante ou após a neurocirurgia. Estudos demonstraram eficácia comparável da fenitoína a outros anticonvulsivantes no transtorno bipolar, mas os médicos devem levar em consideração o perigo de vários efeitos adversos graves com este medicamento. Isso inclui hiperplasia gengival, leucopenia ou anemia, bem como o perigo de toxicidade causado pela farmacocinética não linear.

Ações farmacológicas

Da mesma forma que outros anticonvulsivantes, a fenitoína causa o bloqueio dos canais de sódio ativados por voltagem. Além de atuar como anticonvulsivante, ela também é eficaz como agente antimaníaco. A meia-vida plasmática após administração oral é em média de 22 horas, com uma faixa de variação de 7 a 42 horas. Os níveis terapêuticos em estado de equilíbrio dinâmico são alcançados pelo menos sete a 10 dias (5 a 7 meias-vidas) após o início da terapia com doses recomendadas de 300 mg por dia. O nível sérico deve ser medido com pelo menos cinco a sete meias-vidas após o início do tratamento. A fenitoína é excretada na bile, sendo então reabsorvida pelo trato intestinal e excretada na urina. A excreção urinária ocorre parcialmente com filtração glomerular e por secreção tubular. Pequenas doses adicionais de fenitoína podem aumentar a meia-vida e produzir aumentos muito substanciais nos níveis séricos. Os pacientes devem aderir estritamente à dosagem prescrita, e o monitoramento seriado dos níveis de fenitoína é recomendado.

Indicações terapêuticas

Embora exista há décadas, ela continua sendo um medicamento bastante usado, atualmente indicado para convulsões tônico-clônicas generalizadas (grande mal) e parciais complexas (psicomotoras, lobo temporal). No passado, a fenitoína era usada como antiarrítmico e para tratar a toxicidade secundária à digoxina e aos antidepressivos tricíclicos, mas não é usada rotineiramente para esse fim no momento.

Usos *off-label*

A fenitoína tem sido usada para tratar a ansiedade e como estabilizador do humor no tratamento de mania aguda no transtorno bipolar. Também pode ser eficaz no tratamento de neuralgia do trigêmeo.

Precauções e efeitos adversos

Os efeitos adversos mais comuns relatados com o uso da fenitoína geralmente estão relacionados à dose e incluem nistagmo, ataxia, fala arrastada, diminuição da coordenação e confusão mental. Outros efeitos adversos incluem tonturas, insônia, nervosismo transitório, espasmos motores e cefaleia. Há relatos raros de discinesias induzidas por fenitoína, semelhantes às induzidas pela fenotiazina e por outras substâncias neurolépticas. Efeitos adversos mais graves incluem trombocitopenia, leucopenia, agranulocitose e pancitopenia com ou sem supressão da medula óssea. Uma condição rara associada ao uso intravenoso de fenitoína é conhecida como síndrome da luva roxa (SLR), que geralmente se apresenta com edema, dor e alteração de cor que se espalham para o membro distal.

Vários relatos sugeriram o desenvolvimento de linfadenopatia (local ou generalizada), incluindo hiperplasia linfonodal benigna, pseudolinfoma, linfoma e doença de Hodgkin. Foi relatada hiperglicemia, e ela também pode aumentar o nível de glicose sérica em pacientes diabéticos. Indivíduos com deficiência de folato podem sofrer aumento gengival induzido por medicamentos. Efeitos adversos adicionais estão listados na Tabela 5-1.

Uso na gravidez e na lactação

Há evidências positivas de que a exposição pré-natal à fenitoína pode aumentar os riscos de defeitos congênitos. A mais grave é a síndrome da hidantoína fetal, caracterizada por defeitos congênitos mentais e físicos. Além das malformações congênitas, os recém-nascidos expostos à fenitoína *in utero* podem desenvolver um distúrbio hemorrágico potencialmente fatal relacionado à diminuição dos níveis de fatores de coagulação dependentes da vitamina K. Deficiências das vitaminas K e D, assim como do folato, podem causar anemia megaloblástica. Por consequência, a fenitoína está listada como um medicamento da categoria D na gravidez e não deve ser tomada por mulheres grávidas, que planejam engravidar ou lactantes.

Interações medicamentosas

A ingestão aguda de álcool, amiodarona, clordiazepóxido, cimetidina, diazepam, dissulfiram, estrogênios, fluoxetina, antagonistas-H_2, isoniazida, metilfenidato, fenotiazinas, salicilatos e trazodona pode aumentar os níveis séricos da fenitoína. Os medicamentos que podem reduzir seus níveis incluem carbamazepina e reserpina, além do abuso crônico de álcool.

Interferências laboratoriais

A fenitoína pode diminuir as concentrações séricas de tiroxina, bem como aumentar os níveis séricos de glicose, fosfatase alcalina e γ-glutamil transpeptidase (GGT).

Dosagem e diretrizes clínicas

Os pacientes podem começar com uma cápsula oral de ação estendida de 100 mg, três vezes ao dia, e a dosagem então ajustada para atender às necessidades individuais. Os pacientes podem então passar para uma dose diária de uma vez ao dia, o que é mais conveniente. Nesse caso, cápsulas de liberação prolongada podem ser usadas. O monitoramento seriado dos níveis de fenitoína é recomendado, e a faixa normal geralmente é de 10 a 20 µg/mL.

6 Anti-histamínicos

Nome genérico	Nome comercial	Efeitos adversos	Interações medicamentosas	Interações CYP
Difenidramina*	Lenix, Difenidrin	Sedação, tonturas, hipotensão, sintomas GIs, cefaleia	Anticolinérgicos, SNC, ARD, ADT/ADTC	2D6, 1A2
Hidroxizina	Drix, Drotizin, Droxy, Hidroalerg, Hixilerg, Hixizine, Hoxidrin, Pergo, Pruri-Gran	Sedação, tonturas, hipotensão, sintomas GIs, cefaleia	Anticolinérgicos, SNC, ARD, ADT/ADTC	3A4, 3A5
Prometazina	Fenergan, Pamergan, Profergan, Prometazol	Sedação, tonturas, hipotensão, sintomas GIs, cefaleia	Anticolinérgicos, SNC, ARD, ADT/ADTC	2D6
Ciproeptadina*	Cobapetit, Apetivan BC	Sedação, tonturas, hipotensão, sintomas GIs, cefaleia	Anticolinérgicos, SNC, ARD, ADT/ADTC	3A4

GIs, gastrintestinais; SNC, sistema nervoso central; ARD, antagonistas do receptor de dopamina; ADT, antidepressivos tricíclicos; ADTC, antidepressivos tetracíclicos.
* No Brasil, disponível também em associação.

Introdução

Os anti-histamínicos têm uma longa história de uso para tratar transtornos psiquiátricos, bem como para combater os efeitos colaterais de vários psicotrópicos, particularmente aqueles que têm como alvo os receptores H_1 da histamina, que são expressos nas células endoteliais vasculares, no coração, nos músculos lisos e em todo o sistema nervoso central (SNC). Embora se saiba que alguns anti-histamínicos de primeira e segunda geração causam sedação ou efeitos adversos cardíacos, como taquicardia sinusal, taquicardia reflexa e arritmias supraventriculares, muitos dos anti-histamínicos desenvolvidos recentemente (p. ex., fexofenadina, loratadina, desloratadina, cetirizina) apresentam menor risco de efeitos cardíacos adversos. No entanto, esses chamados anti-histamínicos de terceira geração não são comumente usados na prática psiquiátrica.

No campo da psiquiatria, os anti-histamínicos são usados *off-label* para tratar o parkinsonismo induzido por neurolépticos e a distonia aguda induzida por neurolépticos. Além disso, alguns deles podem substituir os hipnóticos e ansiolíticos convencionais. Os novos antagonistas do receptor H_2, como a cimetidina, atuam principalmente na mucosa gástrica, inibindo a secreção gástrica. Também foi demonstrado que a cimetidina e a ranitidina reduzem o apetite e o peso em indivíduos com sobrepeso, bem como naqueles com diabetes melito tipo II. No entanto, os dados estão em conflito, e esses fármacos não são usados rotineiramente para tais fins.

Os anti-histamínicos mais comumente usados em psiquiatria estão listados na Tabela 6-1. A Tabela 6-2 lista os anti-histamínicos não usados em psiquiatria, mas que podem causar efeitos adversos psiquiátricos ou levar a interações medicamentosas.

Ações farmacológicas

Os antagonistas H_1 usados em psiquiatria não devem ser considerados intercambiáveis. Todos são bem absorvidos pelo trato GI após a administração oral, mas são metabolizados por diferentes isoenzimas do citocromo P450, o que pode levar à interação com outros medicamentos.

A **difenidramina** é metabolizada principalmente pelas isoenzimas CYP2D6 e, em menor extensão, CYP1A2, CYP2C9 e CYP2C19. Ela é excretada na urina e tem meia-vida de 2,4 a 9,3 horas. A **hidroxizina** é metabolizada pelas isoenzimas CYP3A4 e CYP3A5, excretada principalmente na urina (cerca de 70% dela permanece inalterada em relação ao metabólito ativo, cetirizina) e tem um grau significativo de variação na meia-vida (14 a 25 horas), dependendo do paciente. Em crianças, ela tende a ser mais curta (aproximadamente 7 horas). A **prometazina** é metabolizada pelas isoenzimas CYP2D6, tem meia-vida de 12 a 15 horas e muito pouco dela é

TABELA 6-1 Anti-histamínicos comumente usados em psiquiatria	
Medicamento	Duração da ação (horas)
Difenidramina	4-6
Hidroxizina	6-24
Prometazina	4-6
Ciproeptadina	4-6

TABELA 6-2 Outros anti-histamínicos	
Classe	Medicamento
Anti-histamínicos de terceira geração	Cetirizina
	Loratadina
	Fexofenadina
Antagonistas do receptor H_2	Nizatidina
	Famotidina
	Ranitidina
	Cimetidina

excretada inalterada na urina. A **ciproeptadina** é metabolizada pelas isoenzimas CYP3A4 e sua meia-vida terminal é de 8 horas. Cerca de 20% são excretados nas fezes e 40% na urina.

Os efeitos antiparkinsonianos da difenidramina intramuscular (IM) têm início em 15 a 30 minutos, enquanto os efeitos sedativos atingem seu pico em 1 a 3 horas. Os efeitos sedativos da hidroxizina e da prometazina começam após 20 a 60 minutos e duram de 4 a 6 horas. Como todos os três medicamentos são metabolizados no fígado, pessoas com doença hepática, como cirrose, podem atingir altas concentrações plasmáticas com a administração em longo prazo.

A ativação dos receptores H_1 estimula a vigília; portanto, o antagonismo do receptor causa sedação. Todos os quatro agentes também possuem alguma atividade colinérgica antimuscarínica. A ciproeptadina é única entre os fármacos por apresentar propriedades potentes sobre os receptores anti-histamínicos e de serotonina 5-HT_2.

Indicações terapêuticas

No momento, apenas a hidroxizina é indicada para o tratamento de vários sintomas psiquiátricos. Ela fornece alívio sintomático da ansiedade e também é usada como tratamento adjuvante em condições orgânicas que podem causar ansiedade, embora sua eficácia não tenha sido avaliada para uso em longo prazo como agente ansiolítico. Também é usada para insônia, náuseas, vômitos, prurido e alergias.

Usos *off-label*

Um esboço de alguns dos usos dos anti-histamínicos pode ser encontrado na Tabela 6-3. Os anti-histamínicos são hipnóticos relativamente seguros, mas não são superiores aos benzodiazepínicos em termos de eficácia e segurança. Além disso, os anti-histamínicos não se mostraram eficazes para uso em longo prazo como ansiolíticos; portanto, benzodiazepínicos, buspirona e inibidores seletivos da recaptação de serotonina (ISRSs) continuam sendo os tratamentos preferidos.

A difenidramina demonstrou ser útil como tratamento para parkinsonismo induzido por neurolépticos, distonia aguda induzida por neurolépticos e acatisia induzida por neurolépticos. Ela também pode ser usada como alternativa aos anticolinérgicos e à amantadina para esses fins.

A ciproeptadina algumas vezes é usada para tratar disfunção relacionadas ao orgasmo, especialmente os orgasmos retardados resultantes do tratamento com medicamentos serotoninérgicos. Por promover ganho de peso, a ciproeptadina também pode ser útil no tratamento de transtornos alimentares, como a anorexia nervosa. A ciproeptadina também pode reduzir pesadelos recorrentes com temas pós-traumáticos. Além disso, sua atividade antiserotoninérgica pode neutralizar a síndrome serotoninérgica causada pelo uso concomitante de vários medicamentos ativadores da serotonina, como os ISRSs e os inibidores da monoaminoxidase. Algumas evidências sugerem que a ciproeptadina pode reduzir a frequência e a intensidade das enxaquecas.

TABELA 6-3 Indicações de usos dos anti-histamínicos	
Anti-histamínicos H_1	Anti-histamínicos H_2

• Comuns
  • Conjuntivite alérgica
  • Rinite alérgica
  • Anafilaxia
  • Angioedema
  • Sintomas de resfriado
  • Hipersensibilidade a medicamentos
  • Alergias alimentares
  • Urticária
  • Picadas/ferroadas de insetos
  • Náusea/vômito
  • Prurido
  • Alergias sazonais
  • Erupções cutâneas
	• Comuns
	  • Úlceras duodenais ou gástricas
	  • DRGE
	  • Azia
	  • Indigestão
	  • Síndrome de Zollinger-Ellison

• Menos comuns
  • Anorexia
  • Ansiedade
  • Dor óssea
  • Depressão
  • Cefaleias
  • Insônia
  • Cinetose
  • Parkinsonismo
  • Vertigem	

DRGE, doença do refluxo gastresofágico.

Precauções e efeitos adversos

Os anti-histamínicos são comumente associados a sedação, tonturas e hipotensão, as quais podem ser graves em idosos, que também são propensos a experimentarem os efeitos anticolinérgicos desses medicamentos. Isso pode causar confusão, desorientação e problemas cognitivos possíveis de serem exacerbados em pacientes idosos que estejam tomando outros medicamentos com efeitos anticolinérgicos. A excitação ou agitação paradoxal é um efeito adverso observado em um pequeno número de pacientes. Esses efeitos combinados podem levar ao *delirium*, e o uso em longo prazo está associado ao declínio cognitivo e ao risco de demência. Além disso, uma coordenação motora deficiente pode resultar em acidentes; portanto, os pacientes devem ser avisados sobre dirigir e operar máquinas perigosas. Outros efeitos adversos comuns incluem desconforto epigástrico, náuseas, vômitos, diarreia e constipação. Para obter uma lista mais completa dos efeitos adversos, consulte a Tabela 6-4.

Em razão da atividade anticolinérgica, algumas pessoas apresentam boca seca, retenção urinária, visão turva e constipação. Por consequência, os anti-histamínicos devem ser usados somente em doses muito baixas, se forem usados, em pessoas com

TABELA 6-4 Efeitos adversos comuns associados ao uso de anti-histamínicos		
Anti-histamínicos de primeira geração	Anti-histamínicos de segunda geração	Anti-histamínicos H_2
Visão turva	Desconforto abdominal	Inchaço/sensibilidade mamária
Constipação	Tosse	Confusão
Tonturas	Sonolência	Tonturas
Sonolência	Cefaleia	Sonolência
Boca seca	Náuseas	Cefaleia
Olhos secos	Dor de garganta	Dor articular/muscular
Cefaleia	Vômito	
Pressão arterial baixa		
Espessamento do muco nas vias aéreas		
Taquicardia		
Retenção urinária		

glaucoma de ângulo fechado ou problemas GIs, da próstata ou da bexiga obstrutivos. Uma síndrome anticolinérgica central com psicose pode ser induzida por ciproeptadina ou difenidramina. O uso de ciproeptadina em algumas pessoas tem sido associado ao ganho de peso, o que pode contribuir para sua eficácia relatada em algumas pessoas com anorexia nervosa.

A prometazina contém um alerta do tipo *black box** avisando que o medicamento não deve ser usado em pacientes com menos de 2 anos de idade, devido ao risco de depressão respiratória fatal.

Além dos efeitos adversos citados, os anti-histamínicos têm algum potencial de abuso. A coadministração de anti-histamínicos e opioides pode aumentar a euforia experimentada por pessoas com dependência de substâncias. *Overdoses* de anti-histamínicos podem ser fatais.

Uso na gravidez e na lactação

Devido a algum potencial de teratogenicidade, as mulheres grávidas devem evitar o uso de anti-histamínicos. Os anti-histamínicos são excretados no leite materno e, portanto, só devem ser usados por lactantes se necessário. A difenidramina e a ciproeptadina são classificadas como medicamentos da categoria B na gravidez, enquanto a hidroxizina e a prometazina são classificadas como medicamentos da categoria C na gravidez.

---

* N. de R.T.: O alerta do tipo *black box* ou alerta de caixa preta, é o alerta mais rigoroso da Food and Drug Administration (FDA).

Interações medicamentosas

A propriedade sedativa dos anti-histamínicos pode ser aditiva a outros depressores do SNC, como álcool, outros fármacossedativo-hipnóticos e muitos psicotrópicos, incluindo antidepressivos tricíclicos e antagonistas do receptor de dopamina (ARDs). A atividade anticolinérgica também pode ser aditiva à de outros medicamentos anticolinérgicos e algumas vezes pode resultar em sintomas anticolinérgicos graves ou intoxicação.

Interferências laboratoriais

Os antagonistas H_1 podem eliminar a pápula e o endurecimento que formam a base dos testes cutâneos de alergia. A prometazina pode interferir nos testes de gravidez e pode aumentar as concentrações de glicose no sangue. A difenidramina pode produzir um resultado no teste de urina falso-positivo para fenciclidina (PCP). O uso de hidroxizina pode elevar falsamente os resultados de certos testes para 17-hidroxicorticosteroides urinários.

Dosagem e diretrizes clínicas

Os anti-histamínicos estão disponíveis em uma variedade de preparações (Tabela 6-5). As injeções IM devem ser administradas profundamente no músculo porque a administração superficial pode causar irritação local. Isso é especialmente verdadeiro com a prometazina, a qual pode causar gangrena se administrada de forma incorreta.

A administração intravenosa (IV) de 25 a 50 mg de difenidramina é um tratamento eficaz para a distonia aguda induzida por neurolépticos, que pode melhorar imediatamente. O tratamento com 25 mg, três vezes ao dia – até 50 mg, quatro vezes ao dia, se necessário – pode ser usado para tratar parkinsonismo, acinesia e movimentos bucais induzidos por neurolépticos. A difenidramina pode ser usada como hipnótico em uma dose de 50 mg para insônia transitória leve. As doses de 100 mg não se mostraram superiores às de 50 mg, mas produzem mais efeitos anticolinérgicos.

A hidroxizina é mais comumente usada como ansiolítico de curto prazo. Ela não deve ser administrada por via IV, pois é irritante para os vasos sanguíneos. Dosagens de 50 a 100 mg administradas por via oral (VO) quatro vezes ao dia para tratamento de longo prazo ou 50 a 100 mg IM a cada 4 a 6 horas para tratamento de curto prazo geralmente são eficazes.

A anorgasmia induzida por ISRSs pode ser revertida algumas vezes com 4 a 16 mg por dia de ciproeptadina administrados por VO 1 ou 2 horas antes da atividade sexual prevista. Vários relatos de casos e pequenos estudos também relataram que a ciproeptadina pode ser útil no tratamento de transtornos alimentares, como a anorexia nervosa. A ciproeptadina está disponível em comprimidos de 4 mg e uma solução de 2 mg/5 mL.

Os médicos devem estar cientes de que crianças e pacientes idosos são mais sensíveis aos efeitos dos anti-histamínicos do que adultos jovens e saudáveis.

TABELA 6-5	Dosagem e administração de antagonistas da histamina comuns		
Medicamento	Via	Preparação	Dosagem comum
Difenidramina	VO	Cápsulas e comprimidos: 25 mg, 50 mg	Adultos: 25-50 mg, três a quatro vezes ao dia
		Líquido: 12,5 mg/5,0 mL	Crianças: 5 mg/kg, três a quatro vezes ao dia, não excedendo 300 mg/dia
	IM profundo ou IV	Solução: 10 ou 50 mg/mL	A mesma que oral
Cloridrato de hidroxizina	VO	Comprimidos: 10, 25, 50 e 100 mg	Adultos: 50-100 mg, três a quatro vezes ao dia
		Xarope: 10 mg/5 mL	Crianças menores de 6 anos de idade: 2 mg/kg/dia em doses divididas
			Crianças com mais de 6 anos de idade: 12,5 a 25,0 mg, três a quatro vezes ao dia
	IM	Solução: 25 ou 50 mg/mL	A mesma que oral
Pamoato de hidroxizina	VO	Suspensão: 25 mg/mL	A mesma que as dosagens para cloridrato de hidroxizina
		Cápsulas: 25, 50 e 100 mg	
Prometazina	VO	Comprimidos: 12,5, 25,0 e 50,0 mg	Adultos: 50-100 mg, três a quatro vezes ao dia para sedação
		Xarope: 3,25 mg/5 mL	Crianças: 12,5 a 25,0 mg, à noite para sedação
	Retal	Supositórios: 12,5, 25,0 e 50,0 mg	
	IM	Solução: 25 e 50 mg/mL	
Ciproeptadina	VO	Comprimidos: 4 mg	Adultos: 4-20 mg/dia.
		Xarope: 2 mg/5 mL	Crianças de 2 a 7 anos de idade: 2 mg, duas a três vezes ao dia (máximo, 12 mg/dia).
			Crianças de 7 a 14 anos de idade: 4 mg, duas a três vezes ao dia (máximo de 16 mg/dia)
IM, intramuscular; IV, intravenosa; VO, oral.			

Barbitúricos e fármacos de ação semelhante

7

Nome genérico	Nome comercial	Efeitos adversos	Interações medicamentosas	Interações CYP
Aprobarbital*	Alurato	Confusão, sedação, agitação, depressão respiratória	SNC	3A4
Butabarbital*	Butisol	Confusão, sedação, agitação, depressão respiratória	SNC	N/A
Mefobarbital*	Mebaral	Confusão, sedação, agitação, depressão respiratória	SNC	2C19, 2B6
Metoexital*	Brevital	Confusão, sedação, agitação, depressão respiratória	SNC	N/A
Pentobarbital*	Nembutal	Confusão, sedação, agitação, depressão respiratória	SNC	2C19, 2A6, 3A4
Fenobarbital	Gardenal, Carbital, Fenocris	Confusão, sedação, agitação, depressão respiratória	SNC	2C19, 2C9, 2E1, 2B6, 2C8, 3A4, 1A2, 3A5, 1A1, 2C18, 3A7
Secobarbital*	Seconal	Confusão, sedação, agitação, depressão respiratória	SNC	1A2, 2C19, 2C8, 2C9
Paraldeído*	N/A	Confusão, sedação, sintomas gastrintestinais	SNC, dissulfiram	N/A
Meprobamato*	N/A	Confusão, sedação, coma	SNC	N/A
Hidrato de cloral**	Nortec	Confusão, sedação, coma	SNC, varfarina	N/A

N/A, não se aplica; SNC, sistema nervoso central.
* Não disponível no Brasil.
** Disponível no Brasil somente em farmácia de manipulação.

Introdução

Os barbitúricos são usados há muito tempo na psiquiatria em razão de seus efeitos depressivos no sistema nervoso central (SNC). Eles são hipnóticos, sedativos e ansiolíticos eficazes que se tornaram amplamente usados entre as décadas de 1920 e

1950, embora o uso remonte a 1903, quando o primeiro medicamento dessa classe, o barbital, tornou-se comercialmente disponível como agente do sono. Foi seguido por fenobarbital em 1912, amobarbital em 1923, secobarbital em 1929, pentobarbital em 1930 e tiopental no início dos anos 1930. Muitos outros foram sintetizados, mas apenas alguns foram usados clinicamente (Tabela 7-1).

Muitos problemas estão associados a esses medicamentos, incluindo alto potencial de abuso e dependência, uma faixa terapêutica estreita com baixo índice terapêutico e efeitos colaterais desfavoráveis. O uso de barbitúricos e compostos similares, como o meprobamato, foi praticamente eliminado pelos benzodiazepínicos e hipnóticos, como zolpidem, eszopiclona e zaleplona, que têm menor potencial de abuso e maior índice terapêutico do que os barbitúricos. No entanto, os barbitúricos ainda têm um papel importante no tratamento de alguns transtornos mentais e convulsivos.

Como todos os barbitúricos têm um perfil farmacológico similar, eles serão descritos como um grupo. Em seguida, serão revisados medicamentos não barbitúricos.

Ações farmacológicas

Embora o composto original de todos os barbitúricos, o ácido barbitúrico, seja mal absorvido e produza efeitos clínicos insignificantes, os barbitúricos são bem absorvidos após a administração oral. A ligação dos barbitúricos às proteínas plasmáticas é alta, mas a solubilidade lipídica varia. Os barbitúricos individuais são metabolizados

TABELA 7-1   Dosagens de barbitúricos (adulto)

Medicamento	Preparações disponíveis	Faixa de dose hipnótica	Faixa de dose de anticonvulsivante
Amobarbital	200 mg	50-300 mg	65-500 mg IV
Aprobarbital	Elixir de 40 mg/5 mL	40-120 mg	Não estabelecida
Butabarbital	Comprimidos de 15, 30 e 50 mg, elixir de 30 mg/5 mL	45-120 mg	Não estabelecida
Mefobarbital	Comprimidos de 32, 50 e 100 mg	100-200 mg	200-600 mg
Metoexital	500 mg/50 mL	1 mg/kg para eletroconvulsoterapia	Não estabelecida
Pentobarbital	Cápsulas de 50 e 100 mg, elixir ou injeção de 50 mg/mL	100-200 mg	100 mg IV, a cada minuto até 500 mg
	Supositório de 30, 60, 120 e 200 mg		
Fenobarbital	Os comprimidos variam de 15 a 100 mg, elixir de 20 mg/5 mL	30-150 mg	100-300 mg IV, até 600 mg/dia
	Injeção de 30 a 130 mg/mL		
Secobarbital	Cápsula de 100 mg, injeção de 50 mg/mL	100 mg	5,5 mg/kg IV

IV, intravenoso.

pelo fígado e excretados pelos rins. As meias-vidas de barbitúricos específicos variam de 1 a 120 horas (ver Tabela 7-2). Os barbitúricos também podem induzir enzimas hepáticas (CYP), reduzindo assim os níveis do barbitúrico e de quaisquer outros medicamentos administrados concomitantemente metabolizados pelo fígado. O mecanismo de ação dos barbitúricos envolve o complexo receptor do ácido γ-aminobutírico (GABA)-receptor de benzodiazepina-canal iônico de cloreto.

Indicações terapêuticas

Eletroconvulsoterapia

O metoexital é comumente usado como agente anestésico para eletroconvulsoterapia (ECT). Ele tem riscos cardíacos mais baixos do que outros anestésicos barbitúricos. Usado por via intravenosa (IV), produz rápida perda de consciência e, devido à sua rápida redistribuição, tem uma breve duração de ação (5 a 7 minutos). A dose típica para ECT é de 0,7 a 1,2 mg/kg. O metoexital também pode ser usado para abortar convulsões prolongadas na ECT ou para limitar a agitação pós-ictal.

Convulsões

O fenobarbital, o barbitúrico mais comumente usado para tratamento de convulsões, tem indicações para o tratamento de crises epilépticas tônico-clônicas generalizadas e parciais simples. Os barbitúricos parenterais são usados no tratamento emergencial de convulsões, independentemente da causa. O fenobarbital IV deve ser administrado lentamente na dose de 10 a 20 mg/kg para *status epilepticus*.

Sono

Os barbitúricos reduzem a latência do sono e o número de despertares durante o sono, embora a tolerância a esses efeitos geralmente se desenvolva dentro de duas semanas. A descontinuação dos barbitúricos costuma levar ao aumento de rebote das medidas eletroencefalográficas do sono e ao agravamento da insônia.

TABELA 7-2 Meias-vidas de barbitúricos	
Medicamento	**Meia-vida**
Amobarbital	15-40 horas
Aprobarbital	14-40 horas
Butabarbital	100 horas
Mefobarbital	34 horas
Metoexital	2-6 horas
Pentobarbital	15-50 horas
Fenobarbital	37-140 horas
Secobarbital	15-40 horas

Ansiedade

Os barbitúricos são eficazes na redução da ansiedade geral ou da apreensão antes de um procedimento (particularmente cirurgia complexa). No entanto, os benzodiazepínicos podem produzir efeitos semelhantes com menor potencial de abuso e possuem um índice terapêutico mais alto.

Narcoanálise

O amobarbital tem sido usado historicamente como auxiliar diagnóstico em várias condições clínicas, incluindo reações de conversão, catatonia, estupor histérico e mudez inexplicável, e para diferenciar o estupor de depressão, esquizofrenia e lesões cerebrais estruturais. Embora não sejam mais comumente usados para esse propósito, os barbitúricos já foram descritos como "soros da verdade" porque acreditava-se que seus efeitos analgésicos, ansiolíticos e soporíferos concediam aos pacientes acesso a memórias reprimidas ou os tornavam incapazes de construir narrativas falsas.

Devido ao risco de laringospasmo com amobarbital intravenoso, o diazepam tornou-se o fármaco de escolha nas raras ocasiões em que a narcoanálise é realizada.

Abstinência de sedativo-hipnóticos

Às vezes, os barbitúricos são usados para determinar a extensão da tolerância a eles ou a outros hipnóticos a fim de orientar a desintoxicação. Após a resolução da intoxicação, uma dose de teste de pentobarbital (200 mg) é administrada por via oral (VO). Uma hora depois, o paciente é examinado. Os requisitos de tolerância e dose são determinados pelo grau em que o paciente é afetado; se ele não estiver sedado, outros 100 mg de pentobarbital podem ser administrados a cada 2 horas, até três vezes (máximo, 500 mg em 6 horas). A quantidade necessária para intoxicação leve corresponde à dose diária aproximada de barbitúrico que será usada. O fenobarbital (30 mg) pode, então, substituir cada 100 mg de pentobarbital. Essa de dose diária necessária pode ser administrada em doses divididas e gradualmente reduzida em 10% ao dia, com ajustes feitos de acordo com os sinais de abstinência.

Precauções e efeitos adversos

Alguns efeitos adversos dos barbitúricos são semelhantes aos dos benzodiazepínicos, incluindo disforia paradoxal, hiperatividade e desorganização cognitiva. Os efeitos adversos raros associados ao uso de barbitúricos incluem desenvolvimento da síndrome de Stevens-Johnson, anemia megaloblástica e neutropenia.

Antes do advento dos benzodiazepínicos, o uso generalizado de barbitúricos como hipnóticos e ansiolíticos os tornou a causa mais comum de reações agudas de porfiria. Os ataques graves de porfiria diminuíram em grande parte porque os barbitúricos agora são raramente usados e estão contraindicados em pacientes com a doença.

Uma grande diferença entre os barbitúricos e os benzodiazepínicos é o baixo índice terapêutico dos barbitúricos. Uma *overdose* de barbitúricos pode facilmente ser fatal. Além de índices terapêuticos estreitos, os barbitúricos estão associados a um risco significativo de potencial de abuso e ao desenvolvimento de tolerância e dependência. A intoxicação por barbitúricos é semelhante à intoxicação aguda por etanol e se manifesta por confusão, sonolência, irritabilidade, hiporreflexia ou arreflexia, ataxia e nistagmo. Esses fármacos eram comumente usados de forma abusiva no passado, mas sua disponibilidade em mercados ilícitos diminuiu significativamente porque foram suplantados por benzodiazepínicos. No entanto, os indivíduos ainda podem desenvolver dependência de barbitúricos, cujos sintomas e sinais estão indicados na Tabela 7-3. Os sintomas da abstinência de barbitúricos são semelhantes, mas mais graves do que os da abstinência de benzodiazepínicos e estão descritos na Tabela 7-4.

Dez vezes a dose diária (cerca de 1 g) da maioria dos barbitúricos causa toxicidade grave; 2 a 10 g geralmente são fatais. As manifestações da intoxicação por barbitúricos podem incluir *delirium*, confusão, excitação, cefaleia, depressão do SNC e depressão respiratória, variando de sonolência a coma. Outros efeitos adversos incluem respiração de Cheyne-Stokes, choque, miose, oligúria, taquicardia, hipotensão, hipotermia, irritabilidade, hiporreflexia ou arreflexia, ataxia e nistagmo.

O tratamento de *overdose* consiste em indução de vômitos ou lavagem, carvão ativado e catárticos salinos; tratamento de suporte, incluindo manutenção das vias

TABELA 7-3 Sinais e sintomas de intoxicação e abuso de barbitúricos	
• Agitação	• Juízo crítico prejudicado
• Bradicardia	• Incapacidade de urinar
• Descoordenação	• Irritabilidade
• Problemas de concentração	• Flutuações de humor
• Confusão	• Parada respiratória
• Delírios	• Depressão respiratória
• Depressão	• Respiração superficial
• Pupilas dilatadas	• Pulso lento
• Tonturas	• Lentidão
• Visão dupla	• Fala arrastada
• Sonolência	• Sono insatisfatório
• Alucinações	• Excitação incomum
• Hipotensão	• Problemas de visão

TABELA 7-4 Sinais e sintomas da abstinência de barbitúricos	
• Agitação	• Irritabilidade
• Ansiedade	• Flutuações de humor
• Confusão	• Náuseas
• Convulsões	• Convulsões
• *Delirium*	• Distúrbios do sono
• Febre	• Tremores
• Alucinações	• Vômitos
• Hipotensão	• Fraqueza

aéreas e da respiração e tratamento do choque conforme necessário; manutenção dos sinais vitais e balanço hídrico; alcalinização da urina para aumentar a excreção; diurese forçada se a função renal estiver normal; ou hemodiálise em casos graves.

Os barbitúricos devem ser usados com cautela por pacientes com histórico de abuso de substâncias, depressão, diabetes, insuficiência hepática, doença renal, anemia grave, dor, hipertireoidismo ou hipoadrenalismo. Os barbitúricos também são contraindicados em pacientes com porfiria aguda intermitente, disfunção do controle respiratório ou reserva respiratória limitada.

Uso na gravidez e na lactação

Devido a algumas evidências de teratogenicidade, os barbitúricos não devem ser usados por mulheres grávidas ou lactantes. Eles são classificados como medicamentos da categoria D na gravidez.

Interações medicamentosas

A principal área de preocupação com as interações medicamentosas são os efeitos potencialmente perigosos da depressão respiratória. Os barbitúricos devem ser usados com grande cautela com outros medicamentos prescritos para o SNC (incluindo medicamentos antipsicóticos e antidepressivos) e agentes não prescritos que agem no SNC (p. ex., álcool). Também é necessário ter cuidado ao prescrever barbitúricos a pacientes que estejam tomando outros medicamentos que são metabolizados no fígado, especialmente medicamentos cardíacos e anticonvulsivantes. Como os pacientes individualmente têm um espectro de sensibilidade à indução enzimática induzida por barbitúricos, não é possível prever o grau em que o metabolismo dos medicamentos administrados concomitantemente pode ser afetado. Os fármacos que têm seu metabolismo aumentado pela administração de barbitúricos incluem opioides, agentes antiarrítmicos, antibióticos, anticoagulantes, anticonvulsivantes, antidepressivos, antagonistas do receptor β-adrenérgico, antagonistas do receptor de dopamina, anticoncepcionais e imunossupressores.

Interferências laboratoriais

Nenhuma interferência laboratorial conhecida está associada à administração de barbitúricos.

Dosagem e diretrizes clínicas

Os barbitúricos e outros fármacos descritos posteriormente começam a agir dentro de 1 a 2 horas após a administração. As doses de barbitúricos variam, e o tratamento deve começar com doses baixas que são aumentadas até se atingir um efeito clínico. Crianças e idosos são mais sensíveis aos efeitos dos barbitúricos do que os adultos jovens. Os barbitúricos mais comumente usados estão disponíveis em uma variedade de formas de dose. Barbitúricos com meia-vida na faixa de 15 a 40 horas são preferíveis porque os medicamentos de ação prolongada tendem a se acumular no organismo.

Os médicos devem instruir os pacientes claramente sobre os efeitos adversos e o potencial de dependência associado a esses medicamentos.

Embora a determinação das concentrações plasmáticas de barbitúricos raramente seja necessária em psiquiatria, o monitoramento das concentrações de fenobarbital é uma prática padrão quando o medicamento é usado como anticonvulsivante. As concentrações sanguíneas terapêuticas para o fenobarbital para essa indicação variam de 15 a 40 mg/L, embora alguns pacientes possam apresentar efeitos adversos significativos nessa faixa.

Os barbitúricos estão contidos em produtos combinados com os quais o médico deve estar familiarizado.

Outros fármacos de ação semelhante

Vários agentes que atuam de forma semelhante aos barbitúricos têm sido usados no tratamento de ansiedade e da insônia. Três desses medicamentos disponíveis são o paraldeído, o meprobamato e o hidrato de cloral, mas raramente são usados devido ao seu potencial de abuso e possíveis efeitos tóxicos. O uso de meprobamato foi suspenso na União Europeia e no Canadá.

PARALDEÍDO

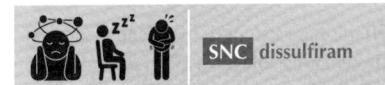

SNC dissulfiram

O paraldeído é um éter cíclico que foi observado pela primeira vez em 1835 pelo químico alemão Justus von Liebig e foi usado pela primeira vez em 1882 como hipnótico. Ele também tem sido usado para tratar epilepsia, sintomas de abstinência alcoólica e *delirium tremens*. Devido ao seu baixo índice terapêutico, ele foi amplamente suplantado pelos benzodiazepínicos e por outros anticonvulsivantes.

Ações farmacológicas

O paraldeído é rapidamente absorvido pelo trato gastrintestinal (GI) e em injeções intramusculares (IM). Ele é metabolizado principalmente em acetaldeído pelo fígado, e o fármaco não metabolizado é expirado pelos pulmões. As meias-vidas relatadas variam de 3,4 a 9,8 horas. O início da ação é de 15 a 30 minutos.

Indicações terapêuticas

O paraldeído não é indicado como ansiolítico ou hipnótico e tem pouco lugar na psicofarmacologia atual. É usado ocasionalmente para tratar o *status epilepticus*.

Precauções e efeitos adversos

O paraldeído frequentemente causa mau hálito devido à exalação do medicamento não metabolizado. Ele pode inflamar os capilares pulmonares e causar tosse. O uso intravenoso também pode causar tromboflebite local. Os pacientes podem sentir náuseas e vômitos com o uso oral. A *overdose* leva à acidose metabólica e diminui o débito renal. É um medicamento da Lista IV e há risco de abuso entre indivíduos com histórico de transtornos por uso de substâncias.

Uso na gravidez e na lactação

O paraldeído é classificado como um medicamento da categoria C na gravidez e não deve ser usado durante a gravidez ou a lactação.

Interações medicamentosas

O dissulfiram inibe a acetaldeído desidrogenase e reduz o metabolismo do paraldeído, levando a uma possível concentração tóxica de paraldeído. O paraldeído tem efeitos sedativos aditivos em combinação com outros depressores do SNC, como álcool e benzodiazepínicos.

Interferências laboratoriais

O paraldeído pode interferir nos testes urinários de metirapona, fentolamina e 17-hidroxicorticosteroides.

Dosagem e diretrizes clínicas

O paraldeído está disponível em frascos de 30 mL para uso oral, intravenoso ou retal. Para convulsões em adultos, até 12 mL (diluídos em uma solução a 10%) podem ser administrados por sonda gástrica a cada 4 horas. Para crianças, a dose oral é de 0,3 mg/kg.

MEPROBAMATO

O meprobamato, um carbamato, foi introduzido pouco antes dos benzodiazepínicos, especificamente para tratar a ansiedade. Também é usado para efeitos relaxantes musculares. Durante as décadas de 1950 e 1960, o fármaco foi comercializado como um tranquilizante leve sob o nome comercial de Milltown e se tornou onipresente nos Estados Unidos. Em 1957, um terço de todas as prescrições feitas eram para este medicamento. Na década de 1960, o uso de meprobamato havia diminuído devido à introdução de benzodiazepínicos e à constatação de que o meprobamato era na verdade um sedativo (não um tranquilizante) e tinha um potencial relativamente alto de abuso. Em 2012, a autorização de comercialização na União Europeia para o meprobamato foi rescindida. O Canadá retirou a autorização de comercialização do medicamento em 2013.

Ações farmacológicas

O meprobamato é rapidamente absorvido pelo trato GI e por injeções IM. Ele é metabolizado principalmente pelo fígado, e uma pequena porção é excretada inalterada na urina. A meia-vida plasmática é de cerca de 10 horas.

Indicações terapêuticas

O meprobamato é indicado para tratamento de curto prazo de transtornos de ansiedade. Ele também tem sido usado como hipnótico e é prescrito como relaxante muscular. Seu uso agora é incomum.

Precauções e efeitos adversos

O meprobamato pode causar depressão do SNC e morte em casos de *overdose* e acarreta o risco de abuso por pacientes com dependência de drogas ou álcool. A interrupção abrupta após o uso prolongado pode levar à síndrome de abstinência, incluindo convulsões e alucinações. O meprobamato pode exacerbar a porfiria aguda intermitente. Outros efeitos adversos raros incluem reações de hipersensibilidade, sibilância, urticária, excitação paradoxal e leucopenia. Ele não deve ser usado em pacientes com comprometimento hepático.

Uso na gravidez e na lactação

O meprobamato é um medicamento da categoria D na gravidez. Foi sugerido um risco aumentado de malformações congênitas, especialmente quando usado no primeiro trimestre, e ele é secretado no leite materno. Portanto, o uso durante a gravidez ou lactação não é recomendado.

Interações medicamentosas

O meprobamato tem efeitos sedativos aditivos em combinação com outros depressores do SNC, como álcool, barbitúricos ou benzodiazepínicos.

Interferências laboratoriais

O meprobamato pode interferir com os testes urinários de metirapona, fentolamina e 17-hidroxicorticosteroides.

Dosagem e diretrizes clínicas

O meprobamato está disponível em comprimidos de 200, 400 e 600 mg; cápsulas de liberação prolongada de 200 e 400 mg; e várias combinações. Por exemplo, está disponível uma combinação de ácido acetilsalicílico (AAS) e meprobamato que contém 325 mg de AAS e 200 mg de meprobamato para uso oral. Para adultos, a dose habitual é de 400 a 800 mg, duas vezes ao dia. Pacientes idosos e crianças de 6 a 12 anos requerem metade da dose para adultos.

HIDRATO DE CLORAL

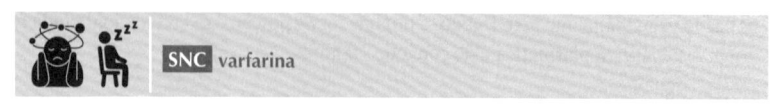

SNC varfarina

O hidrato de cloral é um agente hipnótico raramente usado em psiquiatria porque estão disponíveis várias opções mais seguras, como os benzodiazepínicos estão disponíveis. Ele foi descoberto em 1832 pelo químico alemão Justus von Liebig e era frequentemente usado durante o final do século XIX e o início do século XX por profissionais médicos e membros do público em geral para induzir a sedação. O hidrato de cloral tem uma longa história de uso ilícito, principalmente pelo barman Mickey Finn, que misturava as bebidas dos clientes com a substância e depois os roubava quando ficavam incapacitados. Após a prisão e condenação de Finn, drogar um indivíduo inocente ficou conhecido como "dar um *mickey* em alguém".

Ações farmacológicas

O hidrato de cloral é bem absorvido no trato GI. O composto original é metabolizado em minutos pelo fígado para o metabólito ativo tricloroetanol, que tem uma meia-vida de 8 a 11 horas. Uma dose de hidrato de cloral induz o sono em 30 a 60 minutos, e pode-se permanecer dormindo por 4 a 8 horas. Ele provavelmente potencializa a neurotransmissão GABAérgica, que suprime a excitabilidade neuronal.

Indicações terapêuticas

Atualmente, o hidrato de cloral não está disponível como um produto aprovado pela Food and Drug Administration (FDA).

Usos *off-label*

O hidrato de cloral é aprovado para uso no Reino Unido, Canadá, Austrália, Abu Dhabi e Hong Kong. A principal indicação do hidrato de cloral é induzir o sono. Ele não deve ser usado por mais de dois ou três dias porque o tratamento em longo prazo está associado a um aumento de incidência e gravidade dos efeitos adversos. A tolerância aos efeitos hipnóticos do hidrato de cloral ocorre após duas semanas de tratamento. Os benzodiazepínicos são superiores ao hidrato de cloral para todos os usos psiquiátricos.

Precauções e efeitos adversos

O hidrato de cloral tem efeitos adversos no SNC, no sistema GI e na pele. Altas doses (> 4 g) podem estar associadas a estupor, confusão, ataxia, quedas ou coma. Os efeitos GIs incluem irritação inespecífica, náuseas, vômitos, flatulência e um sabor desagradável. Com o uso em longo prazo e a *overdose*, podem ocorrer gastrite e ulceração gástrica. Além do desenvolvimento da tolerância, pode ocorrer dependência do hidrato de cloral, com sintomas como os da dependência de álcool. Com uma dose letal entre 5.000 e 10.000 mg, o hidrato de cloral é uma escolha particularmente ruim para pessoas potencialmente suicidas.

Uso na gravidez e na lactação

O hidrato de cloral não deve ser prescrito para mulheres grávidas e pode passar pelo leite materno e prejudicar o bebê.

Interações medicamentosas

Em razão da interferência metabólica, o hidrato de cloral deve ser estritamente evitado com álcool, uma mistura notória conhecida como Mickey Finn, ou *mickey* (descrito anteriormente). O hidrato de cloral pode deslocar a varfarina das proteínas plasmáticas e aumentar a atividade anticoagulante; portanto, essa combinação também deve ser evitada.

Interferências laboratoriais

A administração de hidrato de cloral pode levar a resultados falso-positivos para determinações de glicose na urina que usam sulfato cúprico (p. ex., Clinitest), mas não em testes que usam glicose oxidase (p. ex., Clinistix e Tes-Tape). O hidrato de cloral também pode interferir na determinação de catecolaminas urinárias em 17-hidroxicorticosteroides.

Dosagem e diretrizes clínicas

O hidrato de cloral está disponível em cápsulas de 500 mg; solução de 500 mg/5 mL; e supositórios retais de 324, 500 e 648 mg. A dose padrão é de 500 a 2.000 mg na hora de dormir. Como o medicamento é um irritante gastrintestinal, ele deve ser administrado com bastante água, leite, outros líquidos ou antiácidos para diminuir a irritação gástrica.

PROPOFOL

O propofol é um agonista do $GABA_A$ usado como anestésico. Ele induz a liberação pré-sináptica de GABA e dopamina (esta última possibilidade por meio de uma ação sobre os receptores $GABA_B$), sendo um agonista parcial nos receptores de dopamina D_2 e de NMDA. Devido à solubilidade do propofol em lipídeos, ele atravessa a barreira hematoencefálica facilmente e induz anestesia em menos de 1 minuto. A rápida redistribuição para fora do SNC resulta em perda de efeito dentro de 3 a 8 minutos após a interrupção da infusão. Ele é bem tolerado quando usado para sedação consciente, mas tem potencial para efeitos adversos agudos, incluindo depressão respiratória, apneia e bradiarritmia. A infusão prolongada pode causar acidose e miopatias mitocondriais. O veículo usado para a infusão é uma emulsão de soja que pode ser um meio de cultura para vários microrganismos. O veículo também pode prejudicar a função dos macrófagos e causar anormalidades hematológicas e lipídicas, além de reações anafiláticas.

Há evidências limitadas de que o tratamento com altas doses de propofol possa ser usado em pacientes com depressão resistente ao tratamento que, de outra forma, são saudáveis (tratamento similar ao com cetamina). Estudos preliminares também descobriram que o propofol e uma combinação de propofol e remifentanila antes da ECT prolonga a duração das crises e reduz o tempo de recuperação.

ETOMIDATO

O etomidato é um imidazol carboxilado que atua nas subunidades β_2 e β_3 do receptor $GABA_A$. Ele tem início rápido (1 minuto) e curta duração (menos de 5 minutos) de ação. O veículo de propilenoglicol tem sido associado à acidose metabólica hiperosmolar. Ele tem propriedades proconvulsivantes e anticonvulsivantes e inibe a liberação de cortisol, com possíveis consequências adversas após uso prolongado.

Pesquisas preliminares indicam que o etomidato pode prolongar a duração das crises epilépticas quando administrado antes da ECT e pode melhorar as respostas terapêuticas à ECT quando a duração da crise é muito curta.

Benzodiazepínicos e fármacos que atuam nos receptores GABA

8

Nome genérico	Nome comercial	Efeitos adversos	Interações medicamentosas	Interações CYP
Diazepam	Valium, Compaz, Relapax, Satiazepam, Uni-Diazepax	Sedação	SNC, clozapina, cimetidina, dissulfiram, isoniazida, estrogênio, anticoncepcionais orais	3A4, 2C19
Clonazepam	Rivotril, Clonetril, Clopam, Epiletil, Uni-Clonazepax, Zaplam, Zilepam	Sedação	SNC, lítio, clozapina	3A4, 2E1
Alprazolam	Frontal, Frontal SL, Frontal XR, Alfron, Apraz, Teufron, Tranquinal, Tranquinal SLG, Zoldac	Sedação, ganho de peso	SNC, clozapina, nefazodona, fluvoxamina, carbamazepina	3A7, 3A4, 2C9, 3A5
Lorazepam	Lorax, Ansirax	Sedação	SNC, clozapina	3A4
Oxazepam*	Serax	Sedação	SNC, clozapina	N/A
Clordiazepóxido	Limbitrol**	Sedação	SNC, clozapina, cimetidina, dissulfiram, isoniazida, estrogênio, anticoncepcionais orais	3A4
Clorazepato*	Tranxene	Sedação	SNC, clozapina, cimetidina, dissulfiram, isoniazida, estrogênio, anticoncepcionais orais	3A4
Midazolam	Dormonid, Dormire, Dormium, Prontomid, Telozam	Sedação	SNC, clozapina	3A4
Flurazepam	Dalmadorm	Sedação	SNC, clozapina, cimetidina, dissulfiram, isoniazida, estrogênio, anticoncepcionais orais	3A4, 2E1, 2A6
Temazepam*	Restoril	Sedação	SNC, clozapina	N/A
Triazolam*	Halcion	Sedação, perda de memória, agitação	SNC, clozapina, nefazodona, fluvoxamina	3A7, 3A4, 2C8, 3A5
Estazolam	Noctal	Sedação	SNC, clozapina	3A4
Quazepam*	Doral	Sedação	SNC, clozapina	2C19, 2C9, 3A4, 2B6

(Continua)

Nome genérico	Nome comercial	Efeitos adversos	Interações medicamentosas	Interações CYP
Zolpidem	Stilnox, Insonox, Isoy, Lioram, Lune, Lune SL, Meditivox, Noctiden, Nuit Flash, Nuit Long XR, Patz CR, Patz GTS, Patz SL, Pidezot, Prompt, Riposo SL, Stilram SL, Turno, Turno SL, Turno XL, Zoaf, Zolfest D, Zolfest Spray, Zolpaz, Zolrem SL, Zopistil, Zoup SL, Zylinox, Zylinox SL	Sedação, tontura	SNC, clozapina	3A4, 1A2, 2C9, 2C19, 2D6
Zaleplona*	Sonata	Sedação, tonturas	SNC, clozapina, cimetidina, rifampicina, fenitoína, carbamazepina, fenobarbital	3A4, 3A5, 3A7
Eszopiclona	Prysma, Ezonia, Hezo	Sedação, confusão	SNC, clozapina	3A4, 2C8, 2E1
Flumazenil	Lanexat, Flumazil, Flunexil, Lenazen	Sintomas GIs, tonturas, agitação, convulsões, comprometimento da memória, cefaleia	Nenhuma	N/A
Suvorexanto*	Belsomra	Sedação, tonturas	SNC, antifúngicos azólicos, inibidores da protease, conivaptana, nefazodona	3AA, 2C19
Lemborexanto*	Dayvigo	Sedação	SNC, antifúngicos azólicos, anticonvulsivantes, nefazodona	3A4, 3A5, 2B6
Brexanolona*	Zulresso	Sedação, tonturas, perda de consciência	SNC, antidepressivos, acetato de levometadil, oxibato de sódio	N/A

GIs, gastrintestinais; SNC, sistema nervoso central; N/A, não se aplica.
* Não disponíveis no Brasil.
** No Brasil, o clordiazepóxido está disponível somente em associação com amitriptilina.

Introdução

Os benzodiazepínicos são uma classe de medicamentos desenvolvidos na década de 1950. O primeiro benzodiazepínico a ser introduzido foi o clordiazepóxido, em 1959. Isso foi seguido quatro anos depois pelo lançamento do diazepam, em 1963. Desde então, dezenas de benzodiazepínicos e medicamentos que atuam nos receptores benzodiazepínicos foram sintetizados e comercializados em todo o mundo. Essa classe de medicamentos tem um perfil de segurança superior e é bem tolerada na maioria dos pacientes, permitindo que eles suplantem fármacos ansiolíticos e hipnóticos mais antigos, como os barbitúricos e o meprobamato.

Embora ainda sejam comumente prescritos, muitos benzodiazepínicos não estão disponíveis nos Estados Unidos e alguns foram descontinuados devido à falta de uso regular. A Tabela 8-1 fornece uma lista dos benzodiazepínicos atualmente disponíveis nos Estados Unidos.

Todos os benzodiazepínicos compartilham uma estrutura molecular semelhante e têm um efeito parecido nos receptores denominados receptores benzodiazepínicos, que por sua vez modulam a atividade do ácido γ-aminobutírico (GABA). Vários medicamentos que não têm como alvo os receptores benzodiazepínicos, incluindo zolpidem, zaleplona e eszopiclona – os chamados "medicamentos Z" –, são discutidos neste capítulo porque seus efeitos clínicos resultam de domínios de ligação localizados próximos aos receptores benzodiazepínicos. O flumazenil, um antagonista do receptor benzodiazepínico usado para reverter a sedação induzida por benzodiazepínicos e, no atendimento de emergência, para tratar a *overdose* desses medicamentos, também é abordado aqui.

Como os benzodiazepínicos têm um rápido efeito sedativo ansiolítico, eles são mais comumente usados para o tratamento agudo de insônia, ansiedade, agitação ou ansiedade associada a qualquer transtorno psiquiátrico. Os benzodiazepínicos também são usados como anestésicos, anticonvulsivantes e relaxantes musculares e como tratamento preferido para a catatonia. O remimazolam também foi recentemente aprovado para uso pela Food and Drug Administration (FDA) para a indução e a manutenção de sedação em procedimentos com duração de 30 minutos ou menos e atualmente não tem usos psiquiátricos aprovados. Devido ao risco de dependência psicológica e física associado ao uso prolongado de benzodiazepínicos, uma avaliação contínua deve ser feita quanto à necessidade clínica continuada desses medicamentos. Na maioria dos pacientes, dada a natureza de seus distúrbios, em geral é melhor usar agentes benzodiazepínicos em conjunto com a psicoterapia e nos casos em que agentes alternativos foram testados e se mostraram ineficazes ou mal tolerados. Em muitas formas de transtornos de ansiedade crônica, medicamentos antidepressivos, como os inibidores seletivos da recaptação de serotonina (ISRSs) e os inibidores seletivos da recaptação de serotonina e noradrenalina (ISRSNs), são agora usados como tratamentos primários; e os benzodiazepínicos, como adjuvantes. O abuso de benzodiazepínicos é raro e geralmente encontrado apenas em pacientes que abusam de vários fármacos prescritos e drogas recreativas.

O γ-hidroxibutirato (GHB) também é um agonista no receptor $GABA_A$, onde se liga a seus receptores específicos. Ele é notoriamente usado em pequenas doses como droga recreativa para induzir euforia e em doses maiores como droga para "estupro", pois pode causar tontura extrema e perda de consciência, além de prejudicar significativamente a memória no período após o consumo.

Ações farmacológicas

Todos os benzodiazepínicos, exceto o clorazepato e o remimazolam, são completamente absorvidos após a administração oral e atingem níveis séricos máximos entre 30 minutos a 2 horas. O metabolismo do clorazepato no estômago o converte em

TABELA 8-1 Preparações e doses de medicamentos que atuam no receptor benzodiazepínico disponíveis nos Estados Unidos

Medicamento	Equivalência de dose	Dose padrão para adultos (mg)	Como é fornecido
Diazepam	5	2,5-40,0	Comprimidos de 2, 5 e 10 mg
			Comprimidos de liberação lenta de 15 mg
Clonazepam	0,25	0,5-4,0	Comprimidos de 0,5, 1,0 e 2,0 mg
Alprazolam	0,5	0,5-6,0	Comprimidos de 0,25, 0,5, 1,0 e 2,0 mg
			Comprimido de 1,5 mg de liberação sustentada
Lorazepam	1	0,5-6,0	Comprimidos de 0,5, 1,0 e 2,0 mg
			4 mg/mL parenteral
		1,5-18	Cápsulas de liberação prolongada de 1, 1,5, 2 e 3 mg
Oxazepam	15	15-120	Cápsulas de 7,5, 10,0, 15,0 e 30,0 mg
			Comprimidos de 15 mg
Clordiazepóxido	25	10-100	Cápsulas e comprimidos de 5, 10 e 25 mg
Clorazepato	7,5	15-60	Comprimidos de 3,75, 7,50 e 15,0 mg
			Comprimidos de liberação lenta de 11,25 e 22,50 mg
Midazolam	0,25	1-50	5 mg/mL parenteral
			Frascos de 1, 2, 5 e 10 mL
Flurazepam	15	15-30	Cápsulas de 15 e 30 mg
Temazepam	15	7,5-30,0	Cápsulas de 7,5, 15,0 e 30,0 mg
Triazolam	0,125	0,125-0,250	Comprimidos de 0,125 e 0,250 mg
Estazolam	1	1-2	Comprimidos de 1 e 2 mg
Quazepam	5	7,5-15,0	Comprimidos de 7,5 e 15,0 mg
Zolpidem	10	5-10	Comprimidos de 5 e 10 mg
	5	6,25-12,5	Comprimidos de 6,25 e 12,5 mg
Zaleplona	10	5-20	Cápsulas de 5 e 10 mg
Eszopiclona	1	1-3	Comprimidos de 1, 2 e 3 mg
Flumazenil	0,05	0,2-0,5 por minuto	0,1 mg/mL
			Frascos de 5 e 10 mL
Remimazolam		7,5-15	Frasco de 20 mg, equivalente a 27,2 mg de besilato de remimazolam

desmetildiazepam, que é então completamente absorvido. O remimazolam, um benzodiazepínico de ação ultracurta, é administrado por via intravenosa (IV) e é totalmente absorvido no sistema GI.

A absorção, a obtenção das concentrações máximas e o início da ação são mais rápidos para o remimazolam, depois para diazepam, lorazepam, alprazolam, triazolam e estazolam. Com exceção do remimazolam, o rápido início dos efeitos é importante para pessoas que tomam uma dose única de um benzodiazepínico a fim de acalmar uma explosão episódica de ansiedade ou de adormecer rapidamente. Vários benzodiazepínicos são eficazes após a injeção IV, mas apenas o lorazepam e o midazolam têm absorção rápida e confiável após a administração intramuscular (IM).

Diazepam, clordiazepóxido, clonazepam, clorazepato, flurazepam e quazepam têm meia-vida plasmática de 30 horas a mais de 100 horas e são tecnicamente descritos como benzodiazepínicos de ação prolongada. A meia-vida plasmática desses compostos pode chegar a 200 horas em pessoas cujo metabolismo é geneticamente lento. Como a obtenção das concentrações plasmáticas em estado de equilíbrio dinâmico destes medicamentos pode levar até duas semanas, as pessoas podem apresentar sintomas e sinais de toxicidade somente após 7 a 10 dias de tratamento com uma dosagem que parecia inicialmente estar na faixa terapêutica.

Do ponto de vista clínico, a meia-vida por si só não determina necessariamente a duração da ação terapêutica da maioria dos benzodiazepínicos. O fato de todos os benzodiazepínicos serem lipossolúveis em graus variados significa que os benzodiazepínicos e seus metabólitos ativos se ligam às proteínas plasmáticas. A extensão dessa ligação é proporcional à sua solubilidade lipídica. A quantidade de ligação às proteínas varia de 70% a 99%. A distribuição, o início e o término da ação após uma única dose são, portanto, amplamente determinados pela solubilidade lipídica do benzodiazepínico, não pela meia-vida de eliminação. Preparações com alta solubilidade lipídica, como diazepam e alprazolam, são absorvidas rapidamente pelo trato GI e distribuídas também rapidamente ao cérebro por difusão passiva ao longo de um gradiente de concentração, resultando em um rápido início de ação. No entanto, à medida que a concentração do medicamento aumenta no cérebro e diminui na corrente sanguínea, o gradiente de concentração se inverte e esses medicamentos logo saem do cérebro, resultando na rápida cessação do efeito do medicamento.

Medicamentos com meia-vida de eliminação mais longa, como o diazepam, podem permanecer na corrente sanguínea por um período substancialmente maior do que sua ação farmacológica real nos receptores benzodiazepínicos, pois a concentração no cérebro diminui rapidamente abaixo do nível necessário para um efeito perceptível. Em contrapartida, o lorazepam, que tem meia-vida de eliminação mais curta do que o diazepam, mas é menos solúvel em lipídeos, tem início de ação mais lento após uma única dose porque o medicamento é absorvido e entra no cérebro mais lentamente. No entanto, a duração da ação após uma única dose é maior porque leva mais tempo para o lorazepam sair do cérebro e para que seus níveis cerebrais diminuam abaixo da concentração que produz um efeito. No uso crônico, algumas dessas diferenças não são tão aparentes porque os níveis cerebrais estão em equilíbrio com níveis sanguíneos mais altos e mais consistentes; no entanto, doses adicionais ainda produzem uma ação mais rápida – e mais breve – com o diazepam do que com o lorazepam. Os benzodiazepínicos são amplamente distribuídos no tecido adiposo. Como resultado, podem persistir no corpo após a descontinuação por mais tempo do que seria previsto a partir de suas meias-vidas de eliminação. Além disso, a meia-vida dinâmica (ou seja, duração da ação no receptor) pode ser maior do que a de eliminação.

As vantagens dos medicamentos de meia-vida longa em relação aos de meia-vida curta incluem dosagem menos frequente, menor variação na concentração plasmática e fenômenos de retirada menos graves. As desvantagens incluem acúmulo de fármacos, aumento do risco de comprometimento psicomotor diurno e aumento da sedação diurna.

As meias-vidas do lorazepam, oxazepam, temazepam e estazolam são entre 8 e 30 horas. O alprazolam tem meia-vida de 10 a 15 horas, e o triazolam tem a meia--vida mais curta (2 a 3 horas) entre todos os benzodiazepínicos administrados por via oral. Acredita-se que a insônia de rebote e a amnésia anterógrada sejam um problema maior com os medicamentos de meia-vida curta do que com os de meia-vida longa.

Como a administração de medicamentos leva ao acúmulo de medicamentos com mais frequência do que a meia-vida de eliminação, agentes como diazepam e flurazepam se acumulam com a dosagem diária, resultando em aumento da sedação diurna.

Alguns benzodiazepínicos (p. ex., oxazepam) são conjugados diretamente por glucuronidação e são excretados. A maioria dos benzodiazepínicos é oxidada primeiro pelas CYP3A4 e CYP2C19, frequentemente em metabólitos ativos. Esses metabólitos podem, então, ser hidroxilados em outro metabólito ativo. Por exemplo, o diazepam é oxidado em desmetildiazepam, que, por sua vez, é hidroxilado para produzir oxazepam. Esses produtos sofrem glucuronidação em metabólitos inativos. Vários benzodiazepínicos (p. ex., diazepam, clordiazepóxido) têm o mesmo metabólito ativo (desmetildiazepam), o qual tem uma meia-vida de eliminação de mais de 120 horas. O flurazepam, um benzodiazepínico lipossolúvel de meia-vida de eliminação curta, usado como hipnótico tem um metabólito ativo (desalquilflurazepam) com meia-vida superior a 100 horas. Essa é outra razão pela qual a duração da ação de um benzodiazepínico pode não corresponder à meia-vida do medicamento original.

Zaleplona, zolpidem e eszopiclona são estruturalmente distintos e variam em sua ligação às subunidades do receptor GABA. Os benzodiazepínicos ativam todos os três locais específicos de ligação GABA-benzodiazepínico (GABA-BZ) do receptor GABA$_A$, o qual abre os canais de cloreto e reduz a taxa de disparo neuronal e muscular. Zolpidem, zaleplona e eszopiclona têm seletividade para certas subunidades do receptor GABA. Isso pode explicar seus efeitos sedativos seletivos e a relativa falta de efeitos relaxantes musculares e anticonvulsivantes.

Zolpidem, zaleplona e eszopiclona são rapidamente e bem absorvidos após administração oral, embora a absorção possa ser retardada em até 1 hora se forem tomados com alimentos. O zolpidem atinge as concentrações plasmáticas máximas em 1,6 horas e tem meia-vida de 2,6 horas. A zaleplona atinge as concentrações plasmáticas máximas em 1 hora e tem meia-vida de 1 hora. Se tomada imediatamente após uma refeição rica em gordura ou pesada, o pico é retardado em aproximadamente 1 hora, reduzindo os efeitos da eszopiclona no início do sono. A meia-vida de eliminação na fase terminal é de aproximadamente 6 horas em adultos saudáveis. A eszopiclona está fracamente ligada às proteínas plasmáticas (52% a 59%).

O metabolismo rápido e a falta de metabólitos ativos de zolpidem, zaleplona e eszopiclona evitam o acúmulo de concentrações plasmáticas em comparação com o uso prolongado de benzodiazepínicos.

O flumazenil é um antagonista dos benzodiazepínicos que pode reverter a ligação dos agonistas benzodiazepínicos e é usado para anular os efeitos dos benzodiazepínicos, particularmente durante uma *overdose*. Após a administração oral, ele é rapidamente absorvido com concentrações máximas alcançadas em 20 a 90 minutos. A meia-vida terminal é de 40 a 80 minutos, e ele é quase completamente metabolizado pelo fígado e excretado em 72 horas (90% a 95% na urina e 5% a 10% nas fezes). O início da ação em geral é de 1 a 2 minutos, com uma resposta de 80% ocorrendo dentro de 3 minutos após sua administração. O efeito máximo é alcançado dentro de 6 a 10 minutos, e a duração varia entre 19 e 50 minutos, dependendo da dose e da concentração plasmática dos benzodiazepínicos.

Indicações terapêuticas

Para uma breve lista das indicações aprovadas pela FDA e dos usos *off-label* dos benzodiazepínicos, consulte a Tabela 8-2.

TABELA 8-2 Indicações e usos *off-label* dos benzodiazepínicos

Medicamento	Indicações da FDA	Usos *off-label*
Diazepam	Transtornos de ansiedade, ansiedade relacionada a procedimentos, síndrome de abstinência alcoólica, espasmos, estado de mal epiléptico, convulsões	Espasticidade em crianças com paralisia cerebral
Clonazepam	Distúrbios convulsivos, transtorno de pânico	Mania aguda, síndrome das pernas inquietas, insônia, discinesia tardia, acatisia, transtorno comportamental do sono REM, bruxismo
Alprazolam	Transtornos de ansiedade, transtornos de pânico com e sem agorafobia	Insônia, TDPM, depressão
Lorazepam	Alívio de curto prazo dos sintomas associados a transtornos de ansiedade, insônia associada à ansiedade, ansiedade relacionada a procedimentos, estado de mal epiléptico	Síndrome de abstinência alcoólica, insônia, transtorno de pânico, *delirium*, catatonia psicogênica, antiemético após ou antes da quimioterapia, tranquilização de pacientes agitados
Oxazepam	Transtornos de ansiedade, síndrome de abstinência alcoólica	Insônia, terrores noturnos, TEPT, fobia social, catatonia, excitação confusional, TDPM
Clordiazepóxido	Transtornos de ansiedade, síndrome de abstinência alcoólica	Catatonia, fobia social, insônia, TEPT, TDPM

(Continua)

TABELA 8-2	Indicações e usos *off-label* dos benzodiazepínicos	*(Continuação)*
Medicamento	Indicações da FDA	Usos *off-label*
Clorazepato	Transtornos de ansiedade, síndrome de abstinência alcoólica, convulsões	
Midazolam	Para efeito sedativo, ansiolítico e amnésico antes da indução da anestesia; convulsões; estado de mal epiléptico	Distúrbios comportamentais ou psicológicos em populações geriátricas
Flurazepam	Insônia	
Temazepam	Insônia de curto prazo	
Triazolam	Insônia de curto prazo	Ansiedade relacionada a procedimentos
Estazolam	Insônia de curto prazo	
Quazepam	Insônia de curto prazo	
Zolpidem	Insônia de curto prazo	Lesão cerebral traumática, doença de Parkinson, distonia, distúrbios prolongados da consciência
Zaleplona	Insônia de curto prazo	Dificuldades de sono relacionadas à doença de Alzheimer
Eszopiclona	Insônia	
Flumazenil	*Overdose* de benzodiazepínicos, reversão da sedação benzodiazepínica no pós-operatório	Síndrome de abstinência alcoólica, intoxicação por *cannabis*, intoxicação por baclofeno, encefalopatia hepática
Remimazolam	Indução e manutenção da sedação em adultos submetidos a procedimentos cirúrgicos com duração de 30 minutos ou menos	

TDPM, transtorno disfórico pré-menstrual; TEPT, transtorno de estresse pós-traumático.

Insônia

A insônia costuma ser um sintoma de um problema físico ou psiquiátrico, e, portanto, os médicos não devem prescrever hipnóticos por mais de 7 a 10 dias consecutivos sem realizar uma investigação completa sobre por que o paciente está tendo dificuldade em dormir. Dito isso, muitos pacientes têm dificuldades de sono de longa data e podem se beneficiar muito do uso prolongado de agentes hipnóticos.

Temazepam, flurazepam, estazolam, quazepam e triazolam são benzodiazepínicos com indicação exclusiva para insônia. Zolpidem, zaleplona e eszopiclona também são indicados apenas para insônia. Embora esses "medicamentos Z" geralmente não estejam associados à insônia de rebote após a interrupção de seu uso por curtos períodos, alguns pacientes apresentam maiores dificuldades de sono nas primeiras noites após sua interrupção. O uso de zolpidem, zaleplona e eszopiclona por períodos superiores a um mês não está associado ao aparecimento tardio de efeitos adversos.

Nenhum desenvolvimento de tolerância a qualquer parâmetro de medição do sono foi observado ao longo de seis meses em ensaios clínicos de eszopiclona.

Flurazepam, temazepam, quazepam, estazolam e triazolam são aprovados para uso como hipnóticos. Os hipnóticos benzodiazepínicos diferem principalmente em suas meias-vidas. O flurazepam tem a meia-vida mais longa; o triazolam, a mais curta. O flurazepam pode estar associado a um comprometimento cognitivo leve no dia seguinte à sua administração, e o triazolam pode estar associado à ansiedade de rebote leve e à amnésia anterógrada. O quazepam pode estar associado a prejuízos diurnos quando usado por um longo período. Temazepam ou estazolam podem ser uma opção razoável para a maioria dos adultos. O estazolam produz um início rápido do sono e um efeito hipnótico por 6 a 8 horas.

O GHB é aprovado para o tratamento de narcolepsia e melhora o sono de ondas lentas. Ele também tem a capacidade de reduzir a fissura por drogas e de induzir dependência, abuso e crises epilépticas de ausência como resultado de ações complexas sobre sistemas dopaminérgicos tegumentares.

Vários outros benzodiazepínicos são usados *off-label* para tratar a insônia, incluindo clordiazepóxido, oxazepam, lorazepam, clonazepam e alprazolam. A zaleplona pode ser útil no tratamento de dificuldades de sono em pacientes com doença de Alzheimer.

Transtornos de ansiedade

Transtorno de ansiedade generalizada. Benzodiazepínicos como diazepam, alprazolam, lorazepam, oxazepam, clordiazepóxido e clorazepato são altamente eficazes para o alívio da ansiedade associada ao transtorno de ansiedade generalizada. A maioria das pessoas deve ser tratada por um período predeterminado, específico e relativamente breve. No entanto, como o transtorno de ansiedade generalizada é um transtorno crônico com alta taxa de recorrência, para algumas pessoas o tratamento de manutenção em longo prazo com benzodiazepínicos pode estar justificado.

Transtorno de pânico. O alprazolam e o clonazepam, ambos benzodiazepínicos de alta potência, são medicamentos comumente usados para o transtorno de pânico com ou sem agorafobia. Embora os ISRSs também sejam indicados para o tratamento de transtorno de pânico, os benzodiazepínicos têm a vantagem de atuar rapidamente e não causar disfunção sexual significativa ou ganho de peso. No entanto, os ISRSs ainda são preferidos com frequência porque têm como alvo condições comórbidas comuns, como depressão ou transtorno obsessivo-compulsivo (TOC). Benzodiazepínicos e ISRSs podem ser iniciados juntos para tratar sintomas agudos de pânico. O uso de benzodiazepínicos pode ser reduzido gradualmente após três a quatro semanas, pois os benefícios terapêuticos do ISRS já estarão em vigor.

O lorazepam também demonstrou ser eficaz no transtorno de pânico, mas atualmente não está indicado para esse uso.

Fobia social. Foi demonstrado que o clonazepam é um tratamento eficaz para a fobia social. Além disso, vários outros benzodiazepínicos (p. ex., diazepam) têm sido usados como medicamentos adjuvantes para o tratamento de fobia social. Além disso, clordiazepóxido e oxazepam têm sido usados *off-label* para tratar essa condição.

Outros transtornos de ansiedade. Os benzodiazepínicos são usados como adjuvantes para o tratamento de transtorno de adaptação com ansiedade, da ansiedade patológica associada a eventos da vida (p. ex., após um acidente) e do TOC. Benzodiazepínicos como diazepam, lorazepam e midazolam também são usados regularmente para aliviar a ansiedade relacionada a procedimentos, sobretudo antes de cirurgias de grande porte. O midazolam também pode induzir sedação e amnésia antes da indução da anestesia.

O triazolam tem sido usado *off-label* para conter a ansiedade relacionada ao procedimento.

Ansiedade associada à depressão. Pacientes deprimidos em geral experimentam ansiedade significativa, e os medicamentos antidepressivos podem causar exacerbação inicial desses sintomas. Dessa forma, os benzodiazepínicos são indicados para o tratamento de ansiedade associada à depressão. O uso de alprazolam no tratamento de depressão não é incomum, mas as evidências para apoiar sua eficácia são inconclusivas.

Insônia induzida pela ansiedade. Além de tratar a ansiedade e a insônia, o lorazepam é especificamente indicado para o uso no tratamento de insônia induzida pela ansiedade.

Espasticidade e convulsões

Os benzodiazepínicos são indicados para uso adjuvante no tratamento de espasmos dos músculos esqueléticos devido a patologia local, distúrbios do neurônio motor superior, atetose, síndrome da pessoa rígida e tétano. O diazepam, o clonazepam e o midazolam são indicados para uso no tratamento de distúrbios convulsivos e costumam ser adjuvantes úteis no tratamento desses distúrbios, principalmente para aqueles que são resistentes aos tratamentos padrão. Diazepam, lorazepam, clorazepato e midazolam também são indicados para uso no tratamento de estado de mal epiléptico.

O diazepam pode ser usado *off-label* para tratar a espasticidade em crianças com paralisia cerebral.

Síndrome de abstinência alcoólica

Diazepam, oxazepam, clordiazepóxido e clorazepato são usados para controlar os sintomas da abstinência alcoólica. O lorazepam também pode ser usado *off-label* para tratar esses sintomas. O flumazenil também pode ser eficaz no tratamento de síndromes de abstinência alcoólica, particularmente em pacientes que apresentam sinais de abuso concomitante de benzodiazepínicos.

Usos *off-label*

Transtornos bipolares tipos I e II

O clonazepam, o lorazepam e o alprazolam são eficazes no tratamento de episódios maníacos agudos e como adjuvantes da terapia de manutenção em vez dos antipsicóticos. Como adjuvante do lítio ou da lamotrigina, o clonazepam pode aumentar os intervalos entre os ciclos do humor e reduzir os episódios depressivos. Os benzodiazepínicos podem ajudar pacientes com transtorno bipolar a dormirem melhor.

Acatisia

O medicamento de primeira linha para a acatisia é mais comumente um antagonista do receptor β-adrenérgico. No entanto, os benzodiazepínicos também são eficazes no tratamento de alguns pacientes com acatisia, particularmente o clonazepam.

Catatonia

O lorazepam, às vezes em doses baixas (menos de 5 mg por dia) e outras vezes em doses muito altas (12 mg por dia ou mais), é usado regularmente para tratar a catatonia aguda, que está com mais frequência associada ao transtorno bipolar do que à esquizofrenia. Outros benzodiazepínicos, particularmente o oxazepam e o clordiazepóxido, também foram considerados úteis. No entanto, não há estudos controlados válidos sobre benzodiazepínicos na catatonia. É importante ressaltar que a catatonia crônica não responde tão bem aos benzodiazepínicos. O tratamento definitivo para a catatonia é a eletroconvulsoterapia.

Doença de Parkinson

Um pequeno número de pessoas com doença de Parkinson idiopática responde ao uso prolongado de zolpidem com bradicinesia e rigidez reduzidas. Doses de zolpidem de 10 mg, quatro vezes ao dia, podem ser toleradas sem sedação por vários anos.

Transtorno de estresse pós-traumático

Há evidências limitadas para apoiar o uso de benzodiazepínicos no tratamento de transtorno de estresse pós-traumático (TEPT), embora alguns pacientes possam sentir alívio de curto prazo de sintomas específicos.

Outras indicações psiquiátricas

Os benzodiazepínicos (especialmente o lorazepam IM) são usados para controlar a agitação psicótica e induzida por substâncias nas emergências. Benzodiazepínicos têm sido usados em vez de amobarbital para entrevistas assistidas por medicamentos. Alguns benzodiazepínicos, particularmente alprazolam, oxazepam e clordiazepóxido, têm sido usados para tratar o transtorno disfórico pré-menstrual.

Além disso, o clonazepam pode ser eficaz no tratamento de discinesia tardia, da síndrome das pernas inquietas, do transtorno comportamental do sono REM e do bruxismo.

O oxazepam pode ser eficaz no tratamento de transtornos do sono, incluindo terrores noturnos e despertares confusos. Foi demonstrado que o midazolam é eficaz em suprimir distúrbios comportamentais ou psicológicos em populações geriátricas, embora sejam necessários mais estudos para confirmar o quão bem tolerado é seu uso nessa população.

Foi demonstrado que doses subsedativas de zolpidem ajudam os pacientes a se recuperarem de acidente vascular cerebral (AVC), lesão cerebral traumática e hipóxia. Há também algumas evidências de que o zolpidem pode restaurar a função cerebral em pacientes atualmente em estado vegetativo pós lesão cerebral traumática depois de terem sido tratados por vários meses, particularmente se a lesão afetou áreas não pertencentes ao tronco cerebral. Também há evidências limitadas para apoiar seu uso para tratamento de distúrbios crônicos da consciência. No entanto, esses benefícios estão longe de serem universais.

Precauções e efeitos adversos

O efeito adverso mais comum dos benzodiazepínicos é a sonolência, a qual ocorre em cerca de 10% de todas as pessoas. Em razão disso, os pacientes devem ser aconselhados a terem cuidado ao dirigirem ou ao manusearem máquinas perigosas durante o tratamento com estes medicamentos. A sonolência pode estar presente várias horas após o despertar com o uso de benzodiazepínicos para tratar a insônia. Isso é conhecido como sedação diurna residual. Algumas pessoas também experimentam ataxia (menos de 2%) e tonturas (menos de 1%). Esses sintomas podem resultar em quedas e fraturas de quadril, especialmente em idosos.

Os efeitos adversos mais graves dos benzodiazepínicos ocorrem quando outras substâncias sedativas, como o álcool, são tomadas simultaneamente. Essas combinações podem resultar em sonolência acentuada, desinibição ou até mesmo depressão respiratória. Raramente, os agonistas dos receptores benzodiazepínicos causam déficits cognitivos leves que podem prejudicar o desempenho no trabalho. Pessoas que tomam agonistas dos receptores benzodiazepínicos deve ser aconselhadas a terem cuidado adicional ao dirigirem ou operarem máquinas perigosas.

Benzodiazepínicos de alta potência, especialmente triazolam, podem causar amnésia anterógrada. Um aumento paradoxal na agressividade foi relatado em pessoas com danos cerebrais preexistentes. As reações alérgicas aos medicamentos são raras, mas alguns estudos relatam erupções maculopapulares e prurido generalizado. Os sintomas da intoxicação por benzodiazepínicos incluem confusão, fala arrastada, ataxia, sonolência, dispneia e hiporreflexia.

O triazolam tem recebido atenção significativa na mídia em razão de uma suposta associação com manifestações comportamentais agressivas graves. Portanto, o fabricante recomenda que o medicamento seja usado por no máximo 10 dias para o tratamento de insônia e que os médicos avaliem cuidadosamente o surgimento de qualquer alteração anormal de pensamento ou comportamento em pessoas tratadas com triazolam e levem em consideração todas as causas potenciais. O triazolam foi proibido na Grã-Bretanha em 1991.

O zolpidem também foi associado ao comportamento automático e à amnésia. Alguns comportamentos complexos, incluindo dirigir e comer, foram relatados.

Pessoas com doença hepática e idosos são particularmente propensas a terem efeitos adversos e toxicidade com benzodiazepínicos, incluindo coma hepático, sobretudo quando os medicamentos são administrados repetidamente ou em altas doses. Os benzodiazepínicos podem produzir comprometimento respiratório clinicamente significativo em pessoas com doença pulmonar obstrutiva crônica e apneia do sono. O alprazolam pode exercer um efeito estimulante direto sobre o apetite e causar ganho de peso. Os benzodiazepínicos devem ser usados com cautela por pessoas com histórico de abuso de substâncias, distúrbios cognitivos, doença renal, doença hepática, porfiria, depressão do sistema nervoso central (SNC) ou *miastenia gravis*.

O zolpidem e a zaleplona são geralmente bem tolerados. Em doses de zolpidem de 10 mg por dia e doses de zaleplona acima de 10 mg por dia, um pequeno número de pessoas sentirá tonturas, sonolência, dispepsia ou diarreia. A dosagem de zolpidem e zaleplona deve ser reduzida em idosos e pessoas com insuficiência hepática.

Em casos raros, o zolpidem pode causar alucinações e alterações comportamentais. A coadministração de zolpidem e ISRSs pode prolongar a duração das alucinações em pacientes suscetíveis.

A eszopiclona exibe uma relação dose-resposta em adultos idosos para os efeitos adversos de dor, boca seca e sabor desagradável.

Uso na gravidez e na lactação

Os benzodiazepínicos são comumente usados durante a gravidez, e há algumas evidências positivas de causarem risco fetal, incluindo parto prematuro, síndrome do bebê hipotônico e baixo peso ao nascer, mas esses riscos podem não superar os benefícios potenciais do medicamento. Por consequência, a maioria dos benzodiazepínicos é classificada como medicamentos da categoria D na gravidez. Os medicamentos são secretados no leite materno e, portanto, são contraindicados para uso por lactantes.

Tolerância, dependência e sintomas de retirada

Quando os benzodiazepínicos são usados por períodos curtos (uma a duas semanas) em doses moderadas, eles não costumam causar efeitos significativos de tolerância, dependência ou sintomas de retirada. Os benzodiazepínicos de curta ação (p. ex., triazolam) podem ser uma exceção a essa regra porque algumas pessoas relataram aumento da ansiedade no dia seguinte à ingestão de uma única dose do medicamento e à interrupção do uso. Algumas pessoas também relatam tolerância aos efeitos ansiolíticos dos benzodiazepínicos e necessitam de doses maiores para manter a remissão clínica dos sintomas.

O aparecimento de uma síndrome de retirada, também chamada de síndrome de descontinuação, depende do tempo em que a pessoa toma um benzodiazepínico, da dosagem que está tomando, da taxa de redução gradual do medicamento e da meia-vida do composto. A síndrome de retirada de benzodiazepínicos consiste em ansiedade, nervosismo, diaforese, inquietação, irritabilidade, fadiga, tonturas, tremor, insônia e fraqueza (Tabela 8-3). A interrupção abrupta dos benzodiazepínicos, particularmente aqueles com meia-vida curta, está associada a sintomas graves de descontinuação, os quais podem incluir depressão, paranoia, *delirium* e convulsões. Esses sintomas graves são mais prováveis de ocorrer se o flumazenil for usado para reverter rapidamente os efeitos agonistas do receptor benzodiazepínico. Algumas características da síndrome podem ocorrer em até 90% das pessoas tratadas com estes medicamentos. O desenvolvimento de uma síndrome de retirada grave é observado apenas em pessoas que tomaram altas doses por longos períodos. O aparecimento da síndrome pode ser atrasado por uma ou duas semanas em pessoas que tomavam benzodiazepínicos com meia-vida longa. O alprazolam parece estar particularmente associado a uma síndrome de retirada imediata e grave, devendo ser reduzido gradualmente.

Para a descontinuação, o medicamento deve ser reduzido gradualmente, em geral a uma taxa de 25% da dose original a cada duas semanas com pelo menos um intervalo na redução da dose (ver Tabela 8-4); caso contrário, é provável a recorrência ou retomada dos sintomas. O monitoramento de quaisquer sintomas de retirada (possivelmente com uma escala de avaliação padronizada) e o apoio psicológico da pessoa são úteis para a realização bem-sucedida da descontinuação dos benzodiazepínicos. Foi relatado que o uso concomitante de carbamazepina durante a descontinuação dos benzodiazepínicos permite uma retirada mais rápida e bem tolerada do que uma redução gradual isolada. A faixa de dosagem de carbamazepina usada para facilitar a retirada é de 400 a 500 mg por dia. Alguns médicos relatam dificuldade em reduzir e interromper o alprazolam, sobretudo em pessoas que recebem altas doses há longos períodos. Houve relatos de descontinuação bem-sucedida do alprazolam com mudança para o clonazepam, o qual é, então, gradualmente retirado.

O zolpidem e a zaleplona podem produzir uma síndrome de retirada leve que dura um dia após uso prolongado em doses terapêuticas mais altas. Raramente, uma pessoa que toma zolpidem autotitulou a dose diária para 30 a 40 mg ao dia. A interrupção

TABELA 8-3 Sinais e sintomas da retirada de benzodiazepínicos	
Ansiedade	Tremor
Irritabilidade	Despersonalização
Insônia	Hiperestesia
Hiperacusia	Mioclonia
Náuseas	*Delirium*
Dificuldade de concentração	Convulsões

TABELA 8-4	Exemplo de um cronograma de redução gradual de benzodiazepínicos	
Momento	Ação	Dosagem
Semana 0	Sem ação	40 mg/dia
Semana 1	Diminuir a dose em 5 mg	35 mg/dia
Semana 2	Diminuir a dose em 5 mg	30 mg/dia (75% da dose original)
Semana 3	Diminuir a dose em 5 mg	25 mg/dia
Semana 4	Diminuir a dose em 5 mg	20 mg/dia (50% da dose original)
Semana 5-8	Manter a dose	20 mg/dia
Semana 9-10	Diminuir a dose em 5 mg	15 mg/dia
Semana 11-12	Diminuir a dose em 5 mg	10 mg/dia (25% da dose original)
Semana 13-14	Diminuir a dose em 5 mg	5 mg/dia
Semana 15	Diminuir a dose em 5 mg	0 mg

abrupta de uma dose tão alta de zolpidem pode causar sintomas de retirada por quatro ou mais dias. Não se desenvolve tolerância aos efeitos sedativos do zolpidem e da zaleplona.

Interações medicamentosas

A interação mais comum e potencialmente grave do agonista do receptor benzodiazepínico é a sedação excessiva e a depressão respiratória que ocorrem quando benzodiazepínicos, zolpidem ou zaleplona são administrados concomitantemente com outros depressores do SNC, como álcool, barbitúricos, medicamentos tricíclicos e tetracíclicos, antagonistas do receptor de dopamina, opioides e anti-histamínicos. É provável que ocorra ataxia e disartria quando lítio, antipsicóticos e clonazepam são combinados. Foi relatado que a combinação de benzodiazepínicos e clozapina causa *delirium* e deve ser evitada. Cimetidina, dissulfiram, isoniazida, estrogênio e anticoncepcionais orais aumentam as concentrações plasmáticas de diazepam, clordiazepóxido, clorazepato e flurazepam. A cimetidina aumenta as concentrações plasmáticas de zaleplona. As concentrações plasmáticas de triazolam e alprazolam são aumentadas para concentrações potencialmente tóxicas por nefazodona e fluvoxamina. O fabricante da nefazodona recomenda que a dosagem de triazolam seja reduzida em 75% e a dosagem de alprazolam reduzida em 50% quando administrada concomitantemente com nefazodona. No entanto, os antiácidos podem reduzir a absorção GI dos benzodiazepínicos.

Preparações vendidas sem receita médica da planta de *kava*, anunciadas como um "tranquilizante natural", podem potencializar a ação dos agonistas dos receptores benzodiazepínicos por meio da superativação sinérgica dos receptores GABA. A carbamazepina pode diminuir a concentração plasmática de alprazolam. Antiácidos e alimentos podem diminuir as concentrações plasmáticas dos benzodiazepínicos, e o tabagismo pode aumentar o metabolismo dos benzodiazepínicos. A rifampicina, a fenitoína, a carbamazepina e o fenobarbital aumentam significativamente o metabolismo da zaleplona. Os benzodiazepínicos podem aumentar as concentrações plasmáticas de fenitoína e digoxina. Os ISRSs podem prolongar e exacerbar a gravidade das alucinações induzidas por zolpidem. Foram relatadas mortes quando o lorazepam parenteral é administrado com olanzapina parenteral.

As enzimas CYP3A4 e CYP2E1 estão envolvidas no metabolismo da eszopiclona. A eszopiclona não mostrou nenhum potencial inibitório nas CYP1A2, CYP2A6, CYP2C9, CYP2C19, CYP2D6, CYP2E1 e CYP3A4 em hepatócitos humanos criopreservados. A coadministração de 3 mg de eszopiclona a indivíduos recebendo 400 mg de cetoconazol, um potente inibidor da CYP3A4, resultou em aumento de 2,2 vezes na exposição à eszopiclona.

Interferências laboratoriais

Nenhuma interferência laboratorial conhecida está associada ao uso de benzodiazepínicos, zolpidem e zaleplona.

Dosagem e diretrizes clínicas

A decisão clínica de tratar uma pessoa ansiosa com um benzodiazepínico deve ser cuidadosamente considerada, e as causas médicas da ansiedade (p. ex., disfunção tireoidiana, cafeinismo e medicamentos prescritos) devem primeiro ser descartadas. O uso de benzodiazepínicos deve ser iniciado com uma dosagem baixa, e a pessoa deve ser instruída sobre as propriedades sedativas e o potencial de abuso do medicamento. Uma estimativa da duração da terapia deve ser decidida no início, e a necessidade de terapia continuada deve ser reavaliada pelo menos mensalmente devido aos problemas associados ao uso em longo prazo. No entanto, certas pessoas com transtornos de ansiedade não respondem a outros tratamentos além do uso em longo prazo de benzodiazepínicos.

Os benzodiazepínicos estão disponíveis em uma ampla variedade de formulações. O clonazepam está disponível como comprimido de desintegração oral que facilita seu uso em pacientes com dificuldade em engolir comprimidos. O alprazolam e o lorazepam estão disponíveis em formas de liberação prolongada, o que reduz a frequência da dosagem. Por exemplo, os pacientes que tomam lorazepam de liberação prolongada precisam tomar apenas uma dose pela manhã, em vez de três doses divididas da liberação não prolongada ao longo do dia. Alguns benzodiazepínicos são mais potentes do que outros, pois um composto requer uma dose relativamente menor do que outro para obter o mesmo efeito. Por exemplo, o clonazepam requer 0,25 mg para atingir o mesmo efeito que 5 mg de diazepam; portanto, o clonazepam é considerado um benzodiazepínico de alta potência. Por outro lado, o oxazepam tem uma equivalência de dose aproximada de 15 mg e é um medicamento de baixa potência.

A zaleplona está disponível em cápsulas de 5 e 10 mg. Uma dose única de 10 mg é a dose padrão para adultos. A dose pode ser aumentada até um máximo de 20 mg, conforme tolerado. Pode-se esperar que uma dose única de zaleplona proporcione 4 horas de sono com comprometimento residual mínimo. Para pessoas com mais de 65 anos ou pessoas com insuficiência hepática, é recomendada uma dose inicial de 5 mg.

A eszopiclona está disponível em comprimidos de 1, 2 e 3 mg. A dose inicial não deve exceder 1 mg em pacientes com insuficiência hepática grave ou que estejam tomando inibidores potentes da CYP3A4. A dose recomendada para melhorar o início ou a manutenção do sono é de 2 ou 3 mg para pacientes adultos (de 18 a 64 anos) e 2 mg para pacientes idosos (com 65 anos ou mais). A dose de 1 mg é usada para início do sono em pacientes idosos cuja queixa principal é dificuldade em adormecer.

A Tabela 8-1 lista as preparações e doses dos medicamentos discutidos neste capítulo.

FLUMAZENIL

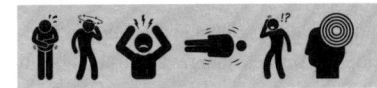

Overdose de benzodiazepínicos

O flumazenil é usado para reverter os efeitos psicomotores, amnésicos e sedativos adversos dos agonistas dos receptores benzodiazepínicos, incluindo os benzodiazepínicos zolpidem e zaleplona. O flumazenil é administrado por via IV e tem meia-vida de 7 a 15 minutos. Seus efeitos adversos mais comuns são náuseas, vômitos, tonturas, agitação, labilidade emocional, vasodilatação cutânea, dor no local da injeção, fadiga, alteração na visão e cefaleia. O efeito adverso grave mais comum associado ao uso de flumazenil é a precipitação de convulsões, que é especialmente provável de ocorrer em pessoas com distúrbios convulsivos, pessoas que são fisicamente dependentes de benzodiazepínicos e aquelas que ingeriram grandes quantidades de benzodiazepínicos. O flumazenil sozinho pode prejudicar o processo de recuperação de memórias.

Na *overdose* mista de medicamentos, podem surgir efeitos tóxicos (p. ex., convulsões e arritmias cardíacas) de outros medicamentos (p. ex., antidepressivos tricíclicos) com a reversão dos efeitos benzodiazepínicos causada pelo flumazenil. Por exemplo, as convulsões causadas por uma *overdose* de antidepressivos tricíclicos podem ter sido parcialmente suprimidas em uma pessoa que também havia tomado uma *overdose* de benzodiazepínicos. Com o tratamento com flumazenil, as convulsões induzidas por tricíclicos ou arritmias cardíacas podem aparecer e resultar em um desfecho fatal.

Para o tratamento inicial de uma *overdose* conhecida ou suspeitada de benzodiazepínicos, a dose inicial recomendada de flumazenil é de 0,2 mg (2 mL) administrada por via IV durante 30 segundos. Se a consciência desejada não for obtida após 30 segundos, uma dose adicional de 0,3 mg (3 mL) pode ser administrada ao longo de 30 segundos. Doses adicionais de 0,5 mg (5 mL) podem ser administradas durante 30 segundos em intervalos de 1 minuto até uma dose cumulativa de 3,0 mg. O médico não deve apressar a administração do flumazenil. Uma via aérea e um acesso IV seguros devem ser estabelecidos antes da administração do medicamento. As pessoas devem ser despertadas gradualmente.

A maioria das pessoas com *overdose* de benzodiazepínicos responde a uma dose cumulativa de 1 a 3 mg de flumazenil; doses acima de 3 mg de flumazenil não produzem efeitos adicionais de forma confiável. Se uma pessoa não respondeu cinco minutos após receber uma dose cumulativa de 5 mg de flumazenil, a principal causa de sedação provavelmente não são os agonistas do receptor de benzodiazepínicos, sendo improvável que flumazenil adicional cause algum efeito.

A sedação pode retornar em 1% a 3% das pessoas tratadas com flumazenil. Ela pode ser prevenida ou tratada administrando-se doses repetidas de flumazenil a intervalos de 20 minutos. Para repetir o tratamento, não deve ser administrado mais de 1 mg (administrado como 0,5 mg por minuto) de cada vez e não mais do que 3 mg em 1 hora.

Usos *off-label*

O flumazenil tem sido usado para tratar a síndrome de abstinência alcoólica, a intoxicação por *cannabis* e a intoxicação por baclofeno, mas ele não reverte os efeitos do etanol, de barbitúricos ou de opioides. Também foi demonstrada alguma eficácia no tratamento de encefalopatia hepática.

ANTAGONISTAS DA OREXINA: SUVOREXANTO E LEMBOREXANTO

Suvorexanto e lemborexanto são os antagonistas duplos do receptor de orexina atualmente indicados para o tratamento de insônia. Nesse aspecto, esses medicamentos diferem de outros soníferos comumente prescritos que causam sonolência ao aumentarem a atividade do GABA ou da melatonina.

O suvorexanto foi aprovado para uso pela FDA em 2014, enquanto o lemborexanto foi aprovado em 2019. Ambos bloqueiam a orexina, uma molécula que funciona no cérebro para manter as pessoas acordadas e alertas, e os efeitos costumam ser sentidos imediatamente. A concentração plasmática máxima é alcançada em 2 horas para o suvorexanto e varia de 1 a 3 horas para o lemborexanto. A meia-vida do primeiro foi estimada em $9,0 \pm 7,2$ horas com 10 mg e $10,8 \pm 3,6$ horas com 50 mg; já a meia-vida média para o último é de 17 horas para 5 mg e 19 horas para 10 mg. Ambos são metabolizados pelas isoenzimas CYP3A, enquanto a CYP2C19 desempenha um papel menor no metabolismo do suvorexanto. A sedação diurna residual foi o efeito colateral mais relatado, é mais comum em mulheres do que em homens e parece estar relacionada à dose. Tanto o suvorexanto quanto o lemborexanto são classificados como medicamentos da categoria C na gravidez, pois nenhum estudo bem controlado foi conduzido sobre como eles afetam lactantes ou grávidas.

A FDA aprovou o suvorexanto em quatro dosagens diferentes: 5, 10, 15 e 20 mg. A dose recomendada para começar é de 10 mg, tomada 30 minutos antes da hora de dormir e pelo menos 7 horas antes da hora planejada para acordar. A dose máxima recomendada é de 20 mg. O lemborexanto foi aprovado em duas dosagens diferentes, comprimidos de 5 e 10 mg. A dose recomendada para começar é de 5 mg, tomada 30 minutos antes da hora de dormir e pelo menos 7 horas antes da hora planejada para acordar. A dose pode ser aumentada para 10 mg com base na resposta clínica e na tolerabilidade. Indivíduos com insuficiência hepática moderada não devem tomar mais 5 mg de lemborexanto, e ele não é recomendado para uso em pacientes com insuficiência hepática grave.

BREXANOLONA

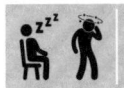

SNC antidepressivos

A brexanolona é um antidepressivo usado na depressão pós-parto, mas é mencionada aqui porque seu mecanismo de ação envolve a modulação do receptor GABA.

Este é o primeiro medicamento a receber aprovação da FDA para o tratamento de depressão pós-parto. A FDA concedeu a designação de terapia inovadora com brexanolona porque a depressão pós-parto é uma condição grave que afeta entre 10% e 20% das mulheres em todo o mundo e apresenta sintomas depressivos significativos após o parto. A ansiedade comórbida é comum.

Ações farmacológicas

A brexanolona tem uma biodisponibilidade muito baixa (< 5%), com ligação às proteínas superior a 99%. É extensivamente metabolizada via cetorredução, glucuronidação e sulfatação, e < 1% do composto original é encontrado inalterado na urina. Ela é eliminada pelas fezes (47%) e urina (42%). A meia-vida terminal da brexanolona é de aproximadamente 9 horas. Os principais metabólitos não são farmacologicamente ativos.

O mecanismo de ação da brexanolona é desconhecido. Trata-se de uma formulação aquosa de alopregnanolona, um metabólito da progesterona. A alopregnanolona é um esteroide endógeno neuroativo que serve como modulador alostérico positivo nos receptores $GABA_A$.

Indicações terapêuticas

A brexanolona é indicada para depressão pós-parto.

Precauções e efeitos adversos

Há um alerta do tipo *black box* para a brexanolona porque os pacientes tratados com o medicamento podem desenvolver sedação excessiva ou perda repentina de consciência. Por consequência, a brexanolona só está disponível por meio de um programa restrito chamado Zulresso Risk Evaluation and Mitigation Strategy (ZULRESSO REMS).

Os efeitos adversos comuns associados ao uso incluíram sedação, tonturas, boca seca, rubor, perda de consciência, diarreia, dor orofaríngea, dispepsia e taquicardia. A *overdose* pode resultar em perda de consciência, sedação e problemas respiratórios.

Uso na gravidez e na lactação
Nenhum estudo controlado determinou os riscos potenciais para o desenvolvimento fetal se a brexanolona for usada durante a gravidez, embora outros medicamentos que causam a inibição GABAérgica tenham demonstrado causar danos. Até este momento, a brexanolona não recebeu nenhuma atribuição de categoria na gravidez.

A dose relativa do bebê é muito baixa (entre 1% e 2% da dose materna ajustada ao peso). Os dados disponíveis não sugerem um risco significativo para os lactentes, embora o risco não possa ser descartado.

Interações medicamentosas

Sedação excessiva e depressão respiratória podem ocorrer quando usadas com outros depressores do SNC, como álcool, barbitúricos, tricíclicos e tetracíclicos, antagonistas do receptor de dopamina, opioides e anti-histamínicos. Os antidepressivos também podem aumentar o risco de eventos relacionados à sedação.

Dosagem e diretrizes clínicas

A brexanolona é fornecida em frascos como uma solução concentrada que requer diluição antes da administração por infusão. O produto diluído pode ser mantido em bolsas de infusão em temperatura ambiente por 12 horas, mas por até 96 horas sob condições refrigeradas. A administração exigirá pelo menos cinco bolsas de infusão. Serão necessárias bolsas adicionais para pacientes com peso superior a 90 kg.

A brexanolona é administrada ao longo de 60 horas da seguinte forma:

- 0 a 4 horas: 30 µg/kg/h.
- 4 a 24 horas: aumentar a dosagem para 60 µg/kg/h.
- 24 a 52 horas: aumentar a dosagem para 90 µg/kg/h; se o paciente não tolerar a dosagem de 90 µg/kg/h, retornar à dosagem de 60 µg/kg/h.
- 52 a 56 horas: diminuir a dosagem para 60 µg/kg/h.
- 56 a 60 horas: diminuir a dosagem para 30 µg/kg/h.

Bupropiona

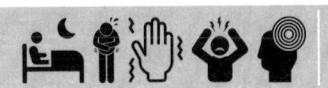

9

Venlafaxina, lítio, fluoxetina, IMAO
agonistas da dopamina, antagonistas
do receptor de dopamina

2B6
2D6

Introdução

A bupropiona (Wellbutrin) é um dos medicamentos antidepressivos mais comumente prescritos no mercado e inibe a recaptação de noradrenalina, de dopamina e, em muito menor grau, de serotonina. Como atua apenas fracamente sobre o sistema serotoninérgico, seu perfil de efeitos colaterais é caracterizado por riscos mínimos de disfunção sexual e sedação e por uma modesta perda de peso durante o tratamento agudo e de longo prazo. Nenhuma síndrome de abstinência foi associada à descontinuação da bupropiona.

Embora cada vez mais usada como monoterapia de primeira linha, uma porcentagem significativa do uso de bupropiona ocorre como terapia complementar a outros antidepressivos, em geral os inibidores seletivos da recaptação de serotonina (ISRSs). A bupropiona também é um antagonista do receptor nicotínico da acetilcolina e, portanto, foi comercializada sob o nome de Zyban para uso em regimes de cessação do tabagismo. Assim, os médicos não devem combinar essas duas formulações, pois isso pode aumentar o risco de efeitos adversos, particularmente convulsões. Uma combinação de bupropiona/naltrexona (Contrave) está aprovada pela Food and Drug Administration (FDA) para a perda de peso. A bupropiona também tem a distinção clínica exclusiva de ser o único antidepressivo aprovado pela FDA como tratamento comprovado para o transtorno afetivo sazonal (TAS).

Ações farmacológicas

Três formulações de bupropiona estão disponíveis: liberação imediata (tomada três vezes ao dia), liberação sustentada (tomada duas vezes ao dia) e liberação prolongada (tomada uma vez ao dia). As diferentes versões do medicamento contêm o mesmo princípio ativo, mas diferem em suas farmacocinética e dosagem. Houve relatos de inconsistências na bioequivalência entre várias versões de marca e genéricas da bupropiona. Qualquer alteração na tolerabilidade ou na eficácia clínica desse medicamento em um paciente que estava bem deve levar ao questionamento sobre se essas alterações correspondem a uma mudança para uma nova formulação.

A bupropiona de liberação imediata é bem absorvida pelo trato gastrintestinal (GI). As concentrações plasmáticas máximas são geralmente atingidas dentro de 2 horas após a administração oral, enquanto os níveis máximos da versão de liberação sustentada são observados após 3 horas. A meia-vida média do composto é de 12 horas com um intervalo de 8 a 40 horas. Os níveis máximos de bupropiona de liberação prolongada ocorrem 5 horas após a ingestão. Isso proporciona um tempo maior até a concentração plasmática máxima ($t_{máx}$), mas com concentrações plasmáticas máximas e mínimas comparáveis. A exposição de 24 horas que ocorre após a administração da versão de liberação prolongada de 300 mg, uma vez ao dia, é equivalente à proporcionada pela liberação sustentada de 150 mg, duas vezes ao dia. Clinicamente, isso permite que o medicamento seja tomado uma vez ao dia pela manhã. Os níveis plasmáticos também são reduzidos à noite, tornando menos provável que alguns pacientes tenham insônia relacionada ao tratamento. A bupropiona é quase exclusivamente metabolizada pelas isoenzimas CYP2B6 do citocromo P450, enquanto seus principais metabólitos são inibidores da CYP2D6.

Presume-se que o mecanismo de ação dos efeitos antidepressivos da bupropiona envolva a inibição da recaptação de dopamina e noradrenalina. A bupropiona se liga ao transportador de dopamina no cérebro. Os efeitos da bupropiona na cessação do tabagismo podem estar relacionados aos seus efeitos nas vias de recompensa da dopamina e na atividade antagônica nos receptores nicotínicos de acetilcolina. Evidências recentes mostraram que a bupropiona atua no sistema da serotonina inibindo as correntes induzidas pela serotonina nos receptores $5-HT_{3A}$ e $5-HT_{3AB}$.

Indicações terapêuticas

Depressão

Embora ofuscada pelos ISRSs como tratamento de primeira linha para depressão maior, a eficácia terapêutica da bupropiona na depressão está bem estabelecida em ambientes ambulatoriais e hospitalares. As taxas observadas de resposta e remissão são comparáveis às observadas com os ISRSs. Verificou-se que a bupropiona previne episódios depressivos maiores sazonais em pacientes com história de padrão sazonal ou transtorno afetivo.

Cessação do tabagismo

Comercializada sob a marca Zyban, a bupropiona é indicada para uso em combinação com programas de modificação comportamental para cessação do tabagismo. Ela deve ser usada em pacientes altamente motivados e que recebem alguma forma de suporte comportamental estruturado. A bupropiona é mais eficaz quando combinada com substitutos da nicotina.

Usos *off-label*

Transtorno de déficit de atenção/hiperatividade

A bupropiona é usada como agente de segunda linha, após os simpatomiméticos, para o tratamento de transtorno de déficit de atenção/hiperatividade (TDAH) em pacientes adultos e pediátricos. Ela não foi comparada com medicamentos comprovados para TDAH, como metilfenidato, anfetamina/dextroanfetamina ou atomoxetina para

TDAH em crianças e adultos. A bupropiona é uma escolha apropriada para pessoas com TDAH e depressão comórbidos ou para pessoas com TDAH comórbido com transtorno da conduta ou abuso de substâncias. Ela também pode ser considerada para uso em pacientes que desenvolvem tiques quando tratados com psicoestimulantes ou que têm aversão a esses medicamentos.

Transtornos bipolares

A bupropiona tem menos probabilidade do que os antidepressivos tricíclicos de precipitar mania em pessoas com transtorno bipolar tipo I e menos probabilidade do que outros antidepressivos de exacerbar ou induzir o transtorno bipolar tipo II de ciclagem rápida. No entanto, a evidência sobre o uso da bupropiona no tratamento de pacientes com transtorno bipolar é limitada.

Desintoxicação de cocaína

A bupropiona pode estar associada a uma sensação de euforia; portanto, ela pode ser contraindicada em pessoas com histórico de abuso de substâncias. No entanto, devido aos seus efeitos dopaminérgicos, tem sido explorada como um tratamento para reduzir o desejo por cocaína em pessoas que pararam de usar a substância. Os resultados foram inconclusivos, com alguns pacientes mostrando uma redução no desejo por drogas e outros descobrindo que seus desejos aumentaram.

Transtorno do desejo sexual hipoativo

A bupropiona é frequentemente adicionada a medicamentos como os ISRSs para combater os efeitos colaterais sexuais e pode ser útil como tratamento para indivíduos não deprimidos com transtorno do desejo sexual hipoativo. Ela pode melhorar a excitação sexual, a conclusão do orgasmo e a satisfação sexual.

Dor neuropática

A liberação sustentada de bupropiona em uma dosagem de 150 a 300 mg/dia pode ser eficaz no tratamento de dor neuropática em alguns pacientes.

Perda de peso

Embora a bupropiona possa causar uma perda de peso modesta, ela pode produzir uma perda de peso clinicamente significativa quando combinada com a naltrexona. A naltrexona é um antagonista do receptor opioide. O medicamento combinado de dose fixa é vendido sob a marca Contrave como comprimido de liberação prolongada de 8/90 mg. Ele é rotulado como um complemento ao aumento da atividade física e à dieta reduzida em calorias. Esse tratamento é abordado com mais detalhes no Capítulo 41.

Precauções e efeitos adversos

Os efeitos adversos mais comuns da bupropiona incluem cefaleia, insônia, boca seca, tremor e náuseas. Também podem ocorrer inquietação, agitação, perda de peso e irritabilidade. Pacientes com ansiedade grave ou transtorno de pânico não devem receber prescrição de bupropiona. Provavelmente em razão de seus efeitos potencializadores na neurotransmissão dopaminérgica, a bupropiona pode causar sintomas psicóticos, incluindo alucinações, delírios e catatonia, bem como *delirium*. Ela exerce atividade simpatomimética indireta, produzindo efeitos inotrópicos positivos no miocárdio humano, um efeito que pode refletir a liberação de catecolaminas. Alguns pacientes podem apresentar comprometimento cognitivo, principalmente dificuldades para encontrar palavras, embora este seja um efeito colateral raro.

Apesar desses efeitos adversos, a bupropiona não produz muitos dos efeitos colaterais associados a outros antidepressivos, como hipotensão ortostática significativa induzida por medicamentos, ganho de peso, sonolência diurna e efeitos anticolinérgicos. A hipertensão pode ocorrer em alguns pacientes, mas a bupropiona não causa outras alterações cardiovasculares ou clínicas laboratoriais significativas.

A preocupação com as convulsões impediu alguns médicos de prescreverem bupropiona. No entanto, o risco de convulsão depende da dose. Estudos mostram que em doses de 300 mg por dia ou menos de bupropiona de liberação sustentada, a incidência de convulsões é de 0,05%, o que não é pior do que a incidência de convulsões com outros antidepressivos. O risco de convulsões aumenta para cerca de 0,1% com doses de 400 mg por dia. Além disso, a anorexia pode aumentar o risco de convulsões, e ela pode ser agravada com o uso de bupropiona. Os médicos devem avaliar cuidadosamente os pacientes com histórico prévio de transtornos alimentares, uma vez que foi demonstrado que a bupropiona aumenta o risco de convulsões em pacientes com diagnóstico prévio de bulimia ou anorexia.

Foi relatado que a bupropiona está associada a alterações nas formas das ondas eletroencefalográficas (EEG). Cerca de 20% dos indivíduos tratados com bupropiona apresentam ondas de pico, ondas agudas e desaceleração focal. A probabilidade de as mulheres terem ondas agudas é maior do que a dos homens. A presença dessas formas de onda em indivíduos que tomam um medicamento conhecido por diminuir o limiar convulsivo pode ser um fator de risco para o desenvolvimento de convulsões. Outros fatores de risco para convulsões incluem histórico de convulsões, uso de álcool, abstinência recente de benzodiazepínicos, doença cerebral orgânica, traumatismo craniano ou descargas epileptiformes pré-tratamento no EEG. Qualquer um desses fatores predisponentes é motivo para ter extrema cautela ao administrar bupropiona.

Há poucas mortes relatadas após *overdoses* de bupropiona. Os desfechos ruins estão associados a casos de grandes doses e de *overdoses* de associações. As convulsões ocorrem em cerca de um terço de todas as *overdoses* e dependem da dose, com aqueles que têm convulsões ingerindo uma dose média significativamente maior. As fatalidades podem envolver convulsões incontroláveis, bradicardia sinusal e parada cardíaca. Os sintomas de intoxicação costumam envolver convulsões, taquicardia sinusal, hipertensão, sintomas GIs, alucinações e agitação. Todas as convulsões são normalmente breves e autolimitadas. Entretanto, a bupropiona é, em geral, mais segura em casos de *overdose* do que outros antidepressivos, exceto talvez os ISRSs.

Uso na gravidez e na lactação

Não há informações suficientes sobre a segurança do uso de bupropiona na gravidez, na qual é classificada como medicamento da categoria C. Ela é excretada no leite materno. Os benefícios potenciais podem justificar o uso em lactantes.

Interações medicamentosas

Dado o fato de que a bupropiona é frequentemente combinada com ISRSs ou venlafaxina, as interações potenciais são significativas. Verificou-se que a bupropiona tem um efeito na farmacocinética da venlafaxina. Um estudo observou um aumento significativo nos níveis de venlafaxina e uma consequente diminuição em seu principal metabólito, O-desmetilvenlafaxina, durante o tratamento combinado com bupropiona de liberação sustentada. A hidroxilação da bupropiona é fracamente inibida pela venlafaxina. Não foram relatadas alterações significativas nos níveis plasmáticos dos ISRSs paroxetina e fluoxetina. No entanto, alguns relatos de casos indicam que a combinação de bupropiona e fluoxetina pode estar associada a pânico, *delirium* ou convulsões. A bupropiona em combinação com lítio raramente pode causar convulsões e aumentar o risco de neurotoxicidade por lítio.

Devido à possibilidade de induzir uma crise hipertensiva, a bupropiona não deve ser usada concomitantemente com inibidores da monoaminoxidase (IMAOs). Deve-se aguardar pelo menos 14 dias após a descontinuação de um IMAO antes de se iniciar o tratamento com bupropiona. Em alguns casos, a adição de bupropiona pode permitir que pessoas que tomam medicamentos antiparkinsonianos reduzam as doses de seus medicamentos dopaminérgicos. No entanto, *delirium*, sintomas psicóticos e movimentos discinéticos podem estar associados à coadministração de bupropiona e agentes dopaminérgicos, como levodopa, pergolida, ropinirol, pramipexol, amantadina e bromocriptina. A bradicardia sinusal pode ocorrer quando a bupropiona é combinada com o metoprolol.

A carbamazepina pode diminuir as concentrações plasmáticas de bupropiona, e esta pode aumentar as concentrações plasmáticas de ácido valproico.

Estudos sobre a biotransformação *in vitro* da bupropiona mostraram que a formação de um importante metabólito ativo, a hidroxibupropiona, é mediada pela CYP2B6. A bupropiona tem um efeito inibitório significativo na CYP2D6.

Interferências laboratoriais

Foi publicado um relatório indicando que a bupropiona pode gerar um resultado falso-positivo nos exames urinários de anfetaminas. Não surgiram outros relatos de interferências laboratoriais claramente associadas ao tratamento com bupropiona. Alterações clinicamente não significativas no eletrocardiograma (batimentos prematuros e alterações inespecíficas de ST-T) e diminuições na contagem de glóbulos brancos (em cerca de 10%) foram relatadas em um pequeno número de pessoas.

Dosagem e diretrizes clínicas

A bupropiona de liberação imediata está disponível em comprimidos de 75, 100 e 150 mg. A bupropiona de liberação sustentada está disponível em comprimidos de 100, 150, 200 e 300 mg. A bupropiona de liberação prolongada está disponível em dosagens de 150 e 300 mg.* As diretrizes de dosagem são abordadas adiante e na Tabela 9-1.

TABELA 9-1	Diretrizes de dosagem de bupropiona e esquema de titulação			
Formulação	Dose inicial	Dose de manutenção	Dose máxima	Esquema de titulação
Comprimido de liberação imediata	100 mg, duas vezes por dia	100-150 mg, três vezes por dia	450 mg/dia; 150 mg por dose	Dose inicial por pelo menos três dias antes da dose de manutenção; a dose de manutenção deve ser mantida por várias semanas e o aumento deve ocorrer somente se o medicamento for bem tolerado.
Comprimido de liberação sustentada	150 mg QD, uma vez por dia	200 mg, duas vezes por dia, ou 300 mg pela manhã e 100 mg à tarde	400 mg/dia; 300 mg por dose	Dose inicial por pelo menos três dias; a dose pode então ser aumentada para 150 mg, duas vezes por dia; aumentar para 200 mg, duas vezes por dia após várias semanas, se necessário. Administrar com pelo menos 8 h de intervalo.
Comprimido de liberação prolongada	150 mg, uma vez por dia	300 mg, uma vez por dia	450 mg/dia	Dose inicial por não menos de quatro dias; ajustar até a dose-alvo com base na tolerância e na resposta do paciente.

O início da bupropiona de liberação imediata em uma pessoa adulta média deve ser de 100 mg por via oral, duas vezes ao dia. No quarto dia de tratamento, a dosagem pode ser aumentada para 100 mg, três vezes ao dia. Como 300 mg é a dose recomendada, a pessoa deve ser mantida com esta dose por várias semanas antes de aumentá-la ainda mais. A dosagem máxima, 450 mg por dia, deve ser administrada como 150 mg, três vezes ao dia. Devido ao risco de convulsões, os aumentos na dose nunca devem exceder 100 mg em um período de três dias; uma dose única de bupropiona de liberação imediata nunca deve exceder 150 mg, e a dose diária total não deve exceder

---

* N. de R.T.: No Brasil, estão disponíveis comprimidos de liberação sustentada (lenta) de 150 mg e comprimidos de liberação prolongada de 150 e 300 mg.

450 mg. O máximo de 400 mg da versão de liberação sustentada deve ser usado como um regime duas vezes ao dia de 200 mg, duas vezes ao dia, ou 300 mg pela manhã e 100 mg à tarde. A dosagem inicial da versão de liberação sustentada, 150 mg, uma vez ao dia, pode ser aumentada para 150 mg, duas vezes ao dia, após quatro dias. Em seguida, podem ser usados 200 mg, duas vezes ao dia. Uma dose única de bupropiona de liberação sustentada nunca deve exceder 300 mg. A dosagem máxima é de 200 mg duas vezes ao dia das formulações de liberação imediata ou de liberação sustentada. Uma vantagem da preparação de liberação prolongada é que a dosagem pode ser administrada de uma só vez pela manhã. A dosagem inicial de 150 mg, uma vez ao dia, pode ser aumentada para 300 mg uma vez ao dia após não menos de quatro dias. A titulação adicional deve ser gradual, baseada na tolerância do paciente e na resposta ao medicamento. Após a titulação apropriada, uma dose máxima de 450 mg pode ser administrada de uma só vez pela manhã.

Para a cessação do tabagismo, o paciente deve começar a tomar 150 mg de bupropiona de liberação sustentada por dia, 10 a 14 dias antes de parar de fumar. No quarto dia, a dosagem deve ser aumentada para 150 mg, duas vezes ao dia. O tratamento geralmente dura de 7 a 12 semanas.

10 Buspirona

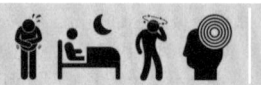

IMAO haloperidol   **3A4** **2D6** **3A5**

Introdução

O cloridrato de buspirona (Ansitec), uma azapirona, está aprovado para o tratamento de transtorno de ansiedade generalizada (TAG). Quimicamente distinta de outros agentes psicotrópicos, a buspirona tem alta afinidade pelos receptores de serotonina 5-HT_{1A}, agindo como agonista ou agonista parcial, além de moderada afinidade pelos receptores de dopamina D_2, agindo como agonista e antagonista. Ao contrário de muitos outros medicamentos para TAG, a buspirona não possui efeitos anticonvulsivantes ou relaxantes musculares.

Aprovada pela Food and Drug Administration (FDA) em 1986, inicialmente se esperava que a buspirona fosse uma alternativa melhor aos benzodiazepínicos, uma vez que ela não é sedativa, não possui potencial para dependência e abuso e não tem efeitos cognitivos e psicomotores adversos. No entanto, embora tenha essas vantagens de segurança e tolerabilidade, evidências combinadas revelam que ela não é mais eficaz do que os benzodiazepínicos no tratamento de TAG. Em vez de ser usada como monoterapia, muitos pacientes têm-se beneficiado com a adição de buspirona ao regime antidepressivo. Seu uso nesse papel adjuvante provavelmente é mais comum do que seu uso como ansiolítico.

Ações farmacológicas

A buspirona é bem absorvida pelo trato gastrintestinal (GI), mas a absorção é retardada pela ingestão de alimentos. Os níveis plasmáticos máximos são alcançados 40 a 90 minutos após a administração oral. Em doses de 10 a 40 mg, observa-se farmacocinética linear de dose única. A farmacocinética não linear é observada após doses múltiplas. Devido à sua meia-vida curta (2 a 11 horas), é administrada três vezes ao dia. A buspirona sofre metabolismo de primeira passagem principalmente pelas isoenzimas CYP3A4 do citocromo P450 e, em menor extensão, pelas isoenzimas CYP2D6 e CYP3A5. Um metabólito ativo da buspirona, a 1-pirimidinilpiperazina (1-PP), é cerca de 20% menos potente do que ela, mas é até 30% mais concentrado no cérebro do que o composto original. A meia-vida de eliminação do 1-PP é de 6 horas. A buspirona é excretada principalmente na urina, mas a excreção fecal pode representar entre 18% e 38% da dose.

Os pacientes podem não observar nenhum efeito perceptível do tratamento com buspirona por uma a quatro semanas após o início do medicamento. Os médicos são aconselhados a enfatizarem que o medicamento tem ação lenta para evitar a falta de adesão.

A buspirona não tem efeito nos canais de íons cloreto associados ao ácido γ-aminobutírico (GABA) ou no transportador de recaptação de serotonina, ambos alvos de outros medicamentos que são eficazes no TAG. O principal mecanismo de ação da buspirona é via atividade nos receptores 5-HT_{1A} e de dopamina tipo 2 (D_2), embora a importância dos efeitos nesses receptores seja desconhecida. A buspirona é um agonista parcial de 5-HT_{1A} e tem menor afinidade por vários outros receptores de serotonina (5-HT_{2A}, 5-HT_{2B}, 5-HT_{2C}, 5-HT_6 e 5-HT_7). Nos receptores D_2, ela tem propriedades tanto de agonista quanto de antagonista. A buspirona é também um antagonista dos receptores D_3 e D_4.

Indicações terapêuticas

Transtorno de ansiedade generalizada

A buspirona é um agente ansiolítico de espectro estreito com eficácia demonstrada apenas no tratamento de TAG. Em contrapartida aos ISRSs ou à venlafaxina, a buspirona não é eficaz em tratamento de transtorno de pânico, do transtorno obsessivo-compulsivo (TOC) ou da fobia social. Entretanto, ela tem uma vantagem sobre esses agentes, pois normalmente não causa disfunção sexual nem ganho de peso. Ela tem pouca eficácia como intervenção para ansiedade aguda, pois seus efeitos ansiolíticos podem levar semanas até serem experimentados. O benefício total da buspirona é evidente apenas em doses acima de 30 mg por dia, às vezes depois de mais de quatro semanas.

Algumas evidências sugerem que, em comparação com os benzodiazepínicos, a buspirona é, em geral, mais eficaz para sintomas de raiva e hostilidade, igualmente eficaz para sintomas psíquicos de ansiedade e menos eficaz para sintomas somáticos de ansiedade. Se uma resposta imediata for necessária, os pacientes podem iniciar o tratamento com um benzodiazepínico e, em seguida, ter o medicamento retirado após o início dos efeitos da buspirona. Às vezes, os efeitos sedativos dos benzodiazepínicos, que não são encontrados com a buspirona, são desejáveis; no entanto, esses efeitos sedativos podem causar comprometimento do desempenho motor e déficits cognitivos. Ao contrário dos benzodiazepínicos, a buspirona não tem efeito euforizante.

Usos *off-label*

Muitos outros usos clínicos da buspirona foram relatados, mas a maioria não foi confirmada em ensaios controlados. Como a buspirona não atua no complexo do canal iônico GABA-cloreto, o medicamento não é recomendado para o tratamento de abstinência de benzodiazepínicos, álcool ou substâncias sedativo-hipnóticas, exceto como tratamento de sintomas de ansiedade comórbida.

Depressão

A evidência da eficácia da buspirona em altas doses (30 a 90 mg por dia) para transtornos depressivos é mista. Ela parece ter atividade antidepressiva fraca, o que levou ao seu uso como agente potencializador em pacientes que não melhoraram com a terapia antidepressiva padrão. Em um grande estudo, a potencialização de ISRSs com buspirona funcionou tão bem quanto outras estratégias comumente usadas.

Transtorno obsessivo-compulsivo

A buspirona às vezes é usada para potencializar os ISRSs no tratamento de TOC. As evidências para apoiar seu uso como monoterapia, no entanto, são fracas, na melhor das hipóteses.

Transtorno de estresse pós-traumático

Há relatos de que a buspirona pode ser benéfica para a maior excitação e os *flashbacks* associados ao transtorno de estresse pós-traumático (TEPT). Além disso, seu bom perfil de segurança e seu baixo potencial para sintomas de abuso e abstinência a tornam uma alternativa promissora aos benzodiazepínicos. No entanto, mais ensaios clínicos são necessários para confirmar a eficácia.

Outros

Estudos esparsos sugerem que a buspirona reduz a agressividade e a ansiedade em pessoas com doença cerebral orgânica ou lesão cerebral traumática. Ela também é usada para bruxismo induzido por ISRSs e disfunção sexual, fissura por nicotina e transtorno de déficit de atenção/hiperatividade (TDAH).

Precauções e efeitos adversos

A buspirona não causa ganho de peso, disfunção sexual, sintomas de descontinuação ou transtornos significativos do sono. Ela não produz sedação, nem comprometimento cognitivo e psicomotor. Os efeitos adversos mais comuns da buspirona são cefaleia, náusea, tontura e (raramente) insônia. Algumas pessoas podem relatar uma pequena sensação de inquietação, embora esse sintoma possa refletir um transtorno de ansiedade tratado de forma incompleta. Não há casos relatados de morte causada por *overdose* de buspirona, e a dose letal média é estimada em 160 a 550 vezes a dose diária recomendada. A buspirona deve ser usada com cautela por pessoas com insuficiência hepática e renal, embora possa ser usada com segurança por idosos.

Uso na gravidez e na lactação

Não há evidências de que mulheres grávidas e lactantes que tomam buspirona tenham um risco aumentado de efeitos adversos no recém-nascido. Ela é classificada como um medicamento da categoria B na gravidez.

Interações medicamentosas

A coadministração de buspirona e haloperidol resulta em aumento das concentrações sanguíneas de haloperidol. A buspirona não deve ser usada com inibidores da monoaminoxidase (IMAO) para se evitar episódios hipertensivos, e um período de duas semanas deve ter passado entre a descontinuação do uso de IMAO e o início do seu tratamento. Medicamentos ou alimentos que inibem a CYP3A4 (p. ex., eritromicina, itraconazol, nefazodona e suco de toranja) aumentam as concentrações plasmáticas de buspirona.

Interferências laboratoriais

Doses únicas de buspirona podem causar elevações transitórias nas concentrações de hormônio do crescimento, prolactina e cortisol, embora os efeitos não sejam clinicamente significativos.

Dosagem e diretrizes clínicas

A buspirona está disponível em comprimidos de 5 e 10 mg com sulco único e comprimidos de 15 e 30 mg com sulcos triplos;* o tratamento geralmente é iniciado com 5 mg por via oral, três vezes ao dia, ou 7,5 mg por via oral, duas vezes ao dia. A dose pode ser aumentada em 5 mg a cada dois a quatro dias até a faixa de dosagem usual de 15 a 60 mg por dia.

A buspirona não deve ser usada em pacientes com hipersensibilidade prévia ao medicamento, em casos de acidose metabólica associada ao diabetes ou em pacientes com comprometimento grave da função hepática e/ou renal.

Mudando de um benzodiazepínico para buspirona

A buspirona não apresenta tolerância cruzada com benzodiazepínicos, barbitúricos ou álcool. Um problema clínico comum, portanto, é como iniciar a terapia com buspirona em um paciente que atualmente está tomando benzodiazepínicos.

Há duas alternativas. Primeiro, o médico pode iniciar o tratamento com buspirona gradualmente enquanto o benzodiazepínico está sendo retirado. A segunda é iniciar o tratamento com buspirona e levar o paciente até uma dose terapêutica por duas a três semanas enquanto ele ainda está recebendo a dose regular da benzodiazepínico para, em seguida, diminuir lentamente a dosagem do benzodiazepínico.

Pacientes que receberam benzodiazepínicos no passado, especialmente nos últimos meses, podem considerar que a buspirona não é tão eficaz quanto os benzodiazepínicos no tratamento de sua ansiedade. Isso pode ser explicado pela ausência do imediatismo e pelos efeitos levemente eufóricos e sedativos dos benzodiazepínicos. A coadministração de buspirona e benzodiazepínicos pode ser eficaz no tratamento de pessoas com transtornos de ansiedade que não tenham respondido ao tratamento com apenas um dos medicamentos.

---

* N. de R.T.: No Brasil, somente comprimidos de 5 (não sulcado) e 10 mg (sulco único) estão disponíveis.

11. Inibidores dos canais de cálcio

Nome genérico	Nome comercial	Efeitos adversos	Interações medicamentosas	Interações CYP
Verapamil	Dilacoron	Tonturas, taquicardia, sintomas GIs, hipotensão, bradicardia, cefaleia	Álcool, antagonistas do receptor β-adrenérgico, hipotensores, antiarrítmicos	2C8, 3A4, 3A5
Nifedipino	Loncord, Nifedipress, Nioxil, Neo Fedipina	Tonturas, taquicardia, sintomas GIs, cefaleia	Antagonistas do receptor β-adrenérgico, anticonvulsivantes, hipotensores, antiarrítmicos	3A4, 2D6, 1A2, 2A6, 2C8, 1A1, 2B6, 2E1, 2C9, 3A5
Nimodipino	Miocardil	Tonturas, taquicardia, sintomas GIs, cefaleia	Antagonistas do receptor β-adrenérgico, hipotensores, antiarrítmicos	3A4
Isradipino*	DynaCirc	Tonturas, taquicardia, sintomas GIs, cefaleia	Cimetidina, rifampicina	3A4
Anlodipino	Norvasc, Alivpress, Amlodil, Amlovasc, Anlo, Anlusbed, Besilapin, Cordarex, Koprexx, Nemodine, Oxflan, Pressat, Tenlopin, Tensaliv	Tonturas, taquicardia, sintomas GIs, SEP, cefaleia	Hipertensivos, dantroleno, idelalisibe, nefazodona, ivacaftor, sinvastatina	3A4, 1A1, 2B6, 3A5, 2C8, 2D6
Diltiazem	Cardizem, Cordil	Tonturas, taquicardia, sintomas GIs, hipotensão, bradicardia, tremores, cefaleia	Antagonistas do receptor β-adrenérgico, benzodiazepínicos, carbamazepina, digoxina, fingolimode	3A4, 2D6, 3A5, 3A7, 2C19, 2C8

GIs, gastrintestinais; SEP, sintomas extrapiramidais.
* Não disponível no Brasil.

Introdução

Os inibidores dos canais de cálcio, também conhecidos como bloqueadores dos canais de cálcio (BCCs), são medicamentos que limitam o uso de cálcio, um mineral essencial, pelo corpo. Fora do campo da psiquiatria, eles são regularmente prescritos para tratar hipertensão, arritmias, angina e várias outras doenças cardíacas. Foi demonstrado que os BCCs atenuam os sintomas associados ao transtorno bipolar e ajudam a estabilizar o humor, pois a elevação da atividade basal e estimulada do íon cálcio (Ca^{2+}) intracelular está associada com o transtorno bipolar. Pesquisas mostraram que o Ca^{2+} intracelular regula a atividade de vários neurotransmissores, como a serotonina e a dopamina, explicando, assim, seu papel no tratamento de transtornos do humor. Os BCCs são frequentemente usados como agentes antimaníacos para pessoas refratárias ou que não toleram o tratamento com estabilizadores do humor de primeira linha, como lítio, carbamazepina e divalproato. Eles também demonstraram ser úteis no tratamento de transtorno bipolar de ciclagem ultradiana ou ultrarrápida (ciclagem do humor em menos de 24 horas). Os inibidores dos canais de cálcio incluem nifedipino, nimodipino, isradipino,* anlodipino, nicardipino,* nisoldipino, nitrendipino, verapamil, clevidipino,* diltiazem e felodipino.

Embora tenham sido usados para tratar o transtorno bipolar por mais de 30 anos, os BCCs nunca se tornaram uma abordagem terapêutica estabelecida para qualquer condição psiquiátrica. No entanto, o interesse por seu potencial aumentou na última década, em grande parte devido a duas descobertas no genoma amplo implicando genes que codificam subunidades de canais de cálcio voltagem-dependentes do tipo L como genes de suscetibilidade a transtorno bipolar, esquizofrenia, transtorno depressivo maior, transtorno de déficit de atenção/hiperatividade e transtorno do espectro autista. O nimodipino provavelmente tem maior potencial para aplicações psiquiátricas, porque atravessa a barreira hematoencefálica mais facilmente do que o verapamil e atua nos canais do tipo T e L.

Ações farmacológicas

Os inibidores dos canais de cálcio são quase completamente absorvidos após o uso oral, com significativo metabolismo hepático de primeira passagem. Para o nimodipino, isso ocorre em grande parte por meio das isoenzimas CYP3A4 do citocromo P-450. O verapamil é metabolizado via CYP2C8, CYP3A4 e CYP3A5. Variações intra e interindividuais consideráveis são observadas nas concentrações plasmáticas dos medicamentos após uma única dose. Os níveis plasmáticos máximos da maioria desses agentes são alcançados em 30 minutos, embora o anlodipino não atinja os níveis plasmáticos máximos por cerca de 6 horas. A meia-vida do verapamil após a primeira dose é de 2 a 8 horas; ela aumenta de 5 para 12 horas após os primeiros dias de terapia. As meias-vidas dos outros BCCs variam de 1 a 2 horas para nimodipino e isradipino, enquanto a meia-vida do anlodipino varia de 30 a 50 horas (Tabela 11-1).

O mecanismo primário de ação dos BCCs no transtorno bipolar não foi totalmente elucidado. Os inibidores dos canais de cálcio discutidos nesta seção inibem o influxo de cálcio nos neurônios por meio de canais de cálcio voltagem-dependentes do tipo L (ação prolongada).

---

* N. de R.T.: Não disponíveis no Brasil.

TABELA 11-1 Meias-vidas, dosagens e eficácia de inibidores dos canais de cálcio em transtornos psiquiátricos

	Verapamil	Nimodipino	Isradipino	Anlodipino
Meia-vida	Curta (5-12 horas)	Curta (1-2 horas)	Curta (1-2 horas)	Longa (30-50 horas)
Dosagem inicial	40 mg, três vezes por dia	30 mg, três vezes por dia	2,5 mg, duas vezes por dia	5 mg MP
Dosagem diária máxima	360 mg	240-450 mg	20 mg	10-15 mg
Antimaníaco	++	++	++	a
Antidepressivo	±	+	+	a
Antiultradiano[b]	±	++	++	a

[a]Sem estudos sistemáticos, apenas relatos de casos.
[b]Transtorno bipolar de ciclagem rápida.
MP, metade da potência.
Tabela adaptada de Robert M. Post, MD.

Indicações terapêuticas

Os inibidores dos canais de cálcio têm sido usados para tratar condições médicas como angina, hipertensão, enxaqueca, fenômeno de Raynaud, espasmo esofágico, parto prematuro e cefaleia. O verapamil tem atividade antiarrítmica e tem sido usado para tratar arritmias supraventriculares.

Usos *off-label*

Transtorno bipolar

Foi demonstrado que o nimodipino e o verapamil são eficazes como terapia de manutenção em pessoas com transtorno bipolar. Os pacientes que respondem ao lítio parecem também responder ao tratamento com verapamil. O nimodipino pode ser útil para ciclagem ultradiana e depressão breve recorrente. O médico deve iniciar o tratamento com um medicamento de curta ação, como nimodipino (ou possivelmente isradipino), começando com uma dose baixa e aumentando a cada quatro a cinco dias até que uma resposta clínica seja observada ou que efeitos adversos apareçam. Quando os sintomas são controlados, um medicamento de ação mais prolongada, como o anlodipino, pode ser usado como terapia de manutenção. A falta de resposta ao verapamil não exclui uma resposta favorável a algum dos outros medicamentos. Foi demonstrado que o verapamil previne a mania induzida por antidepressivos. Os BCCs podem ser combinados com outros agentes, como a carbamazepina, em pacientes que respondem parcialmente à monoterapia.

Outras indicações psiquiátricas

O nifedipino é usado para tratar crises hipertensivas associadas ao uso de inibidores da monoaminoxidase. O isradipino pode reduzir a resposta subjetiva à metanfetamina.

Há também algumas evidências para apoiar o uso de BCCs no tratamento de transtorno de Tourette, na doença de Huntington, no transtorno de pânico, no transtorno explosivo intermitente e na discinesia tardia. O verapamil tem sido usado como tratamento profilático para cefaleia em salvas com dosagem mínima de 240 mg por dia.

Precauções e efeitos adversos

Os efeitos adversos mais comuns associados aos BCCs são aqueles atribuíveis à vasodilatação: tonturas, cefaleia, taquicardia, náuseas, disestesias e edema periférico.

O verapamil e o diltiazem podem causar hipotensão, bradicardia e bloqueio cardíaco atrioventricular, o que requer monitoramento rigoroso e, às vezes, descontinuação dos medicamentos. Em todos os pacientes com doenças cardiovasculares, esses medicamentos devem ser usados com cautela.

Outros efeitos adversos comuns incluem constipação, fadiga, erupção cutânea, tosse e chiado no peito. Os efeitos adversos observados com o diltiazem incluem hiperatividade, acatisia e parkinsonismo; com verapamil, *delirium*, hiperprolactinemia e galactorreia; com nimodipino, sensação subjetiva de aperto no peito e rubor cutâneo; e com nifedipino, depressão.

Uso na gravidez e na lactação

Embora os BCCs sejam classificados como medicamentos da categoria C na gravidez, eles são comumente usados durante a gravidez e a lactação para tratar hipertensão, arritmias e pré-eclâmpsia.

Interações medicamentosas

Todos os BCCs têm potencial para interações medicamentosas. Os tipos e riscos dessas interações variam de acordo com o composto. O verapamil aumenta os níveis séricos de carbamazepina, digoxina e outros substratos da CYP3A4. Foi relatado que o verapamil e o diltiazem, mas não o nifedipino, precipitam a neurotoxicidade induzida pela carbamazepina. Os inibidores dos canais de cálcio não devem ser usados por pessoas que tomam antagonistas do receptor β-adrenérgico, hipotensores (p. ex., diuréticos, vasodilatadores e inibidores da enzima conversora da angiotensina) ou medicamentos antiarrítmicos (p. ex., quinidina e digoxina) sem consultar um clínico geral ou cardiologista. Foi relatado que a cimetidina aumenta as concentrações plasmáticas de nifedipino e diltiazem.

Alguns pacientes tratados com lítio e inibidores dos canais de cálcio simultaneamente podem ter um risco aumentado de neurotoxicidade e morte.

Interferências laboratoriais

Nenhuma interferência laboratorial conhecida está associada ao uso de inibidores dos canais de cálcio.

Dosagem e diretrizes clínicas

O verapamil está disponível em comprimidos de 40, 80 e 120 mg; comprimidos de liberação sustentada de 120, 180 e 240 mg; e cápsulas de liberação sustentada de 100, 120, 180, 200, 240, 300 e 360 mg. A dosagem inicial é de 40 mg por via oral (VO), três vezes ao dia, e pode ser aumentada em incrementos a cada quatro a cinco dias até 80 a 120 mg, três vezes ao dia. A pressão arterial, o pulso e o eletrocardiograma do paciente (em pacientes com mais de 40 anos ou com histórico de doença cardíaca) devem ser monitorados rotineiramente.

O nifedipino está disponível em cápsulas de 10 e 20 mg, bem como comprimidos de liberação prolongada de 30, 60 e 90 mg. A administração deve ser iniciada com 10 mg VO, três ou quatro vezes ao dia, e pode ser aumentada até uma dose máxima de 120 mg por dia.

O nimodipino está disponível em cápsulas de 30 mg. Ele tem sido usado na dose de 60 mg a cada 4 horas para o transtorno bipolar de ciclagem ultrarrápida. Foram relatadas doses diárias de até 630 mg, mas apenas por breves períodos.

O isradipino está disponível em cápsulas de 2,5 e 5 mg, com um máximo de 20 mg/dia. Uma formulação de liberação prolongada de isradipino foi descontinuada.

O anlodipino está disponível em comprimidos de 2,5, 5 e 10 mg. A administração deve começar com 5 mg, uma vez à noite, e pode ser aumentada até uma dose máxima de 10 a 15 mg por dia.

O diltiazem está disponível em comprimidos de 30, 60, 90 e 120 mg; cápsulas de liberação prolongada de 60, 90, 120, 180, 240, 300 e 360 mg; e comprimidos de liberação prolongada de 60, 90, 120, 180, 240, 300 e 360 mg. A administração deve começar com 30 mg VO, quatro vezes ao dia, e pode ser aumentada até um máximo de 360 mg por dia.*

Os idosos são mais sensíveis aos BCCs do que os adultos mais jovens. Nenhuma informação específica está disponível sobre o uso desses agentes em crianças.

---

* N. de R.T.: No Brasil, estão disponíveis as seguintes apresentações: a) verapamil: comprimidos de liberação imediata de 80 mg e comprimidos de liberação prolongada de 120 mg; b) nifedipino: comprimidos de 10, 20, 30 e 60 mg, cápsulas de 10, 20 e 40 mg e comprimidos de liberação prolongada de 10 e 20 mg; c) nimodipino: comprimidos de 30 mg; d) anlodipino: comprimidos de 2,5, 5 e 10 mg; e) diltiazem: comprimidos de 30 e 60 mg e cápsulas de liberação prolongada de 90 e 120 mg.

Cannabis

12

Introdução

A *cannabis* tem sido usada recreativamente, medicinalmente e para fins industriais em todo o mundo há milênios. Existem centenas de constituintes na planta, incluindo mais de 150 compostos conhecidos como canabinoides, dos quais os mais abundantes são o Δ9-tetra-hidrocanabinol (THC) e o canabidiol (CBD) – o primeiro sendo psicoativo e intoxicante, o último sendo psicoativo, mas não intoxicante. Os capítulos subsequentes discutirão a farmacologia do THC e do CBD. Este capítulo explorará a ciência da planta e a distinção legal entre cânhamo e maconha e fornecerá uma visão geral do sistema endocanabinoide (SEC) – um sistema regulatório e de comunicação bioquímica endógeno que é influenciado por canabinoides endógenos, como *N*-araquidonoiletanolamida (mais comumente conhecida como anandamida) e 2-araquidonoilglicerol (2-AG), e fitocanabinoides, como THC e CBD.

A planta

"*Cannabis*" é o termo genérico para todas as plantas do gênero *cannabis*. Toda *cannabis* é dioica (Figuras 12-1 e 12-2) e segue um ciclo de vida de quatro estágios: germinação, plântula, vegetativo e floração. Além de parecerem diferentes e terem uma anatomia funcional diferente, os dois sexos da planta produzem quantidades muito diferentes de tricomas, que são pequenas estruturas glandulares que crescem nos caules, nas folhas e nas flores de plantas masculinas e femininas (Figuras 12-3 e 12-4). As plantas femininas produzem muito mais tricomas do que os machos, com as maiores concentrações aparecendo nas flores não polinizadas das plantas femininas de *cannabis*.

Esses tricomas sintetizam, armazenam e secretam a grande maioria dos metabólitos secundários que produzem os efeitos terapêuticos e intoxicantes da *cannabis* (ver Tabela 12-1). Alguns desses metabólitos secundários são compostos comumente encontrados em todo o mundo vegetal. Os terpenos e flavonoides, por exemplo, são responsáveis por dar a frutas, vegetais e flores seus cheiros e sabores distintos.

Também existem metabólitos que raramente são produzidos em plantas que não a *cannabis*. Esses compostos são conhecidos como fitocanabinoides (geralmente abreviados para canabinoides), que seguem várias vias sintéticas, a mais comum das quais é ilustrada na Figura 12-5. Esses fitocanabinoides exercem seus efeitos terapêuticos ou intoxicantes sobre os usuários direta ou indiretamente por meio do SEC, que é encontrado em todos os vertebrados.

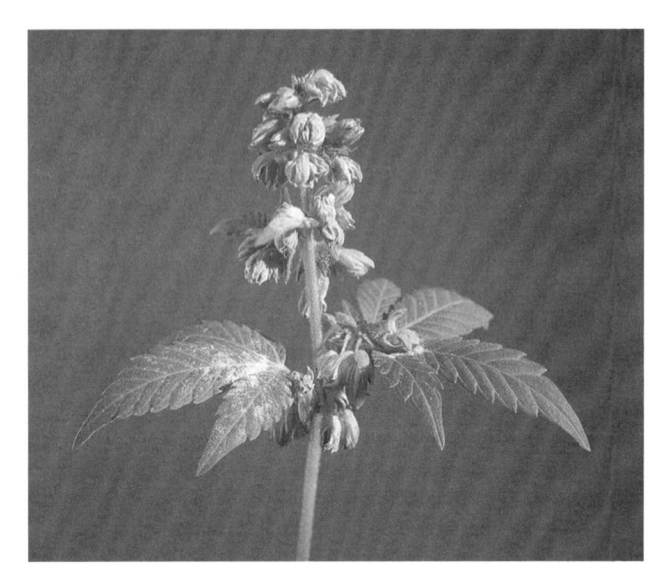

FIGURA 12-1 Uma planta masculina de *cannabis* em flor.

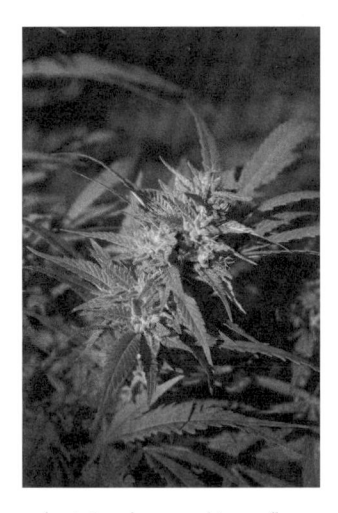

FIGURA 12-2 Uma planta feminina de *cannabis* em flor.

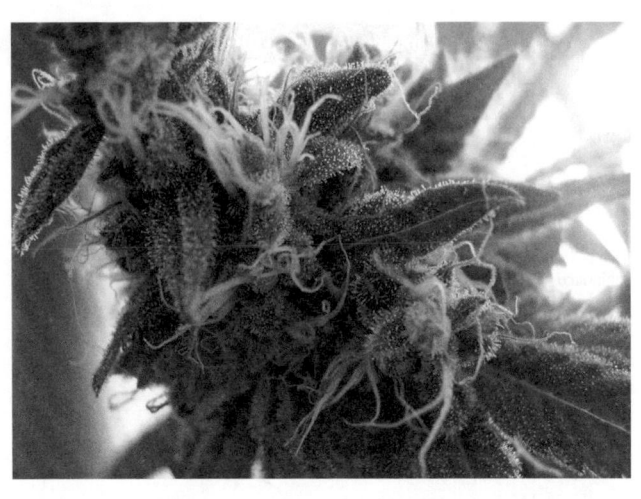

FIGURA 12-3 Os tricomas dão à *cannabis* uma aparência fosca quando vistos de longe.

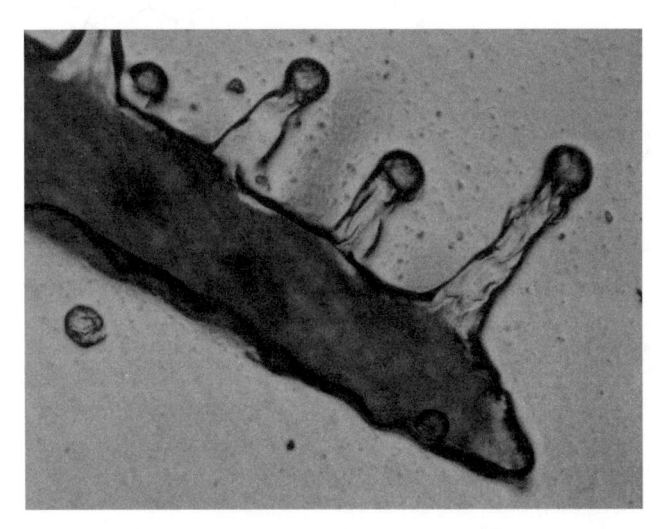

FIGURA 12-4 De perto, os tricomas glandulares têm a aparência de cogumelos *enoki*.

TABELA 12-1 Constituintes comumente encontrados na *cannabis* comercial		
Constituinte	Tipo	Estrutura
Δ9-Tetra-hidrocanabinol (THC)	Fitocanabinoide	
Ácido Δ9-tetra-hidrocanabinólico (THCA)	Fitocanabinoide	
Δ9-Tetra-hidrocanabivarina (THCV)	Fitocanabinoide	
Ácido Δ9-tetra-hidrocanabivarínico (THCVA)	Fitocanabinoide	
Δ8-Tetra-hidrocanabinol (Δ8-THC)	Fitocanabinoide	

(Continua)

TABELA 12-1 Constituintes comumente encontrados na *cannabis* comercial *(Continuação)*		
Constituinte	Tipo	Estrutura
Canabidiol (CBD)	Fitocanabinoide	
Ácido canabidiólico (CBDA)	Fitocanabinoide	
Canabigerol (CBG)	Fitocanabinoide	

(Continua)

TABELA 12-1 Constituintes comumente encontrados na *cannabis* comercial *(Continuação)*		
Constituinte	Tipo	Estrutura
Ácido canabigerólico (CBGA)	Fitocanabinoide	
Canabicromeno (CBC)	Fitocanabinoide	
Ácido canabicromênico (CBCA)	Fitocanabinoide	
Canabinol (CBN)	Fitocanabinoide	
Ácido canabidiólico (CBNA)	Fitocanabinoide	

(Continua)

TABELA 12-1 Constituintes comumente encontrados na cannabis comercial *(Continuação)*

Constituinte	Tipo	Estrutura
β-mirceno	Terpeno	
Limoneno	Terpeno	
Linalol	Terpeno	
Pineno	Terpeno	(α-pineno à esquerda; β-pineno à direita)
β-cariofileno	Terpeno	
Humuleno	Terpeno	
Nerolidol	Terpeno	
Borneol	Terpeno	

(Continua)

TABELA 12-1 Constituintes comumente encontrados na cannabis comercial (Continuação)		
Constituinte	Tipo	Estrutura
Δ-3-careno	Terpeno	
Terpinoleno	Terpeno	
Canflavina A	Flavonoide	
Canflavina B	Flavonoide	

Fitocanabinoides

A *cannabis* não é a única planta que produz fitocanabinoides. Esses compostos também foram encontrados no cacau, na pimenta-do-reino, na equinácea e no brócolis, normalmente em pequenas quantidades. Mesmo dentro da *cannabis*, a grande maioria dos mais de 150 fitocanabinoides ocorre em concentrações muito pequenas, com exceção do ácido canabidiólico (CBDA) e do ácido tetra-hidrocanabinólico (THCA), que são os dois fitocanabinoides mais abundantes em praticamente todas as variedades comerciais de cânhamo e maconha. CBDA e THCA são convertidos apenas em CBD e Δ9-THC, respectivamente, via descarboxilação durante o armazenamento, sob condições alcalinas ou após aquecimento.

A descarboxilação é necessária para converter o THCA não intoxicante no principal tóxico da *cannabis*, o THC. Outros fitocanabinoides que demonstraram causar intoxicação incluem os seguintes:

- Δ8-THC (geralmente comercializado como "Delta 8 THC").
- Δ10-THC (geralmente comercializado como "Delta 10 THC").
- Tetra-hidrocanabivarina (THCV).

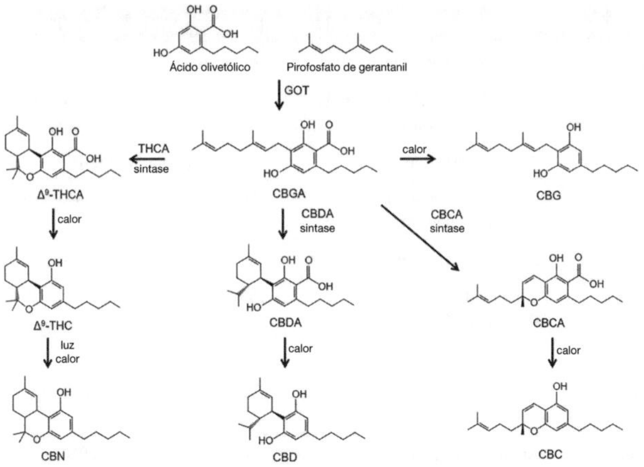

FIGURA 12-5 O ácido tetra-hidrocanabinólico (THCA), o ácido canabidiólico (CBDA) e o ácido canabicromênico (CBCA) têm o mesmo precursor – o ácido canabigerólico (CBGA), que é formado por meio da síntese de ácido olivetólico e pirofosfato de geranil. O nível de THCA, CBDA ou CBCA que uma planta acabará produzindo parece ser mediado pelo nível de THCA sintase, CBDA sintase ou CBCA sintase disponível, algo que é regulado pela genética de uma planta. A descarboxilação de CBGA, THCA, CBDA e CBCA leva à formação de canabigerol (CBG), tetra-hidrocanabinol (THC), canabinol (CBN) e canabicromeno (CBC), respectivamente. GOT, pirofosfato de geranil–ácido olivetólico geraniltransferase

- Canabinol (CBN).
- Δ9-Tetra-hidrocanabiforol (THCP).

Δ8-THC, Δ10-THC, THCV e CBN são significativamente menos potentes do que o THC, enquanto o THCP é muito mais potente. Embora poucos fitocanabinoides produzam intoxicação, acredita-se que vários tenham propriedades terapêuticas (ver Tabela 12-2). A pesquisa sobre as aplicações clínicas desses compostos está em andamento e a maioria dos estudos clínicos tem se concentrado no CBD e no THC.

Cânhamo e maconha

Além de ser o principal intoxicante encontrado na *cannabis*, bem como um dos compostos terapêuticos mais importantes produzidos pela planta, o THC também é importante do ponto de vista legal nos Estados Unidos. Embora o cânhamo tenha sido cultivado por inúmeras culturas em todo o mundo por milhares de anos, sendo usado para fins industriais e medicinais, a *cannabis* rica em THC tem sido usada em partes da Ásia e da África para fins recreativos, cerimoniais e medicinais. Raramente era usada como intoxicante pelos europeus nas Américas até o final do século XIX e início do século XX.

TABELA 12-2 Potenciais aplicações terapêuticas de canabinoides menores e terpenos

Composto	Efeito terapêutico atribuído	Referência
Tetra-hidrocanabivarina (THCV)	Perda de peso, diminuição da gordura corporal	Cawthorne e colaboradores (2007); Riedel e colaboradores (2009)
	Anticonvulsivante	Hill e colaboradores (2010)
	Supressor de hiperalgesia e anti-inflamatório	Bolognini e colaboradores (2010)
Ácido tetra-hidrocanabinólico (THCA)	Antináusea e antiemético	Rock e colaboradores (2013)
	Tratamento de doença de Parkinson	Moldzio e colaboradores (2012)
	Anticancerígeno	Moreno-Sanz (2016)
Ácido canabidiólico (CBDA)	Antiemético	Moreno-Sanz (2016); Rock, Parker (2013)
Canabidivarina (CBDV)	Antináusea e antiemético	Rock, Sticht e Parker (2014)
	Anticonvulsivante	Williams, Jones e Whalley (2014)
Canabigerol (CBG)	Relaxante muscular	Banerjee, Snyder e Mechoulam (1975)
	Analgésico e antieritêmico	Evans (1991)
	Antifúngico	Elsohly e colaboradores (1981)
	Anticancerígeno	Baek e colaboradores (1998); Ligresti e colaboradores (2006)
	Agente antidepressivo e anti-hipertensivo	Maor, Gallily e Mechoulam (2006); Musty e Deyo (2006)
	Tratamento de psoríase	Wilkinson e Williamson (2007)
	Analgésico e antidepressivo	Cascio e colaboradores (2010); Formukong, Evans e Evans (1988)
Canabicromeno (CBC)	Analgésico e anti-inflamatório	Cascio, Pertwee (2014); Davis, Hatoum (1983); Maione e colaboradores (2011)
	Neuroprotetor	Shinjyo e Di Marzo (2013)
	Anti-inflamatório	DeLong e colaboradores (2010)
Canabinol (CBN)	Tratamento de psoríase	Wilkinson e Williamson (2007)
	Tratamento de queimaduras	Qin e colaboradores (2008); Russo (2014)
	Formação óssea	Scutt e Williamson (2017)
	Tratamento de câncer de mama	Holanda, Allen e Arnold (2008)
β-Mirceno	Analgésico	Rao, Menezes e Viana (1990); Paula-Freire e colaboradores (2013)
	Anticancerígeno	De-Oliveira, Ribeiro-Pinto e Paumgartten (1997)
	Anti-inflamatório	Lorenzetti e colaboradores (1991)

(Continua)

TABELA 12-2 Potenciais aplicações terapêuticas de canabinoides menores e terpenos *(Continuação)*

Composto	Efeito terapêutico atribuído	Referência
β-Mirceno *(Continuação)*	Antiosteoartrítico	Rufino e colaboradores (2015)
	Antiúlcera	Bonamin e colaboradores (2014)
	Neuroprotetor	Ciftci, Oztanir e Cetin (2014)
	Sedativo, relaxante muscular	do Vale e colaboradores (2002)
Limoneno	Tratamento de acne	Kim e colaboradores (2008)
	Antibiótico	Onawunmi, Yisak e Ogunlana (1984)
	Anticancerígeno	Vigushin e colaboradores (1998); Miller e colaboradores (2013)
	Anti-inflamatório	D'alessio e colaboradores (2013)
	Ansiolítico	Carvalho-Freitas e Costa (2002); Costa Cara e colaboradores (2013)
	Tratamento de dermatofitose	Sanguinetti e colaboradores (2007); Singh e colaboradores (2010)
	Refluxo gastresofágico	Harris (2010)
	Tratamento de hiperalgesia	Piccinelli e colaboradores (2017)
	Imunoestimulante	Komori e colaboradores (1995)
Linalol	Analgésico	Peana e colaboradores (2006)
	Anticancerígeno	Han e colaboradores (2016)
	Anticonvulsivante	Elisabetsky, Marschner e Souza (1995); Ismail (2006)
	Antidepressivo	McPartland e Russo (2001)
	Antileishmaniose	do Socorro e colaboradores (2003); Kim e colaboradores (2007)
	Antinociceptivo	Batista e colaboradores (2008)
	Ansiolítico	Russo (2001, 2011)
	Tratamento de queimaduras	Gattefosse (1993)
	Anestésico local	Ghelardini e colaboradores (1999); Re e colaboradores (2000)
	Sedativo	Buchbauer e colaboradores (1993)
Pineno	Antibiótico	Kose e colaboradores (2010); Kovac e colaboradores (2015)
	Anti-inflamatório	Gil e colaboradores (1989)
	Ansiolítico	Kasuya e colaboradores (2015)
	Broncodilatador	Falk e colaboradores (1990)
	Potencializador de memória	Perry e colaboradores (2000)
	Antibiótico	Rivas da Silva e colaboradores (2012)

(Continua)

TABELA 12-2 Potenciais aplicações terapêuticas de canabinoides menores e terpenos *(Continuação)*		
Composto	Efeito terapêutico atribuído	Referência
β-cariofileno	Anti-inflamatório	Gertsch (2008); Bento e colaboradores (2011)
	Antimalárico	Campbell e colaboradores (1997)
	Antinociceptivo	Katsuyama e colaboradores (2013); Paula-Freire e colaboradores (2014)
	Citoprotetor gástrico	Russo (2011)
Humuleno (α-humuleno/ α-cariofileno)	Anticancerígeno	Legault e Pichette (2007)
Nerolidol	Antileishmaniose	Arruda e colaboradores (2005)
	Antimalárico	Lopes e colaboradores (1999); Rodrigues Goulart e colaboradores (2004)
	Tratamento de dermatofitose	Langenheim (1994)
	Sedativo	Binet e colaboradores (1972); Lapczynski e colaboradores (2008)
	Penetrante na pele	Cornwell e Barry (1994)
Borneol	Anti-inflamatório	Almeida e colaboradores (2013)
	Antinociceptivo	Almeida e colaboradores (2013)
Δ-3-careno	Tratamento de osteoporose	Jeong e colaboradores (2008)
Terpinoleno	Anticancerígeno	Okumura e colaboradores (2012)
	Antioxidante	Grassmann e colaboradores (2005)
	Sedativo	Ito e Ito (2013)

História regulatória – século XX

Durante as décadas de 1920 e 1930, a "maconha" tornou-se associada à música *jazz*, aos boêmios, artistas negros e imigrantes recém-chegados da América Latina. Por consequência, seu uso foi demonizado na imprensa e por agências como o Federal Bureau of Narcotics. Ao mesmo tempo, a indústria do cânhamo se reduziu à obsolescência. Posteriormente, o governo federal aprovou a Marihuana Tax Act de 1937, que efetivamente erradicou a indústria legal de *cannabis*. Depois de ganhar popularidade nas décadas de 1950 e 1960 por vários movimentos contraculturais, seu uso foi ainda mais criminalizado. Além disso, após a aprovação da Controlled Substances Act de 1970, ela foi colocada na lista de medicamentos da Classe I, ou seja, medicamentos sem uso médico atualmente aceito e com alto potencial de abuso. Isso impediu significativamente a pesquisa sobre a potencial utilidade terapêutica da *cannabis* nos Estados Unidos e deu início à guerra moderna contra as drogas. Apesar desses impedimentos, várias formulações contendo canabinoides foram aprovadas pela Food and Drug Administration (FDA) ou por agências similares em outras nações (ver Tabela 12-3).

TABELA 12-3	Medicamentos à base de *cannabis*	
Medicamento	Classe (ano aprovado pela FDA)	Indicações
Dronabinol (THC sintético)	Classe III (1985)	Anorexia induzida por HIV/aids e náuseas e vômitos induzidos por quimioterapia
Dronabinol (THC sintético)	Classe II (2017)	Anorexia induzida por HIV/aids e náuseas e vômitos induzidos por quimioterapia
Nabilona (THC sintético)	Classe II (1985)	Náuseas e vômitos induzidos por quimioterapia
Canabidiol	Classe V (2018)	Convulsões associadas a: • síndrome de Lennox-Gastaut • síndrome de Dravet • complexo de esclerose tuberosa (2020)
Nabiximols (formulação que consiste em THC, CBD e constituintes menores)	Não disponível nos Estados Unidos; disponível em mais de 25 países, incluindo membros da União Europeia e Canadá	Espasticidade e dor neuropática associadas à esclerose múltipla

CBD, canabidiol; FDA, Food and Drug Administration; THC, tetra-hidrocanabinol.

História regulatória – século XXI

Embora vários estados descriminalizassem sua posse, legalizassem programas médicos para *cannabis* ou permitissem programas para uso adulto, não havia distinção legal entre cânhamo e maconha em nível federal até a aprovação da Farm Bill de 2014. De acordo com essa lei, se a quantidade de conteúdo de THC não exceder 0,3% em peso seco, é legalmente considerada cânhamo, enquanto uma planta de *cannabis* que excede 0,3% de THC em peso seco é legalmente considerada maconha. A Farm Bill de 2018 afirmou a distinção legal entre cânhamo e maconha com base na concentração de THC e removeu o cânhamo da lista de substâncias controladas. No entanto, a maconha ainda é considerada uma substância de Classe I pelo governo federal americano.

A legislação permitiu que os estados criassem mercados de cânhamo e legalizassem, pelo governo federal, o CBD, um composto não intoxicante encontrado tanto na maconha quanto no cânhamo. Os produtos que contêm CBD derivado do cânhamo estão agora amplamente disponíveis para os consumidores e não estão sujeitos à regulamentação da FDA. Embora a maconha continue ilegal em nível federal e o THC ainda seja um medicamento da Classe I em todas as formulações, exceto aquelas aprovadas pela FDA, vários estados legalizaram o uso adulto de produtos contendo altos níveis de THC e dezenas de estados criaram programas de maconha medicinal que facilitam o cultivo e a distribuição de produtos contendo maconha ou altas concentrações de THC. Como a maconha continua sendo um medicamento da Classe I, os profissionais médicos não podem prescrevê-la – eles só podem recomendá-la em estados com programas de maconha medicinal.

Cannabis sativa e Cannabis indica

Embora haja uma distinção explícita entre cânhamo e maconha, mesmo que seja um construto legal, há muito menos clareza com relação ao número de espécies dentro do gênero, embora muitas vezes se diga que existem três (Figura 12-6):

- *Cannabis sativa*: cultivada historicamente nas latitudes do norte e no leste da Ásia. As variedades de *sativa* incluem aquelas que produzem fibras de alta

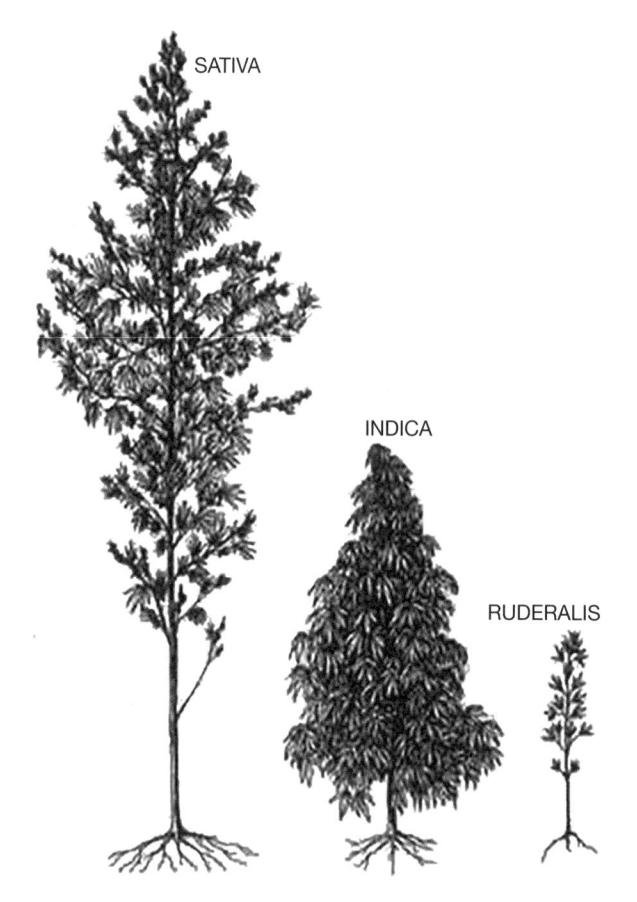

FIGURA 12-6 Uma ilustração representando as três variedades de *cannabis*: *sativa*, *indica* e *ruderalis*.

qualidade, aquelas que produzem alto rendimento de sementes e as que produzem níveis significativos de tricomas. As plantas *sativa* são altas e têm folhas estreitas.

- *Cannabis indica:* historicamente cultivadas no sul da Ásia, as plantas *indica* produziram níveis significativamente mais altos de tricomas do que as variedades de *sativa* e fibras de baixa qualidade. As plantas *indica* são mais curtas, mais espessas e produzem folhas largas.
- *Cannabis ruderalis:* uma variedade selvagem e cheia de ervas daninhas encontrada nas áreas do norte dos EUA que não produz altos níveis de THC nem fibras de alta qualidade.

Alguns argumentam que cada uma delas era uma espécie distinta antes do século XX. Outros afirmam que a *C. sativa* sempre foi a única espécie do gênero *Cannabis* e que as distinções aqui mencionadas são apenas variações (ou seja, *C. sativa vars. sativa, C. sativa var. indica* e *C. sativa var. ruderalis*). No entanto, devido ao cruzamento, em particular entre variedades comercialmente disponíveis, qualquer distinção taxológica geneticamente significativa foi perdida. Além disso, a quantidade de tricomas criados pelas plantas *sativa* agora pode rivalizar com a quantidade de tricomas criados pelas plantas *indica*, então a distinção entre os dois não é mais relevante com relação à concentração de canabinoides. Uma "cepa" de *sativa* pode ter as concentrações idênticas de CBD e THC às de uma "cepa" de *indica*.

Apesar do extenso cruzamento, as palavras "*sativa*" e "*indica*" ainda são muito importantes no mundo da *cannabis*, e os dispensários geralmente organizam seu inventário de cepas em três grupos, *sativa, indica* e híbrida, porque os usuários relatam uma diferença notável nos efeitos subjetivos. Diz-se que a *indica* tem um efeito mais narcótico que alivia a dor e promove descanso e relaxamento; já a *sativa* oferece alívio da dor semelhante, mas torna os usuários mais sociáveis. Muitos acham que ela acalma a ansiedade e melhora a capacidade de interagir com outras pessoas.

Acredita-se que esses efeitos subjetivos sejam mediados pelas centenas de pequenos canabinoides, flavonoides e terpenos encontrados em pequenas quantidades por meio de um fenômeno conhecido como efeito *entourage*. Embora muitas dessas moléculas possam não ocorrer em altas concentrações, elas parecem ter um efeito quando aparecem em conjunto com outros compostos encontrados na *cannabis*. Os pacientes podem não notar esses efeitos quando são prescritas formulações da FDA que apenas contêm THC sintético (como é o caso da nabilona e do dronabinol).

O sistema endocanabinoide

O sistema endocanabinoide, ou SEC, é um amplo sistema bioquímico de comunicação e regulação encontrado principalmente no sistema nervoso central (SNC) e no sistema nervoso periférico, no sistema imune e em praticamente todos os sistemas orgânicos entre os vertebrados. Seu papel foi caracterizado como um dos mecanismos do corpo para manter a homeostase fisiológica. Ele é composto de receptores, ligantes conhecidos como endocanabinoides e enzimas que sintetizam endocanabinoides e degradam os endocanabinoides e os fitocanabinoides.

O primeiro receptor canabinoide (CBR), conhecido como CB1, foi descoberto no final dos anos 1980. A ativação do CB1 por agonistas completos ou agonistas parciais (como THC, Δ8-THC, Δ10-THC, THCV, CBN ou THCP) leva ao tipo de intoxicação associado ao uso de maconha. Eles também são os receptores acoplados à proteína G (GPCRs, do inglês *G protein coupled receptor*) mais abundantes no SNC e desempenham um papel na regulação de memória, funções executivas, coordenação, percepção do tempo, apetite, dor e vias de prazer no cérebro (ver Tabela 12-4). Sua abundância no SNC é uma das razões pelas quais há muito mais estudos sobre canabinoides para distúrbios neurológicos do que a maioria das outras áreas da Medicina.

A descoberta do receptor CB1 foi logo seguida pela descoberta de um segundo receptor canabinoide, chamado CB2, que é altamente expresso em todo o sistema imune, particularmente em células B, células *natural killer*, monócitos, neutrófilos, linfócitos CD8, linfócitos CD4 e células gliais dentro do SNC. Muitos pesquisadores acreditam que os canabinoides que têm como alvo os receptores CB2 poderiam ser usados para tratar doenças autoimunes, e vários canabinoides sintéticos como estes já foram desenvolvidos. Eles se ligam seletivamente aos receptores CB2, mas são inativos no CB1 e, portanto, não produzem intoxicação.

Além do sistema imune, os receptores CB2 são expressos em subpopulações específicas de neurônios no cérebro, no cerebelo, no tronco cerebral e no diencéfalo, que está envolvido em muitas funções corporais cruciais, incluindo a coordenação com o sistema endócrino para liberar hormônios, transmitir sinais sensoriais e motores para o córtex cerebral e regular os ritmos circadianos (ver Tabela 12-5). Os receptores CB2 também são encontrados no sistema neuroimune na microglia, nos astrócitos e oligodendrócitos. As evidências sugerem que esses receptores podem servir como alvos terapêuticos para vários distúrbios neurodegenerativos e potencialmente neutralizar a neuroinflamação em geral.

Depois dos receptores CB2, veio a descoberta de dois ligantes que são agonistas parciais em ambos os CBRs: *N*-araquidonoiletanolamida (mais comumente conhecida como anandamida, que é baseada na palavra sânscrita para felicidade, *Ananda*) e 2-AG.

Mais recentemente, surgiram evidências de que o SEC inclui GPCRs adicionais, com candidatos incluindo GPR55, GPR119 e GPR18, embora isso permaneça controverso. Da mesma forma, muitos terpenos, fitocanabinoides e endocanabinoides demonstraram atividade em receptores muito além do SEC, indicando interferência entre vários sistemas (ver Tabela 12-6). Por exemplo, foi demonstrado que a anandamida se liga a canais de receptores de potencial transitório (TRP, do inglês *transient receptor potential*), particularmente ao receptor vaniloide 1 (também conhecido como receptor de capsaicina e mais conhecido por sua função nas vias nociceptivas que detectam calor e dor nocivos), bem como receptores ativados por proliferadores de peroxissomo (que são fatores de transcrição ativados por ligantes que estão

TABELA 12-4 Distribuição do CB1 no sistema nervoso			
Parte do encéfalo	Denso	Moderado	Baixo
Cérebro	• Córtex somatossorial primário (camadas II, III e VI) • Córtex cingulado (camada II) • Córtex entorrinal (camadas II e IV) • Córtex piriforme (camada III) • Lobo frontal (regiões corticais de associação) • Hipocampo (campos CA1, CA2 e CA3; complexo subicular) • Camada molecular externa do giro denteado • Bulbo olfatório (camadas ependimária e subependimária) • Núcleo olfatório anterior • Trato olfativo • Comissura anterior (fibras olfativas) • Núcleo da amígdala • Gânglios da base (porção interna do globo pálido, putame, núcleo caudado, via estriatonigral e núcleo entopeduncular)	• Córtex somatossorial (camada V) • Córtex de associação temporal • Córtex somatossorial secundário • Córtex motor suplementar • Córtex visual • Córtex auditivo • Camada polimórfica interna do giro denteado • Prosencéfalo basal • Gânglios basais (porção externa do globo pálido, pálido ventral e claustro)	• Córtex somatossorial (camada IV) • Córtex motor primário • Camada celular granular do giro denteado • Tubérculo olfativo • Gânglios da base (*nucleus accumbens*)
Cerebelo	• Todas as regiões		
Diencéfalo		• Tálamo (núcleos anterior, dorsomedial e intralaminar) • *Stria terminalis* • Epitálamo (núcleo habenular) • Hipotálamo (núcleos lateral e paraventricular) • Haste infundibular	• Tálamo (núcleos geniculado medial, geniculado lateral, ventral posterior e ventral lateral) • Núcleo subtalâmico
Tronco encefálico	• Substância negra (*pars reticulata*) • Substância cinzenta periaquedutal (PAG) • Substância cinzenta ao redor do quarto ventrículo • Núcleo trigeminal espinal e trato espinal do núcleo trigeminal	• Núcleo solitário • Núcleo ambíguo • Núcleo olivar inferior	• Área tegumentar ventral • Substância negra (*pars compacta*)
Medula espinal	• Corno dorsal • Lâmina X • Gânglios da raiz dorsal	• Corno dorsal profundo • Núcleo intermediolateral torácico	

TABELA 12-5 Distribuição de CB2 no sistema nervoso			
Parte do encéfalo	Denso	Moderado	Baixo
Cérebro	• Córtex orbital (camadas III e V) • Córtex visual (camadas III e V) • Córtex auditivo (camadas III e V) • Córtex motor (camadas III e V) • Córtex piriforme (camadas III e V) • Ilhas de Calleja • Hipocampo (neurônios piramidais nos campos CA2 e CA3) • Núcleo olfatório anterior • Núcleo da amígdala • Gânglios da base (núcleo estriado)		
Cerebelo	• Células de Purkinje • Células granulares	• Dendritos de Purkinje na camada molecular	
Diencéfalo	• Tálamo (núcleos ventral posterior, lateral posterior, posterior e paracentral)	• Tálamo (núcleo geniculado lateral)	• Tálamo (núcleos paraventriculares e mediodorsais) • Hipotálamo (núcleos ventromediais e arqueados)
Tronco encefálico	• Núcleo coclear dorsal • Núcleo motor facial	• Substância negra (*pars reticulata*) • Substância cinzenta periaquedutal (PAG) • Colículo inferior • Núcleos interpeduncular, paratroclear e vermelho • Lemnisco lateral (núcleos paralemniscal e dorsal) • Núcleo pontino • Núcleos vestibulares mediais e laterais • Núcleo reticular parvocelular • Trato espinal do núcleo trigeminal	

TABELA 12-6 Atividade do receptor de fitocanabinoides

Fitocanabinoide	Receptor	Atividade
Δ9-Tetra-hidrocanabinol (THC)	CB1	Agonista
	CB2	Agonista
	GPR18	Agonista
	GPR55	Agonista/antagonista
	PPARγ	Agonista
	TRPA1	Agonista
	TRPA8	Agonista
	TRPM8	Antagonista
	TRPV2	Agonista
	TRPV3	Agonista
	TRPV4	Agonista
	5-HT$_{3A}$	Antagonista
	β-adrenoceptor	Potencializador
	μ-opioide	Modulador alostérico negativo
	δ-opioide	Modulador alostérico negativo
Canabidiol (CBD)	Adenosina (A$_1$)	Agonista
	Adenosina (A$_{2A}$)	Agonista
	CB1	Antagonista/modulador alostérico
	CB2	Antagonista/agonista inverso
	Dopamina 2 (D$_2$)	Agonista parcial
	GPR3	Agonista inverso
	GPR6	Agonista inverso
	GPR12	Agonista inverso
	GPR55	Antagonista
	PPARγ	Agonista
	TRPA1	Agonista
	TRPM8	Antagonista
	TRPV1	Agonista
	TRPV2	Agonista
	TRPV3	Agonista
	5-HT$_{1A}$	Agonista

(Continua)

TABELA 12-6 Atividade do receptor de fitocanabinoides *(Continuação)*

Fitocanabinoide	Receptor	Atividade
Canabigerol (CBG)	CB1	Agonista/antagonista
	CB2	Agonista
	TRPA1	Agonista
	TRPM8	Antagonista
	TRPV1	Agonista
	TRPV2	Agonista
	TRPV3	Agonista
	TRPV4	Agonista
	TRPV8	Antagonista
	5-HT$_{1A}$	Antagonista
	α-adrenoceptor	Agonista
Canabicromeno (CBC)	CB1	Agonista
	CB2	Agonista
	TRPA1	Agonista
	TRPM8	Antagonista
Canabinol (CBN)	CB1	Agonista
	CB2	Agonista
	TRPA1	Agonista
	TRPM8	Antagonista
	TRPV2	Agonista
	TRPV4	Agonista
Tetra-hidrocanabivarina (THCV)	CB1	Agonista/antagonista
	CB2	Agonista
	TRPA1	Agonista
	TRPM8	Antagonista
	TRPV1	Agonista
	TRPV2	Agonista
	TRPV3	Agonista
	TRPV4	Agonista
Ácido tetra-hidrocanabinol A (THCA-A)	CB1	Agonista
	CB2	Agonista
	TRPA1	Agonista

(Continua)

TABELA 12-6 Atividade do receptor de fitocanabinoides *(Continuação)*		
Fitocanabinoide	Receptor	Atividade
Ácido tetra-hidrocanabinol A (THCA-A) *(Continuação)*	TRPM8	Antagonista
	TRPV2	Agonista
Canabidivarina (CBDV)	TRPA1	Agonista
	TRPM8	Antagonista
	TRPV1	Agonista
	TRPV2	Agonista
	TRPV4	Agonista
Ácido canabidiólico (CBDA)	GPR55	Agonista
	TRPA1	Agonista
	TRPM8	Antagonista
	TRPV1	Agonista
	5-HT$_{1A}$	Agonista

envolvidos na regulação da glicose e da homeostase lipídica, da inflamação, proliferação e diferenciação).

Sinalização do sistema endocanabinoide

Talvez a característica mais marcante do SEC seja que endocanabinoides como 2-AG e anandamida são sintetizados sob demanda no neurônio pós-sináptico após estímulos fisiológicos e patológicos e, em seguida, viajam pela fenda sináptica até o neurônio pré-sináptico para modular as vias de transdução de sinal. Isso os torna neuromoduladores retrógrados.

No CB1, a anandamida e o 2-AG inibem a liberação excessiva de neurotransmissores excitatórios, particularmente o glutamato. No CB2, os endocanabinoides suprimem a liberação pró-inflamatória de citocinas e quimiocinas. Esse mecanismo de ação ajuda a explicar os efeitos anti-inflamatórios e imunomoduladores da *cannabis*. Alguns pesquisadores até propuseram que agonistas seletivos de CB2 poderiam mitigar o fenômeno conhecido como tempestade de citocinas. Em essência, um SEC funcionando corretamente deve se comportar um pouco como um sistema de frenagem ou um interruptor de intensidade para evitar a sinalização hiperativa que pode levar a danos celulares e manter a homeostase fisiológica.

Há também um crescente corpo de evidências indicando que os receptores CB1 desempenham um papel muito importante na migração neuronal, razão pela qual o uso de *cannabis* – sobretudo o de *cannabis* que seja extremamente rica em THC – deve ser desencorajado em adolescentes, jovens adultos com menos de 25 anos e mulheres grávidas ou lactantes.

Cannabis e o SEC

Pesquisas em andamento sobre a extensão do SEC indicaram que muitos canabinoides e terpenos interagem com os receptores CB1 e CB2 direta ou indiretamente. O THC, por exemplo, é um agonista parcial nos receptores CB1 e CB2, enquanto acredita-se que o CBD seja um modulador alostérico negativo no CB1 e possivelmente apenas um agonista fraco no CB2. Também foi demonstrado que o CBD inibe a amida hidrolase de ácido graxo, ou FAAH, que decompõe a anandamida. Ao interromper a degradação da anandamida, isso permite que a molécula permaneça ativa por períodos mais longos.

Embora os endocanabinoides se degradem naturalmente de forma muito rápida, os fitocanabinoides, como o THC e o CBD, podem permanecer ativos por várias horas, dependendo da via de administração. Além de proporcionar um efeito terapêutico mais prolongado na supressão da liberação de neurotransmissores excitatórios ou proliferação de leucócitos, é também por isso que os agonistas exógenos do CB1 produzem efeitos intoxicantes, enquanto os agonistas endógenos não.

O CBD e o THC, bem como as dezenas de outros canabinoides menores e terpenos que aparecem na *cannabis* disponível comercialmente, também estão ativos em vários locais receptores adicionais (ver Tabela 12-6). Essa interação complexa entre uma miríade de receptores pode explicar não apenas a variação na experiência subjetiva após o uso de diferentes amostras de *cannabis*, mas também as diferenças de ação que são de natureza clínica. Em outras palavras, à medida que a ciência da *cannabis* melhora, a pesquisa pode descobrir que variedades específicas de *cannabis* são melhores no tratamento de condições específicas devido aos seus perfis únicos de canabinoides e terpenos.

Conclusão

Para resumir, o SEC deve ser entendido como uma rede envolvida na manutenção da homeostase fisiológica. Quando a homeostase é interrompida no SNC ou no sistema imune, um SEC saudável deve atuar como um regulador de intensidade e trazer o sistema de volta à harmonia. Nos casos em que o SEC é incapaz de corrigir essas interrupções sozinho, a *cannabis* parece oferecer apoio adicional.

Os dois capítulos seguintes explorarão como o THC e o CBD interagem com o SEC, bem como suas indicações, farmacocinética e farmacodinâmica. Alguns dos canabinoides menores mostram atividade semelhante, e pesquisas estão em andamento para descobrir quantos deles têm potencial terapêutico. Estamos apenas começando a entender sua farmacologia individual e em breve poderemos descobrir que alguns desses canabinoides menores têm propriedades terapêuticas únicas que atuam por meio do SEC ou para além dele.

Maconha 13

Nome genérico	Nome comercial	Efeitos adversos	Interações medicamentosas	Interações CYP
Maconha	N/A	Sintomas GIs, paranoia, tontura, sonolência, confusão, taquicardia, cefaleia	SNC, lítio, simpatomiméticos, ADT/ADTC, ciclosporina, varfarina, ritonavir, anfotericina B	2C9, 3A4, 2C19, 1A1, 1A2, 1B1, 2B6, 2C8, 2E1, 2D6, 3A5, 3A7
Dronabinol*	Marinol	Sintomas GIs, paranoia, tontura, sonolência, confusão, taquicardia, cefaleia	SNC, lítio, simpatomiméticos, ADT/ADTC, ciclosporina, varfarina, ritonavir, anfotericina B	2C9, 3A4, 2C19, 1A2, 2B6, 2D6, 1A1, 3A5, 3A7, 1B1, 2A6
Nabilona*	Cesamet	Sintomas GIs, paranoia, tontura, sonolência, confusão, taquicardia, cefaleia	SNC, lítio, simpatomiméticos, ADT/ADTC, ciclosporina, varfarina, ritonavir, anfotericina B	2C9, 3A4, 2C8, 2E1

GIs, gastrintestinais; SNC, sistema nervoso central; ADT, antidepressivos tricíclicos; ADTC, antidepressivos tetracíclicos.
* Não disponíveis no Brasil.

Introdução

As plantas de *Cannabis sativa* que contêm altos níveis de Δ9-tetra-hidrocanabinol (THC) e preparações de material vegetal seco (normalmente a flor feminina de *cannabis*) são chamadas de maconha desde o século XIX. Conforme observado no Capítulo 12, essa distinção só foi codificada recentemente pelo governo federal após a aprovação da Farm Bill de 2014, que definiu a *cannabis* que contém concentrações superiores a 0,3% de THC por peso seco como maconha. Desde 1996, mais de três dezenas de estados e o Distrito de Columbia criaram programas de *cannabis* medicinal, legalizaram o uso recreativo da *cannabis* ou ambos. As restrições nesses estados variam significativamente, tanto em relação a quem tem acesso a essas formulações quanto em quais níveis de THC são legais. O THC é o fitocanabinoide mais abundante na *cannabis* do tipo fármaco, bem como o canabinoide mais bem estudado.

Este capítulo se concentrará na farmacologia da maconha e, especificamente, no THC, o principal tóxico e composto terapêutico da maconha, bem como nos dois canabinoides aprovados pela Food and Drug Administration (FDA), o dronabinol (uma forma sintética do THC) e a nabilona. O canabidiol (CBD) será abordado no capítulo seguinte.

MACONHA MEDICINAL

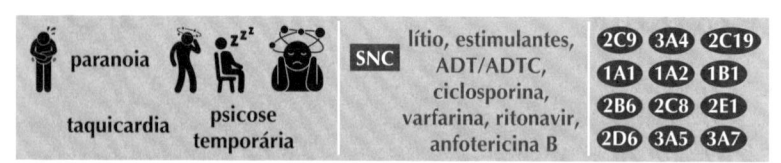

paranoia, taquicardia	psicose temporária	SNC: lítio, estimulantes, ADT/ADTC, ciclosporina, varfarina, ritonavir, anfotericina B	2C9 3A4 2C19 1A1 1A2 1B1 2B6 2C8 2E1 2D6 3A5 3A7

A maconha não deve ser considerada um medicamento único ou uniforme, a menos que seja administrada como uma das duas formulações aprovadas pela FDA. Estas são o dronabinol e a nabilona, que produzem efeitos subjetivos e terapêuticos semelhantes ao principal intoxicante ativo da *cannabis*, o Δ9-THC. Além das variações no conteúdo de canabinoides (especialmente nos níveis de CBD e THC), a maconha comprada legalmente em um dispensário pode ter uma ampla variedade de formas e dosagens, impossibilitando um perfil farmacocinético ou farmacodinâmico único, sobretudo com relação à absorção, ao metabolismo e à via de administração do THC.

É altamente recomendável que pacientes sem uso prévio de *cannabis* evitem formulações que contenham mais de 10 mg de THC por dose/porção ou flores de *cannabis* que contenham níveis excessivos de THC (> 20%). Os pacientes devem ser avisados de que as formas comestíveis de *cannabis* geralmente levam mais de 2 horas para surtir efeito e que, em todas as circunstâncias, é melhor começar devagar para evitar efeitos adversos indesejados ou níveis desagradáveis de intoxicação.

Farmacocinética

O início da ação, os níveis plasmáticos máximos e até mesmo a biodisponibilidade do THC podem ser afetados pela via de administração (ver Tabelas 13-1 e 13-2), bem como por fatores intrapessoais e interpessoais. Por exemplo, fumar maconha pode resultar em um rápido início de ação, mas mais de 30% dos fitocanabinoides disponíveis podem ser perdidos devido à pirólise, e uma porção ainda maior pode ser eliminada na fumaça. Enquanto isso, as concentrações plasmáticas de THC e seus metabólitos podem variar dependendo da via de administração, o que também pode ter um impacto na farmacocinética e na experiência subjetiva dos pacientes, uma vez que o THC é convertido em 11-hidroxi-Δ9-tetra-hidrocanabinol (11-OH-THC) e 11-nor-9-carboxi--Δ9-tetra-hidrocanabinol (THC-COOH) após o metabolismo de primeira passagem.

TABELA 13-1 Farmacocinética de acordo com as vias de administração de THC		
Via de administração	Níveis plasmáticos máximos	Biodisponibilidade
Inalação	3-10 minutos	18-50%
Oral	60-120 minutos	4-12%
Sublingual	90-120 minutos	4-20%

TABELA 13-2   Pontos positivos e negativos relacionados às vias de administração do THC

Via de administração	Início (minutos)	Duração (horas)	Ponto positivo	Ponto negativo
Inalatória	0-5	1-3	• Início rápido • Titulação fácil • Bom registro de segurança, especialmente para flores vaporizadas	• Irritação respiratória • Cheiro pungente, especialmente para flor fumável • Risco de efeitos adversos pulmonares/cardiovasculares
Oral/entérica	60-120	6-8	• Duração de ação longa • Mais palatável do que outras opções	• Início lento • Aumento da variabilidade no efeito • Aumento dos efeitos psicoativos do 11-OH-THC após o metabolismo de primeira passagem
Sublingual	15-20	2-3	• Titulação fácil • Duração de ação intermediária	• Início intermediário (15-20 minutos) • Aumento dos efeitos psicoativos do 11-OH-THC se for engolido

É importante ressaltar que o 11-OH-THC produz um nível maior de intoxicação do que seu composto original. Quando a *cannabis* é fumada, as concentrações plasmáticas de 11-OH-THC podem atingir apenas 10% das concentrações plasmáticas de THC. No entanto, quando administradas por via oral (VO), as concentrações plasmáticas de 11-OH-THC podem variar de 50% a 100% das concentrações plasmáticas de THC. A biodisponibilidade também pode ser aumentada após a administração oral se os pacientes comerem uma refeição rica em gordura, pois o THC é altamente lipofílico. Enquanto isso, a administração sublingual contorna o metabolismo hepático e fornece ação terapêutica mais rapidamente em comparação à via oral, mas menos rapidamente do que quando é fumado ou vaporizado.

Esses tipos de variações podem dificultar a dosagem adequada; portanto, os médicos devem aconselhar os pacientes a começarem devagar ao usarem maconha pela primeira vez ou ajustar a dose.

Distribuição

O THC é rapidamente distribuído em órgãos que estão bem vascularizados (ou seja, pulmão, coração, cérebro, fígado) e se acumula no tecido adiposo após o uso repetido.

Eliminação e excreção

Entre 80% e 90% de uma única dose de THC são eliminados em cinco dias; 65% pelas fezes (predominantemente como metabólito 11-OH-THC) e cerca de 20% pela urina (como conjugados do glucuronídeo THC-COOH). Metabólitos podem ser detectados em usuários frequentes por várias semanas após a cessação.

Farmacodinâmica

Mecanismo de ação

O THC interage com o sistema endocanabinoide (SEC), uma rede de sinalização que consiste em ligantes endógenos, enzimas de degradação, dois receptores canabinoides (CB1 e CB2) e vários outros receptores localizados em todo o corpo (um exame mais detalhado do SEC pode ser encontrado no Capítulo 12). O THC é um agonista parcial de CB1 e pode se comportar como agonista ou antagonista dos receptores CB2, tendo aproximadamente uma afinidade igual para receptores CB1 e CB2. Os receptores CB1 estão localizados em todo o sistema nervoso central (SNC) nos terminais pré-sinápticos (ver Tabela 12-4), medeiam a liberação de neurotransmissores excitatórios e inibitórios (serotonina, dopamina e glutamato) e modulam os canais iônicos. Os efeitos no humor, na percepção, emoção e cognição frequentemente associados ao uso de *cannabis* são devidos à ativação dos receptores CB1. A ativação dos receptores CB1 no SNC também leva a antinocicepção, catalepsia, supressão da atividade locomotora e hipotermia. Doses baixas ou moderadas de THC também podem estimular o apetite (hiperfagia), enquanto doses mais altas podem reduzi-lo (hipofagia).

Os receptores CB2 na periferia estão localizados principalmente no sistema imune (medula óssea, mastócitos, células *natural killer*, neutrófilos polimorfonucleares, baço, timo, amígdalas e linfócitos T e B) e modulam a migração das células imunes e a liberação de citocinas. No SNC, os receptores CB2 também são encontrados no sistema neuroimune na micróglia, nos astrócitos e oligodendrócitos, bem como nos terminais pré-sinápticos de tipos específicos de neurônios (ver Tabela 12-5). Há alguma esperança de que esses receptores possam servir como alvos terapêuticos para vários distúrbios neurodegenerativos e potencialmente neutralizar a neuroinflamação em geral. Trauma e inflamação aumentam a expressão de CB2, indicando que os receptores CB2 desempenham um papel imunomodulador.

O THC também interage com vários outros receptores (ver Tabela 13-3), incluindo receptores "órfãos" de proteína G (GPR18 e GPR55); receptores 5-HT$_{3A}$; e canais de receptores de potencial transitório (TRP). O papel terapêutico potencial que esses receptores desempenham atualmente não está claro.

Índice terapêutico

Além da grande variedade de tipos de produtos que se qualificam como maconha medicinal, ela também é altamente idiossincrática, e as doses efetivas podem variar de paciente para paciente. Felizmente, a *cannabis* tem um alto índice terapêutico

TABELA 13-3 Atividade observada do THC nos receptores	
Receptor	Atividade
CB1	Agonista
CB2	Agonista
GPR18	Agonista
GPR55	Agonista/antagonista
PPARγ	Agonista
TRPA1	Agonista
TRPA8	Agonista
TRPM8	Antagonista
TRPV2	Agonista
TRPV3	Agonista
TRPV4	Agonista
5-HT$_{3A}$	Antagonista
Receptor β-adrenérgico	Potencializador
μ-Opioide	Modulador alostérico negativo
δ-Opioide	Modulador alostérico negativo

e estima-se que uma dose letal de THC seja pelo menos 1.000 vezes maior do que uma dose efetiva.

Tolerância, dependência e abstinência

Usuários frequentes de *cannabis* podem desenvolver tolerância. Usuários frequentes e pesados também podem desenvolver dependência, assim como o transtorno por uso de *cannabis*, que, de acordo com o *Manual Diagnóstico e Estatístico de Transtornos Mentais*, quinta edição (DSM-5), é caracterizado por desejos por *cannabis* e sintomas de abstinência após a cessação, que podem incluir ansiedade, irritabilidade, inquietação, perda de apetite, dor de cabeça e dificuldade em dormir, entre outros.

Indicações terapêuticas

No momento, a maconha não está aprovada para nenhuma indicação, pois continua sendo um medicamento de Classe I, e apenas três terapias à base de canabinoides receberam a aprovação da FDA: dronabinol, nabilona e CBD, que será discutido no próximo capítulo. O dronabinol e a nabilona receberam a aprovação da FDA para uso no tratamento de náuseas e vômitos associados à quimioterapia do câncer em pacientes que não responderam bem aos antieméticos de primeira linha (ver Tabela 13-4). O dronabinol também foi aprovado para tratar a anorexia/caquexia associada à perda de peso em pacientes com HIV/síndrome da imunodeficiência adquirida (aids) e tem sido usado *off-label* para ajudar pacientes com apneia obstrutiva do sono.

TABELA 13-4 Classificação de medicamentos à base de *cannabis*		
Medicamento	Classe (ano em que foi aprovado pela FDA)	Indicações
Dronabinol (THC sintético)	Classe III (1985)	Anorexia induzida por HIV/aids e náuseas e vômitos induzidos por quimioterapia
Dronabinol (THC sintético)	Classe II (2017)	Anorexia induzida por HIV/aids e náuseas e vômitos induzidos por quimioterapia
Nabilona (THC sintético)	Classe II (1985)	Náuseas e vômitos induzidos por quimioterapia
Canabidiol	Classe V (2018)	Convulsões associadas a: • síndrome de Lennox-Gastaut • síndrome de Dravet • Complexo de esclerose tuberosa (2020)
Nabiximols (formulação que consiste em THC, CBD e constituintes menores)	Não disponível nos Estados Unidos; disponível em mais de 25 países, incluindo membros da União Europeia e Canadá	Espasticidade e dor neuropática associadas à esclerose múltipla

Indicações aprovadas pelo Estado

Dependendo do Estado (dos Estados Unidos), a maconha medicinal pode ser recomendada para dezenas de doenças e tem se mostrado muito promissora como meio de mitigar as dores crônicas e neuropáticas, os distúrbios autoimunes e a espasticidade. Ela também pode oferecer cuidados paliativos ou algum alívio para pacientes que passam por cuidados de fim de vida. Cada Estado com um programa de maconha medicinal tem uma lista de condições qualificadas que os fornecedores devem consultar antes de recomendar a *cannabis* ou permite que profissionais médicos qualificados usem seu bom senso ao recomendar *cannabis* por meio dos programas estaduais de maconha medicinal (consulte a Tabela 13-5).

Indicações potenciais e pesquisas em andamento

Pesquisas indicam que a maconha pode ser eficaz na melhoria da qualidade de vida dos pacientes e no tratamento de várias condições neurológicas ou psiquiátricas, incluindo – mas não se limitando a – sintomas não motores associados a doença de Parkinson, esclerose múltipla (EM), lesão cerebral traumática, doença de Alzheimer e outras formas de demência, esclerose lateral amiotrófica e outras doenças do neurônio motor, doença de Huntington, enxaqueca, apneia obstrutiva do sono e transtorno de Tourette. No entanto, devido à condição da maconha como uma substância de Classe I, a pesquisa sobre seus usos potenciais tem sido limitada e há poucas evidências no momento para apoiar seu uso a essas indicações.

TABELA 13-5 Possíveis condições de qualificação para a maconha medicinal
• Doença de Alzheimer
• Esclerose lateral amiotrófica (ELA)
• Anorexia nervosa
• Ansiedade
• Malformação de Arnold-Chiari
• Artrite
• Transtorno do espectro autista
• Bulimia
• Caquexia
• Câncer
• Causalgia
• Paralisia cerebral
• Polineuropatia desmielinizante inflamatória crônica
• Pancreatite crônica
• Encefalopatia traumática crônica
• Cirrose
• Colite
• Síndrome de dor regional complexa
• Doença de Crohn
• Fibrose cística
• Diabetes
• Dismenorreia
• Distonia
• Síndrome de Ehlers-Danlos
• Pressão intraocular elevada
• Endometriose
• Epidermólise bolhosa
• Epilepsia
• Fibromialgia
• Displasia fibrosa
• Ataxia de Friedrich
• Glaucoma
• Hepatite C
• HIV/aids

(Continua)

TABELA 13-5 Possíveis condições de qualificação para a maconha medicinal *(Continuação)*

- Doença de Huntington
- Hidrocefalia
- Hidromielia
- Miosite por corpos de inclusão
- Cistite intersticial
- Doença inflamatória intestinal
- Síndromes de cefaleia intratáveis
- Lesão irreversível da medula espinal
- Doença com corpos de Lewy
- Lúpus
- Síndrome do ligamento arqueado medial
- Enxaqueca
- Doença mitocondrial
- Distrofia muscular
- Esclerose múltipla
- Miastenia *gravis*
- Mioclonia
- Síndrome unha-patela
- Neuralgia
- Doença autoimune de Behçet neurológica
- Distúrbios neurodegenerativos
- Neurofibromatose
- Dor neuropática
- Apneia obstrutiva do sono
- Transtorno obsessivo-compulsivo
- Dependência de opioides
- Substituição de opioides
- Osteoartrite
- Osteogênese imperfeita
- Doença de Parkinson
- Neuropatia periférica
- Doença renal policística
- Síndrome pós-concussão

(Continua)

TABELA 13-5 Possíveis condições de qualificação para a maconha medicinal *(Continuação)*

- Síndrome pós-laminectomia
- Transtorno de estresse pós-traumático
- Psoríase
- Artrite psoriática
- Distrofia simpática reflexa
- Dor no membro residual
- Artrite reumatoide
- Convulsões
- Náusea grave ou crônica
- Dor intensa ou crônica
- Espasmos musculares graves e persistentes
- Doenças falciformes
- Síndrome de Sjögren
- Torcicolo espasmódico
- Doenças da medula espinal
- Lesão da medula espinal
- Atrofia muscular espinal
- Estenose espinal
- Síndrome da ataxia espinocerebelar
- Síndrome de deiscência do canal superior
- Siringomielia
- Cistos de Tarlov
- Transtorno de Tourette
- Lesão cerebral traumática
- Colite ulcerativa
- Vulvodínia

O nabiximols, que contém THC, CBD e outros canabinoides, foi aprovado para tratar a EM em mais de duas dúzias de países e atualmente está passando por estudos avançados de fase III nos Estados Unidos.

Precauções e efeitos adversos

Os efeitos adversos comumente relatados do THC são semelhantes aos relatados durante o uso de dronabinol ou nabilona (ver Tabelas 13-6 e 13-7, respectivamente). Paradoxalmente, o THC pode algumas vezes induzir náuseas ou vômitos e, em casos

TABELA 13-6 Efeitos adversos associados ao dronabinol		
Taxa de incidência 3-10%	Taxa de incidência 1-3%	Taxa de incidência < 1%
• Pensamento anormal • Dor abdominal • Tontura • Euforia • Náuseas • Paranoia • Sonolência • Vômitos	• Astenia • Amnésia • Ansiedade • Ataxia • Confusão • Despersonalização • Alucinação	• Conjuntivite • Depressão • Diarreia • Incontinência fecal • Rubor • Hipotensão • Mialgia • Pesadelos • Dificuldades de fala • Zumbido • Dificuldades de visão

TABELA 13-7 Efeitos adversos associados à nabilona	
Taxa de incidência > 10%	Taxa de incidência < 10%
• Vertigem/tonturas • Sonolência • Boca seca • Ataxia • Depressão • Distúrbio visual • Dificuldade de concentração • Euforia • Distúrbio do sono	• Disforia • Hipotensão • Astenia • Anorexia • Cefaleia • Náuseas • Sedação • Desorientação • Despersonalização • Aumento do apetite

muito raros, o uso consistente com produtos com alto teor de THC pode causar a síndrome de hiperêmese da *cannabis*, que é caracterizada por vômitos e náuseas cíclicos que supostamente são aliviados por banhos quentes e cessam com a interrupção do uso de maconha. Como é o caso do tabagismo, o consumo excessivo de maconha pode afetar adversamente a função pulmonar e a saúde cardiovascular.

Efeitos adversos psiquiátricos

Doses extremamente altas de THC podem induzir estados psicóticos agudos e transitórios, e há um debate contínuo sobre o papel que o THC pode desempenhar no desenvolvimento de transtornos psicóticos, como a esquizofrenia, sobretudo durante a adolescência. Considerando o alto risco nessa faixa etária, pesquisas estão em andamento para determinar os fatores preexistentes, e vários estudos estão explorando a ligação de causalidade na população vulnerável. Os médicos devem ser cautelosos ao recomendar a maconha medicinal para pacientes com histórico pessoal ou familiar de transtornos psicóticos ou se os pacientes tiverem menos de 25 anos, pois o THC pode interromper a migração e o desenvolvimento neuronal.

Atividades perigosas

Os pacientes não devem dirigir ou operar máquinas pesadas sob a influência da *cannabis*.

Risco de overdose ou abuso

Uma *overdose* de maconha medicinal provavelmente resultará em uma experiência desagradável, mas os efeitos desaparecerão com o tempo. Como a *cannabis* tem um alto índice terapêutico, o risco de ingerir uma dosagem letal é extremamente baixo.

O transtorno por uso de *cannabis* é um fenômeno bem documentado caracterizado pelo desejo por *cannabis*, bem como por sintomas de abstinência após a cessação, que podem incluir ansiedade, irritabilidade, inquietação, perda de apetite, dor de cabeça e dificuldade em dormir, entre outros.

Uso na gravidez e na lactação

Mulheres lactantes, grávidas ou tentando engravidar ativamente não devem usar *cannabis*. Embora os perigos que a maconha e o THC representam especificamente para fetos e lactentes não tenham sido estudados devido a questões éticas, o uso de *cannabis* não sintética tem sido associado a efeitos adversos fetais/neonatais. O THC atravessa facilmente a placenta e sua meia-vida média estimada é de 17 dias no leite materno.

Interações medicamentosas

O THC é metabolizado principalmente pelas enzimas CYP2C9 e CYP3A4 do citocromo P450. A inibição da CYP2C9 ou da CYP3A4 induzida por fármacos pode resultar em maiores concentrações plasmáticas de THC, o que pode aumentar o potencial de efeitos adversos e intoxicação excessiva por THC. Os indutores dessas isoenzimas podem resultar em menor concentração plasmática de THC. Os médicos devem ajustar as doses quando da coadministração com medicamentos que afetam qualquer uma das isoenzimas.

O THC pode produzir um efeito sinérgico quando tomado em conjunto com álcool, anticolinérgicos, anti-histamínicos, barbitúricos, benzodiazepínicos, buspirona, lítio, relaxantes musculares, opioides, simpatomiméticos e antidepressivos tricíclicos. Como o THC está altamente ligado às proteínas plasmáticas, ele pode aumentar a fração livre de medicamentos ligados às proteínas coadministrados (como quando tomado com anfotericina B, ciclosporina e varfarina). A coadministração de ritonavir exacerba os efeitos do THC.

DRONABINOL

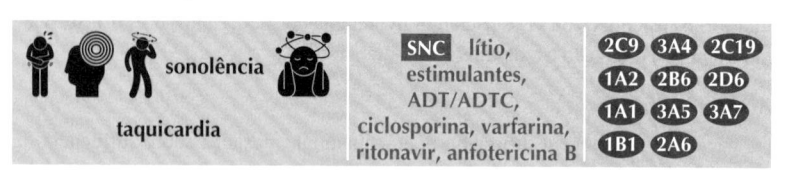

	SNC lítio, estimulantes, ADT/ADTC, ciclosporina, varfarina, ritonavir, anfotericina B	2C9 3A4 2C19 1A2 2B6 2D6 1A1 3A5 3A7 1B1 2A6
sonolência taquicardia		

O dronabinol é uma versão sintética do Δ9-THC. Ele pode ser administrado como Marinol, que é formulado em óleo de gergelim e dispensado na forma de uma cápsula, ou com Syndros, que é uma solução oral de tonalidade clara a âmbar administrada por meio de seringa dosadora oral ou tubo de alimentação enteral.

Farmacocinética

Absorção

Entre 90% e 95% do dronabinol é absorvido após uma única dose oral, mas apenas 10% a 20% atingem a circulação sistêmica devido a uma combinação de metabolismo hepático de primeira passagem e alta solubilidade lipídica. As concentrações de dronabinol e seu principal metabólito ativo, 11-hidroxi-Δ9-tetra-hidrocanabinol (11-OH-THC), atingem o pico entre 0,5 e 4 horas e diminuem ao longo de vários dias. As concentrações plasmáticas dependem da dose. A ingestão de alimentos, particularmente uma refeição com alto teor de gordura/alto teor calórico, atrasa a absorção em cerca de 4 horas e causa um aumento de três vezes na exposição total.

Distribuição e biodisponibilidade

O dronabinol tem uma alta ligação às proteínas (97%) com volume aparente de distribuição de cerca de 10 L/kg.

Eliminação

A meia-vida inicial do dronabinol é de aproximadamente 4 horas, e a meia-vida terminal varia de 25 a 36 horas.

Metabolismo

O dronabinol sofre um extenso metabolismo hepático de primeira passagem, com CYP2C9 e CYP3A4 sendo as enzimas primárias.

Excreção

O dronabinol e seus metabólitos são excretados nas fezes e na urina, embora a excreção biliar seja a principal via de eliminação. Níveis baixos de metabólitos do dronabinol podem continuar a ser excretados na urina e nas fezes por até cinco semanas.

Farmacodinâmica

Mecanismo de ação

O dronabinol tem um conjunto complexo de efeitos no SNC por meio do SEC, particularmente nos receptores CB1.

Curva de dose-resposta

O início de ação do dronabinol é de aproximadamente 0,5 a 1 hora, com picos de efeitos subjetivos ocorrendo dentro de 2 a 4 horas. Os efeitos psicoativos geralmente diminuem após 4 a 6 horas. O dronabinol pode estimular o apetite por até 24 horas após a administração.

Tolerância, dependência e abstinência

A tolerância ao dronabinol se desenvolve muito rápido e é facilmente reversível. A administração continuada pode levar à dependência ou adição e à abstinência após a cessação. Os sintomas de abstinência podem incluir ansiedade, irritabilidade, inquietação, perda de apetite, cefaleia e dificuldade para dormir, entre outros.

Indicações terapêuticas

Existem duas indicações para o dronabinol:

1. Anorexia associada à perda de peso em pacientes com aids.
2. Náuseas e vômitos associados à quimioterapia do câncer em pacientes que não responderam a outros tratamentos antieméticos.

Precauções e efeitos adversos

Alguns dos efeitos adversos mais comuns do dronabinol, assim como da maconha, podem ser encontrados na Tabela 13-6. Os efeitos adversos relatados com mais frequência envolveram o SNC, especialmente durante as primeiras duas semanas de uso. Isso inclui euforia, confusão, batimentos cardíacos acelerados (taquicardia) e tontura intensa.

Efeitos adversos psiquiátricos

Como a maconha, o dronabinol pode exacerbar as condições psiquiátricas existentes, como esquizofrenia, transtorno bipolar e depressão. Os médicos devem examinar os pacientes quanto às suas condições psiquiátricas antes de iniciarem o tratamento com dronabinol e evitar o uso em pacientes com histórico de transtorno mental e histórico pessoal ou familiar de transtornos psicóticos ou em menores de 25 anos. Se o uso do medicamento não puder ser evitado, os médicos devem monitorar os pacientes para detectar novos sintomas ou agravamento dos sintomas. Além disso, devem evitar o uso concomitante de dronabinol com outros medicamentos associados a efeitos psiquiátricos semelhantes.

Atividades perigosas

Os pacientes não devem dirigir ou operar máquinas pesadas enquanto usam dronabinol.

Risco de abuso e dependência

O dronabinol é um medicamento da Classe III e pode representar um potencial risco de abuso. Embora esse risco possa ser bastante baixo, a administração continuada pode levar à dependência ou adição. Com o uso em longo prazo, os sintomas de dependência podem aparecer dentro de 12 horas após a interrupção (p. ex., irritabilidade, insônia e inquietação). A maioria dos sintomas desaparece após 48 horas da descontinuação, embora alguns pacientes tenham relatado transtornos do sono por várias semanas após o tratamento.

Uso na gravidez e na lactação

Mulheres lactantes, grávidas ou tentando engravidar ativamente não devem usar *cannabis* ou formulações de THC aprovadas pela FDA, incluindo dronabinol.

Interações medicamentosas

O dronabinol é metabolizado pelas isoenzimas CYP2C9 e CYP3A4, e a inibição de qualquer um dos CYP resultará em maiores concentrações plasmáticas de dronabinol. Os médicos podem precisar ajustar as doses quando coadministradas com um inibidor ou indutor de qualquer isoenzima. O dronabinol é altamente ligado às proteínas e pode deslocar e aumentar a porção livre de outros medicamentos altamente ligados às proteínas (p. ex., varfarina, ciclosporina, anfotericina B).

Dosagem e diretrizes clínicas

O dronabinol está disponível em cápsulas de 2,5, 5 e 10 mg, bem como em uma solução oral com uma dose de 5 mg/mL. Ao tratar a anorexia, a dose inicial deve ser de 2,5 mg, duas vezes ao dia, aproximadamente 1 hora antes do almoço e do jantar. Se os pacientes não experimentarem um aumento no apetite, a dose pode ser aumentada gradualmente, mas não deve exceder a dose de 10 mg, duas vezes ao dia. Ao tratar náuseas e vômitos induzidos por quimioterapia, a dosagem baseada na área da superfície corporal pode ser útil para otimizar a dosagem. A dosagem deve começar com 5 mg/m^2 e ser administrada 1 a 3 horas antes da quimioterapia e repetida a cada 2 a 4 doses seguintes para um total de 4 a 6 doses por dia. A dosagem máxima é de 15 mg/m^2, quatro a seis vezes ao dia.

Uso geriátrico

Pacientes idosos com demência podem apresentar efeitos exacerbados de sonolência ou tontura, aumentando, assim, o risco de lesões decorrentes de quedas. Os médicos devem ser aconselhados a terem cuidado com a seleção da dose ao iniciar o tratamento.

NABILONA

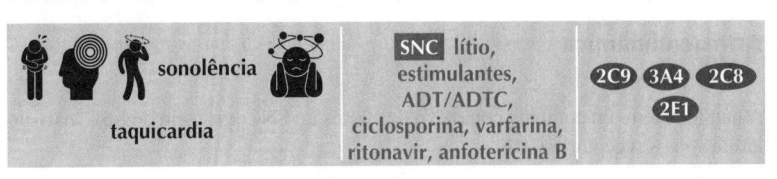

sonolência taquicardia	SNC lítio, estimulantes, ADT/ADTC, ciclosporina, varfarina, ritonavir, anfotericina B	2C9 3A4 2C8 2E1

A nabilona é um canabinoide sintético semelhante ao Δ9-THC. Ela é administrada via cápsula, cada qual contendo 1 mg de nabilona.

Farmacocinética

Absorção

Os dados indicam que a nabilona é completamente absorvida no trato GI quando administrada por VO. Após a administração de uma dose de 2 mg, as concentrações plasmáticas máximas de 2 ng/mL foram atingidas em 2 horas.

Distribuição

A nabilona tem um volume aparente de distribuição de aproximadamente 12,5 L/kg.

Biodisponibilidade

A biodisponibilidade da nabilona não está disponível no momento.

Metabolismo

A informação precisa sobre o metabolismo da nabilona e o acúmulo de seus metabólitos não está disponível atualmente, embora as evidências disponíveis sugiram que pelo menos um metabólito da nabilona tenha uma meia-vida de eliminação terminal que excede à do composto original.

Pelo menos duas vias metabólicas associadas à biotransformação da nabilona foram confirmadas e dois metabólitos, um metabólito isomérico do carbinol e um metabólito isomérico do diol, foram identificados. Como é o caso de outros canabinoides, particularmente o THC e o CBD, as evidências indicam que há um extenso metabolismo por várias isoformas da enzima citocromo P450.

Eliminação

A meia-vida plasmática da nabilona e de seus metabólitos foi descrita como tendo duração de 2 horas e 35 horas, respectivamente. A ingestão de alimentos não alterou de forma significativa a taxa de absorção.

Excreção

Em 7 dias, cerca de 67% da nabilona administrada por via intravenosa foi eliminada pelas fezes e 22% pela urina. Dos 67% excretados nas fezes, aproximadamente 5%

eram nabilona inalterada e 16% eram metabólitos de carbinol. Após a administração oral, 60% foram eliminados pelas fezes e 24% pela urina.

Farmacodinâmica

Mecanismo de ação

A nabilona tem um conjunto complexo de efeitos no SNC por meio do SEC, particularmente nos receptores CB1.

Curva de dose-resposta

A nabilona tem um alto grau de variabilidade interpaciente, e os pacientes devem ser supervisionados durante o uso inicial e após os ajustes de dose. O início da ação da nabilona é de aproximadamente 1 a 1,5 horas e pode persistir por 8 a 12 horas.

Tolerância, dependência e abstinência

A tolerância à nabilona se desenvolve rapidamente e é facilmente reversível. A administração continuada de nabilona pode levar à dependência ou adição. Um ensaio clínico que durou cinco dias não produziu evidências de sintomas de abstinência após a descontinuação. Longos períodos de uso podem levar a sintomas de abstinência que incluem ansiedade, irritabilidade, agitação, perda de apetite, cefaleia e dificuldade para dormir.

Indicações terapêuticas

A nabilona é indicada para náuseas e vômitos associados à quimioterapia do câncer em pacientes que não responderam a outros tratamentos antieméticos.

Precauções e efeitos adversos

Os efeitos adversos mais comuns da nabilona são sonolência, vertigem, boca seca, euforia, ataxia, cefaleia e dificuldade de concentração. Efeitos adversos adicionais são observados na Tabela 13-7. A nabilona pode afetar o SNC, o que pode causar sensação de tontura, sonolência, euforia, ansiedade, ataxia, desorientação, depressão, alucinações e até psicose. Ela também pode causar taquicardia e hipotensão. Alguns desses efeitos podem ser exacerbados por outras substâncias, particularmente álcool, hipnóticos, sedativos ou outras substâncias psicoativas.

Efeitos adversos psiquiátricos

A nabilona pode exacerbar as condições psiquiátricas existentes, como esquizofrenia, transtorno bipolar e depressão. Os médicos devem examinar os pacientes quanto às condições psiquiátricas existentes antes de iniciarem o tratamento com dronabinol e evitar o uso em pacientes com histórico de transtorno mental e com histórico pessoal ou familiar de transtornos psicóticos ou em pacientes menores de 25 anos. Se o uso do medicamento não puder ser evitado, os médicos devem monitorar os pacientes para detectar novos sintomas ou agravamento dos sintomas. Além disso, os médicos devem evitar o uso concomitante de nabilona com outros medicamentos associados a efeitos psiquiátricos semelhantes.

Atividades perigosas

Os pacientes não devem dirigir ou operar máquinas pesadas enquanto usam nabilona.

Risco de abuso e dependência

A nabilona é um medicamento de Classe II e pode representar um potencial risco de abuso.

Uso na gravidez e na lactação

Há informações limitadas sobre os efeitos da nabilona durante a gravidez ou durante a amamentação. Assim, sua prescrição não é recomendada para mulheres lactantes, que estejam grávidas ou que planejam engravidar.

Interações medicamentosas

A nabilona está altamente ligada às proteínas plasmáticas e pode substituir outros fármacos ligados às proteínas, exigindo ajuste da dosagem. Não foi demonstrado que a nabilona iniba de forma significativa as enzimas CYP1A2, CYP2A6, CYP2C19, CYP2D6 ou CYP3A4; ela teve um efeito inibitório fraco na CYP2E1 e na CYP3A4; e teve um efeito inibitório moderado em CYP2C8 e CYP2C9. Quando coadministrada com outros medicamentos, é improvável que a nabilona interfira com a degradação mediada por P450.

Dosagem e diretrizes clínicas

A nabilona comercializada sob o nome de Cesamet é administrada por VO e está disponível na formulação de cápsulas contendo 1 mg de nabilona. O tratamento com 1 ou 2 mg de nabilona pode ser administrado duas a três vezes ao dia durante cada ciclo de quimioterapia. A nabilona pode ser administrada 1 a 3 horas antes da quimioterapia ou na noite anterior, com a dose máxima diária de 6 mg/dia administrada em três doses divididas. Se necessário, pode ser administrada até 48 horas após a última dose de cada ciclo de quimioterapia.

Uso geriátrico

Os médicos devem ter cuidado ao prescrever nabilona a pacientes idosos, pois eles podem ser mais sensíveis aos seus efeitos psicotrópicos e cardiovasculares.

14 Canabidiol

SNC | 2C19 3A4 1A2 2B6 2C9 2B7 1A1 2C8 2D6 3A5 3A7 1B1

Introdução

O canabidiol (CBD) é um dos mais de 150 fitocanabinoides encontrados na planta *Cannabis sativa L.*, legalmente definida nos Estados Unidos como maconha (0,3% Δ9-tetra-hidrocanabinol [THC] por peso seco ou mais) ou cânhamo (menos de 0,3% de THC por peso seco). O CBD ocorre em concentrações relativamente baixas na maconha, mas em altas concentrações no cânhamo industrial. Embora o uso do CBD tenha se difundido nos últimos anos como um tratamento sem receita médica para uma série de condições que vão da insônia à dor crônica associada a doenças inflamatórias como artrite, atualmente essa substância é indicada apenas para uso no tratamento de formas raras de epilepsia, incluindo a síndrome de Lennox-Gastaut e a síndrome de Dravet, bem como para convulsões associadas ao complexo de esclerose tuberosa, sob o nome de Epidiolex.

Farmacologia

O CBD é um dos fitocanabinoides encontrados na *cannabis* – na *cannabis* herbácea e em uma infinidade de produtos. A única formulação de CBD aprovada pela Food and Drug Administration (FDA) é o Epidiolex, uma solução transparente, incolor ou levemente amarelada que contém CBD na concentração de 100 mg/mL. Ela é administrada por via oral (VO), utilizando-se uma seringa oral calibrada.

Farmacocinética

Nos pacientes, o CBD exibe um aumento na exposição que não chega a ser proporcional à dose na faixa de 5 a 20 mg/kg/dia. Os níveis plasmáticos máximos e a biodisponibilidade do CBD dependem da via de administração de forma muito semelhante ao THC (ver Tabela 14-1).

Absorção. Quando administrado por VO, a concentração plasmática máxima ($T_{máx}$) ocorre entre 2,5 e 5 horas, e os alimentos, particularmente uma refeição com alto teor de gordura/alto teor calórico, aumentam a concentração sérica máxima ($C_{máx}$) em cinco vezes e a área sob a curva de concentração-tempo desde o tempo zero extrapolado para o infinito (AUC_{inf}) em quatro vezes. O CBD inalado pode atingir níveis máximos no plasma sanguíneo em menos de três minutos, enquanto a administração sublingual fica entre esses dois extremos.

TABELA 14-1 Farmacocinética do CBD de acordo com a via de administração		
Via de administração	Níveis plasmáticos máximos	Biodisponibilidade
Inalatória	3-10 minutos	11-45%
Oral	2,5-5 horas	13-19%
Sublingual	1,64-4,2 horas	13-19%

Biodisponibilidade. A biodisponibilidade do CBD depende da via de administração e foi estimada em 13% a 19% quando administrado por VO ou via sublingual ou na faixa de 11% a 45% quando inalado. A gama extremamente ampla neste último se deve às inúmeras variáveis na dinâmica da inalação.

Distribuição. Em voluntários saudáveis, o CBD e seus metabólitos exibem ligação *in vitro* às proteínas de > 94%.

Metabolismo. O CBD é metabolizado principalmente pelo sistema enzimático do citocromo P450 (CYP), especificamente pelas enzimas CYP2C19 e CYP3A4, bem como pelas isoformas UGT1A7, UGT1A9 e UGT2B7. Os dois metabólitos primários do CBD são o 7-hidroxicanabidiol (7-OH-CBD) e o 7-carboxicanabidiol (7-COOH--CBD), ambos os quais podem ter propriedades anti-inflamatórias.

Eliminação. A meia-vida do CBD no plasma é entre 56 e 61 horas após a administração duas vezes ao dia por sete dias, com uma depuração plasmática de 1.111 L/hora após uma dose única 1,1 vezes a dose diária máxima recomendada de 1.500 mg.

Excreção. A maior parte do CBD é excretada pelas fezes, com apenas uma pequena quantidade sendo eliminada pelos rins.

Farmacodinâmica

Mecanismo de ação. O mecanismo de ação preciso do CBD é desconhecido, e seus efeitos anticonvulsivantes não se devem à sua interação com os receptores canabinoides. É provável que os efeitos anticonvulsivantes sejam devidos aos efeitos cumulativos decorrentes da modulação dos canais γ-aminobutíricos (GABA) e da sua atividade em outros locais. Foi demonstrado que o CBD é ativo nos canais de receptores de potencial transitório (TRP, do inglês *transient receptor potential*) (ver Tabela 14-2), atua como agonista nos receptores de serotonina (5-HT$_{1A}$) e agonista parcial nos receptores de dopamina (D$_2$), além de aumentar a sinalização dos receptores de adenosina e glicina. Acredita-se também que o CBD seja um antagonista do receptor "órfão" acoplado à proteína G 55 (GPR55) em concentrações nanomolares a micromolares.

Ao contrário do THC, o CBD não causa intoxicação, embora possa ser considerado um psicotrópico em razão de seus efeitos ansiolíticos e estimulantes. Além disso, ao contrário do THC, o CBD parece interagir indiretamente com os receptores canabinoide 1 (CB1) e canabinoide 2 (CB2). Ele também atua como um modulador

TABELA 14-2	Atividade observada no receptor
Receptor	Atividade
Adenosina (A_1)	Agonista
Adenosina (A_{2A})	Agonista
CB_1	Antagonista/modulador alostérico
CB_2	Antagonista/agonista inverso
Dopamina 2 (D_2)	Agonista parcial
GPR3	Agonista inverso
GPR6	Agonista inverso
GPR12	Agonista inverso
GPR55	Antagonista
PPARγ	Agonista
TRPA1	Agonista
TRPM8	Antagonista
TRPV1	Agonista
TRPV2	Agonista
TRPV3	Agonista
5-HT_{1A}	Agonista

alostérico negativo nos receptores CB1 e CB2 e pode antagonizar ambos os receptores CB quando administrado com THC, atenuando, assim, alguns dos efeitos desagradáveis do THC ou do metabólito 11-hidroxi-Δ9-tetra-hidrocanabinol (11-OH-THC), particularmente ansiedade, taquicardia, sedação e fome. O CBD também inibe o metabolismo de primeira passagem do THC e pode reduzir as concentrações plasmáticas do metabólito 11-OH-THC, o qual é significativamente mais potente do que seu composto original.

Índice terapêutico. O índice terapêutico do CBD é muito alto. Doses de 50 mg/kg/dia foram bem toleradas.

Tolerância, dependência e abstinência. Os usuários frequentes de CBD não parecem desenvolver tolerância ou dependência nem experimentam abstinência após a cessação.

Indicações terapêuticas

A formulação de CBD Epidiolex está atualmente indicada para tratar formas raras de epilepsia, incluindo a síndrome de Lennox-Gastaut e a síndrome de Dravet, bem como convulsões associadas ao complexo de esclerose tuberosa. Acredita-se que o CBD tenha inúmeras propriedades terapêuticas adicionais, inclusive atuando como agente analgésico, anticonvulsivo, anti-inflamatório, antioxidante, antipsicótico e neuroprotetor (ver Tabela 14-3). Algumas evidências sugerem que o CBD também pode ser capaz de penetrar nas membranas celulares e aumentar as defesas intracelulares naturais contra vírus, particularmente nas vias de sinalização do interferon. Estudos clínicos para examinar a veracidade dessas alegações e de outras estão em andamento.

Precauções e efeitos adversos

O CBD tem um perfil de segurança extremamente bom, e a maioria dos efeitos adversos associados ao seu uso é menor e desaparece após a cessação. Eles incluem diminuição do apetite, diarreia, fadiga, baixa qualidade do sono e sonolência. A perda de peso foi relatada entre indivíduos que receberam grandes doses (20 mg/kg/dia) de Epidiolex. O CBD também foi associado a diminuições na hemoglobina e no hematócrito, bem como a aumentos na creatina sérica e nas transaminases.

Como o CBD pode causar sonolência em alguns indivíduos, a operação de carros ou máquinas pesadas deve ser evitada até que o paciente compreenda como as formulações específicas de CBD fazem com que ele se sinta.

Risco de overdose e abuso

Os pacientes que receberam doses diárias de 750 mg de CBD por quatro semanas não apresentaram sinais ou sintomas de abstinência após a descontinuação do medicamento. A administração de CBD em doses de 750, 1.500 e 4.500 mg em jejum produziu medidas subjetivas positivas dentro da faixa aceita para placebo. Os resultados desses estudos sugerem que o CBD não produz dependência física e que o risco de abuso é baixo.

TABELA 14-3 Aplicações terapêuticas do CBD de acordo com referências selecionadas

Efeito observado	Referências selecionadas
Tratamento de adição	Russo (2011)
Analgésico	Petzke e colaboradores (2016); Boychuk e colaboradores (2015)
Anticancerígeno	Ligresti e colaboradores (2006); McAllister e colaboradores (2011); Shrivastava e colaboradores (2011)
Anticonvulsivante	Pertwee (2008); Jones e colaboradores (2010)
Antidepressivo	El-Alfy e colaboradores (2010); Hsiao e colaboradores (2012); Shoval e colaboradores (2016)
Anti-inflamatório	Malfait e colaboradores (2000); Hayakawa e colaboradores (2007); Ribeiro e colaboradores (2012, 2015)
Antináuseas	Parker e colaboradores (2002); Rock e colaboradores (2008)
Antioxidante	Hampson e colaboradores (1998)
Ansiolítico	Russo e colaboradores (2005)
Tratamento da doença do enxerto *versus* hospedeiro	Yeshurun e colaboradores (2015)
Neuroprotetor	De Lago e Fernández-Ruiz (2007); Hofmann e Frazier (2013); Martin-Moreno e colaboradores (2011); Scuderi e colaboradores (2009)

Lesão hepatocelular

Elevações relacionadas à dose das transaminases hepáticas (alanina aminotransferase [ALT] ou aspartato aminotransferase [AST]) podem ocorrer com o CBD; elevações de três vezes o limite superior do normal (LSN) sem bilirrubina elevada e sem uma explicação alternativa são indicações potenciais de lesão hepática grave. É importante ressaltar que essas elevações ocorrem principalmente no início e nos primeiros dois meses de tratamento, embora tenha havido casos de até 18 meses após o início. A administração concomitante com valproato e clobazam pode aumentar o risco de elevação das transaminases e pode ser necessário ajustar a dose ou descontinuar o valproato ou o clobazam. Dezessete por cento dos pacientes tiveram elevações das transaminases em comparação com 1% no placebo.

Medição inicial e monitoramento

Os níveis basais de transaminases são fortes indicadores de elevações subsequentes. Assim, os médicos devem obter a informação sobre as concentrações séricas basais das transaminases (ALT e AST) antes do início do uso de CBD e, posteriormente, em um mês, três meses, seis meses e conforme clinicamente indicado após o início do CBD.

Os níveis também devem ser obtidos um mês após qualquer ajuste na dosagem ou introdução de medicamentos conhecidos por afetarem a função hepática. Considere um monitoramento mais frequente se o paciente estiver tomando valproato ou clobazam, ou se tiver enzimas hepáticas elevadas no início do uso.

Em dois terços dos casos, os níveis de transaminase hepática voltaram ao normal após a descontinuação do CBD ou uma redução na dosagem. Em um terço dos casos, os níveis de transaminase hepática voltaram ao normal sem alterar a dosagem.

Os médicos devem estar atentos e monitorar os pacientes quanto a sinais e sintomas de disfunção hepática (náuseas, icterícia, vômitos, fadiga, anorexia, etc.) e, consequentemente, suspender o tratamento com CBD e medir as transaminases séricas e a bilirrubina total. O tratamento com CBD deve ser interrompido em pacientes com elevações das transaminases hepáticas três vezes maiores do que o LSN e níveis de bilirrubina maiores do que duas vezes o LSN, bem como em pacientes com elevações das transaminases hepáticas cinco vezes maiores que o LSN.

Uso na gravidez e na lactação

Mulheres lactantes, grávidas ou tentando engravidar ativamente não devem usar *cannabis* ou CBD. Embora os perigos que o CBD representa para fetos e lactentes não tenham sido estudados devido a questões éticas, pesquisas mostraram que o CBD atravessa facilmente a placenta e acredita-se que seja transmitido aos bebês pelo leite materno. Até que dados relevantes sejam produzidos sobre o assunto, não é recomendado que mulheres grávidas ou lactantes consumam CBD.

Interações medicamentosas

O CBD é metabolizado pelas enzimas CYP3A4 e CYP2C19 do citocromo P450 e, em menor extensão, pelas enzimas CYP2C8 e CYP2C9. Recomenda-se cautela quando o CBD é coadministrado com medicamentos que usam essas vias ou com substratos das UDP-glucuronosiltransferases UGT1A9 e UGT2B7.

Dosagem e diretrizes clínicas

O Epidiolex é uma solução que contém CBD na concentração de 100 mg/mL. Recomenda-se uma dose inicial de 2,5 mg/kg, duas vezes ao dia, a qual pode ser aumentada para 5 mg/kg, duas vezes ao dia, após uma semana. Os pacientes que continuam tendo convulsões podem se beneficiar de um aumento até a dose máxima recomendada de 10 mg/kg, duas vezes ao dia. O aumento das doses pode resultar em um aumento concomitante dos efeitos adversos. Ao se interromper o uso, as dosagens devem ser diminuídas gradualmente, pois pode ocorrer aumento da frequência de convulsões se a interrupção for abrupta.

Orientação sobre garantia de qualidade do CBD

Deve-se observar que muitos produtos de CBD não estão sujeitos ao mesmo nível de inspeção e testes que medicamentos que receberam aprovação da FDA e que o CBD não é tecnicamente um suplemento dietético. Os pacientes devem ser aconselhados a comprarem apenas os produtos de CBD que tenham sido submetidos à rigorosa garantia de qualidade.

Uso pediátrico

Foi demonstrado que o CBD é seguro e eficaz no tratamento de convulsões em pacientes com 2 anos de idade ou mais.

15 Carbamazepina e oxcarbazepina

Nome genérico	Nome comercial	Efeitos adversos	Interações medicamentosas	Interações CYP
Carbamazepina	Tegretol, Tegretard, Tegrex, Tegrezin, Teucarba, Uni-Carbamaz	Sintomas GIs, sedação, erupção cutânea	Ver a Tabela 15-1	3A4, 2C8, 3A5, 2B6
Oxcarbazepina	Trileptal, Oleptal, Oxcarb	Sintomas GIs, sedação	Álcool, benzodiazepínicos, contraceptivos orais	3A4, 3A5, 2C19
GIs, gastrintestinais.				

Introdução

A carbamazepina e a oxcarbazepina compartilham química e estrutura semelhantes, mas são usadas para tratar diferentes condições. A oxcarbazepina é um análogo estrutural da carbamazepina, mas tem uma via metabólica diferente. A carbamazepina é indicada para o tratamento de epilepsia, mas também é reconhecida na maioria das diretrizes como um estabilizador de humor de primeira ou segunda linha, útil no tratamento e na prevenção de ambas as fases do transtorno afetivo bipolar. Uma formulação de liberação sustentada de ação prolongada (Equetro) foi aprovada pela Food and Drug Administration (FDA) para o tratamento de mania aguda em 2002. Ela é estruturalmente semelhante ao antidepressivo tricíclico imipramina, mas tem um espectro clínico de eficácia muito diferente.

A oxcarbazepina é um derivado 10-cetônico da carbamazepina que é classificada como anticonvulsivante e antagonista dos canais de sódio sensíveis à voltagem. Ela é aprovada para uso no tratamento de crises epilépticas parciais em adultos e crianças

TABELA 15-1 Efeitos adversos associados à carbamazepina

Relacionados à dosagem	Idiossincráticos
Visão dupla ou turva	Agranulocitose
Vertigem	Síndrome de Stevens-Johnson
Distúrbios GIs	Anemia aplástica
Redução na *performance* de execução de tarefas	Insuficiência hepática
Efeitos hematológicos	Erupção cutânea
	Pancreatite
GI, gastrintestinais.	

de 4 a 16 anos com epilepsia. Embora a oxcarbazepina não seja aprovada pela FDA para o tratamento de mania aguda, muitos médicos a usam como tratamento para pacientes com transtorno bipolar. Pelo menos um estudo sugeriu melhor eficácia da oxcarbazepina na mania menos grave do que na mania mais grave, enquanto a carbamazepina é eficaz nas formas graves de mania.

CARBAMAZEPINA

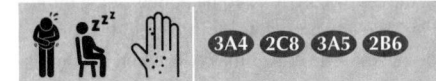

3A4 2C8 3A5 2B6

Ações farmacológicas

A absorção da carbamazepina é lenta e imprevisível. O alimento melhora a absorção. As concentrações plasmáticas máximas são atingidas 2 a 8 horas após uma dose única, e as concentrações de estado de equilíbrio dinâmico são atingidas após dois a quatro dias. Ela é 70% a 80% ligada às proteínas. A meia-vida da carbamazepina varia de 18 a 54 horas, com uma média de 26 horas. A carbamazepina é metabolizada principalmente no fígado pela isoenzima CYP3A4 do citocromo P450 e, em menor grau, pelas enzimas CYP2C8, CYP3A5 e CYP2B6. O metabolismo também envolve a glucuronidação pela enzima UGT2B7 e várias outras reações metabólicas. Com a administração crônica, a meia-vida da carbamazepina diminui para uma média de 12 horas porque ela induz seu próprio metabolismo, também conhecido como autoindução. A indução de enzimas hepáticas atinge sua concentração máxima após cerca de três a cinco semanas de terapia. Um dos metabólitos da carbamazepina, o metabólito 10,11-epóxido, atua como anticonvulsivante, embora seu efeito no tratamento de transtornos bipolares seja desconhecido. O uso prolongado de carbamazepina está associado a um aumento da proporção de epóxido em relação à molécula original. A farmacocinética é diferente para duas preparações de carbamazepina de ação prolongada, cada uma das quais usa tecnologias ligeiramente diferentes. Uma formulação, Tegretol XR, requer alimentos para garantir o tempo normal de trânsito GI. A outra preparação, Carbatrol, depende de uma combinação de esferas de liberação intermediária, prolongada e muito lenta, tornando-a adequada para administração na hora de dormir.

Acredita-se que os efeitos anticonvulsivantes da carbamazepina sejam mediados principalmente pela ligação aos canais de sódio voltagem-dependentes no estado inativo e pelo prolongamento de sua inativação. Isso reduz secundariamente a ativação do canal de cálcio voltagem-dependente e, portanto, a transmissão sináptica. Outros efeitos incluem a redução de correntes por meio dos canais receptores de glutamato de N-metil-D-aspartato (NMDA), do antagonismo competitivo de receptores de adenosina A_1 e da potencialização da neurotransmissão de catecolaminas no sistema nervoso central (SNC). Não se sabe se algum ou todos esses mecanismos também resultam na estabilização do humor.

Indicações terapêuticas

Transtorno bipolar

Mania aguda. Os efeitos antimaníacos agudos da carbamazepina são normalmente evidentes nos primeiros dias de tratamento. Cerca de 50% a 70% de todas as pessoas respondem dentro de duas a três semanas após o início. Estudos sugerem que a carbamazepina pode ser especialmente eficaz em pessoas que não respondem ao lítio, como pessoas com mania disfórica, ciclagem rápida ou histórico familiar negativo de transtornos do humor. Os efeitos antimaníacos da carbamazepina podem ser, e muitas vezes são, potencializados pela administração concomitante de lítio, ácido valproico, hormônios tireoidianos, antagonistas do receptor de dopamina (ARDs) ou antagonistas da serotonina-dopamina (ASDs). Algumas pessoas podem responder à carbamazepina, mas não ao lítio ou ao ácido valproico e vice-versa.

Episódios maníaco-depressivos mistos. Sendo uma característica frequente do transtorno bipolar – observada em cerca de 40% dos pacientes –, os episódios mistos estão associados a sintomatologia e desfechos mais graves, principalmente porque são muito difíceis de tratar. Um estudo envolvendo 94 pacientes tratados com carbamazepina durante um episódio misto demonstrou uma melhora significativa em comparação com o grupo placebo ($n = 98$). Um segundo estudo envolvendo 120 pacientes com um episódio misto também mostrou melhora significativa em três semanas, enquanto o grupo placebo ($n = 115$) experimentou uma pequena melhora no mesmo período.

Profilaxia. A carbamazepina é eficaz na prevenção de recidivas, particularmente entre pacientes com transtorno bipolar tipo II, transtorno esquizoafetivo e mania disfórica.

Usos *off-label*

Depressão aguda

Um subgrupo de pacientes refratários ao tratamento com depressão aguda responde bem à carbamazepina. Pacientes com depressão episódica mais grave e menos crônica também parecem responder melhor à carbamazepina. No entanto, a carbamazepina continua sendo um fármaco alternativo para pessoas deprimidas que não responderam aos tratamentos convencionais, incluindo a eletroconvulsoterapia (ECT).

Outros transtornos

A carbamazepina ajuda a controlar os sintomas associados à abstinência alcoólica aguda, embora os benzodiazepínicos sejam mais eficazes nessa população. A carbamazepina foi sugerida como um tratamento para ansiedade, transtorno de pânico e o componente paroxístico recorrente do transtorno de estresse pós-traumático (TEPT). Estudos não controlados sugerem que ela é eficaz no controle do comportamento impulsivo e agressivo em pessoas não psicóticas de todas as idades, incluindo crianças e idosos. A carbamazepina também é eficaz no controle da agitação não aguda e do comportamento agressivo em pacientes com esquizofrenia e transtorno esquizoafetivo. Pessoas com sintomas positivos proeminentes (p. ex., alucinações) podem ter probabilidade de responder, assim como pessoas que exibem explosões agressivas impulsivas.

A carbamazepina também tem sido usada *off-label* para tratar dores neuropáticas e nociceptivas, bem como diabetes insípido.

Precauções e dos efeitos adversos

A carbamazepina é relativamente bem tolerada. Efeitos adversos leves do trato GI (náuseas, vômitos, desconforto gástrico, constipação, diarreia e anorexia) e do SNC (ataxia, sonolência) são os mais comuns. A gravidade desses efeitos adversos é reduzida se a dose de carbamazepina for aumentada lentamente e mantida na concentração plasmática mínima efetiva. Em contraste com o lítio e o valproato (outros medicamentos usados para controlar o transtorno bipolar), a carbamazepina não parece causar ganho de peso. Devido aos fenômenos de autoindução, com consequentes reduções nas concentrações de carbamazepina, a tolerabilidade aos efeitos adversos pode melhorar com o tempo. A maioria dos efeitos adversos da carbamazepina está correlacionada com concentrações plasmáticas acima de 9 μg/mL. *Os efeitos adversos mais raros, porém mais graves, da carbamazepina são discrasias sanguíneas, hepatite e reações cutâneas graves* (Tabela 15-1).

Discrasias sanguíneas

Os efeitos hematológicos do medicamento não estão relacionados à dose. Discrasias sanguíneas graves (anemia aplástica, agranulocitose) ocorrem em cerca de 1 em 125.000 pessoas tratadas com carbamazepina. Não parece haver uma correlação entre o grau de supressão benigna dos leucócitos (leucopenia), que ocorre em 1% a 2% das pessoas, e o surgimento de discrasias sanguíneas potencialmente fatais. Os pacientes devem ser avisados de que o surgimento de sintomas como febre, dor de garganta, erupção cutânea, petéquias, hematomas e sangramento fácil pode potencialmente indicar uma discrasia grave, e, portanto, devem procurar avaliação médica imediatamente. O monitoramento hematológico de rotina em pessoas tratadas com carbamazepina é recomendado aos 3, 6, 9 e 12 meses. Se não houver evidências significativas de supressão da medula óssea até esse momento, muitos especialistas reduziriam o intervalo de monitoramento. No entanto, mesmo o monitoramento assíduo pode falhar em detectar discrasias sanguíneas graves antes que elas causem sintomas.

Hepatite e colestase

Nas primeiras semanas de terapia, a carbamazepina pode causar hepatite associada ao aumento das enzimas hepáticas, particularmente transaminases, e colestase associada a bilirrubina e fosfatase alcalina elevadas. Elevações leves das transaminases requerem apenas observação, mas elevações persistentes de mais de três vezes o limite superior das concentrações normais indicam a necessidade de descontinuar o medicamento. A hepatite pode reaparecer se o medicamento for reintroduzido na pessoa e resultar em morte.

Efeitos dermatológicos

Cerca de 10% a 15% das pessoas tratadas com carbamazepina desenvolvem uma erupção maculopapular benigna nas primeiras três semanas de tratamento. A interrupção da medicação geralmente leva à resolução da erupção cutânea. Alguns pacientes podem apresentar síndromes dermatológicas potencialmente fatais, incluindo dermatite esfoliativa, eritema multiforme, síndrome de Stevens-Johnson e necrólise epidérmica tóxica. O possível surgimento desses graves problemas dermatológicos leva a maioria dos médicos a interromper o uso de carbamazepina em pessoas que desenvolvem qualquer tipo de erupção cutânea. O risco de exantema medicamentoso é aproximadamente igual entre ácido valproico e carbamazepina nos primeiros dois meses de uso, mas posteriormente é muito maior para a carbamazepina. Se carbamazepina parece ser o único medicamento eficaz para uma pessoa com erupção cutânea benigna em tratamento com carbamazepina, um novo teste do medicamento pode ser realizado. Muitos pacientes podem ser novamente desafiados sem o ressurgimento da erupção cutânea. O pré-tratamento com prednisona (40 mg por dia) pode suprimir essas erupções, embora outros sintomas de uma reação alérgica (p. ex., febre e pneumonite) possam ocorrer mesmo com o pré-tratamento com esteroides.

Efeitos renais

A carbamazepina é usada ocasionalmente para tratar diabetes insípido não associado ao uso de lítio. Essa atividade resulta de efeitos diretos ou indiretos no receptor da vasopressina. Também pode levar ao desenvolvimento de hiponatremia e intoxicação por água em alguns pacientes, principalmente idosos, ou quando usada em altas doses.

Outros efeitos adversos

A carbamazepina diminui a condução cardíaca (embora menos do que os medicamentos tricíclicos) e, portanto, pode exacerbar doenças cardíacas preexistentes. A carbamazepina deve ser usada com cautela em pessoas com glaucoma, hipertrofia prostática, diabetes ou histórico de abuso de álcool. Ela ocasionalmente ativa a função do receptor da vasopressina, o que resulta em uma condição semelhante à síndrome de secreção de hormônio antidiurético inapropriado, caracterizada por hiponatremia e, raramente, intoxicação por água. Isso é o oposto dos efeitos renais do lítio (ou seja, diabetes insípido nefrogênico). No entanto, a potencialização do lítio com carbamazepina não reverte o efeito do lítio. O surgimento de confusão, fraqueza intensa ou cefaleia em uma pessoa que toma carbamazepina deve estimular a medição dos eletrólitos séricos.

O uso de carbamazepina raramente provoca uma resposta imune de hipersensibilidade que consiste em febre, erupção cutânea, eosinofilia e miocardite possivelmente fatal.

Uso na gravidez e na lactação

A carbamazepina é classificada como um medicamento da categoria D na gravidez. Fenda palatina, hipoplasia de unhas, microcefalia e espinha bífida em bebês podem estar associadas ao uso materno de carbamazepina durante a gravidez. Portanto, mulheres grávidas não devem usar carbamazepina, a menos que seja absolutamente necessário. Todas as mulheres com potencial para engravidar devem tomar de 1 a 4 mg de ácido fólico diariamente, mesmo que não estejam tentando engravidar. A carbamazepina é secretada no leite materno e deve ser evitada pelas lactantes.

Interações medicamentosas

A carbamazepina diminui as concentrações séricas de vários medicamentos como resultado da indução proeminente da CYP3A4 hepático (Tabela 15-2). O monitoramento quanto a uma diminuição dos efeitos clínicos é frequentemente indicado. A carbamazepina pode diminuir as concentrações sanguíneas de contraceptivos orais, resultando em sangramento menstrual irregular e profilaxia incerta contra a gravidez. Ela não deve ser administrada com inibidores da monoaminoxidase (IMAOs), os quais devem ser interrompidos pelo menos duas semanas antes do início do tratamento com carbamazepina. O suco de toranja inibe o metabolismo hepático da carbamazepina. Quando ela e o valproato são usados em combinação, a dosagem de carbamazepina deve ser reduzida porque o valproato desloca a ligação dela às proteínas, e a dosagem de valproato pode precisar ser aumentada.

TABELA 15-2 Interações medicamentosas da carbamazepina

Efeito da carbamazepina nas concentrações plasmáticas de agentes concomitantes	Agentes que podem afetar as concentrações plasmáticas de carbamazepina
A carbamazepina pode diminuir a concentração plasmática de	*Agentes que podem aumentar a concentração plasmática de carbamazepina*
Paracetamol	Alopurinol
Alprazolam	Cimetidina
Amitriptilina	Claritromicina
Bupropiona	Danazol
Clomipramina	Diltiazem
Clonazepam	Eritromicina
Clozapina	Fluoxetina
Ciclosporina	Fluvoxamina
Desipramina	Genfibrozila
Dicumarol	Itraconazol
Doxepina	Cetoconazol
Doxiciclina	Isoniazida[a]
Etossuximida	Itraconazol
Felbamato	Lamotrigina

(Continua)

TABELA 15-2 Interações medicamentosas da carbamazepina *(Continuação)*	
Efeito da carbamazepina nas concentrações plasmáticas de agentes concomitantes	**Agentes que podem afetar as concentrações plasmáticas de carbamazepina**
Fentanila	Loratadina
Flufenazina	Macrolídeos
Haloperidol	Nefazodona
Contraceptivos hormonais	Nicotinamida
Imipramina	Propoxifeno
Lamotrigina	Terfenadina
Metadona	Troleandomicina
Mesuximida	Valproato[a]
Metilprednisolona	Verapamil
Nimodipino	Viloxazina
Pancurônio	**Medicamentos que podem diminuir as concentrações plasmáticas de carbamazepina**
Fensuximida	Carbamazepina (autoindução)
Fenitoína	Cisplatina
Primidona	Doxorrubicina HCl
Teofilina	Felbamato
Valproato	Fenobarbital
Varfarina	Fenitoína
A carbamazepina pode aumentar as concentrações plasmáticas de	Primidona
Clomipramina	Rifampicina[b]
Fenitoína	Teofilina
Primidona	Valproato

[a]Concentrações aumentadas do 10,11-epóxido ativo.
[b]Concentrações diminuídas de carbamazepina e aumento das concentrações do 10,11-epóxido.
Tabela de Carlos A. Zarate, Jr, MD e Mauricio Tohen, MD.

Interferências laboratoriais

As concentrações circulantes de tiroxina e tri-iodotironina estão associadas a uma diminuição do hormônio estimulante da tireoide e podem estar associados ao tratamento. A carbamazepina também está relacionada com um aumento no colesterol sérico total, principalmente pelo aumento das lipoproteínas de alta densidade. Os efeitos sobre a tireoide e o colesterol não têm relevância clínica. A carbamazepina pode interferir com o teste de supressão da dexametasona e causar resultados falso-positivos nos testes de gravidez.

Dosagem e diretrizes clínicas

A dose-alvo para a atividade antimaníaca é de 1.200 mg por dia, embora isso varie consideravelmente. A carbamazepina de liberação imediata precisa ser tomada três ou quatro vezes ao dia, o que leva a lapsos de adesão. As formulações de liberação prolongada são, portanto, preferidas porque podem ser tomadas uma ou duas vezes ao dia. Uma forma de carbamazepina de liberação prolongada, o Carbatrol, está disponível em cápsulas de 100, 200 e 300 mg. Outra forma chamada Equetro é idêntica ao Carbatrol e é comercializada como um tratamento para o transtorno bipolar. Essas cápsulas contêm pequenas esferas com três tipos diferentes de revestimentos que se dissolvem em momentos diferentes. As cápsulas não devem ser esmagadas ou mastigadas. No entanto, o conteúdo pode ser espalhado sobre os alimentos sem afetar as qualidades de liberação prolongada. Essa formulação pode ser tomada com ou sem refeições, embora a taxa de absorção seja mais rápida quando administrada com uma refeição rica em gordura. Toda a dose diária pode ser administrada na hora de dormir.

Outra forma de liberação prolongada da carbamazepina, o Tegretol XR, usa um sistema de administração de medicamentos diferente do Carbatrol. Ela está disponível em comprimidos de 100, 200 e 300 mg.*

Doenças hematológicas, hepáticas e cardíacas preexistentes podem ser contraindicações relativas ao tratamento com carbamazepina. Pessoas com doença hepática requerem apenas entre um terço e metade da dose padrão; o médico deve ser cauteloso ao aumentar a dosagem nessas pessoas e deve fazê-lo apenas lenta e gradualmente. O exame laboratorial deve incluir um hemograma completo com contagem de plaquetas, testes de função hepática, eletrólitos séricos e um eletrocardiograma em pessoas com mais de 40 anos de idade ou com doença cardíaca preexistente. Um eletroencefalograma não é necessário antes do início do tratamento, mas pode ser útil em alguns casos para a documentação de mudanças objetivas correlacionadas à melhora clínica. Consulte a Tabela 15-3 para obter um breve guia do usuário sobre carbamazepina no transtorno bipolar.

Laboratorial de rotina

As concentrações séricas para a eficácia antimaníaca não foram estabelecidas. A faixa de concentração sanguínea anticonvulsivante para carbamazepina é de 4 a 12 µg/mL e deve ser alcançada antes de determinar que ela não é eficaz no tratamento de um transtorno do humor. Uma supressão clinicamente insignificante da contagem de leucócitos geralmente ocorre durante o tratamento com carbamazepina. Essa diminuição benigna pode ser revertida com a adição de lítio, o qual potencializa o fator estimulador de colônias de granulócitos. *Potenciais efeitos hematológicos graves da carbamazepina, como pancitopenia, agranulocitose e anemia aplástica, ocorrem em cerca de 1 em 125.000 pacientes.*

---

* N. de R.T.: No Brasil, estão disponíveis comprimidos de liberação imediata de 200 e 400 mg, comprimidos de liberação prolongada de 200 e 400 mg e solução oral de 20 mg/mL.

TABELA 15-3 Um breve guia para o uso de carbamazepina no tratamento de transtorno bipolar
1. Comece com uma dose baixa (200 mg) antes de dormir em depressão ou eutimia; doses mais altas (600-800 mg/dia em doses divididas) em pacientes maníacos internados.
2. A preparação de liberação prolongada de carbamazepina pode ser tomada uma vez ao dia, na hora de dormir.
3. Titule lentamente até o limite de resposta ou efeito colateral do indivíduo.
4. A indução e a autoindução da enzima hepática CYP3A4 ocorrem em duas a três semanas; doses ligeiramente mais altas podem ser necessárias ou toleradas nesse momento.
5. Advirta sobre erupções cutâneas benignas, que ocorrem em 5% a 10% das pessoas que tomam o medicamento; a progressão para erupção cutânea rara e grave é imprevisível, portanto, o medicamento deve ser interrompido se ocorrer alguma erupção cutânea.
6. As diminuições benignas da contagem de leucócitos ocorrem regularmente (sendo, em geral, irrelevantes).
7. Raramente, agranulocitose e anemia aplástica podem se desenvolver (várias por milhão de novas exposições); alerte o paciente sobre o aparecimento de febre, dor de garganta, petéquias e sangramento gengival e para que consulte um médico a fim de obter um hemograma completo imediato.
8. Use métodos anticoncepcionais adequados, incluindo formas com dosagem mais altas de estrogênio (já que a carbamazepina reduz as concentrações de estrogênio).
9. Evite a carbamazepina na gravidez (a espinha bífida ocorre em 0,5%; outros efeitos adversos graves ocorrem em cerca de 8%).
10. Algumas pessoas respondem bem à carbamazepina e não a outros estabilizadores de humor (lítio) ou anticonvulsivantes (ácido valproico).
11. O tratamento combinado geralmente é necessário para manter a remissão e evitar a perda de efeito por meio da tolerância.
12. As principais interações medicamentosas associadas ao aumento da carbamazepina e à potencial toxicidade da inibição da enzima 3A4 incluem bloqueadores dos canais de cálcio (isradipino e verapamil); eritromicina e antibióticos macrolídeos relacionados; e valproato.

Avaliações laboratoriais completas do sangue podem ser realizadas a cada duas semanas durante os primeiros dois meses de tratamento e trimestralmente a partir de então, mas a FDA revisou o folheto informativo da carbamazepina para sugerir que o monitoramento do sangue seja realizado a critério do médico. Os pacientes devem ser informados de que febre, dor de garganta, erupção cutânea, petéquias, hematomas ou sangramento incomum podem indicar um problema hematológico e devem ser notificados imediatamente por um médico. Essa abordagem é provavelmente mais eficaz do que o monitoramento frequente do sangue durante o tratamento de longo prazo.

Também foi sugerido que os testes de função hepática e renal sejam realizados trimestralmente, embora o benefício de realizar testes com frequência tenha sido questionado. Parece razoável, entretanto, avaliar o estado hematológico, bem como as funções hepática e renal, sempre que um exame de rotina da pessoa estiver sendo realizado. Um protocolo de monitoramento está listado na Tabela 15-4.

O tratamento com carbamazepina deve ser suspenso e deve ser obtida uma consulta com um hematologista se forem encontrados os seguintes valores de laboratório: contagem de leucócitos totais abaixo de $3.000/mm^3$, hemácias abaixo de $4,0 \times 10^6/mm^3$, neutrófilos abaixo de $1.500/mm^3$, hematócrito abaixo de 32%, hemoglobina menor que

TABELA 15-4 Monitoramento laboratorial da carbamazepina usada para o tratamento de transtornos psiquiátricos em adultos

	Inicial	Semanalmente até a estabilidade	Mensalmente por seis meses	6 a 12 meses
Hemograma	+	+	+	+
Bilirrubinas	+		+	+
Alanina aminotransferase	+		+	+
Aspartato aminotransferase	+		+	+
Fosfatase alcalina	+		+	+
Concentração de carbamazepina	+	+		+

11 g/100 mL, contagem de plaquetas abaixo de 100.000/mm^3, contagem de reticulócitos abaixo de 0,3% e concentração sérica de ferro abaixo de 150 mg/100 mL.

OXCARBAZEPINA

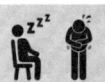

álcool, benzodiazepínicos, contraceptivos orais | 3A4 3A5 2C19

Embora estruturalmente relacionada à carbamazepina, a utilidade da oxcarbazepina como tratamento para mania não foi estabelecida em estudos controlados. Atualmente, ela é indicada apenas para uso no tratamento de convulsões.

Ações farmacológicas

A absorção é rápida e não é afetada por alimentos. As concentrações máximas ocorrem após cerca de 45 minutos. A meia-vida de eliminação do composto original é de 2 horas, o que permanece estável durante o tratamento em longo prazo. O metabólito mono-hidróxido da oxcarbazepina tem meia-vida de 9 horas. Presume-se que a maior parte da atividade anticonvulsivante do fármaco resulte desse derivado mono-hidroxi.

O mecanismo de ação da oxcarbazepina é mediado pela inibição da liberação de glutamato e porque ela se liga aos canais de sódio, limitando, assim, o disparo neuronal repetitivo.

Usos *off-label*

Há evidências fracas para apoiar o uso da oxcarbazepina como estabilizador do humor no tratamento de transtorno bipolar, especialmente episódios maníacos agudos, tanto como monoterapia quanto como terapia complementar. Dada sua estrutura semelhante e o perfil de efeitos adversos menos graves quando comparada à carbamazepina, pode ser adequada para pacientes que tiveram dificuldade em tolerar a carbamazepina.

Precauções e efeitos adversos

O perfil de efeitos adversos da oxcarbazepina é mais suave do que o da carbamazepina, mesmo que as duas sejam estrutural e quimicamente semelhantes. Os efeitos adversos mais comuns são sedação e náuseas. Os efeitos adversos menos frequentes são comprometimento cognitivo, ataxia, diplopia, nistagmo, tontura e tremor. Ao contrário da carbamazepina, a oxcarbazepina não tem um risco aumentado de discrasias sanguíneas graves; portanto, o monitoramento hematológico não é necessário. A frequência de erupção cutânea benigna é menor do que a observada com a carbamazepina, e erupções cutâneas graves são extremamente raras. No entanto, cerca de 25% a 30% dos pacientes que desenvolvem uma erupção alérgica enquanto usam carbamazepina também desenvolvem uma erupção cutânea com oxcarbazepina. A oxcarbazepina tem maior probabilidade de causar hiponatremia do que a carbamazepina. Cerca de 3% a 5% dos pacientes que usam oxcarbazepina desenvolvem esse efeito adverso. É aconselhável obter concentrações séricas de sódio no início do tratamento, pois a hiponatremia pode ser clinicamente silenciosa. Em casos graves, podem ocorrer confusão e convulsões.

Uso na gravidez e na lactação

Há muito pouca informação sobre a segurança da oxcarbazepina entre mulheres que estão grávidas ou lactantes, embora se saiba que o medicamento passa para o leite materno. Por consequência, a oxcarbazepina foi classificada como um medicamento da categoria C na gravidez.

Interações medicamentosas

Medicamentos como o fenobarbital e o álcool, que induzem a CYP34A, aumentam a depuração e reduzem as concentrações de oxcarbazepina. A oxcarbazepina induz a CYP3A4/5 e inibe a CYP2C19, o que pode afetar o metabolismo de medicamentos que usam essa via. Mulheres que tomam anticoncepcionais orais devem ser orientadas a consultarem seus ginecologistas porque a oxcarbazepina pode reduzir as concentrações de seu anticoncepcional e, assim, diminuir sua eficácia.

Dosagem e diretrizes clínicas

A dosagem de oxcarbazepina para transtorno bipolar não foi estabelecida. Ela está disponível em comprimidos de 150, 300 e 600 mg. No tratamento de epilepsia, o intervalo de doses pode variar de 150 a 2.400 mg por dia, administrados em doses divididas duas vezes ao dia. Em ensaios clínicos para mania, as doses normalmente usadas foram de 900 a 1.200 mg por dia, com uma dose inicial de 150 ou 300 mg à noite. A oxcarbazepina também está disponível na forma de liberação prolongada, tomada uma vez ao dia com o estômago vazio. Ela está disponível em comprimidos de 150, 300 e 600 mg.*

---

* N. de R.T.: No Brasil, estão disponíveis comprimidos de liberação imediata de 300 e 600 mg e suspenção oral de 60 mg/mL.

Inibidores da colinesterase, memantina e aducanumabe   16

Nome genérico	Nome comercial	Efeitos adversos	Interações medicamentosas	Interações CYP
Donepezila	Eranz, Arozep, Comfect, Depzel, Don, Donezyd, Donila, Epéz, Labrea, Reczil, Senes, Ziledon, Zymea	Sintomas GIs, arritmia cardíaca	ADT	2D6, 3A4
Rivastigmina	Exelon, Cogniva, Rivastelon, Vastigma, Vivencia, Vivencia Patch	Sintomas GIs, tontura, sedação, cefaleia	ADT	N/A
Galantamina	Alzynamin, Clometine, Cogit, Coglive, Elatium, Gaudy, Regressa, Reminyl	Tontura, sintomas GIs, cefaleia	ADT	2D6, 3A4
Memantina	Ebix, Zider, Moriale ODT, Alois, Alz, Desirée, Heimer, Kamppi, Maizher, Mealz, Vie	Tontura, cefaleia	Hidroclorotiazida, trianetereno, cimetidina, ranitidina, quinidina, nicotina	2A6, 2C19, 2B6
Aducanumabe*	Aduhelm	Confusão, tontura, cefaleia	Nenhuma	N/A

ADT, antidepressivos tricíclicos; N/A, não se aplica.
* N. de R.T.: Não disponível no Brasil.

Introdução

Por muitos anos, os únicos medicamentos aprovados pela Food and Drug Administration (FDA) para o tratamento de doença de Alzheimer (DA) e outras demências foram os inibidores da colinesterase – donepezila, rivastigmina, galantamina – e a memantina, um antagonista do receptor *N*-metil-*D*-aspartato (NMDA) que foi aprovado para monoterapia em 2003. Em 2014, uma combinação fixa de donepezila e memantina (Namzaric) foi aprovada pela FDA (Tabela 16-1). Isso mudou com a controversa aprovação em 2021 do aducanumabe, que é um anticorpo monoclonal dirigido contra o amiloide β.

Originalmente, os inibidores da colinesterase eram indicados apenas para pacientes com DA leve a moderada. Recentemente, sua indicação se expandiu para incluir pacientes com DA moderada a grave (sobretudo em conjunto com a memantina) e pacientes com demência associada à doença de Parkinson (DP). Os inibidores da colinesterase reduzem a inativação do neurotransmissor acetilcolina e, assim,

TABELA 16-1 Medicamentos usados em transtornos neurocognitivos

Medicamento	Formulação	Indicações	Dose inicial	Titulação	Faixa de dosagem
Tacrina	Cápsulas de 10, 20, 30, 40 mg	Demência leve a moderada da DA	10 mg, quatro vezes ao dia	Aumentar em 10 mg, quatro vezes ao dia (40 mg no total por dia) a cada quatro semanas	40-160 mg por dia com administração quatro vezes ao dia
Donepezila	Comprimidos de 5, 10, 23 mg Comprimidos de desintegração oral de 5, 10 mg	Demência leve a moderada e grave da DA	5 mg por dia	Aumentar para 10 mg após quatro semanas. Aumentar para 23 mg por dia após três meses	10-23 mg por dia
Rivastigmina	Solução oral de 1,5; 3; 4,5; 6 mg Adesivo transdérmico de 4,6; 9,5 e 13,3 mg	Demência leve a moderada da DA Transtorno neurocognitivo maior devido à doença de Parkinson	4 mg, duas vezes ao dia 8 mg de liberação prolongada por dia	Em 1,5 mg, duas vezes ao dia, a cada quatro semanas. Aumentar para 9,5 mg em quatro semanas e depois para 13,3 mg após quatro semanas para o adesivo transdérmico	3-6 mg por dia para a preparação oral. 4,6-13,3 mg por dia para o adesivo transdérmico
Galantamina	Comprimidos de 4, 8, 12 mg Cápsulas de liberação prolongada de 8, 16, 24 mg Solução oral de 4 mg/mL	Demência leve a moderada da DA	1,5 mg, duas vezes ao dia Adesivo transdérmico de 4,6 mg	Aumentar em 4 mg duas vezes ao dia a cada quatro semanas. Aumentar em 8 mg a cada quatro semanas para liberação prolongada	4-12 mg em doses divididas para preparação oral. 8-24 mg por dia para liberação prolongada
Memantina	Comprimidos de 5, 10 mg Cápsulas de liberação prolongada de 7, 14, 21, 28 mg Solução oral de 10 mg/5 mL	Demência moderada a grave da DA	5 mg por dia Fórmula de liberação prolongada de 7 mg	Aumentar em 5 mg por dia em intervalos semanais. Aumentar em 7 mg ao dia para a formulação de liberação prolongada	10-20 mg por dia em dose dividida para a preparação oral 7-28 mg por dia para liberação prolongada
Combinação de memantina ER e donepezila	Cápsulas de 14 mg de memantina ER/10 mg de donepezila Cápsulas de 28 mg de memantina ER/10 mg de donepezila	Doença de Alzheimer moderada a grave quando o paciente já se estabilizou com memantina ER e donepezila	14 mg de memantina ER/10 mg de donepezila diariamente 28 mg de memantina ER/10 mg de donepezila diariamente na insuficiência renal grave		

Cedida por Sadock BJ, Sadock VA, Kaplan HI, eds. *Kaplan & Sadock's Comprehensive Textbook of Psychiatry*. 10th ed. Lippincott Williams & Wilkins; 2017.

potencializam a neurotransmissão colinérgica, o que, por sua vez, produz melhora modesta na memória e no pensamento direcionado a objetivos.

A tacrina, o primeiro inibidor da colinesterase a ser introduzido, não está mais disponível devido aos seus regimes de múltiplas doses diárias, ao seu potencial de hepatotoxicidade e à consequente necessidade de monitoramento laboratorial frequente.

Inibidores da colinesterase

Ações farmacológicas

A donepezila é completamente absorvida pelo trato GI. As concentrações plasmáticas máximas são atingidas 3 a 4 horas após a administração oral. A meia-vida da donepezila é de 70 horas em idosos, e ela é tomada apenas uma vez ao dia. As concentrações de estado de equilíbrio dinâmico são alcançadas em cerca de duas semanas. A presença de cirrose alcoólica estável reduz a depuração da donepezila em 20%. A donepezila sofre um metabolismo extensivo por meio das isoenzimas CYP2D6 e CYP3A4.

A rivastigmina é rápida e completamente absorvida pelo trato GI e atinge as concentrações plasmáticas máximas em 1 hora, mas isso é retardado em até 90 minutos se for ingerida com alimentos. Sua meia-vida é de 1 hora, mas como ela permanece ligada às colinesterases, uma única dose é terapeuticamente ativa por 10 horas. Ela é tomada duas vezes ao dia. A rivastigmina é metabolizada principalmente por hidrólise mediada por colinesterase, com envolvimento mínimo do sistema do citocromo P450.

A galantamina é um alcaloide semelhante à codeína e é extraída dos brotos da planta *Galanthus nivalis*. Ela é facilmente absorvida após administração oral, com concentrações máximas atingidas em 0,5 a 2 horas. O alimento diminui a concentração máxima em 25%. A meia-vida de eliminação da galantamina é de aproximadamente 6 horas. A galantamina sofre um metabolismo extensivo por meio das isoenzimas CYP2D6 e CYP3A4.

O principal mecanismo de ação dos inibidores da colinesterase é a inibição reversível e não acilante da acetilcolinesterase e da butirilcolinesterase, enzimas que catabolizam a acetilcolina no sistema nervoso central (SNC). A inibição enzimática aumenta as concentrações sinápticas de acetilcolina, sobretudo no hipocampo e no córtex cerebral. O perfil favorável de efeitos colaterais da donepezila parece estar correlacionado com a falta de inibição das colinesterases no trato GI. A rivastigmina parece ter um pouco mais de atividade periférica do que a donepezila e, portanto, é mais provável que cause efeitos adversos GIs do que ela.

Indicações terapêuticas

Os inibidores da colinesterase são eficazes para o tratamento do comprometimento cognitivo leve a moderado na demência observada na DA. Com o uso em longo prazo, eles retardam a progressão da perda de memória e diminuem a apatia, a depressão, as alucinações, a ansiedade, a euforia e os comportamentos motores sem propósito. A autonomia funcional é menos preservada. Alguns pacientes notam melhora imediata na memória, no humor, nos sintomas psicóticos e nas habilidades interpessoais. Outros notam poucos benefícios iniciais, mas conseguem manter suas faculdades cognitivas e adaptativas em um nível relativamente estável por muitos meses. Um benefício prático do uso de inibidores de colinesterase é que eles podem reduzir ou pelo menos atrasar a necessidade de institucionalização dos pacientes.

A rivastigmina também é indicada para demência leve a moderada associada à DP e pode reduzir o risco de quedas e melhorar a estabilidade da marcha em pacientes com DP.

Usos off-label

A donepezila e a galantamina podem ser benéficas para pacientes com DP e doença com corpos de Lewy e para o tratamento de déficits cognitivos causados por lesão cerebral traumática. Pessoas com demência vascular podem responder aos inibidores da acetilcolinesterase, particularmente à donepezila. A rivastigmina perioperatória pode diminuir o *delirium* pós-operatório em pacientes idosos. Uma lista de possíveis usos *off-label* da galantamina pode ser encontrada na Tabela 16-2.

O uso de inibidores da colinesterase para melhorar a cognição por indivíduos não dementes deve ser desencorajado.

Precauções e efeitos adversos

Ocasionalmente, os inibidores da colinesterase provocam uma reação catastrófica idiossincrática, com sinais de tristeza e agitação, que é autolimitada após a suspensão do medicamento.

Donepezila. A donepezila é geralmente bem tolerada nas dosagens recomendadas. Menos de 3% das pessoas que tomam donepezila experimentam náuseas, diarreia e vômitos. Esses sintomas leves são mais comuns com uma dose de 10 mg do que com uma dose de 5 mg e, quando presentes, tendem a desaparecer após três semanas de uso contínuo. A donepezila pode causar perda de peso. O tratamento com donepezila tem sido raramente associado à bradiarritmia, especialmente em pessoas com doença cardíaca subjacente. Um pequeno número de pessoas apresenta síncope.

Rivastigmina. A rivastigmina é geralmente bem tolerada, mas as dosagens recomendadas podem precisar ser reduzidas no período inicial do tratamento para limitar os efeitos adversos GIs e do SNC. Esses sintomas leves são mais comuns nas dosagens acima de 6 mg por dia e, quando presentes, tendem a desaparecer após a redução da dosagem. Os efeitos adversos mais comuns associados à rivastigmina são náuseas, vômitos, tontura, cefaleia, diarreia, dor abdominal, anorexia, fadiga e sonolência. A rivastigmina pode causar perda de peso, mas não parece causar anormalidades hepáticas, renais, hematológicas ou eletrolíticas.

Galantamina. Os efeitos adversos mais comuns da galantamina são tontura, cefaleia, náuseas, vômitos, diarreia e anorexia e tendem a ser leves e transitórios.

TABELA 16-2 Potenciais usos *off-label* da galantamina

Monoterapia	Terapia combinada	Medicamento(s) de acompanhamento
Disfunção cognitiva associada ao transtorno bipolar	Doença de Alzheimer	Memantina
Deficiência cognitiva associada à eletroconvulsoterapia	Sintomas do transtorno do espectro autista em crianças	Risperidona
Deficiência cognitiva relacionada à doença com corpos de Lewy	Deficiência cognitiva associada à eletroconvulsoterapia	Memantina
Deficiência cognitiva relacionada à lesão cerebral traumática	Deficiência cognitiva relacionada à lesão cerebral traumática	Memantina
Demência associada à síndrome de Down	Sintomas cognitivos, negativos e positivos da esquizofrenia	Antipsicóticos e memantina
• Demência associada à esclerose múltipla • Demência associada à doença de Parkinson • Demência frontotemporal • Demência mista • Comportamento não comunicativo no transtorno do espectro autista • Intoxicação por organofosforado • Afasia pós-AVC • Paralisia nervosa pós-traumática nos nervos oculomotor e troclear • Toxicidade por escopolamina • Transtornos do sono em pacientes com doença de Alzheimer leve a moderada • Cessação do tabagismo em pacientes dependentes de álcool • Demência vascular		

AVC, acidente vascular cerebral.

A Tabela 16-3 resume a incidência dos principais efeitos adversos associados a cada um dos inibidores da colinesterase.

Uso na gravidez e na lactação. Como as usuárias desses medicamentos não são mulheres em idade fértil, seu uso *off-label* nessa população deve ser evitado. Os dados sobre o uso nessa população não estão disponíveis. A donepezila e a galantamina são classificadas como medicamentos da categoria C na gravidez, enquanto a rivastigmina foi classificada como um medicamento da categoria B na gravidez.

TABELA 16-3 Incidência (%) dos principais efeitos adversos associados aos inibidores da colinesterase

Fármaco	Dose (mg/dia)	Náuseas	Vômitos	Diarreia	Tonturas	Cãibras musculares	Insônia
Donepezila	5	4	3	9	15	9	7
	10	17	10	17	13	12	8
Rivastigmina	1-4	14	7	10	15	NR	NR
	6-12	48	27	17	24	NR	NR
Galantamina	8	5,7	3,6	5	NR	NR	NR
	16	13,3	6,1	12,2	NR	NR	NR
	24	16,5	9,9	5,5	NR	NR	NR

NR, não relatado a partir de dados de ensaios clínicos; incidência inferior a 5%.

Interações medicamentosas

Todos os inibidores da colinesterase devem ser usados com cautela com medicamentos que também possuam atividade colinomimética, como suxametônio (succinilcolina) e betanecol. A coadministração de inibidores da colinesterase e fármacos que têm atividade antagonista colinérgica (p. ex., medicamentos tricíclicos) é provavelmente contraproducente. A paroxetina tem os efeitos anticolinérgicos mais marcantes de qualquer um dos medicamentos antidepressivos e ansiolíticos mais recentes e deve ser evitada por esse motivo, bem como por seu efeito inibidor no metabolismo de alguns dos inibidores da colinesterase.

A donepezila sofre um extenso metabolismo por meio das isoenzimas CYP2D6 e CYP3A4. O metabolismo da donepezila pode ser aumentado por fenitoína, carbamazepina, dexametasona, rifampicina e fenobarbital. Agentes comumente usados, como paroxetina, cetoconazol e eritromicina, podem aumentar de forma significativa as concentrações de donepezila. Ela é altamente ligada às proteínas, mas não substitui outros medicamentos ligados às proteínas, como furosemida, digoxina ou varfarina. A rivastigmina circula principalmente sem ligação às proteínas séricas e não tem interações medicamentosas significativas.

Como a donepezila, a galantamina é metabolizada pelas isoenzimas CYP2D6 e CYP3A4 e, portanto, pode interagir com fármacos que inibem essas vias. A paroxetina e o cetoconazol devem ser usados com grande cautela.

A rivastigmina não tem interações graves conhecidas com outros medicamentos, mas não deve ser administrada concomitantemente com outros colinomiméticos e inibidores da colinesterase.

Interferências laboratoriais

Nenhuma interferência laboratorial foi associada ao uso de inibidores da colinesterase.

Dosagem e diretrizes clínicas

Antes do início da terapia com inibidores da colinesterase, as causas potencialmente tratáveis de demência devem ser descartadas e o diagnóstico de demência do tipo Alzheimer estabelecido.

A donepezila está disponível em comprimidos de 5 e 10 mg. O tratamento deve ser iniciado com 5 mg à noite. Se for bem tolerada e tiver algum benefício perceptível após quatro semanas, a dosagem deve ser aumentada até uma dose de manutenção de 10 mg por noite. A absorção de donepezila não é afetada pelas refeições.

A rivastigmina está disponível em cápsulas de 1,5; 3; 4,5 e 6 mg. A dosagem inicial recomendada é de 1,5 mg, duas vezes ao dia, por um período mínimo de duas semanas, após as quais aumentos de 1,5 mg por dia podem ser feitos em intervalos de pelo menos duas semanas até uma dose-alvo de 6 mg por dia, tomada em duas doses iguais. Se tolerada, a dosagem pode ser aumentada ainda mais até um máximo de 6 mg, duas vezes ao dia. O risco de efeitos adversos gastrintestinais pode ser reduzido pela administração de rivastigmina com alimentos.

A administração de rivastigmina também pode ocorrer por meio de adesivo transdérmico. Os adesivos estão disponíveis em doses de 4,6 mg e 9,5 mg.* Uma dose inicial de 4,6 mg/24 horas pode ser aumentada até uma dose de manutenção de 9,5 mg/24 horas se a dose inicial for bem tolerada por um mínimo de quatro semanas. O peso deve ser monitorado durante o tratamento com o adesivo de rivastigmina.

A galantamina está disponível em comprimidos de 4, 8 e 16 mg.** O intervalo de dose sugerido é de 16 a 32 mg por dia, administrados duas vezes ao dia. A dose mais alta é mais bem tolerada do que a dose mais baixa. A dosagem inicial é de 8 mg por dia e, após um mínimo de quatro semanas, pode ser aumentada. Todos os aumentos subsequentes da dosagem devem ocorrer em intervalos de quatro semanas e ser baseados na tolerabilidade.

MEMANTINA

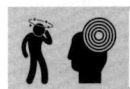

2A6 2C19 2B6

Ações farmacológicas

A memantina é bem absorvida após administração oral, com concentrações máximas atingidas em cerca de 3 a 7 horas. Os alimentos não têm efeito na sua absorção.

---

* N. de R.T.: No Brasil, a rivastigmina também está disponível nas apresentações de adesivo com dose de 13,3 mg/ 24 horas e solução oral de 2 mg/mL.

** N. de R.T.: No Brasil, a galantamina está disponível em cápsulas de liberação prolongada de 8, 16 e 24 mg.

A memantina tem farmacocinética linear ao longo da faixa de dose terapêutica e meia-vida de eliminação terminal de cerca de 60 a 80 horas. A ligação às proteínas plasmáticas é de 45%. A memantina sofre pouco metabolismo, com a maioria (57% a 82%) de uma dose administrada excretada inalterada na urina; o restante é convertido principalmente em três metabólitos polares, o conjugado *N*-gludantano, 6-hidroximemantina e memantina 1-nitroso-desaminada. Esses metabólitos possuem atividade mínima de antagonista do receptor NMDA.

A memantina é um antagonista do receptor NMDA de baixa a moderada afinidade. Acredita-se que a superexcitação dos receptores NMDA pelo neurotransmissor glutamato possa desempenhar um papel na DA porque o glutamato desempenha um papel integral nas vias neurais associadas ao aprendizado e à memória. O excesso de glutamato estimula demais os receptores NMDA para permitir que muito cálcio entre nas células nervosas, levando à morte celular observada na DA. A memantina pode proteger as células contra o excesso de glutamato ao bloquear parcialmente os receptores NMDA associados à transmissão anormal do glutamato, ao mesmo tempo que permite a transmissão fisiológica associada ao funcionamento normal das células.

Indicações terapêuticas

A memantina é a única terapia aprovada nos Estados Unidos para a DA moderada a grave.

Usos *off-label*

A memantina é frequentemente usada para tratar a DA leve a moderada, bem como a demência vascular leve a moderada. Além disso, ela pode ser eficaz no tratamento de dor crônica e do déficit cognitivo leve (DCL).

Como monoterapia, a memantina demonstrou ser eficaz no tratamento de transtornos psiquiátricos, como transtorno obsessivo-compulsivo (TOC), sintomas negativos associados à esquizofrenia e transtorno bipolar quando os pacientes apresentam episódios maníacos. Como terapia combinada, a memantina pode ser eficaz no tratamento de TOC (em conjunto com inibidores seletivos da recaptação de serotonina), da esquizofrenia (em conjunto com antipsicóticos e galantamina), do comprometimento cognitivo associado à eletroconvulsoterapia ou da lesão cerebral traumática (em conjunto com galantamina) e da catatonia.

Precauções e efeitos adversos

A memantina é segura e bem tolerada. Os efeitos adversos mais comuns são tontura, cefaleia, constipação e confusão. Seu uso em pacientes com insuficiência renal grave não é recomendado. Em um caso documentado de *overdose* com até 400 mg de memantina, o paciente experimentou inquietação, psicose, alucinações visuais, sonolência, estupor e perda de consciência. Ele se recuperou sem sequelas permanentes.

Uso na gravidez e na lactação

A memantina foi classificada como um medicamento da categoria B na gravidez. Estudos em animais falharam em demonstrar um risco para o feto, mas nenhum estudo bem controlado foi realizado em mulheres grávidas. Esse medicamento é provavelmente excretada no leite materno, mas não foram realizados estudos sobre seus efeitos em bebês. Os médicos só devem aconselhar as lactantes a tomar memantina se os benefícios claramente superarem os potenciais riscos.

Interações medicamentosas

Estudos *in vitro* realizados com substratos marcadores das enzimas do citocromo P450 (CYP1A2, CYP2A6, CY2C9, CYP2D6, CYP2E1 e CYP3A4) mostraram inibição mínima dessas enzimas pela memantina. Não são esperadas interações farmacocinéticas com medicamentos metabolizados por essas enzimas.

Como a memantina é eliminada em parte pela secreção tubular, a coadministração de medicamentos que usam o mesmo sistema catiônico renal, incluindo hidroclorotiazida e triantereno, cimetidina, ranitidina, quinidina e nicotina, pode resultar em concentrações plasmáticas alteradas de ambos os agentes. A coadministração de memantina e uma combinação de hidroclorotiazida e triantereno não afeta a biodisponibilidade da memantina nem do triantereno, e a biodisponibilidade da hidroclorotiazida diminui em 20%.

O pH da urina é alterado pela dieta, por medicamentos (p. ex., inibidores da anidrase carbônica, topiramato, bicarbonato de sódio) e pelo estado clínico do paciente (p. ex., acidose tubular renal ou infecções graves do trato urinário). A depuração da memantina é reduzida em cerca de 80% em condições de urina alcalina em pH 8. Portanto, alterações do pH da urina em direção à condição alcalina podem levar ao acúmulo do fármaco com um possível aumento dos efeitos adversos. Assim, a memantina deve ser usada com cautela nessas condições.

Interferências laboratoriais

Nenhuma interferência laboratorial foi associada ao uso de memantina.

Dosagem e diretrizes clínicas

A memantina está disponível em comprimidos de 5 e 10 mg, com uma dose inicial recomendada de 5 mg por dia. A dose-alvo recomendada é de 20 mg por dia. O medicamento é administrado duas vezes ao dia em doses separadas com aumento de 5 mg semanalmente, dependendo da tolerabilidade. Ela também está disponível como comprimidos de liberação prolongada de 5 e 10 mg e como cápsulas de liberação prolongada de 7, 14, 21 e 28 mg.*

---

* N. de R.T.: No Brasil, a memantina está disponível em comprimidos de 10 a 20 mg; solução oral de 10 e 20 mg/mL; comprimidos orodispersíveis de 5, 10, 15 e 20 mg.

A combinação de donepezila e memantina de liberação prolongada está disponível em doses fixas de 8 mg de donepezila/10 mg de memantina e 28 mg de donepezila/10 mg de memantina.*

ADUCANUMABE

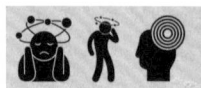

O aducanumabe foi aprovado pela FDA em 2021 para retardar a progressão da DA e é administrado por meio de infusões mensais. É um anticorpo monoclonal de imunoglobulina γ 1 (IgG1) humana recombinante que tem como alvo as formas solúveis e insolúveis de peptídeos β-amiloides, que são os principais componentes das placas encontradas no cérebro de pacientes com DA. Acredita-se que a placa β-amiloide seja fundamental para a patologia da DA.

O aducanumabe permanece controverso porque recebeu aprovação acelerada da FDA e os ensaios clínicos não conseguiram mostrar melhora na cognição em pacientes com DA. Além disso, embora a FDA tenha, inicialmente, aprovado o aducanumabe para o tratamento de todos os estágios da DA, acabou revisando a indicação para aqueles com DCL ou demência leve devido à DA, como foi o caso dos participantes do ensaio clínico de fase 3 do medicamento.

Ações farmacológicas

O aducanumabe atinge as concentrações no estado de equilíbrio dinâmico 16 semanas após a administração a cada quatro semanas. A acumulação sistemática é de 1,7 vezes. O volume médio de distribuição no estado de equilíbrio dinâmico é de 9,63 L. Espera-se que o fármaco seja degradado em peptídeos e aminoácidos semelhantes ao IgG1 endógeno. Não se espera que o aducanumabe sofra eliminação renal ou seja metabolizado no fígado. A meia-vida terminal é de 24,8 dias.

O aducanumabe tem como alvo a placa beta-amiloide no cérebro de pacientes com DA. Foi demonstrado que ele reduz os níveis de placas tanto em doses baixas quanto altas. As reduções foram observadas de forma dependente do tempo e da dose até a semana 222 de um estudo. O aducanumabe também reduziu os marcadores da fisiopatologia da tau.

Indicações terapêuticas

O aducanumabe é indicado para o tratamento de DCL devido a Alzheimer e demência leve de Alzheimer.

---

* N. de R.T.: No Brasil, os comprimidos desta combinação estão disponíveis nas seguintes dosagens de memantina/donepezil: 10/5 mg, 10/10 mg, 10/15 mg, 10/20 mg.

Usos *off-label*

Embora o aducanumabe continue sendo um tratamento controverso para a DA, alguns têm especulado que ele poderia ser usado para tratar outras condições neurológicas em que as anormalidades beta-amiloides desempenhem um papel na fisiopatologia da doença, como a angiopatia amiloide cerebral.

Precauções e efeitos adversos

Ainda existem incertezas significativas com o uso do aducanumabe. Particularmente preocupante é a alta taxa de incidência de edema cerebral (anormalidades de imagem relacionadas a amiloide-edema [ARIA-E]) e pequenos sangramentos cerebrais (anormalidades de imagem relacionadas a amiloide-micro-hemorragia [ARIA-H]) relatados durante ensaios clínicos. Especificamente, ARIA-E indica edema cerebral ou derrame sulcal. Os efeitos do ARIA-E podem variar desde cefaleia, confusão, vômitos e náuseas até tremores, distúrbios da marcha e alterações no estado mental. ARIA-H refere-se a hemorragias cerebrais e/ou siderose superficial. Embora essas condições sejam temporárias, a taxa de ARIA (E ou H) foi quatro vezes maior em pacientes tratados com aducanumabe do que nos controles durante os ensaios clínicos. A incidência foi notavelmente maior em portadores do alelo E4 da apolipoproteína E (ApoE4).

Durante esses ensaios, o tratamento com aducanumabe também produziu efeitos adversos clínicos. Os sintomas foram relatados por 24% dos pacientes tratados com a dose de manutenção de aducanumabe em comparação com 5% dos controles. Os sintomas mais comuns incluíram cefaleia (13%), confusão/*delirium*/alterações no estado mental (5%), tontura (4%), distúrbios visuais (2%) e náuseas (2%). Sintomas graves foram relatados em 0,3% dos pacientes. Daqueles com sintomas clínicos graves, 88% resolveram durante o período de observação. No entanto, a vigilância clínica e o monitoramento da ARIA são recomendados, especialmente durante a titulação da dose.

Considerando a controvérsia, a seleção apropriada do paciente é necessária, e os médicos são aconselhados a seguirem as seguintes diretrizes elaboradas por um painel de especialistas em 2021.

1. Os pacientes elegíveis devem atender aos critérios clínicos para demência leve relacionada à DA ou DCL devido à DA, e os escores cognitivos em escalas validadas devem corroborar o diagnóstico clínico. Esses pacientes podem já estar tomando inibidores da colinesterase ou memantina.
2. Um exame de tomografia por emissão de pósitrons (PET) para amiloide deve ser realizado e interpretado adequadamente por um radiologista treinado para confirmar o *status* de amiloide. A confirmação também pode ser obtida medindo-se os biomarcadores do líquido cerebrospinal.
3. Dado o risco elevado de ARIA em portadores de ApoE4, a genotipagem deve ser discutida com o paciente e sua família.
4. Dentro de um ano após o início do tratamento com aducanumabe, deve-se realizar uma ressonância magnética (RM) de encéfalo.

5. O estado cardiovascular, clínico e psiquiátrico do paciente deve ser avaliado e considerado estável antes de iniciar o tratamento. Os pacientes devem ser excluídos do tratamento com aducanumabe em caso de gravidez, uso de medicamentos anticoagulantes ou se a RM de encéfalo revelar evidências de doença cerebrovascular significativa.
6. Os médicos devem descrever os requisitos da terapia para garantir que os pacientes e seus parceiros de tratamento entendam o que está envolvido na administração do tratamento.
7. Os médicos devem reconhecer que talvez precisem de colaboração ou encaminhamento a especialistas com experiência ao fazer essas avaliações.

Uso na gravidez e na lactação

Não existem dados adequados sobre o uso de aducanumabe em mulheres grávidas e lactantes.

Interações medicamentosas

Nenhuma.

Interferências laboratoriais

Nenhuma interferência laboratorial foi associada ao uso de aducanumabe.

Dosagem e diretrizes clínicas

O aducanumabe é uma solução disponível em uma das duas formas:
- 170 mg/1,7 mL em um frasco de dose única;
- 300 mg/3 mL em um frasco de dose única.

Ele é administrado como uma infusão intravenosa a cada quatro semanas e é ajustado até uma dose de 10 mg/kg durante um período de seis meses (consultar a Tabela 16-4 para ver o esquema posológico).

Deve ser obtida uma RM de encéfalo antes da 7ª infusão (primeira dose de 10 mg/kg) e da 12ª infusão. Se 10 ou mais novas micro-hemorragias incidentes ou mais de duas áreas focais de siderose superficial forem observadas, o tratamento pode ser continuado com cautela, desde que outra RM revele estabilização radiográfica.

Se uma infusão for perdida, retomar o esquema posológico com a mesma dose o mais rápido possível.

TABELA 16-4 Esquema de dosagem do aducanumabe	
Infusão IV a cada quatro semanas	Dosagem de aducanumabe
Infusão 1 e 2	1 mg/kg
Infusão 3 e 4	3 mg/kg
Infusão 5 e 6	6 mg/kg
Infusões subsequentes	10 mg/kg

Dissulfiram e acamprosato 17

Nome genérico	Nome comercial	Efeitos adversos	Interações medicamentosas	Interações CYP
Dissulfiram*	Antabuse	Fadiga	Álcool, SNC, ADT/ADTC, anticoagulantes, paraldeído, fenitoína, cafeína, tetra-hidrocanabinol, isoniazida	3A4, 3A5, 2E1
Acamprosato*	Campral	Sintomas GIs, cefaleia	Álcool, naltrexona	N/A

GIs, gastrintestinais; SNC, sistema nervoso central; N/A, não se aplica; ADT, antidepressivos tricíclicos.
* N. de R.T.: Não comercializados no Brasil.

Introdução

Dissulfiram e acamprosato são dois dos três medicamentos aprovados pela Food and Drug Administration (FDA) para tratar a dependência de álcool e o transtorno por uso de álcool. O terceiro é a naltrexona, que será discutida no Capítulo 29.

O dissulfiram agora é considerado uma opção de segunda linha no tratamento de transtorno por uso de álcool, em grande parte devido às graves reações físicas que o fármaco causa se o paciente beber. O principal efeito terapêutico do dissulfiram é sua capacidade de produzir sintomas desagradáveis e até perigosos após a ingestão de álcool (também conhecida como reação dissulfiram-álcool). Nos casos mais graves, os pacientes que tomaram dissulfiram podem apresentar depressão respiratória, colapso cardiovascular, insuficiência cardíaca aguda, convulsões e perda de consciência após o consumo de álcool. A morte pode ocorrer em casos raros. A experiência tem mostrado, no entanto, que, nas doses recomendadas, ele é um medicamento aceitável e seguro para alcoolistas dependentes que buscam manter a abstinência.

Essas complicações potenciais, bem como o desenvolvimento de medicamentos antialcoólicos alternativos, limitaram o uso mais amplo do dissulfiram. Ao contrário do dissulfiram, o acamprosato, o outro medicamento discutido neste capítulo, não produz efeitos colaterais aversivos. O acamprosato agora é prescrito com mais frequência do que o dissulfiram em ambientes ambulatoriais, mas o dissulfiram é prescrito com mais frequência em ambientes hospitalares porque ajuda a facilitar a abstinência inicial.

Outros medicamentos que são úteis na redução do consumo de álcool incluem naltrexona, naltrexona de ação prolongada, nalmefeno, topiramato e gabapentina. Esses agentes são discutidos em seus respectivos capítulos.

DISSULFIRAM

álcool, **SNC** **ADT** anticoagulantes, paraldeído fenitoína, cafeína, tetra-hidrocanabinol, isoniazida   **3A4** **3A5** **2E1**

Ações farmacológicas

O dissulfiram é quase completamente absorvido pelo trato GI após administração oral. Sua meia-vida é estimada em 60 a 120 horas. Portanto, podem ser necessárias uma ou duas semanas antes que o dissulfiram seja totalmente eliminado do corpo após a última dose ter sido tomada.

O metabolismo do etanol ocorre por meio da oxidação via álcool desidrogenase até a formação do acetaldeído, que é posteriormente metabolizado em acetil-coenzima A (acetil-CoA) pela aldeído desidrogenase. O dissulfiram é um inibidor da aldeído desidrogenase que interfere com o metabolismo do álcool ao produzir um aumento acentuado na concentração sanguínea de acetaldeído. O acúmulo de acetaldeído (a uma concentração até 10 vezes maior do que ocorre no metabolismo normal do álcool) produz uma gama de reações desagradáveis caracterizadas por náuseas, cefaleia latejante, vômitos, hipertensão, rubor, sudorese, sede, dispneia, taquicardia, dor torácica, vertigem e visão turva. Conhecida como *reação dissulfiram-álcool*, ela ocorre quase imediatamente após a ingestão de uma bebida alcoólica e pode durar de 30 minutos a 2 horas. Muitos compararam a experiência a uma ressaca extremamente forte.

Concentrações sanguíneas em relação à ação

As concentrações plasmáticas de dissulfiram podem variar entre os indivíduos devido a vários fatores, principalmente idade e função hepática. Em geral, a gravidade da reação dissulfiram-álcool demonstrou ser proporcional à quantidade de dissulfiram e álcool ingeridos. No entanto, as concentrações plasmáticas de dissulfiram raramente são obtidas na prática clínica. A correlação positiva entre as concentrações plasmáticas de álcool e a intensidade da reação é descrita da seguinte forma: em indivíduos sensíveis, um aumento mínimo de 5 a 10 mg por 100 mL da concentração plasmática de álcool pode produzir sintomas leves; sintomas totalmente desenvolvidos ocorrem em concentrações de álcool de 50 mg por 100 mL; e concentrações tão altas quanto 125 a 150 mg por 100 mL resultam em perda de consciência e coma.

Indicações terapêuticas

A principal indicação para o uso de dissulfiram é como um tratamento condicionador de aversão para a dependência de álcool. Tanto o medo de ter uma reação de dissulfiram-álcool quanto a lembrança de ter tido uma têm como objetivo condicionar a pessoa a não usar álcool. Normalmente, descrever a gravidade e o desconforto da reação dissulfiram-álcool de forma suficientemente gráfica desencoraja a pessoa a beber álcool. O tratamento com dissulfiram deve ser combinado com tratamentos como psicoterapia, terapia de grupo e grupos de apoio, como Alcoólicos Anônimos (AA). Além disso, requer monitoramento cuidadoso, porque uma pessoa pode simplesmente decidir não tomar o medicamento.

Estudos que examinam a eficácia do dissulfiram no tratamento de pacientes com dependência de cocaína, dependência comórbida de álcool e cocaína e dependência comórbida de álcool e transtorno de estresse pós-traumático (TEPT) estão em andamento.

Precauções e efeitos adversos

Com o consumo de álcool

A intensidade da reação dissulfiram-álcool varia em cada pessoa. Em casos extremos, ela é marcada por depressão respiratória, colapso cardiovascular, infarto do miocárdio, convulsões e até morte. Portanto, o dissulfiram é contraindicado para pessoas com doença pulmonar ou cardiovascular significativa. Além disso, o dissulfiram deve ser usado com cautela, se for o caso, por pessoas com nefrite, lesão cerebral, hipotireoidismo, diabetes, doença hepática, convulsões, dependência de múltiplas drogas ou eletroencefalograma anormal. A maioria das reações fatais ocorre em pessoas que tomam mais de 500 mg por dia de dissulfiram e que consomem mais de 100 mL de álcool. O tratamento de uma reação grave de dissulfiram e álcool é primariamente de suporte para evitar o choque. Foi relatado que o uso de oxigênio, vitamina C intravenosa, efedrina e anti-histamínicos auxilia na recuperação.

Sem consumo de álcool

Os efeitos adversos do dissulfiram na ausência de consumo de álcool incluem fadiga, dermatite, impotência, neurite óptica, uma variedade de alterações mentais e danos hepáticos. Um metabólito do dissulfiram inibe a dopamina-β-hidroxilase, a enzima que metaboliza a dopamina em noradrenalina e adrenalina e, portanto, pode exacerbar a psicose em pessoas com transtornos psicóticos. Reações catatônicas também podem ocorrer.

Uso na gravidez e na lactação

Não há estudos bem controlados sobre os efeitos do dissulfiram no feto ou no recém-nascido, ou se ele passa para o leite materno. Consequentemente, ele é classificado como um medicamento da categoria C na gravidez.

Interações medicamentosas

O dissulfiram aumenta a concentração sanguínea de diazepam, paraldeído, fenitoína, cafeína, tetra-hidrocanabinol (o princípio ativo da maconha), barbitúricos, anticoagulantes, isoniazida e fármacos tricíclicos. O dissulfiram não deve ser administrado concomitantemente com o paraldeído porque este é metabolizado em acetaldeído no fígado.

Interferências laboratoriais

Em casos raros, foi relatado que o dissulfiram interfere com a incorporação de iodo-131 em iodo ligado a proteínas. O dissulfiram pode reduzir as concentrações urinárias do ácido homovanílico, o principal metabólito da dopamina, devido à sua inibição da dopamina hidroxilase.

Dosagem e diretrizes clínicas

O dissulfiram é fornecido em comprimidos de 250 e 500 mg. A dosagem inicial padrão é de 500 mg por dia tomados por via oral durante as primeiras uma ou duas semanas, seguida por uma dose de manutenção de 250 mg por dia. A dosagem não deve exceder 500 mg por dia. A faixa de dosagem de manutenção é de 125 a 500 mg por dia.

As pessoas que tomam dissulfiram devem ser instruídas de que a ingestão da menor quantidade de álcool provocará uma reação dissulfiram-álcool, com todos os seus efeitos desagradáveis. Além disso, as pessoas devem ser alertadas contra a ingestão de quaisquer preparações que contenham álcool, como pastilhas para tosse, tônicos de qualquer tipo e alimentos e molhos que contenham álcool. Foram descritas reações em pacientes que usaram loções à base de álcool, água de toalete, colônias ou perfumes e inalaram o vapor; portanto, as precauções devem ser explícitas e incluir quaisquer preparações aplicadas topicamente contendo álcool, incluindo perfume.

O dissulfiram não deve ser administrado até que a pessoa se abstenha de álcool por pelo menos 12 horas. Os pacientes devem ser avisados de que a reação dissulfiram-álcool pode ocorrer até uma ou duas semanas após a última dose de dissulfiram. As pessoas que tomam dissulfiram devem portar cartões de identificação descrevendo a reação dissulfiram-álcool e listando o nome e o número de telefone do médico a ser chamado.

ACAMPROSATO

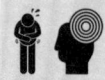

álcool, naltrexona

Ações farmacológicas

O acamprosato tem baixa biodisponibilidade oral de cerca de 11% e normalmente atinge concentrações máximas em 6,3 horas. Sua meia-vida é de 32 horas, com eliminação completa cerca de 96 horas após a administração. Ele é excretado inalterado na urina. Uma concentração plasmática em estado de equilíbrio dinâmico de 1,5 a 5 µm é normalmente atingida no 5º dia do tratamento.

O mecanismo de ação do acamprosato não é totalmente compreendido, mas acredita-se que ele antagonize a hiperatividade neuronal relacionada às ações do neurotransmissor excitatório glutamato. Em parte, isso pode resultar da modulação da transmissão do receptor *N*-metil-*D*-aspartato (NMDA) e de efeitos indiretos da transmissão do receptor do ácido γ-aminobutírico tipo A (GABA$_A$).

Indicações terapêuticas

O acamprosato é usado no tratamento de indivíduos dependentes de álcool que buscam continuar sem álcool depois de pararem de beber. Sua eficácia na promoção da abstinência não foi demonstrada em pessoas que não foram submetidas à desintoxicação e que não alcançaram a abstinência de álcool antes de iniciar o tratamento.

Usos *off-label*

As investigações sobre a utilidade do acamprosato no tratamento de outros transtornos por uso de substâncias e dependências de drogas não produziram resultados conclusivos. Da mesma forma, investigações sobre o uso de acamprosato para tratar o jogo patológico não mostraram eficácia clinicamente significativa. Um pequeno estudo controlado por placebo ($n = 20$) não conseguiu mostrar redução nos episódios de compulsão alimentar entre indivíduos com transtorno da compulsão alimentar periódica, mas mostrou uma redução na fissura, bem como uma leve perda de peso no grupo ativo em comparação com o grupo-controle.

Precauções e efeitos adversos

Os efeitos adversos são observados principalmente no início do tratamento e geralmente são de natureza leve e transitória. Os efeitos adversos mais comuns são cefaleia, diarreia, flatulência, dor abdominal, parestesias e várias reações cutâneas. Nenhum efeito adverso ocorre depois da retirada abrupta do acamprosato, mesmo após o uso prolongado. Não há evidências de dependência do medicamento. Pacientes com insuficiência renal grave (depuração da creatinina inferior a 30 mL/minuto) não devem receber acamprosato.

Uso na gravidez e na lactação

Não há estudos bem controlados sobre os efeitos do acamprosato em mulheres grávidas ou lactantes, mas os riscos potenciais requerem cautela. O acamprosato é um medicamento da categoria C na gravidez.

Interações medicamentosas

A farmacocinética do acamprosato não é afetada por álcool, benzodiazepínicos ou dissulfiram. As concentrações plasmáticas diminuem quando combinado com alimentos e aumentam quando coadministrado com naltrexona. Nenhum ajuste da dose é recomendado nesses pacientes. A farmacocinética da naltrexona e do seu principal metabólito 6-β-naltrexol não foi afetada após a coadministração com acamprosato. Durante os ensaios clínicos, pacientes que tomaram acamprosato concomitantemente com antidepressivos relataram mais comumente ganho ou perda de peso em comparação com pacientes que tomaram qualquer dos medicamentos isoladamente.

Interferências laboratoriais

Não foi demonstrado que o acamprosato interfira nos testes laboratoriais comumente realizados.

Dosagem e diretrizes clínicas

É importante lembrar que o acamprosato não deve ser usado para tratar sintomas de abstinência alcoólica. Ele só deve ser iniciado após o indivíduo ter eliminado com sucesso o álcool. Os pacientes devem demonstrar o compromisso de permanecer abstinentes, e o tratamento deve fazer parte de um programa abrangente de gerenciamento que inclua aconselhamento ou participação em grupos de apoio. O acamprosato por si só não leva à abstinência.

Cada comprimido contém 333 mg de acamprosato de cálcio, o que equivale a 300 mg de acamprosato. A dose de acamprosato é diferente para diferentes pacientes. A dosagem recomendada é de dois comprimidos de 333 mg (cada dose deve totalizar 666 mg) tomados três vezes ao dia. Embora a administração possa ser feita independentemente das refeições, a ingestão junto com as refeições é sugerida como um auxílio para incentivar a adesão em pacientes que fazem regularmente três refeições diárias. Uma dose mais baixa pode ser eficaz em alguns pacientes. Uma dose esquecida deve ser tomada o mais rápido possível. No entanto, se estiver quase na hora da próxima dose, a dose esquecida deve ser ignorada e, em seguida, o esquema posológico regular deve ser retomado. As doses não devem ser duplicadas.

Para pacientes com insuficiência renal moderada (depuração da creatinina de 30 a 50 mL/minuto), recomenda-se uma dose inicial de um comprimido de 333 mg tomado três vezes ao dia. Pessoas com insuficiência renal grave não devem tomar acamprosato.

Agonistas e precursores do receptor de dopamina

18

Nome genérico	Nome comercial	Efeitos adversos	Interações medicamentosas	Interações CYP
Amantadina	Mantidan	Tontura, insônia, agitação, convulsões, sintomas GIs, erupção cutânea, cefaleia	Anticolinérgicos, estimulantes, IMAO	N/A
Apomorfina*	Apokyn, Kynmobi	Arritmia cardíaca, sintomas GIs, tontura, distonia, problemas cognitivos, alterações de humor, cefaleia	SNC, ADT, IMAO	2B6, 2C8, 3A4, 3A5
Bromocriptina	Parlodel	Arritmia cardíaca, sintomas GIs, tontura, distonia, problemas cognitivos, alterações de humor, cefaleia	SNC, ADT, IMAO, contraceptivos orais	3A4
Cabergolina	Dostinex, Bergox, Caberedux, Cabertrix	Arritmia cardíaca, sintomas GIs, tontura, distonia, problemas cognitivos, alterações de humor, cefaleia	SNC, ADT, IMAO	3A4
Carbidopa**	Stalevo, Parkidopa, Carbidol	Arritmia cardíaca, sintomas GIs, tontura, distonia, problemas cognitivos, alterações de humor, cefaleia	SNC, ADT, IMAO	N/A
Levodopa (L-dopa)**	Prolopa, Stalevo, Carbidol, Ekson, Levrasida, Parkidopa	Arritmia cardíaca, sintomas GIs, tontura, distonia, problemas cognitivos, alterações de humor, cefaleia	SNC, ADT, IMAO	N/A
Pramipexol	Minérgi, Pisa, Pramipezan, Quera, Quera LP, Rocky, Sifrol, Stabil	Perda de consciência, arritmia cardíaca, sintomas GIs, tontura, distonia, problemas cognitivos, alterações de humor, cefaleia	SNC, ADT, IMAO, cimetidina	N/A
Ropinirol*	Requip	Perda de consciência, arritmia cardíaca, sintomas GIs, tontura, distonia, problemas cognitivos, alterações de humor, cefaleia	SNC, ADT, IMAO, contraceptivos orais, ciprofloxacino	N/A
Rotigotina	Neupro	Arritmia cardíaca, sintomas GIs, tontura, distonia, problemas cognitivos, alterações de humor, cefaleia	SNC, ADT, IMAO	3A4, 2D6, 2C19

GIs, gastrintestinais; IMAO, inibidores da monoaminoxidase; SNC, sistema nervoso central; ADT, antidepressivos tricíclicos; N/A, não se aplica
* N. de R.T.: Não disponíveis no Brasil.
** N. de R.T.: No Brasil, disponível apenas em apresentação combinada.

Introdução

O neurotransmissor dopamina é responsável por uma grande variedade de funções corporais. Dentro do sistema nervoso central (SNC), ele auxilia na regulação de memória, cognição, ciclos de sono-vigília e humor. Ele também é parte integrante das vias de recompensa do cérebro e desempenha um papel importante no vício. No tecido periférico, a dopamina desempenha um papel vital na função de rins, pâncreas, sistemas cardiovascular e gastrintestinal (GI).

Após a descoberta de que a administração de levodopa (L-dopa), o precursor da dopamina, leva a uma melhora significativa nos sintomas parkinsonianos, o agente se tornou o tratamento farmacológico de primeira linha para a doença de Parkinson (DP). No entanto, efeitos colaterais extrapiramidais graves após a administração de longo prazo tornam o uso da levodopa indesejável em pacientes mais jovens, e os pesquisadores começaram a procurar outros agonistas do receptor de dopamina (ADs) como terapias adjuvantes com a levodopa já na década de 1970. Atualmente, a monoterapia com ADs é recomendada em pacientes mais jovens para evitar os efeitos colaterais associados à levodopa.

Os ADs que foram desenvolvidos nos últimos 50 anos ativam os receptores de dopamina na ausência de dopamina endógena e têm sido amplamente usados para tratar DP idiopática, hiperprolactinemia, certos tumores hipofisários (prolactinoma) e síndrome das pernas inquietas (SPI). Como a dopamina estimula o coração e aumenta o fluxo sanguíneo para o fígado, rins e outros órgãos, baixas concentrações de dopamina estão associadas à baixa pressão arterial e ao baixo débito cardíaco. Os medicamentos agonistas da dopamina também são administrados para tratar choque e insuficiência cardíaca congestiva.

Essa classe de medicamentos é subdividida em derivados do ergot e não ergolínicos.

Os ADs não ergolínicos incluem apomorfina, pramipexol, ropinirol, rotigotina e piribedil, que atualmente não está disponível nos Estados Unidos. O pramipexol, o ropinirol e a rotigotina são aprovados pela Food and Drug Administration (FDA) para uso em DP e SPI e foram estudados como tratamento adjuvante para depressão unipolar e bipolar.

A classe de ADs derivados do ergot inclui bromocriptina, cabergolina, lisurida e pergolida. A lisurida não está mais disponível nos Estados Unidos, enquanto a pergolida foi retirada dos mercados dos EUA em 2007, mas ainda está disponível para veterinários. A bromocriptina é aprovada pela FDA para uso em DP, galactorreia (devido a condições de hiperprolactina) e acromegalia. Ela é usada *off-label* para tratar SPI e síndrome neuroléptica maligna (SNM). A cabergolina é aprovada pela FDA para o tratamento de distúrbios hiperprolactinêmicos, idiopáticos ou causados por adenomas hipofisários.

A amantadina, um derivado do adamantano que foi originalmente desenvolvido como medicamento antiviral, é aprovada pela FDA para tratar DP, sintomas extrapiramidais (SEPs) induzidos por medicamentos e infecção por influenza A. No entanto, não é tecnicamente um agonista da dopamina; em vez disso, bloqueia a recaptação de dopamina e tem um efeito agonístico nos receptores de dopamina pós-sinápticos. Ela também é usada *off-label* para tratar SNM e síndrome de Cotard, uma condição psiquiátrica que envolve uma crença delirante de que alguém está morto.

Outras classes de medicamentos também podem exercer efeitos agonistas no receptor de dopamina. Os agentes promotores da vigília modafinila e armodafinila têm atividade prodopaminérgica complexa, incluindo inibição do transportador de dopamina, e podem ter efeitos agonistas parciais do receptor de dopamina (D2). Esses medicamentos foram aprovados pela FDA para melhorar a vigília em pacientes adultos com sonolência excessiva associada à narcolepsia, apneia obstrutiva do sono (AOS) ou transtorno do trabalho por turnos (TTT). Eles foram estudados como um tratamento adjuvante para depressão unipolar e bipolar e transtorno de déficit de atenção/hiperatividade (TDAH). A modafinila e a armodafinila são discutidas no Capítulo 23.

Ações farmacológicas

A levodopa é rapidamente absorvida após administração oral, e as concentrações plasmáticas máximas são atingidas após 30 a 120 minutos. A meia-vida da levodopa é de 90 minutos. A absorção pode ser significativamente reduzida por mudanças no pH gástrico e pela ingestão com as refeições. A coadministração com carbidopa sob os nomes comerciais Duopa, Rytary, Parcopa, Sinemet e Stalevo (que contém carbidopa, levodopa e entacapona) evita a degradação da levodopa na periferia, permitindo, assim, que uma parte maior do fármaco passe pela barreira hematoencefálica. Os dados farmacocinéticos sobre os ADs derivados do ergot e não ergolínicos são variados, conforme mostrado na Tabela 18-1.

Depois que a levodopa entra nos neurônios dopaminérgicos do SNC, ela é convertida no neurotransmissor dopamina, enquanto tanto os ADs derivados do ergot como os não ergolínicos atuam diretamente nos receptores de dopamina. Levodopa, pramipexol e ropinirol se ligam cerca de 20 vezes mais seletivamente aos receptores de dopamina D_3 do que aos D_2; a proporção correspondente para a bromocriptina é de menos de 2:1. A apomorfina se liga seletivamente aos receptores D_1 e D_2, com pouca afinidade pelos receptores D_3 e D_4. A rotigotina é um potencial agonista de todos os receptores de dopamina, especialmente os receptores D_1, D_2 e D_3. Levodopa, pramipexol e ropinirol não têm atividade significativa nos receptores não dopaminérgicos, mas a bromocriptina se liga aos receptores de serotonina 5-HT_1 e 5-HT_2 e aos receptores β-adrenérgicos $α_1$, $α_2$ e β. A cabergolina tem alta afinidade pelos receptores D_2 e D_3, bem como pelos receptores 5-HT_{2B}.

Estudos recentes indicaram que o pramipexol tem propriedades anti-inflamatórias e diminui as concentrações de duas citocinas inflamatórias – fator de necrose tumoral α e interleucina-6 – na substância negra de ratos.

TABELA 18-1 Farmacocinética dos agonistas do receptor de dopamina disponíveis				
Medicamento	Via de administração	$T_{máx}$	Meia-vida	Metabolismo	Excreção
Apomorfina	Injeção subcutânea	10-60 minutos	0,5-1 hora	Hepático, via auto-oxidação, O-glucuronidação, O-metilação, sulfação e N-desmetilação catabolizada pela CYP2B6, CYP2C8 e CYP3A4/5[b].	Primariamente na urina, em grande parte na forma ligada
Bromocriptina	Oral	1,5-3 horas	2-8 horas	Hepático, CYP3A4[b]	Principalmente nas fezes
Cabergolina	Oral	2,5 horas	63-109 horas	Hepático via hidrólise	≈ 60% nas fezes e ≈ 22% na urina
Carbidopa-levodopa[a]	Oral	60-120 minutos	90 minutos	Descarboxilação, O-metilação, transaminação e oxidação	Primariamente na urina
Levodopa	Oral	30-120 minutos	50 minutos	Descarboxilação, O-metilação, transaminação e oxidação	Quase exclusivamente na urina
Pramipexol	Oral	2 horas	8-12 horas	Metabolização mínima	≈ 90% se recuperaram na urina, quase tudo como fármaco inalterado
Ropinirol	Oral	1,5-3 horas	6 horas	Hepático, CYP1A2[b]	Primariamente na urina
Rotigotina	Adesivo transdérmico	15-18 horas	5-7 horas[c]	Hepático	≈ 71% na urina e ≈ 23% nas fezes

[a]CYP, sistema citocromo P450.
[b]Os números representam dados para a levodopa, pois a carbidopa inibe a L-aminoácido aromático descarboxilase e aumenta o efeito da levodopa coadministrada.
[c]Após a remoção do adesivo.

Indicações terapêuticas

Doença de Parkinson

A levodopa tem sido usada para tratar a DP desde a década de 1960. Infelizmente, sua eficácia diminui com o tempo e ela causa efeitos colaterais extrapiramidais significativos. Por consequência, atualmente é usada quando os sintomas da DP se tornam difíceis de controlar com outras terapias. Uma combinação de levodopa e carbidopa pode aumentar a eficácia da levodopa, comparando-se quando ela é usada como monoterapia.

Os ADs derivados do ergot, incluindo bromocriptina e cabergolina, foram inicialmente usados como terapias adjuvantes com levodopa ou como monoterapias antes do seu uso, mas caíram em desuso devido ao risco de defeitos valvulares e fibrose pulmonar. Os ADs não ergolínicos, incluindo pramipexol, ropinirol, apomorfina e rotigotina, são mais comumente usados no tratamento de DP. O pramipexol e o ropinirol são os ADs não ergolínicos prescritos com mais frequência nos Estados Unidos.

A rotigotina, que é administrada por meio de adesivo transdérmico, pode ser útil no tratamento de pacientes que têm dificuldade em manter um regime medicamentoso.

Pacientes que apresentam episódios repentinos de "desligamento" podem sentir alívio com o uso de apomorfina, a qual é administrada como filme sublingual ou por injeção subcutânea.

Distúrbios do movimento induzidos por medicamentos

Os ADs são usados regularmente para o tratamento de parkinsonismo induzido por medicamentos, SEPs, acinesia e tremores periorais focais. No entanto, seu uso diminuiu drasticamente porque a incidência de distúrbios do movimento induzidos por medicamentos é muito menor com o uso de novos antipsicóticos atípicos (antagonistas da serotonina-dopamina [ASDs]). Os ADs são eficazes no tratamento de SPI idiopática e podem ser úteis quando este é um efeito adverso de algum medicamento.

Para o tratamento de distúrbios do movimento induzidos por medicamentos, a maioria dos médicos usa anticolinérgicos, amantadina e anti-histamínicos porque são igualmente eficazes e têm poucos efeitos adversos.

Os ADs também são usados para neutralizar os efeitos hiperprolactinêmicos dos antagonistas do receptor de dopamina (ARDs), que resultam nos efeitos colaterais da amenorreia e da galactorreia. A bromocriptina e a cabergolina são indicadas para o tratamento de acromegalia e hiperprolactinemia.

Síndrome das pernas inquietas

A rotigotina, o ropinirol e o pramipexol foram aprovados para tratar a SPI, enquanto muitos dos outros medicamentos abordados neste capítulo são frequentemente usados *off-label* para o tratamento de SPI. Atualmente, somente a versão de curta ação do ropinirol é indicada para o tratar SPI. O medicamento de ação prolongada é indicado apenas para uso no tratamento de DP.

Diabetes melito tipo II

A bromocriptina recebeu a aprovação da FDA em 2009 para uso no tratamento de diabetes tipo II para auxiliar no controle glicêmico.

Usos *off-label*

Transtornos do humor

A bromocriptina tem sido usada há muito tempo para melhorar a resposta aos medicamentos antidepressivos em pacientes refratários. Foi relatado que o ropinirol é útil como potencializador da terapia antidepressiva e como tratamento para a depressão bipolar II resistente ao tratamento. O ropinirol também pode ser útil no tratamento de disfunção sexual induzida por antidepressivos. O pramipexol é frequentemente usado na potencialização de antidepressivos no transtorno depressivo maior resistente ao tratamento e no transtorno bipolar. Alguns estudos mostraram que o pramipexol é superior à sertralina no tratamento de depressão na DP, bem como na redução da anedonia em pacientes com Parkinson.

Síndrome das pernas inquietas

Embora vários ADs sejam indicados para o tratamento de SPI, a levodopa, a apomorfina e a bromocriptina podem reduzir os sintomas da SPI.

Síndrome neuroléptica maligna

Os ADs têm sido usados para tratar a SNM. A bromocriptina demonstrou ser particularmente eficaz, assim como a amantadina e o relaxante muscular dantroleno. No entanto, a incidência desse transtorno está diminuindo com a diminuição do uso de ARDs.

Disfunção sexual

Os ADs melhoram a disfunção sexual, incluindo a disfunção erétil, em alguns pacientes, mas eles raramente são usados porque frequentemente causam efeitos adversos mesmo em doses terapêuticas. Os agentes inibidores da fosfodiesterase-5 são mais bem tolerados e mais eficazes (ver Capítulo 30).

Outras condições clínicas

A bromocriptina demonstrou ser eficaz no tratamento de encefalopatia hepática. A cabergolina pode ser eficaz no tratamento de doença de Cushing em alguns pacientes. Um estudo multicêntrico retrospectivo descobriu que entre 20% e 25% dos pacientes respondem bem à terapia com carbegolina, embora não haja um único parâmetro que permita aos médicos prever a eficácia.

O pramipexol pode melhorar as qualidades analgésicas da morfina em baixas doses no tratamento de dor aguda. Ele também pode reduzir a tolerância à morfina e reduzir os sintomas de abstinência. Um relato de caso mostrou que quando usado em conjunto com antidepressivos e buprenorfina, pode reduzir a dor e os sintomas depressivos em pacientes com transtorno por uso de opioides, dor crônica e depressão.

Precauções e efeitos adversos

Os efeitos adversos são comuns com ADs, limitando assim a utilidade desses medicamentos, e dependem da dosagem; eles incluem náuseas, vômitos, hipotensão ortostática, cefaleia, tontura e arritmias cardíacas. Para reduzir o risco de hipotensão ortostática, a dosagem inicial de todos os ADs deve ser bastante baixa, com aumentos graduais em intervalos de pelo menos uma semana. Esses medicamentos devem ser usados com cautela em pessoas com hipertensão, doenças cardiovasculares e doenças hepáticas. Após o uso prolongado, as pessoas, particularmente os idosos, podem apresentar movimentos coreiformes e distônicos, além de transtornos psiquiátricos – incluindo alucinações, delírios, confusão, depressão e mania – e outras mudanças comportamentais.

O uso prolongado da bromocriptina pode produzir fibrose retroperitoneal e pulmonar, derrames pleurais e espessamento pleural.

Em geral, o ropinirol e o pramipexol têm um perfil de efeitos adversos semelhante, mas mais suave, do que a levodopa e a bromocriptina. O pramipexol e o ropinirol podem causar ataques de sono irresistíveis que ocorrem repentinamente sem aviso prévio e já causaram acidentes com veículos motorizados.

Os efeitos adversos mais comuns da apomorfina são bocejos, tontura, náusea, vômito, sonolência, bradicardia, síncope e transpiração. Alucinações também foram relatadas. Os efeitos sedativos da apomorfina são exacerbados com o uso concomitante de álcool ou outros depressores do SNC.

Uso na gravidez e na lactação

Os ADs são contraindicados durante a gravidez, especialmente para mães que amamentam, pois inibem a lactação.

Interações medicamentosas

Os ARDs são capazes de reverter os efeitos dos ADs, mas isso em geral não é clinicamente significativo. Foi relatado que o uso concomitante de fármacos tricíclicos e ADs causa sintomas de neurotoxicidade, como rigidez, agitação e tremor. Eles também podem potencializar os efeitos hipotensores dos diuréticos e de outros medicamentos anti-hipertensivos. Os ADs não devem ser usados em conjunto com inibidores da monoaminoxidase (IMAOs), incluindo selegilina, e os IMAOs devem ser descontinuados pelo menos duas semanas antes do início da terapia com AD.

Benzodiazepínicos, fenitoína e piridoxina podem interferir nos efeitos terapêuticos dos ADs. Alcaloides do ergot e bromocriptina não devem ser usados concomitantemente porque podem causar hipertensão e infarto do miocárdio. Progestogênios, estrogênios e anticoncepcionais orais podem interferir com os efeitos da bromocriptina e aumentar as concentrações plasmáticas de ropinirol.

O ciprofloxacino pode aumentar as concentrações plasmáticas de ropinirol, e a cimetidina pode aumentar as concentrações plasmáticas de pramipexol.

Interferências laboratoriais

A administração de levodopa foi associada a falsas notificações de concentrações elevadas de ácido úrico sérico e urinário, de resultados de testes urinários de glicose, de resultados de testes urinários de cetona e de concentrações urinárias de catecolaminas. Nenhuma interferência laboratorial foi associada à administração dos outros ADs.

Dosagem e diretrizes clínicas

A Tabela 18-2 lista os vários ADs e suas formulações. Para o tratamento de parkinsonismo induzido por antipsicóticos, o médico deve começar com uma dose de 100 mg de levodopa, três vezes ao dia, a qual pode ser aumentada até que a pessoa melhore funcionalmente. A dosagem máxima de levodopa é de 2.000 mg por dia, mas a maioria das pessoas responde a doses abaixo de 1.000 mg diárias. A dosagem do componente carbidopa da formulação de levodopa-carbidopa deve totalizar pelo menos 75 mg por dia.

A dosagem de bromocriptina para transtornos mentais é incerta, embora pareça prudente começar com doses baixas (1,25 mg, duas vezes ao dia) e aumentá-las gradualmente. A bromocriptina em geral é tomada com as refeições para ajudar a reduzir a probabilidade de náuseas.

TABELA 18-2 Preparações disponíveis de agonistas do receptor de dopamina e carbidopa

Medicamento	Preparações
Amantadina	Cápsula de 100 mg, xarope de 50 mg/5 mL (colher de chá)*
Apomorfina	Cartuchos de 3 mL contendo 10 mg de insumo farmacêutico ativo (IFA)
Apomorfina	Filmes sublinguais de 10, 15, 20, 25, 30 mg
Bromocriptina	Comprimidos de 2,5 e 5 mg**
Cabergolina	Comprimidos de 0,5 mg
Carbidopa	25 mg^a
Levodopa (L-dopa)	Comprimidos de 100, 250, 500 mg
Levodopa-carbidopa	Comprimidos de 100/10 mg, 100/25 mg, 250/25 mg; comprimidos de liberação prolongada de 100/25, 200/50 mg
Pramipexol	Comprimidos de liberação prolongada de 0,125; 0,375; 0,75; 1,5; 3 e 4 mg
Ropinirol	Comprimidos de 0,25; 0,5; 1; 2; 5 mg
Rotigotina	Adesivos transdérmicos de 1, 2, 3, 4, 6, 8 mg***

^{a}Medicamento disponível apenas diretamente com o fabricante.
* N. de R.T.: No Brasil, a única apresentação disponível é de comprimido de 100 mg.
** N. de R.T.: Somente comprimidos de 2,5 mg estão disponíveis no Brasil.
*** N. de R.T.: No Brasil, somente estão disponíveis os adesivos transdérmicos de 2, 4, 6 e 8 mg.

A dose inicial de pramipexol é de 0,125 mg, três vezes ao dia, e é aumentada para 0,25 mg, três vezes ao dia, na segunda semana e em 0,25 mg por dose a cada semana até que surjam benefícios terapêuticos ou efeitos adversos. Pessoas com DP idiopática geralmente apresentam benefícios em doses diárias totais de 1,5 mg; a dose diária máxima é 4,5 mg.

Para o ropinirol, a dose inicial é de 0,25 mg, três vezes ao dia, e é aumentada em 0,25 mg por dose a cada semana até uma dose diária total de 3 mg, depois em 0,5 mg por dose por semana até uma dose diária total de 9 mg e, em seguida, em 1 mg por dose a cada semana até uma dose máxima de 24 mg por dia até que surjam benefícios terapêuticos ou efeitos adversos. A dose média diária para pessoas com DP idiopática é de cerca de 16 mg.

A dose subcutânea recomendada de apomorfina na DP é de 0,2 a 0,6 mL por via subcutânea durante episódios agudos de hipomobilidade administrados por meio de caneta injetora dosimetrada. A apomorfina pode ser administrada três vezes ao dia, com uma dose máxima de 0,6 mL, cinco vezes ao dia. A formulação sublingual de 10 mg de apomorfina é normalmente administrada conforme necessário pelos pacientes, com uma dose diária máxima de 30 mg.

A rotigotina é um adesivo transdérmico que deve ser aplicado uma vez ao dia. Para a aplicação, o adesivo deve ser colocado firmemente na pele por 30 segundos. O mesmo local não deve ser usado mais de uma vez em um período de 14 dias. A dosagem inicial deve ser de 1 mg/24 horas e, em seguida, aumentar conforme necessário em 1 mg/24 horas em intervalos semanais ao tratar SPI ou 2 mg/24 horas em intervalos semanais ao tratar a DP. A dosagem máxima não deve exceder 3 mg/24 horas para SPI ou 8 mg/24 horas para PD.

AMANTADINA

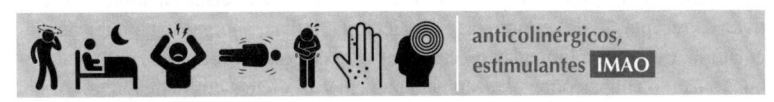

anticolinérgicos, estimulantes IMAO

A amantadina é um medicamento antiviral que foi inicialmente usado para a profilaxia e o tratamento de gripe. Descobriu-se que ela tem propriedades antiparkinsonianas e agora é usada para tratar a doença, bem como acinesias e outros sinais extrapiramidais, incluindo tremores periorais focais (síndrome do coelho).

Ações farmacológicas

A amantadina é bem absorvida pelo trato GI após administração oral, atinge concentrações plasmáticas máximas em aproximadamente 2 a 3 horas, tem meia-vida de 12 a 18 horas e atinge concentrações em estado de equilíbrio dinâmico após cerca de quatro a cinco dias de terapia. É excretada em grande parte não metabolizada (85% a 95%) na urina. As concentrações plasmáticas de amantadina podem ser duas vezes mais altas em idosos do que em adultos mais jovens. Pacientes com insuficiência renal a acumulam em seus organismos.

A amantadina aumenta a neurotransmissão dopaminérgica no SNC; no entanto, o mecanismo preciso para o efeito é desconhecido. O mecanismo pode envolver a liberação de dopamina das vesículas pré-sinápticas, bloqueando a recaptação de dopamina nos terminais nervosos pré-sinápticos, ou um efeito agonista nos receptores pós-sinápticos de dopamina.

Indicações terapêuticas

A principal indicação para o uso da amantadina em psiquiatria é tratar sinais e sintomas extrapiramidais, como parkinsonismo, acinesia e a chamada síndrome do coelho (tremor perioral focal do tipo coreoatetoide) causada pela administração de medicamentos ARDs ou ASDs. A amantadina é tão eficaz quanto os anticolinérgicos (p. ex., benzatropina) para essas indicações e resulta em melhora em aproximadamente metade de todas as pessoas que a tomam. No entanto, em geral ela não é considerada tão eficaz quanto os anticolinérgicos para o tratamento de reações distônicas agudas e não é eficaz no tratamento de discinesia tardia e da acatisia.

A amantadina é uma opção razoável para pessoas com SEPs que seriam sensíveis a efeitos anticolinérgicos adicionais, particularmente aquelas que tomam um ARD de baixa potência ou os idosos. Os idosos são suscetíveis a efeitos adversos anticolinérgicos, tanto no SNC, como o *delirium* anticolinérgico, quanto no sistema nervoso periférico, como retenção urinária. A amantadina está associada a menos comprometimento da memória do que os anticolinérgicos.

Usos *off-label*

A amantadina é usada na prática médica geral para o tratamento de parkinsonismo de todas as causas, incluindo o parkinsonismo idiopático. Além disso, foi relatado que ela é benéfica no tratamento de alguns efeitos adversos associados a inibidores seletivos da recaptação de serotonina, como letargia, fadiga, anorgasmia e inibição ejaculatória. Evidências limitadas sugerem que ela pode estabilizar o peso dos pacientes que tomam o antipsicótico olanzapina e aumentar os efeitos dos antidepressivos em pacientes com depressão bipolar aguda.

Alguns estudos também sugeriram que a amantadina pode ter propriedades neuroprotetoras capazes de ajudar pacientes com demência e auxiliar no tratamento de sequelas após eventos cerebrovasculares, incluindo lesão cerebral traumática. Pesquisas indicam que o medicamento pode melhorar substancialmente o funcionamento executivo em pacientes com traumatismos cranianos, em especial entre indivíduos com síndrome do lobo frontal.

Precauções e efeitos adversos

Os efeitos mais comuns da amantadina no SNC são tontura leve, insônia e diminuição da concentração (relacionada à dosagem), que ocorrem em 5% a 10% de todas as pessoas. Irritabilidade, depressão, ansiedade, disartria e ataxia ocorrem em 1% a 5% das pessoas. Foram relatados efeitos adversos mais graves no SNC, incluindo convulsões e sintomas psicóticos. A náusea é o efeito adverso periférico mais comum da amantadina. Cefaleia, perda de apetite e manchas na pele também foram relatadas.

Livedo reticularis das pernas (uma descoloração roxa da pele causada pela dilatação dos vasos sanguíneos) foi relatada em até 5% das pessoas que tomam o medicamento por mais de um mês. Isso geralmente diminui com a elevação das pernas e desaparece em quase todos os casos quando o uso do medicamento é interrompido.

A amantadina é relativamente contraindicada em pessoas com doença renal ou convulsão. Deve ser usada com cautela em pessoas com edema ou doença cardiovascular. Algumas evidências indicam que ela é teratogênica e, portanto, não deve ser tomada por mulheres grávidas. Como a amantadina é excretada no leite materno, as mulheres que estão amamentando não devem tomar o medicamento.

As tentativas de suicídio com *overdose* de amantadina são fatais. Os sintomas podem incluir psicoses tóxicas (confusão, alucinações, agressividade) e parada cardiopulmonar. Está indicado o tratamento de emergência, o qual começa com a lavagem gástrica.

Uso na gravidez e na lactação

A amantadina é classificada como um medicamento da categoria C na gravidez. Por consequência, mulheres grávidas ou lactantes só devem receber prescrição do medicamento nos casos em que os potenciais riscos sejam superados por seus benefícios.

Interações medicamentosas

A coadministração de amantadina com fenelzina ou outros IMAOs pode resultar em um aumento significativo na pressão arterial em repouso. A coadministração de amantadina com estimulantes do SNC pode resultar em insônia, irritabilidade, nervosismo e possivelmente convulsões ou batimentos cardíacos irregulares. A amantadina não deve ser coadministrada com anticolinérgicos porque os efeitos adversos – como confusão, alucinações, pesadelos, boca seca e visão turva – podem ser exacerbados.

Dosagem e diretrizes clínicas

A amantadina está disponível em cápsulas de 100 mg e como um xarope de 50 mg por 5 mL. A dose inicial padrão de amantadina é de 100 mg administrada por via oral, duas vezes ao dia, embora possa ser aumentada cautelosamente até 200 mg administrada por via oral, duas vezes ao dia, se indicada. Ela deve ser usada em pessoas com insuficiência renal *somente* em consultoria com o nefrologista.

Se a amantadina for benéfica para o tratamento de SEPs induzidos pelo medicamento, ela deve ser continuada por quatro a seis semanas e depois interrompida para verificar se a pessoa se tornou tolerante aos efeitos neurológicos adversos do medicamento antipsicótico. Ela deve ser reduzida gradualmente ao longo de uma a duas semanas após a decisão de descontinuar o medicamento.

Pessoas que tomam amantadina não devem ingerir bebidas alcoólicas.

Antagonistas do receptor de dopamina
(antipsicóticos de primeira geração)

19

Nome genérico	Nome comercial	Efeitos adversos	Interações medicamentosas	Interações CYP
Clorpromazina	Amplictil, Clorpromaz, Longactil	SEPs, sedação, anticolinérgicos, hipotensão, disfunção sexual	Ver a Tabela 19-4	2D6, 1A2, 3A4, 2E1
Proclorperazina*	Compazine	SEPs, sedação, disfunção sexual	Ver a Tabela 19-4	2D6
Perfenazina*	Trilafon	SEPs, sedação, disfunção sexual	Ver a Tabela 19-4	2D6
Trifluoperazina	Stelazine	SEPs, sedação, anticolinérgicos, disfunção sexual	Ver a Tabela 19-4	1A2
Flufenazina	Flufenan, Flufenan Depot	SEPs, disfunção sexual	Ver a Tabela 19-4	2D6, 2E1
Tioridazina	Melleril, Unitidazin	Sedação, anticolinérgicos, disfunção sexual	Ver a Tabela 19-4	2D6, 2E1, 2C19
Haloperidol	Haldol, Haldol decanoato, Decan Haloper, Halo, Halo decanoato, Uni Haloper	SEPs, disfunção sexual	Ver a Tabela 19-4	2D6, 2C19, 2C9, 1A1, 1A2, 3A4, 3A5, 3A7
Tiotixeno*	Navane	SEPs, hipotensão, disfunção sexual	Ver a Tabela 19-4	2D6, 1A2
Loxapina*	Loxitane	SEPs, sedação, anticolinérgicos, disfunção sexual	Ver a Tabela 19-4	N/A
Molindona*	Moban	Sedação, disfunção sexual	Ver a Tabela 19-4	N/A
Pimozida*	Orap	SEPs, disfunção sexual	Ver a Tabela 19-4	3A4, 3A5, 3A7, 1A2, 2D6

SEPs, sintomas extrapiramidais; N/A, não se aplica
* N. de R.T.: Não disponíveis no Brasil.

Introdução

O primeiro grupo de agentes comprovadamente eficazes no tratamento de esquizofrenia e de praticamente todos os transtornos com sintomas psicóticos foi o dos antagonistas do receptor de dopamina (ARDs). Historicamente conhecidos como neurolépticos ou tranquilizantes maiores, eles também são comumente chamados de antipsicóticos de primeira geração (APGs) ou antipsicóticos típicos. O primeiro desses medicamentos, a fenotiazina clorpromazina, foi introduzida no início dos anos 1950. Outros ARDs incluem todos os antipsicóticos nos seguintes grupos: fenotiazinas, butirofenonas, tioxantenos, dibenzoxazepínicos, di-hidroindóis e difenilbutilpiperidinas. Como esses agentes estão associados a síndromes extrapiramidais (SEPs) em dosagens clinicamente eficazes, os medicamentos antipsicóticos mais recentes – os antagonistas da serotonina-dopamina (ASDs) – os substituíram gradualmente. Os ASDs são diferenciados dos medicamentos anteriores por sua menor probabilidade de causar efeitos colaterais extrapiramidais. No entanto, esses medicamentos mais novos têm outros problemas, principalmente a propensão a causar ganho de peso, aumento de lipídeos e diabetes. Por consequência, os médicos ainda devem considerar o uso de ARDs em pacientes com alto risco de anormalidades metabólicas que possam levar a diabetes, doenças cardiovasculares e outras doenças crônicas.

Os ARDs de potência intermediária, como a perfenazina, demonstraram ser tão eficazes e bem tolerados quanto os ARDs. A fabricação de molindona, o ARD com o menor risco de ganho de peso e efeitos colaterais metabólicos, foi interrompida nos Estados Unidos, sendo retomada em 2018.

Ações farmacológicas

Todos os ARDs são bem absorvidos após a administração oral, e as preparações líquidas são absorvidas com mais eficiência do que os comprimidos ou cápsulas. As concentrações plasmáticas máximas geralmente são atingidas 1 a 4 horas após a administração oral e 30 a 60 minutos após a administração parenteral. Cigarros, café, antiácidos e alimentos interferem na absorção desses medicamentos. As concentrações de estado de equilíbrio dinâmico são atingidas em cerca de três a cinco dias. As meias-vidas desses medicamentos são de aproximadamente 24 horas. Todos podem ser administrados em uma dose oral diária, se tolerados, após a pessoa ter alcançado uma condição estável. A maioria dos ARDs é altamente ligada às proteínas. A formulação parenteral dos ARDs resulta em início de ação mais rápido e confiável. A biodisponibilidade também é até 10 vezes maior com a administração parenteral. A maioria dos ARDs é metabolizada pelas isozimas CYP2D6 e 3A. No entanto, existem diferenças entre os agentes específicos.

Formulações parenterais de depósito de ação prolongada de haloperidol e flufenazina estão disponíveis nos Estados Unidos. Elas geralmente são administradas uma vez a cada uma a quatro semanas, dependendo da dose e da pessoa. Podem ser necessários até seis meses de tratamento com formulações de depósito para se atingir as concentrações plasmáticas em estado de equilíbrio dinâmico, indicando que a terapia oral deve ser continuada durante o primeiro mês ou mais do tratamento antipsicótico de depósito.

A atividade antipsicótica deriva da inibição da neurotransmissão dopaminérgica. Os ARDs são eficazes quando aproximadamente 72% dos receptores D_2 no cérebro estão ocupados. Os ARDs também bloqueiam os receptores noradrenérgicos, colinérgicos e histaminérgicos, com diferentes fármacos tendo efeitos diferentes nesses sistemas receptores.

Existem algumas generalizações que podem ser feitas sobre os ARDs com base em sua potência. Potência refere-se à quantidade de medicamento necessária para obter efeitos terapêuticos. Medicamentos de baixa potência, como clorpromazina e tioridazina, administrados em doses de muitas centenas de mg/dia, normalmente produzem mais ganho de peso e sedação do que agentes de alta potência, como haloperidol e flufenazina, em geral administrados em doses inferiores a 10 mg/dia. Agentes de alta potência também têm maior probabilidade de causar SEPs. Alguns fatores que influenciam as ações farmacológicas dos ARDs estão listados na Tabela 19-1.

Indicações terapêuticas

Os ARDs são úteis em vários distúrbios psiquiátricos e neurológicos. Algumas dessas indicações e usos *off-label* são mostrados na Tabela 19-2.

Esquizofrenia e transtorno esquizoafetivo

Os ARDs são eficazes no tratamento de curto e longo prazo da esquizofrenia e do transtorno esquizoafetivo. Eles reduzem os sintomas agudos e previnem futuras exacerbações. Produzem seus efeitos mais drásticos contra os sintomas positivos da esquizofrenia (p. ex., alucinações, delírios e agitação). Os sintomas negativos (p. ex., retraimento emocional e ambivalência) têm menos probabilidade de melhorar significativamente e podem parecer piorar porque esses medicamentos produzem constrição da expressão facial e acinesia, efeitos colaterais que imitam os sintomas negativos. Por consequência, terapias adjuvantes são frequentemente necessárias.

A esquizofrenia e o transtorno esquizoafetivo são caracterizados por remissões e recaídas. Os ARDs diminuem o risco de ressurgimento da psicose em pacientes que se recuperaram durante o tratamento medicamentoso. Após um primeiro episódio de psicose, os pacientes devem ser mantidos sob medicação por um a dois anos; após

TABELA 19-1 Fatores que influenciam a farmacocinética dos antipsicóticos	
Idade	Pacientes idosos podem demonstrar taxas de depuração reduzidas
Condição clínica	A diminuição do fluxo sanguíneo hepático pode reduzir a depuração
	A doença hepática pode diminuir a depuração
Indutores enzimáticos	Carbamazepina, fenitoína, etambutol, barbitúricos
Inibidores da depuração	Incluem ISRSs, ADTs, cimetidina, β-bloqueadores, isoniazida, metilfenidato, eritromicina, triazolobenzodiazepínicos, ciprofloxacino e cetoconazol
Mudanças nas proteínas de ligação	A hipoalbuminemia pode ocorrer com desnutrição ou insuficiência hepática

ISRSs, inibidores seletivos da recaptação de serotonina; ADTs, antidepressivos tricíclicos.
Ereshefsky L. Pharmacokinetics and drug interactions: Update for new antipsychotics. *J Clin Psychiatry*. 1996;57(Suppl 11):12–25. Direitos autorais 1996, Physicians Postgraduate Press. Adaptada com permissão.

TABELA 19-2 Indicações aprovadas e usos *off-label* de antagonistas do receptor de dopamina

Medicamento	Indicação aprovada pela FDA	Usos *off-label*
Clorpomazina	• Tratamento das manifestações dos transtornos psicóticos • Náuseas e vômitos • Alívio da inquietação antes da cirurgia • Porfiria aguda intermitente • Tratamento das manifestações do transtorno bipolar • Alívio de soluços intratáveis	• Tratamento de enxaqueca
Droperidol	• Prevenção de vômitos no pós-operatório	• Tratamento de enxaqueca • Tranquilização rápida
Flufenazina	• Tratamento das manifestações dos transtornos psicóticos	• Transtornos de tiques • Coreia associada à doença de Huntington • Psicose e agitação relacionadas à demência
Haloperidol	• Tratamento de sintomas positivos da esquizofrenia • Tratamento e controle de tiques e coprolalia associados ao transtorno de Tourette • Tratamento de segunda linha para problemas graves de comportamento em crianças • Tratamento de segunda linha e de curto prazo para crianças hiperativas com atividade motora excessiva e transtornos da conduta	• Mania aguda • Agitação associada a transtornos psiquiátricos • Náuseas e vômitos induzidos por quimioterapia • Soluços intratáveis
Loxapina	• Tratamento agudo da agitação associada à esquizofrenia ou ao transtorno bipolar tipo I	• Psicose e agitação relacionadas à demência • Irritabilidade e agressividade no TEA
Molindona	• Tratamento de esquizofrenia	• Psicose e agitação relacionadas à demência
Perfenazina	• Tratamento de esquizofrenia • Náuseas e vômitos	• Mania aguda
Pimozida	• Tratamento de segunda linha de tiques motores e coprolalia associados ao transtorno de Tourette grave	• Parasitose delirante
Proclorperazina	• Tratamento de esquizofrenia • Náuseas e vômitos • Tratamento de segunda linha e de curto prazo da ansiedade generalizada e não psicótica	• Enxaqueca adulta • Enxaqueca pediátrica

(Continua)

TABELA 19-2 Indicações aprovadas e usos *off-label* de antagonistas do receptor de dopamina *(Continuação)*

Medicamento	Indicação aprovada pela FDA	Usos *off-label*
Tioridazina	• Esquizofrenia refratária	• Depressão com características psicóticas • Transtornos comportamentais pediátricos • Manifestações psiconeuróticas geriátricas
Tiotixeno	• Tratamento de esquizofrenia	• Psicose e agitação relacionadas à demência
Trifluoperazina	• Tratamento de esquizofrenia • Tratamento de segunda linha e de curto prazo da ansiedade generalizada e não psicótica	

FDA, Food and Drug Administration; TEA, transtorno do espectro autista.

episódios múltiplos, por dois a cinco anos. No entanto, pacientes com esquizofrenia podem necessitar de tratamento vitalício, e a duração da terapia antipsicótica deve ser adaptada individualmente.

Mania aguda

Os ARDs são eficazes no tratamento dos sintomas psicóticos da mania aguda. Como os agentes antimaníacos (p. ex., lítio) geralmente têm início de ação mais lento do que os antipsicóticos no tratamento de sintomas agudos, é prática padrão combinar inicialmente um ARD ou um ASD com lítio, divalproato, lamotrigina ou carbamazepina e, em seguida, retirar gradualmente o antipsicótico.

Transtorno de Tourette

Os ARDs são usados para tratar o transtorno de Tourette, um transtorno neurocomportamental marcado por tiques motores e vocais. Haloperidol e pimozida são os medicamentos mais usados, mas outros ARDs também são eficazes. O uso de pimozida deve ser evitado, a menos que outras opções de tratamento não tenham sido bem-sucedidas e os tiques motores ou verbais do paciente afetem adversamente a qualidade de vida. Alguns médicos preferem usar clonidina para esse transtorno devido ao menor risco de efeitos colaterais neurológicos.

Agitação grave e comportamento violento

Pacientes gravemente agitados e violentos, independentemente do diagnóstico, podem ser tratados com ARDs, embora a loxapina seja especificamente indicada para o tratamento de agitação associada à esquizofrenia ou ao transtorno bipolar tipo I. Sintomas como irritabilidade extrema, falta de controle dos impulsos, hostilidade intensa, hiperatividade grave e agitação respondem ao tratamento de curto prazo com esses medicamentos. O haloperidol é usado rotineiramente para o tratamento de agitação aguda associada à esquizofrenia, ao transtorno bipolar e a várias outras condições como monoterapia ou em combinação com lorazepam.

Transtorno bipolar

A clorpromazina pode ajudar a controlar os sintomas maníacos do transtorno bipolar (p. ex., aumento da excitabilidade, impulsividade e energia; diminuição da necessidade de sono; grandiosidade), e algumas evidências sugerem que ela poderia servir como tratamento profilático para o transtorno bipolar.

Transtorno de ansiedade generalizada

Tanto a proclorperazina quanto a trifluoperazina têm sido usadas como tratamentos de segunda linha e de curto prazo para ansiedade generalizada não psicótica.

Problemas comportamentais em crianças

O haloperidol é um tratamento eficaz para a hiperexcitabilidade combativa e explosiva em crianças. Ele também é um tratamento eficaz para hiperatividade extrema, que inclui dificuldade em manter a atenção, impulsividade, agressividade, baixa tolerância à frustração e instabilidade do humor. Este medicamento deve ser reservado para crianças que não responderam à psicoterapia e/ou a outros medicamentos.

Condições clínicas diversas

Outras indicações diversas para o uso de ARDs incluem o tratamento de náuseas, vômitos, soluços intratáveis e apreensão pré-operatória.

Usos *off-label*

Depressão com sintomas psicóticos

O tratamento combinado com um antipsicótico e um antidepressivo é um dos tratamentos de escolha para o transtorno depressivo maior com características psicóticas; o outro é a eletroconvulsoterapia (ECT).

Transtorno delirante

Pacientes com transtorno delirante em geral respondem favoravelmente ao tratamento com esses medicamentos. Algumas pessoas com transtorno da personalidade *borderline* podem desenvolver pensamento paranoico durante o transtorno e podem responder aos medicamentos antipsicóticos.

Prurido crônico e parasitose delirante

A literatura que remonta à década de 1950 demonstrou que os ARDs podem tratar o prurido crônico, possivelmente por meio do bloqueio dos receptores histaminérgicos H_1. Uma série de casos observou que a pimozida foi eficaz no tratamento de parasitose delirante.

Demência e delirium

Cerca de dois terços dos pacientes idosos agitados com várias formas de demência melhoram quando recebem um ARD. São recomendadas doses baixas de medicamentos de alta potência (p. ex., 0,5 a 1 mg por dia de haloperidol). Os ARDs também são usados para tratar sintomas psicóticos e agitação associados ao *delirium*. A causa do *delirium* precisa ser determinada porque quadros de *delirium* tóxicos causados por agentes anticolinérgicos podem ser exacerbados por ARDs de baixa potência, que geralmente têm atividade antimuscarínica significativa. Ortostase, parkinsonismo e piora da cognição são os efeitos colaterais mais problemáticos nessa população idosa.

Transtorno psicótico induzido por substâncias

A intoxicação por cocaína, anfetaminas, álcool, fenciclidina (PCP) ou outras drogas pode causar sintomas psicóticos. Como esses sintomas tendem a ser limitados no tempo, é preferível evitar o uso de um antagonista do receptor de dopamina (ARD) a menos que o paciente esteja gravemente agitado e agressivo. Em geral, os benzodiazepínicos podem ser usados para acalmar o paciente. Eles devem ser usados em vez dos ARDs em casos de intoxicação por PCP, uma vez que a PCP é altamente anticolinérgica. Quando um paciente apresenta alucinações ou delírios como resultado da abstinência alcoólica, os ARDs, sobretudo os antipsicóticos de baixa potência, podem aumentar o risco de convulsões.

Esquizofrenia infantil

Crianças com esquizofrenia se beneficiam do tratamento com medicamentos antipsicóticos, embora muito menos pesquisas tenham sido dedicadas a essa população. Atualmente, estudos estão em andamento para determinar se a intervenção com medicamentos nos primeiros sinais do transtorno em crianças com risco genético de esquizofrenia pode prevenir o surgimento de sintomas mais intensos. É necessário considerar cuidadosamente os efeitos colaterais, especialmente aqueles que envolvem cognição e estado de alerta.

Irritabilidade ou agressão associada ao transtorno do espectro autista

Adultos e crianças com déficits intelectuais, especialmente aqueles com transtorno do espectro autista (TEA) nível 2 ou nível 3, em geral apresentam episódios associados de violência, agressividade e agitação que respondem ao tratamento com medicamentos antipsicóticos; no entanto, a administração repetida de antipsicóticos para controlar o comportamento disruptivo em crianças é controversa.

Transtorno da personalidade borderline

Pacientes com transtorno da personalidade *borderline* que apresentam sintomas psicóticos transitórios, como distúrbios perceptivos, desconfiança, ideias de referência e agressão, podem precisar ser tratados com um ARD. Esse transtorno também está associado à instabilidade do humor, portanto, os pacientes devem ser avaliados para possível tratamento com agentes estabilizadores do humor.

Outras indicações

Os ARDs reduzem a coreia nos estágios iniciais da doença de Huntington. Pacientes com essa doença podem desenvolver alucinações, delírios, mania ou hipomania. Estes e outros sintomas psiquiátricos respondem aos ARDs, especialmente aos de alta potência. No entanto, os médicos devem saber que pacientes com a forma rígida desse transtorno podem apresentar SEPs agudas.

O uso de ARDs para tratar transtornos do controle de impulsos deve ser reservado para pacientes nos quais outras intervenções tenham falhado. Pacientes com transtorno pervasivo do desenvolvimento podem apresentar hiperatividade, gritos e agitação com combatividade. Alguns desses sintomas respondem a ARDs de alta potência, mas há poucas evidências de pesquisas que apoiem os benefícios desses pacientes.

Os raros distúrbios neurológicos balístico e hemibalístico (que afetam apenas um lado do corpo), caracterizados por movimentos propulsivos dos membros para longe do corpo, também respondem ao tratamento com agentes antipsicóticos. Distúrbios endócrinos e epilepsia do lobo temporal podem estar associados à psicose que responde ao tratamento antipsicótico. Numerosos relatos de casos sugerem que os ARDs são eficazes no tratamento de enxaquecas em adultos e crianças com base no modelo teórico de que a hiperatividade dos sistemas dopaminérgicos é pelo menos parcialmente responsável pela enxaqueca.

Os efeitos adversos mais comuns dos ARDs são neurológicos. Como regra, os medicamentos de baixa potência causam a maioria dos efeitos adversos não neurológicos, e os medicamentos de alta potência causam a maioria dos efeitos adversos neurológicos.

Precauções e efeitos adversos

A Tabela 19-3 resume os efeitos adversos mais comuns associadas ao uso de ARDs.

Síndrome neuroléptica maligna

Um efeito adverso potencialmente fatal do tratamento com ARD, a síndrome neuroléptica maligna, pode ocorrer a qualquer momento durante o curso do tratamento. Os sintomas incluem hipertermia extrema, rigidez muscular e distonia graves, acinesia, mutismo, confusão, agitação, aumento da frequência cardíaca (FC) e da pressão arterial (PA). Os achados laboratoriais incluem aumento da contagem de leucócitos, creatinina fosfocinase, enzimas hepáticas, mioglobina plasmática e mioglobinúria, ocasionalmente associada à insuficiência renal. Os sintomas geralmente costumam evoluir em 24 a 72 horas, e a síndrome não tratada dura de 10 a 14 dias. O diagnóstico em geral não ocorre nos estágios iniciais, e a abstinência ou agitação podem erroneamente ser consideradas um reflexo do aumento da psicose. Os homens são afetados com mais frequência do que as mulheres, e os jovens são afetados com mais

TABELA 19-3 Potência e efeitos adversos associados aos antagonistas do receptor de dopamina

Medicamento	Equivalente terapêutico de clorpromazina (dose oral)	Potencial de efeito adverso			
		Sedação	Efeitos anticolinérgicos	Sintomas extrapiramidais	Efeitos hipotensores
Pimozida	2 mg/dia	Baixo	Baixo	Alto	Muito baixo
Flufenazina	2-3 mg/dia	Baixo	Baixo	Muito alto	Baixo
Haloperidol	2-3 mg/dia	Muito baixo	Muito baixo	Muito alto	Muito baixo
Trifluoperazina	2-5 mg/dia	Baixo	Baixo	Alto	Baixo
Tiotixeno	4 mg/dia	Baixo	Baixo	Alto	Baixo
Perfenazina	8-10 mg/dia	Baixo	Baixo	Alto	Baixo
Molindona	10 mg/dia	Muito baixo	Baixo	Moderado	Baixo
Loxapina	10 mg/dia	Moderado	Baixo	Moderado	Moderado
Proclorperazina	15 mg/dia	Alto	Baixo	Alto	Moderado
Clorpromazina	100 mg/dia	Alto	Alto	Baixo	Moderado[a]
Tioridazina	100 mg/dia	Alto	Alto	Baixo	Alto

[a]Moderado quando tomado por via oral. O risco de efeitos hipotensores adversos aumenta para alto com a administração intramuscular.
Dados de https://psychopharmacologyinstitute.com/publication/first-generation-antipsychotics-an-introduction-2110; https://aapp.org/guideline/essentials/antipsychotic-dose-equivalents; https://www.ncbi.nlm.nih.gov/pmc/articles/PMC4960429/

frequência do que os idosos. A taxa de mortalidade pode chegar a 20% a 30% ou até mais quando medicamentos de depósito estão envolvidos. As taxas também aumentam quando altas doses de agentes de alta potência são usadas.

Se houver suspeita de síndrome neuroléptica maligna (SNM), o agente causador deve ser interrompido imediatamente e os cuidados de suporte iniciados sem demora: solicite suporte médico e o paciente poderá precisar de cuidados em uma unidade de terapia intensiva; use cobertores resfriantes para baixar a febre; monitore sinais vitais, eletrólitos, balanço hídrico e débito urinário; e mantenha a estabilidade cardiorrespiratória. Os medicamentos antiparkinsonianos podem reduzir a rigidez muscular. O dantroleno, um relaxante muscular esquelético (0,8 a 2,5 mg/kg a cada 6 horas, até uma dosagem total de 10 mg por dia) também pode ser útil no tratamento desse distúrbio. Quando a pessoa pode tomar medicamentos orais, o dantroleno pode ser administrado em doses de 100 a 200 mg por dia. Bromocriptina (20 a 30 mg por dia em quatro doses divididas) ou amantadina podem ser adicionadas ao regime. O tratamento normalmente precisará ser continuado por 5 a 10 dias. Quando o tratamento medicamentoso é reiniciado, o médico deve considerar a mudança para um medicamento de baixa potência ou um ASD, embora esses agentes, incluindo a clozapina, também possam causar a SNM.

Limiar convulsivo

Os ARDs podem diminuir o limiar convulsivo. Acredita-se que a clorpromazina, a tioridazina e outros medicamentos de baixa potência sejam mais epileptogênicos do que os de alta potência. O risco de induzir uma convulsão pela administração de medicamentos merece consideração quando a pessoa já tem um distúrbio convulsivo ou lesão cerebral.

Sedação

O bloqueio dos receptores H_1 da histamina é a causa padrão de sedação associada aos ARDs. A clorpromazina é o mais sedativo dos medicamentos abordados neste capítulo. As propriedades sedativas relativas dos medicamentos estão resumidas na Tabela 19-3. A administração de toda a dose diária na hora de dormir em geral elimina qualquer problema de sedação, e comumente ocorre tolerância a esse efeito adverso.

Efeitos anticolinérgicos centrais

Os sintomas da atividade anticolinérgica central incluem sedação, desaceleração cognitiva, confusão, inquietação, agitação intensa; desorientação em relação ao tempo, pessoa e lugar; alucinações; convulsões; febre alta e pupilas dilatadas. Podem ocorrer estupor e coma. O tratamento de toxicidade anticolinérgica consiste em descontinuação do agente ou dos agentes causais; supervisão médica rigorosa; e administração de fisostigmina, 2 mg por infusão intravenosa lenta (IV), repetida em 1 hora conforme necessário. O excesso de fisostigmina é perigoso, e os sintomas da toxicidade da fisostigmina incluem hipersalivação e sudorese. O sulfato de atropina (0,5 mg) pode reverter os efeitos da toxicidade da fisostigmina.

Efeitos cardíacos

Os ARDs diminuem a contratilidade cardíaca, interrompem a contratilidade enzimática nas células cardíacas, aumentam as concentrações circulantes de catecolaminas e prolongam o tempo de condução atrial e ventricular e os períodos refratários. Os ARDs de baixa potência, particularmente as fenotiazinas (clorpromazina, proclorperazina e tioridazina), em geral são mais cardiotóxicos do que os medicamentos de alta potência (haloperidol e flufenazina). Uma exceção é o haloperidol, que tem sido associado a um ritmo cardíaco anormal, arritmias ventriculares, *torsades de pointes* e morte súbita quando injetado por via intravenosa. A pimozida e o droperidol (uma butirofenona) também prolongam o intervalo QTc e foram claramente associados com *torsades de pointes* e morte súbita, assim como a sulpirida, um antagonista seletivo em D_2, D_3 e 5-HT_{1A} que não está atualmente aprovado para uso nos Estados Unidos. Em um estudo, a tioridazina foi responsável por 28 (61%) das 46 mortes súbitas por antipsicóticos. Em 15 desses casos, ela foi o único medicamento ingerido.

A clorpromazina também causa prolongamento dos intervalos QT e PR, redução das ondas T e depressão do segmento ST. Os médicos devem avaliar cuidadosamente o estado cardíaco do paciente antes de prescrever esses medicamentos.

Morte súbita

Relatos ocasionais de morte súbita cardíaca durante o tratamento com ARDs podem ser o resultado de arritmias cardíacas. Outras causas podem incluir convulsões, asfixia, hipertermia maligna, intermação e SNM. No entanto, não parece haver um aumento geral na incidência de morte súbita associada ao uso de antipsicóticos.

Hipotensão ortostática (postural)

A hipotensão ortostática (postural) é mais comum com medicamentos de baixa potência, particularmente clorpromazina, tioridazina e clorprotixeno. Ao usar ARDs intramusculares (IM) de baixa potência, o médico deve avaliar a ortostase e medir a PA do paciente (deitado e em pé) antes e depois da primeira dose e durante os primeiros dias de tratamento.

A hipotensão ortostática é mediada pelo bloqueio adrenérgico e ocorre com maior frequência durante os primeiros dias de tratamento. Em geral se desenvolve tolerância para esse efeito adverso, razão pela qual a dosagem inicial desses medicamentos é menor do que a dose terapêutica padrão. Desmaios ou quedas, embora incomuns, podem causar lesões. Os pacientes devem ser avisados sobre esse efeito colateral e instruídos a se levantarem lentamente após sentarem e se reclinarem. Também devem ser orientados a evitar todo tipo de cafeína e álcool; a beber pelo menos 2 L de líquido por dia; e, se não estiverem em tratamento para hipertensão, a adicionar quantidades generosas de sal à dieta. Meias elásticas podem ajudar algumas pessoas.

A hipotensão geralmente pode ser controlada fazendo os pacientes se deitarem com os pés em um nível acima da cabeça e contraírem a musculatura das pernas como se estivessem andando de bicicleta. A expansão do volume ou agentes vasopressores, como a noradrenalina (norepinefrina), podem ser indicados em casos graves. Como a hipotensão é produzida pelo bloqueio α-adrenérgico, os medicamentos também bloqueiam as propriedades estimulantes α-adrenérgicas da adrenalina, deixando intocados os efeitos estimulantes β-adrenérgicos. Portanto, a administração de adrenalina (epinefrina) resulta em piora paradoxal da hipotensão e está contraindicada em casos de hipotensão induzida por antipsicóticos. Agentes pressores α-adrenérgicos puros, como metaraminol e noradrenalina, são os medicamentos de escolha no tratamento da doença.

Efeitos hematológicos

Uma leucopenia temporária com uma contagem de leucócitos de cerca de 3.500 é um problema comum, mas não grave. A agranulocitose, um problema hematológico com risco à vida, ocorre em cerca de 1 em 10.000 pessoas tratadas com ARDs. Púrpura trombocitopênica ou não trombocitopênica, anemias hemolíticas e pancitopenia podem ocorrer raramente em pessoas tratadas com ARDs. Embora hemogramas completos de rotina não sejam indicados, se uma pessoa relatar dor de garganta e febre, um hemograma completo deve ser feito imediatamente para verificar a possibilidade. Se os índices sanguíneos estiverem baixos, a administração de ARDs deve ser interrompida e a pessoa deve ser transferida para um centro médico. A taxa de mortalidade da complicação pode chegar a 30%.

Discinesia tardia

Conforme será discutido no Capítulo 42, os distúrbios do movimento induzidos por medicamentos podem ser um dos efeitos mais preocupantes do tratamento de longo prazo com ARDs. Este é um motivo importante para monitorar os pacientes em tratamento com esses medicamentos. Os ensaios clínicos mostraram que os pacientes que receberam 80 mg/dia do tratamento ativo com valbenazina tiveram uma diminuição significativa nos sintomas da discinesia tardia (DT) na Escala de Movimento Involuntário Anormal (AIMS) em seis semanas em comparação com aqueles que receberam um placebo idêntico. O grupo que recebeu o tratamento com 40 mg/dia também teve uma redução nas medidas da escala AIMS.

O tratamento com valbenazina pode causar sonolência e prolongamento do intervalo QT e deve ser evitado em pacientes com síndrome congênita do QT longo ou com batimentos cardíacos anormais associados a um intervalo QT prolongado. A valbenazina reduziu os movimentos involuntários sem reduzir os efeitos terapêuticos do ARD.

Efeitos anticolinérgicos periféricos

Efeitos anticolinérgicos periféricos, que consistem em boca e nariz secos, visão turva, constipação, retenção urinária e midríase, são comuns, especialmente com ARDs de baixa potência, como clorpromazina e tioridazina. Algumas pessoas também podem sentir náuseas e vômitos.

A constipação deve ser tratada com as preparações laxantes comuns, mas a constipação grave pode evoluir para o íleo paralítico. Nesses casos, é necessária uma diminuição na dosagem de ARD ou uma mudança para um medicamento menos anticolinérgico. A pilocarpina pode ser usada para tratar o íleo paralítico, embora o alívio seja apenas transitório. O betanecol (20 a 40 mg por dia) pode ser útil em algumas pessoas com retenção urinária.

Os ARDs de baixa potência podem causar ganho de peso significativo, mas não tanto quanto é observado com os ASDs, como a olanzapina e a clozapina. A molindona e talvez a loxapina parecem ser menos propensas a causarem ganho de peso. O ganho de peso está associado a complicações cardiometabólicas que podem levar ao aumento da morbidade e da mortalidade, bem como à não adesão ao medicamento. Para obter informações relevantes sobre obesidade, consulte o Capítulo 40.

Efeitos endócrinos

O bloqueio dos receptores de dopamina no trato tuberoinfundibular resulta no aumento da secreção de prolactina, que pode levar a aumento de mamas, galactorreia, amenorreia e inibição do orgasmo nas mulheres e impotência nos homens. Os ASDs, com exceção da risperidona, não estão particularmente associados a um aumento nas concentrações de prolactina e podem ser os medicamentos de escolha para pessoas que experimentam efeitos colaterais perturbadores decorrentes do aumento da liberação de prolactina.

Efeitos adversos sexuais

Tanto homens quanto mulheres que tomam ARDs podem experimentar anorgasmia e diminuição da libido. Cerca de 50% dos homens que tomam antipsicóticos relatam distúrbios ejaculatórios e eréteis. Sildenafila, vardenafila e tadalafila são frequentemente usadas para tratar a disfunção orgásmica induzida por psicotrópicos, mas não foram estudadas em combinação com os ARDs. A tioridazina está particularmente associada à diminuição da libido e à ejaculação retrógrada em homens. Priapismo e relatos de orgasmos dolorosos também foram descritos, ambos possivelmente resultantes da atividade antagonista α_1-adrenérgica.

Efeitos na pele e nos olhos

Dermatite alérgica e fotossensibilidade podem ocorrer com o uso de ARDs, especialmente com agentes de baixa potência. As erupções urticariformes, maculopapulares, petequiais e edematosas podem ocorrer no início do tratamento, em geral nas primeiras semanas, e remitir de forma espontânea. Uma reação de fotossensibilidade que se assemelha a uma queimadura solar intensa também ocorre em algumas pessoas que tomam clorpromazina. Os pacientes devem ser avisados sobre esse efeito adverso, não devem passar mais de 30 a 60 minutos ao sol e usar protetores solares. O uso prolongado de clorpromazina está associado à descoloração azul-acinzentada das áreas da pele expostas à luz solar. As alterações na pele geralmente começam com uma cor bronzeada ou marrom-dourada e progridem para cores como cinza ardósia, azul metálico e roxo. Essas descolorações desaparecem quando o paciente passa para outro medicamento.

A pigmentação retiniana irreversível está associada ao uso de tioridazina em doses acima de 1.000 mg por dia. Às vezes, um sintoma precoce do efeito adverso pode ser confusão noturna relacionada à dificuldade com a visão noturna. A pigmentação pode progredir mesmo após a interrupção da administração de tioridazina, resultando em cegueira. É por esse motivo que a dose máxima recomendada de tioridazina é de 800 mg/dia.

Pacientes que tomam clorpromazina podem desenvolver uma pigmentação relativamente benigna dos olhos, caracterizada por depósitos granulares marrom-esbranquiçados concentrados no cristalino anterior e na córnea posterior e visíveis apenas pelo exame em lâmpada de fenda. Os depósitos podem evoluir para grânulos opacos brancos e marrom-amarelados, em geral estrelados. Ocasionalmente, a conjuntiva é descolorida por um pigmento marrom. Nenhum dano na retina é observado e a visão quase nunca é prejudicada. Essa condição desaparece gradualmente quando a clorpromazina é descontinuada.

Icterícia

As elevações das enzimas hepáticas durante o tratamento com um ARD tendem a ser transitórias e não clinicamente significativas. Quando a clorpromazina entrou em uso pela primeira vez, foram relatados casos de icterícia obstrutiva ou colestática. Isso geralmente ocorria no primeiro mês de tratamento e era pressagiado por sintomas de dor abdominal superior, náuseas e vômitos. Esse quadro era seguido por febre; erupção cutânea; eosinofilia; bilirrubina na urina; e aumentos na bilirrubina sérica, na fosfatase alcalina e nas transaminases hepáticas. Os casos relatados agora são extremamente raros, mas se ocorrer icterícia, o medicamento deve ser interrompido.

Overdoses

As *overdoses* geralmente consistem em efeitos colaterais exagerados de ARD. Os sintomas e sinais incluem depressão do SNC, efeitos colaterais extrapiramidais, midríase, rigidez, agitação, diminuição dos reflexos tendinosos profundos, taquicardia e hipotensão. Os sintomas graves da *overdose* incluem *delirium*, coma, depressão respiratória e convulsões. O haloperidol pode estar entre os antipsicóticos típicos mais seguros em caso de *overdose*. Após uma *overdose*, o eletroencefalograma (EEG) mostra alentecimento difuso e baixa voltagem. A *overdose* extrema pode causar *delirium* e coma, com depressão respiratória e hipotensão. A *overdose* com risco à vida em geral envolve a ingestão concomitante de outros depressores do SNC, como álcool ou benzodiazepínicos.

Carvão ativado, se possível, e lavagem gástrica devem ser administrados se a *overdose* for recente. Os eméticos não são indicados porque as ações antieméticas dos ARDs inibem sua eficácia. As convulsões podem ser tratadas com diazepam ou fenitoína intravenosos. A hipotensão pode ser tratada com noradrenalina ou dopamina, mas não com adrenalina.

Uso na gravidez e na lactação

Há uma baixa correlação entre o uso de antipsicóticos durante a gravidez e as malformações congênitas. No entanto, os antipsicóticos devem ser evitados durante a gravidez, principalmente no primeiro trimestre, a menos que o benefício supere o risco. Os medicamentos de alta potência são preferíveis aos medicamentos de baixa potência porque os de baixa potência estão associados à hipotensão.

Os ARDs são secretados no leite materno, embora as concentrações sejam baixas. As mulheres que tomam esses agentes devem ser aconselhadas a não amamentar.

Interações medicamentosas

Muitas interações medicamentosas farmacocinéticas e farmacodinâmicas estão associadas a esses medicamentos (Tabela 19-4). A CYP2D6 é a isoenzima hepática mais comumente envolvida nas interações farmacocinéticas dos ARDs. Outras interações medicamentosas comuns afetam a absorção dos ARDs.

TABELA 19-4 Interações medicamentosas de antipsicóticos

Medicamento que interage	Mecanismo	Efeito clínico
Interações medicamentosas avaliadas como tendo maior gravidade		
Antagonistas do receptor β-adrenérgico	Efeito farmacológico sinérgico; antipsicótico inibe o metabolismo do propranolol; antipsicótico aumenta as concentrações plasmáticas	Hipotensão grave
Anticolinérgicos	Efeitos farmacodinâmicos	Diminuição do efeito antipsicótico
	Efeito anticolinérgico aditivo	Toxicidade anticolinérgica
Barbitúricos	O fenobarbital induz o metabolismo do antipsicótico	Diminuição das concentrações de antipsicóticos
Carbamazepina	Induz o metabolismo do antipsicótico	Redução de até 50% nas concentrações de antipsicóticos
Carvão vegetal	Reduz a absorção gastrintestinal de antipsicóticos e adsorve o fármaco durante a circulação entero-hepática	Pode reduzir o efeito antipsicótico ou causar toxicidade quando usado para tratar *overdose* ou distúrbios gastrintestinais
Tabagismo	Indução de enzimas microsomais	Concentrações plasmáticas reduzidas de agentes antipsicóticos
Epinefrina (adrenalina), Norepinefrina (noradrenalina)	Antipsicótico antagoniza o efeito na pressão arterial	Hipotensão
Etanol	Depressão aditiva do SNC	Condição psicomotora prejudicada
Fluvoxamina	A fluvoxamina inibe o metabolismo do haloperidol e da clozapina	Concentrações aumentadas de haloperidol e clozapina
Guanetidina	Antipsicótico antagoniza a recaptação de guanetidina	Efeito anti-hipertensivo prejudicado
Lítio	Desconhecido	Relatos raros de neurotoxicidade
Petidina (meperidina)	Depressão aditiva do SNC	Hipotensão e sedação
Interações medicamentosas avaliadas como tendo gravidade menor ou moderada		
Anfetaminas anorexígenas	Diminuição do efeito farmacológico da anfetamina	Diminuição do efeito na perda de peso; anfetaminas podem exacerbar a psicose
IECAs	Crise hipotensiva aditiva	Hipotensão, intolerância postural
Antiácidos contendo alumínio	Complexo insolúvel formado no trato gastrintestinal	Possível redução do efeito antipsicótico
AD não específico	Diminuição do metabolismo do AD por meio da inibição competitiva	Aumento da concentração do AD
Benzodiazepínicos	Aumento do efeito farmacológico do benzodiazepínico	Depressão respiratória, estupor, hipotensão
Bromocriptina	Antipsicótico antagoniza a estimulação do receptor de dopamina	Aumento da prolactina

(Continua)

TABELA 19-4 Interações medicamentosas de antipsicóticos *(Continuação)*		
Medicamento/ substância que interage	Mecanismo	Efeito clínico
Bebidas com cafeína	Forma precipitados com as soluções antipsicóticas	Possível diminuição do efeito antipsicótico
Cimetidina	Absorção e depuração de antipsicóticos reduzidas	Diminuição do efeito do antipsicótico
Clonidina	O antipsicótico potencializa o efeito hipotensor α-adrenérgico	Hipotensão ou hipertensão
Dissulfiram	Prejudica o metabolismo do antipsicótico	Aumento das concentrações de antipsicóticos
Metildopa	Desconhecido	Elevações da PA
Fenitoína	Indução do metabolismo antipsicótico; diminuição do metabolismo da fenitoína	Concentrações de antipsicóticos diminuídas: aumento das concentrações de fenitoína
ISRSs	Prejudicam o metabolismo do antipsicótico; interação farmacodinâmica	Início repentino de sintomas extrapiramidais
Ácido valproico	O antipsicótico inibe o metabolismo do ácido valproico	Aumento da meia-vida e das concentrações de ácido valproico

IECA, inibidor da enzima conversora da angiotensina; AD, antidepressivo; PA, pressão arterial; SNC, sistema nervoso central; GI, gastrintestinal; ISRSs, inibidores seletivos da recaptação de serotonina.
Dados de Ereshosky L, Overman GP, Karp JK. Current psychotropic dosing and monitoring guidelines. *Prim Psychiatry*. 1996;3:21.

Antiácidos, carvão ativado, colestiramina, caulim, pectina e cimetidina tomados dentro de 2 horas após a administração dos antipsicóticos podem reduzir sua absorção. Os anticolinérgicos podem diminuir a absorção dos ARDs. A atividade anticolinérgica aditiva dos ARDs, anticolinérgicos e fármacos tricíclicos pode resultar em toxicidade anticolinérgica. A digoxina e os esteroides, que diminuem a motilidade gástrica, podem aumentar a absorção do ARD.

As fenotiazinas, especialmente a tioridazina, podem diminuir o metabolismo e causar concentrações tóxicas da fenitoína. Os barbitúricos podem aumentar o metabolismo dos ARDs.

Os fármacos tricíclicos e os inibidores seletivos da recaptação de serotonina (ISRSs) que inibem a CYP2D6 – paroxetina, fluoxetina e fluvoxamina – interagem com os ARDs, resultando em concentrações plasmáticas aumentadas de ambos os medicamentos. Os efeitos anticolinérgicos, sedativos e hipotensores dos fármacos também podem se sobrepor.

Os antipsicóticos típicos podem inibir os efeitos hipotensores da α-metildopa e, por outro lado, podem ter um efeito sinérgico com alguns medicamentos hipotensores. Os medicamentos antipsicóticos têm um efeito variável sobre os efeitos hipotensores da clonidina. A coadministração de propranolol aumenta as concentrações sanguíneas de ambos os medicamentos.

Os ARDs potencializam os efeitos depressores do SNC de sedativos, anti-histamínicos, opiáceos, opioides e álcool, particularmente em pessoas com comprometimento do estado respiratório. Quando esses agentes são tomados com álcool, o risco de internação pode aumentar.

O tabagismo pode diminuir as concentrações plasmáticas dos antipsicóticos típicos. A adrenalina tem um efeito hipotensor paradoxal em pessoas que tomam antipsicóticos típicos. Esses medicamentos podem diminuir a concentração sanguínea de varfarina, resultando na diminuição do tempo de sangramento. As fenotiazinas, a tioridazina e a pimozida não devem ser coadministradas com outros agentes que prolongam o intervalo QT.

A tioridazina está contraindicada em pacientes que tomam medicamentos que inibem a isoenzima CYP2D6 ou em pacientes com níveis reduzidos de CYP2D6.

Interferências laboratoriais

A clorpromazina e a perfenazina podem causar resultados falso-positivos e falso-negativos em testes imunológicos de gravidez e valores falsamente elevados de bilirrubina (com tiras reagentes) e urobilinogênio (com o teste do reagente de Ehrlich). Esses medicamentos também foram associados a uma mudança anormal nos resultados do teste de tolerância à glicose, embora essa mudança possa refletir os efeitos dos medicamentos no sistema regulador da glicose. Foi relatado que as fenotiazinas interferem na medição de 17-cetosteroides e 17-hidroxicorticosteroides, além de produzirem resultados falso-positivos em testes para fenilcetonúria.

Dosagem e diretrizes clínicas

As contraindicações para o uso de ARDs incluem as seguintes:
1. Uma história de uma resposta alérgica grave.
2. A possível ingestão de uma substância que interagirá com o antipsicótico para induzir depressão do SNC (p. ex., álcool, opioides, barbitúricos e benzodiazepínicos) ou *delirium* anticolinérgico (p. ex., escopolamina e possivelmente PCP).
3. A presença de uma anormalidade cardíaca grave.
4. Alto risco de convulsões.
5. A presença de glaucoma de ângulo fechado ou hipertrofia prostática se um medicamento com alta atividade anticolinérgica for usado.
6. A presença ou uma história de DT.

Os antipsicóticos devem ser administrados com cautela em pessoas com doença hepática porque o comprometimento do metabolismo hepático pode resultar em concentrações plasmáticas elevadas. A avaliação padrão deve incluir um hemograma completo com índices de leucócitos, testes de função hepática e eletrocardiografia (ECG), especialmente em mulheres com mais de 40 anos e homens com mais de 30 anos de idade. Idosos e crianças são mais sensíveis aos efeitos colaterais do que adultos jovens, e, portanto, a dosagem do medicamento deve ser ajustada adequadamente.

Vários pacientes podem responder a dosagens muito diferentes de antipsicóticos; portanto, não há uma dosagem definida para qualquer medicamento antipsicótico. Em razão dos efeitos colaterais, é uma prática clínica razoável começar com uma dosagem baixa e aumentá-la conforme necessário. É importante lembrar que os efeitos máximos de uma dosagem específica podem não ser evidentes por quatro a seis semanas. As preparações e dosagens disponíveis dos ARDs são apresentadas na Tabela 19-5.

Tratamento de curto prazo

O equivalente a 5 a 20 mg de haloperidol é uma dose razoável para um adulto em estado agudo. Um idoso pode se beneficiar com apenas 1 mg de haloperidol. A administração de mais de 25 mg de clorpromazina em uma injeção pode resultar em hipotensão grave. A administração IM resulta em concentrações plasmáticas máximas em cerca de 30 minutos *versus* 90 minutos usando a via oral. As doses de medicamentos para administração IM são cerca de metade das administradas por via oral. Em um ambiente de tratamento de curto prazo, a pessoa deve ser observada por 1 hora após a primeira dose do medicamento. Após esse período, a maioria dos médicos administra uma segunda dose ou um agente sedativo (p. ex., um benzodiazepínico) para obter um controle comportamental eficaz. Possíveis sedativos são lorazepam (2 mg IM) ou difenidramina (50 mg IM), embora os médicos devam avaliar cuidadosamente seus efeitos anticolinérgicos, especialmente em pacientes idosos.

Neuroleptização rápida

A neuroleptização rápida (também chamada de psicotólise) é a prática de administrar doses IM de medicamentos antipsicóticos de hora em hora até que uma sedação acentuada da pessoa seja alcançada. No entanto, vários estudos mostraram que simplesmente esperar mais algumas horas após uma dose produz a mesma melhora clínica observada com doses repetidas. No entanto, os médicos devem ter cuidado para evitar que as pessoas se tornem violentas enquanto estão psicóticas. Os médicos podem ajudar a prevenir episódios violentos usando sedativos adjuvantes ou contenções físicas, de forma temporária, até que as pessoas possam controlar seu comportamento.

Tratamento precoce

Podem ser necessárias seis semanas completas para avaliar a extensão da melhora dos sintomas psicóticos. No entanto, a agitação e a excitação em geral melhoram rapidamente com o tratamento antipsicótico. Cerca de 75% das pessoas com um breve histórico de doença mostram uma melhora significativa em sua psicose. Os sintomas psicóticos, tanto positivos quanto negativos, geralmente continuam melhorando três a 12 meses após o início do tratamento.

Cerca de 5 mg de haloperidol ou 300 mg de clorpromazina são uma dose diária efetiva inicial padrão. No passado, doses muito mais altas eram usadas, mas as evidências sugerem que isso resultou em mais efeitos colaterais sem benefícios adicionais. Uma única dose diária geralmente é administrada na hora de dormir para ajudar a

TABELA 19-5 Antagonistas do receptor de dopamina

Medicamento	Comprimidos (mg)	Cápsulas (mg)	Solução	Supositórios retais (parenteral) (mg)	Faixa de dose para adultos (mg/dia) Agudo	Manutenção
Clorpromazina	10, 25, 50, 100, 200	30, 75, 150, 200, 300	10 mg/5 mL, 30 mg/mL, 100 mg/mL	25 mg/mL	25, 100	100-1.600 VO 25-400 IM	50-400 VO
Proclorperazina	5, 10, 25	10, 15, 30	5 mg/5 mL	5 mg/mL	2,5, 5, 25	15-200 VO 40-80 IM	15-60 VO
Perfenazina	2, 4, 8, 16	–	16 mg/5 mL	5 mg/mL	–	12-64 VO 15-30 IM	8-24 VO
Trifluoperazina	1, 2, 5, 10	–	10 mg/mL	2 mg/mL	–	4-40 VO 4-10 IM	5-20 VO
Flufenazina	1, 2,5, 5, 10	–	2,5 mg/5 mL, 5 mg/mL	2,5 mg/mL (somente IM)	–	2,5-40,0 VO 5-20 IM	1,0-15,0 VO 12,5-50,0 IM (decanoato ou enantato, semanal ou quinzenal)
Decanoato de flufenazina	–	–	–	2,5 mg/mL	–	–	–
Enantato de flufenazina	–	–	2,5 mg/mL	–	–	–	–
Tioridazina	10, 15, 25, 50, 100, 150, 200	–	25 mg/5 mL, 100 mg/5 mL, 30 mg/mL, 100 mg/mL	–	–	200-800 VO	100-300 VO

(Continua)

TABELA 19-5 Antagonistas do receptor de dopamina (Continuação)

Genérico ou químico	Comprimidos (mg)	Cápsulas (mg)	Solução	Supositórios retais (mg)	Parenteral	Faixa de dose para adultos (mg/dia)	
						Agudo	Manutenção
Haloperidol	0,5, 1, 2, 5, 10, 20	–	2 mg/5 mL	–	5 mg/mL (somente IM)	5-20 VO 12,5-25 IM	1-10 VO
Decanoato de haloperidol	–	–	–	–	50 mg/mL, 100 mg/mL (somente IM)		25-200 IM (decanoato, mensal)
Tiotixeno	–	1, 2, 5, 10, 20	5 mg/mL	–	5 mg/mL (somente IM), 20 mg/mL (somente IM)	6-100 VO 8-30 IM	6-30
Loxapina	–	5, 10, 25, 50	25 mg/5 mL	–	50 mg/mL	20-250 20-75 IM	20-100
Molindona	5, 10, 25, 50, 100	–	20 mg/mL	–	–	50-225	5-150
Pimozida	2	–	–	–	–	0,5-20	0,5-5,0

IM, intramuscular; VO, oral.

induzir o sono e reduzir a incidência de efeitos adversos. No entanto, a administração na hora de dormir no caso de idosos pode aumentar o risco de quedas se eles saírem da cama durante a noite. Os efeitos sedativos dos antipsicóticos típicos duram apenas algumas horas, em contraste com os efeitos antipsicóticos, que duram de um a três dias.

Medicamentos intermitentes

É prática clínica comum solicitar que os medicamentos sejam administrados de forma intermitente conforme a necessidade. Embora essa prática possa ser razoável durante os primeiros dias em que uma pessoa é hospitalizada, a quantidade de tempo em que a pessoa toma medicamentos antipsicóticos, em vez de um aumento na dosagem, é o que produz melhora terapêutica. Os médicos que atuam em serviços de internação podem se sentir pressionados pelos funcionários a prescrever antipsicóticos conforme a necessidade; esses pedidos devem incluir sintomas específicos, a frequência com que os medicamentos devem ser administrados e a quantidade de doses que podem ser administradas por dia. Os médicos podem optar por usar pequenas doses para as administrações conforme a necessidade (p. ex., 2 mg de haloperidol) ou usar benzodiazepínicos em vez disso (p. ex., 2 mg de lorazepam IM). Se forem necessárias doses de um antipsicótico conforme a necessidade após a primeira semana de tratamento, o médico pode considerar aumentar a dose diária de manutenção do fármaco.

Tratamento de manutenção

Os primeiros três a seis meses após um episódio psicótico geralmente são considerados um período de estabilização. Após esse período, a dosagem do antipsicótico pode ser reduzida em cerca de 20% a cada seis meses até que a dosagem mínima efetiva seja encontrada. Uma pessoa geralmente é mantida tomando medicamentos antipsicóticos por um a dois anos após o primeiro episódio psicótico. O tratamento antipsicótico geralmente é continuado por cinco anos após um segundo episódio psicótico, e a manutenção vitalícia é considerada após o terceiro episódio psicótico, embora tentativas de reduzir a dosagem diária possam ser feitas a cada 6 a 12 meses.

Os medicamentos antipsicóticos são eficazes no controle dos sintomas psicóticos, mas as pessoas podem relatar que preferem parar de usar os medicamentos porque se sentem melhor sem eles. O médico deve discutir a medicação de manutenção com os pacientes e levar em consideração seus desejos, a gravidade de suas doenças e a qualidade de seus sistemas de apoio. É essencial que o médico saiba o suficiente sobre a vida do paciente para tentar prever fatores de estresse futuros que possam exigir o aumento da dosagem ou o monitoramento rigoroso da adesão ao tratamento.

Medicamentos de depósito de ação prolongada

Podem ser necessários preparativos de depósito de longo prazo para superar problemas de adesão. As preparações IM são normalmente administradas uma vez a cada uma a quatro semanas.

Duas preparações de depósito, um decanoato e um enantato, de flufenazina e uma preparação de decanoato de haloperidol estão disponíveis nos Estados Unidos.

As preparações são injetadas IM em uma área de grande tecido muscular, da qual são absorvidas lentamente pelo sangue. As preparações de decanoato podem ser administradas com menos frequência do que as preparações de enantato porque são absorvidas mais lentamente. Embora não seja necessário estabilizar uma pessoa com a preparação oral de medicamentos específicos antes de iniciar o formulário de depósito, é uma boa prática administrar pelo menos uma dose oral do medicamento para avaliar a possibilidade de um efeito adverso, como SEPs graves ou reação alérgica.

É razoável começar com 12,5 mg (0,5 mL) da preparação de flufenazina ou 25 mg (0,5 mL) do decanoato de haloperidol. Se surgirem sintomas nas próximas duas a quatro semanas, a pessoa pode ser tratada temporariamente com medicamentos orais adicionais ou com pequenas injeções adicionais de depósito. Após três a quatro semanas, a injeção de depósito pode ser aumentada para uma dose única igual ao total das doses administradas durante o período inicial.

Uma boa razão para iniciar o tratamento de depósito com doses baixas é que a absorção das preparações pode ser mais rápida do que o normal no início do tratamento, resultando em episódios assustadores de distonia que acabam por desencorajar a adesão à medicação. Alguns médicos mantêm as pessoas livres de medicamentos por três a sete dias antes de iniciar o tratamento no depósito e administram pequenas doses das preparações de depósito (3,125 mg de flufenazina ou 6,25 mg de haloperidol) a cada poucos dias para evitar esses problemas iniciais.

Concentrações plasmáticas

As diferenças genéticas entre as pessoas e as interações farmacocinéticas com outros fármacos influenciam o metabolismo dos antipsicóticos. Se uma pessoa não melhorar após quatro a seis semanas de tratamento, a concentração plasmática do medicamento deve ser determinada, se possível. Depois que um paciente toma uma dose específica por pelo menos cinco vezes a meia-vida do medicamento e, portanto, se aproxima das concentrações em estado de equilíbrio dinâmico, as concentrações sanguíneas podem ser úteis. É prática padrão obter amostras de concentrações plasmáticas mínimas – pouco antes da administração da dose diária, em geral pelo menos 12 horas após a dose anterior e, mais comumente, 20 a 24 horas após a dose anterior. Na verdade, a maioria dos antipsicóticos não tem uma curva de dose-resposta bem definida. O fármaco mais estudado é o haloperidol, que pode ter uma janela terapêutica que varia de 2 a 15 ng/mL. Outros intervalos terapêuticos que foram razoavelmente bem documentados são de 30 a 100 ng/mL para clorpromazina e 0,8 a 2,4 ng/mL para perfenazina.

Pessoas resistentes ao tratamento

Infelizmente, 10% a 35% das pessoas com esquizofrenia não obtêm benefícios significativos com os medicamentos antipsicóticos. A resistência ao tratamento é uma falha de pelo menos dois testes adequados de antipsicóticos de duas classes farmacológicas. É útil determinar as concentrações plasmáticas para essas pessoas porque é possível que elas sejam metabolizadoras lentas ou rápidas ou não estejam tomando seus medicamentos. Foi demonstrado conclusivamente que a clozapina é eficaz quando administrada a pacientes que não responderam a vários testes com ARDs.

Medicamentos adjuvantes

É prática comum usar ARDs em conjunto com outros agentes psicotrópicos, seja para tratar efeitos adversos ou melhorar ainda mais os sintomas. Mais comumente, isso envolve o uso de lítio ou outros agentes estabilizadores do humor, ISRSs ou benzodiazepínicos. No passado, pensava-se que os medicamentos antidepressivos exacerbavam a psicose em pacientes esquizofrênicos. Com toda a probabilidade, essa observação envolveu pacientes com transtorno bipolar que foram diagnosticados erroneamente como esquizofrênicos. Evidências abundantes sugerem que os antidepressivos de fato melhoram os sintomas de depressão em pacientes esquizofrênicos. Em alguns casos, anfetaminas, como a dextroanfetamina, podem ser adicionadas aos ARDs se os pacientes permanecerem retraídos e apáticos.

Escolha do medicamento

Dada sua eficácia comprovada no tratamento de sintomas psicóticos agudos e o fato de que a administração profilática de medicamentos antiparkinsonianos previne ou minimiza anormalidades motoras agudas, os ARDs ainda são valiosos, especialmente para terapia de curto prazo. Há uma vantagem de custo considerável em um regime com antiparkinsoniano e ARD em comparação com a monoterapia com um antipsicótico mais recente. A preocupação com o desenvolvimento de DT induzida por ARD é o principal impedimento para o uso em longo prazo desses medicamentos, mas não está claro se os ASDs estão completamente livres dessa complicação. Assim, os ARDs ainda ocupam um papel importante no tratamento psiquiátrico.

Os ARDs não são previsivelmente intercambiáveis. Por razões que não podem ser explicadas, alguns pacientes se saem melhor com um medicamento do que com outro. A escolha de um ARD específico deve ser baseada no perfil conhecido de efeitos adversos dos medicamentos. Apesar de uma vantagem significativa em termos de custo de medicamentos, a escolha atualmente seria um ASD. Se ele for considerado preferível, um antipsicótico de alta potência é favorecido, embora possa estar associado a mais efeitos colaterais neurológicos, principalmente porque há maior incidência de outros efeitos adversos (p. ex., cardíacos, hipotensores, epileptogênicos, sexuais e alérgicos) com os medicamentos de baixa potência. Se a sedação for um objetivo desejado, um antipsicótico de baixa potência em doses divididas ou um benzodiazepínico podem ser coadministrados.

Uma reação desagradável ou disfórica (uma sensação subjetiva de inquietação, hipersedação e distonia aguda) à primeira dose de um antipsicótico prediz uma resposta ruim futura e a não adesão ao tratamento. O uso profilático de medicamentos antiparkinsonianos pode prevenir essa reação. Em geral, os médicos devem estar atentos aos efeitos colaterais e efeitos adversos graves (descritos anteriormente), independentemente do medicamento usado.

20 Lamotrigina

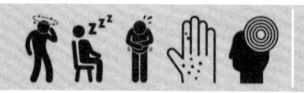

anticonvulsivantes, valproato, sertralina, carbamazepina, fenitoína, fenobarbital

Introdução

A lamotrigina (Lamictal) é um medicamento antiepiléptico que foi aprovado pela primeira vez pela Food and Drug Administration (FDA) em 1994 como tratamento adjuvante em pacientes com 2 anos de idade ou mais para crises parciais, crises tônico-clônicas generalizadas primárias e crises generalizadas da síndrome de Lennox-Gestaut. Ela ainda é considerada um tratamento de primeira linha para essas condições. Também foi aprovada como monoterapia em pacientes com crises parciais em pacientes com 16 anos de idade ou mais, que estão mudando o tratamento para lamotrigina a partir de carbamazepina, fenitoína, fenobarbital, primidona ou valproato. Posteriormente, a lamotrigina demonstrou eficácia e foi aprovada para tratamento de manutenção do transtorno bipolar tipo I em 2003. No entanto, a lamotrigina não recebeu a aprovação para o tratamento de depressão bipolar aguda ou do transtorno bipolar de ciclagem rápida, nem demonstrou ser eficaz como intervenção principal na mania aguda.

Ações farmacológicas

A lamotrigina é completamente absorvida, tem biodisponibilidade de 98% e meia-vida plasmática em estado de equilíbrio dinâmico de 25 horas. No entanto, sua taxa de metabolismo varia em um intervalo de seis vezes, dependendo de quais outros medicamentos são administrados concomitantemente. A dosagem é aumentada lentamente até uma dosagem de manutenção duas vezes ao dia. O alimento não afeta sua absorção, e ela tem 55% de ligação às proteínas plasmáticas. É metabolizada principalmente pela conjugação do ácido glicurônico, e 94% da lamotrigina e seus metabólitos inativos são excretados na urina.

Entre as ações bioquímicas mais bem delineadas da lamotrigina estão o bloqueio dos canais de sódio sensíveis à voltagem, que por sua vez modulam a liberação de glutamato e aspartato, além de terem um leve efeito nos canais de cálcio. A lamotrigina aumenta modestamente as concentrações plasmáticas de serotonina, possivelmente por meio da inibição da sua recaptação, sendo um fraco inibidor dos receptores de serotonina $5-HT_3$.

Indicações terapêuticas

Transtorno bipolar

A lamotrigina é indicada no tratamento de transtorno bipolar e pode prolongar o tempo entre episódios de depressão e mania. Ela é mais eficaz em prolongar os intervalos entre episódios depressivos do que episódios maníacos. Também é eficaz como tratamento para o transtorno bipolar de ciclagem rápida.

Usos *off-label*

Há relatos de benefícios terapêuticos no tratamento de transtorno da personalidade *borderline*, do transtorno da compulsão alimentar periódica e no tratamento de várias síndromes dolorosas, embora uma revisão de 2013 tenha concluído que atualmente não há evidências convincentes de que a lamotrigina seja um tratamento eficaz para dor neuropática ou fibromialgia. Algumas evidências sugerem que a lamotrigina pode ser eficaz na redução da frequência e da gravidade da enxaqueca com aura.

Relatos sugeriram que a lamotrigina pode ser uma monoterapia eficaz para o tratamento de transtorno de pânico com e sem agorafobia, enquanto um relato de caso descreve a sua eficácia na redução da ansiedade crônica e do estresse relacionados à pandemia de covid-19. Os dados de pesquisas sugerem que a lamotrigina, em conjunto com medicamentos antipsicóticos atípicos (particularmente na potencialização da clozapina), pode melhorar os desfechos na esquizofrenia, sobretudo em pessoas com resistência ao tratamento. Da mesma forma, a potencialização com lamotrigina pode auxiliar no tratamento de depressão unipolar.

Precauções e efeitos adversos

A lamotrigina é notavelmente bem tolerada. Destaca-se a ausência de sedação, ganho de peso e outros efeitos metabólicos. Os efeitos adversos mais comuns – tontura, ataxia, sonolência, cefaleia, diplopia, visão turva e náuseas – geralmente são leves. Relatos informais de comprometimento cognitivo e dores nas articulações ou nas costas são comuns.

O aparecimento de uma erupção cutânea, que é comum e ocasionalmente muito grave, é motivo de preocupação. Cerca de 8% dos pacientes que iniciaram o tratamento com lamotrigina desenvolvem essa erupção maculopapular benigna durante os primeiros quatro meses de tratamento, e o medicamento deve ser descontinuado se ocorrer erupção cutânea. Embora essas erupções cutâneas sejam benignas, existe a preocupação de que, em alguns casos, elas possam representar manifestações iniciais da síndrome de Stevens-Johnson ou da necrólise epidérmica tóxica. No entanto, mesmo que a lamotrigina seja interrompida imediatamente após o desenvolvimento de erupção cutânea ou outros sinais de reação de hipersensibilidade, como febre e linfadenopatia, isso pode não impedir o desenvolvimento subsequente de uma erupção cutânea com risco à vida ou desfiguração permanente.

As estimativas da taxa de erupções cutâneas graves variam, dependendo da fonte dos dados. Em alguns estudos, a incidência de erupções cutâneas graves foi de 0,08%

em pacientes adultos recebendo lamotrigina como monoterapia inicial e de 0,13% em pacientes adultos recebendo lamotrigina como terapia adjuvante. Os dados do registro alemão, com base na prática clínica, sugerem que o risco de erupção cutânea grave é significativamente menor e pode afetar apenas 1 em 5.000 pacientes. Se ocorrer uma erupção cutânea, o paciente deve ser instruído a segurar a próxima dose e entrar em contato com seu médico ou ir a uma emergência para ser avaliado. Idealmente, o paciente deve ser avaliado por um dermatologista para determinar se a erupção cutânea é coincidente, relacionada a medicamentos ou potencialmente grave. As características de erupções cutâneas potencialmente graves costumam incluir lesões purpúricas e sensíveis confluentes e generalizadas, com envolvimento do pescoço ou da parte superior do tronco. Além disso, pode haver possível envolvimento dos ouvidos e da boca com vermelhidão, inflamação e inchaço ao redor dos olhos. Também pode haver descamação da pele e bolhas dolorosas. Febre, faringite, anorexia e linfadenopatia concomitantes podem ocorrer. Dado que esta é uma reação sistêmica, é provável que haja valores laboratoriais anormais. Pacientes que desenvolvem erupções cutâneas graves não devem receber o fármaco novamente. Se, por outro lado, a erupção cutânea for considerada benigna ou não relacionada ao medicamento, ela deve ser tratada com redução da dose, postergação de qualquer aumento planejado da dose ou tratamento com anti-histamínicos e/ou corticosteroides. Qualquer novo uso do fármaco deve ser considerado apenas após uma análise cuidadosa de risco--benefício. Pacientes que desenvolvam erupções cutâneas graves não devem receber novamente a lamotrigina.

Sabe-se que a probabilidade de erupção cutânea aumenta se a dose inicial e a titulação da dose excederem o recomendado. A administração concomitante de ácido valproico também aumenta o risco e deve ser evitada, se possível. Se o valproato for usado, um regime de dosagem mais conservador é seguido. Crianças e adolescentes com menos de 16 anos parecem ser mais suscetíveis à erupção cutânea por lamotrigina. Se os pacientes perderem mais de quatro dias consecutivos de tratamento com lamotrigina, eles precisam reiniciar a terapia na dose inicial e aumentá-la, como se ainda não tivessem tomado o medicamento.

Uso na gravidez e na lactação

A lamotrigina tem um grande registro de uso na gravidez, o que apoia dados de pesquisas de que a lamotrigina não está associada a malformações congênitas em humanos. Ainda assim, ela é classificada como um medicamento da categoria C na gravidez.

A amamentação durante o tratamento com lamotrigina não parece afetar adversamente o desenvolvimento neonatal, embora algumas lactantes que tomaram lamotrigina tenham relatado problemas respiratórios e anemia em bebês. Mulheres que estão amamentando enquanto tomam lamotrigina devem observar possíveis efeitos colaterais nos bebês, incluindo erupções cutâneas, sonolência e má sucção.

Interações medicamentosas

A lamotrigina tem interações medicamentosas significativas e bem caracterizadas envolvendo outros anticonvulsivantes. A interação medicamentosa mais potencialmente grave envolve o uso concomitante de ácido valproico, que duplica as concentrações séricas de lamotrigina. A lamotrigina diminui a concentração plasmática de ácido valproico em 25%. A sertralina também aumenta as concentrações plasmáticas de lamotrigina, mas em menor extensão do que o ácido valproico. As concentrações de lamotrigina diminuem em 40% a 50% com a administração concomitante de carbamazepina, fenitoína ou fenobarbital. As combinações de lamotrigina e outros anticonvulsivantes têm efeitos complexos no tempo até o pico da concentração plasmática e na meia-vida plasmática da lamotrigina.

Exames laboratoriais

Não há correlação comprovada entre as concentrações sanguíneas de lamotrigina e os efeitos anticonvulsivantes ou a eficácia nos transtornos bipolares. Os exames laboratoriais não são úteis para prever a ocorrência de efeitos adversos.

Interferências laboratoriais

A lamotrigina e o topiramato não interferem em nenhum exame laboratorial.

Dosagem e diretrizes clínicas

Nos ensaios clínicos que levaram à aprovação da lamotrigina como tratamento para o transtorno bipolar, nenhum aumento consistente na eficácia foi associado a doses acima de 200 mg por dia. A maioria dos pacientes deve tomar entre 100 e 200 mg por dia. Na epilepsia, o medicamento é administrado duas vezes ao dia, mas no transtorno bipolar a dose total pode ser tomada uma vez ao dia, de manhã ou à noite, dependendo se o paciente considera o medicamento como ativador ou sedativo.

A lamotrigina está disponível em comprimidos não sulcados de 25, 100, 150 e 200 mg.* O principal determinante da sua dosagem é a minimização do risco de erupção cutânea. A lamotrigina não deve ser tomada por menores de 16 anos para o tratamento de transtorno bipolar. Como o ácido valproico retarda significativamente a eliminação da lamotrigina, a administração concomitante desses dois medicamentos requer uma titulação muito mais lenta (Tabela 20-1). Pessoas com insuficiência renal devem buscar uma dosagem de manutenção mais baixa. O aparecimento de qualquer tipo de erupção cutânea exige a interrupção imediata da administração de lamotrigina. Em geral, ela deve ser interrompida gradualmente ao longo de duas semanas, a menos que surja uma erupção cutânea; nesse caso, deve ser interrompida em um a dois dias.

Comprimidos de desintegração oral de lamotrigina estão disponíveis para pacientes com dificuldade em engolir. Este é o único tratamento antiepiléptico disponível

---

* N. de R.T.: No Brasil, está disponível em comprimidos de 25, 50 e 100 mg.

TABELA 20-1 Dosagem de lamotrigina (mg/dia)			
Tratamento	Semanas 1-2	Semanas 3-4	Semanas 4-5
Lamotrigina em monoterapia	25	50	100-200 (máximo de 500)
Lamotrigina + carbamazepina	50	100	200-500 (máximo de 700)
Lamotrigina + valproato	25 a cada dois dias	25	50-200 (máximo de 200)

em uma formulação de desintegração oral. Ele está disponível nas dosagens de 25, 50, 100 e 200 mg e corresponde à dose dos comprimidos de lamotrigina. Também estão disponíveis comprimidos dispersíveis mastigáveis de 2, 5 e 25 mg.*

---

* N. de R.T.: No Brasil, estão disponíveis comprimidos orodispersíveis de 5, 25, 50 e 100 mg.

Cetamina 21

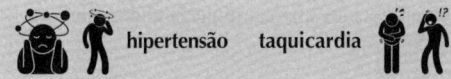

hipertensão   taquicardia   opioides   2B6 3A4 2C8 2C9 2A6

Introdução

O cloridrato de cetamina (descrita apenas como "cetamina" neste capítulo) é uma mistura racêmica que consiste em (S)- e (R)-cetamina e foi inicialmente desenvolvida como agente anestésico na década de 1960, com os primeiros estudos clínicos publicados em 1965. A Food and Drug Administration (FDA) aprovou seu uso como anestésico intravenoso (IV) de ação rápida em 1970. Em altas doses, a cetamina induz anestesia dissociativa, enquanto em doses mais baixas exerce ações analgésicas, anti-inflamatórias e antidepressivas rápidas. Em 2019, a escetamina (Spravato), um *spray* nasal que consiste apenas no isômero (S)-cetamina, recebeu a aprovação da FDA para o tratamento de depressão resistente ao tratamento para indivíduos que não melhoraram com tratamentos anteriores ou que são suicidas. No momento, esta é a única forma de cetamina aprovada para o tratamento de depressão junto com um antidepressivo oral, enquanto as infusões de cetamina IV não são aprovadas pela FDA, mas continuam sendo uma opção de tratamento *off-label* para a depressão.

A escetamina só está disponível por meio de um sistema de distribuição restrito e só pode ser administrada sob a supervisão de um profissional de saúde em uma instalação médica certificada pela Risk Evaluation and Mitigation Strategy (REMS). Essas precauções extras foram consideradas necessárias porque a cetamina é uma droga de rua amplamente usada, sendo capaz de induzir um estado de intoxicação que faz os usuários se sentirem como se estivessem em um estado de sonho, eufóricos e entorpecidos.

Farmacologia

A cetamina é uma mistura racêmica de isômeros (S)- e (R)-cetamina e é uma substância controlada da Classe III. Ela é uma aril-ciclo-alquilamina hidrossolúvel com uma massa molecular de 238 g/mol e um pKa 7,5.

A escetamina consiste apenas no isômero (S)-cetamina e é um *spray* intranasal administrado em duas doses, 56 mg e 84 mg.

Farmacocinética

Absorção. A cetamina pode ser administrada por via IV, intranasal, intrarretal, oral (VO), sublingual ou por injeção intramuscular ou subcutânea, sendo a infusão IV a mais comum antes da aprovação da escetamina pela FDA. Ela atinge rapidamente as concentrações plasmáticas máximas, exceto quando administrada por VO, caso em que a concentração máxima pode não ser alcançada por até 20 a 120 minutos.

Biodisponibilidade. Dependendo da via de administração, a cetamina pode ter uma biodisponibilidade que varia de 16% (VO) a 100% (infusão IV). Ver a Tabela 21-1.

Distribuição. A cetamina tem uma ligação às proteínas plasmáticas entre 10% e 50%, sendo rapidamente distribuída em tecidos altamente perfundidos, como o cérebro.

Metabolismo. A cetamina sofre um metabolismo significativo de primeira passagem. Cerca de 80% da cetamina é metabolizada em norcetamina principalmente pelas enzimas hepáticas CYP2B6 e CYP3A4 do citocromo P450. A norcetamina é um metabólito ativo que retém as qualidades anestésicas do composto original em aproximadamente um terço da potência. Em seguida, ela é hidroxilada em 6-hidroxi--cetamina pela CYP2A6. Metabólitos menos comuns do composto original incluem 4-hidroxi-cetamina e 5-hidroxi-cetamina. Além disso, a cetamina é metabolizada pelos rins, intestino e pulmões.

Eliminação e excreção. A cetamina tem uma alta taxa de depuração (± 95 L/h/70 kg) e uma meia-vida de eliminação curta (2 a 4 horas), sendo excretada principalmente na bile e na urina. A depuração pode ser 20% maior em mulheres do que em homens. A administração repetida pode prolongar o tempo de eliminação.

Farmacodinâmica

A cetamina é principalmente um antagonista do receptor N-metil-D-aspartato (NMDA). Em altas doses (1 a 2 mg/kg de uma infusão IV), produz efeitos anestésicos dissociativos que são caracterizados por catatonia, catalepsia e amnésia.

A cetamina também é um analgésico. Em doses mais baixas (0,5 a 1 mg/kg), pode ser usada para tratar a dor aguda e compartilha muitas propriedades semelhantes com os opioides, mas com menos efeitos depressivos respiratórios. Foi demonstrado que doses semelhantes têm efeitos antidepressivos, bem como efeitos anti-inflamatórios. Embora se acredite que o papel da cetamina como antagonista do NMDA seja a principal razão para os efeitos antidepressivos observados, suas propriedades

TABELA 21-1 Biodisponibilidade de cetamina de acordo com a via de administração

Via de administração	Biodisponibilidade (%)
Intravenosa	100
Intramuscular	93
Intranasal	45-50
Intrarretal	25-30
Oral	16-29

anti-inflamatórias e sua atividade em locais independentes do glutamato também podem desempenhar um papel em suas aplicações psiquiátricas.

Concentrações plasmáticas máximas de cetamina de 1.200 a 2.400 ng/mL são necessárias para induzir a anestesia dissociativa, enquanto o despertar ocorre quando as concentrações caem para 640 a 1.100 ng/mL. Os efeitos analgésicos da cetamina podem ser sentidos quando as concentrações plasmáticas variam de 70 a 160 ng/mL, enquanto a dose antidepressiva subanestésica inicial mais comum (0,5 mg/kg; infusão de 40 minutos) resulta em uma concentração plasmática máxima ($C_{máx}$) de aproximadamente 185 ng/mL, embora doses ainda mais baixas que resultam em uma Cmáx de 75 ng/mL possam ser suficientes para produzir uma resposta antidepressiva. As melhorias no humor costumam ser imediatas e podem durar de três a sete dias inicialmente. Infusões repetidas podem levar a melhorias que duram significativamente mais.

O isômero (S)-cetamina é um anestésico mais potente quando comparado ao isômero (R)-cetamina.

Mecanismo de ação. A atividade antagônica da cetamina nos receptores NMDA resulta em redução da inibição do ácido γ-aminobutírico (GABA) e aumento nas concentrações de glutamato extracelular. Acredita-se que o aumento resultante no glutamato leve à sinaptogênese e ao aumento do fator neurotrófico derivado do cérebro (BDNF). A cetamina também atua como um inibidor nos canais heteroméricos HCN1-HCN2, o que pode explicar suas propriedades anestésicas e antidepressivas, uma vez que a atividade do HCN1 no hipocampo está associada a efeitos antidepressivos em roedores. Alvos adicionais que podem desempenhar um papel nas propriedades antidepressivas da cetamina incluem receptores muscarínicos e nicotínicos de acetilcolina, receptores de dopamina (D_2), receptores de serotonina (5-HT_1, 5-HT_2 e 5-HT_3), receptores opioides (delta, kappa e mu), receptores sigma (σ-1 e σ-2) e canais de cálcio voltagem-dependentes tipo L (ver Tabela 21-2).

Índice terapêutico. A cetamina tem um amplo índice terapêutico, com uma dose letal média (DL50) de aproximadamente 600 mg/kg em roedores.

TABELA 21-2 Alvos da cetamina	
Alvo	Ação
N-metil-D-aspartato (NDMA)	Antagonista
Acetilcolina muscarínica	Antagonista
Acetilcolina nicotínica α$_7$	Antagonista
Opioide do tipo δ	Ligante
Opioide do tipo κ	Agonista
Opioide tipo μ	Ligante
Dopamina (D_2)	Agonista parcial

(Continua)

TABELA 21-2 Alvos da cetamina *(Continuação)*	
Alvo	Ação
5-Hidroxitriptamina (5-HT$_1$, 5-HT$_2$)	Antagonista
5-Hidroxitriptamina (5-HT$_{3A}$)	Potencializadora
Sigma-1 (σ-1)	Agonista
Sigma-2 (σ-2)	Agonista
Neurocinina 1	Antagonista
Canais cíclicos controlados por nucleotídeos ativados por hiperpolarização (HCN-1 e HCN-2)	Inibidora
Colinesterase	Inibidora
Óxido nítrico sintase	Inibidora
Transportador de noradrenalina dependente de sódio	Inibidora

Tolerância, dependência e abstinência. O uso repetido de cetamina pode levar ao desenvolvimento de tolerância e abstinência. Embora extremamente raros em um ambiente clínico, usuários recreativos frequentes ainda podem ter esses problemas. A abstinência é caracterizada por desejo pela substância, falta de apetite, cansaço, dificuldade em dormir, calafrios, irritabilidade, inquietação e batimentos cardíacos irregulares.

Indicações terapêuticas

Existem três indicações de cetamina aprovadas pela FDA:

1. Como anestésico, muitas vezes em conjunto com outros agentes anestésicos.
2. Para sintomas depressivos em adultos diagnosticados com transtorno depressivo maior com ideação suicida aguda. (Somente escetamina.)
3. Para depressão resistente ao tratamento em adultos. (Somente escetamina.)

A maioria dos pacientes que buscaram cetamina para depressão tinha recebido tratamento com quatro ou mais antidepressivos e uma infinidade de intervenções não farmacológicas sem sucesso.

Usos *off-label*

A cetamina tem sido usada para tratar dor crônica, ansiedade, transtorno bipolar, depressão pós-parto, transtorno por uso de substâncias, transtorno obsessivo-compulsivo e transtorno de estresse pós-traumático (TEPT). Muitos estudos sugerem que ela também pode induzir resiliência ao estresse após um evento traumático, impedindo, assim, o desenvolvimento do TEPT ou de outro distúrbio relacionado a traumas e estressores. Os ensaios clínicos também sugerem que infusões subanestésicas de cetamina podem apoiar a abstinência entre pacientes com transtorno por uso de álcool.

Precauções e efeitos adversos

A intoxicação aguda por cetamina pode levar a experiências psicodélicas, bem como a efeitos eufóricos, ansiolíticos e dissociativos. Em alguns casos, essa experiência pode ser desagradável ou muito intensa, mas o efeito pode ser mitigado pela redução da dose ou pela administração de lorazepam. Os pacientes também podem sentir tontura e instabilidade da marcha após a infusão de cetamina. Consequentemente, os pacientes devem ser monitorados até que se recuperem, e os pacientes mais velhos devem evitar caminhar por pelo menos 1 hora após a infusão.

Precauções

A cetamina aumenta a frequência cardíaca e a pressão arterial, portanto, é necessário ter cuidado ao considerar o tratamento em pacientes com doenças cardiovasculares comórbidas. Pacientes com doença renal e outros distúrbios geniturinários podem não ser candidatos ideais para o tratamento com cetamina, pois o uso excessivo desse fármaco está associado a algumas doenças do trato urinário.

Efeitos adversos

A maioria dos efeitos adversos da cetamina desaparece espontaneamente após a dissipação dos efeitos agudos. Isso inclui amnésia, ansiedade, confusão, desorientação, tontura, palpitações cardíacas, hipersalivação, hiper-reflexia, hipertensão, náuseas, espasmos, taquicardia e vômitos. Os pacientes também podem achar a experiência psicodélica induzida pela cetamina perturbadora ou desagradável.

Usuários frequentes e de longo prazo de cetamina podem desenvolver comprometimento cognitivo, déficits de memória e doenças geniturinárias, incluindo cistite e hiperatividade do detrusor. Em casos extremos, usuários regulares podem desenvolver a síndrome da bexiga de cetamina, que é caracterizada por dor na bexiga, incontinência, hematúria e necrose papilar.

Risco de overdose ou abuso

O risco de *overdose* é extremamente baixo, sobretudo quando o medicamento é usado em ambiente clínico. O risco de pacientes abusarem da cetamina também é bastante baixo. No entanto, os efeitos dissociativos da cetamina a tornaram uma substância recreativa popular, particularmente em casas noturnas onde a intoxicação por cetamina pode ser chamada de "viagem". Ela é conhecida por nomes como "vitamina K", "super K", "especial K" ou apenas pela letra "K" e pode ser inalada, adicionada a bebidas, adicionada a cigarros ou injetada. O uso frequente pode levar a abuso ou dependência ou potencialmente até a psicose em alguns indivíduos que podem ser predispostos a eventos psicóticos, embora o risco de *overdose* fatal seja baixo.

Uso na gravidez e na lactação

Mulheres grávidas e lactantes não devem usar cetamina.

Interações medicamentosas

A cetamina é metabolizada pelas enzimas CYP3A4 e CYP2B6 do citocromo P450, enquanto o metabólito ativo da cetamina norcetamina é hidroxilado em 6-hidroxi-cetamina pela CYP2A6. Os inibidores da CYP3A4 incluem claritromicina, diltiazem, eritromicina, itraconazol, cetoconazol, ritonavir, verapamil, hidraste e toranja. Os inibidores fortes da CYP2A6 incluem clotrimazol, letrozol, miconazol, pilocarpina e tranilcipromina.

A cetamina também inibe muitas enzimas UDP-glucuronosiltransferase (UGT) humanas, particularmente UGT2B4, UGT2B7 e UGT2B15. A UGT2B7 metaboliza a morfina e a codeína. Doses mais altas de cetamina podem resultar na inibição de UGT2B7, que é clinicamente significativa para o metabolismo desses dois opioides, enquanto doses analgésicas (subanestésicas) de cetamina são apenas clinicamente significativas para o metabolismo da codeína.

Dosagem e diretrizes clínicas

Uma dose típica de uma infusão IV de cetamina geralmente é de 0,5 mg/kg infundida em 40 minutos para as duas a três semanas iniciais de tratamento com intervalos de uma semana entre as infusões. A dosagem pode ser aumentada gradualmente em 0,1 mg/kg a 1,0 mg/kg durante as sessões subsequentes. A maioria dos pacientes recebe tratamento por seis semanas, mas pode precisar de infusões de reforço, dependendo da necessidade clínica, ou pode recebê-las periodicamente a cada poucas semanas ou meses. A escetamina intranasal pode ser administrada duas vezes por semana durante as primeiras duas a quatro semanas, uma vez por semana durante as semanas 5 a 9 e, em seguida, uma vez por semana ou a cada duas semanas a partir de então. Os pacientes devem começar com a dose de 56 mg e, se bem tolerados, podem aumentá-la para 84 mg. Não existe uma diretriz padrão para o tratamento de manutenção. Um curso de quatro semanas de tratamento com cetamina sem resposta é considerado uma tentativa falha.

Por uma questão de protocolo prático, os pacientes devem fazer jejum por 3 horas antes da infusão de cetamina para limitar a náusea. Os médicos devem, então, obter o peso e os sinais vitais basais do paciente, realizar uma breve entrevista psiquiátrica, determinar a dose e, em seguida, iniciar a infusão de 40 minutos. Os sinais vitais devem ser verificados 20 minutos após o início da infusão e após o término do tratamento. Além disso, devem ser verificados novamente após o tratamento, aos 20 e 40 minutos, para monitorar as tendências de redução da frequência cardíaca e da pressão arterial. Depois disso, recomenda-se oferecer e auxiliar o paciente no banheiro e avaliar a marcha e quaisquer sinais de tontura.

Populações especiais

Crianças. A cetamina é usada regularmente para sedação e analgesia procedimental para recém-nascidos, bebês e crianças pequenas em departamentos de emergência devido à sua facilidade de administração e ao perfil de segurança. No entanto, a escetamina não é indicada para uso em indivíduos com menos de 18 anos. Embora estudos tenham mostrado que infusões de cetamina podem potencialmente ajudar crianças e adolescentes com depressão ou transtornos do humor resistentes ao tratamento, mais estudos são necessários para determinar sua segurança em longo prazo.

Pessoas com insuficiência hepática. Pacientes com insuficiência hepática moderada podem precisar ser monitorados quanto a efeitos adversos por mais tempo do que aqueles sem essa deficiência. O uso de cetamina em pacientes com insuficiência hepática grave não é recomendado.

Estratégia de avaliação e mitigação de riscos

A REMS é exigida pela FDA para gerenciar os riscos potenciais associados à escetamina, incluindo dissociação e sedação. Todos os ambientes de saúde hospitalares e ambulatoriais devem ser certificados para receber ou dispensar escetamina. Além disso, as farmácias também devem ser certificadas e todos os pacientes precisam estar registrados com o prescritor para receber tratamento.

A escetamina deve ser administrada sob a supervisão direta de um profissional de saúde e monitorada por 2 horas após o tratamento. Todos os pacientes devem ter um formulário de monitoramento preenchido pelo profissional de saúde que inclua:

- Informações demográficas dos pacientes.
- Medicamentos concomitantes.
- Informações sobre o ambiente e o provedor de serviços de saúde.
- Informações sobre a sessão de tratamento, incluindo:
  - Data do tratamento.
  - Dose administrada.
  - Duração do tratamento.
  - Monitoramento de sinais vitais.
  - Efeitos adversos.
  - Um relatório de todos os efeitos adversos graves.

A REMS aprovada para escetamina pode ser explorada com mais detalhes no *site* da escetamina e da FDA.

22 Lítio

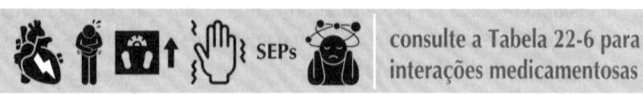

SEPs | consulte a Tabela 22-6 para interações medicamentosas

Introdução

Em 1948, o psiquiatra australiano John Cade se tornou o primeiro clínico a tratar um paciente com lítio e observar seus benefícios inequívocos em pacientes que haviam sido diagnosticados com transtorno bipolar (ou depressão maníaca, como era conhecida na época). Ele se mostrou ser o primeiro medicamento eficaz para tratar um transtorno mental. As observações clínicas e os ensaios clínicos associados e sistemáticos levaram posteriormente à sua aprovação pela maioria das agências reguladoras para o tratamento de mania aguda. Nos Estados Unidos, ele não foi aprovado pela Food and Drug Administration (FDA) até 1970, em grande parte devido a preocupações com sua toxicidade. A única outra indicação aprovada veio em 1974, para terapia de manutenção em pacientes bipolares com histórico de mania.

Por várias décadas, o lítio (Carbolitium) foi o único medicamento aprovado para tratamento agudo e de manutenção no transtorno bipolar tipo I. Ele também é usado como medicamento adjuvante no tratamento de transtorno depressivo maior, embora nunca tenha sido aprovado para esse uso pela FDA.

O lítio tem atividade neurotrópica e neuroprotetora que pode estender seu espectro de uso para além do transtorno bipolar e como medicamento *off-label* para condições como transtorno depressivo maior. Foi demonstrado, por exemplo, que ele estimula a neurogênese no hipocampo de ratos adultos.

Estudos também mostraram um aumento no volume total da substância cinzenta cerebral (em 3%) em 8 de 10 pacientes bipolares após quatro semanas de tratamento.

O lítio (Li), um íon monovalente, é membro do grupo IA de metais alcalinos da tabela periódica, um grupo que também inclui sódio, potássio, rubídio, césio e frâncio. O lítio existe na natureza como ^{6}Li (7,42%) e ^{7}Li (92,58%). Este último isótopo permite a imagem do lítio por espectroscopia de ressonância magnética. Cerca de 300 mg de lítio estão contidos em 1,597 mg de carbonato de lítio (Li_2CO_3). A maior parte do lítio usado nos Estados Unidos é obtida da mineração em lago seco no Chile e na Argentina.

Ações farmacológicas

O lítio é absorvido rápida e completamente após administração oral, com concentrações séricas máximas ocorrendo em 1 a 1,5 hora com preparações padrão e em

4 a 4,5 horas com preparações de liberação lenta e controlada. O lítio não se liga às proteínas plasmáticas, não é metabolizado e é excretado pelos rins. Sua meia-vida plasmática é inicialmente de 1,3 dias, sendo de 2,4 dias após a administração por mais de um ano. A barreira hematoencefálica permite apenas a passagem lenta do lítio, razão pela qual uma única *overdose* não causa necessariamente toxicidade; é por isso que a intoxicação por lítio em longo prazo demora a melhorar. A meia-vida de eliminação do lítio é de 18 a 24 horas em adultos jovens, mas é menor em crianças e maior em idosos. Sua depuração renal diminui com a insuficiência renal. O equilíbrio é alcançado após cinco a sete dias de ingestão regular. A obesidade está associada a maiores taxas de depuração do lítio. A excreção de lítio é complexa na gravidez; ela aumenta durante a gravidez, mas diminui após o parto. O lítio é excretado no leite materno e em quantidades insignificantes nas fezes e no suor. As concentrações de lítio na tireoide e nos rins são maiores do que as concentrações séricas.

Ainda não está definida a explicação para os efeitos estabilizadores do humor do lítio. As teorias incluem alterações no transporte de íons e efeitos em neurotransmissores e neuropeptídeos, vias de transdução de sinal e sistemas de segundos mensageiros.

Indicações terapêuticas

Atualmente, o lítio está aprovado para o tratamento de manutenção do transtorno bipolar tipo I e para tratar a mania aguda em pacientes com 7 anos de idade ou mais.

Transtorno bipolar tipo I

Episódios maníacos. O lítio controla a mania aguda e previne a recaída em cerca de 80% das pessoas com transtorno bipolar tipo I e em uma porcentagem um pouco menor de pessoas com episódios mistos (mania e depressão), transtorno bipolar de ciclagem rápida ou alterações de humor na encefalopatia. O lítio tem um início de ação relativamente lento quando usado e exerce seus efeitos antimaníacos ao longo de uma a três semanas. Assim, um benzodiazepínico, antagonista do receptor de dopamina (ARD), antagonista da serotonina-dopamina (ASD) ou ácido valproico geralmente é administrado nas primeiras semanas. Pacientes com mania mista ou disfórica, ciclagem rápida, abuso de substâncias comórbido ou organicidade respondem menos bem ao lítio do que aqueles com mania clássica.

Manutenção. O tratamento de manutenção com lítio diminui acentuadamente a frequência, a gravidade e a duração dos episódios maníacos e depressivos em pessoas com transtorno bipolar tipo I. O lítio fornece profilaxia relativamente mais eficaz para a mania do que para a depressão, e estratégias antidepressivas suplementares podem ser necessárias de forma intermitente ou contínua. A manutenção do lítio é quase sempre indicada após o primeiro episódio de transtorno bipolar tipo I, depressão ou mania, e ela deve ser considerada após o primeiro episódio para adolescentes ou pessoas com histórico familiar de transtorno bipolar tipo I. Outros que se beneficiam da manutenção do lítio são aqueles que têm sistemas de apoio deficientes, não tiveram fatores precipitantes para o primeiro episódio, têm alto risco de suicídio, tiveram um início repentino do primeiro episódio ou tiveram um primeiro episódio de mania. Estudos clínicos demonstraram que o lítio reduz a incidência de suicídio em pacientes com transtorno bipolar tipo I em seis ou sete vezes. O lítio também é um tratamento eficaz para pessoas com transtorno ciclotímico grave.

Iniciar a terapia de manutenção após o primeiro episódio maníaco é considerada uma abordagem sábia com base em várias observações. Primeiro, cada episódio de mania aumenta o risco de episódios subsequentes. Em segundo lugar, entre as pessoas que respondem ao lítio, as recidivas são 28 vezes mais prováveis após a interrupção do seu uso. Terceiro, relatos de casos descrevem pessoas que inicialmente responderam ao lítio, interromperam o uso e tiveram uma recaída, mas não responderam mais ao lítio nos episódios subsequentes. O tratamento de manutenção continuado com lítio está frequentemente associado ao aumento da eficácia e à redução da mortalidade. Portanto, um episódio de depressão ou mania que ocorre após um período relativamente curto de manutenção com lítio não representa necessariamente falha no tratamento. No entanto, o tratamento em monoterapia com lítio pode começar a perder sua eficácia após vários anos de uso bem-sucedido. Se isso ocorrer, o tratamento suplementar com carbamazepina ou valproato pode ser útil.

As dosagens de manutenção de lítio geralmente podem ser ajustadas para atingir uma concentração plasmática um pouco menor do que a necessária para o tratamento de mania aguda. Se o lítio precisar ser interrompido, deve ser feita redução gradual da dosagem, pois a descontinuação abrupta da terapia com lítio está associada a um risco aumentado de recorrência de episódios maníacos e depressivos.

Usos *off-label*

Depressão bipolar

Demonstrou-se que o lítio é eficaz no tratamento de depressão associada ao transtorno bipolar tipo I, bem como no papel da terapia complementar para pacientes com transtorno depressivo maior grave. A potencialização da terapia com lítio com ácido valproico ou carbamazepina geralmente é bem tolerada, com pouco risco de precipitação de mania.

Quando ocorre um episódio depressivo em uma pessoa que toma lítio de manutenção, o diagnóstico diferencial deve incluir hipotireoidismo induzido por lítio, abuso de substâncias e falta de adesão à terapia com lítio. As possíveis abordagens de tratamento incluem aumentar a concentração de lítio (até 1 a 1,2 mEq/L), adicionar hormônio tireoidiano suplementar (p. ex., 25 μg por dia de liotironina) mesmo na presença de resultados normais nos testes de função tireoidiana, potencialização com valproato ou carbamazepina, uso criterioso de antidepressivos ou eletroconvulsoterapia (ECT). Após a resolução do episódio depressivo agudo, outras terapias devem ser reduzidas gradualmente em favor da monoterapia com lítio, se clinicamente tolerada.

Transtorno depressivo maior

O lítio é eficaz no tratamento de longo prazo da depressão maior, mas não é mais eficaz do que os medicamentos antidepressivos. O papel mais comum do lítio no transtorno depressivo maior é como adjuvante ao uso de antidepressivos em pessoas que não responderam aos antidepressivos isoladamente. Cerca de 50% a 60% das pessoas que não respondem aos antidepressivos respondem quando o lítio, 300 mg três vezes ao dia, é adicionado ao regime antidepressivo. Em alguns casos, uma resposta pode ser observada em alguns dias, mas, na maioria das vezes, várias semanas são necessárias para verificar a eficácia do regime.

O lítio sozinho pode tratar com eficácia pessoas deprimidas que têm transtorno bipolar tipo I, mas que ainda não tiveram seu primeiro episódio maníaco. Foi relatado que ele é eficaz em pessoas com transtorno depressivo maior com uma ciclicidade particularmente acentuada.

Transtorno esquizoafetivo e esquizofrenia

Pessoas com sintomas de humor proeminentes – do tipo bipolar ou do tipo depressivo – com transtorno esquizoafetivo têm maior probabilidade de responder ao lítio do que aquelas com sintomas psicóticos predominantes. Embora os ASDs e ARDs sejam os tratamentos preferidos para pessoas com transtorno esquizoafetivo, o lítio é um agente de potencialização útil. Isso é particularmente verdadeiro para pessoas cujos sintomas são resistentes ao tratamento com ASDs e ARDs. A potencialização com lítio de um tratamento com ASD ou ARD pode ser um tratamento eficaz para pessoas com transtorno esquizoafetivo, mesmo na ausência de um componente proeminente do transtorno do humor. Algumas pessoas com esquizofrenia que não podem tomar medicamentos antipsicóticos podem se beneficiar apenas do tratamento com lítio.

Prevenção do suicídio

Embora o lítio reduza a incidência de suicídio em pacientes com transtorno bipolar tipo I e evidências observacionais sugiram que ele pode reduzir a tendência suicida em pacientes com uma variedade de transtornos psiquiátricos, esses benefícios não se estendem necessariamente a pacientes suicidas com outros transtornos do humor. Um ensaio clínico randomizado publicado em 2021 mostrou que potencializar um regime de tratamento existente com lítio não parece ser uma estratégia eficaz na prevenção de eventos relacionados ao suicídio.

Agente neuroprotetor

Há um crescente corpo de evidências sobre os benefícios neurobiológicos do lítio, particularmente suas propriedades neuroprotetoras e seus efeitos em vários mecanismos associados à homeostase neuronal. Esses processos incluem a modulação das cascatas inflamatórias e do estresse oxidativo, a inibição do catabolismo do triptofano pela via da quinurenina, a regulação positiva da função mitocondrial e a ativação de respostas neurotróficas. Dadas essas propriedades, estudos pré-clínicos e clínicos estão em andamento para determinar a utilidade terapêutica do lítio em uma série de distúrbios neuropsiquiátricos e em várias condições neurodegenerativas e demenciais.

Outros usos off-label

Ao longo dos anos, surgiram relatórios sobre o uso de lítio para tratar uma gama de outras condições psiquiátricas e não psiquiátricas (Tabelas 22-1 e 22-2). A eficácia e a segurança do lítio para a maioria desses distúrbios não foram confirmadas. O lítio é empregado no tratamento de comportamento agressivo, sendo este distinto de seus efeitos sobre o humor. Explosões agressivas em pessoas com esquizofrenia, presidiários violentos e crianças com transtorno da conduta e agressão, ou automutilação em pessoas com transtorno do espectro autista de nível 2 ou 3, às vezes, podem ser pacificadas com lítio.

Evidências pré-clínicas mostraram que o lítio pode potencializar o tratamento com cetamina para transtorno depressivo maior.

Precauções e efeitos adversos

Mais de 80% dos pacientes que tomam lítio apresentam efeitos colaterais. É importante minimizar o risco de efeitos adversos por meio do monitoramento das concentrações

---

TABELA 22-1   Usos psiquiátricos do lítio

- Histórico
    - Mania gotosa
- Bem estabelecido (aprovado pela FDA)
    - Mania aguda
    - Terapia de manutenção para transtorno bipolar
- Razoavelmente bem estabelecido
    - Episódios depressivos agudos
    - Transtorno bipolar – episódios depressivos
    - Transtorno bipolar – ciclagem rápida
    - Manutenção no transtorno depressivo maior
    - Transtorno esquizoafetivo
- Evidência de benefícios em grupos específicos
    - Crianças e adolescentes
    - Transtornos da conduta
    - Transtornos cognitivos
    - Transtorno do espectro autista
    - Esquizofrenia
        - Agressividade (episódica)
        - Comportamento explosivo
        - Automutilação

(Continua)

TABELA 22-1 Usos psiquiátricos do lítio *(Continuação)*

- Informal, controverso, não resolvido ou duvidoso
  - Transtorno por uso de álcool
  - Transtorno de déficit de atenção/hiperatividade (TDAH)
  - Transtornos alimentares
    - Anorexia nervosa
    - Bulimia nervosa
  - Transtornos do controle de impulsos
  - Síndrome de Kleine-Levine
  - Transtorno obsessivo-compulsivo
  - Hipersexualidade patológica
  - Catatonia periódica
  - Hipersonia periódica
  - Transtornos da personalidade
    - Antissocial
    - *Borderline*
    - Esquizotípica
  - Transtorno de estresse pós-traumático (TEPT)
  - Transtorno disfórico pré-menstrual
  - Fobias específicas
  - Transtornos por uso de substâncias
  - Transtornos do humor induzidos por substâncias com características maníacas

TABELA 22-2 Usos não psiquiátricos do lítio[a]

- Cardiovasculares
  - Agente antiarrítmico
- Dermatológicos
  - Herpes genital
  - Dermatite eczematoide
  - Dermatite seborreica
- Endócrinos
  - Câncer de tireoide como adjuvante do iodo radioativo
  - Tireotoxicose
  - Síndrome de secreção inapropriada do hormônio antidiurético
- Gastrintestinais
  - Vômitos cíclicos
  - Úlceras gástricas
  - Cólera pancreática
  - Colite ulcerativa

(Continua)

TABELA 22-2   Usos não psiquiátricos do lítio[a]   *(Continuação)*

• Hematológicos
    • Anemia aplástica
    • Câncer (induzido por quimioterapia, induzido por radioterapia)
    • Síndrome de Felty
    • Leucemia
    • Neutropenia
    • Neutropenia induzida por medicamentos (p. ex., por carbamazepina, antipsicóticos, imunossupressores e zidovudina)

• Históricos   • Gota
• Condições médicas diversas   • Paresia espástica bovina

• Neurológicos
    • Anticonvulsivante
    • Epilepsia
    • Cefaleia (crônica em salvas, hípnica, enxaqueca, particularmente cíclica)
    • Doença de Huntington
    • Hipercinesias induzidas por levodopa
    • Doença de Ménière
    • Distúrbios do movimento
    • Fenômeno *on–off* na doença de Parkinson
    • Torcicolo espasmódico
    • Discinesia tardia
    • Transtorno de Tourette
    • Dor (síndrome da dor facial, síndrome do ombro doloroso, fibromialgia)
    • Paralisia periódica (hipopotassêmica e hipermagnésica, mas não hiperpotassêmica)

• Respiratórios
    • Asma
    • Fibrose cística

[a]Todos os usos listados aqui são experimentais e não têm indicação aprovada pela Food and Drug Administration (FDA). Há relatos conflitantes sobre muitos desses usos – alguns têm resultados negativos em estudos controlados e alguns envolvem relatos de possíveis efeitos adversos.

sanguíneas de lítio e usar intervenções farmacológicas apropriadas para neutralizar os efeitos indesejados quando eles ocorrerem. Os efeitos adversos mais comuns estão resumidos na Tabela 22-3. A educação do paciente pode desempenhar um papel importante na redução da incidência e da gravidade dos efeitos adversos. Os pacientes que tomam lítio devem ser avisados de que alterações no teor de água e sal do corpo podem afetar a quantidade de lítio excretada, resultando em aumentos ou diminuições nas concentrações de lítio. A ingestão excessiva de sódio (p. ex., uma mudança drástica na dieta) reduz as concentrações de lítio; já muito pouco sódio (p. ex., dietas da moda) pode levar a concentrações potencialmente tóxicas de lítio. Diminuições no fluido corporal (p. ex., transpiração excessiva) podem levar a desidratação e intoxicação por lítio. Os pacientes devem relatar sempre que medicamentos forem prescritos por outro médico, pois muitos agentes comumente usados podem afetar as concentrações de lítio.

TABELA 22-3   Efeitos adversos do lítio

- Cardiovasculares
  - Mudanças benignas da onda T
  - Disfunção do nó sinoatrial
- Dermatológicos
  - Acne
  - Queda de cabelos
  - Psoríase
  - Erupção cutânea
- Endócrinos
- Paratireoide
  - Hiperparatireoidismo
  - Adenoma
- Tireoide
  - Exoftalmia
  - Bócio
  - Hipertireoidismo (raro)
  - Hipotireoidismo
- Gastrintestinais
  - Perda de apetite
  - Diarreia
  - Náuseas
  - Vômitos
- Diversos
  - Metabolismo alterado de carboidratos
  - Ganho de peso
- Neurológicos
  - Benignos, não tóxicos
  - Criatividade alterada
  - Hipertensão intracraniana benigna
  - Disforia
  - Falta de espontaneidade
  - Limiar convulsivo reduzido
  - Dificuldades de memória
  - Síndrome semelhante à *miastenia gravis*
  - Neuropatia periférica
  - Tempo de reação mais lento
  - Tremor (postural, extrapiramidal ocasional)

(Continua)

TABELA 22-3   Efeitos adversos do lítio   *(Continuação)*

• Tóxicos
  • Ataxia
  • Tremor grosseiro
  • Coma
  • Disartria
  • Irritabilidade neuromuscular
  • Convulsões

• Renais
  • Defeitos de concentração
  • Retenção de líquidos
  • Alterações morfológicas
  • Síndrome nefrótica
  • Poliúria (diabetes insípido nefrogênico)
  • TFG reduzida
  • Acidose tubular renal

TFG, taxa de filtração glomerular.

Efeitos cardíacos

O lítio pode causar desaceleração difusa, ampliação do espectro de frequência, potencialização e desorganização do ritmo de fundo em eletrocardiogramas (ECGs). Podem ocorrer bradicardia e arritmias cardíacas, especialmente em pessoas com doenças cardiovasculares. O lítio raramente revela a síndrome de Brugada – um problema cardíaco hereditário e fatal que algumas pessoas podem ter sem saber. Ele pode causar batimentos cardíacos anormais graves e outros sintomas (como tontura intensa, desmaios, falta de ar) que precisam de atenção médica imediata. *Antes de iniciar o tratamento com lítio, os médicos devem perguntar sobre problemas cardíacos conhecidos, desmaios inexplicáveis e histórico familiar de problemas ou morte súbita inexplicável antes dos 45 anos.* Recomenda-se a obtenção de um ECG basal.

Efeitos gastrintestinais

Os sintomas gastrintestinais (GIs), que incluem náuseas, diminuição do apetite, vômitos e diarreia, podem ser diminuídos dividindo a dosagem, administrando o lítio com alimentos ou mudando para outra preparação de lítio. A preparação de lítio com menor probabilidade de causar diarreia é o citrato de lítio. Algumas preparações de lítio contêm lactose, que pode causar diarreia em pessoas com intolerância à lactose. Pessoas que tomam formulações de liberação lenta de lítio e apresentam diarreia causada por medicamentos não absorvidos na parte inferior do trato GI podem ter menos diarreia do que com preparações de liberação padrão. A diarreia também pode responder a preparações antidiarreicas, como loperamida, subsalicilato de bismuto ou difenoxilato com atropina.

Ganho de peso

O ganho de peso resulta de um efeito mal compreendido do lítio no metabolismo dos carboidratos. Também pode resultar de hipotireoidismo induzido por lítio, edema induzido por lítio ou consumo excessivo de refrigerantes e sucos para saciar a sede causada pelo lítio.

Efeitos neurológicos

Tremor. Pode ocorrer um tremor postural induzido por lítio que geralmente é de 8 a 12 Hz e é mais notável nas mãos estendidas, sobretudo nos dedos, e durante tarefas que envolvem manipulações finas. O tremor pode ser reduzido ao se dividir a dosagem diária, usar uma formulação de liberação sustentada, reduzir a ingestão de cafeína, reavaliar o uso concomitante de outros medicamentos e tratar a ansiedade comórbida. Antagonistas do receptor β-adrenérgico, como propranolol, 30 a 120 mg por dia em doses divididas, e primidona, 50 a 250 mg por dia, geralmente são eficazes na redução do tremor. Em pessoas com hipocalemia, a suplementação de potássio pode melhorar o tremor. Quando uma pessoa que toma lítio tem um tremor severo, a possibilidade de toxicidade por lítio deve ser suspeitada e avaliada.

Efeitos cognitivos. O uso de lítio tem sido associado a disforia, falta de espontaneidade, tempos de reação mais lentos e perda de memória. A presença desses sintomas deve ser observada com cuidado, pois eles são uma causa frequente de não adesão ao tratamento. O diagnóstico diferencial desses sintomas deve incluir transtornos depressivos, hipotireoidismo, hipercalcemia e outras doenças. Outros medicamentos também podem estar implicados nesses sintomas. Algumas pessoas, mas não todas, relataram que a fadiga e o comprometimento cognitivo leve diminuem com o tempo.

Outros efeitos neurológicos. Efeitos adversos neurológicos incomuns incluem sintomas leves de parkinsonismo, ataxia e disartria, embora os dois últimos sintomas também possam ser atribuídos à intoxicação por lítio. Ele raramente está associado ao desenvolvimento de neuropatia periférica, hipertensão intracraniana benigna (pseudotumor cerebral), achados semelhantes à *miastenia gravis* e aumento do risco de convulsões.

Efeito renal

O efeito renal adverso mais comum do lítio é a poliúria com polidipsia secundária. O sintoma é particularmente um problema em 25% a 35% das pessoas que tomam lítio, que podem ter uma produção de urina de mais de 3 L por dia (intervalo de referência: 1 a 2 L por dia). A poliúria resulta principalmente do antagonismo do lítio aos efeitos do hormônio antidiurético, o que causa diurese. Quando a poliúria é um problema significativo, a função renal da pessoa deve ser avaliada e acompanhada com coletas de urina de 24 horas para determinação da depuração da creatinina. O tratamento consiste na reposição de fluidos, no uso da menor dosagem efetiva de lítio e na administração única diária de lítio. Também pode envolver o uso de um diurético tiazídico ou poupador de potássio – p. ex., amilorida, espironolactona, triantereno ou amilorida-hidroclorotiazida. Se o tratamento com um diurético for iniciado, a dosagem de lítio deve ser reduzida para metade e ele não deve ser iniciado por cinco dias, pois é provável que ele aumente a retenção de lítio.

Os efeitos adversos renais mais graves, que são raros e associados à administração contínua de lítio por 10 anos ou mais, envolvem o aparecimento de fibrose intersticial inespecífica, associada a diminuições graduais na taxa de filtração glomerular e aumentos nas concentrações de creatinina sérica, e raramente insuficiência renal. Ocasionalmente, o lítio está associado à síndrome nefrótica e às características da acidose tubular renal distal. Outro achado patológico em pacientes com nefropatia por lítio é a presença de microcistos. A ressonância magnética (RM) pode ser usada para demonstrar microcistos renais secundários à nefropatia crônica por lítio e, portanto, evitar a biópsia renal. É prudente que as pessoas que tomam lítio verifiquem a concentração de creatinina sérica, a bioquímica da urina e o volume urinário de 24 horas em intervalos de seis meses. Se as concentrações de creatinina aumentarem, um monitoramento mais frequente e uma ressonância magnética podem ser considerados.

Efeitos na tireoide

O lítio causa uma diminuição geralmente benigna e com frequência transitória nas concentrações dos hormônios tireoidianos circulantes. Relatos atribuíram bócio (5% das pessoas), exoftalmia reversível benigna, hipertireoidismo e hipotireoidismo (7% a 10% das pessoas) ao tratamento com lítio. O hipotireoidismo induzido por lítio é mais comum em mulheres (14%) do que em homens (4,5%). As mulheres correm maior risco durante os primeiros dois anos de tratamento. Pessoas que tomam lítio para tratar o transtorno bipolar têm duas vezes mais chances de desenvolverem hipotireoidismo se tiverem ciclos rápidos. Cerca de 50% das pessoas que recebem tratamento prolongado com lítio apresentam anormalidades laboratoriais, como uma resposta anormal do hormônio liberador de tireotrofina, e cerca de 30% têm concentrações elevadas do hormônio estimulante da tireoide (TSH). Se houver sintomas de hipotireoidismo, a reposição de levotiroxina é indicada. Mesmo na ausência de sintomas de hipotireoidismo, alguns médicos tratam pessoas com concentrações significativamente elevadas de TSH com levotiroxina. Em pessoas tratadas com lítio, as concentrações de TSH devem ser medidas a cada seis a 12 meses. O hipotireoidismo induzido por lítio deve ser considerado ao avaliar episódios depressivos que surgem durante a terapia com lítio.

Efeitos cardíacos

Os efeitos cardíacos do lítio se assemelham aos da hipopotassemia no ECG. Eles são causados pelo deslocamento do potássio intracelular pelo íon lítio. As alterações mais comuns no ECG são achatamento ou inversão da onda T. As alterações são benignas e desaparecem depois que o lítio é excretado do corpo.

O lítio deprime a atividade de marca-passo do nó sinoatrial, às vezes resultando em arritmias sinusais, bloqueio cardíaco e episódios de síncope. O tratamento com lítio, portanto, é contraindicado em pessoas com doença do nó sinoatrial. Em casos raros, arritmias ventriculares e insuficiência cardíaca congestiva foram associadas à terapia com lítio. A cardiotoxicidade por lítio é mais prevalente em pessoas com uma dieta pobre em sal, naquelas que tomam certos diuréticos ou inibidores da enzima conversora de angiotensina (IECAs) e naquelas com desequilíbrios hidreletrolíticos ou qualquer grau de insuficiência renal.

Efeitos dermatológicos

Os efeitos dermatológicos podem ser dependentes da dose. Eles incluem erupções acneiformes, foliculares e maculopapulares; ulcerações pré-tibiais; e piora da psoríase. Ocasionalmente, a psoríase agravada ou erupções acneiformes podem forçar a descontinuação do tratamento com lítio. Também foi relatada alopecia. Pessoas com muitas dessas condições respondem favoravelmente à mudança para outra preparação de lítio e às medidas dermatológicas usuais. As concentrações de lítio devem ser monitoradas se a tetraciclina for usada para o tratamento de acne, pois ela pode aumentar a retenção de lítio.

Toxicidade e overdoses de lítio

Os primeiros sinais e sintomas da toxicidade por lítio incluem sintomas neurológicos, como tremor grosseiro, disartria e ataxia; sintomas GIs; alterações cardiovasculares e disfunção renal. Os sinais e sintomas mais tardios incluem comprometimento da consciência, fasciculações musculares, mioclonia, convulsões e coma. Os sinais e sintomas da toxicidade por lítio estão descritos na Tabela 22-4.

Os fatores de risco de dosagem excessiva incluem administração acima da dosagem recomendada, insuficiência renal, dieta com baixo teor de sódio, interação medicamentosa (ver Tabela 22-6) e desidratação. Os idosos são mais vulneráveis aos efeitos do aumento das concentrações séricas de lítio. Quanto maiores o grau e a duração das concentrações elevadas de lítio, piores são os sintomas da sua toxicidade.

A toxicidade por lítio é uma emergência médica, podendo causar danos neuronais permanentes e morte. Em casos de toxicidade (ver Tabela 22-5), o lítio deve ser interrompido e o tratamento para desidratação deve ser iniciado. O lítio não absorvido pode ser removido do trato GI pela ingestão de poliestireno sulfonato de sódio ou por solução de polietilenoglicol, mas não de carvão ativado. A ingestão de uma única dose grande pode criar aglomerados de medicamentos no estômago, que podem ser removidos por lavagem gástrica com um tubo largo. O valor da diurese forçada ainda é debatido. Em casos graves, a hemodiálise remove rapidamente quantidades excessivas de lítio sérico. As concentrações séricas de lítio pós-diálise podem aumentar à medida que o lítio é redistribuído dos tecidos para o sangue, portanto, pode ser necessária a repetição da diálise. A melhora neurológica pode demorar vários dias após a eliminação do lítio sérico porque ele atravessa lentamente a barreira hematoencefálica.

TABELA 22-4 Sinais e sintomas da toxicidade por lítio	
1. Intoxicação leve a moderada (concentração de lítio, 1,5-2,0 mEq/L)	
GIs	Vômitos
	Dor abdominal
	Boca seca
Neurológicos	Ataxia
	Tonturas
	Fala arrastada
	Nistagmo
	Letargia ou excitação
	Fraqueza muscular
2. Intoxicação moderada a grave (concentração de lítio: 2,0-2,5 mEq/L)	
GIs	Anorexia
	Náuseas e vômitos persistentes
Neurológicos	Visão turva
	Fasciculações musculares
	Movimentos clônicos dos membros
	Reflexos tendinosos profundos hiperativos
	Movimentos coreoatetoides
	Convulsões
	Delirium
	Síncope
	Alterações eletroencefalográficas
	Estupor
	Coma
	Insuficiência circulatória (pressão arterial reduzida, arritmias cardíacas e anormalidades de condução)
3. Intoxicação grave por lítio (concentração de lítio > 2,5 mEq/L) Convulsões generalizadas Oligúria e insuficiência renal Morte	

Adolescentes

As concentrações séricas de lítio para adolescentes são semelhantes às de adultos. O ganho de peso e a acne associados ao uso de lítio podem ser particularmente problemáticos para essa população.

TABELA 22-5 Manejo da toxicidade por lítio
1. Entrar em contato com o médico assistente ou ir ao pronto-socorro de um hospital.
2. Descontinuar o tratamento com lítio.
3. Verificar sinais vitais e fazer um exame neurológico com exame completo do estado mental.
4. Avaliar concentrações de lítio, eletrólitos séricos, testes de função renal e ECG.
5. Vômitos, lavagem gástrica e absorção com carvão ativado.
6. Para qualquer paciente com concentração sérica de lítio maior que 4,0 mEq/L, iniciar hemodiálise.

Pessoas idosas

O lítio é um medicamento seguro e eficaz para idosos. No entanto, o tratamento de idosos que tomam lítio pode ser complicado pela presença de outras doenças clínicas, diminuição da função renal, dietas especiais que afetam a depuração do lítio e, geralmente, aumento da sensibilidade ao lítio. Inicialmente, os idosos devem receber doses baixas, ajustadas com menos frequência do que as dos mais jovens, e deve ser permitido um maior tempo para que a excreção renal se equilibre com a absorção antes que se possa presumir que o lítio atingiu suas concentrações no estado de equilíbrio dinâmico.

Uso na gravidez e na lactação

O lítio não deve ser administrado a mulheres grávidas no primeiro trimestre devido ao risco de defeitos congênitos. As malformações mais comuns envolvem o sistema cardiovascular, mais comumente a anomalia de Ebstein das valvas tricúspides. O risco de malformação de Ebstein em fetos expostos ao lítio é de 1 em 1.000, o que é 20 vezes o risco na população geral. A possibilidade de anomalias cardíacas fetais pode ser avaliada com ecocardiografia fetal, preferencialmente na 20ª semana de gestação. O risco teratogênico do lítio (4% a 12%) é maior do que o da população em geral (2% a 3%), mas parece ser menor do que o associado ao uso de valproato ou da carbamazepina.

Uma mulher que continue tomando lítio durante a gravidez deve usar a menor dosagem efetiva. A concentração materna de lítio deve ser monitorada cuidadosamente durante a gravidez e em especial depois dela, devido à diminuição significativa na excreção renal de lítio quando a função renal volta ao normal nos primeiros dias após o parto. Recomenda-se avaliar o crescimento fetal e monitorar os sinais de trabalho de parto prematuro. A hidratação adequada pode reduzir o risco de toxicidade por lítio durante o parto. A profilaxia com lítio é recomendada para todas as mulheres com transtorno bipolar quando elas entram no período pós-parto.

O lítio é excretado no leite materno e somente deve ser tomado por uma mãe que amamenta após uma avaliação cuidadosa dos riscos e benefícios potenciais. Os sinais de toxicidade por lítio em bebês incluem letargia, cianose, reflexos anormais e, às vezes, hepatomegalia.

O lítio é classificado como um medicamento da categoria D na gravidez.

Efeitos diversos

O lítio deve ser usado com cautela em pacientes diabéticos, os quais devem monitorar cuidadosamente suas concentrações de glicose no sangue para evitar a cetoacidose diabética. A leucocitose benigna reversível é comumente associada ao tratamento com lítio, o que pode ser uma intervenção útil quando usada em conjunto com a clozapina, pois esta última acarreta risco de leucopenia. Pessoas desidratadas, debilitadas e com doenças clínicas são mais suscetíveis a efeitos adversos e toxicidade.

Interações medicamentosas

As interações medicamentosas com lítio estão resumidas na Tabela 22-6.

O lítio é comumente usado em conjunto com ARDs. Essa combinação geralmente é eficaz e segura. No entanto, a coadministração de doses mais altas de ARD e lítio pode resultar em um aumento sinérgico nos sintomas de efeitos colaterais neurológicos induzidos pelo lítio e nos sintomas neurolépticos extrapiramidais. Em casos raros, a encefalopatia foi relatada com essa combinação.

A coadministração de lítio com carbamazepina, lamotrigina, valproato e clonazepam pode aumentar as concentrações de lítio e agravar os efeitos adversos

TABELA 22-6 Interações medicamentosas com lítio

Classe de medicamentos	Reação
Antipsicóticos	Há relatos de casos de encefalopatia, piora dos efeitos adversos extrapiramidais e síndrome neuroléptica maligna; relatos inconsistentes de concentrações alteradas de lítio, medicamento antipsicótico ou ambos
Antidepressivos	Há relatos ocasionais de uma síndrome semelhante à serotoninérgica com potentes inibidores seletivos da recaptação de serotonina
Anticonvulsivantes	Não há interação farmacocinética significativa com carbamazepina ou valproato; há relatos de neurotoxicidade com carbamazepina; combinações úteis para resistência ao tratamento
AINEs	Os AINEs podem reduzir a depuração renal do lítio e aumentar a concentração sérica; há toxicidade relatada (exceção é o ácido acetilsalicílico)
Diuréticos	
Tiazidas	Há redução da depuração renal de lítio bem documentada e aumento da concentração sérica; toxicidade relatada
Poupadores de potássio	Dados limitados; podem aumentar a concentração de lítio
De alça	Depuração de lítio inalterada (alguns casos relatam aumento da concentração de lítio)
Osmóticos (manitol, ureia)	Aumentam a depuração renal do lítio e diminuem a concentração de lítio
Xantinas (aminofilina, cafeína, teofilina)	Aumentam a depuração renal do lítio e diminuem a concentração de lítio

(Continua)

TABELA 22-6 interações medicamentosas com lítio *(Continuação)*	
Classe de medicamentos	**Reação**
Inibidores da anidrase carbônica (acetazolamida)	Aumentam a depuração renal do lítio
IECAs	Há relatos de redução da depuração do lítio, aumento das concentrações e toxicidade
Inibidores dos canais de cálcio	Há relatos de casos de neurotoxicidade; sem interações farmacocinéticas consistentes
Diversos	
Suxametônio (succinilcolina), pancurônio	Relatos de bloqueio neuromuscular prolongado
Metronidazol	Aumenta a concentração de lítio
Metildopa	Há poucos relatos de neurotoxicidade
Bicarbonato de sódio	Aumenta a depuração renal de lítio
Iodetos	Geram efeitos antitireoidianos sinérgicos
Propranolol	É usado para tremor de lítio; possível leve aumento na concentração de lítio
IECAs, inibidores da enzima conversora da angiotensina; AINEs, anti-inflamatórios não esteroides.	

neurológicos induzidos pelo lítio. O tratamento com a combinação deve ser iniciado com doses ligeiramente inferiores às habituais, e as doses devem ser aumentadas de forma gradual. As mudanças de um tratamento antimaníaco para outro devem ser feitas com cuidado, com a menor sobreposição temporal possível entre os medicamentos.

A maioria dos diuréticos (p. ex., tiazidas e poupadores de potássio) pode aumentar as concentrações de lítio; quando o tratamento com esses diuréticos é interrompido, o médico pode precisar aumentar a dosagem diária de lítio do paciente. Diuréticos osmóticos e de alça, inibidores da anidrase carbônica e xantinas (incluindo cafeína) podem reduzir as concentrações de lítio para níveis abaixo das consideradas terapêuticas. Enquanto os IECAs podem causar aumento nas concentrações de lítio, os inibidores do receptor AT_1 da angiotensina II losartana e irbesartana não as alteram. Uma ampla variedade de anti-inflamatórios não esteroides (AINEs) pode diminuir a depuração do lítio, aumentando assim as concentrações dessa substância. Esses medicamentos incluem indometacina, fenilbutazona, diclofenaco, cetoprofeno, oxifenilbutazona, ibuprofeno, piroxicam e naproxeno. *O paciente deve ser claramente avisado dessa interação, uma vez que muitos desses medicamentos estão disponíveis sem receita médica e são comumente usados pela população.* O ácido acetilsalicílico e o sulindaco não afetam as concentrações de lítio.

A coadministração de lítio e quetiapina pode causar sonolência, mas é bem tolerada. A coadministração de lítio e ziprasidona pode aumentar modestamente a incidência de tremor. A coadministração de lítio e inibidores dos canais de cálcio deve ser evitada devido à neurotoxicidade potencialmente fatal.

Uma pessoa que toma lítio e está prestes a se submeter à ECT deve interromper seu uso dois dias antes de iniciar a ECT para reduzir o risco de *delirium*.

Interferências laboratoriais

O lítio não interfere em nenhum exame laboratorial, mas as alterações induzidas por ele incluem aumento da contagem de leucócitos, diminuição da tiroxina sérica e aumento do cálcio sérico. O sangue coletado em um tubo anticoagulante com lítio-heparina produzirá concentrações de lítio falsamente elevadas.

Dosagem e diretrizes clínicas

Exame médico inicial

Todos os pacientes devem ser submetidos a exames laboratoriais e físico de rotina antes de começarem a usar lítio. Os exames laboratoriais devem incluir a concentração sérica de creatinina (ou creatinina urinária de 24 horas se o médico tiver algum motivo para se preocupar com a função renal), eletrólitos, função tireoidiana (TSH, T_3 [triiodotironina] e T_4 [tiroxina]), um hemograma completo, ECG e um teste de gravidez em mulheres em idade fértil.

Recomendações de dosagem

As formulações de lítio incluem cápsulas de carbonato de lítio de liberação imediata de 150, 300 e 600 mg, comprimidos de carbonato de lítio de 300 mg, cápsulas de carbonato de lítio de liberação controlada de 450 mg e xarope de citrato de lítio com 8 mEq/5 mL.*

A dosagem inicial para a maioria dos adultos é de 300 mg da formulação de liberação regular três vezes ao dia. A dose inicial para idosos ou pessoas com insuficiência renal deve ser de 300 mg, uma ou duas vezes ao dia. Após a estabilização, doses entre 900 e 1.200 mg por dia geralmente produzem uma concentração plasmática terapêutica de 0,6 a 1 mEq/L, e uma dose diária de 1.200 a 1.800 mg geralmente produz uma concentração terapêutica de 0,8 a 1,2 mEq/L.

A dosagem de manutenção pode ser administrada em duas ou três doses divididas da formulação de liberação regular ou em uma única dosagem da formulação de liberação sustentada equivalente à dosagem diária combinada da formulação de liberação regular. O uso de doses divididas reduz o desconforto gástrico e evita concentrações únicas com alto pico de lítio.

A descontinuação do lítio deve ser gradual para minimizar o risco de recorrência precoce da mania e permitir o reconhecimento de sinais precoces de recorrência.

---

* N. de R.T.: No Brasil, estão disponíveis comprimidos de liberação imediata de 300 mg e de liberação prolongada de 450 mg.

Monitoramento laboratorial

A medição periódica da concentração sérica de lítio é um aspecto essencial do atendimento ao paciente, mas deve sempre ser combinada com um bom julgamento clínico. Um relato de laboratório listando a faixa terapêutica de 0,5 a 1,5 mEq/L pode levar o médico a ignorar os sinais precoces de intoxicação por lítio em pacientes cujas concentrações são inferiores a 1,5 mEq/L. A toxicidade clínica, especialmente em idosos, foi bem documentada dentro dessa chamada faixa terapêutica.

O monitoramento regular das concentrações séricas de lítio é essencial. Os testes devem ser realizadas a cada dois a seis meses, exceto quando há sinais de toxicidade, durante ajustes de dosagem e em pessoas suspeitas de não estarem aderindo às dosagens prescritas. Nessas circunstâncias, as concentrações podem ser dosadas semanalmente. Os ECGs basais são essenciais e devem ser repetidos anualmente.

Ao obter sangue para avaliar as concentrações de lítio, os pacientes devem estar com uma dosagem de lítio em estado de equilíbrio dinâmico (em geral após cinco dias de dosagem constante), preferencialmente usando um regime de uso de duas ou três vezes ao dia, e a amostra de sangue deve ser coletada 12 horas (± 30 minutos) após uma determinada dose. As concentrações de lítio 12 horas após a administração da dose em pessoas tratadas com preparações de liberação sustentada são geralmente cerca de 30% maiores do que as concentrações correspondentes obtidas daquelas que tomam as preparações de liberação regular. Como os dados disponíveis são baseados em uma amostra de população seguindo um regime de dosagem múltipla, formulações de liberação regular administradas pelo menos duas vezes ao dia devem ser usadas para a determinação inicial das dosagens apropriadas. Os fatores que podem causar flutuações nas mensurações do lítio incluem ingestão dietética de sódio, estado de humor, nível de atividade, posição corporal e uso de um tubo de coleta de sangue inadequado.

Valores laboratoriais que parecem não corresponder ao estado clínico podem resultar da coleta de sangue em um tubo com um anticoagulante de lítio-heparina (o que pode gerar resultados falsamente elevados em até 1 mEq/L) ou do envelhecimento do eletrodo seletivo do íon lítio (o que pode causar imprecisões de até 0,5 mEq/L). Após a definição da dose diária, é razoável mudar para a formulação de liberação sustentada administrada uma vez ao dia.

As concentrações séricas efetivas para mania são de 1,0 a 1,5 mEq/L, um nível associado a 1.800 mg por dia. O intervalo recomendado para o tratamento de manutenção é de 0,4 a 0,8 mEq/L, o que geralmente é alcançado com uma dose diária de 900 a 1.200 mg. Um pequeno número de pessoas não obterá benefícios terapêuticos com uma concentração de lítio de 1,5 mEq/L, mas não terá sinais de toxicidade. Para essas pessoas, a titulação da dosagem de lítio para atingir uma concentração acima de 1,5 mEq/L pode ser necessária. Alguns pacientes podem ser mantidos em concentrações abaixo de 0,4 mEq/L. Pode haver uma variação considerável de paciente para paciente, então é melhor seguir a máxima: "Trate o paciente, não os resultados laboratoriais". A única maneira de estabelecer uma dose ideal para um paciente pode ser por tentativa e erro.

As bulas dos EUA para produtos de lítio listam concentrações séricas efetivas para mania entre 1,0 e 1,5 mEq/L (em geral obtidas com 1.800 mg de carbonato de lítio diariamente) e para manutenção em longo prazo entre 0,6 e 1,2 mEq/L (em geral obtidas com 900 a 1.200 mg de carbonato de lítio diariamente). A relação dose--concentração sanguínea pode variar consideravelmente de paciente para paciente. A probabilidade de atingir uma resposta em concentrações acima de 1,5 mEq/L costuma ser bem menor do que o risco de toxicidade, embora raramente um paciente possa necessitar e tolerar uma concentração sanguínea acima do normal.

O que constitui a extremidade inferior da faixa terapêutica permanece uma questão de debate. Um estudo prospectivo de três anos mostrou que pacientes com uma concentração entre 0,4 e 0,6 mEq/L (média: 0,54) tiveram 2,6 vezes mais chances de recidiva do que aqueles que mantiveram entre 0,8 e 1,0 mEq/L (média: 0,83). No entanto, as maiores concentrações sanguíneas produziram mais efeitos adversos e foram menos bem toleradas.

Se não houver resposta após duas semanas em uma concentração que está começando a causar efeitos adversos, a pessoa deve reduzir o lítio ao longo de uma a duas semanas e experimentar outros medicamentos estabilizadores do humor.

Educação do paciente

O lítio tem um índice terapêutico estreito, e muitos fatores podem perturbar o equilíbrio entre as concentrações de lítio que são bem toleradas e terapêuticas e as que produzem efeitos colaterais ou toxicidade. Portanto, é imperativo que as pessoas que tomam lítio sejam informadas sobre sinais e sintomas de toxicidade, fatores que afetam as concentrações de lítio, como e quando obter exames laboratoriais e a importância da comunicação regular com o médico prescritor. As concentrações de lítio podem ser alteradas por fatores comuns, como transpiração excessiva causada pelo calor ambiente, por exercícios ou pelo uso de agentes amplamente prescritos, como IECAs ou AINEs. Os pacientes podem parar de tomar lítio porque estão se sentindo bem ou porque estão tendo efeitos colaterais. Eles devem ser aconselhados a não interromper ou modificar seu regime de lítio. A Tabela 18-7 lista algumas instruções importantes para os pacientes.

TABELA 22-7   Instruções para pacientes que tomam lítio
O lítio pode ser extremamente eficaz no tratamento da doença. Se não for usado adequadamente e não for monitorado de perto, pode ser ineficaz e potencialmente prejudicial. É importante ter em mente as instruções a seguir.

• **Dosagem**
  • Tome lítio exatamente como indicado pelo seu médico – nunca tome mais ou menos do que a dose prescrita.
  • Não pare de tomar sem falar com seu médico.
  • Se você perder uma dose, tome-a assim que possível. Se for dentro de 4 horas da próxima dose, pule a dose esquecida (cerca de 6 horas no caso de preparações de liberação prolongada ou lenta). Nunca duplique as doses.

• **Exames de sangue**
  • Cumpra o cronograma de exames de sangue regulares recomendados.
  • Apesar de seus inconvenientes e desconfortos, as concentrações sanguíneas de lítio, a função tireoidiana e o estado renal precisam ser monitorados enquanto você tomar lítio.
  • Ao realizar exames para avaliar as concentrações de lítio, você deve ter tomado sua última dose de lítio 12 horas antes.

• **Uso de outros medicamentos**
  • Não inicie nenhum medicamento prescrito ou vendido sem receita médica sem informar seu médico.
  • Até mesmo medicamentos como o ibuprofeno e o naproxeno podem aumentar significativamente as concentrações de lítio.

• **Dieta e ingestão de líquidos**
  • Evite mudanças repentinas em sua dieta ou ingestão de líquidos. Se você seguir uma dieta, seu médico pode precisar aumentar a frequência dos exames de sangue.
  • A cafeína e o álcool atuam como diuréticos e podem diminuir as concentrações de lítio.
  • Durante o tratamento com lítio, é recomendável que você beba cerca de 2 ou 3 litros de líquido diariamente e use quantidades normais de sal.
  • Informe seu médico se você iniciar ou interromper uma dieta com baixo teor de sal.

• **Reconhecendo possíveis problemas**
  • Se você praticar exercícios vigorosos ou apresentar uma doença que causa sudorese, vômitos ou diarreia, consulte seu médico, pois isso pode afetar as concentrações de lítio.
  • Náuseas, constipação, tremores, aumento da sede, frequência de micção, ganho de peso ou inchaço das extremidades devem ser relatados ao seu médico.
  • Visão turva, confusão, perda de apetite, diarreia, vômitos, fraqueza muscular, letargia, tremores, fala arrastada, tonturas, perda de equilíbrio, incapacidade de urinar ou convulsões podem indicar toxicidade grave e necessitam de atenção médica imediata.

23 Agentes para tratar insônia e sonolência diurna excessiva

Nome genérico	Nome comercial	Efeitos adversos	Interações medicamentosas	Interações CYP
Melatonina*	N/A	Sedação, tontura, fadiga, cefaleia	N/A	1A1, 1A2, 1B1, 2C19, 2C9
Ramelteona	Rozerem, Rahime	Sedação, tontura, fadiga	Fluvoxamina	1A2, 2C19, 3A4, 2C9
Tasimelteona*	Hetlioz	Sedação, aumento da alanina aminotransferase, cefaleia	Álcool, fluvoxamina	1A2, 3A4
Agomelatina	Valdoxan, Agoxon, Elencos	Sedação, sintomas GIs, tontura	N/A	1A2, 2C9
Suvorexanto**	Belsomra	Sedação, tontura, cefaleia	SNC	3A4, 2C19
Lemborexanto**	Dayvigo	Sedação, tontura, cefaleia	SNC	3A4, 3A5, 2B6
Daridorexanto**	Quviviq	Sedação, tontura, cefaleia	SNC	3A4
Modafinila	Stavigile	Sedação, erupção cutânea, confusão, cefaleia	SNC	3A4, 3A5, 2C19, 1A2, 2B6, 2C9, 2D6
Armodafinila	Nuvigil	Sedação, erupção cutânea, confusão, cefaleia	SNC	3A4, 3A5, 2C19, 1A2, 2B6, 2C9
Pitolisanto**	Wakix	Arritmia cardíaca, cefaleia	Anti-histamínicos, QT	2D6, 3A4, 1A2, 2B6
Solrianfetol**	Sunosi	Arritmia cardíaca, hipertensão, agitação, insônia, sintomas GIs, cefaleia	IMAOs, ARDs	N/A
Oxibatos de cálcio, magnésio, potássio e sódio**	Xywav	Suicidalidade respiratória, confusão, perda de memória, tontura, sintomas GIs, cefaleia	SNC, valproato	N/A

GIs, gastrintestinais; SNC, sistema nervoso central; QT, fármacos que interferem no intervalo QT; IMAOs, inibidores da monoaminoxidase; ARDs, antagonistas do receptor de dopamina; N/A, não se aplica
* No Brasil, aprovado para a formulação de suplementos alimentares.
** N. de R.T.: Não comercializados no Brasil.

Introdução

Embora vários agentes possam ser prescritos como hipnóticos, este capítulo se concentrará em medicamentos para insônia que têm como alvo específico os receptores de melatonina e orexina, bem como medicamentos usados para sonolência diurna excessiva.

A melatonina é um hormônio que desempenha um papel fundamental na regulação do ciclo sono-vigília, e sua disfunção está ligada não apenas à insônia, mas à depressão e a outros distúrbios. Ela é um ligante natural dos receptores de melatonina acoplados à proteína G. Dois subtipos de receptores (MT_1 e MT_2) são encontrados em humanos e outros mamíferos. Os receptores MT_1 estão em vários locais do sistema nervoso central (SNC) – particularmente nos núcleos supraquiasmáticos (NSQs) do hipotálamo – e desempenham um papel na promoção do sono; os receptores MT_2 estão localizados principalmente na retina e estão ligados à atividade de mudança de fase.

À medida que a ligação entre a arquitetura deficiente do sono ou a insônia e várias condições psiquiátricas foi mais bem estudada nos últimos anos, o interesse em como a disfunção da melatonina afeta o sono e potencialmente contribui para patologias psiquiátricas também aumentou. Por consequência, ligantes melatonérgicos que foram recentemente introduzidos como agentes farmacológicos para promover o sono e normalizar o ritmo circadiano também podem mitigar os sintomas de certos distúrbios psiquiátricos e neurodegenerativos.

Melatonina, ramelteona e tasimelteona são os únicos agonistas do receptor de melatonina disponíveis comercialmente nos Estados Unidos. A melatonina está disponível como suplemento dietético em várias preparações em lojas de produtos naturais e não está coberta pelos regulamentos da Food and Drug Administration (FDA). A ramelteona é um medicamento aprovado pela FDA para o tratamento de insônia caracterizada por dificuldades no início do sono. A tasimelteona foi aprovada para tratar transtornos do sono experimentados por pacientes com síndrome de Smith-Magenis e indivíduos cegos com transtorno de sono-vigília não de 24 horas.

Também estão incluídos neste capítulo os antagonistas da orexina. A orexina é um neuropeptídeo que promove a vigília. Foi demonstrado que a atividade antagônica nos receptores de orexina (OX_1 e OX_2) promove a sonolência e levou ao desenvolvimento de vários antagonistas duplos do receptor de orexina (ADROs). Suvorexanto, lemborexanto e daridorexanto são todos antagonistas altamente seletivos dos receptores de orexina.

Por fim, este capítulo inclui cinco medicamentos indicados pela FDA para melhorar a vigília em pacientes com sonolência diurna excessiva (incluindo narcolepsia), apneia obstrutiva do sono (AOS) e transtorno do trabalho por turnos. Isso inclui: modafinila; armodafinila; pitolisanto; solrianfetol; e oxibatos de cálcio, magnésio, potássio e sódio.

Agentes para insônia

MELATONINA

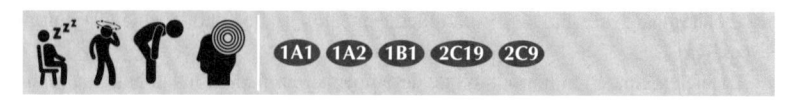

1A1 1A2 1B1 2C19 2C9

A melatonina (*N*-acetil-5-metoxitriptamina) é um hormônio produzido principalmente à noite na glândula pineal. Foi demonstrado que a melatonina ingerida é capaz de atingir e se ligar aos locais de ligação da melatonina no cérebro de mamíferos e de produzir sonolência quando usada em altas doses. Ela está disponível como suplemento dietético e não é um medicamento. Poucos ensaios clínicos bem controlados foram conduzidos para determinar sua eficácia no tratamento de condições como insônia, *jet lag* e transtornos do sono relacionados ao trabalho por turnos, embora evidências preliminares sugiram que é um suplemento seguro para melhorar a qualidade e o tempo total de sono.

Ações farmacológicas

A secreção de melatonina é estimulada pela escuridão e inibida pela luz. Ela é naturalmente sintetizada a partir do aminoácido triptofano. O triptofano é convertido em serotonina e depois convertido em melatonina. A melatonina pode ter uma ação direta no NSQ para influenciar os ritmos circadianos, que incluem *jet lag* e transtornos do sono. Além da glândula pineal, ela também é produzida na retina (onde os receptores M_2 estão localizados) e no trato gastrintestinal (GI).

A melatonina tem uma meia-vida muito curta, de 0,5 a 6 minutos. As concentrações plasmáticas se dão em função da dose administrada e do ritmo endógeno. Cerca de 90% é eliminada por meio do metabolismo de primeira passagem pelas vias CYP1A1 e CYP1A2. A eliminação ocorre principalmente na urina.

A melatonina exógena interage com os receptores de melatonina que suprimem o disparo neuronal e promovem o sono. Não parece haver uma relação de dose-resposta entre a administração exógena de melatonina e os efeitos do sono.

Indicações terapêuticas

A melatonina não é regulamentada pela FDA. Indivíduos têm usado melatonina exógena para tratar dificuldades de sono (insônia, transtornos do ritmo circadiano), câncer (mama, próstata, colorretal), convulsões, depressão, ansiedade e transtorno afetivo sazonal. Alguns estudos sugerem que a melatonina exógena pode ter alguns efeitos antioxidantes, bem como propriedades neuroprotetoras e antienvelhecimento.

Nenhuma dessas alegações foi comprovada pela FDA.

Precauções e efeitos adversos

Os efeitos adversos associados à melatonina incluem fadiga, tontura, cefaleia, irritabilidade e sonolência. Desorientação, confusão, sonambulismo, sonhos vívidos e pesadelos também foram observados, muitas vezes com efeitos desaparecendo após a interrupção da administração de melatonina.

A melatonina pode reduzir a fertilidade em homens e mulheres. Nos homens, a melatonina exógena reduz a motilidade espermática, e sua administração em longo prazo inibe as concentrações de aromatase testicular. Em mulheres, a melatonina exógena pode inibir a função ovariana; por esse motivo, ela foi avaliada como anticoncepcional, mas com resultados inconclusivos.

Uso na gravidez e na lactação

A melatonina ocorre naturalmente no corpo, por isso é considerada segura durante a gravidez. No entanto, não há boas evidências científicas de sua segurança ou riscos. Doses acima de 3 mg/dia não devem ser usadas.

Interações medicamentosas

Como preparação de suplemento dietético, a melatonina exógena não é regulamentada pela FDA e não foi submetida ao mesmo tipo de estudos de interação medicamentosa que foram realizados para outros agonistas da melatonina (ramelteona, tasimelteona). Sugere-se cautela ao coadministrar melatonina com anticoagulantes (p. ex., varfarina, ácido acetilsalicílico e heparina), medicamentos anticonvulsivantes e os que reduzem a pressão arterial.

Interferências laboratoriais

Não há relatos de que a melatonina interfira em testes laboratoriais clínicos comumente usados.

Dosagem e diretrizes clínicas

A melatonina sem receita médica está disponível em inúmeras formulações, dosagens e vias de administração. Por ser considerada um suplemento e não ter sido aprovada pelo FDA, as formulações individuais não são regulamentadas e podem variar em qualidade (consulte o Capítulo 39).

As recomendações padrão são tomar a dose desejada de melatonina na hora de dormir, mas algumas evidências de ensaios clínicos sugerem que a administração até 2 horas antes da hora habitual de dormir pode produzir maior melhora no início do sono.

RAMELTEONA

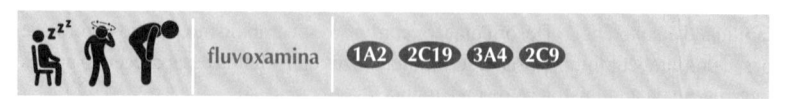

fluvoxamina 1A2 2C19 3A4 2C9

A ramelteona é um agonista do receptor de melatonina usado para tratar a insônia no início do sono. Ao contrário dos benzodiazepínicos, ela não tem afinidade apreciável pelo complexo do receptor do ácido γ-aminobutírico (GABA).

Ações farmacológicas

A ramelteona é rapidamente absorvida e eliminada em um intervalo de dose de 4 a 64 mg. A concentração plasmática máxima ($C_{máx}$) é atingida aproximadamente 45 minutos após a administração, e a meia-vida de eliminação é de 1 a 2,6 horas. A absorção total da ramelteona é de pelo menos 84%, mas o extenso metabolismo de primeira passagem resulta em uma biodisponibilidade de apenas 2%. Ela é metabolizada principalmente pela isoenzima CYP1A2 do citocromo P450 e eliminada principalmente na urina. A dosagem repetida uma vez ao dia não parece resultar em acúmulo, provavelmente devido à curta meia-vida do composto.

A ramelteona essencialmente simula as propriedades promotoras de sono da melatonina e tem alta afinidade pelos receptores de melatonina MT_1 e MT_2.

Indicações terapêuticas

A ramelteona foi aprovada pela FDA em 2005 para o tratamento de insônia caracterizada pela dificuldade em iniciar o sono. Ensaios clínicos e estudos em animais não conseguiram encontrar evidências de insônia rebote ou efeitos de abstinência.

Usos *off-label*

O potencial uso *off-label* está centrado no uso em transtornos do ritmo circadiano, predominantemente *jet lag*, síndrome da fase retardada do sono e transtorno do sono por turnos.

Precauções e efeitos adversos

A cefaleia é o efeito adverso mais comum da ramelteona. Outros efeitos adversos podem incluir sonolência, fadiga, tontura, piora da insônia, depressão, náuseas e diarreia. O medicamento não deve ser usado em pacientes com insuficiência hepática grave. Ele também não é recomendado para pacientes com apneia grave do sono ou doença pulmonar obstrutiva crônica grave. As concentrações de prolactina podem aumentar em mulheres.

Verificou-se que a ramelteona às vezes diminui o cortisol e a testosterona no sangue e aumenta a prolactina. Pacientes do sexo feminino devem ser monitoradas quanto à cessação da menstruação e à galactorreia, bem como à diminuição da libido e a problemas de fertilidade. A segurança e a eficácia da ramelteona em crianças não foram estabelecidas.

Uso na gravidez e na lactação

Este medicamento só deve ser usado na gravidez se o potencial benefício justificar o possível risco para o feto. Não se sabe se a ramelteona é excretada no leite materno humano. Ela é classificada como um medicamento da categoria C na gravidez.

Interações medicamentosas

A CYP1A2 é a principal isoenzima envolvida no metabolismo hepático da ramelteona. Por consequência, a fluvoxamina e outros inibidores da CYP1A2 podem aumentar os efeitos colaterais da ramelteona.

A ramelteona deve ser administrada com cautela em pacientes que tomam inibidores da CYP1A2, inibidores fortes da CYP3A4, como o cetoconazol, e inibidores fortes da CYP2C, como o fluconazol. Não foram encontradas interações clinicamente significativas quando a ramelteona foi coadministrada com omeprazol, teofilina, dextrometorfano, midazolam, digoxina e varfarina.

TABELA 23-1 Medicamentos para o tratamento de insônia

Medicamentos	Preparações	Dose diária inicial	Faixa de dosagem diária padrão	Dose máxima diária
Melatonina	Vários	N/A[a]	N/A[a]	N/A[a]
Ramelteona	Comprimido de 8 mg	8 mg	8 mg	8 mg
Tasimelteona	Cápsulas de 20 mg[b]	20 mg	20 mg	20 mg
Tasimelteona	Suspensão oral de 4 mg/mL[c]	0,7 mg para pacientes ≤ 28 kg; 20 mg para pacientes > 28 kg	0,7 mg para pacientes ≤ 28 kg; 20 mg para pacientes > 28 kg	0,7 mg para pacientes ≤ 28 kg; 20 mg para pacientes > 28 kg
Suvorexanto	Comprimidos de 5, 10, 15 e 20 mg	10 mg	10-20 mg	20 mg
Lemborexanto	Comprimidos de 5 e 10 mg	5 mg	5-10 mg	10 mg
Daridorexanto	Comprimidos de 25 e 50 mg	25 mg	25-50 mg	50 mg

[a]A melatonina não foi aprovada para uso pela FDA e está amplamente disponível como medicamento vendido sem receita médica. Os pacientes devem seguir as instruções de dosagem na bula do medicamento.
[b]Tasimelteona cápsulas é indicado para pacientes com 16 anos de idade ou mais.
[c]Tasimelteona suspensão oral é indicado para pacientes de 3 a 15 anos de idade.

Dosagem e diretrizes clínicas

A dose habitual de ramelteona é de 8 mg dentro de 30 minutos antes de dormir. Ela não deve ser tomada com ou imediatamente após refeições com alto teor de gordura. Consulte a Tabela 23-1 para obter as diretrizes de dosagem.

TASIMELTEONA

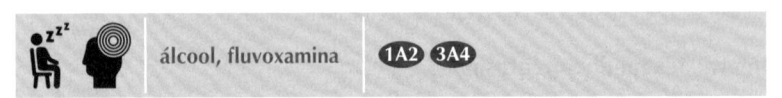

álcool, fluvoxamina   1A2   3A4

A tasimelteona foi aprovada pela FDA em 2014 para uso em transtornos do sono-vigília não de 24 horas, um distúrbio no qual o ritmo circadiano não se sincroniza com as 24 horas do dia. A aprovação foi limitada a indivíduos cegos e sem percepção da luz. Em 2020, a tasimelteona foi aprovada para uso na síndrome de Smith-Magenis em pacientes com 3 anos de idade ou mais para o tratamento de distúrbios do sono noturno.

Ações farmacológicas

A tasimelteona é rapidamente absorvida após administração oral e atinge um pico de concentração em 0,5 a 3 horas quando tomada em jejum. O tempo de absorção é retardado em 1,75 horas após uma refeição rica em gordura, sugerindo que o medicamento deve ser tomado sem alimentos para obter o máximo efeito. A tasimelteona está 90% ligada às proteínas e é extensivamente metabolizada pelas isoenzimas CYP1A2 e CYP3A4 do citocromo P450, com apenas 1% do composto original sendo excretado inalterado na urina. Cerca de 80% da tasimelteona radiomarcada é excretada na urina, enquanto apenas 4% é excretada nas fezes. A meia-vida média de eliminação da tasimelteona é de $1,3 \pm 0,4$ horas. A administração repetida uma vez ao dia não parece resultar em acumulação.

Acredita-se que o efeito promotor do sono da tasimelteona seja mediado por sua interação com os receptores de melatonina. Ela é um agonista dos receptores MT_1 e MT_2 e tem maior afinidade pelos receptores MT_2 do que pelos MT_1. Os metabólitos da tasimelteona têm menos de um décimo da afinidade de ligação do composto original em ambos os receptores.

Indicações terapêuticas

A formulação em cápsulas da tasimelteona foi aprovada para uso em pacientes adultos cegos com transtorno de sono-vigília não de 24 horas e em pacientes com 16 anos de idade ou mais com distúrbios do sono noturno na síndrome de Smith-Magenis. A suspensão oral foi aprovada para uso em pacientes pediátricos com síndrome de Smith-Magenis que têm entre 3 e 15 anos de idade.

Usos *off-label*

A tasimelteona pode ajudar pacientes com insônia primária e outros distúrbios relacionados ao sono (p. ex., distúrbio do *jet lag*, distúrbio da fase do sono avançada, transtorno do trabalho por turnos).

Precauções e efeitos adversos

Os pacientes devem limitar a atividade após tomar tasimelteona, pois ela causa sonolência e pode prejudicar o desempenho de tarefas que requerem atenção total do indivíduo.

Os efeitos adversos mais comuns relatados durante os ensaios clínicos são cefaleia, aumento da alanina aminotransferase (duas vezes maior do que o grupo placebo) e sonhos anormais.

Uso na gravidez e na lactação

Em estudos com animais, a administração de tasimelteona em doses superiores às recomendadas resultou em toxicidade no desenvolvimento. No entanto, nenhum estudo controlado foi realizado em gestantes humanas; portanto, o medicamento é classificado na categoria de gravidez C.

Não se sabe se a tasimelteona é excretada no leite humano. A administração do medicamento em lactantes é recomendada somente se os benefícios superarem os potenciais riscos.

Interações medicamentosas

Como a CYP1A2 e a CYP3A4 são as principais isoenzimas envolvidas no metabolismo hepático da tasimelteona, ela deve ser administrada com precaução em pacientes que tomam inibidores ou indutores da CYP1A2 ou da CYP3A4. A coadministração com fluvoxamina (um inibidor potente da CYP1A2) aumenta duas vezes a $C_{máx}$ da tasimelteona, enquanto a coadministração com cetoconazol (um inibidor potente da CYP3A4) aumenta a exposição à tasimelteona em 50%. A exposição à tasimelteona diminui em 90% quando coadministrada com rifampicina (um forte indutor da CYP3A4), indicando que a eficácia da tasimelteona pode ser limitada se usada em conjunto com um indutor potente da CYP3A4.

Não foram encontradas interações clinicamente significativas quando a tasimelteona foi coadministrada com midazolam ou rosiglitazona.

Estudos clínicos encontraram uma tendência de efeito sinérgico com o consumo de álcool.

Interferências laboratoriais

A tasimelteona não é conhecida por interferir com quaisquer testes laboratoriais clínicos comumente usados.

Dosagem e diretrizes clínicas

A tasimelteona está disponível na forma de cápsula gelatinosa dura de 20 mg e em suspensão oral. A suspensão oral é fornecida em 4 mg/mL de suspensão opaca amarelo-branca em frascos de 48 mL ou 158 mL.

A cápsula é indicada para uso em adultos com 16 anos de idade ou mais. A solução oral é indicada para pacientes pediátricos de 3 a 15 anos de idade. Antes de cada administração, deve ser agitada por pelo menos 30 segundos e armazenada refrigerada quando não estiver em uso. A tasimelteona tem uma vida útil curta e, dependendo da embalagem, deve ser descartada dentro de cinco a oito semanas após a abertura.

A dosagem recomendada de tasimelteona para adultos é uma cápsula de 20 mg tomada 1 hora antes de deitar, sem alimentos. Da mesma forma, a administração de tasimelteona em pacientes pediátricos deve ocorrer 1 hora antes da hora de dormir, sem alimentos. Para crianças com peso superior a 28 kg, a dose deve ser de 20 mg. Em pacientes pediátricos com peso igual ou inferior a 28 kg, a dose deve ser de 0,7 mg/kg. Consulte a Tabela 23-1 para obter as diretrizes de dosagem.

O efeito máximo do medicamento pode não ser percebido por várias semanas ou meses de uso.

Não são necessários ajustes de dose em pacientes com insuficiência hepática ou renal leve ou moderada.

AGOMELATINA

A agomelatina é estruturalmente relacionada à melatonina, sendo usada na Europa para o tratamento de transtorno depressivo maior. Ela atua como agonista nos receptores de melatonina (MT_1 e MT_2) e como antagonista da serotonina. É indicada principalmente para uso no tratamento de transtorno depressivo maior. A análise dos dados dos ensaios clínicos com agomelatina levantou sérias questões sobre a eficácia e a segurança do medicamento, e atualmente ela não está sendo comercializada nos Estados Unidos.

ANTAGONISTAS DUPLOS DO RECEPTOR DE OREXINA

Até o momento em que este capítulo foi escrito, a FDA havia aprovado três ADROs para o tratamento de insônia em adultos. Eles incluem suvorexanto (aprovado em agosto de 2014), lemborexanto (aprovado em dezembro de 2019) e daridorexanto (aprovado em janeiro de 2022).

Ações farmacológicas

O suvorexanto normalmente atinge as concentrações máximas em 2 horas se tomado em jejum. Uma refeição com alto teor de gordura pode retardar o tempo para atingir o pico das concentrações em cerca de 1,5 horas, mas não resulta em mudança significativa na exposição. Ele está extensivamente ligado às proteínas plasmáticas e tem uma biodisponibilidade estimada de 82% para uma dosagem de 10 mg. O suvorexanto é metabolizado principalmente pelas isoenzimas CYP3A do citocromo P450, com uma pequena contribuição das isoenzimas CYP2C19; ele é eliminado principalmente pelas fezes (66%) e, em menor extensão, pela urina (23%). A farmacocinética sistêmica do suvorexanto é linear, com uma acumulação de uma a duas vezes com a administração uma vez ao dia; sua meia-vida média é de 12 horas; e o estado de equilíbrio dinâmico é atingido em três dias. Embora a FDA tenha determinado que o suvorexanto é eficaz, ela adverte que pode não ser seguro em doses mais altas.

O lemborexanto atinge a concentração máxima em 1 a 3 horas em jejum, e os alimentos podem afetar sua absorção. Uma refeição rica em gorduras e calorias reduz a $C_{máx}$ em 23%, retarda a $T_{máx}$ em 2 horas e aumenta a AUC_{0-inf} em 18%. A ligação às proteínas é de aproximadamente 94%. O lemborexanto é metabolizado pelas isoenzimas CYP3A4 do citocromo P450 e, em menor extensão, pelas isoenzimas CYP3A5, sendo eliminado principalmente pelas fezes (57,4%) e 29,1% pela urina. A meia-vida média das doses de 5 mg e 10 mg é de 17 e 19 horas, respectivamente. Após doses únicas de lemborexanto de 2,5 a 75 mg (10 mg sendo a dose máxima recomendada), a exposição aumenta ligeiramente menos do que em proporção à dose. A extensão da acumulação de lemborexanto no estado de equilíbrio dinâmico é de 1,5 a 3 vezes neste intervalo de doses.

O daridorexanto atinge a concentração máxima em 1 a 2 horas em jejum. Uma refeição com alto teor de gordura e calorias diminui a $C_{máx}$ e retarda a $T_{máx}$ em 1,3 horas, mas não afeta a exposição total. O daridorexanto tem uma biodisponibilidade absoluta de 62%, e a ligação às proteínas é de 99,7%. O medicamento é extensivamente metabolizado, principalmente pelas isoenzimas CYP3A4 do citocromo P450 (89%), e é excretado nas fezes (57%) e na urina (28%), com apenas vestígios do fármaco original encontrados em ambas. A meia-vida terminal é de 8 horas. A exposição no plasma é proporcional à dose, sem acumulação. Conforme mencionado anteriormente, os três ADROs descritos neste capítulo bloqueiam os receptores de orexina, impedindo, assim, a ligação dos neuropeptídeos de orexina A e orexina B para reduzir a vigília. Eles não têm efeitos no sistema GABAérgico.

Indicações terapêuticas

Os três medicamentos são indicados para o tratamento de insônia em adultos. Ensaios clínicos e estudos em animais não conseguiram encontrar evidências de insônia de rebote ou efeitos de abstinência.

Precauções e efeitos adversos

Os ADROs são depressores do SNC e podem prejudicar a vigília diurna, especialmente em pacientes que não dormem uma noite inteira enquanto tomam esses medicamentos. Por consequência, os pacientes não devem operar máquinas pesadas ou dirigir enquanto experimentam os efeitos agudos do medicamento.

Os efeitos adversos mais comuns incluem sonolência, tontura, cefaleia, sonhos incomuns, boca seca, tosse e diarreia. Alguns efeitos adversos graves incluem incapacidade temporária de se mover ou falar por vários minutos ao pegar no sono ou acordar e fraqueza temporária nas pernas durante o dia ou à noite. Os sintomas de *overdose* geralmente incluem sonolência extrema.

Pacientes idosos podem ter maior risco de sonolência e sedação após tomar ADROs, o que pode colocá-los em maior risco de quedas. Deve-se ter cuidado ao prescrever doses de mais de 5 mg por dia para esses pacientes (≥ 65 anos). Os efeitos do ADROs em pacientes com comprometimento da função respiratória devem ser considerados. Infelizmente, nenhum estudo clínico em indivíduos com problemas respiratórios foi realizado até o momento.

As concentrações sanguíneas de suvorexanto estão aumentadas em pacientes obesos em comparação com pacientes não obesos e em mulheres em comparação com homens. Particularmente em mulheres obesas, o risco aumentado de efeitos adversos relacionados à exposição deve ser considerado antes de aumentar a dose.

Ao contrário dos agonistas da melatonina, os ADROs são classificados como substâncias controladas da Classe IV.

Uso na gravidez e na lactação

A segurança e a eficácia dos ADROs durante a gravidez não foram estabelecidas.

Nenhuma informação foi publicada sobre o uso de ADROs durante a lactação, mas sua alta ligação às proteínas sugere que pequenas quantidades são excretadas no leite materno.

Interações medicamentosas

Não há interações graves, mas a coadministração com inibidores fortes da CYP3A4, incluindo suco de toranja, não é recomendada. A coadministração com outros depressores do SNC, incluindo álcool, pode causar efeitos sinérgicos e levar ao aumento da sonolência e efeitos adversos mais graves.

Interferências laboratoriais

Não há relatos de que os ADROs interfiram em testes laboratoriais clínicos comumente usados.

Dosagem e diretrizes clínicas

Consulte a Tabela 23-1 para obter um esboço das diretrizes de dosagem.

Suvorexanto

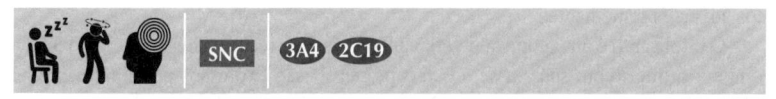

SNC | **3A4** | **2C19**

A dose inicial recomendada de suvorexanto é de 10 mg à noite 30 minutos antes de ir dormir, com pelo menos 7 horas de sono planejado antes de acordar. Se a dose de 10 mg for bem tolerada, mas não eficaz, a dose pode ser aumentada para 20 mg, mas não deve exceder 20 mg por dia. Não é necessário ajuste de dose em pacientes com insuficiência renal ou em pacientes com insuficiência hepática leve a moderada. O medicamento não é recomendado se a insuficiência hepática for grave. O suvorexanto está disponível em comprimidos de 5, 10, 15 e 20 mg.

Lemborexanto

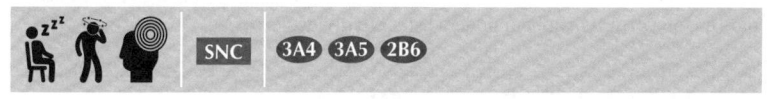

SNC | **3A4** | **3A5** | **2B6**

O lemborexanto está disponível em comprimidos de 5 e 10 mg. Os pacientes são aconselhados a começarem com 5 mg à noite, imediatamente antes de dormir, com pelo menos 7 horas de sono planejado antes de acordar. A dose pode ser aumentada para 10 mg com base na tolerabilidade do paciente. A dose máxima de lemborexanto em pacientes com insuficiência hepática moderada é de 5 mg por noite. Pacientes com insuficiência hepática grave não devem tomar lemborexanto.

Daridorexanto

SNC | **3A4**

O daridorexanto está disponível em comprimidos de 25 e 50 mg. A faixa de dosagem recomendada de daridorexanto é de 25 a 50 mg, tomada dentro de 30 minutos antes ir para a cama, com pelo menos 7 horas de sono planejado antes de acordar. A dose máxima de daridorexanto em pacientes com insuficiência hepática moderada é de 25 mg por noite. Pacientes com insuficiência hepática grave não devem tomar daridorexanto.

Agentes para sonolência diurna excessiva

A modafinila é um composto racêmico. Tanto a modafinila quanto seu enantiômero R, a armodafinila, exercem efeitos clínicos ao aumentarem a neurotransmissão das catecolaminas. Descobriu-se que a modafinila ativa os neurônios da orexina (hipocretina) do hipotálamo lateral. Além dos efeitos promotores da vigília, a modafinila aumenta a atividade motora, a euforia e as alterações na percepção, nas emoções e na cognição típicas dos estimulantes do SNC. Ambos os medicamentos têm efeitos clínicos e efeitos adversos semelhantes.

O pitolisanto é um agonista inverso/antagonista do receptor histaminérgico 3 (H_3) que é o primeiro em sua classe. Os receptores H_3 são expressos principalmente no SNC e podem desempenhar um papel inibitório na liberação de outros neurotransmissores, como dopamina, GABA, acetilcolina, noradrenalina, serotonina e histamina.

O solrianfetol é um inibidor da recaptação de noradrenalina-dopamina (IRND) que acredita-se induzir a vigília ao aumentar as concentrações de noradrenalina e dopamina no SNC.

Uma combinação de oxibatos de cálcio, magnésio, potássio e sódio comercializada sob o nome comercial Xywav foi aprovada para o tratamento de sonolência diurna excessiva em pacientes com 7 anos de idade ou mais com narcolepsia. Acredita-se que os efeitos terapêuticos dos sais de oxibato sejam mediados pelas ações do $GABA_B$ durante o sono em neurônios noradrenérgicos e dopaminérgicos. Os neurônios talamocorticais também podem estar envolvidos.

MODAFINILA E ARMODAFINILA

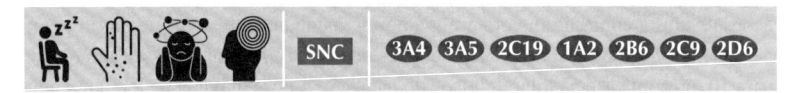

SNC 3A4 3A5 2C19 1A2 2B6 2C9 2D6

Ações farmacológicas

Os enantiômeros da modafinila (uma proporção de 1:1 de R-modafinila e S-modafinila) têm farmacocinética diferente e não se interconvertem. As concentrações plasmáticas máximas de modafinila e armodafinila ocorrem 2 a 4 horas após a administração. A ingestão de alimentos não afeta a biodisponibilidade, mas o tempo para atingir as concentrações máximas pode ser adiado em até 1 hora se ingerido com alimentos. Ambos os fármacos estão moderadamente ligados às proteínas plasmáticas (aproximadamente 60%), principalmente à albumina, e ambos são extensivamente metabolizados pelo fígado, com as isoenzimas CYP3A4 e CYP3A5 desempenhando papéis significativos no metabolismo. Aproximadamente 80% dos dois medicamentos são excretados na urina em 11 dias, em comparação com apenas 1% nas fezes. Apenas 10% do composto original é excretado na urina.

Após doses múltiplas, a meia-vida de eliminação da modafinila é de 15 horas e a meia-vida da R-modafinila é aproximadamente 3 vezes a da S-modafinila. Os estados de equilíbrio dinâmico aparentes da modafinila total e da R-modafinila são alcançados após dois a quatro dias da dosagem, enquanto os estados de equilíbrio dinâmico da armodafinila são alcançados em sete dias.

A narcolepsia-cataplexia resulta da deficiência de hipocretina, um neuropeptídeo hipotalâmico. A modafinila e a armodafinila ativam os neurônios produtores de hipocretina e não funcionam por meio do mecanismo dopaminérgico. Elas têm propriedades agonistas $α_1$-adrenérgicas, o que pode explicar seus efeitos estimulantes, com a consequente vigília podendo ser atenuada pela prazosina, um antagonista $α_1$-adrenérgico. Algumas evidências sugerem que a modafinila e a armodafinila têm alguns efeitos bloqueadores da recaptação de noradrenalina.

Indicações terapêuticas

A modafinila e a armodafinila são indicadas para melhorar a vigília em adultos com sonolência excessiva associada à AOS, narcolepsia ou transtorno do trabalho por turnos. Em comparação direta com medicamentos semelhantes às anfetaminas, a modafinila e a armodafinila são igualmente eficazes na manutenção da vigília, mas com menor risco de ativação excessiva.

Usos *off-label*

Transtorno de déficit de atenção/hiperatividade

Embora haja algumas evidências conflitantes sobre a eficácia da modafinila e da armodafinila no tratamento de sintomas associados ao transtorno de déficit de atenção/hiperatividade (TDAH) em adultos e crianças, vários ensaios demonstraram a eficácia clínica da modafinila nos principais sintomas de desatenção, hiperatividade e impulsividade, tanto na escola quanto em casa. Além disso, o uso de modafinila ou armodafinila pode ser preferido aos estimulantes porque o risco de abuso é baixo e o seu uso adequado não afeta a arquitetura do sono.

Episódios depressivos agudos unipolares e bipolares

A modafinila e a armodafinila podem reduzir a gravidade dos episódios depressivos quando tomadas em conjunto com antidepressivos.

Dependência de cocaína

Dados limitados sugerem que a modafinila, quando usada em conjunto com a terapia comportamental individual, pode diminuir o desejo por cocaína e aumentar os dias de não uso de cocaína em pacientes com transtorno por uso de cocaína sem dependência comórbida de álcool.

Fadiga

Algumas evidências sugerem que um regime de baixa dose de modafinila pode tratar alguns sintomas de fadiga associados ao câncer ou à esclerose múltipla (EM), embora alguns estudos duplo-cegos mostrem que a modafinila não foi superior ao placebo no tratamento de fadiga relacionada à EM e causou efeitos adversos mais frequentes do que o placebo.

Precauções e efeitos adversos

A modafinila e a armodafinila podem causar uma erupção cutânea grave e levar à síndrome de Stevens-Johnson ou à reação de hipersensibilidade multiorgânica, momento em que o medicamento deve ser interrompido imediatamente. O angioedema também foi observado com o uso dos medicamentos, os quais devem ser interrompidos ao primeiro sinal de angioedema ou anafilaxia. A sonolência excessiva pode persistir após o uso de modafinila ou armodafinila; portanto, os médicos devem perguntar aos pacientes sobre seu grau de sonolência para reavaliarem o tratamento e aconselharem sobre os riscos de certos comportamentos ou ações. Dependendo do nível de sonolência excessiva, pode ser aconselhável incentivar os pacientes a evitarem dirigir ou realizar outras atividades potencialmente perigosas.

Recomenda-se cautela em pacientes com histórico de psicose, depressão ou mania, pois o tratamento com modafinila ou armodafinila pode exacerbar essas condições. Os efeitos adversos psiquiátricos mais comuns incluem ansiedade, nervosismo, insônia, confusão, agitação e depressão. Outros efeitos adversos incluem dor de cabeça, náuseas, diarreia, anorexia e boca seca.

Eventos cardiovasculares, incluindo dor torácica, palpitações, dispneia e alterações transitórias isquêmicas da onda T no ECG, foram relatados em indivíduos com prolapso da valva mitral ou hipertrofia ventricular esquerda. Por consequência, pacientes com qualquer condição cardiovascular não devem ser tratados com modafinila ou armodafinila se já estiverem recebendo estimulantes do SNC.

A farmacocinética da modafinila pode ser alterada em homens mais velhos e em pacientes com insuficiência hepática crônica.

Como a modafinila e a armodafinila são medicamentos da Classe IV, existe um risco leve de abuso, particularmente em pacientes com histórico de abuso de substâncias.

Uso na gravidez e na lactação

A modafinila e a armodafinila só devem ser usadas na gravidez se o potencial benefício justificar o possível risco para o feto. Não se sabe se a ramelteona é excretada no leite materno humano. Ambos os medicamentos são classificados como categoria C na gravidez.

Interações medicamentosas

In vitro, foi demonstrado que a modafinila inibe a isoenzima CYP2C19 do citocromo P450 (CYP) (inibição reversível moderadamente potente); induz modestamente a CYP1A2, a CYP3A4/5 e a CYP2B6; e suprime a CYP2C9. O monitoramento mais frequente dos tempos de protrombina/INR deve ser considerado se os pacientes estiverem tomando varfarina e modafinila.

Interferências laboratoriais

Não há relatos de que a modafinila e a armodafinila interfiram em testes laboratoriais clínicos comumente usados.

Dosagem e diretrizes clínicas

A dose inicial de modafinila é de 200 mg pela manhã em indivíduos clinicamente saudáveis e de 100 mg pela manhã em pessoas com insuficiência hepática. Algumas pessoas tomam uma segunda dose de 100 ou 200 mg à tarde. A dose diária máxima recomendada é de 400 mg, embora doses de 600 a 1.200 mg ao dia tenham sido usadas com segurança. Os efeitos adversos se tornam proeminentes com o uso de mais de 400 mg ao dia. Em comparação com medicamentos semelhantes a anfetaminas, a modafinila promove a vigília, mas produz menos atenção e menos irritabilidade. Tanto a modafinila como a armodafinila são geralmente bem toleradas.

Algumas pessoas com sonolência diurna excessiva estendem a atividade da dose matinal de modafinila com uma dose de metilfenidato à tarde. A armodafinila é praticamente idêntica à modafinila, mas é administrada de forma diferente, com uma faixa de dose de 50 a 250 mg por dia.

Para pacientes com insuficiência hepática grave, a dosagem de ambos os medicamentos deve ser reduzida em 50% com relação àquela de pacientes com função hepática normal.

Consulte a Tabela 23-2 para obter um esboço das diretrizes de dosagem.

PITOLISANTO

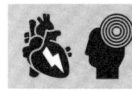

antihistamines 2D6 3A4 1A2 2B6

Ações farmacológicas

A absorção oral do pitolisanto é de 90%, e o tempo médio até a concentração plasmática máxima é de 3,5 horas. A farmacocinética não é afetada pelo consumo concomitante de uma refeição rica em gordura, e a ligação às proteínas plasmáticas é de 91% a 96%. O pitolisanto é extensivamente metabolizado principalmente pelas isoenzimas CYP2D6 do citocromo P450 e, em menor extensão, pela CYP3A4 e não produz metabólitos ativos. Ele tem meia-vida de 20 horas e é excretado principalmente

TABELA 23-2	Medicamentos para tratametno de sonolência diurna excessiva			
Medicamento	Preparações	Dose diária inicial	Faixa de dosagem diária padrão	Dose máxima diária
Modafinila	Comprimidos de 100 e 200 mg	100 mg	100-200 mg	400 mg
Armodafinila	Comprimidos de 50, 150 e 250 mg	50 mg	150-250 mg	250 mg
Pitolisanto	Comprimidos de 4,45 e 17,8 mg	8,9 mg	17,8-35,6 mg	35,6 mg
Solrianfetol	Comprimidos de 75 e 150 mg	37,5 mg ou 75 mg[a]	37,5-150 mg	150 mg

[a]A dosagem inicial para o tratamento de apneia obstrutiva do sono com solrianfetol é de 37,5 mg, uma vez ao dia. Para tratar a narcolepsia, a dose é de 75 mg, uma vez ao dia.

na urina (90%) e apenas uma pequena quantidade nas fezes (2,3%). Menos de 2% do composto original é excretado inalterado na urina. A exposição aumenta proporcionalmente com a dose. Com a dosagem regular, o estado de equilíbrio dinâmico é alcançado em sete dias.

O pitolisanto é um agonista inverso/antagonista dos receptores da histamina 3 (H_3) e praticamente não tem afinidade de ligação a outros receptores histaminérgicos. Uma compreensão completa do papel que os receptores H_3 desempenham na regulação do ciclo sono-vigília ainda não foi elucidada.

Indicações terapêuticas

O pitolisanto é indicado para o tratamento de sonolência diurna em pacientes adultos com narcolepsia.

Usos *off-label*

Cataplexia

Um estudo randomizado, duplo-cego e controlado por placebo mostrou que o pitolisanto foi bem tolerado e eficaz para o tratamento de cataplexia em pacientes com narcolepsia.

Usos pediátricos

Estudos preliminares sugerem que o pitolisanto pode ser seguro para uso em pacientes pediátricos com narcolepsia, mas há necessidade de mais análises farmacocinéticas nessa população. Há evidências limitadas de que ele pode aliviar a carga de doenças de pacientes pediátricos com síndrome de Prader-Willi, incluindo sonolência diurna excessiva, sono noturno de baixa qualidade e dificuldades cognitivas.

Precauções e efeitos adversos

O pitolisanto prolonga o intervalo QT e deve ser evitado em pacientes com prolongamento do QT estabelecido ou em pacientes que estão usando outros medicamentos conhecidos por prolongarem o intervalo QT. Pacientes com arritmias cardíacas podem ter risco aumentado de *torsades de pointes* e efeitos adversos graves. Pacientes com insuficiência hepática ou renal podem ter maior risco de efeitos adversos devido ao aumento das concentrações séricas do medicamento.

O pitolisanto está contraindicado em pacientes com insuficiência hepática grave e não é recomendado para pacientes com doença renal em estágio terminal.

Alguns dos efeitos adversos mais comuns associados ao pitolisanto incluem cefaleia, insônia, náuseas, desconforto abdominal, ansiedade e perda de apetite.

Uso na gravidez e na lactação

Embora nenhum estudo definitivo tenha demonstrado que o pitolisanto pode afetar adversamente o desenvolvimento do feto, o medicamento não deve ser usado durante a gravidez, a menos que os benefícios superem quaisquer riscos claros. Embora os testes não tenham concluído se o pitolisanto está presente no leite de lactantes, foi determinado que, como aparece no leite de ratas lactantes, provavelmente está no leite materno humano.

Interações medicamentosas

Os inibidores fortes da CYP2D6 aumentam a exposição ao pitolisanto em 2,2 vezes, e os indutores fortes da CYP3A4 diminuem a exposição ao pitolisanto em 50%. Os antagonistas do receptor H_1 que atravessam a barreira hematoencefálica podem inibir a eficácia do pitolisanto e não devem ser coadministrados.

O pitolisanto é um indutor limítrofe/fraco da CYP3A4 e, se coadministrado com alguns medicamentos, incluindo contraceptivos, pode reduzir a eficácia.

Interferências laboratoriais

O pitolisanto não é conhecido por interferir com quaisquer testes laboratoriais clínicos comumente usados.

Dosagem e diretrizes clínicas

A faixa de dosagem recomendada de pitolisanto é de 17,8 a 35,6 mg, administrada uma vez ao dia ao acordar. As doses estão disponíveis em comprimidos orais de 4,45 e 17,8 mg e devem ser administradas de acordo com o seguinte esquema:

- Semana 1: comece com uma dose de 8,9 mg (dois comprimidos de 4,45 mg), uma vez por dia.
- Semana 2: aumente a dose para 17,8 mg (um comprimido de 17,8 mg), uma vez ao dia.
- Semana 3: se tolerado, aumente a dose para 35,6 mg (dois comprimidos de 17,8 mg), uma vez ao dia.

Se for bem tolerado, dobre a dose se coadministrado com indutores da CYP3A4 e, em seguida, retorne à dose normal se o indutor for descontinuado. Reduza a dose pela metade se coadministrado com inibidores da CYP2D6. As reduções da dose são recomendadas em pacientes metabolizadores lentos da CYP2D6.

Em pacientes com insuficiência hepática moderada, inicie com a dose diária normal de 8,9 mg, mas espere duas semanas antes de aumentar a dose para 17,8 mg, uma vez ao dia. O pitolisanto está contraindicado em pacientes com insuficiência hepática grave.

Em pacientes com insuficiência renal, inicie com a dose diária normal de 8,9 mg e aumente a dose para 17,8 mg, uma vez ao dia, após sete dias, mas não exceda a dose de 17,8 mg.

SOLRIANFETOL

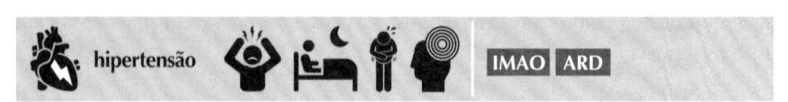

hipertensão | IMAO | ARD

O solrianfetol foi aprovado pela FDA para tratar a sonolência diurna excessiva associada à narcolepsia e à AOS em 2019.

Ações farmacológicas

A biodisponibilidade oral do solrianfetol é de 95%. O tempo médio até a concentração plasmática máxima é de 2 horas, o que pode ser retardado quando ingerido com uma refeição rica em gordura, embora os alimentos não pareçam afetar a exposição. Ele tem baixa ligação às proteínas plasmáticas, variando de 13,3% a 19,4%. O solrianfetol é minimamente metabolizado, com 95% do composto original sendo excretado inalterado na urina. A meia-vida média aparente do solrianfetol é de 7,1 horas, e o estado de equilíbrio dinâmico é alcançado em três dias.

O solrianfetol inibe a recaptação de noradrenalina e dopamina ao se ligar a transportadores com baixa afinidade, embora não esteja claro por que isso melhora a vigília em pacientes.

Indicações terapêuticas

O solrianfetol é indicado para tratar a sonolência diurna excessiva associada à narcolepsia e AOS.

Usos *off-label*

O solrianfetol tem sido usado para tratar a sonolência diurna excessiva em pessoas com hipersonia idiopática.

Precauções e efeitos adversos

O solrianfetol está contraindicado em pacientes que tomam inibidores da monoaminoxidase (IMAOs) ou em pacientes que interromperam o uso de IMAOs há menos de 14 dias. Pacientes com doenças cardiovasculares devem ser advertidos antes de usarem solrianfetol, pois ele aumenta a frequência cardíaca e a pressão arterial sistólica e diastólica de forma dependente da dose. É importante ressaltar que isso pode aumentar o risco de acidente vascular cerebral, ataque cardíaco e morte cardiovascular.

Alguns pacientes experimentaram ansiedade, irritabilidade e insônia, e indivíduos com insuficiência renal moderada ou grave podem apresentar um risco aumentado de sintomas psiquiátricos devido à meia-vida prolongada do medicamento. Os médicos devem ter cuidado ao prescrever solrianfetol a pacientes com histórico de psicose ou transtorno bipolar. Além disso, ele é um medicamento de Classe IV com algum risco de abuso.

Os efeitos adversos mais comuns incluem cefaleia, diminuição do apetite, náuseas, ansiedade, insônia, irritabilidade, boca seca, constipação, palpitações, dor abdominal, sensação de nervosismo, desconforto no peito e hiperidrose.

Uso na gravidez e na lactação

Embora nenhum estudo definitivo tenha mostrado que o solrianfetol pode afetar adversamente o desenvolvimento de fetos, o medicamento não deve ser usado durante a gravidez, a menos que os benefícios superem quaisquer riscos claros. Embora os testes não tenham concluído se o solrianfetol está presente no leite de lactantes, foi determinado que ele está presente no leite de ratas lactantes e provavelmente no leite materno humano.

Interações medicamentosas

O solrianfetol está contraindicado em pacientes que estão recebendo IMAO concomitantemente ou que interromperam o uso de IMAOs nos últimos 14 dias antes do início do uso de solrianfetol. Deve-se ter cuidado ao administrar solrianfetol com outros medicamentos que aumentam a pressão arterial. Os fármacos dopaminérgicos podem resultar em interações farmacodinâmicas quando coadministrados com ele.

Interferências laboratoriais

Não há relatos de que o solrianfetol interfira com quaisquer testes laboratoriais clínicos comumente usados.

Dosagem e diretrizes clínicas

O solrianfetol é administrado na forma de comprimido disponível em duas dosagens: 75 mg e 150 mg. Os comprimidos de 75 mg são sulcados funcionalmente e podem ser divididos ao meio para administrar uma dose de 37,5 mg. O medicamento deve ser administrado uma vez ao dia ao acordar, sem comida e pelo menos 9 horas antes da hora de dormir planejada.

Para a narcolepsia, a dosagem inicial é de 75 mg, uma vez ao dia. Com base na eficácia e na tolerabilidade, a dosagem pode ser aumentada para 150 mg após três dias, embora não deva exceder 150 mg por dia. Para a AOS, a dosagem inicial deve ser de 37,5 mg, uma vez ao dia. Com base na eficácia e na tolerabilidade, a dosagem pode dobrar a cada três dias, mas não deve exceder 150 mg por dia (ver Tabela 23-2).

Para pacientes com insuficiência renal moderada ou grave, iniciar a administração com 37,5 mg uma vez ao dia. Para pacientes com insuficiência renal grave, a dosagem máxima é de 37,5 mg uma vez ao dia. Para pacientes com insuficiência renal moderada, a dose pode ser aumentada para 75 mg, uma vez ao dia após sete dias na dose de 37,5 mg, desde que seja bem tolerada; mas a dosagem para essa população não deve exceder 75 mg.

OXIBATOS DE CÁLCIO, MAGNÉSIO, POTÁSSIO E SÓDIO

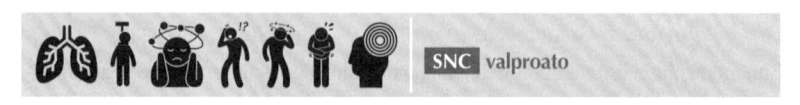

SNC valproato

Uma combinação de oxibato de cálcio, magnésio, potássio e sódio (os sais de oxibato) comercializada sob o nome comercial Xywav recebeu a aprovação da FDA em julho de 2020 para o tratamento de cataplexia ou sonolência diurna excessiva em pacientes com 7 anos de idade ou mais. A porção ativa do Xywav é o oxibato ou γ-hidroxibutirato (GHB), o qual é conhecido popularmente como "a droga do estupro", pois pode resultar em diminuição dos níveis de consciência, depressão respiratória, coma e até morte. *Consequentemente, o Xywav está disponível nos Estados Unidos somente por meio de um programa restrito sob a Risk Evaluation and Mitigation Strategy (REMS) chamado XYWAV e XYREM REMS.*

Ações farmacológicas

Após a administração oral, os sais de oxibato atingem o pico de concentração plasmática em 1,3 horas, e as concentrações plasmáticas de GHB aumentam mais do que proporcionalmente à dose. A coadministração com uma refeição rica em gordura reduz a exposição total ao GHB em 16%. Menos de 1% do GHB está ligado às proteínas plasmáticas e menos de 5% do fármaco é excretado inalterado (na urina) em 6 a 8 horas. O metabolismo primário ocorre por meio do ciclo do ácido tricarboxílico (Krebs), bem como pela oxidação β, e a depuração do GHB ocorre quase inteiramente por meio da expiração como dióxido de carbono. Nenhum metabólito ativo foi identificado.

Acredita-se que os efeitos terapêuticos dos sais de oxibato sejam mediados pelas ações do $GABA_B$ durante o sono nos neurônios noradrenérgicos, dopaminérgicos e talamocorticais.

Indicações terapêuticas

Os sais de oxibato comercializados sob o nome comercial Xywav são indicados para cataplexia ou sonolência diurna excessiva em pacientes com 7 anos de idade ou mais.

Precauções e efeitos adversos

Há um alerta do tipo *black box* para o Xywav, pois ele é um depressor do SNC e pode levar a depressão respiratória e obnubilação clinicamente significativas. Por consequência, o Xywav só está disponível por meio de um programa restrito chamado XYWAV e XYREM REMS. Xywav é uma substância controlada da Classe III e pode ser mal utilizada ou abusada.

Precauções adicionais a serem consideradas incluem efeitos adversos, como sonambulismo, depressão, suicídio, ansiedade e confusão. Efeitos adversos menos graves incluem cefaleia, náusea, tontura, diminuição do apetite, diarreia, hiperidrose, vômitos, fadiga e boca seca. Em estudos pediátricos, ideação suicida, alucinações táteis, perda de peso, labilidade afetiva e síndrome da apneia do sono podem levar à descontinuação do tratamento. Outros efeitos adversos comuns incluem enurese noturna, náuseas, cefaleia, vômitos, diminuição do apetite e tontura. Em estudos geriátricos, a frequência de cefaleia é significativamente maior do que em indivíduos não idosos.

Uso na gravidez e na lactação

O Xywav não foi atribuído a uma categoria de gravidez, mas o GHB é classificado como um medicamento da categoria B na gravidez. Por consequência, seu uso entre mulheres grávidas não é recomendado. Como o GHB é excretado no leite humano após administração oral, as mulheres que estão amamentando não devem usar Xywav.

Interações medicamentosas

A coadministração de GHB com divalproato de sódico (ácido valproico) aumenta a exposição sistêmica média do GHB em aproximadamente 25%, embora a coadministração não pareça afetar a farmacocinética do ácido valproico. Os testes de atenção e memória operacional parecem ser mais prejudicados após a coadministração do que com qualquer um dos medicamentos isoladamente.

Interferências laboratoriais

Não há conhecimento de que o Xywav interfira em quaisquer testes laboratoriais clínicos comumente usados.

Dosagem e diretrizes clínicas

O Xywav é administrado como uma solução oral com uma concentração total de sal de 0,5 g por mL. Os sais são divididos em 0,234 g de oxibato de cálcio, 0,096 g de oxibato de magnésio, 0,13 g de oxibato de potássio e 0,04 g de oxibato de sódio.

As doses devem ser diluídas em ¼ xícara de água no recipiente vazio fornecido com o medicamento. As diluições devem ser consumidas dentro de 24 horas. As doses noturnas devem ser divididas em duas: a primeira tomada pelo menos 2 horas após o jantar; e a segunda, 2,5 a 4 horas após a primeira. Os pacientes devem preparar ambas as doses antes de dormir e deitar-se imediatamente após a administração, permanecendo na cama após a ingestão de cada dose, pois pode-se adormecer repentinamente sem sentir sonolência dentro de 5 a 15 minutos. Os pacientes provavelmente precisarão acionar um alarme para acordar e tomar a segunda dose. Se a segunda dose não for tomada, ela deve ser ignorada e a próxima dose tomada na noite seguinte.

A dose inicial recomendada é de 4,5 g dividida uniformemente em 2,25 g para a primeira e a segunda doses (ver Tabela 23-3). As doses podem ser aumentadas em 1,5 g por noite a cada semana até a faixa recomendada de 6 a 9 g por noite e não devem exceder 9 g por noite. Alguns pacientes podem ter melhores resultados utilizando doses diferentes. A dose inicial deve ser reduzida pela metade para pacientes com insuficiência hepática.

Dependendo do peso, as doses para pacientes pediátricos podem precisar ser significativamente menores (ver Tabela 23-4).

TABELA 23-3 Dosagem de Xywav para adultos

Dosagem total noturna	Dose na hora de dormir	Dose 2,5-4 horas depois
4,5 g por noite	2,25 g	2,25 g
6 g por noite	3 g	3 g
7,5 g por noite	3,75 g	3,75 g
9 g por noite	4,5 g	4,5 g

TABELA 23-4 Orientação de dosagem de Xywav para pacientes com 7 anos de idade ou mais

Peso do paciente	Dosagem inicial		Aumento semanal máximo		Dosagem máxima recomendada	
	Dose na hora de dormir	Dosagem 2,5-4 horas depois	Dose na hora de dormir	Dosagem 2,5-4 horas depois	Dose na hora de dormir	Dosagem 2,5-4 horas depois
20 kg a < 30 kg	≤ 1 g	≤ 1 g	0,5 g	0,5 g	3 g	3 g
30 kg a < 45 kg	≤ 1,5 g	≤ 1,5 g	0,5 g	0,5 g	3,75 g	3,75 g
≥ 45 kg	≤ 2,25 g	≤ 2,25 g	0,75 g	0,75 g	4,5 g	4,5 g

Não existem evidências suficientes para fornecer recomendações de dosagem para pacientes pediátricos com 7 anos de idade ou mais que pesam menos de 20 kg.

Metilenodioximetanfetamina 24

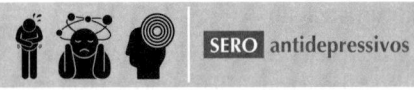

hipertensão | SERO antidepressivos | 2D6 1A2 3A4

Introdução

O MDMA (3,4-metilenodioximetanfetamina) é uma substância psicoativa que promove a liberação de neurotransmissores como dopamina, serotonina e noradrenalina, bem como neuro-hormônios, principalmente a ocitocina. Seus efeitos subjetivos incluem euforia e níveis aumentados de empatia ou conectividade com outras pessoas e, por esse motivo, é frequentemente chamado de empatógeno ou entactogênio. O MDMA também atenua o medo ou a ansiedade, mesmo quando a pessoa está exposta a estímulos assustadores ou estressantes. Isso inclui memórias estressantes ou negativas.

Durante a década de 1970 e o início da década de 1980, um pequeno número de psicoterapeutas começou a usar o MDMA como adjuvante durante a terapia individual e em grupo. Eles relataram que seu uso poderia permitir que pacientes com pouca regulação emocional processassem memórias dolorosas ou negativas de forma mais eficaz e obtivessem maior visão emocional de suas condições, relacionamentos ou situações. Ao mesmo tempo, as notícias sobre os efeitos pró-sociais da substância se tornaram mais conhecidas, e o MDMA tornou-se uma droga recreativa, particularmente no contexto de casas noturnas, o que deu origem ao seu nome familiar fora dos ambientes clínicos: *ecstasy*.

Apesar de sua associação com casas noturnas, particularmente às cenas *"rave" underground* do final dos anos 1980 e 1990 e o subsequente estigma no campo da medicina, o interesse pela utilidade clínica do MDMA nunca desapareceu completamente. Depois de anos de *lobby*, a pesquisa sobre o MDMA foi retomada no início dos anos 2000 e continua desde então. O foco principal tem sido como o MDMA pode ser usado para reduzir os sintomas do transtorno de estresse pós-traumático (TEPT) quando usado em conjunto com a psicoterapia. A premissa subjacente por trás desse curso de tratamento é que o MDMA permite ao paciente revisitar a memória traumática sem desencadear sintomas emocionais negativos característicos do TEPT e, em seguida, trabalhar com o terapeuta para mitigar o medo ou a ansiedade associados ao trauma. Esse modelo se baseia na extinção do medo e na reconsolidação da memória e compartilha muitos dos mesmos fundamentos teóricos de uma das modalidades de tratamento mais convencionais para TEPT, a exposição prolongada.

Embora a maioria das pesquisas sobre psicoterapia assistida por MDMA tenha se concentrado em seu potencial para tratar sintomas associados ao TEPT, alguns acreditam que ela pode ser útil para o tratamento de transtornos de ansiedade, transtornos por uso de substâncias, transtornos alimentares e transtorno obsessivo-compulsivo, bem como tendências suicidas.

Descrição e via de administração

O MDMA foi sintetizado pela primeira vez em 1912. Ele rapidamente caiu na obscuridade, mas foi redescoberto na década de 1970 por um pequeno grupo de psicoterapeutas que acreditavam que ele poderia ser usado para ajudar os pacientes a obterem *insight* emocional durante a terapia individual ou em grupo. Antes que a eficácia da psicoterapia assistida por MDMA pudesse ser estudada, a droga tornou-se popular entre usuários recreativos, que se referiam a ela como *ecstasy*, E, X, XTC ou *molly*. A Drug Enforcement Agency criminalizou seu uso em 1985 e o classificou como medicamento de Classe I em 1986.

A base do MDMA é um óleo incolor. Sua forma mais comum é um sal de cloridrato, que é um pó ou cristal branco ou esbranquiçado solúvel em água. Sais de brometo e fosfato também podem ser encontrados em sua composição. Fora dos ambientes clínicos, ele pode ser inalado na forma de pó, mas a via de administração mais comum é a via oral, na forma de cápsula ou comprimido. Os comprimidos geralmente são marcados com símbolos ou logotipos. Dentro da cultura das drogas, comprimidos de E ou *ecstasy* podem conter MDMA em conjunto com uma cornucópia de outras substâncias ilícitas, enquanto a denominação *molly* deve ser reservada para o MDMA puro. Em um contexto clínico, o MDMA é administrado por via oral como uma cápsula ou comprimido.

Farmacocinética

Absorção e distribuição

Após a administração oral, o MDMA é absorvido no trato intestinal em 30 minutos e atinge o pico de concentração plasmática em cerca de 2 horas. Concentrações sanguíneas máximas de 106, 131 e 236 ng/mL são alcançadas em voluntários saudáveis após doses orais de 50, 75 e 125 mg, respectivamente.

Metabolismo

O MDMA é metabolizado principalmente no fígado pelo citocromo P450 CYP2D6 em 3,4-di-hidroximetanfetamina (HHMA), um composto instável que é convertido em 4-hidroxi-3-metoximetanfetamina (HMMA) antes de ser metabolizado em 4-hidroxi-3-metoxianfetamina (HMA) pela CYP1A2. Em uma via metabólica secundária, o MDMA é *N*-desmetilado pela CYP3A4 para formar 3,4-metilenodioxianfetamina (MDA), que então sofre desmetilação adicional via CYP2D6 para formar 3,4-di-hidroxianfetamina (HHA).

Muitos desses metabólitos são membros psicoativos da família das metanfetaminas, mas apenas o MDA parece ser usado como uma droga recreativa com algum grau de regularidade. Derivado do óleo da planta sassafrás, o MDA é comumente chamado de *sass* ou *sally*.

Eliminação e excreção

A meia-vida de eliminação do MDA é de 7,7 ± 0,4 horas, embora possa levar mais de cinco meias-vidas (aproximadamente 40 horas) para que 95% do medicamento seja eliminado após a administração. O MDMA e seus metabólitos são excretados na urina, principalmente como conjugados de sulfato e glicuronídeo, embora 20% do MDMA possa ser excretado inalterado na urina. Após uma dose única de MDMA, a concentração máxima na urina é altamente variável (3,3 a 30,4 horas), e os metabólitos podem ser detectados por mais de sete dias após a administração.

Farmacodinâmica

Os efeitos subjetivos e psicológicos do MDMA são normalmente sentidos 30 a 75 minutos após a administração oral. É provável que os pacientes apreciem mais os estímulos sensoriais ou observem alterações nas percepções (p. ex., as cores são mais vivas, o tempo parece se mover mais devagar, os sons têm qualidades incomuns), enquanto pensamentos e memórias podem ter um significado novo ou elevado. Os efeitos subjetivos máximos geralmente ocorrem 70 a 90 minutos após a administração e podem persistir por 1 a 3 horas. Durante todo esse tempo, os pacientes podem experimentar alucinações visuais ou auditivas cada vez mais intensas, euforia, ansiedade, maior conectividade com outras pessoas e uma gama de estados emocionais. Os efeitos adversos são indicados adiante.

Mecanismo de ação

O MDMA atua aumentando a liberação líquida de neurotransmissores monoamínicos de seus terminais axônicos, ligando-se aos transportadores e impedindo a recaptação. Esses efeitos são mais pronunciados na serotonina, bem como na noradrenalina e, em menor grau, na dopamina. O aumento na liberação líquida de serotonina (e até certo ponto de dopamina) é o principal mecanismo de ação do MDMA, enquanto o aumento líquido da noradrenalina resulta em efeitos semelhantes aos de outras anfetaminas. De forma dose-dependente, o MDMA também aumenta as concentrações plasmáticas do neuro-hormônio ocitocina.

Índice terapêutico

Uma dose efetiva de MDMA para uma pessoa de 70 kg é de 125 mg, enquanto uma dose letal é de 2 g (índice terapêutico = 16), o que é considerado relativamente seguro.

Tolerância, dependência e abstinência

Usuários crônicos de MDMA parecem desenvolver uma tolerância aos seus efeitos psicoativos, e a tolerância cruzada com metanfetaminas foi evidenciada em modelos de roedores. Dados reais sobre tolerância ao MDMA em humanos são difíceis de estabelecer, uma vez que o MDMA ilícito tende a conter uma infinidade de impurezas e outras drogas.

Os sintomas de abstinência geralmente são sentidos após o primeiro uso e parecem ser mediados por depleções de serotonina. Após o uso, pode-se sentir deprimido, ansioso, cansado e exausto, embora esses efeitos negativos tendam a se dissipar em poucos dias. O uso crônico de MDMA pode resultar em depleções mais graves de serotonina, sintomas de abstinência mais graves e comprometimentos emocionais e cognitivos persistentes.

Indicações terapêuticas

Até o momento em que este capítulo foi escrito, o MDMA segue sendo considerado um medicamento de Classe I e não é indicado para nenhuma condição. No entanto, ensaios clínicos estão investigando a possibilidade de que a psicoterapia assistida por MDMA possa ser eficaz no tratamento do TEPT, crises existenciais em pacientes terminais, bem como transtornos de ansiedade e depressão. Ensaios de fase 3 estão em andamento para avaliar o valor da psicoterapia assistida por MDMA no tratamento de TEPT.

Precauções e efeitos adversos

A psicoterapia assistida por MDMA em geral é contraindicada para pessoas com histórico pessoal ou familiar de transtornos mentais graves e persistentes ou comorbidades psiquiátricas existentes que as tornam mais suscetíveis à psicose. Mesmo aqueles que não estão predispostos a transtornos mentais ou psicose podem experimentar efeitos psicológicos adversos durante a fase aguda do tratamento, incluindo confusão, medo, paranoia, despersonalização e alucinações desagradáveis. Esses efeitos geralmente desaparecem em algumas horas.

Os efeitos adversos comuns incluem hipertermia, desidratação, hiponatremia, cefaleia, aumento da pressão arterial, dilatação pupilar, náuseas, contração involuntária da mandíbula ou ranger de dentes, agitação e transpiração excessiva. Quando usado em um ambiente recreativo, principalmente em uma boate, a combinação de hipertermia, transpiração excessiva, hiponatremia e desidratação pode se tornar fatal. O MDMA também pode causar taquicardia, representando um risco para pacientes com doenças cardiovasculares.

Em casos raros, o MDMA pode causar lesão hepática ou insuficiência hepática aguda.

O uso prolongado de MDMA pode levar a deficiências no funcionamento executivo, na memória e no processamento visual, bem como a distúrbios do sono. Além disso, o uso em longo prazo está associado à diminuição da serotonina, o que pode levar à depressão, ansiedade, irritabilidade e fadiga.

Risco de overdose

O risco de *overdose* ou abuso em um ambiente clínico é muito baixo. A *overdose* de MDMA é possível em um ambiente recreativo, mas ainda é relativamente rara, a menos que seja usada em conjunto com álcool ou outras drogas.

Interações medicamentosas

Em um ambiente recreativo, o MDMA é frequentemente ingerido com álcool ou drogas ilícitas (p. ex., maconha, cocaína, opioides), o que pode levar a efeitos adversos graves ou até à morte. Atualmente, faltam estudos clínicos sobre interações medicamentosas entre fármacos comuns e MDMA, embora se saiba que o MDMA é metabolizado principalmente pelo citocromo P450 CYP2D6 e que a coadministração com outros fármacos que são metabolizados por essa enzima pode levar a efeitos adversos. Da mesma forma, pacientes aos quais foram prescritos medicamentos antidepressivos que inibem a recaptação de serotonina (ver Tabela 24-1) devem diminuir gradualmente e interromper o uso pelo menos duas semanas antes da administração de MDMA. No caso da fluoxetina, os pacientes devem diminuir e interromper o uso pelo menos seis semanas antes da administração de MDMA. Os pacientes correm um risco maior de desenvolver a síndrome serotoninérgica se o MDMA for tomado em conjunto com outros medicamentos que elevam as concentrações de serotonina (ver Tabela 24-2).

TABELA 24-1 Interações medicamentosas entre antidepressivos e psicodélicos clássicos

Tipo de medicamento	Exemplos
Inibidores da monoaminoxidase	Isocarboxazida, moclobemida, fenelzina, selegilina, tranilcipromina
Antidepressivos noradrenérgicos e serotoninérgicos específicos	Mianserina, mirtazapina, setiptilina
Alguns inibidores da recaptação de serotonina	Citalopram, escitalopram, fluvoxamina, fluoxetina[a], paroxetina, sertralina
Moduladores de serotonina	Nefazodona, trazodona, vilazodona, vortioxetina
Inibidores da recaptação de serotonina e noradrenalina	Desvenlafaxina, duloxetina, levomilnaciprano, venlafaxina
Inibidores da recaptação e agonistas parciais da serotonina	Vilazodona, vortioxetina
Antidepressivos tricíclicos	Amitriptilina, clorfeniramina, clomipramina, desipramina, imipramina, nortriptilina
Outros	Buspirona

Os medicamentos listados devem ser reduzidos gradualmente e descontinuados pelo menos duas semanas antes da psicoterapia aguda assistida por MDMA.

[a]A fluoxetina deve ser reduzida gradualmente e descontinuada pelo menos seis semanas antes da psicoterapia aguda assistida por MDMA.

TABELA 24-2 Medicamentos associados a concentrações elevadas de serotonina e síndrome serotoninérgica

Tipo de medicamento	Exemplos
Analgésicos	Fentanila, petidina (meperidina), pentazocina, tramadol
Antibióticos	Linezolida, ritonavir
Anticonvulsivantes	Valproato
Antidepressivos	Buspirona, clomipramina, nefazodona, trazodona, venlafaxina
Antieméticos	Granisetrona, metoclopramida, ondansetrona
Medicamentos antienxaquecosos	Sumatriptana
Medicamentos bariátricos	Sibutramina
Inibidores da monoaminoxidase	Clorgilina, isocarboxazida, moclobemida, fenelzina
Medicamentos sem receita	Dextrometorfano
Inibidores seletivos da recaptação de serotonina	Citalopram, fluoxetina, fluvoxamina, paroxetina, sertralina

Dosagem e diretrizes clínicas

Embora não haja diretrizes definidas para administrar MDMA no momento, o protocolo de psicoterapia assistida por MDMA estabelecido pela Multidisciplinary Association of Psychedelic Studies (MAPS) recomenda duas a três sessões antes da administração do MDMA para criar um relacionamento entre o paciente e o terapeuta e apresentar o medicamento ao paciente. Isso é seguido por uma sessão em que o medicamento é administrado, muitas vezes com uma dose de 125 mg e uma dose suplementar menor no meio da sessão. Após a sessão em que o medicamento é administrado, espera-se que o paciente participe de várias sessões de acompanhamento, em geral ao longo de várias semanas, para falar sobre a experiência e tomar medidas para incorporá-la a uma estrutura psicoterapêutica mais ampla. Isso pode ser repetido duas a três vezes no total.

Atualmente, nenhum programa clínico que utiliza psicoterapia assistida por MDMA apoia a administração perpétua de MDMA.

Conclusão

O MDMA é bastante promissor como adjuvante às modalidades tradicionais de tratamento para doenças que são notoriamente difíceis de tratar, particularmente transtornos relacionados a traumas e estressores, como o TEPT. Evidências preliminares e ocasionais sugerem que pacientes que lutaram contra esses transtornos por anos ou mesmo décadas estão experimentando melhoras ou progredindo em um ritmo acelerado após o tratamento. No entanto, por mais otimismo que exista em torno do uso de MDMA para ajudar pacientes com essas condições, ele continua sendo um tratamento experimental até o momento em que este capítulo foi escrito, e mais pesquisas ainda são necessárias para determinar se o seu uso clínico deve ser reavaliado ou se os riscos potenciais são muito altos.

Mirtazapina

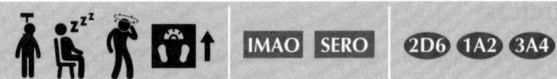

25

| IMAO | SERO | 2D6 | 1A2 | 3A4 |

Introdução

Introduzida pela primeira vez em 1996, a mirtazapina (Remeron) é um antidepressivo atípico atualmente indicado para tratar a depressão maior. É um medicamento tetracíclico que pertence ao grupo de compostos piperazino-azepina e aumenta a noradrenalina e a serotonina sem ter um efeito significativo na inibição da monoaminoxidase (como é o caso da fenelzina ou tranilcipromina) ou na captação de monoaminas (como no caso de agentes tricíclicos ou inibidores seletivos da recaptação de serotonina [ISRSs]). Seus efeitos são resultado da inibição de receptores α_2-adrenérgicos e do bloqueio dos receptores pós-sinápticos de serotonina tipo 2 (5-HT$_2$) e tipo 3 (5-HT$_3$).

A mirtazapina tem mais chances de reduzir em vez de aumentar as náuseas e a diarreia devido a seus efeitos sobre os receptores de serotonina 5-HT$_3$. Os efeitos colaterais característicos incluem aumento do apetite e sedação. Sua potente atividade antagônica nos receptores H$_1$ da histamina é responsável por suas propriedades sedativas e de aumento do apetite. O ganho de peso também é um efeito colateral indesejado comum da terapia com mirtazapina e afeta aproximadamente 15 a 25% dos pacientes.

Ações farmacológicas

A mirtazapina é administrada por via oral e é rápida e completamente absorvida, tendo uma biodisponibilidade de cerca de 50%. Sua meia-vida é, em média, de 30 horas. A concentração máxima é alcançada dentro de 2 horas após a ingestão, e o estado de equilíbrio dinâmico é alcançado após seis dias. A depuração plasmática pode ser retardada em até 30% em pessoas com insuficiência hepática, em até 50% em pessoas com insuficiência renal, em até 40% em homens idosos e em até 10% em mulheres idosas. A mirtazapina é extensivamente metabolizada, com as principais vias de biotransformação sendo a desmetilação e a hidroxilação, seguidas pela conjunção com glicuronídeo. As isoenzimas CYP2D6, CYP1A2 e a subfamília CYP3A do citocromo P450 estão envolvidas no metabolismo. A mirtazapina é eliminada principalmente pela urina (75%), com 15% nas fezes.

O mecanismo de ação da mirtazapina consiste no antagonismo dos receptores α_2-adrenérgicos pré-sinápticos centrais e no bloqueio dos receptores pós-sinápticos de serotonina 5-HT$_2$ e 5-HT$_3$. O antagonismo do receptor α_2-adrenérgico causa aumento do disparo dos neurônios da noradrenalina e da serotonina. O potente antagonismo dos receptores $5\text{-}HT_2$ e $5\text{-}HT_3$ da serotonina serve para diminuir a ansiedade, aliviar a insônia e estimular o apetite. A mirtazapina é um potente antagonista dos receptores H_1 da histamina, sendo um antagonista moderadamente potente dos receptores α_1-adrenérgicos e muscarínicos-colinérgicos.

Indicações terapêuticas

A mirtazapina é eficaz no tratamento de depressão. Ela é altamente sedativa, o que a torna uma escolha razoável para uso em pacientes deprimidos com insônia grave ou prolongada. Alguns pacientes consideram que a sedação diurna residual associada ao início do tratamento é bastante pronunciada e até mesmo avassaladora. No entanto, as propriedades sedativas mais extremas do fármaco geralmente diminuem durante a primeira semana de tratamento. Combinada com a tendência de causar, às vezes, um apetite voraz, a mirtazapina é adequada para pacientes deprimidos com características melancólicas, como insônia, perda de peso e agitação. Pacientes idosos deprimidos, em particular, são bons candidatos à mirtazapina; adultos jovens têm maior probabilidade de se opor a esse perfil de efeitos colaterais.

Usos *off-label*

Quimioterapia (como estimulante do apetite e sedativo)

O bloqueio dos receptores $5\text{-}HT_3$ pela mirtazapina, um mecanismo associado a medicamentos usados para combater os graves efeitos colaterais gastrintestinais dos agentes quimioterápicos do câncer, levou ao uso do fármaco em um papel semelhante. Nessa população, a sedação e a estimulação do apetite claramente podem ser vistas como benéficas, em vez de efeitos colaterais indesejados.

Efeitos adversos induzidos por antidepressivos

A mirtazapina é frequentemente combinada com ISRSs ou venlafaxina para potencializar a resposta antidepressiva ou neutralizar os efeitos colaterais serotoninérgicos desses medicamentos, particularmente náuseas, agitação e insônia. A mirtazapina não tem interações farmacocinéticas significativas com outros antidepressivos.

Transtorno de estresse pós-traumático

A mirtazapina tem sido usada como tratamento adjuvante com ISRSs no tratamento de transtorno de estresse pós-traumático (TEPT). Ela também pode ajudar a tratar a depressão comórbida e as dificuldades de sono.

Insônia

Foi demonstrado que a mirtazapina aumenta o sono profundo e o sono REM nos pacientes, mas pode levar à insônia rebote após a descontinuação do medicamento.

Transtornos de ansiedade

Embora existam poucos ensaios clínicos avaliando a mirtazapina para transtornos de ansiedade, evidências limitadas mostram eficácia no tratamento de transtorno de pânico e, em menor grau, do transtorno de ansiedade social.

Outros usos off-label

Alguns estudos mostraram que a mirtazapina pode ser usada para tratar dor, problemas de sono e vários problemas de qualidade de vida em pacientes com fibromialgia. Também pode ser usada no tratamento profilático de cefaleia do tipo tensional.

Precauções e efeitos adversos

Alerta para suicídio

Como todos os antidepressivos, a mirtazapina traz na bula um alerta do tipo *black box* porque pode causar um aumento na ideação ou em ações suicidas em crianças, adolescentes e adultos jovens. O suicídio também é mais pronunciado durante os primeiros meses de tratamento e após mudanças na dosagem.

Efeitos adversos

A sonolência, o efeito adverso mais comum da mirtazapina, ocorre em mais de 50% dos pacientes (ver Tabela 25-1). Os indivíduos que iniciam a mirtazapina devem, portanto, ter cuidado ao dirigirem ou operarem máquinas perigosas e até mesmo ao saírem da cama à noite. Esta é uma das razões pelas quais ela é quase sempre administrada antes de dormir. A mirtazapina potencializa os efeitos sedativos de outros depressores do sistema nervoso central e, portanto, medicamentos potencialmente sedativos prescritos ou vendidos sem receita médica e álcool devem ser evitados durante seu uso. A mirtazapina também causa tontura em 7% das pessoas. Ela não

TABELA 25-1 Efeitos adversos relatados em ensaios clínicos com mirtazapina	
Efeito	Porcentagem (%)
Sonolência	54
Boca seca	25
Aumento do apetite	17
Constipação	13
Ganho de peso	12
Tontura	7
Mialgias	5
Sonhos perturbadores	4

parece aumentar o risco de convulsões. Mania ou hipomania ocorreram em ensaios clínicos em uma taxa semelhante à de outros medicamentos antidepressivos.

A mirtazapina aumenta o apetite e também pode elevar a concentração de colesterol sérico para 20% ou mais acima do limite superior do normal em 15% das pessoas e aumentar os triglicerídeos para 500 mg/dL ou mais em 6% das pessoas. Elevações das concentrações de alanina transaminase para mais de três vezes o limite superior do normal foram observadas em 2% das pessoas tratadas com mirtazapina, em oposição a 0,3% dos indivíduos controlados com placebo.

Na experiência limitada de pré-comercialização, a contagem absoluta de neutrófilos caiu para 500/mm^3 ou menos em dois meses após o início do uso em 0,3% das pessoas, algumas das quais desenvolveram infecções sintomáticas. Essa condição hematológica foi reversível em todos os casos e era mais provável de ocorrer quando outros fatores de risco para neutropenia estavam presentes. No entanto, não foram relatados aumentos na frequência da neutropenia durante o extenso período pós-comercialização. Pessoas que desenvolvam febre, calafrios, dor de garganta, ulceração da membrana mucosa ou outros sinais de infecção devem, no entanto, ser avaliadas clinicamente. Se for encontrada uma contagem baixa de leucócitos, a mirtazapina deve ser imediatamente interrompida e a condição da doença infecciosa deve ser acompanhada de perto.

Um pequeno número de pessoas apresenta hipotensão ortostática enquanto toma mirtazapina.

Uso na gravidez e na lactação

O uso de mirtazapina por mulheres grávidas não foi estudado; portanto, não existem dados sobre os efeitos no desenvolvimento fetal, e a mirtazapina deve ser usada com cautela durante a gravidez. Como o medicamento pode ser excretado no leite materno, ele não deve ser tomado por lactantes.

Devido ao risco de agranulocitose associado ao uso de mirtazapina, as pessoas devem estar atentas aos sinais de infecção.

A mirtazapina é classificada como um medicamento da categoria C na gravidez.

Interações medicamentosas

A mirtazapina pode potencializar a sedação do álcool e dos benzodiazepínicos. Ela não deve ser usada dentro de 14 dias após o uso de um inibidor da monoaminoxidase.

A mirtazapina pode induzir síndrome serotoninérgica. Embora raro quando usado em monoterapia, isso torna-se mais comum quando tomado em conjunto com outros agentes serotoninérgicos, particularmente metadona, sertralina, linezolida e azul de metileno. Os sintomas da síndrome serotoninérgica incluem confusão, agitação, dificuldade para pensar, problemas de coordenação, alucinações, fasciculações e coma. Os pacientes também podem apresentar alterações significativas da pressão arterial (aumento ou diminuição), rigidez muscular, taquicardia, febre, sudorese, náuseas, vômitos e diarreia.

Interferências laboratoriais
Nenhuma interferência laboratorial foi descrita ainda para a mirtazapina.

Dosagem e diretrizes clínicas
A mirtazapina está disponível em comprimidos de 15, 30 e 45 mg, bem como em comprimidos de desintegração oral de 15, 30 e 45 mg para pessoas que têm dificuldade para engolir comprimidos. Se os pacientes não responderem à dose inicial de 15 mg de mirtazapina antes de dormir, pode-se aumentar a dose com incrementos de 15 mg a cada cinco dias até um máximo de 45 mg antes de dormir. Podem ser necessárias doses mais baixas em idosos ou pessoas com insuficiência renal ou hepática.

26 Inibidores da monoaminoxidase

Nome genérico	Nome comercial	Efeitos adversos	Interações medicamentosas	Interações CYP
Isocarboxazida*	Marplan	Suicidalidade, hipotensão, ganho de peso, insônia, disfunção sexual, tontura, confusão	Ver a Tabela 26-2	N/A
Moclobemida*	Manerix	Suicidalidade, hipotensão, ganho de peso, insônia, tontura, confusão	Ver a Tabela 26-2	2D6, 2C19, 1A2, 2C9
Fenelzina*	Nardil	Suicidalidade, hipotensão, ganho de peso, insônia, disfunção sexual, tontura, confusão	Ver a Tabela 26-2	2C19, 2C8, 3A4, 3A5, 3A7, 2D6, 2E1
Rasagilina	Azilect	Suicidalidade, hipotensão, ganho de peso, insônia, disfunção sexual, tontura, confusão	Ver a Tabela 26-2	1A2
Selegilina	Jumexil, Niar	Suicidalidade, hipotensão, ganho de peso, insônia, disfunção sexual, tontura, confusão	Ver a Tabela 26-2	2B6, 2C9, 3A4, 3A5
Tranilcipromina	Parnate	Suicidalidade, hipotensão, ganho de peso, insônia, disfunção sexual, tontura, confusão	Ver a Tabela 26-2	2D6, 2C9, 2C19, 1A2, 2A6, 3A4

N/A, não se aplica.
* N. de R.T.: Não disponíveis no Brasil.

Introdução

Descobertos pela primeira vez na década de 1950, os inibidores da monoaminoxidase (IMAOs) foram a primeira classe de medicamentos antidepressivos aprovados. Suas propriedades antidepressivas foram descobertas por acaso enquanto a substância isoniazida estava sendo investigada como tratamento para a tuberculose em 1952; alguns dos pacientes tratados para tuberculose apresentaram elevação do humor durante o uso do medicamento. Um estudo subsequente com pacientes psicoticamente deprimidos mostrou melhora substancial dos sintomas em 70% das pessoas que tomaram o medicamento. Em 1961, a isoniazida foi retirada do mercado dos EUA porque causava icterícia e hepatotoxicidade. Outros IMAOs sem esses efeitos colaterais continuaram disponíveis comercialmente.

Os IMAOs atualmente disponíveis incluem fenelzina, isocarboxazida e tranilcipromina. Esses fármacos são inibidores irreversíveis da MAO e não são seletivos, inativando as isoformas MAO-A e MAO-B. Outro IMAO, a selegilina, é um inibidor irreversível e seletivo da isoforma MAO-B. Em sua forma oral, ela é usada para o tratamento de doença de Parkinson; já na forma transdérmica, está aprovada como antidepressivo.

Dois outros IMAOs devem ser mencionados. A rasagilina, um inibidor irreversível da MAO-B, é usada na doença de Parkinson. Ela não tem indicações psiquiátricas aprovadas. A moclobemida, um inibidor reversível da MAO-A (IRMA) seletivo, tem aprovação para ser usada como antidepressivo em muitos países, mas não nos Estados Unidos.

Apesar da eficácia comprovada da fenelzina, da isocarboxazida e da tranilcipromina, a prescrição desses medicamentos como agentes de primeira linha sempre foi limitada pela preocupação com o desenvolvimento de hipertensão potencialmente letal e a consequente necessidade de uma dieta restritiva. O uso de IMAOs diminuiu ainda mais após a introdução dos inibidores seletivos da recaptação de serotonina (ISRSs) e de outros novos agentes. Na atualidade, eles são relegados principalmente ao uso em casos resistentes ao tratamento. Assim, o *status* de segunda linha dos IMAOs tem menos a ver com considerações de eficácia do que com preocupações com a segurança.

Ações farmacológicas

A fenelzina, a tranilcipromina e a isocarboxazida são prontamente absorvidas após administração oral e atingem as concentrações plasmáticas máximas em 2 horas. Enquanto suas meias-vidas plasmáticas estão na faixa de 2 a 3 horas, suas meias-vidas nos tecidos são consideravelmente mais longas. Como eles inativam irreversivelmente as MAOs, o efeito terapêutico de uma única dose de IMAOs irreversíveis pode persistir por até duas semanas.

O IRMA moclobemida é rapidamente absorvido e tem meia-vida de 0,5 a 3,5 horas. Por ser um inibidor reversível, a moclobemida tem um efeito clínico muito mais breve após uma única dose do que os IMAOs irreversíveis.

Um adesivo transdérmico contendo selegilina que é comercializado sob o nome comercial Emsam é administrado sistemicamente ao longo de 24 horas e resulta em exposição significativamente maior com menor exposição a metabólitos quando comparado à selegilina administrada por via oral. A absorção do fármaco pode ser 33% maior do que nesta formulação. A meia-vida média da selegilina e de seus três metabólitos varia de 18 a 25 horas, e ela é extensivamente metabolizada pelas isoenzimas CYP2B6, CYP2C9, CYP3A4 e CYP3A5 do citocromo P450.

As enzimas MAO são encontradas nas membranas externas das mitocôndrias, onde degradam neurotransmissores de monoamina citoplasmáticos e extraneuronais, como noradrenalina, serotonina, dopamina, adrenalina e tiramina. Os IMAOs atuam no sistema nervoso central (SNC), no sistema nervoso simpático, no fígado e no trato gastrintestinal (GI). Existem dois tipos de MAOs: MAO-A e MAO-B. A MAO-A metaboliza primariamente a noradrenalina, a serotonina e a adrenalina; a dopamina e a tiramina são ambas metabolizadas tanto por MAO-A como por MAO-B.

As estruturas da fenelzina e da tranilcipromina são similares às da anfetamina e têm efeitos farmacológicos semelhantes, pois aumentam a liberação de dopamina e noradrenalina com efeitos estimulantes concomitantes no cérebro.

Indicações terapêuticas

Os IMAOs são usados para o tratamento de depressão. Devido aos seus perfis de efeitos colaterais, são normalmente administrados apenas em pacientes resistentes ao tratamento. Algumas pesquisas indicam que a fenelzina é mais eficaz do que os antidepressivos tricíclicos (ADTs) em pacientes deprimidos com reatividade do humor, extrema sensibilidade à perda ou rejeição interpessoal, anergia proeminente, hiperfagia e hipersonia – um conjunto de sintomas conceituados como depressão atípica. As evidências também sugerem que os IMAOs são mais eficazes do que os ADTs como tratamento para a depressão bipolar.

Usos *off-label*

Devido a questões de segurança, os IMAOs não são comumente usados *off-label* e só devem ser considerados quando todas as outras opções de tratamento estiverem esgotadas. Pacientes com transtorno de pânico e fobia social respondem bem aos IMAOs. Eles também têm sido usados para tratar bulimia nervosa, transtorno de estresse pós-traumático, dor anginosa, dor facial atípica, enxaqueca, transtorno de déficit de atenção/hiperatividade, hipotensão ortostática idiopática e depressão associada à lesão cerebral traumática.

Precauções e efeitos adversos

Os efeitos adversos mais frequentes dos IMAOs são hipotensão ortostática, insônia, ganho de peso, edema e disfunção sexual. A hipotensão ortostática pode causar tonturas e quedas. Assim, um aumento cuidadoso da dosagem deve ser feito para determinar a dose máxima tolerável. O tratamento de hipotensão ortostática inclui evitar a cafeína; ingerir 2 L de líquido por dia; adicionar sal na dieta ou ajustar medicamentos anti-hipertensivos (se aplicável); usar meias elásticas; e, em casos graves, fazer o tratamento com fludrocortisona, um mineralocorticoide, de 0,1 a 0,2 mg por dia. A hipotensão ortostática associada ao uso de tranilcipromina geralmente pode ser aliviada pelo fracionamento da dosagem diária.

A insônia pode ser tratada com o fracionamento da dose, com administração do medicamento sempre antes do jantar e com trazodona ou um benzodiazepínico hipnótico, se necessário. O ganho de peso, o edema e a disfunção sexual geralmente não respondem a nenhum tratamento e podem justificar a mudança para outro agente. Ao mudar de um IMAO para outro, o médico deve reduzir e interromper o uso do primeiro medicamento por 10 a 14 dias antes de iniciar o uso do segundo.

Parestesias, mioclonia e dores musculares são ocasionalmente observadas em pessoas tratadas com IMAOs. As parestesias podem ser secundárias à deficiência de piridoxina induzida pelo IMAO, o que pode responder à suplementação com piridoxina, 50 a 150 mg por via oral por dia. Ocasionalmente, as pessoas se queixam de se sentirem bêbadas ou confusas, talvez indicando que a dosagem deva ser reduzida e aumentada gradualmente. Relatos de que os IMAOs de hidrazina estão associados a efeitos hepatotóxicos são relativamente incomuns. Os IMAOs são menos cardiotóxicos e menos epileptogênicos do que os medicamentos tricíclicos e tetracíclicos.

Os efeitos adversos mais comuns do IRMA moclobemida são tontura, náusea e insônia ou distúrbios do sono. Os IRMAs causam menos efeitos adversos gastrintestinais do que os ISRSs. A moclobemida não tem efeitos anticolinérgicos nem cardiovasculares adversos e não foi relatado que interfira na função sexual.

Os IMAOs devem ser usados com cautela por pessoas com doença renal, doença cardiovascular ou hipertireoidismo. Os IMAOs podem alterar a dosagem exigida de um agente hipoglicêmico em pessoas diabéticas. Eles têm sido particularmente associados à indução de mania em pessoas na fase depressiva do transtorno bipolar tipo I e ao desencadeamento de uma descompensação psicótica em pessoas com esquizofrenia.

Alerta de suicídio

Como acontece com todos os antidepressivos, os IMAOs trazem um alerta do tipo *black box* na bula, pois podem causar um aumento na ideação ou nas ações suicidas em crianças, adolescentes e jovens adultos, embora geralmente não sejam prescritos nessa população. A suicidalidade também é mais pronunciada durante os primeiros meses de tratamento e após mudanças na dosagem.

Uso na gravidez e na lactação

Pouco se sabe sobre os IMAOs durante a gravidez. Os dados sobre seu risco teratogênico são mínimos. Eles não devem ser tomados por lactantes porque os medicamentos podem passar para o leite materno. Os IMAOs são classificados como medicamentos da categoria C na gravidez.

Crise hipertensiva induzida por tiramina

O efeito colateral mais preocupante dos IMAOs é a crise hipertensiva induzida pela tiramina. O aminoácido tiramina é normalmente transformado por meio do metabolismo gastrintestinal. No entanto, os IMAOs inativam o metabolismo gastrintestinal da tiramina na dieta, permitindo que a tiramina intacta entre na circulação. Uma crise hipertensiva pode ocorrer posteriormente como resultado de um poderoso efeito pressor do aminoácido. Alimentos contendo tiramina devem ser evitados por duas semanas após a última dose de um IMAO irreversível para permitir a ressíntese de concentrações adequadas das enzimas MAO.

Por consequência, alimentos ricos em tiramina (Tabela 26-1) ou outras aminas simpatomiméticas, como efedrina, pseudoefedrina ou dextrometorfano, devem ser evitados por pessoas que estejam tomando IMAOs irreversíveis. Os pacientes devem ser aconselhados a continuarem com as restrições alimentares por duas semanas após a interrupção do tratamento com IMAO a fim de permitir que o corpo ressintetize a enzima. Picadas de abelha também podem causar uma crise hipertensiva. Além da hipertensão grave, outros sintomas podem incluir cefaleia, torcicolo, diaforese,

TABELA 26-1 Alimentos ricos em tiramina que devem ser evitados no planejamento de dietas de pacientes em uso de IMAO

• Alto teor de tiramina[a] (≥ 2 mg de tiramina por porção)
  • Queijo: *stilton* inglês, queijo azul, branco (com maturação de três anos), extramaturado, queijo *cheddar* maturado, *danish* azul, muçarela, petiscos de queijo
  • Peixe, carnes curadas, salsichas e patês
  • Bebidas alcoólicas:[b] licores e bebidas concentradas digestivas
  • Marmite (extrato concentrado de fermento)
  • Chucrute

• Moderado teor de tiramina[a] (0,55-1,99 mg de tiramina por porção)
  • Queijo: *gruyere* suíço, *muenster*, feta, parmesão, gorgonzola, molho de queijo azul, *black diamond*
  • Peixe, carnes curadas, linguiça e patês: fígado de frango (após cinco dias), mortadela, linguiça maturada, carne defumada, *mousse* de salmão
  • Bebidas alcoólicas: cervejas (350 mL por garrafa) ou vinho tinto Rioja (copo de 125 mL)

• Baixo teor de tiramina[a] (< 0,5 mg de tiramina por porção)
  • Queijo: *brie*, *camembert*, cambozola com ou sem casca
  • Peixe, carne curada, salsicha e patês; arenque em conserva, peixe defumado, linguiça *kielbasa*, fígado de frango (fresco), salsicha de fígado (com < 2 dias)
  • Bebidas alcoólicas: a maioria dos vinhos tintos (copo de 125 mL), *sherry*, uísque[c]
  • Outros: banana ou abacate (maduro ou não), casca de banana

[a]Qualquer alimento deixado para envelhecer ou estragar pode desenvolver espontaneamente tiramina por meio da fermentação. [b]O álcool pode produzir ortostase profunda interagindo com os IMAOs, mas não pode produzir reações hipotensivas diretas. [c]Vinhos brancos, *gin* e *vodka* não têm conteúdo de tiramina. IMAO, inibidor da monoaminoxidase. Tabela de Jonathan M. Himmelhoch, MD.

náuseas e vômitos. Um paciente com esses sintomas deve procurar tratamento médico imediato.

Uma crise hipertensiva induzida por IMAO deve ser tratada com antagonistas α-adrenérgicos, como fentolamina ou clorpromazina. Esses medicamentos reduzem a pressão arterial dentro de 5 minutos. A furosemida intravenosa pode ser usada para reduzir a carga de fluido, e um antagonista do receptor β-adrenérgico pode controlar a taquicardia. Uma dose sublingual de 10 mg de nifedipino pode ser administrada e repetida após 20 minutos. Os IMAOs não devem ser usados por pessoas com tireotoxicose ou feocromocitoma.

O risco de crises hipertensivas induzidas pela tiramina é relativamente baixo para pessoas que estão tomando IRMAs, como a moclobemida. Esses medicamentos têm relativamente pouca atividade inibitória para a MAO-B e, por serem reversíveis, a atividade normal da MAO-A existente retorna dentro de 16 a 48 horas após a última dose de um IRMA. Portanto, as restrições alimentares são menos rigorosas para IRMAs, aplicando-se apenas a alimentos contendo altas concentrações de tiramina, os quais precisam ser evitados por três dias após a última dose de um IRMA.

Uma recomendação dietética razoável para pessoas que tomam IRMAs é evitar comer alimentos que contenham tiramina 1 hora antes e 2 horas depois de tomar um IRMA. A crise hipertensiva espontânea não induzida por tiramina é uma ocorrência rara, em geral logo após a primeira exposição de um IMAO. Pessoas que passam por essa crise devem evitar completamente os IMAOs.

Abstinência

A interrupção abrupta de doses regulares de IMAOs pode causar uma síndrome de descontinuação autolimitada que consiste em excitação, alterações do humor e sintomas somáticos. Para evitar esses sintomas ao interromper o uso de um IMAO, as dosagens devem ser gradualmente reduzidas ao longo de várias semanas.

Overdose

Com frequência, há um período assintomático de 1 a 6 horas após uma *overdose* de IMAO antes da ocorrência dos sintomas de toxicidade. A *overdose* de IMAO é caracterizada por agitação que pode evoluir para coma com hipertermia, hipertensão, taquipneia, taquicardia, pupilas dilatadas e reflexos tendinosos profundos hiperativos. Movimentos involuntários podem estar presentes, principalmente na face e na mandíbula. A acidificação da urina acelera acentuadamente a excreção de IMAOs, e a diálise pode ser útil. A fentolamina ou a clorpromazina podem ser úteis se a hipertensão for um problema. A moclobemida isolada em casos de *overdose* causa sintomas relativamente leves e reversíveis.

Interações medicamentosas

As principais interações medicamentosas e entre alimentos e medicamentos envolvendo IMAOs estão listadas na Tabela 26-2. A maioria dos antidepressivos e os agentes precursores devem ser evitados. As pessoas devem ser instruídas a informarem a qualquer outro médico ou dentista que as esteja tratando que estão tomando um IMAO. Eles podem potencializar a ação dos depressores do SNC, incluindo álcool e barbitúricos. Os IMAOs não devem ser coadministrados com medicamentos serotoninérgicos, como ISRSs e clomipramina, porque essa combinação pode desencadear uma síndrome serotoninérgica. O uso de lítio ou triptofano com um IMAO irreversível também pode induzir esta síndrome. Os sintomas iniciais da síndrome serotoninérgica podem incluir tremor, hipertonia, mioclonia e sinais autonômicos, que podem então evoluir para alucinose, hipertermia e até morte. Reações fatais ocorreram quando os IMAOs foram combinados com petidina (meperidina), metadona ou fentanila.

Ao mudar de um IMAO irreversível para qualquer outro tipo de medicamento antidepressivo, as pessoas devem esperar pelo menos 14 dias após a última dose do IMAO antes de iniciarem o uso do próximo medicamento para permitir a reposição das MAOs do organismo. Ao mudar de um antidepressivo para um IMAO irreversível, as pessoas devem esperar de 10 a 14 dias (ou cinco semanas para a fluoxetina) antes de iniciar o uso do IMAO a fim de evitar interações medicamentosas.

TABELA 26-2   Medicamentos a serem evitados durante o tratamento com IMAOs (parte da lista)

- Nunca usar
  - Antiasmáticos
  - Anti-hipertensivos (metildopa, guanetidina, reserpina)
  - Buspirona
  - Levodopa
  - Opioides (especialmente petidina, dextrometorfano, propoxifeno, tramadol; morfina ou codeína podem ser menos perigosos)
  - Medicamentos para resfriado, alergia ou sinusite contendo dextrometorfano ou simpatomiméticos
  - ISRSs, clomipramina, venlafaxina, sibutramina
  - Simpatomiméticos (anfetaminas, cocaína, metilfenidato, dopamina, adrenalina, noradrenalina, isoproterenol, efedrina, pseudoefedrina, fenilpropanolamina)
  - L-triptofano
- Usar com cuidado
  - Anticolinérgicos
  - Anti-histamínicos
  - Dissulfiram
  - Bromocriptina
  - Hidralazina
  - Sedativo-hipnóticos
  - Hidrato de terpina com codeína
  - Tricíclicos e tetracíclicos (evitar clomipramina)

ISRS, inibidor seletivo da recaptação de serotonina.

Em contraste, a atividade da MAO se recupera completamente 24 a 48 horas após a última dose de um IRMA.

Considerando o recente interesse em substâncias psicodélicas e seu uso potencial em condições psiquiátricas, é importante observar que elas não devem ser tomadas por pacientes em tratamento com IMAOs. Eles devem reduzir gradualmente o uso de IMAO e esperar 14 dias após a dose final antes da administração de qualquer medicamento psicodélico. Esse tópico é explorado com mais profundidade no Capítulo 31.

Os efeitos dos IMAOs nas enzimas hepáticas são pouco estudados. A tranilcipromina inibe a CYP2C19. A moclobemida inibe a CYP2D6, a CYP2C19 e a CYP1A2 e é um substrato para a CYP2C19.

A cimetidina e a fluoxetina reduzem significativamente a eliminação da moclobemida. Doses modestas de fluoxetina e moclobemida administradas concomitantemente podem ser bem toleradas, sem interações farmacodinâmicas ou farmacocinéticas significativas.

Interferências laboratoriais

Os IMAOs podem diminuir as concentrações de glicose no sangue. Eles aumentam artificialmente as concentrações de metanefrina urinária e podem causar um resultado de teste falso-positivo para feocromocitoma ou neuroblastoma. Foi relatado que eles estão associados a uma mínima falsa elevação nos resultados dos testes de função tireoidiana.

Dosagem e diretrizes clínicas

Não há uma justificativa definitiva para escolher um IMAO irreversível em vez de outro. A Tabela 26-3 lista as preparações de IMAO e as dosagens típicas. O uso de fenelzina deve começar com uma dose de teste de 15 mg no primeiro dia. A dosagem pode ser aumentada para 15 mg, três vezes ao dia, durante a primeira semana e aumentada em 15 mg por dia a cada semana a partir de então, até que a dosagem de 90 mg por dia, em doses divididas, seja atingida no final da quarta semana. O uso de tranilcipromina e isocarboxazida deve começar com uma dose de teste de 10 mg e pode ser aumentada para 10 mg, três vezes ao dia, até o final da primeira semana. Muitos médicos e pesquisadores têm recomendado limites máximos de 50 mg por dia para a isocarboxazida e 40 mg por dia para a tranilcipromina. A administração de tranilcipromina em várias pequenas doses diárias pode reduzir seus efeitos hipotensores.

Um adesivo transdérmico contendo selegilina está disponível em doses de 6, 9 e 12 mg por adesivo e é vendido sob o nome comercial Emsam. Os adesivos devem ser aplicados na pele seca e intacta. Os pacientes devem aplicar apenas um adesivo

TABELA 26-3 Seletividade, reversibilidade, formas de dosagem típicas e dosagens recomendadas para IMAOs atualmente disponíveis

Medicamento	Seletividade/Reversibilidade	Dose padrão (mg/dia)	Dose máxima (mg/dia)	Formulação de dosagem
Isocarboxazida	MAO-A e MAO-B/irreversíveis	20-40	60	Comprimidos de 10 mg (orais)
Fenelzina	MAO-A e MAO-B/irreversíveis	30-60	90	Comprimidos de 15 mg (orais)
Tranilcipromina	MAO-A e MAO-B/irreversíveis	20-60	60	Comprimidos de 10 mg (orais)
Rasagilina[a]	MAO-B/irreversível	0,5-1,0	1,0	Comprimidos de 0,5 ou 1,0 mg (orais)
Selegilina	MAO-B/irreversível	10	30	Comprimidos de 5 mg (orais)
Selegilina	MAO-B/irreversível	6-12	12	Adesivos de 6, 9 e 12 mg (transdérmicos)
Moclobemida[b]	MAO-A/reversível	300-600	600	Comprimidos de 100 ou 150 mg (orais)

[a]Indicada para a doença de Parkinson.
[b]Não disponível nos Estados Unidos, mas indicada para depressão em países onde está disponível.

por dia, de preferência no mesmo horário, todos os dias. A dose inicial do adesivo é geralmente de 6 mg, podendo ser aumentada em 3 mg/24 horas após duas semanas em um tratamento, mas não deve exceder 12 mg/24 horas.

Embora a coadministração de IMAOs com ADTs, ISRSs ou lítio seja geralmente contraindicada, essas combinações têm sido usadas com sucesso e segurança para tratar pacientes com depressão refratária. No entanto, eles devem ser usados com extrema cautela.

As concentrações séricas das transaminases hepáticas devem ser monitoradas periodicamente devido ao potencial de hepatotoxicidade, especialmente com fenelzina e isocarboxazida. Os idosos podem ser mais sensíveis aos efeitos adversos dos IMAOs do que os adultos mais jovens. A atividade da MAO aumenta com a idade, então as dosagens de IMAOs para idosos são as mesmas necessárias para adultos mais jovens. O uso de IMAOs em crianças não foi extensivamente estudado.

Estudos sugerem que a selegilina transdérmica tem propriedades antidepressivas. Embora ela seja um inibidor do tipo B em doses baixas, à medida que a dose é aumentada, ela se torna menos seletiva.

A Tabela 26-4 resume a reversibilidade, a seletividade e as indicações para os IMAOs.

TABELA 26-4 Classificação dos IMAOs

Medicamento	Reversibilidade	Seletividade	Indicação
Iproniazida[a]	Irreversível	MAO-A MAO-B	Depressão
Isocarboxazida	Irreversível	MAO-A MAO-B	Depressão
Fenelzina	Irreversível	MAO-A MAO-B	Depressão
Tranilcipromina	Irreversível	MAO-A MAO-B	Depressão
Isoniazida	Irreversível	MAO-A MAO-B	Antituberculose
Nialamida[a]	Irreversível	MAO-A MAO-B	Depressão
Procarbazina	Irreversível fraco	MAO-A MAO-B	Antineoplásico
Clorgilina[b]	Irreversível	Somente MAO-A	Depressão
Selegilina	Irreversível	Somente MAO-B	Depressão, doença de Parkinson

(Continua)

TABELA 26-4 Classificação dos IMAOs (Continuação)			
Fármaco	**Reversibilidade**	**Seletividade**	**Indicação**
Rasagilina	Irreversível	Somente MAO-B	Doença de Parkinson
Pargilina[a]	Irreversível	Somente MAO-B	Anti-hipertensivo
Linezolida	Reversível	MAO-A MAO-B	Antibiótico
Lazabemida[c]	Reversível	Somente MAO-B	Doença de Parkinson
Moclobemida[c]	Reversível	Somente MAO-A	Depressão
Brofaromina[a]	Reversível	Somente MAO-A	Depressão
Befloxatona[a]	Reversível	Somente MAO-A	Depressão
Pirlindol[c]	Reversível	Somente MAO-A	Depressão
Toloxatona[a]	Reversível	Somente MAO-A	Depressão

[a]Descontinuada.
[b]Usada apenas em pesquisas.
[c]Disponível somente fora dos Estados Unidos.
Cedida por Sadock BJ, Sadock VA, Kaplan HI, eds. *Kaplan & Sadock's Comprehensive Textbook of Psychiatry.* 10th ed. Philadelphia, PA: Lippincott Williams & Wilkins; 2017.

27 Nefazodona e trazodona

Nome genérico	Nome comercial	Efeitos adversos	Interações medicamentosas	Interações CYP
Nefazodona*	Serzone	Suicidalidade, taquicardia, confusão, tontura, sedação, fadiga, cefaleia	SNC, SERO, IMAO, LIT, haloperidol, digoxina	3A4, 2D6
Trazodona	Donaren, Donaren Retard, Andhora, Azod, Inseris XR, Loredon, Motraz, Sonic	Suicidalidade, sedação, sintomas gastrintestinais, agitação, hipotensão, insônia, confusão, taquicardia, cefaleia	SNC, SERO, ADT, IMAO, digoxina, fenitoína	3A4, 3A5, 3A7, 2D6

SNC, sistema nervoso central; SERO, medicamentos serotoninérgicos; IMAO, inibidores da monoaminoxidase; LIT, lítio; ADT, antidepressivos tricíclicos.
* N. de R.T.: Não disponível no Brasil.

Introdução

Os medicamentos nefazodona e trazodona, aprovados como tratamentos para depressão, têm mecanismos de ação e estrutura semelhantes, pois a nefazodona é um análogo estrutural da trazodona. Embora os dois fármacos tenham propriedades farmacológicas diferentes, ambos demonstraram atividade antagonista nos receptores de serotonina tipo 2A ($5-HT_{2A}$). Acredita-se que isso explique seus efeitos antidepressivos.

A trazodona foi o primeiro desses fármacos a ser introduzida, em 1981. Em razão de seu perfil de efeitos colaterais geralmente benigno, havia grandes expectativas de que ela substituiria os medicamentos mais antigos como base do tratamento para a depressão. No entanto, a sedação extrema associada à trazodona, mesmo em doses subterapêuticas, limitou sua eficácia clínica, embora a tenha feito uma das alternativas *off-label* favoritas aos hipnóticos padrão como agente indutor do sono. Ela também é usada *off-label* para bulimia, ansiedade, abuso de substâncias, doença de Alzheimer e fibromialgia. Ao contrário dos medicamentos para dormir convencionais, a trazodona não é uma substância controlada. Em 2010, a Food and Drug Administration (FDA) aprovou uma formulação diária de liberação prolongada como tratamento para transtorno depressivo maior (TDM) em adultos. No estudo que levou à aprovação da formulação de liberação prolongada, os efeitos adversos mais comuns foram sonolência ou sedação, tontura, constipação e visão turva.

A nefazodona é um análogo da trazodona. Quando a nefazodona foi introduzida, em 1995, havia expectativas de que ela se tornaria amplamente usada porque não causava os efeitos colaterais sexuais e a interrupção do sono associados aos inibidores seletivos da recaptação de serotonina (ISRSs). Embora ela fosse desprovida desses efeitos colaterais, descobriu-se que produzia sedação problemática, náusea, tontura e distúrbios visuais. Por consequência, ela nunca foi amplamente adotada na prática clínica. Esse fato, assim como relatos de casos raros de hepatotoxicidade por vezes fatal, levaram o fabricante original a interromper a produção da nefazodona de marca em 2004. A nefazodona genérica continua disponível no mercado dos EUA, embora sua utilização clínica continue diminuindo. As vendas de nefazodona no Canadá foram interrompidas em 2003.

NEFAZODONA

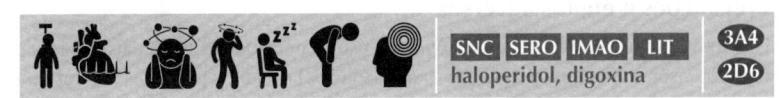

SNC | SERO | IMAO | LIT | 3A4 | 2D6
haloperidol, digoxina

Ações farmacológicas

A nefazodona é rápida e completamente absorvida. Ela é extensivamente metabolizada no fígado, principalmente pela isoenzima CYP3A4 do citocromo P450, de modo que a biodisponibilidade dos compostos ativos é de apenas cerca de 20% da dose oral. Cerca de 1% é excretado inalterado na urina. Sua meia-vida é de 2 a 4 horas. As concentrações em estado de equilíbrio dinâmico de nefazodona e de seu principal metabólito ativo, a hidroxinefazodona, são alcançadas em quatro a cinco dias. O metabolismo da nefazodona em idosos, sobretudo mulheres, é cerca de metade do observado em pessoas mais jovens, portanto, doses reduzidas são recomendadas para essa população. Um metabólito importante da nefazodona é a meta-clorofenilpiperazina (mCPP), que tem alguns efeitos serotoninérgicos e pode causar enxaqueca, ansiedade e perda de peso.

Embora a nefazodona seja um inibidor seletivo da recaptação de serotonina e, em menor grau, da recaptação de noradrenalina, acredita-se que seu antagonismo nos receptores de serotonina 5-HT$_{2A}$ produza seus efeitos antiansiedade e antidepressivos. A nefazodona também é um antagonista leve dos receptores α_1-adrenérgicos, o que predispõe algumas pessoas à hipotensão ortostática, mas não é suficientemente potente para produzir priapismo.

Indicações terapêuticas

A nefazodona é eficaz no tratamento de depressão maior. A dosagem efetiva padrão é de 300 a 600 mg por dia. Em comparação direta com os ISRSs, ela tem menos probabilidade de causar inibição do orgasmo ou diminuição do desejo sexual.

Usos *off-label*

Há algumas evidências de que a nefazodona pode ser eficaz no tratamento de transtorno de pânico com ou sem depressão comórbida ou sintomas depressivos, no transtorno de ansiedade generalizada e no transtorno disfórico pré-menstrual; no entanto, até o momento, nenhum estudo controlado foi realizado para avaliar adequadamente a eficácia do fármaco no tratamento dessas condições. A nefazodona também é usada em pacientes com transtorno de estresse pós-traumático (TEPT) e síndrome da fadiga crônica. Ela também pode ser eficaz em pacientes resistentes ao tratamento com outros medicamentos antidepressivos ou com depressão com insônia comórbida, pois aumenta o sono com movimento rápido dos olhos (REM) e a continuidade do sono.

Também há evidências de que a administração crônica de nefazodona é capaz de induzir efeitos antinociceptivos que podem ser eficazes na profilaxia de cefaleias crônicas.

A nefazodona não é eficaz no tratamento de transtorno obsessivo-compulsivo.

Precauções e efeitos adversos

Os motivos mais comuns para interromper o uso de nefazodona são sedação, náusea, tontura, insônia, fraqueza e agitação (ver Tabela 27-1). Muitos pacientes não relatam nenhum efeito adverso específico, mas descrevem uma vaga sensação de se sentirem medicados. A nefazodona também causa rastros visuais, nos quais os pacientes enxergam uma imagem residual ao olharem para objetos em movimento ou ao moverem a cabeça rapidamente.

Alguns pacientes que tomam nefazodona podem apresentar uma diminuição na pressão arterial capaz de causar episódios de hipotensão postural. A nefazodona deve, portanto, ser usada com cautela por pessoas com problemas cardíacos subjacentes

TABELA 27-1 Efeitos adversos relatados com nefazodona (300-600 mg/dia)	
Efeito adverso	Pacientes (%)
Cefaleia	36
Boca seca	25
Sonolência	25
Náuseas	22
Tonturas	17
Constipação	14
Insônia	11
Fraqueza	11
Sensação de desmaio iminente	10
Visão embaçada	9
Dispepsia	9
Infecção	8
Confusão	7
Escotomas	7

ou histórico de acidente vascular cerebral ou infarto do miocárdio, desidratação ou hipovolemia, ou por pessoas em tratamento com medicamentos anti-hipertensivos. Pacientes que mudaram de ISRSs para nefazodona podem apresentar um aumento nos efeitos adversos, possivelmente porque ela não protege contra os sintomas de abstinência de ISRS. Um de seus metabólitos, o mCPP, pode, na verdade, intensificar esses sintomas de descontinuação.

Pacientes já sobreviveram a *overdoses* de nefazodona acima de 10 g, mas já foram relatadas mortes quando ela foi combinada com álcool. Náuseas, vômitos e sonolência são os sinais mais comuns de toxicidade. A dose de nefazodona deve ser reduzida em pessoas com doença hepática grave, mas nenhum ajuste é necessário em pessoas com doença renal.

Insuficiência hepática

Uma grande preocupação de segurança com o uso de nefazodona é a elevação significativa das enzimas hepáticas e, em alguns casos, a insuficiência hepática. Assim, testes seriados de função hepática precisam ser realizados quando os pacientes são tratados com nefazodona. Os efeitos hepáticos podem ser observados no início do tratamento e são mais prováveis de se desenvolverem quando a nefazodona é combinada com outros medicamentos metabolizados no fígado.

Alerta de suicídio

Como acontece com todos os antidepressivos, a nefazodona tem um alerta na bula do tipo *black box* porque pode causar um aumento na ideação ou nas ações suicidas em crianças, adolescentes e adultos jovens. A suicidalidade também é mais pronunciada durante os primeiros meses de tratamento e após mudanças na dosagem.

Uso na gravidez e na lactação

Os efeitos da nefazodona em mães humanas não são tão bem compreendidos quanto os dos ISRSs, principalmente devido à escassez de seu uso clínico. Portanto, ela deve ser usada durante a gravidez somente se o potencial benefício para a mãe superar os riscos potenciais para o feto. Não se sabe se a nefazodona é excretada no leite materno humano, e ela deve ser usada com cautela por lactantes.

A nefazodona é classificada como um medicamento da categoria C na gravidez.

Interações medicamentosas

A nefazodona não deve ser administrada concomitantemente com inibidores da monoaminoxidase (IMAOs). Além disso, ela tem interações medicamentosas específicas com as triazolobenzodiazepinas triazolam e alprazolam devido à inibição da CYP3A4 pela nefazodona. Concentrações potencialmente elevadas de cada um desses medicamentos podem se desenvolver após a administração de nefazodona, mas as concentrações de nefazodona não costumam ser afetadas. A dose de triazolam deve ser reduzida em 75% e a dose de alprazolam deve ser reduzida em 50% quando administrada concomitantemente com nefazodona.

A nefazodona pode retardar o metabolismo da digoxina; portanto, as concentrações de digoxina devem ser monitoradas cuidadosamente em pessoas que tomam os dois medicamentos. A nefazodona também retarda o metabolismo do haloperidol, de modo que a dosagem de haloperidol deve ser reduzida em pessoas que tomam os dois medicamentos. A adição de nefazodona também pode exacerbar os efeitos adversos do carbonato de lítio.

Os pacientes podem desenvolver síndrome serotoninérgica quando a nefazodona é administrada em conjunto com outros agentes serotoninérgicos. Os sintomas da síndrome serotoninérgica incluem confusão, agitação, dificuldade de pensar, problemas de coordenação, alucinações, espasmos e coma. Os pacientes também podem apresentar alterações significativas da pressão arterial (aumento ou diminuição), rigidez muscular, taquicardia, febre, sudorese, náuseas, vômitos e diarreia.

Interferências laboratoriais

Não há interferências laboratoriais conhecidas associadas à nefazodona.

Dosagem e diretrizes clínicas

A nefazodona está disponível em comprimidos não sulcados de 50, 200 e 250 mg e comprimidos sulcados de 100 e 150 mg. As diretrizes de dosagem estão descritas na Tabela 27-2. A dose inicial recomendada de nefazodona é de 100 mg, duas vezes ao dia, mas 50 mg duas vezes ao dia podem ser mais bem tolerados, especialmente por idosos. Para limitar o desenvolvimento de efeitos adversos, a dosagem deve ser aumentada lentamente em incrementos de 100 a 200 mg por dia em intervalos não inferiores a uma semana por aumento.

A dosagem ideal é de 300 a 600 mg por dia em duas doses divididas. No entanto, alguns estudos relatam que a nefazodona é eficaz quando tomada uma vez ao dia, especialmente na hora de dormir. Os idosos devem receber doses de cerca de dois terços das doses não geriátricas padrão, com um máximo de 400 mg por dia.

Assim como no caso de outros antidepressivos, o benefício clínico da nefazodona geralmente aparece após duas a quatro semanas de tratamento. Pacientes com síndrome pré-menstrual são tratadas com uma dosagem flexível que é, em média, de 250 mg por dia.

TABELA 27-2 Diretrizes de dosagem para nefazodona		
	Adultos	Idosos
Dosagem inicial	200 mg por dia, divididas em duas tomadas	100 mg por dia, divididas em duas tomadas
Taxa de titulação	100-200 mg por dia; as alterações devem ocorrer em intervalos inferiores a uma semana	50-100 mg por dia; as alterações devem ocorrer em intervalos inferiores a uma semana
Dosagem de manutenção	300-600 mg por dia	200-400 mg por dia

TRAZODONA

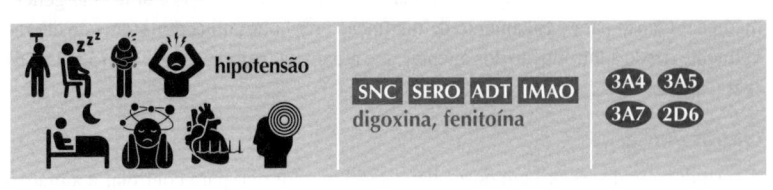

hipotensão | SNC SERO ADT IMAO 3A4 3A5
digoxina, fenitoína | 3A7 2D6

Ações farmacológicas

A trazodona é facilmente absorvida pelo trato gastrintestinal e atinge as concentrações plasmáticas máximas em cerca de 1 hora. Sua meia-vida é de 5 a 9 horas; ela é metabolizada no fígado, principalmente CYP3A4; e 75% de seus metabólitos são excretados na urina.

A trazodona é um fraco inibidor seletivo da recaptação de serotonina e um potente antagonista dos receptores de serotonina 5-HT_{2A} e 5-HT_{2C}. O metabólito ativo da trazodona é o mCPP, que é um agonista dos receptores 5-HT_{2C} e tem meia-vida de 14 horas. O mCPP tem sido associado a enxaqueca, ansiedade e perda de peso. Os efeitos adversos da trazodona são parcialmente mediados pelo antagonismo do receptor α_1-adrenérgico.

Indicações terapêuticas

A principal indicação para o uso da trazodona é o TDM. Existe uma clara relação dose-resposta, com doses de 250 a 600 mg por dia necessárias para obter benefícios terapêuticos. A trazodona aumenta o tempo total de sono, diminui o número e a duração dos despertares noturnos e reduz a quantidade de sono REM. Ao contrário dos medicamentos tricíclicos, ela não diminui o estágio 4 do sono. Portanto, ela é útil para pessoas deprimidas com ansiedade e insônia.

Usos *off-label*

Insônia

A trazodona é um agente de primeira linha para o tratamento de insônia em pacientes com e sem depressão concomitante devido às suas marcantes qualidades sedativas e aos efeitos favoráveis na arquitetura do sono, combinados com a falta de efeitos anticolinérgicos, mas não é aprovada pela FDA para essa indicação. Ela é eficaz para a insônia causada pela depressão ou pelo uso de drogas. Quando usado como hipnótico, sua dosagem inicial padrão é de 25 a 100 mg na hora de dormir.

Disfunção erétil

A trazodona está associada a um risco aumentado de priapismo e pode potencializar as ereções resultantes da estimulação sexual. Portanto, ela tem sido usada para prolongar o tempo de ereção e a turgidez em alguns homens com disfunção erétil.

A dosagem para esta indicação é de 150 a 200 mg por dia. O priapismo desencadeado pela trazodona (uma ereção que dura mais de 3 horas e causa dor) é uma emergência médica. Seu uso para o tratamento de disfunção erétil masculina diminuiu consideravelmente desde a introdução dos agentes que atuam na fosfodiesterase tipo 5 (PDE-5) (ver Capítulo 30).

Outras indicações

A trazodona pode ser útil em doses baixas (50 mg por dia) para controlar a agitação grave em crianças com transtornos do neurodesenvolvimento e idosos com demência. Em doses acima de 250 mg por dia, ela reduz a tensão e a apreensão associadas ao transtorno de ansiedade generalizada. Tem sido usada para tratar a depressão em pacientes esquizofrênicos. Há indícios de que ela possa ter um efeito benéfico na insônia e nos pesadelos em pessoas com TEPT. Algumas evidências sugerem que a trazodona pode reduzir a frequência de episódios de compulsão alimentar e vômitos em indivíduos com bulimia nervosa. Um estudo aberto mostrou que ela foi eficaz na melhoria da qualidade do sono e de alguns problemas de qualidade de vida em pacientes com fibromialgia.

Precauções e efeitos adversos

Os efeitos adversos mais comuns associados à trazodona são sedação, hipotensão ortostática, tontura, cefaleia e náuseas (ver Tabela 27-3). Algumas pessoas sentem

TABELA 27-3 Efeitos adversos relatados com trazodona
Visão turva
Constipação
Boca seca
Taquicardia/palpitações
Confusão
Tontura
Sonolência
Fadiga
Cefaleia
Insônia
Nervosismo
Náuseas/vômitos
Congestão nasal/sinusal
Pesadelos/sonhos vívidos

boca seca ou irritação gástrica. O medicamento não está associado a efeitos adversos anticolinérgicos, como retenção urinária, ganho de peso e constipação. Alguns relatos de casos observaram uma associação entre trazodona e arritmias em pessoas com contrações ventriculares prematuras preexistentes ou prolapso da valva mitral. Pode ocorrer neutropenia, geralmente sem significado clínico, que deve ser considerada se a pessoa tiver febre ou dor de garganta.

A trazodona pode causar hipotensão ortostática significativa 4 a 6 horas após a administração de uma dose, sobretudo se tomada concomitantemente com agentes anti-hipertensivos ou se uma dose grande for tomada sem alimentos. A administração de trazodona com alimentos retarda a absorção e reduz o pico de concentração plasmática, diminuindo, assim, o risco de hipotensão ortostática.

A trazodona causa priapismo – ereção prolongada na ausência de estímulos sexuais – em 1 a cada 10.000 homens. O priapismo induzido por trazodona geralmente aparece nas primeiras quatro semanas de tratamento, mas pode ocorrer até 18 meses após o início, com qualquer dose. O uso do fármaco deve ser interrompido e o paciente deve mudar para outro antidepressivo. Ereções dolorosas ou ereções que duram mais de 1 hora são sinais de alerta que justificam a suspensão imediata do medicamento e a avaliação médica. A primeira etapa no tratamento emergencial do priapismo é a injeção intracavernosa de um agente pressor agonista α_1-adrenérgico, como metaraminol ou adrenalina (epinefrina). Em cerca de um terço dos casos relatados, a intervenção cirúrgica é necessária e, às vezes, pode resultar em comprometimento permanente da função erétil ou impotência.

A trazodona deve ser usada com cautela em pessoas com doenças hepáticas e renais.

Intoxicação por trazodona

Como as tentativas de suicídio geralmente envolvem a ingestão de pílulas para dormir, é importante estar familiarizado com os sintomas e o tratamento de *overdose* de trazodona. Há pacientes que sobreviveram a *overdoses* de trazodona de mais de 9 g. Os sintomas de *overdose* incluem letargia, vômitos, sonolência, cefaleia, ortostase, tontura, dispneia, zumbido, mialgias, taquicardia, incontinência, tremores e coma. O tratamento consiste em vômito ou lavagem e cuidados de suporte. A diurese forçada pode melhorar a eliminação do medicamento. Além disso, a hipotensão e a sedação devem ser tratadas adequadamente.

Alerta de suicídio

Como acontece com todos os antidepressivos, a trazodona tem um alerta na bula do tipo *black box* porque pode causar um aumento na ideação ou nas ações suicidas em crianças, adolescentes e adultos jovens. A suicidalidade também é mais pronunciada durante os primeiros meses de tratamento e após mudanças na dosagem.

Uso na gravidez e na lactação

Este medicamento só deve ser usado na gravidez se o potencial benefício justificar o possível risco para o feto. Quantidades muito pequenas de trazodona são excretadas no leite materno humano. É um medicamento da categoria C na gravidez.

Interações medicamentosas

A trazodona potencializa os efeitos depressores do sistema nervoso central de outras substâncias de ação central e do álcool. O uso concomitante de trazodona e anti-hipertensivos pode causar hipotensão. Nenhum caso de crise hipertensiva foi relatado quando a trazodona foi usada para tratar a insônia associada aos IMAOs. Ela pode aumentar as concentrações de digoxina e fenitoína e deve ser usada com cautela em combinação com varfarina. Os medicamentos que inibem a CYP3A4 podem aumentar as concentrações do principal metabólito da trazodona, mCPP, levando a um aumento nos efeitos colaterais.

Alguns pacientes podem desenvolver reações semelhantes à síndrome serotoninérgica ou síndrome neuroléptica maligna (SNM) durante o tratamento com trazodona, particularmente se usada em conjunto com outros medicamentos serotoninérgicos (incluindo ISRSs, ISRSNs e triptanas) e com medicamentos que prejudicam o metabolismo da serotonina (incluindo IMAOs) ou com antipsicóticos ou outros antagonistas da dopamina. Os sintomas da síndrome serotoninérgica incluem confusão, agitação, dificuldade de pensar, problemas de coordenação, alucinações, espasmos e coma. Os pacientes também podem apresentar alterações significativas da pressão arterial (aumento ou diminuição), rigidez muscular, taquicardia, febre, sudorese, náuseas, vômitos e diarreia.

Interferências laboratoriais

Nenhuma interferência laboratorial conhecida está associada à administração de trazodona.

Dosagem e diretrizes clínicas

A trazodona está disponível em comprimidos de 50, 100, 150 e 300 mg. Um esboço das diretrizes de dosagem pode ser encontrado na Tabela 27-4. A dosagem de uma vez ao dia é tão eficaz quanto as doses divididas e reduz a sedação diurna. A dose inicial padrão é de 150 mg em doses divididas, com a primeira dose ao deitar. A dosagem pode ser aumentada em incrementos de 50 mg a cada três a quatro dias, a menos que o paciente tenha sedação excessiva ou hipotensão ortostática. A faixa terapêutica da trazodona é de 200 a 600 mg por dia em doses divididas. Alguns relatos indicam que doses de 400 a 600 mg por dia são necessárias para efeitos terapêuticos máximos, particularmente em ambientes hospitalares; outros relatos indicam que uma faixa mais modesta de 250 a 400 mg por dia é suficiente, particularmente em ambientes ambulatoriais. A dosagem pode ser aumentada para até 300 mg por dia; depois disso, a pessoa pode ser avaliada para novos aumentos de dosagem com base na melhora clínica.

A trazodona para ser tomada uma vez ao dia* está disponível na forma de comprimidos sulcados de 150 mg ou 300 mg. A dosagem inicial da formulação de liberação prolongada é de 150 mg, uma vez ao dia. Ela pode ser aumentada em 75 mg por dia a cada 3 dias. A dosagem máxima é de 375 mg por dia. A dosagem deve ser administrada à mesma hora todos os dias, de preferência na hora de dormir e com o estômago vazio. Os comprimidos devem ser engolidos inteiros ou partidos ao meio ao longo da linha sulcada.

TABELA 27-4	Diretrizes de dosagem para trazodona	
	Comprimidos	Liberação prolongada
Dosagem inicial	150 mg/dia, administrados em doses divididas	150 mg por dia, uma vez ao dia
Taxa de titulação	50 mg por dia a cada 3-4 dias	75 mg por dia a cada 3-4 dias
Dosagem de manutenção	250-600 mg por dia, administrados em doses divididas	150-375 mg por dia
Dosagem máxima	600 mg por dia	375 mg por dia

---

* N. de R.T.: Para ser utilizada uma vez ao dia a trazodona foi produzida com a tecnologia de liberação de medicamentos *"contramid"* e no Brasil é vendida sob o nome comercial Inseris XR.

28 Agonistas do receptor de opioide: metadona, buprenorfina e tramadol

Nome genérico	Nome comercial	Efeitos adversos	Interações medicamentosas	Interações CYP
Metadona	Mytedom	Sedação, tontura, insônia, sintomas GIs, ganho de peso, disfunção sexual, agitação, convulsões, depressão respiratória	SNC, ARD, ADT/ADTC, IMAO, anticolinérgicos, relaxantes musculares	3A4, 2B6, 2C19, 2C9, 2C8, 2D6, 3A7, 2C18
Buprenorfina*	Norpath, Restiva, Transtec	Sedação, tontura, insônia, sintomas GIs, ganho de peso, disfunção sexual, agitação, convulsões, depressão respiratória	SNC, ARD, ADT/ADTC, IMAO, anticolinérgicos, relaxantes musculares	3A4, 3A5, 2C9, 2C8, 3A7, 2D6, 2C18, 2C19
Tramadol	Tramal, Tramal Retard, Gésico, Keltix, Novotram, Rapitram, Tramadon, Timasem SR, Traum, Trol, Unidol	Sedação, tontura, insônia, sintomas GIs, ganho de peso, disfunção sexual, agitação, convulsões, depressão respiratória	SNC, ARD, SERO, ADT/ADTC, IMAO, anticolinérgicos, relaxantes musculares	2D6, 3A4, 2B6

GIs, gastrintestinais; SNC, sistema nervoso central; ARD, antagonistas do receptor de dopamina; IMAO, inibidores da monoaminoxidase; SERO, medicamentos serotoninérgicos; ADT, antidepressivos tricíclicos; ADTC, antidepressivos tetracíclicos.
* N. de R.T.: No Brasil, somente a apresentação de adesivo transdérmico é comercializada.

Introdução

Os agonistas do receptor opioide têm sido usados há milênios para fornecer controle da dor. Embora sejam altamente eficazes como analgésicos, costumam causar dependência e são frequentemente desviados para uso recreativo. As taxas de mortalidade por *overdose* de opioides atingiram proporções epidêmicas nos Estados Unidos. O número de *overdoses* de agonistas do receptor opioide sintético nos Estados Unidos em 2021 foi estimado em 71.238, contra 57.834 apenas um ano antes.

Os agonistas opioides comumente usados para alívio da dor incluem morfina, hidromorfona, codeína, petidina (meperidina), oxicodona, buprenorfina, hidrocodona, tramadol e fentanila. Embora a heroína tenha sido introduzida como medicamento pela Bayer em 1898, agora ela é usada apenas como droga ilícita. A metadona é usada tanto para o controle da dor quanto para o tratamento de dependência de opiáceos.

A eficácia dos medicamentos agonistas de opioides, como metadona e buprenorfina, foi claramente estabelecida no tratamento de dependência de opioides.

Existem vários tipos de receptores opioides, com receptores opioides μ e κ representando sistemas endógenos funcionalmente opostos (Tabela 28-1). Todos os compostos mencionados que representam os analgésicos opioides mais amplamente usados, são agonistas nos receptores opioides μ. No entanto, os efeitos analgésicos e antidepressivos também resultam de efeitos antagonistas no receptor do opioide κ. Este capítulo enfoca os agonistas do receptor opioide μ, medicamentos que têm maior probabilidade de serem usados no tratamento de dor, mas foi demonstrado que o antagonismo do receptor opioide κ tem atividade antidepressiva.

Embora haja um interesse crescente no uso de alguns medicamentos que atuam nos receptores de opioides como tratamentos alternativos para uma subpopulação de pacientes com depressão refratária, bem como no tratamento para controlar o comportamento em pacientes com transtorno da personalidade *borderline*, nenhum medicamento foi indicado para esses fins no momento. Um medicamento que combina buprenorfina e samidorfano, que também é um ligante do receptor opioide, foi proposto como um potencial complemento aos antidepressivos na depressão resistente ao tratamento, mas um painel da Food and Drug Administration (FDA) votou contra a aprovação em 2018.

Antes de usar agonistas do receptores opioides em pacientes que não responderam ao uso de vários agentes terapêuticos convencionais, os médicos devem examinar cuidadosamente o histórico de abuso de drogas, documentar a justificativa para o uso *off-label*, estabelecer as regras básicas do tratamento, obter consentimento por escrito, consultar um médico de atenção primária e monitorar de perto. A consideração do uso *off-label* deve sempre observar que o uso contínuo e regular de opioides produz dependência e tolerância e pode levar a uso mal-adaptativo, comprometimento funcional, sintomas de abstinência e morte. Deve-se evitar substituir prescrições "perdidas" e fornecer renovações antecipadas de prescrições.

TABELA 28-1	Efeitos agonistas e antagonistas em receptores opioides	
Receptor	Efeitos agonistas	Efeitos antagonistas
Mu (μ)	Analgesia	Ansiedade
	Euforia	Hostilidade
	Antidepressivo	
	Ansiedade	
Kappa (κ)	Analgesia	Antidepressivo
	Disforia	
	Depressão	
	Ansiedade induzida pelo estresse	

Ações farmacológicas

A metadona e a buprenorfina são absorvidas de forma rápida pelo trato GI. O metabolismo hepático de primeira passagem afeta de maneira significativa a biodisponibilidade de cada um dos medicamentos, mas de maneiras marcadamente diferentes. Para a metadona, as enzimas hepáticas reduzem quase pela metade a biodisponibilidade de uma dosagem oral, um efeito que é facilmente controlado com ajustes de dosagem.

No caso da buprenorfina, o metabolismo intestinal e hepático de primeira passagem elimina quase completamente a biodisponibilidade oral. Quando usada na desintoxicação de opioides, ela é administrada por via sublingual em formulações líquidas ou em comprimidos.

As concentrações plasmáticas máximas da metadona oral são atingidas dentro de 2 a 6 horas, e a meia-vida plasmática é de 4 a 6 horas inicialmente em pessoas sem uso de opioides e 24 a 36 horas após a administração constante de qualquer tipo de opioide. A metadona é altamente ligada às proteínas e se equilibra amplamente em todo o corpo, o que garante pouca variação pós-administração nas concentrações plasmáticas em estado de equilíbrio dinâmico. Em pacientes sem uso prévio de opioides, a metadona pode ser letal em doses relativamente pequenas.

A eliminação de uma dose sublingual de buprenorfina ocorre em duas fases: uma fase inicial com meia-vida de 3 a 5 horas e uma fase terminal com meia-vida de mais de 24 horas. A buprenorfina se dissocia lentamente de seu local de ligação ao receptor, o que permite um esquema de administração em dias alternados.

A metadona atua como agonista puro nos receptores μ-opioides e tem atividade agonista ou antagonista insignificante nos receptores opioides κ ou δ. A buprenorfina é um agonista parcial nos receptores μ, um antagonista potente nos receptores κ e nem agonista nem antagonista nos receptores δ.

O tramadol tem uma farmacologia mais complexa. Ele é um fraco agonista do receptor opioide μ, agente liberador de 5-HT, agente liberador de dopamina, antagonista do receptor 5-HT_{2C}, inibidor seletivo da recaptação de noradrenalina, antagonista do receptor de NMDA, antagonista do receptor nicotínico de acetilcolina, agonista do receptor de TRPV1 e antagonista do receptor muscarínico de acetilcolina M_1 e M_3.

Outras propriedades relevantes do tramadol são sua meia-vida relativamente longa, o que reduz o potencial de uso indevido. Descobriu-se que seus efeitos de tolerância são muito menores do que outros agonistas de opiáceos, mas abuso, abstinência e dependência são riscos. O tramadol exige que o paciente metabolize o medicamento para exibir propriedades analgésicas: indivíduos que são "metabolizadores lentos (pobres)" da CYP2D6 ou usam medicamentos que são inibidores da CYP2D6 reduzem a eficácia do tramadol (o mesmo acontece com a codeína).

Indicações terapêuticas

No momento, a única indicação psiquiátrica para qualquer agonista de opioides é o tratamento de dependência de opioides.

METADONA

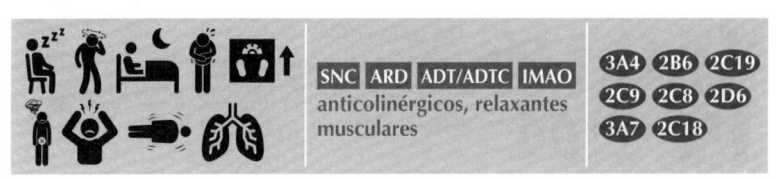

	SNC	ARD	ADT/ADTC	IMAO	3A4	2B6	2C19
	anticolinérgicos, relaxantes musculares				2C9	2C8	2D6
					3A7	2C18	

A metadona é usada para desintoxicação de curto prazo (7 a 30 dias), desintoxicação de longo prazo (até 180 dias) e manutenção (tratamento além de 180 dias) de indivíduos dependentes de opioides. Para esses fins, ele só está disponível por meio de clínicas designadas chamadas de programas de tratamento de manutenção com metadona (MMTPs) e em hospitais e prisões. A metadona é um medicamento de classe II, ou seja, sua administração é rigidamente regida por leis e regulamentos federais específicos.

Antes da ascensão da fentanila, estudos mostraram que a inscrição em um programa de metadona trouxe vários benefícios para indivíduos com transtorno por uso de opioides e reduziu o risco de morte em 70%. Não está claro se esse número ainda é preciso, mas estudos indicam que muitos dos mesmos benefícios de antes da era da fentanila ainda se aplicam. A inscrição em programas de metadona reduz o uso ilícito de opioides e outras substâncias de abuso; reduz a atividade criminosa; reduz o risco de doenças infecciosas de todos os tipos, principalmente a infecção por HIV e hepatite B e C; e, em mulheres grávidas, reduz o risco de morbidade e mortalidade fetal e neonatal. No entanto, deve-se notar que o uso de manutenção com metadona frequentemente requer tratamento por toda a vida.

Alguns programas de tratamento de dependência de opioides usam um protocolo de desintoxicação gradual, no qual uma pessoa viciada em heroína muda primeiro para o agonista forte metadona, depois para o agonista mais fraco buprenorfina e, finalmente, para a manutenção de um antagonista do receptor opioide, como a naltrexona. Essa abordagem minimiza o aparecimento de efeitos de abstinência de opioides, que, se ocorrerem, são mitigados com clonidina. No entanto, a adesão ao tratamento com antagonistas do receptor opioide é ruim na ausência de técnicas intensivas de terapia cognitivo-comportamental. Em contrapartida, a não adesão à manutenção com metadona precipita os sintomas de abstinência de opioides, que servem para reforçar o uso da metadona e tornar a terapia cognitivo-comportamental não tão necessária. Assim, alguns ex-viciados em heroína bem motivados e socialmente integrados são capazes de usar metadona por anos sem participar de um programa de apoio psicossocial.

Dados coletados de muitos relatórios indicam que a metadona é mais eficaz quando tomada em doses superiores a 60 mg por dia.

Os efeitos analgésicos da metadona às vezes são usados no tratamento de dor crônica quando agentes menos aditivos são ineficazes.

BUPRENORFINA

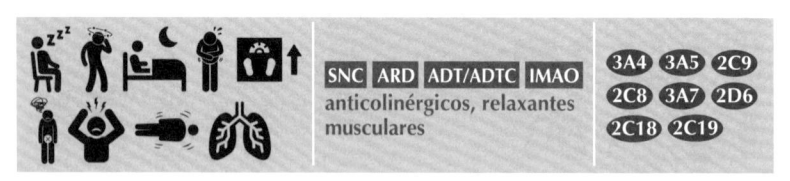

	SNC	ARD	ADT/ADTC	IMAO	3A4	3A5	2C9
	anticolinérgicos, relaxantes musculares				2C8	3A7	2D6
					2C18	2C19	

Os efeitos analgésicos da buprenorfina às vezes são usados no tratamento de dor crônica quando agentes menos aditivos são ineficazes. Como ela é um agonista parcial em vez de um agonista completo no receptor μ e é um antagonista fraco no receptor κ, esse agente produz uma síndrome de abstinência mais branda e tem uma margem de segurança maior do que os compostos totalmente agonistas μ geralmente usados no tratamento. A buprenorfina tem um limite de efeito máximo além do qual os aumentos de dose prolongam a duração da ação do fármaco sem aumentar ainda mais os efeitos agonistas. Em razão disso, a buprenorfina tem um alto perfil de segurança clínica, com depressão respiratória limitada, diminuindo, portanto, a probabilidade de *overdose* letal. A buprenorfina tem a capacidade de causar efeitos adversos típicos associados aos opioides, incluindo sedação, náuseas e vômitos, constipação, tontura, cefaleia e sudorese. Uma consideração farmacocinética relevante ao usar a buprenorfina é o fato de que ela requer conversão hepática para produzir analgesia (*N*-desalquilação catalisada pela CYP3A4). Isso pode explicar por que alguns pacientes não se beneficiam dela. Genética, suco de toranja e muitos medicamentos (incluindo fluoxetina e fluvoxamina) podem reduzir a capacidade de uma pessoa para metabolizar a buprenorfina em sua forma bioativa.

Para reduzir a probabilidade de abuso da buprenorfina por via intravenosa, esse medicamento foi combinado com o antagonista narcótico naloxona para administração sublingual. Como a naloxona é mal absorvida pela via sublingual, quando essa combinação é administrada por essa via, não há efeito da naloxona na eficácia da buprenorfina. Se um indivíduo dependente de opioides injetar o medicamento combinado, a naloxona precipita sintomas de retirada, reduzindo, assim, a probabilidade de uso ilícito da preparação sublingual por injeção.

Induzir e estabilizar um paciente com buprenorfina é análogo a induzir e estabilizar um paciente com metadona, exceto que, como agonista parcial, a buprenorfina tem o potencial de causar abstinência precipitada em pacientes que tomaram recentemente opioides agonistas completos. Assim, o paciente deve se abster do uso de opioides de curta ação por 12 a 24 horas antes de iniciar a buprenorfina e de opioides de ação mais longa, como a metadona, por 24 a 48 horas ou mais. O médico deve avaliar o paciente clinicamente e determinar se ele está em abstinência leve a moderada de opioides com sinais de abstinência objetivamente observáveis antes de iniciar a buprenorfina.

Na maioria dos casos, uma dose relativamente baixa de buprenorfina (2 a 4 mg) pode, então, ser administrada com doses adicionais administradas em 1 a 2 horas, se os sinais de abstinência persistirem. O objetivo nas primeiras 24 horas é suprimir os sinais e sintomas de abstinência, e a dose total de 24 horas para fazer isso pode variar de 2 a 16 mg no primeiro dia. Nos dias subsequentes, a dose pode ser ajustada para cima ou para baixo a fim de resolver totalmente a abstinência e, como acontece com a metadona, a fim de obter ausência de desejo, tolerância adequada para evitar o reforço do uso de outros opioides e, por fim, a abstinência de outros opioides, minimizando os efeitos colaterais. Estudos de variação de dose demonstraram que doses de 6 a 16 mg por dia estão associadas a melhores resultados do tratamento em comparação com doses mais baixas de buprenorfina (1 a 4 mg). Em alguns casos, os pacientes parecem precisar de doses superiores a 16 mg por dia, mas não há evidências de qualquer benefício de doses além de 32 mg diárias.

Para o tratamento de dependência de opioides, uma dose de aproximadamente 4 mg de buprenorfina sublingual é equivalente a uma dose diária de 40 mg de metadona oral. Também foi demonstrado que a administração diária, em dias alternados ou três vezes por semana tem efeitos equivalentes na supressão dos sintomas de abstinência de opioides em indivíduos dependentes. O comprimido combinado é recomendado para a maioria dos fins clínicos, incluindo indução e manutenção. A buprenorfina isolada deve ser usada somente em pacientes grávidas ou em pacientes que tenham uma reação anafilática documentada à naloxona.

Novas formas de administração de buprenorfina, incluindo um adesivo cutâneo transdérmico e um implante subcutâneo de buprenorfina que pode fornecer concentrações plasmáticas terapêuticas por seis meses, estão sendo investigadas. Este último sistema de administração pode evitar a necessidade de tomar medicamentos diariamente e, ao mesmo tempo, eliminar praticamente o risco de não adesão aos medicamentos.

Uma injeção intramuscular de buprenorfina de depósito com ação prolongada e que fornece concentrações plasmáticas terapêuticas está sendo comercializada sob o nome de Sublocade. Trata-se de uma injeção mensal aprovada para o tratamento de transtorno por uso de opioides moderado a grave pela FDA em 2017.

A buprenorfina é um medicamento de Classe III.

TRAMADOL

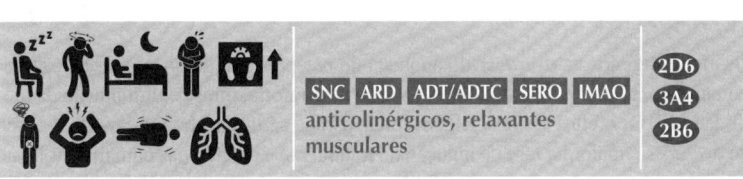

| SNC | ARD | ADT/ADTC | SERO | IMAO |

anticolinérgicos, relaxantes musculares

2D6
3A4
2B6

Atualmente, o tramadol é indicado para tratar dores leves a intensas, agudas e crônicas. Trata-se de um medicamento de Classe IV.

Usos *off-label*

Existem vários relatos dos efeitos antidepressivos do tramadol, tanto como monoterapia quanto como agente de potencialização na depressão resistente ao tratamento. Dados clínicos e experimentais sugerem que o tramadol tem uma atividade inerente semelhante à antidepressiva. Consistente com a evidência de seus efeitos antidepressivos está o fato de que o tramadol tem uma semelhança estrutural próxima com o antidepressivo venlafaxina.

Tanto a venlafaxina quanto o tramadol inibem a recaptação de noradrenalina e de serotonina e inibem completamente a síndrome induzida pela reserpina. Ambos os compostos também têm um efeito analgésico na dor crônica. A venlafaxina pode ter um componente opioide, e a naloxona reverte o efeito antidor da venlafaxina. A atividade não opioide é demonstrada pelo fato de seu efeito analgésico não ser totalmente antagonizado pelo antagonista do receptor opioide μ naloxona. Como um indicativo de suas semelhanças estruturais, a venlafaxina pode causar resultados falso-positivos em testes de cromatografia líquida para detectar concentrações urinárias de tramadol.

Precauções e efeitos adversos

Os efeitos adversos mais comuns dos agonistas dos receptores opioides são sensação de desmaio iminente, tontura, sedação, náuseas, constipação, vômitos, transpiração, ganho de peso, diminuição da libido, inibição do orgasmo e insônia ou irregularidades do sono. Os agonistas do receptor opioide são capazes de induzir tolerância, bem como produzir dependência fisiológica e psicológica. Outros efeitos adversos do sistema nervoso central (SNC) incluem depressão, sedação, euforia, disforia, agitação e convulsões. O *delirium* foi relatado em casos raros. Efeitos adversos ocasionais não relacionados ao SNC incluem edema periférico, retenção urinária, erupção cutânea, artralgia, boca seca, anorexia, espasmo do trato biliar, bradicardia, hipotensão, hipoventilação, síncope, atividade semelhante ao hormônio antidiurético, prurido, urticária e distúrbios visuais. Irregularidades menstruais são comuns em mulheres, especialmente nos primeiros seis meses de uso. Vários índices laboratoriais endocrinológicos anormais de pouco significado clínico também podem ser observados.

A maioria das pessoas desenvolve tolerância aos efeitos adversos farmacológicos dos agonistas opioides durante a manutenção em longo prazo, e relativamente poucos efeitos adversos ocorrem após o período de indução.

Overdose

Os efeitos agudos da *overdose* do agonista do receptor opioide incluem sedação, hipotensão, bradicardia, hipotermia, supressão respiratória, miose e diminuição da motilidade GI. Os efeitos graves incluem coma, parada cardíaca, choque e morte. O risco de *overdose* é maior na fase de indução do tratamento e em pessoas com metabolismo lento do fármaco causado por insuficiência hepática preexistente. Já foram causadas mortes durante a primeira semana de indução com doses de metadona de apenas 50 a 60 mg por dia.

O risco de *overdose* com buprenorfina parece ser menor do que com metadona, e o risco de *overdose* com tramadol parece ser ainda menor, mas ainda é possível. Além disso, já ocorreram mortes pelo uso de buprenorfina em combinação com benzodiazepínicos.

Sintomas de abstinência

A interrupção abrupta dos agonistas dos receptores opioides pode induzir sintomas graves de abstinência. A cessação da metadona desencadeia sintomas de abstinência em três a quatro dias, as quais geralmente atingem o pico de intensidade no sexto dia. Os sintomas de abstinência incluem fraqueza, ansiedade, anorexia, insônia, desconforto gástrico, cefaleia, sudorese e ondas de calor e frio. Esses sintomas geralmente desaparecem após duas semanas. No entanto, é possível uma síndrome de abstinência prolongada com a metadona, a qual pode incluir inquietação e insônia.

Os sintomas de abstinência associados à buprenorfina são semelhantes, mas menos acentuados do que os causados pela metadona. Em particular, a buprenorfina às vezes é usada para facilitar a transição da metadona para antagonistas dos receptores opioides ou para a abstinência desta, em função de os sintomas de retirada serem relativamente leves após a descontinuação da buprenorfina.

Os sintomas de abstinência do tramadol são mais leves do que os da buprenorfina ou da metadona.

Uso na gravidez e na lactação

A manutenção com metadona, combinada com intervenções psicossociais eficazes e monitoramento obstétrico regular, melhora significativamente os desfechos obstétricos e neonatais para mulheres viciadas em heroína. A inscrição de uma gestante viciada em heroína nesse programa de manutenção reduz o risco de desnutrição, infecção, parto prematuro, aborto espontâneo, pré-eclâmpsia, eclâmpsia, descolamento prematuro da placenta e tromboflebite séptica.

A dosagem de metadona durante a gravidez deve ser a menor dose efetiva, e nenhuma retirada do fármaco deve ser tentada durante a gravidez. A metadona é metabolizada mais rapidamente no terceiro trimestre, o que pode exigir doses mais altas. Para evitar concentrações plasmáticas máximas potencialmente sedativas após a administração, a dose diária pode ser administrada em duas doses divididas durante o terceiro trimestre. O tratamento com metadona não tem efeitos teratogênicos conhecidos.

Metadona, buprenorfina e tramadol são todos classificados como medicamentos da categoria C na gravidez. Os médicos devem ser aconselhados a evitar seu uso em mulheres grávidas ou lactantes sempre que possível.

Sintomas de abstinência neonatal de opioides

Os sintomas de abstinência em recém-nascidos frequentemente incluem tremor, choro agudo, aumento do tônus e da atividade muscular, falta de sono e apetite, pele mosqueada, bocejos, transpiração e escoriação da pele. Convulsões que requerem terapia anticonvulsivante vigorosa também podem ocorrer. Os sintomas de abstinência podem demorar a aparecer e ser prolongados em recém-nascidos devido ao seu metabolismo hepático imaturo.

Às vezes, as mulheres que tomam metadona são aconselhadas a iniciarem a amamentação como meio de afastar suavemente seus bebês da dependência de metadona. No entanto, de maneira geral, elas não devem amamentar seus bebês enquanto ainda estão tomando metadona.

Interações medicamentosas

Os agonistas do receptor opioide podem potencializar os efeitos depressores do SNC do álcool, de barbitúricos, benzodiazepínicos, outros opioides, antagonistas do receptor de dopamina de baixa potência, fármacos tricíclicos e tetracíclicos e inibidores da monoaminoxidase (IMAOs). Carbamazepina, fenitoína, barbitúricos, rifampicina e o consumo intenso de álcool em longo prazo podem induzir enzimas hepáticas, capazes de diminuir a concentração plasmática de metadona, buprenorfina ou tramadol e, assim, precipitar sintomas de abstinência. Em contrapartida, a indução enzimática hepática pode aumentar a concentração plasmática de metabólitos ativos de levometadil e causar toxicidade.

Sintomas agudos de abstinência de opioides podem ser precipitados em pessoas em terapia de manutenção com metadona que tomam antagonistas puros do receptor opioide, como naltrexona, nalmefeno e naloxona; agonistas parciais, como buprenorfina; ou antagonistas mistos, como pentazocina. Esses sintomas podem ser atenuados pelo uso de clonidina, um benzodiazepínico ou ambos.

A inibição competitiva do metabolismo da metadona ou da buprenorfina após o uso de álcool em curto prazo ou a administração de cimetidina, eritromicina, cetoconazol, fluoxetina, fluvoxamina, loratadina, quinidina e alprazolam pode levar a concentrações plasmáticas mais altas ou a uma duração prolongada da ação da metadona ou da buprenorfina. Os medicamentos que alcalinizam a urina podem reduzir a excreção de metadona. Interações medicamentosas adicionais estão descritas na Tabela 28-2.

A manutenção da metadona também pode aumentar as concentrações plasmáticas de desipramina e fluvoxamina. O uso de metadona pode elevar as concentrações de zidovudina, o que aumenta a possibilidade de toxicidade da zidovudina em doses normais. Além disso, estudos *in vitro* de microssomas hepáticos humanos demonstram a inibição competitiva da desmetilação da metadona por vários inibidores da protease, incluindo ritonavir, indinavir e saquinavir. A relevância clínica desse achado é desconhecida.

As interações medicamentosas fatais com os IMAOs estão associadas ao uso dos opioides fentanila e petidina, mas não ao uso de metadona, levometadil ou buprenorfina.

O tramadol pode interagir com medicamentos que inibem a recaptação de serotonina. Essas combinações podem desencadear convulsões e síndrome serotoninérgica. Esses eventos também podem se desenvolver durante a monoterapia com tramadol,

TABELA 28-2 Potenciais interações envolvendo buprenorfina e outras classes de medicamentos

Classe de medicamentos	Interações potenciais
Anticolinérgicos (p. ex., benztropina, brometo de ipratrópio, tiotrópio, tri-hexafenidil)	Retenção urinária e/ou constipação grave. Em casos graves, o paciente pode desenvolver íleo paralítico.
Benzodiazepínicos (p. ex., diazepam, alprazolam, clonazepam)	O uso indevido de buprenorfina (particularmente por injeção) em combinação com benzodiazepínicos pode resultar em coma ou morte devido à diminuição dos efeitos máximos na depressão respiratória induzida pela buprenorfina, pois a coadministração pode imitar os efeitos respiratórios dos agonistas opioides mu (μ) completos. Podem ser necessárias reduções da dose de um ou de ambos os medicamentos.
Depressores do sistema nervoso central (p. ex., álcool, hipnóticos, anestésicos gerais, outros opioides, sedativos, tranquilizantes)	Hipotensão, sedação grave, depressão respiratória, coma e morte.
Indutores da CYP3A4 (p. ex., carbamazepina, fenobarbital, fenitoína, rifampicina)	Pode causar aumento da depuração da buprenorfina, resultando em diminuição das concentrações plasmáticas, falta de eficácia ou até mesmo sintomas de abstinência. Podem ser necessários ajustes de dose.
Inibidores da CYP3A4 (p. ex., amitriptilina, azólicos, eritromicina, fluoxetina, fluvoxamina, cetoconazol)	Pode causar diminuição da depuração da buprenorfina, resultando em concentrações plasmáticas elevadas e efeitos opioides prolongados ou aumentados. Monitore os pacientes quanto à sedação excessiva ou à depressão respiratória. Pode ser necessária a redução da dose da buprenorfina ou do inibidor da CYP3A4.
Relaxantes musculares não benzodiazepínicos (p. ex., carisoprodol, ciclobenzaprina)	Depressão respiratória excessiva.
Psicoestimulantes (p. ex., cocaína)	Aumento do metabolismo, resultando na diminuição das concentrações plasmáticas de buprenorfina.

em doses rotineiras ou excessivas. O risco de interações aumenta quando o tramadol é combinado com praticamente todas as classes de antidepressivos e com medicamentos que reduzem o limiar convulsivo, em especial o antidepressivo bupropiona.

Interferências laboratoriais

A metadona e a buprenorfina podem ser testadas separadamente na toxicologia urinária para distingui-las de outros opioides. Nenhuma interferência laboratorial conhecida está associada ao uso de metadona ou de buprenorfina.

Dosagem e diretrizes clínicas

Metadona

A metadona é fornecida em comprimidos dispersíveis de 5, 10 e 40 mg; comprimidos de desintegração oral sulcados de 40 mg; soluções de 5 mg/5 mL, 10 mg/5 mL e 10 mg/mL; e uma forma parenteral de 10 mg/mL.* Em programas de manutenção, ela geralmente é dissolvida em água ou suco, e a administração da dose é observada diretamente para garantir a adesão. Para indução da desintoxicação de opioides, uma dose inicial de metadona de 15 a 20 mg costuma suprimir o desejo e os sintomas de abstinência. No entanto, alguns indivíduos podem precisar de até 40 mg por dia em doses únicas ou divididas. Dosagens mais altas devem ser evitadas durante a indução do tratamento para reduzir o risco de toxicidade aguda decorrente da *overdose*.

Durante várias semanas, a dosagem deve ser aumentada para pelo menos 70 mg por dia. A dosagem máxima geralmente é de 120 mg por dia, e doses mais altas requerem aprovação prévia das agências reguladoras. Dosagens acima de 60 mg por dia estão associadas a uma abstinência muito mais completa do uso de opioides ilícitos do que doses inferiores a 60 mg por dia.

A duração do tratamento não deve ser predeterminada, mas deve ser baseada na resposta ao tratamento e na avaliação de fatores psicossociais. Todos os estudos de programas de manutenção com metadona endossam o tratamento de longo prazo (ou seja, vários anos) como mais eficaz do que os programas de curto prazo (ou seja, menos de 1 ano) para a prevenção da recaída no abuso de opioides. Na prática, no entanto, uma minoria dos programas é permitida pelas diretrizes ou aprovada pelas seguradoras de saúde para fornecer até mesmo seis meses de tratamento de manutenção contínua. Além disso, alguns programas realmente incentivam a retirada da metadona em menos de seis meses após a indução. Isso é notoriamente mal concebido, pois mais de 80% das pessoas que interrompem o tratamento de manutenção com metadona acabam retornando ao uso de drogas ilícitas em dois anos. Em programas que oferecem tratamentos de manutenção e abstinência, a grande maioria dos participantes se inscreve no tratamento de manutenção.

Buprenorfina

A buprenorfina é fornecida como uma solução de 0,3 mg/mL em ampolas de 1 mL. Formulações de comprimidos sublinguais de buprenorfina contendo apenas buprenorfina ou buprenorfina combinada com naloxona na proporção de 4:1 são usadas para tratamento de manutenção de opioides. Outras formulações são exploradas na Tabela 28-3. A buprenorfina não é usada para desintoxicação de opioides em curto prazo. Dosagens de manutenção de 8 a 16 mg três vezes por semana reduziram efetivamente o uso de heroína.

O Sublocade é preparado e injetado no abdome do paciente por um profissional de saúde uma vez por mês, com um mínimo de 26 dias entre as doses. Existem duas dosagens disponíveis, 100 mg/0,5 mL e 300 mg/1,5 mL. Em ambos os casos, a solução é fornecida em uma seringa pré-cheia com uma agulha de calibre 19 com 5/8 de polegada.

---

* N. de R.T.: No Brasil, está disponível em comprimidos de 5 e 10 mg e solução injetável de 10 mg/mL.

Os médicos devem ser treinados e certificados para realizarem essa terapia em seus consultórios particulares. Há vários programas de treinamento aprovados nos Estados Unidos.

Tramadol

Não há estudos controlados que estabeleçam o esquema de dosagem apropriado para tramadol quando usado para outras condições além da dor. O tramadol está disponível em muitas formulações. Elas variam desde cápsulas (liberação regular e prolongada) até comprimidos (comprimidos regulares, de liberação prolongada, comprimidos mastigáveis) que podem ser tomados por via sublingual, e supositórios ou ampolas injetáveis. Ele também está disponível na forma de comprimidos e cápsulas contendo paracetamol ou ácido acetilsalicílico. As doses descritas em relatos de casos de tratamento para depressão ou transtorno obsessivo-compulsivo variam de 50 a 200 mg/dia e envolvem uso de curto prazo. O uso prolongado do tramadol no tratamento de transtornos psiquiátricos não foi estudado.

TABELA 28-3 Formulações de buprenorfina

Nome do produto	Princípios ativos	Dosagem de manutenção recomendada uma vez ao dia (mg)	Faixa de dosagem (mg)	Concentrações disponíveis (mg)	Via de administração
Bunavail	• Cloridrato de buprenorfina • Cloridrato de naloxona	8,4/1,4 mg	2,1/0,3-12,6/2,1	2,1/0,3 4,2/0,7 6,3/1,0	Filme bucal
Suboxone	• Cloridrato de buprenorfina • Cloridrato de naloxona	16/4 mg	4/1-24/6	2,0/0,5 4/1 8/2 12/3	Filme sublingual
Zubsolv	• Cloridrato de buprenorfina • Cloridrato de naloxona	11,4/2,9 mg	2,9/0,71-17,2/4,2	1,4/0,36 2,9/0,71 5,7/1,4 8,6/2,1 11,4/2,9	Comprimido sublingual
Genérico	• Cloridrato de buprenorfina • Cloridrato de naloxona	16/4 mg	4/1-24/6	2,0/0,5 8,0/2,0	Comprimido sublingual
Genérico	• Cloridrato de buprenorfina	16 mg	4-24	2 8	Comprimido sublingual

Todas as proporções estão listadas como cloridrato de buprenorfina/cloridrato de naloxona e todas as unidades de medida estão em miligramas (mg). Por exemplo, "1,4/0,36" na tabela acima se traduz em 1,4 mg de cloridrato de buprenorfina e 0,36 mg de cloridrato de naloxona.

29 Antagonistas do receptor de opioide: naltrexona, nalmefeno e naloxona

Nome genérico	Nome comercial	Efeitos adversos	Interações medicamentosas	Interações CYP
Naltrexona	Revia, Uninaltrex	Sintomas GIs, insônia, tontura, fadiga, erupção cutânea, cefaleia	Opioides, ARD, dissulfiram	N/A
Nalmefeno*	Revex	Tontura, sintomas GIs, cefaleia	Opioides, flumazenil	3A4, 3A5
Naloxona	Narcan	Tontura, hipotensão, hipertensão, taquicardia, sintomas GIs, cefaleia	Opioides	3A4, 2C18, 2C19

GIs, gastrintestinais; ARD, antagonistas do receptor de dopamina.
* N. de R.T.: Não disponível no Brasil.

Introdução

Ao contrário dos agonistas opioides (abordados no Capítulo 28), os antagonistas opioides competitivos se ligam aos receptores de opioides sem causar sua ativação e induzem a abstinência de opioides em pessoas que usam agonistas opioides completos. A naltrexona e a naloxona são os fármacos mais utilizados. A naltrexona é mais amplamente usada para prevenir a recaída do transtorno por uso de opioides em viciados em opioides desintoxicados porque sua meia-vida é relativamente longa, é eficaz por via oral, não está associada à disforia e é administrada uma vez ao dia.

Desde sua introdução, a naltrexona foi testada para o tratamento de uma gama de transtornos psiquiátricos, mas só foi aprovada pela Food and Drug Administration (FDA) para duas indicações: é aprovada para o tratamento de dependência de opiáceos e do álcool. Uma suspensão injetável de liberação prolongada, uma vez por mês (Vivitrol), também está disponível. Algumas pessoas podem perder uma quantidade considerável de peso no tratamento com naltrexona. Em 2014, a FDA aprovou o Contrave, que é o nome comercial da combinação de cloridrato de naltrexona e cloridrato de bupropiona em uma formulação de liberação prolongada, para o tratamento de obesidade. Este medicamento combinado é abordado com mais detalhes no Capítulo 41.

A naloxona, um antagonista de opiáceos, foi aprovada pela FDA para reverter a *overdose* de opioides. É um medicamento eficaz para reverter a depressão respiratória e prevenir mortes secundárias à *overdose* de opioides, particularmente em um ambiente de emergência.

O nalmefeno é indicado para a reversão completa ou parcial dos efeitos dos medicamentos opioides e no tratamento de *overdose* conhecida ou suspeita de opioides. Ele é administrado como uma injeção de liberação imediata. Uma formulação oral de nalmefeno está disponível em alguns países, mas não nos Estados Unidos.

O samidorfano, um análogo da naltrexona e antagonista opioide desenvolvido mais recentemente em combinação com o antipsicótico atípico olanzapina – sob o nome comercial Lybalvi – é indicado para o tratamento de esquizofrenia e do transtorno bipolar tipo I. Uma combinação do agonista opioide buprenorfina e de samidorfano foi proposta como um potencial complemento aos antidepressivos na depressão resistente ao tratamento, mas um painel da FDA votou contra a aprovação em 2018. O samidorfano não foi aprovado para nenhum uso como tratamento independente.

Ações farmacológicas

Os antagonistas orais dos receptores de opioides são rapidamente absorvidos pelo trato GI. Devido ao metabolismo hepático de primeira passagem, apenas 60% de uma dose de naltrexona e entre 40% e 50% de uma dose de nalmefeno ou naloxona intranasal atingem a circulação sistêmica inalterados. As concentrações máximas de naltrexona e seu metabólito ativo, 6β-naltrexol, são alcançadas dentro de 1 hora após a ingestão. A meia-vida da naltrexona é de 1 a 3 horas, e a meia-vida do 6β-naltrexol é de 13 horas. As concentrações máximas de naloxona intranasal são alcançadas em 15 a 30 minutos, enquanto as concentrações máximas de naloxona intramuscular e intravenosa são alcançadas em 10 e 2 minutos, respectivamente. A meia-vida da naloxona é de cerca de 60 minutos. As concentrações máximas de nalmefeno são alcançadas em cerca de 1 a 2 horas e a meia-vida é de 8 a 10 horas.

Clinicamente, uma única dose de naltrexona bloqueia de forma efetiva os efeitos recompensadores dos opioides por 72 horas. Traços de 6β-naltrexol podem permanecer por até 125 horas após uma única dose.

Naltrexona, naloxona e nalmefeno são antagonistas competitivos dos receptores de opioides. Compreender a farmacologia dos receptores de opioides pode explicar a diferença nos efeitos adversos causados pelos três medicamentos. Os receptores de opioides são tipificados farmacologicamente como μ, κ ou δ. Enquanto acredita-se que a ativação dos receptores κ e δ reforça centralmente o consumo de opioides e álcool, a ativação dos receptores μ está mais intimamente associada aos efeitos antieméticos centrais e periféricos. Como a naltrexona é um antagonista fraco dos receptores κ e δ e um potente antagonista dos receptores μ, as dosagens de naltrexona que reduzem de forma efetiva o consumo de opioides e álcool também bloqueiam fortemente os receptores μ e, portanto, podem causar náuseas. O nalmefeno, em contrapartida, é um antagonista igualmente potente de todos os três tipos de receptores de opioides, e as dosagens de nalmefeno que reduzem de forma efetiva o consumo de opioides e álcool não têm um efeito particularmente aumentado nos receptores μ. Assim, o nalmefeno está clinicamente associado a poucos efeitos adversos GIs.

A naloxona tem a maior afinidade pelo receptor μ, mas é um antagonista competitivo nos receptores κ e δ.

Enquanto os efeitos dos antagonistas dos receptores de opioides no uso de opioides são facilmente compreendidos em termos de inibição competitiva dos receptores opioides, os efeitos dos antagonistas dos receptores de opioides na dependência do álcool são menos diretos e provavelmente estão relacionados ao fato de que o desejo e os efeitos do consumo de álcool parecem ser regulados por vários sistemas de neurotransmissores, tanto opioides quanto não opioides.

O samidorfano é um antagonista ou agonista parcial fraco nos receptores μ e um agonista parcial nos receptores κ e δ.

Indicações terapêuticas

A combinação de um programa cognitivo-comportamental com o uso de antagonistas do receptor de opioide tem mais sucesso do que o uso isolado do programa cognitivo-comportamental ou de antagonistas do receptor de opioide. A naloxona é usada como um teste de triagem para garantir que o paciente esteja livre de opioides antes da indução da terapia com naltrexona (Tabela 29-1).

Dependência de opioides

Pacientes em programas de desintoxicação costumam ser desmamados de agonistas opioides potentes, como heroína ou fentanila, por um período de dias a semanas, durante o qual os efeitos emergentes de abstinência adrenérgica são tratados conforme necessário com clonidina. Às vezes, um protocolo seriado é usado, no qual agonistas potentes são gradualmente substituídos por agonistas mais fracos, seguidos por agonistas-antagonistas mistos e, finalmente, por antagonistas puros. Por exemplo, um abusador do potente agonista heroína mudaria primeiro para o agonista mais fraco metadona, depois para o agonista parcial buprenorfina ou acetato de levometadil – comumente chamado de LAAM – e, por fim, após um período de retirada de sete a 10 dias, para um antagonista puro, como naltrexona ou nalmefeno. No entanto, mesmo com a desintoxicação gradual, algumas pessoas continuam a sentir efeitos adversos leves ou sintomas de abstinência de opioides nas primeiras semanas de tratamento com naltrexona.

À medida que a potência do agonista do receptor de opioide diminui, também diminuem os efeitos adversos da interrupção do medicamento. Como não há barreiras farmacológicas para a descontinuação de antagonistas puros do receptor de opioides, o ambiente social e a intervenção cognitivo-comportamental frequente tornam-se fatores muito importantes no apoio à abstinência continuada de opioides. Em razão dos sintomas de abstinência, a maioria das pessoas que não estão simultaneamente inscritas em um programa cognitivo-comportamental para de tomar antagonistas dos receptores de opioides dentro de três meses. A adesão à administração de um regime antagonista do receptor de opioides também pode ser aumentada com a participação em um programa de *vouchers* bem concebido.

Questões de adesão ao tratamento medicamentoso devem ser o foco central do tratamento. Se uma pessoa com histórico de dependência de opioides parar de tomar um antagonista puro do receptor de opioides, o risco de recaída no abuso de opioides é extremamente alto porque a reintrodução de um potente agonista opioide resultaria em um "barato" subjetivo muito gratificante. Além disso, isso pode levar

TABELA 29-1 Efeitos adversos comuns e menos comuns dos antagonistas dos receptores de opioides

Efeitos adversos	Naltrexona	Nalmefeno	Naloxona
Comuns	• Dor abdominal • Aumento da alanina aminotransferase • Ansiedade • Aumento da aspartato aminotransferase • Diminuição do apetite • Diarreia • Dificuldade de concentração • Tontura • Fadiga • Cefaleia • Sensibilidade no local da injeção • Insônia • Rigidez articular • Náuseas/vômitos • Faringite/nasofaringite • Erupção cutânea	• Calafrios • Tontura • Febre • Cefaleia • Náuseas/vômitos	• Tontura • Cefaleia • Hipertensão • Hipotensão • Dor articular ou muscular • Náuseas/vômitos • Taquicardia
Menos comuns	• Dor nas costas • Dor torácica • Aumento da γ-glutamil transferase • Depressão • Boca seca • Cãibras musculares • Sonolência	• Agitação • Arritmia • Bradicardia • Confusão • Depressão • Diarreia • Boca seca • Hipertensão • Hipotensão • Mioclonia • Nervosismo • Faringite • Sonolência • Taquicardia • Tremor • Vasodilatação	• Arritmia • Bradicardia • Diarreia • Boca seca • Tremor

a níveis perigosos e imprevisíveis de ativação do receptor (consulte Precauções e efeitos adversos). Em contrapartida, as pessoas aderentes não desenvolvem tolerância aos benefícios terapêuticos da naltrexona, mesmo que ela seja administrada continuamente por 1 ano ou mais. Os indivíduos podem sofrer várias recaídas e remissões antes de atingirem a abstinência em longo prazo.

Desintoxicação rápida

Para evitar o período de sete a 10 dias de abstinência de opioides geralmente recomendado antes do uso de antagonistas do receptor de opioides, protocolos de desintoxicação rápida foram desenvolvidos. A administração contínua de clonidina adjuvante – para reduzir os sintomas de abstinência adrenérgica – e benzodiazepínicos adjuvantes, como o oxazepam – para reduzir os espasmos musculares e a insônia – pode permitir o uso de antagonistas orais dos receptores de opioides no primeiro dia da cessação dos opioides. A desintoxicação pode, portanto, ser concluída em 48 a 72 horas, momento em que a manutenção do antagonista do receptor de opioide é iniciada. Sintomas de abstinência moderadamente graves podem ocorrer no primeiro dia, mas desaparecem de forma rápida depois disso.

Devido aos potenciais efeitos hipotensores da clonidina, a pressão arterial (PA) de pessoas submetidas à desintoxicação rápida deve ser monitorada com cuidado nas primeiras 8 horas. Os ambientes ambulatoriais de desintoxicação rápida devem, portanto, ser adequadamente preparados para realizar atendimento de emergência.

A principal vantagem da desintoxicação rápida é que a transição do abuso de opioides para o tratamento de manutenção ocorre em apenas dois ou três dias. A conclusão da desintoxicação no menor tempo possível minimiza o risco de a pessoa recair no abuso de opioides durante o protocolo de desintoxicação.

Dependência de álcool

Antagonistas do receptor de opioide também são usados como adjuvantes de programas cognitivo-comportamentais para tratamento de dependência de álcool, embora apenas a naltrexona tenha recebido aprovação formal da FDA para essa indicação. Os antagonistas dos receptores de opioides reduzem o desejo e o consumo de álcool e melhoram a gravidade das recaídas. O risco de recaída no consumo excessivo de álcool, atribuível apenas a um programa cognitivo-comportamental eficaz, pode ser reduzido pela metade com o uso concomitante de antagonistas dos receptores de opioides.

O nalmefeno tem várias vantagens farmacológicas e clínicas potenciais em relação à sua antecessora, a naltrexona, no tratamento de dependência de álcool. Enquanto a naltrexona pode causar elevações reversíveis das transaminases em pessoas que tomam doses de 300 mg por dia (que é seis vezes a dosagem recomendada para o tratamento de dependência de álcool e opioides [50 mg por dia]), o nalmefeno não foi associado a nenhuma hepatotoxicidade. As doses clinicamente eficazes de naltrexona são interrompidas por 10% a 15% das pessoas devido a efeitos adversos, mais comumente por náuseas. Em contrapartida, a descontinuação do nalmefeno devido a um efeito adverso é rara na dosagem clinicamente eficaz de 20 mg por dia e na faixa de 10% em doses excessivas, ou seja, 80 mg por dia. Devido ao seu perfil farmacocinético, uma determinada dose de nalmefeno também pode produzir um efeito antagonista opioide mais sustentado do que a naltrexona.

A eficácia dos antagonistas dos receptores de opioides na redução do desejo por álcool pode ser potencializada por um inibidor seletivo da recaptação de serotonina, embora dados de grandes estudos sejam necessários para avaliar esse potencial efeito sinérgico de forma mais completa.

Usos *off-label*

Estudos descobriram que os antagonistas de opioides podem ter vários usos além do tratamento de transtorno por uso de opioides, da *overdose* de opioides ou do transtorno por uso de álcool. Devido aos seus efeitos anti-inflamatórios, os antagonistas opioides podem tratar várias condições dermatológicas (p. ex., prurido, psoríase, esclerose sistêmica), distúrbios autoimunes (p. ex., cistite intersticial, artrite reumatoide, doença de Crohn) e distúrbios crônicos como fibromialgia e síndrome da fadiga crônica. Embora nenhum estudo clínico tenha avaliado o uso da naltrexona para tratar a síndrome da fadiga crônica, vários estudos de caso e evidências não comprovadas sugerem que ela pode melhorar significativamente a qualidade de vida.

Transtornos por uso de substâncias

Os antagonistas opioides podem tratar outros transtornos por uso de substâncias, além do transtorno por uso de álcool e transtorno por uso de opioides. Algumas evidências mostraram que a naltrexona é eficaz na redução dos desejos em indivíduos com transtornos por uso de cocaína ou *cannabis*.

Cessação do tabagismo

Verificou-se que a naltrexona é eficaz em ajudar as pessoas a pararem de fumar. Estudos limitados mostraram que o tratamento com naltrexona pode melhorar as taxas de abandono, diminuir a fissura, reduzir o número de cigarros fumados e reduzir a quantidade de peso ganho durante o processo de parar de fumar.

Comportamentos compulsivos

Os antagonistas opioides podem reduzir o desejo de se envolver em comportamentos compulsivos, como jogo patológico e comportamento autolesivo em indivíduos com e sem transtorno do espectro autista.

Dor crônica

Talvez o uso *off-label* mais promissor para antagonistas de opioides seja no tratamento de dor crônica. Algumas evidências sugerem que doses muito baixas de naltrexona (< 5 mg por dia) podem proporcionar alívio aos pacientes.

Precauções e efeitos adversos

Como os antagonistas do receptor de opioides são usados para manter um estado livre de drogas após a desintoxicação de opioides, deve-se tomar muito cuidado para garantir que um período de retirada adequado decorra – pelo menos cinco dias para um opioide de curta ação, como a heroína, e pelo menos 10 dias para opioides de ação mais longa, como a metadona – após a última dose de opioides e antes da primeira dose de um antagonista dos receptores de opioides. O estado livre de opioides deve ser determinado por autorrelato e exames toxicológicos de urina.

Se houver alguma dúvida sobre a presença de opioides no corpo, apesar do resultado negativo do exame de urina, um *teste de desafio com naloxona* deve ser realizado. O desafio da naloxona é usado porque seu antagonismo opioide dura menos de 1 hora, mas os da naltrexona e do nalmefeno podem persistir por mais de 24 horas. Assim, quaisquer efeitos de abstinência provocados pela naloxona terão vida relativamente curta (consulte Dosagem e diretrizes clínicas). Os sintomas da abstinência aguda de opioides incluem fissura pelas drogas, sensação de mudança de temperatura, dor musculoesquelética e desconforto GI. Além disso, outros sinais de abstinência de opioides incluem confusão, sonolência, vômitos e diarreia. A naltrexona e o nalmefeno não devem ser tomados se a infusão de naloxona causar sinais de abstinência de opioides, exceto como parte de um protocolo supervisionado de desintoxicação rápida.

Um conjunto de efeitos adversos semelhantes a uma síndrome de abstinência residual tende a afetar até 10% das pessoas que tomam antagonistas dos receptores de opioides. Até 15% das pessoas que tomam naltrexona podem sentir dor abdominal, cólicas, náuseas e vômitos, que podem ser limitados pela redução transitória da dose pela metade ou pela alteração do momento da administração. Os efeitos adversos da naltrexona no sistema nervoso central, experimentados por até 10% das pessoas, incluem cefaleia, baixa energia, insônia, ansiedade e nervosismo. Podem ocorrer erupções cutâneas, dores musculares e articulares em até 10% das pessoas que tomam naltrexona.

A naltrexona pode causar toxicidade hepática relacionada à dosagem em doses bem superiores a 50 mg por dia; 20% das pessoas que tomam 300 mg por dia de naltrexona podem apresentar concentrações séricas de aminotransferase 3 a 19 vezes acima do limite superior do normal. A lesão hepatocelular da naltrexona parece ser um efeito tóxico relacionado à dose, em vez de uma reação idiossincrática. Nas doses mais baixas de naltrexona necessárias para o antagonismo eficaz dos opioides, a lesão hepatocelular normalmente não é observada. No entanto, doses de naltrexona tão baixas quanto 50 mg por dia podem ser hepatotóxicas em pessoas com doença hepática subjacente, como pessoas com cirrose hepática causada pelo abuso crônico de álcool. *As concentrações séricas de aminotransferases devem ser monitoradas mensalmente durante os primeiros seis meses de terapia com naltrexona e, posteriormente, com base na suspeita clínica.* As concentrações das enzimas hepáticas em geral retornam ao normal após a descontinuação da terapia com naltrexona.

Se for necessária a analgesia enquanto uma dose de um antagonista do receptor de opioide estiver farmacologicamente ativa, os agonistas opioides devem ser evitados em favor dos benzodiazepínicos ou de outros analgésicos não opioides. Pessoas que tomam antagonistas dos receptores de opioides devem ser instruídas de que doses baixas de opioides não surtirão efeito, mas doses maiores podem superar o bloqueio do receptor e produzir repentinamente sintomas de *overdose* profunda de opioides, com a sedação possivelmente evoluindo para coma ou morte. O uso de qualquer antagonista do receptor de opioide é contraindicado em pessoas que estão tomando agonistas opioides, dos quais pequenas quantidades podem estar presentes em preparações antieméticas e antitussígenas vendidas sem receita médica; em pessoas com hepatite aguda ou insuficiência hepática; e em pessoas hipersensíveis aos medicamentos.

Uma lista dos efeitos adversos de naltrexona, nalmefeno e naloxona pode ser encontrada na Tabela 29-2.

Uso na gravidez e na lactação

Como a naltrexona é transportada pela placenta, ela só deve ser tomada por mulheres grávidas se uma necessidade urgente superar os riscos potenciais para o feto. Uma quantidade mínima de naltrexona é passada no leite materno. Ela é um medicamento da categoria C na gravidez, assim como a naloxona. A segurança do nalmefeno na gravidez e na lactação não foi confirmada, mas ele é classificado como um medicamento da categoria B na gravidez.

TABELA 29-2 Teste de desafio de naloxona (Narcan)

O teste de desafio com naloxona não deve ser realizado em um paciente que apresente sinais ou sintomas clínicos de abstinência de opioides ou em um paciente cuja urina contenha opioides. O teste de desafio com naloxona pode ser administrado por via intravenosa (IV) ou subcutânea.

Desafio IV: após a triagem apropriada do paciente, 0,8 mg de naloxona deve ser colocado em uma seringa estéril. Se a via de administração IV for selecionada, 0,2 mg de naloxona deve ser injetado e, enquanto a agulha ainda estiver na veia do paciente, este deve ser observado por 30 segundos em busca de evidências de sinais ou sintomas de abstinência. Se não houver evidência de abstinência, o 0,6 mg restante de naltrexona deve ser injetado e o paciente observado por mais 20 minutos para detectar sinais e sintomas de abstinência.

Desafio subcutâneo: se a via subcutânea for selecionada, 0,8 mg deve ser administrado por via subcutânea, e o paciente deve ser observado quanto a sinais e sintomas de abstinência por 20 minutos.

Condições e técnica para observação do paciente: durante o período apropriado de observação, os sinais vitais do paciente devem ser monitorados e o paciente deve ser monitorado quanto a sinais de abstinência. Também é importante questionar cuidadosamente o paciente. Os sinais e sintomas da abstinência de opioides incluem, mas não estão limitados aos seguintes:

    Sinais de abstinência: congestão ou corrimento nasal, lacrimejamento, bocejo, sudorese, tremor, vômito ou piloereção.

    Sintomas de abstinência: sensação de mudança de temperatura, dores articulares ou ósseas e musculares, cólicas abdominais e formigamento (sensação de insetos rastejando sob a pele).

    Interpretação do desafio: alerta – a indução dos sinais ou sintomas enumerados indica um potencial risco para o indivíduo, e a naltrexona não deve ser administrada. Se nenhum sinal ou sintoma de abstinência for observado, provocado ou relatado, a naltrexona pode ser administrada. Se houver alguma dúvida na mente do observador de que o paciente não está livre de opioides ou está em abstinência contínua, ela deve ser suspensa por 24 horas e o desafio repetido.

Overdose

Os antagonistas dos receptores de opioides são medicamentos relativamente seguros, e a ingestão de altas doses de antagonistas dos receptores de opioides deve ser tratada com medidas de suporte combinadas com esforços para diminuir a absorção GI.

Interações medicamentosas

Muitas interações medicamentosas envolvendo antagonistas dos receptores de opioides foram discutidas, incluindo aquelas com agonistas opioides associados ao abuso de drogas, bem como aquelas que envolvem antieméticos e antitussígenos. Devido ao seu extenso metabolismo hepático, a naltrexona pode afetar ou ser afetada por outros medicamentos que influenciam as concentrações das enzimas hepáticas. No entanto, a importância clínica dessas interações potenciais não é conhecida.

Um medicamento potencialmente hepatotóxico que tem sido usado em alguns casos com antagonistas do receptor de opioides é o dissulfiram. Embora nenhum efeito adverso tenha sido observado, o monitoramento laboratorial frequente é indicado quando essa terapia combinada é considerada. Foi relatado que antagonistas dos receptores de opioides potencializam a sedação associada ao uso de tioridazina, uma interação que provavelmente se aplica de forma igual a todos os antagonistas do receptor de dopamina de baixa potência.

O nalmefeno intravenoso foi usado após a administração de benzodiazepínicos, anestésicos inalatórios, relaxantes musculares e antagonistas de relaxantes musculares em conjunto com anestésicos gerais sem quaisquer efeitos adversos. Deve-se ter cuidado ao usar nalmefeno e flumazenil em conjunto, pois foi demonstrado que ambos os agentes induzem convulsões em estudos pré-clínicos.

Como a buprenorfina tem alta afinidade e lento deslocamento dos receptores de opioides, o nalmefeno pode não reverter completamente a depressão respiratória induzida pela buprenorfina.

Interferências laboratoriais

O potencial de uma urina falso-positiva para opiáceos usando exames de urina menos específicos, como a técnica de imunoensaio multiplicado por enzimas (EMIT), pode existir, uma vez que a naltrexona e o nalmefeno são derivados da oximorfona. Os métodos cromatográficos líquidos de alta pressão, de camada fina e de gás-líquido usados para a detecção de opiáceos na urina não sofrem interferência da naltrexona.

Dosagem e diretrizes clínicas

Para evitar a possibilidade de precipitar uma síndrome aguda de abstinência de opioides, várias medidas devem ser tomadas para garantir que a pessoa esteja livre de opioides. Dentro de um ambiente de desintoxicação supervisionada, pelo menos cinco dias devem decorrer após a última dose de opioides de curta ação, como heroína, hidromorfona, Petidina (meperidina) ou morfina; e pelo menos 10 dias devem decorrer após a última dose de opioides de ação prolongada, como metadona, antes que os antagonistas opioides sejam iniciados. Períodos mais breves de opioides têm sido usados em protocolos de desintoxicação rápida. Para confirmar que a desintoxicação dos opioides está completa, os exames toxicológicos da urina devem demonstrar a ausência de metabólitos de opioides. No entanto, um indivíduo pode ter um resultado negativo no exame urinário de opioides, mas ainda ser fisicamente dependente de opioides e, portanto, suscetível aos efeitos de abstinência induzidos por antagonistas. Portanto, após o resultado do exame de urina ser negativo, um teste de desafio com naloxona é recomendado, a menos que um período adequado de abstinência de opioides possa ser confirmado de forma confiável pelos observadores (Tabela 29-2).

A dosagem inicial de naltrexona para tratamento de dependência de opioides ou álcool é de 50 mg por dia, o que deve ser alcançado por meio de introdução gradual, mesmo quando o resultado do teste de desafio com naloxona for negativo. Várias autoridades começam com 5, 10, 12,5 ou 25 mg e ajustam até a dosagem de 50 mg por um período que varia de 1 hora a duas semanas, enquanto monitoram constantemente a evidência de abstinência de opioides. Quando uma dose diária de 50 mg é bem tolerada, ela pode ser dividida durante uma semana administrando 100 mg em dias alternados ou 150 mg a cada três dias. Esses cronogramas podem aumentar a adesão. A dosagem terapêutica correspondente de nalmefeno é de 20 mg por dia dividida em duas doses iguais. A titulação gradual de nalmefeno para esta dose diária é provavelmente uma estratégia sensata, embora dados clínicos sobre estratégias de dosagem de nalmefeno ainda não estejam disponíveis.

Para a formulação injetável de liberação prolongada de naltrexona, uma dose de 380 mg administrada por via intramuscular a cada quatro semanas ou uma vez por mês é recomendada. As agulhas fornecidas na embalagem são personalizadas para o medicamento. O Vivitrol deve ser armazenado na geladeira, e são necessários 45 minutos para que o medicamento atinja a temperatura ambiente antes da preparação e da administração.

Para maximizar a adesão, recomenda-se que os membros da família observem diretamente a ingestão de cada dose. Também devem ser realizados testes aleatórios de urina para antagonistas dos receptores de opioides e seus metabólitos, bem como para etanol ou metabólitos opioides. Os antagonistas dos receptores de opioides devem ser continuados até que a pessoa não seja mais considerada psicologicamente em risco de recaída do abuso de opioides ou álcool. Isso em geral requer pelo menos seis meses, mas pode levar mais tempo, sobretudo se houver tensões externas.

O nalmefeno está disponível como uma solução estéril para administração intravenosa, intramuscular e subcutânea em duas concentrações, contendo 100 μg ou 1 mg de base livre de nalmefeno por mL. A concentração de 100 μg/mL contém 110,8 μg de cloridrato de nalmefeno, e a concentração de 1,0 mg/mL contém 1,108 mg de cloridrato de nalmefeno por mL. Ambas as concentrações contém 9,0 mg de cloreto de sódio por mL e o pH é ajustado para 3,9 com ácido clorídrico. Estudos farmacodinâmicos demonstraram que o nalmefeno tem duração de ação mais longa do que a naloxona na reversão total da atividade dos opiáceos.

Desintoxicação rápida

A desintoxicação rápida foi padronizada usando naltrexona, embora se espere que o nalmefeno seja igualmente eficaz com menos efeitos adversos. Nos protocolos de desintoxicação rápida, a pessoa adicta interrompe o uso de opioides abruptamente e começa o primeiro dia sem opioides tomando clonidina, 0,2 mg, por via oral a cada 2 horas por nove doses, até uma dose máxima de 1,8 mg, período durante o qual a PA deve ser monitorada a cada 30 a 60 minutos nas primeiras 8 horas. A naltrexona, 12,5 mg, deve ser administrada 1 a 3 horas após a primeira dose de clonidina. Para reduzir as cãibras musculares e, posteriormente, a insônia, um benzodiazepínico de curta ação, como o oxazepam, de 30 a 60 mg, é administrado simultaneamente com a primeira dose de clonidina, e metade da dose inicial é readministrada a cada 4 a 6 horas, conforme necessário. A dose máxima diária de oxazepam não deve exceder 180 mg. A pessoa em rápida desintoxicação deve ser acompanhada em casa por uma pessoa confiável. No segundo dia, doses similares de clonidina e benzodiazepina são administradas, mas com uma dose única de naltrexona, 25 mg, administrada pela manhã. Pessoas relativamente assintomáticas podem voltar para casa após 3 a 4 horas. A administração da dose diária de manutenção de 50 mg de naltrexona é iniciada no terceiro dia, e as doses de clonidina e benzodiazepina são reduzidas de maneira gradual ao longo de cinco a 10 dias.

Administração de emergências

A naloxona pode ser administrada por via intravenosa, intramuscular e intranasal. A administração intravenosa é preferível em situações de emergência quando uma *overdose* de opioides é conhecida ou suspeita, pois tem o início de ação mais rápido.

Uma dose inicial de 0,4 a 2 mg deve ser administrada por via intravenosa. Se não houver melhora suficiente na função respiratória, ela pode ser repetida em intervalos de 2 a 3 minutos. Se não houver resposta após 10 mg de naloxona, o diagnóstico de toxicidade induzida por opioides deve ser questionado. A injeção intramuscular ou subcutânea pode ser necessária quando a via intravenosa não está disponível.

Em crianças com suspeita de *overdose* de opioides, a dose inicial deve ser de 0,01 mg/kg de peso corporal. Ao usar naloxona intranasal, não testar previamente o *spray* nasal, pois cada recipiente contém apenas uma dose de naloxona (4 mg para Narcan; 8 mg para Kloxxado). O *spray* intranasal requer instruções específicas para a administração e os médicos podem precisar se familiarizar com as diretrizes.

Fármacos para tratar disfunção sexual

30

Nome genérico	Nome comercial	Efeitos adversos	Interações medicamentosas	Interações CYP
Sildenafila	Viagra, Revatio, Ah-zul, Blupill, Dejavú, Prilo, Sildara, Sollevare, Vasifil, Videnfil, Virineo	Infarto do miocárdio, sintomas GIs, erupção cutânea, cefaleia	Nitratos orgânicos	3A4, 2C9, 3A5, 3A7, 2C19, 2D6, 2E1
Vardenafila	Levitra	Infarto do miocárdio, sintomas GIs, erupção cutânea, cefaleia	Nitratos orgânicos	3A4, 3C5
Tadalafila	Cialis, Dalí, H-for, Hislafi, Nesta, Tada, Zyad	Infarto do miocárdio, sintomas GIs, erupção cutânea, cefaleia	Nitratos orgânicos	3A4
Avanafila*	Stendra	Infarto do miocárdio, sintomas GIs, erupção cutânea, cefaleia	Nitratos orgânicos	3A4, 2C9

GIs, gastrintestinais.
* N. de R.T.: Não disponível no Brasil.

Introdução

Desde a introdução da sildenafila, em 1998, os inibidores da fosfodiesterase (PDE)-5 revolucionaram o tratamento da principal disfunção sexual que afeta os homens: o transtorno erétil. A sildenafila foi o primeiro medicamento dessa classe, com três congêneres que posteriormente surgiram no mercado – vardenafila, tadalafila e avanafila. Os quatro causam vasodilatação no pênis, prolongando as ereções penianas.

Além disso, os quatro medicamentos funcionam da mesma maneira. O desenvolvimento da sildenafila forneceu informações importantes sobre a fisiologia da ereção. A estimulação sexual causa a liberação do neurotransmissor óxido nítrico (NO), que aumenta a síntese do monofosfato de guanosina cíclico (GMPc), causando relaxamento da musculatura lisa no corpo cavernoso e permitindo que o sangue flua para o pênis e resulte em turgidez e tumescência. A concentração de GMPc é regulada pela enzima PDE-5, que, quando inibida, permite que o GMPc aumente e melhore a função erétil. Como a estimulação sexual é necessária para causar a liberação de NO, os inibidores da PDE-5 não têm efeito na ausência dessa estimulação, um ponto importante a ser entendido ao fornecer informações aos pacientes sobre seu uso. Os congêneres vardenafila, tadalafila e avanafila atuam da mesma forma, inibindo a PDE-5, o que permite um aumento no GMPc e aumento dos efeitos vasodilatadores do NO. Por esse motivo, esses medicamentos às vezes são chamados de potencializadores de NO.

Embora sejam indicados apenas para o tratamento de disfunção erétil (DE) masculina, há evidências populares de que eles também podem tratar a disfunção sexual em mulheres. Essas substâncias também são usadas recreativamente por indivíduos sem disfunção erétil porque acredita-se que melhoram o desempenho sexual.

Ações farmacológicas

Sildenafila, vardenafila, tadalafila e avanafila são absorvidas com bastante rapidez pelo trato GI, com concentrações plasmáticas máximas atingidas em 30 a 120 minutos (mediana, 60 minutos) em jejum. Por serem lipofílicas, a ingestão concomitante de uma refeição rica em gordura atrasa a taxa de absorção em até 60 minutos e reduz o pico de concentração em um quarto. Esses medicamentos são metabolizados principalmente pelas isoenzimas CYP3A4, o que pode levar a interações medicamentosas clinicamente significativas, nem todas documentadas. A excreção de 80% da dose é feita por via fecal e outros 13% são eliminados na urina. A eliminação é reduzida em pessoas com mais de 65 anos, o que resulta em concentrações plasmáticas 40% maiores do que em pessoas de 18 a 45 anos. A eliminação também é reduzida na presença de insuficiência renal ou hepática grave.

A meia-vida média da sildenafila e da vardenafila é de 3 a 4 horas, a da tadalafila é 18 horas e da avanafila é de 5 horas. A tadalafila pode ser detectada na corrente sanguínea cinco dias após a ingestão; e, devido à sua longa meia-vida, tem sido comercializada como eficaz por até 36 horas – a chamada pílula de fim de semana. O início de ação da sildenafila ocorre cerca de 30 minutos após a ingestão com o estômago vazio; a avanafila demora 45 minutos, enquanto a tadalafila e a vardenafila agem um pouco mais rapidamente.

Os médicos precisam estar cientes da importante observação clínica de que esses medicamentos por si só não criam uma ereção. Em vez disso, o estado mental de excitação sexual provocado pela estimulação erótica deve primeiro levar à atividade dos nervos penianos, que então liberam NO no corpo cavernoso, desencadeando a cascata erétil. A ereção resultante é prolongada pelos potencializadores de NO. Assim, pode-se tirar o máximo proveito de um estímulo sexualmente excitante, mas o fármaco não substitui as preliminares e a excitação emocional.

Indicações terapêuticas

Disfunção erétil (DE)

A DE tem sido tradicionalmente classificada como orgânica, psicogênica ou mista. As causas orgânicas da disfunção erétil incluem diabetes melito, hipertensão, hipercolesterolemia, tabagismo, doença vascular periférica, lesão pélvica ou medular, cirurgia pélvica ou abdominal (especialmente cirurgia da próstata), esclerose múltipla, neuropatia periférica e doença de Parkinson. O uso de álcool, nicotina e outras substâncias (incluindo medicamentos prescritos) também pode causar DE orgânica. A DE psicogênica pode surgir por inúmeras razões.

Os inibidores da PDE-5 são indicados para uso em casos orgânicos, psicogênicos e mistos de DE.

Além disso, esses medicamentos são eficazes independentemente da gravidade basal da DE, de raça ou idade. Entre aqueles que respondem a eles estão homens com doença arterial coronariana, hipertensão, outras doenças cardíacas, doenças vasculares periféricas, diabetes melito, depressão, cirurgia de revascularização do miocárdio, prostatectomia radical, ressecção transuretral da próstata, espinha bífida e lesão da medula espinal, bem como pessoas que tomam antidepressivos, antipsicóticos, anti-hipertensivos e diuréticos. No entanto, a taxa de resposta é variável.

Os inibidores da PDE-5 também podem controlar a ejaculação precoce concomitante, mas não parecem beneficiar pacientes apenas com ejaculação precoce.

Hiperplasia prostática benigna

A tadalafila é indicada para o tratamento de sinais e sintomas associados à hiperplasia prostática benigna.

Usos *off-label*

Foi relatado que a sildenafila reverte a anorgasmia induzida pelos inibidores seletivos da recaptação de serotonina em homens.

Também há relatos informais de inibidores da PDE-5 tendo um efeito terapêutico na inibição sexual em mulheres. Eles podem beneficiar mulheres que têm um desejo sexual saudável, mas lutam contra a excitação sexual. Os inibidores da PDE-5 não têm efeito sobre a libido.

Além disso, os inibidores da PDE-5 têm sido usados para tratar hipertensão arterial pulmonar (normalmente administrados por via intravenosa), doença da altitude, neuropatia diabética, neuropatia periférica e doença arterial periférica. Eles também têm propriedades antianginosas e podem ter alguma eficácia no tratamento de doença cardíaca isquêmica.

Precauções e efeitos adversos

Um importante efeito adverso potencial associado ao uso desses medicamentos é o infarto agudo do miocárdio (IAM). A Food and Drug Administration (FDA) distinguiu o risco de IAM causado diretamente por esses medicamentos daquele causado por condições subjacentes, como hipertensão, doença cardíaca aterosclerótica, diabetes melito e outras condições aterogênicas. A FDA concluiu que, quando usados de acordo com a bula aprovada, os medicamentos por si só não conferem um risco aumentado de morte. No entanto, há um aumento na demanda de oxigênio e no estresse causado ao músculo cardíaco pela relação sexual. Assim, a perfusão coronariana pode estar gravemente comprometida e, como resultado, pode ocorrer insuficiência cardíaca. Por esse motivo, qualquer pessoa com histórico de infarto do miocárdio, derrame, insuficiência renal, hipertensão ou diabetes melito e qualquer pessoa com mais de 70 anos devem discutir os planos de uso desses medicamentos com um clínico geral ou cardiologista. A avaliação cardíaca deve abordar especificamente a tolerância ao exercício e o uso de nitratos.

O uso de inibidores da PDE-5 é contraindicado em pessoas que tomam nitratos orgânicos em qualquer forma. Além disso, o nitrato de amila (*poppers*), uma substância popular de abuso para aumentar a intensidade do orgasmo, não deve ser usado com nenhum dos medicamentos para melhorar a ereção. *A combinação de nitratos orgânicos e inibidores de PDE pode causar uma redução abrupta da pressão arterial e reduzir a perfusão coronariana a ponto de causar IAM e morte.*

Os efeitos adversos dependem da dose, ocorrendo em taxas mais altas com doses mais altas, e os mais comuns são cefaleia, rubor e dor de estômago. Outros efeitos adversos menos comuns incluem congestão nasal, infecção do trato urinário, visão anormal (visão colorida [geralmente azul], aumento da sensibilidade à luz ou visão turva), diarreia, tontura e erupção cutânea. O tratamento de suporte é indicado em casos de *overdose*. A tadalafila foi associada a dores nas costas e nos músculos em cerca de 10% dos pacientes.

Houve vários relatos e casos verificados de uma doença grave em homens que tomam inibidores da PDE-5 chamada neuropatia óptica isquêmica anterior não arterítica (NOIA-NA). É uma doença ocular que causa restrição do fluxo sanguíneo para o nervo óptico e pode resultar em perda permanente da visão. Os primeiros sintomas aparecem dentro de 24 horas após o uso dos inibidores da PDE-5 e incluem visão turva e algum grau de perda de visão. A incidência desse efeito é muito rara – 1 em 1 milhão. Nos casos relatados, muitos pacientes tinham problemas oculares preexistentes que podem ter aumentado o risco, e muitos tinham histórico de doenças cardíacas e diabetes, o que pode indicar vulnerabilidade desses homens a danos endoteliais.

Além dos problemas de visão, em 2010, um alerta de possível perda auditiva foi relatado com base em 29 incidentes do problema desde a introdução desses medicamentos. A perda auditiva geralmente ocorre horas ou dias após o uso do medicamento e, em alguns casos, é unilateral e temporária.

Uso na gravidez e na lactação

Não há dados disponíveis sobre os efeitos no crescimento e no desenvolvimento fetal humano ou alterações morfológicas ou funcionais testiculares. No entanto, como esses medicamentos não são considerados um tratamento essencial, eles não devem ser usados durante a gravidez.

Tratamento de priapismo

O priapismo ocorre com pouca frequência com o uso de inibidores da PDE-5. A fenilefrina é o medicamento de escolha e o tratamento de primeira linha do priapismo porque tem efeitos α-agonistas quase puros e atividade β mínima. No priapismo de curto prazo (menos de 6 horas), especialmente no induzido por medicamentos, uma injeção intracavernosa de fenilefrina pode ser usada para causar detumescência. Uma mistura de uma ampola de fenilefrina (1 mL/1.000 μg) deve ser diluída em 9 mL de solução salina normal. Usando uma agulha de calibre 29, 0,3 a 0,5 mL deve ser injetado nos corpos cavernosos, com 10 a 15 minutos entre as injeções. Os sinais vitais devem ser monitorados e a compressão deve ser aplicada na área da injeção para ajudar a prevenir a formação de hematomas.

A fenilefrina também pode ser usada por via oral, 10 a 20 mg a cada 4 horas, conforme necessário, mas pode não ser tão eficaz nem agir tão rapidamente quanto a via injetável.

Interações medicamentosas

A principal via de metabolismo da PDE-5 é por meio da CYP3A4, e a via secundária é por meio da CYP2C9. Os indutores ou inibidores dessas enzimas afetarão, portanto, a concentração plasmática e a meia-vida da sildenafila. Por exemplo, 800 mg de cimetidina, um inibidor não específico do sistema enzimático CYP, aumentam as concentrações plasmáticas de sildenafila em 56%, e a eritromicina aumenta as concentrações plasmáticas de sildenafila em 182%. Outros inibidores mais fortes da CYP3A4 incluem cetoconazol, itraconazol e mibefradil. Em contrapartida, a rifampicina, um indutor da CYP3A4, diminui as concentrações plasmáticas de sildenafila.

Interferências laboratoriais

Nenhuma interferência laboratorial foi descrita.

Dosagem e diretrizes clínicas

A sildenafila está disponível em comprimidos de 25, 50 e 100 mg.* A dose recomendada de sildenafila é de 50 mg administrada por via oral 1 hora antes da relação sexual. No entanto, a sildenafila pode fazer efeito em 30 minutos. A duração do efeito geralmente é de 4 horas. Em homens jovens saudáveis, o efeito pode persistir por 8 a 12 horas. Com base na eficácia e nos efeitos adversos, a dose deve ser ajustada entre 25 e 100 mg. A sildenafila é recomendada para uso não mais do que uma vez ao dia. As diretrizes de dosagem para uso por mulheres, um uso *off-label*, são as mesmas que as dos homens.

Concentrações plasmáticas aumentadas de sildenafila podem ocorrer em pessoas com mais de 65 anos de idade e naquelas com cirrose, insuficiência renal grave ou uso de inibidores da CYP3A4. Uma dose inicial de 25 mg deve ser usada nessas circunstâncias.

A vardenafila é fornecida em comprimidos de 2,5, 5, 10 e 20 mg.** A dose inicial é geralmente de 10 mg, tomada com ou sem alimentos, cerca de 1 hora antes da atividade sexual. A dose pode ser aumentada até um máximo de 20 mg ou diminuída para 5 mg com base na eficácia e nos efeitos colaterais. A frequência máxima de dosagem é de uma vez ao dia. Tal como acontece com a sildenafila, as doses podem ter

---

* N. de R.T.: No Brasil, também está disponível em comprimidos de 20 mg.
** N. de R.T.: No Brasil, a vardenafila está disponível em comprimidos de 5, 10 e 20 mg. A forma de desintegração oral não está disponível.

de ser ajustadas em pessoas com insuficiência hepática ou que utilizam determinados inibidores da CYP3A4. Uma forma de desintegração oral de 10 mg de vardenafila (Staxyn) está disponível. Ela é colocada na língua aproximadamente 60 minutos antes da atividade sexual e não deve ser usada mais de uma vez ao dia.

A tadalafila está disponível em comprimidos de 2,5, 5 ou 20 mg* para administração oral. A dose recomendada de tadalafila é de 10 mg antes da atividade sexual, o que pode ser aumentado para 20 mg ou diminuído para 5 mg, dependendo da eficácia e dos efeitos colaterais. O uso diário da pílula de 2,5 ou 5 mg é aceitável para a maioria dos pacientes. Precauções semelhantes se aplicam, conforme mencionado anteriormente, em pacientes com insuficiência hepática e naqueles que tomam inibidores potentes concomitantes da CYP3A4. Como acontece com outros inibidores da PDE-5, o uso concomitante de nitratos em qualquer forma está contraindicado.

A avanafila está disponível em comprimidos de 50, 100 e 200 mg para administração oral. A dose inicial recomendada é de 100 mg. Ela pode ser tomada aproximadamente 15 minutos antes da atividade sexual, e a dosagem pode ser ajustada para 200 mg ou reduzida para 50 mg, dependendo da tolerabilidade e de quaisquer efeitos adversos potenciais. Ela deve ser tomada uma vez ao dia, e a estimulação sexual é necessária para uma resposta ao tratamento. Precauções semelhantes se aplicam, conforme mencionado anteriormente, em pacientes com insuficiência hepática e naqueles que tomam inibidores potentes concomitantes da CYP3A4. Assim como com outros inibidores da PDE-5, o uso concomitante de nitratos em qualquer forma está contraindicado.

---

* N. de R.T.: No Brasil, somente estão disponíveis comprimidos de 5 e 20 mg.

Psicodélicos

Nome genérico	Nome comercial	Efeitos adversos	Interações medicamentosas	Interações CYP
Psilocibina	N/A	Confusão, tontura, taquicardia, hipertensão, sintomas GIs, cefaleia, paranoia, psicose temporária	SERO, antidepressivos	N/A
Dietilamida do ácido lisérgico (LSD)	N/A	Confusão, tontura, taquicardia, hipertensão, sintomas GIs, cefaleia, paranoia, psicose temporária	SERO, antidepressivos	1A2, 2C19, 2D6, 2E1, 3A4

GIs, gastrintestinais; SERO, medicamentos serotoninérgicos.

Introdução

As substâncias psicodélicas ("manifestadoras da mente") ou enteógenas ("espiritualmente inspiradoras") induzem alterações poderosas na consciência, alucinações sensoriais e sinestesia; elas têm sido usadas por culturas em todo o mundo há milênios para fins espirituais, ritualísticos e medicinais. Apesar do amplo uso por praticantes da medicina tradicional de inúmeras culturas e do significativo interesse clínico em meados do século XX, apenas pesquisas clínicas limitadas sobre essas substâncias ocorreram desde a década de 1960. Além de ser estigmatizada em razão de sua popularidade em vários grupos contraculturais da época, a Controlled Substances Act de 1970 classificou os psicodélicos mais conhecidos da época como substâncias de Classe I e ergueu inúmeras barreiras à pesquisa.

Nos últimos 20 anos, essas barreiras foram cada vez mais derrubadas, e pesquisas clínicas significativas estão sendo conduzidas com psicodélicos. As evidências atuais sugerem que esses medicamentos podem ajudar no tratamento de transtornos de ansiedade, por uso de substâncias, do humor e afetivos. Elas também podem ajudar nos cuidados paliativos de pacientes que têm doença terminal e estão enfrentando o sofrimento emocional após o diagnóstico. Esses efeitos parecem ser sustentados por meses ou até anos após uma única experiência psicodélica aguda com psicoterapia concomitante. Esses efeitos duradouros são mediados por experiências místicas induzidas pelas substâncias, em vez de uma mudança fisiológica sustentada, embora elas normalmente produzam efeitos autonômicos, incluindo midríase, taquicardia, taquipneia, hipertermia, hipertonia, diaforese, aumento da pressão arterial e salivação com náuseas ocasionais.

Apesar de existirem vários tipos de compostos capazes de produzir experiências místicas, este capítulo se concentrará nos dois "psicodélicos clássicos" mais conhecidos, a psilocibina e a dietilamida do ácido lisérgico (LSD). Ambos os medicamentos compartilham muitas propriedades farmacológicas, incluindo tolerância, dependência, abstinência, interações medicamentosas, indicações terapêuticas, bem como efeitos adversos, e serão discutidos juntos no final deste capítulo. Outros psicodélicos clássicos incluem mescalina (o princípio ativo do peiote) e N,N-dimetiltriptamina (o princípio ativo da *ayahuasca*), os quais parecem ter propriedades e mecanismos de ação semelhantes (*i.e.*, demonstrando atividade agonística nos receptores 5-HT_{2A}). No entanto, até o momento, não foi feito trabalho clínico suficiente com mescalina ou N,N-dimetiltriptamina (DMT) para justificar a discussão neste livro.

Por fim, deve-se notar que nenhum desses medicamentos mencionados ainda foi aprovado pela Food and Drug Administration (FDA) para qualquer indicação, embora pesquisas e dados recentes sugiram que isso possa ocorrer. No momento, todos eles ainda são considerados medicamentos de Classe I.

PSILOCIBINA

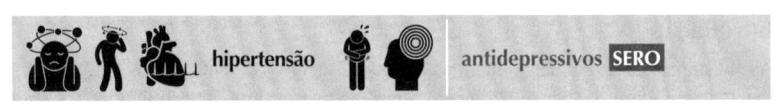

hipertensão   antidepressivos SERO

A psilocibina foi isolada em 1957 a partir do cogumelo centro-americano *Psilocybe mexicana* por Albert Hoffman. Desde então, o composto foi encontrado em mais de 100 espécies de cogumelos em concentrações variadas.

Cogumelos contendo psilocibina podem ser consumidos crus, secos ou mergulhados em água quente para criar uma forma de chá. A psilocibina também pode ser criada sinteticamente e administrada como uma cápsula. Em seu estado purificado, é um pó cristalino branco em forma de agulha. É importante ressaltar que ela é um pró-fármaco que é convertido na psilocina farmacologicamente ativa após a desfosforilação.

Farmacocinética

Absorção, biodisponibilidade e distribuição

Após a administração oral, a psilocibina é rapidamente convertida em psilocina, da qual aproximadamente 50% são absorvidos. Sua biodisponibilidade após administração oral é de 52,7 ± 20%. O composto é distribuído uniformemente por todo o corpo e é detectável em concentrações significativas no plasma dentro de 20 a 40 minutos após a administração. Ela atinge as concentrações máximas dentro de 80 a 100 minutos após a administração.

Metabolismo

A psilocibina é convertida em psilocina no estômago, nos intestinos, rins e sangue. Em 5 horas, até 80% dela sofre glucuronidação por meio das enzimas glucuronosiltransferases UGT1A9 e UGT1A10 para formar o *O*-glucuronídeo de psilocina, que é então excretado pela urina. A psilocina também pode ser metabolizada em

4-hidroxi-indole-3-acetaldeído, 4-hidroxitriptofol e ácido 4-hidroxi-indole-3-acético pela monoaminoxidase (MAO) hepática ou pela aldeído desidrogenase.

Eliminação e excreção

A meia-vida de eliminação da psilocibina é de 160 minutos, enquanto a da psilocina é de apenas 50 minutos. A psilocina é excretada em 8 horas principalmente pela urina (65%), bem como pela bile e pelas fezes (15% a 20%). A psilocina ou um de seus metabólitos podem ser detectados na urina por até sete dias após a administração oral, e aproximadamente 25% da psilocibina será excretada inalterada.

Farmacodinâmica

O início da ação geralmente ocorre 40 minutos após a ingestão. A intoxicação pode durar de 4 a 6 horas e ser caracterizada por um espectro de efeitos psicológicos. Em pequenas doses, é provável que os indivíduos experimentem euforia e pequenas distorções sensoriais. Em doses maiores, a psilocibina pode induzir experiências místicas e dissolução do ego. Grande parte do seu valor terapêutico e de outros psicodélicos pode ser dessas experiências, particularmente para indivíduos que enfrentam dificuldades existenciais devido a uma doença terminal.

A intensidade da experiência subjetiva de uma pessoa depende da dose e pode ser influenciada pela experiência com psicodélicos, bem como pela perspectiva mental e por fatores ambientais (*i.e.*, "configuração e ambiente"). Pesquisas estão em andamento para estabelecer diretrizes de dosagem adequadas e melhores práticas para administrar psicoterapia antes, durante e depois das experiências psicodélicas dos pacientes.

Mecanismo de ação

O metabólito ativo da psilocibina, a psilocina, é um agonista parcial do receptor $5-HT_{2A}$ (< 40% de eficácia de ativação) e se liga aos receptores $5-HT_{2C}$, $5-HT_{1A}$ e $5-HT_{1B}$ no tálamo e no córtex pré-frontal. É importante ressaltar que as alterações na percepção são mediadas principalmente pelos receptores $5-HT_{2A}$. Isso é evidenciado pelo fato de que tais alterações podem ser eliminadas após a administração do antagonista $5-HT_{2A}$ cetanserina.

As evidências sugerem que as alterações na percepção sensorial decorrem da ativação dos receptores de serotonina no tálamo e dos efeitos posteriores no córtex cerebral. O primeiro é o principal responsável por transmitir sinais motores e sensoriais para o segundo, que por sua vez desempenha um papel fundamental na regulação do humor, do comportamento social, da expressão da personalidade e do funcionamento executivo. Os efeitos posteriores nas vias dopaminérgicas e no sistema glutamato também podem ser parcialmente responsáveis pelos efeitos da psilocibina no humor, em particular na euforia e no fenômeno comumente relatado de despersonalização.

Doses repetidas de psicodélicos clássicos também foram associadas ao *down-regulation* dos receptores $5-HT_{2A}$ no córtex cerebral, o que pode contribuir para os efeitos terapêuticos de psicodélicos como a psilocibina. Verificou-se que a densidade de $5-HT_{2A}$ é significativamente maior em amostras *post-mortem* de pacientes com depressão maior. Uma forte correlação foi observada em modelos de roedores ligando o aumento da densidade do receptor 5-HT_{2A} e o comportamento semelhante à ansiedade.

Índice terapêutico

A psilocibina tem um amplo índice terapêutico, com uma dose letal média (DL50) de aproximadamente 280 mg/kg em roedores.

DIETILAMIDA DO ÁCIDO LISÉRGICO (LSD)

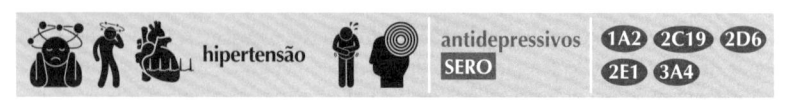

O LSD foi sintetizado pela primeira vez a partir de alcaloides ergolínicos em 1938 pelo químico suíço Albert Hoffman enquanto trabalhava na Sandoz AG Pharmaceutical Company. Cinco anos depois, em 16 de abril de 1943, uma pequena quantidade da substância foi acidentalmente ingerida por Hoffman, o que produziu uma sensação que ele descreveu como "caracterizada por uma imaginação extremamente estimulada". Três dias depois, em 19 de abril, Hoffman se autoadministrou 250 mg da substância e se tornou a primeira pessoa a vivenciar o que ficou conhecido coloquialmente como "viagem de ácido".

Na década de 1950 e no início da década de 1960, a psicoterapia assistida por LSD ficou imensamente popular, particularmente como tratamento para o alcoolismo. Alguns anos depois, ele se tornou uma droga recreativa popular entre vários movimentos contraculturais devido à sua capacidade de alterar a consciência e quebrar padrões familiares de pensamento. À medida que o uso não clínico aumentou, a pesquisa clínica diminuiu, porque a droga se tornou cada vez mais estigmatizada entre a comunidade médica. A pesquisa clínica foi efetivamente interrompida após a aprovação da Controlled Substances Act de 1970.

Nos últimos 20 anos, houve um interesse ressurgente na psicoterapia assistida por LSD, juntamente com restrições reduzidas de uso em ambientes clínicos. Atualmente, existem algumas evidências que sugerem que esse composto, quando usado em um ambiente clínico, pode ajudar a aliviar a ansiedade, a depressão, os transtornos por uso de substâncias e o sofrimento existencial entre pacientes terminais.

O LSD é um produto semissintético do ácido lisérgico, produzido pelo fungo de centeio *ergot* (*Claviceps purpurea*). Trata-se de uma substância cristalina branca inodora em seu estado puro. Mais comumente, o LSD é diluído em uma solução e, em seguida, administrado por via oral (VO), sublingual ou bucal via conta-gotas. Pequenas quantidades da solução também podem ser colocadas em meios como folhas de gelatina, pedaços de papel absorvente ou cubos de açúcar e, em seguida, administradas VO.

Farmacocinética

Absorção, biodisponibilidade e distribuição

Após a administração oral, o LSD é completamente absorvido no trato digestivo e tem uma biodisponibilidade estimada de 71%. A absorção normalmente ocorre dentro de 1 hora, mas pode ser retardada se a administração for precedida por uma refeição.

O LSD é rapidamente distribuído por todo o corpo e atravessa a barreira hematoencefálica, mas uma compreensão completa de como ele é distribuído pelos sistemas orgânicos ainda não foi quantificada. As concentrações plasmáticas máximas são alcançadas 40 a 130 minutos após a administração. Há alguma confusão sobre se os efeitos do LSD e as suas concentrações estão relacionados de forma linear, logarítmica ou nenhuma delas.

Metabolismo

O LSD sofre um extenso metabolismo de primeira passagem em humanos e é quase totalmente metabolizado em metabólitos inativos. O principal metabólito humano do LSD é o 2-oxo-3-hidroxi LSD. Outros metabólitos incluem etilamida do ácido lisérgico (LAE), etil-e-hidroxietilamida do ácido lisérgico (LEO), nor-LSD, 2-oxo-LSD e glucuronídeo 13 ou 14-hidroxi-LSD. CYP1A2, CYP2C19, CYP2D6, CYP2E1 e CYP3A4 desempenham um papel no metabolismo do LSD.

Eliminação e excreção

A meia-vida do LSD é estimada em aproximadamente 175 minutos em humanos. Ele é excretado principalmente pela urina em 8 horas e pode ser detectado na urina por 96 horas após a administração. A excreção atinge uma taxa máxima de 4 a 6 horas após a administração, e a meia-vida de eliminação do LSD é de 3,6 horas. Menos de 1% do LSD é excretado inalterado.

Farmacodinâmica

Os efeitos subjetivos do LSD podem ser sentidos 30 a 120 minutos após a ingestão e geralmente duram entre 6 e 10 horas. Os efeitos máximos após uma dose moderada (100 a 250 μg VO) podem ocorrer 90 a 150 minutos após a administração.

A intensidade da experiência subjetiva de uma pessoa depende da dose e pode ser influenciada pela experiência com psicodélicos, bem como pela perspectiva mental e por fatores ambientais (*i.e.*, "configuração e ambiente"). O LSD pode produzir uma grande variedade de efeitos, desde euforia e pequenas distorções sensoriais em pequenas doses (< 100 μg VO) até experiências místicas em doses maiores. Grande parte do seu valor terapêutico vem dessas experiências associadas à psicoterapia.

Pesquisas estão em andamento para estabelecer diretrizes de dosagem adequadas.

Mecanismo de ação

O LSD é um agonista parcial dos receptores 5-HT_{2A}, e seus efeitos mais agudos podem ser eliminados pela administração do antagonista 5-HT_{2A} cetanserina. Doses repetidas de psicodélicos como o LSD também foram associadas ao *downregulation* dos receptores 5-HT$_{2A}$ no córtex cerebral.

Assim como a psilocibina, a atividade do LSD nos receptores talâmicos 5-HT$_{2A}$ altera a comunicação entre o tálamo e o córtex cerebral, interrompendo a capacidade do cérebro de filtrar estímulos sensoriais e converter a realidade vivenciada em uma narrativa familiar, explicando, assim, os pensamentos cada vez mais desorganizados dos pacientes enquanto experimentam os efeitos agudos da droga. Interrupções no funcionamento típico do córtex cerebral por meio da atividade do LSD nos receptores 5-HT$_{2A}$ também podem contribuir para seus efeitos no humor, no comportamento social, na expressão da personalidade e no funcionamento executivo.

Além disso, foi demonstrado que o LSD tem uma afinidade por vários subtipos de 5-HT e outros receptores (ver Tabela 31-1), embora uma compreensão completa da

TABELA 31-1 Afinidade de dietilamida do ácido lisérgico pelos receptores

Receptor	Ki (nM)	Espécies
5-HT$_{1A}$	1,1	Humano
5-HT$_{1B}$	3,9	Rato
5-HT$_{1D}$	14	Humano
5-HT$_{1E}$	93	Rato
5-HT$_{2A}$	2,7	Humano
5-HT$_{2B}$	30	Rato
5-HT$_{2C}$	5,5	Rato
5-HT$_{4L}$	1.000	Rato
5-HT$_{5A}$	9	Rato
5-HT$_{5B}$	3,23	Rato
5-HT$_{6}$	2,3	Humano
5-HT$_{7}$	6,6	Rato
5-HT$_{7L}$	10	Rato
α-adrenérgico	220	Rato
β$_1$-adrenérgico	140	Rato
β$_2$-adrenérgico	740	Rato
Dopamina D$_1$	180	Rato
Dopamina D$_2$	120	Rato
Dopamina D$_3$	27	Rato
Dopamina D$_4$	56	Rato
Dopamina D$_5$	340	Rato
Histamina H$_1$	1.540	Rato

relação entre a ativação desses receptores e os efeitos individuais da droga ainda seja pouco compreendida. Os efeitos posteriores nas vias dopaminérgicas e no sistema glutamato também podem ser parcialmente responsáveis pelos efeitos do LSD no humor e no fenômeno da dissolução do ego.

Índice terapêutico

A dose letal média (LD50) de LSD é de 16,5 mg/kg (IV) para ratos e 46 a 60 mg/kg (IV) para camundongos. Não houve mortes humanas documentadas atribuídas apenas à toxicidade do LSD.

Características compartilhadas da psilocibina e do LSD

Indicações terapêuticas e usos off-label

Até o momento da escrita deste capítulo, a psilocibina e o LSD são considerados medicamentos da Classe I e não são indicados para nenhuma condição. No entanto, ensaios clínicos estão investigando sua eficácia potencial no tratamento de ansiedade, depressão, transtorno de estresse pós-traumático e transtornos por uso de substâncias. Os psicodélicos clássicos também podem ser úteis nos cuidados de fim de vida como meio de reduzir o sofrimento existencial. Evidências emergentes também sugerem que aqueles que usaram psilocibina e LSD podem ter um risco reduzido de desenvolver transtorno por uso de opioides.

Tolerância, dependência e abstinência

A tolerância à psilocibina e ao LSD é facilmente estabelecida, mas se dissipa rapidamente, e a tolerância cruzada com outros psicodélicos clássicos também foi observada. A dependência física e os sintomas de abstinência são extremamente raros.

Precauções e efeitos adversos

A psilocibina, o LSD e a terapia assistida por psicodélicos em geral são contraindicados para pessoas com histórico pessoal ou familiar de doenças mentais graves e persistentes ou comorbidades psiquiátricas que as tornam mais suscetíveis à psicose. Também não são recomendados para pacientes que expressam medo significativo em relação aos psicodélicos, porque a mentalidade errada pode precipitar uma experiência angustiante (uma "viagem ruim") que pode ser profundamente traumática.

Mesmo aqueles que veem os psicodélicos sob uma luz positiva podem experimentar efeitos psicológicos adversos durante a fase aguda do tratamento, incluindo confusão, medo, paranoia e alucinações desagradáveis. Outros efeitos adversos comuns incluem cefaleia, dilatação pupilar, taquicardia, náuseas e aumento da pressão arterial. Por consequência, pacientes com doenças cardiovasculares podem não ser candidatos adequados para terapia psicodélica assistida.

O risco de abuso ou *overdose* é mínimo. Da mesma forma, o risco de psicose prolongada após o uso em um ambiente clínico é insignificante em adultos saudáveis.

Interações medicamentosas

A psilocibina e o LSD têm como alvo os receptores de serotonina, que também são alvos de muitos antidepressivos, bem como de medicamentos antipsicóticos atípicos. A administração aguda de inibidores seletivos da recaptação de serotonina (ISRSs) potencializa os efeitos da psilocibina e do LSD, enquanto a administração crônica desregula os receptores de serotonina, atenuando, assim, os efeitos desses medicamentos. A maioria dos medicamentos que alteram os efeitos dos psicodélicos deve ser reduzida e interrompida pelo menos duas semanas antes do início da terapia psicodélica. Considerando a longa meia-vida da fluoxetina, ela deve ser reduzida e interrompida pelo menos seis semanas antes do início da terapia psicodélica. Para uma lista mais robusta de interações medicamentosas, consulte a Tabela 31-2.

Existe um risco leve a moderado de os pacientes desenvolverem a síndrome serotoninérgica se a psilocibina ou o LSD forem tomados simultaneamente com outro medicamento que aumenta as concentrações de serotonina (ver Tabela 31-3).

TABELA 31-2   Interações medicamentosas entre antidepressivos e psicodélicos clássicos

Tipo de medicamento	Exemplos
Inibidores da monoaminoxidase	Isocarboxazida, moclobemida, fenelzina, selegilina, tranilcipromina
Antidepressivos noradrenérgicos e serotoninérgicos específicos	Mianserina, mirtazapina, setiptilina
Alguns inibidores seletivos da recaptação de serotonina	Citalopram, escitalopram, fluvoxamina, fluoxetina,[a] paroxetina, sertralina
Moduladores de serotonina	Nefazodona, trazodona, vilazodona, vortioxetina
Inibidores da recaptação de serotonina e noradrenalina (norepinefrina)	Desvenlafaxina, duloxetina, levomilnaciprano, venlafaxina
Inibidores da recaptação dos agonistas parciais da serotonina	Vilazodona, vortioxetina
Antidepressivos tricíclicos	Amitriptilina, clorfeniramina, clomipramina, desipramina, imipramina, nortriptilina
Outros	Buspirona

Os medicamentos listados devem ser reduzidos e descontinuados pelo menos duas semanas antes da terapia psicodélica aguda.
[a]A fluoxetina deve ser reduzida gradualmente e descontinuada pelo menos seis semanas antes da terapia psicodélica aguda.

TABELA 31-3 Medicamentos associados a concentrações elevadas de serotonina e síndrome serotoninérgica	
Tipo de medicamento	Exemplos
Analgésicos	Fentanila, petidina (meperidina), pentazocina, tramadol
Antibióticos	Linezolida, ritonavir
Anticonvulsivantes	Valproato
Antidepressivos	Buspirona, clomipramina, nefazodona, trazodona, venlafaxina
Antieméticos	Granisetrona, metoclopramida, ondansetrona
Medicamentos antienxaquecosos	Sumatriptana
Medicamentos bariátricos	Sibutramina
Inibidores da monoaminoxidase	Clorgilina, isocarboxazida, moclobemida, fenelzina
Medicamentos vendidos sem receita	Dextrometorfano
Inibidores seletivos da recaptação de serotonina	Citalopram, fluoxetina, fluvoxamina, paroxetina, sertralina

Dosagem e diretrizes clínicas

No momento, não há dosagem ou diretrizes clínicas relativas à administração desses medicamentos.

Conclusão

Qualquer otimismo sobre a utilidade clínica da terapia psicodélica assistida precisa ser moderado pela realidade de que o estado atual da pesquisa clínica com psicodélicos clássicos, como LSD e psilocibina, permanece preliminar. Embora os estudos de fase inicial sugiram que a terapia assistida por psicodélicos promete trazer alívio a pacientes que estão passando por condições difíceis de tratar, como transtornos de ansiedade, por uso de substâncias, do humor e transtornos afetivos, atualmente faltam evidências clínicas fortes para apoiar seu uso para qualquer indicação. No entanto, evidências não comprovadas sugerem que a terapia assistida por psicodélicos pode ajudar os indivíduos a se abrirem figurativamente e acelerarem sua capacidade de processar emoções difíceis ou ver memórias traumáticas com novos e profundos *insights*. Se essas descobertas forem apoiadas por ensaios clínicos em fase avançada, não há dúvida de que elas se tornarão ferramentas integrais no campo da psiquiatria.

32. Inibidores seletivos da recaptação de serotonina e noradrenalina

Nome genérico	Nome comercial	Efeitos adversos	Interações medicamentosas	Interações CYP
Venlafaxina	Efexor, Alenthus XR, Myletin, Venforin, Veniz XR, Venlaxin XR, Venlift OD, Vensate LP	Suicidalidade, sintomas GIs, disfunção sexual, sedação, insônia, tontura, hipertensão, cefaleia	IMAO, SERO	2D6, 3A4
Succinato de desvenlafaxina	Pristiq, Andes, Aviv, Dalilah, Deller, Desduo, Destyc, Desve, Desventag, Elifore, Imense, Rytmise, Vellana, Vendexla, Zodel	Suicidalidade, sintomas GIs, disfunção sexual, sedação, insônia, tontura, cefaleia	IMAO, SERO	3A4, 2D6
Duloxetina	Cymbalta, Abretia, Cymbi, Dep, Deprasil, Dual, Duatlo, Dullo, Dulogran, Mydulo, Neulox, Sympta, Velija	Suicidalidade, sintomas GIs, fadiga, sedação, hiperglicemia	IMAO, SERO	2D6, 1A2, 3A4, 2C9, 2B6, 2C19
Levomilnaciprano*	Fetzima	Suicidalidade, sintomas GIs, taquicardia, disfunção sexual	IMAO, SERO	3A4, 2C8, 2C19, 2D6, 2J2
Milnaciprano*	Savella	Suicidalidade, sintomas GIs, taquicardia, disfunção sexual	IMAO, SERO	3A4, 2C8, 2C19, 2C6, 2J2
Viloxazina*	Qelbree	Suicidalidade, fadiga, sintomas GIs, taquicardia, insônia, cefaleia	IMAO, SERO	1A2, 2D6, 3A4, 3A5, 2B6

GIs, gastrintestinais; IMAO, inibidores da monoaminoxidase; SERO, medicamentos serotoninérgicos.
* N. de R.T.: Não disponível no Brasil.

Introdução

Atualmente, existem quatro inibidores seletivos da recaptação de serotonina e noradrenalina (ISRSNs) que foram aprovados para uso como antidepressivos nos Estados Unidos: venlafaxina, succinato de desvenlafaxina, duloxetina e levomilnaciprano. O milnaciprano está disponível em outros países como antidepressivo, mas a Food and Drug Administration (FDA) aprovou seu uso apenas como tratamento para a fibromialgia. Mais recentemente, a viloxazina, que está disponível na Europa como antidepressivo em formulação de liberação imediata há mais de duas décadas, foi aprovada pela FDA para uso em crianças e adolescentes com transtorno de déficit de atenção/hiperatividade (TDAH). Ela é vendida como uma formulação de liberação prolongada sob o nome comercial Qelbree.

Como é o caso de todos os medicamentos antidepressivos, há um risco aumentado de pensamento e comportamento suicida em crianças, adolescentes e adultos jovens que tomam antidepressivos para o transtorno depressivo maior.

A síndrome serotoninérgica é uma condição grave que geralmente ocorre com a coadministração de antidepressivos à base de serotonina, e os médicos devem ser cautelosos ao usar ISRSNs com medicamentos que tenham efeitos serotoninérgicos.

Farmacodinâmica

Cinco dos medicamentos discutidos neste capítulo – venlafaxina, desvenlafaxina, duloxetina, levomilnaciprano e viloxazina – compartilham farmacodinâmica e mecanismos de ação semelhantes. A farmacodinâmica do milnaciprano é única e será abordada adiante.

A nomenclatura ISRSNs reflete a crença de que os efeitos terapêuticos desses medicamentos são mediados pelo bloqueio concomitante dos transportadores neuronais de captação de serotonina (5-HT) e noradrenalina. Às vezes, os ISRSNs também são chamados de inibidores duplos de recaptação, uma classe funcional mais ampla de medicamentos antidepressivos que inclui antidepressivos tricíclicos (ADTs), como clomipramina (e, em menor extensão, imipramina e amitriptilina. O que distingue os ISRSNs dos ADTs é sua relativa falta de afinidade por outros receptores, especialmente muscarínicos, histaminérgicos e as famílias dos receptores α e β-adrenérgicos. Essa distinção é importante porque os ISRSNs têm um perfil de tolerabilidade mais favorável do que os ADTs.

No entanto, a viloxazina demonstrou uma atividade mais ampla, incluindo atividade antagonística nos receptores 5-HT_{2B} e agonística nos receptores 5-HT_{2C}; fraca atividade em outros sítios, incluindo 5-HT_7 (agonística), adrenérgica em receptores adrenérgicos β_2 (antagonística) e em receptores adrenérgicos α_{1B} (antagonística); e atividade muito fraca em vários outros receptores adrenérgicos (ADRs), incluindo $\text{ADR}\alpha_{1A}$, $\text{ADR}\alpha_{2A}$, $\text{ADR}\alpha_{2B}$, $\text{ADR}\alpha_{2C}$ e $\text{ADR}_{\beta 1}$.

VENLAFAXINA E DESVENLAFAXINA

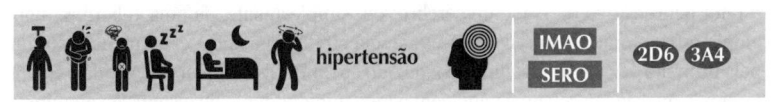

hipertensão | IMAO | SERO | 2D6 | 3A4

Farmacocinética

A venlafaxina é rapidamente absorvida no trato GI, com uma biodisponibilidade de 45%. A venlafaxina de liberação imediata atinge as concentrações máximas em uma média de 2 horas, enquanto as formulações de liberação prolongada atingem as concentrações máximas em uma média de 5,5 horas. O metabolismo ocorre principalmente no fígado e envolve a isoenzima CYP2D6 do citocromo P450. Seu principal metabólito, O-desmetilvenlafaxina (ODV), atinge concentrações máximas dentro de 3 horas após a administração de formulações de liberação imediata e 9 horas após a administração de formulações de liberação prolongada. A venlafaxina e a ODV atingem as concentrações em estado de equilíbrio dinâmico dentro de três dias da terapia com doses orais múltiplas. Os alimentos não afetam a farmacocinética da venlafaxina.

Após administração oral, a desvenlafaxina tem uma biodisponibilidade de 80%, e as concentrações plasmáticas máximas médias são atingidas em 7,5 horas. Os alimentos podem aumentar a exposição, mas a diferença entre o estado de jejum e o estado de alimentação não é clinicamente significativa. A ligação às proteínas plasmáticas é relativamente baixa (30%) e independente da concentração do fármaco. A desvenlafaxina sofre metabolismo de primeira passagem envolvendo múltiplas isoformas da uridina 5'-difosfo-glucuronosiltransferase (UGT) e a isoenzima CYP3A4 do citocromo P450, e até 45% do composto original podem ser excretados inalterados na urina em 72 horas. A meia-vida terminal média da desvenlafaxina é de 11 horas. As concentrações plasmáticas em estado de equilíbrio dinâmico são atingidas dentro de quatro a cinco dias após a administração consistente.

Indicações terapêuticas

A venlafaxina é aprovada para o tratamento de quatro transtornos psiquiátricos: transtorno depressivo maior, transtorno de ansiedade generalizada, transtorno de ansiedade social e transtorno de pânico. O transtorno depressivo maior é atualmente a única indicação aprovada pela FDA para a desvenlafaxina.

Depressão

A FDA não reconhece nenhuma classe de antidepressivo como mais eficaz do que qualquer outra. Isso não significa que não existam diferenças, mas nenhum estudo até o momento demonstrou suficientemente essa superioridade. Tem sido argumentado que a modulação direta da serotonina e da noradrenalina pode transmitir maiores efeitos antidepressivos do que os exercidos por medicamentos que aumentam seletivamente apenas a neurotransmissão noradrenérgica ou serotoninérgica isoladamente. Esse maior benefício terapêutico pode resultar de aceleração da adaptação pós-sináptica ao aumento da sinalização neuronal; ativação simultânea de duas vias para transdução de sinal intracelular; efeitos aditivos na atividade de genes relevantes, como o fator neurotrófico derivado do cérebro; ou, simplesmente, de uma cobertura mais ampla dos sintomas depressivos. A evidência clínica que apoia essa hipótese surgiu pela primeira vez em dois estudos conduzidos pelo Danish University Antidepressant Group, o qual encontrou uma vantagem para o inibidor duplo de recaptação clomipramina em comparação com os inibidores seletivos da recaptação de serotonina (ISRSs) citalopram e paroxetina. Outro relato, que comparou os resultados de um grupo de pacientes tratados prospectivamente com a combinação do ADTs desipramina e do ISRS fluoxetina, com um grupo de comparação histórico tratado apenas com desipramina, forneceu suporte adicional. Uma metanálise de 25 estudos com pacientes internados comparando a eficácia de ADTs e ISRSs produziu a evidência mais forte. Especificamente, embora se tenha descoberto que os ADTs tinham uma vantagem geral modesta, a superioridade em relação aos ISRSs foi quase inteiramente explicada pelos estudos que usaram os ADTs que são considerados inibidores duplos da recaptação – clomipramina, amitriptilina e imipramina. Metanálises de estudos diretos sugerem que a venlafaxina tem o potencial de induzir maiores taxas de remissão em pacientes deprimidos do que os ISRSs. Essa diferença de vantagem da venlafaxina é de cerca de 6%. A desvenlafaxina não foi extensivamente comparada com outras classes de antidepressivos no que diz respeito à eficácia.

Transtorno de ansiedade generalizada

A formulação de liberação prolongada da venlafaxina foi aprovada para o tratamento de transtorno de ansiedade generalizada e o tratamento de sintomas relacionados à ansiedade. Em ensaios clínicos com duração de seis meses, doses de 75 a 225 mg por dia foram eficazes no tratamento de insônia, falta de concentração, inquietação, irritabilidade e tensão muscular excessiva relacionadas ao transtorno de ansiedade generalizada.

Transtorno de ansiedade social

A formulação de liberação prolongada da venlafaxina foi aprovada para o tratamento de transtorno de ansiedade social. Sua eficácia foi estabelecida em estudos de 12 semanas.

Transtorno de pânico

A formulação de liberação prolongada da venlafaxina foi aprovada para o tratamento de transtorno de pânico, e sua eficácia foi estabelecida em dois estudos de 12 semanas. O medicamento geralmente requer mais de duas semanas para que uma resposta adequada ocorra.

Usos *off-label*

Relatos de casos e estudos não controlados indicaram que a venlafaxina pode ser benéfica no tratamento de transtorno obsessivo-compulsivo, da agorafobia, da fobia social, do TDAH e para pacientes com diagnóstico duplo de depressão e dependência de cocaína. Também tem sido usada em síndromes dolorosas crônicas com bons efeitos. Os médicos devem estar cientes de que ela pode desencadear episódios maníacos em pessoas com predisposição ao transtorno bipolar. Portanto, a adição de um agente estabilizador do humor pode ser necessária para evitar o desencadeamento de um episódio maníaco.

A desvenlafaxina também tem sido usada como uma alternativa ao estrogênio para tratar ondas de calor durante a menopausa.

Precauções e efeitos adversos

A venlafaxina tem um perfil de segurança e tolerabilidade semelhante ao da classe dos ISRSs, mais amplamente prescrita. A náusea é o efeito adverso relatado com mais frequência devido ao uso de venlafaxina e desvenlafaxina. Iniciar a terapia em doses mais baixas e com alimentos pode atenuar a náusea. Quando for extremamente problemática, a náusea induzida pelo tratamento pode ser controlada por um antagonista seletivo 5-HT$_3$ ou por mirtazapina.

As terapias com venlafaxina e desvenlafaxina estão associadas a efeitos colaterais sexuais, predominantemente diminuição da libido e retardo no orgasmo ou na ejaculação. A incidência desses efeitos adversos pode variar de 30% a 40% quando há uma avaliação direta e detalhada da função sexual.

Outros efeitos adversos comuns incluem cefaleia, insônia, sonolência, boca seca, tontura, constipação, astenia, sudorese e nervosismo. Embora vários efeitos adversos sejam sugestivos de efeitos anticolinérgicos, esses medicamentos não têm afinidade com os receptores muscarínicos ou nicotínicos. Assim, é provável que o agonismo noradrenérgico seja o responsável.

A terapia com doses mais altas de venlafaxina está associada a um risco aumentado de elevações sustentadas da pressão arterial (PA). A experiência com a formulação de liberação instantânea (IR) em estudos com pacientes deprimidos indicou que a hipertensão sustentada estava relacionada à dose, aumentando de 3% para 7% em doses de 100 a 300 mg por dia e para 13% em doses maiores que 300 mg por dia. Neste conjunto de dados, a terapia com venlafaxina não afetou adversamente o controle da PA de pacientes que tomavam anti-hipertensivos e, na verdade, reduziu os valores médios dos pacientes com medidas elevadas da PA antes da terapia. Em estudos controlados da formulação de liberação prolongada, a terapia com venlafaxina resultou em risco apenas cerca de 1% maior de hipertensão arterial quando comparada ao placebo. A limitação arbitrária da dose superior de venlafaxina usada nesses estudos atenuou muito as preocupações com a elevação da PA. Quando doses mais altas da formulação de liberação prolongada são usadas, entretanto, o monitoramento da PA é recomendado.

A venlafaxina e a desvenlafaxina são comumente associadas a uma síndrome de descontinuação, caracterizada pelo aparecimento de vários efeitos adversos durante uma redução rápida ou interrupção abrupta, os quais incluem tontura, boca seca, insônia, náusea, nervosismo, sudorese, anorexia, diarreia, sonolência e distúrbios sensoriais. Estes podem causar sensações de formigamento, choques elétricos ou o que alguns pacientes descreveram como "choques cerebrais". Recomenda-se que, sempre que possível, um esquema de redução gradual seja usado quando o tratamento de longo prazo precisar ser interrompido. Ocasionalmente, substituir algumas doses pela formulação de liberação sustentada de fluoxetina pode ajudar a superar essa transição.

Não houve mortes por *overdose* em estudos de pré-comercialização de venlafaxina, embora tenham sido relatadas alterações eletrocardiográficas (p. ex., prolongamento do intervalo QT, bloqueio de ramos, prolongamento do intervalo QRS), taquicardia, bradicardia, hipotensão, hipertensão, coma, síndrome serotoninérgica e convulsões. *Overdoses* fatais foram documentadas posteriormente, em geral envolvendo a ingestão de venlafaxina em combinação com outras drogas, álcool ou ambos.

Uso na gravidez e na lactação

A venlafaxina e a desvenlafaxina são classificadas como medicamentos da categoria C na gravidez. As informações sobre o uso de venlafaxina e desvenlafaxina por mulheres grávidas e lactantes são limitadas, mas elas parecem ser relativamente seguras. Tanto a venlafaxina como a desvenlafaxina são excretadas no leite humano.

Interações medicamentosas

A venlafaxina é metabolizada no fígado principalmente pela isoenzima CYP2D6. Como o fármaco original e o metabólito principal são essencialmente equipotentes, os medicamentos que inibem essa isoenzima em geral não afetam de forma adversa o tratamento. A venlafaxina é por si só um inibidor relativamente fraco da CYP2D6, embora possa aumentar as concentraações de substratos como a desipramina ou a risperidona. Estudos *in vitro* e *in vivo* demonstraram que a venlafaxina causa pouca ou nenhuma inibição das isoenzimas CYP1A2, CYP2C9, CYP2C19 e CYP3A4.

A desvenlafaxina é metabolizada no fígado principalmente pela isoenzima CYP3A4. Inibidores potentes da CYP3A4 podem resultar em concentrações mais altas da desvenlafaxina. A desvenlafaxina não parece inibir as isoenzimas do citocromo P450 CYP1A1, CYP1A2, CYP2A6, CYP2D6, CYP2C8, CYP2C9, CYP2C19 ou CYP2E1.

A venlafaxina e a desvenlafaxina estão contraindicadas em pacientes que tomam inibidores da monoaminoxidase (IMAOs) e medicamentos serotoninérgicos devido ao risco de uma interação farmacodinâmica (*i.e.*, síndrome serotoninérgica). Um IMAO não deve ser iniciado por pelo menos 14 dias após a interrupção da venlafaxina ou da desvenlafaxina. Poucos dados estão disponíveis sobre a combinação de venlafaxina ou desvenlafaxina com antipsicóticos atípicos, benzodiazepínicos, lítio e anticonvulsivantes; portanto, o julgamento clínico deve ser exercido ao combinar esses medicamentos.

Interferências laboratoriais

Atualmente, não estão disponíveis dados sobre interferências laboratoriais com a venlafaxina.

Dosagem e diretrizes clínicas

A venlafaxina está disponível em comprimidos de 25, 37,5, 50, 75 e 100 mg* e cápsulas de liberação prolongada de 37,5, 75 e 150 mg. Os comprimidos e as cápsulas de liberação prolongada são igualmente potentes, e pessoas estabilizadas com um podem mudar para uma dosagem equivalente do outro. Como os comprimidos de liberação imediata raramente são usados devido à tendência de causarem náuseas e à necessidade de várias doses diárias, as recomendações de dosagem a seguir referem-se ao uso de cápsulas de liberação prolongada.

---

* N. de R.T.: No Brasil, só estão disponíveis comprimidos de 37,5 ou 75 mg.

Em pessoas deprimidas, a venlafaxina demonstra uma curva de dose-resposta. A dose terapêutica inicial é de 75 mg por dia, administrada uma vez ao dia. No entanto, a maioria das pessoas começa com uma dose de 37,5 mg por quatro a sete dias para minimizar os efeitos adversos, particularmente náuseas. Um *kit* inicial conveniente para o medicamento contém um suprimento de uma semana com as dosagens de 37,5 e 75 mg. Se preferir uma titulação rápida, a dosagem pode ser aumentada para 150 mg por dia após o dia 4. Como regra geral, a dosagem pode ser aumentada em incrementos de 75 mg por dia a cada quatro ou mais dias. Embora a dosagem superior recomendada da preparação de liberação prolongada (venlafaxina XR) seja 225 mg por dia, ela é aprovada pela FDA para uso em doses de até 375 mg por dia. A dosagem de venlafaxina deve ser reduzida para a metade em pessoas com função hepática ou renal significativamente diminuída. Se descontinuado, o uso de venlafaxina deve ser reduzido de forma gradual ao longo de duas a quatro semanas para evitar sintomas de abstinência.

Existem pequenas diferenças nas doses usadas para depressão maior, transtorno de ansiedade generalizada e transtorno de ansiedade social. No tratamento desses transtornos, por exemplo, não foi encontrado um efeito dose-resposta. Além disso, doses médias mais baixas são normalmente usadas, com a maioria dos pacientes tomando 75 a 150 mg por dia.

A desvenlafaxina está disponível como comprimidos de liberação prolongada de 50 e 100 mg.

A dose terapêutica para a maioria dos pacientes é de 50 mg por dia. Embora alguns pacientes possam precisar de doses mais altas, nos ensaios clínicos nenhum benefício terapêutico maior foi observado quando a dose foi aumentada. Em doses mais altas, as taxas de efeitos adversos e de descontinuação aumentaram. Pacientes com insuficiência renal grave devem reduzir as doses para 50 mg em dias alternados e não devem tomar doses suplementares após a diálise.

DULOXETINA

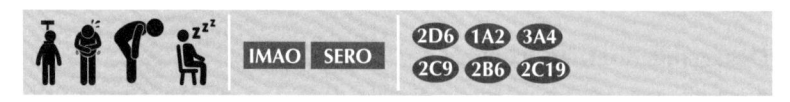

Ações farmacológicas

A duloxetina é formulada como uma cápsula de liberação sustentada para reduzir o risco de náuseas graves associadas ao medicamento. Ela é bem absorvida, mas há um atraso de 2 horas antes do início da absorção. As concentrações plasmáticas máximas ocorrem 6 horas após a ingestão. Os alimentos atrasam o tempo para atingir as concentrações máximas de 6 para 10 horas e reduzem a extensão da absorção em cerca de 10%. Sua meia-vida de eliminação é de cerca de 12 horas (intervalo de 8 a 17 horas), e as concentrações plasmáticas em estado de equilíbrio dinâmico ocorrem após três dias. A eliminação ocorre principalmente por meio das isoenzimas CYP2D6 e

CYP1A2, e a duloxetina sofre extenso metabolismo hepático para vários metabólitos. Cerca de 70% do fármaco aparecem na urina como metabólitos e cerca de 20% são excretados nas fezes. A duloxetina é 90% ligada às proteínas.

Indicações terapêuticas

Depressão

Em contraste com a venlafaxina, um pequeno número de estudos comparou a duloxetina com os ISRSs. Embora esses estudos sugiram alguma vantagem na eficácia, seus resultados são limitados pelo uso de doses iniciais fixas e baixas de paroxetina e fluoxetina, mas as doses de duloxetina em alguns estudos chegaram a 120 mg por dia. Qualquer inferência sobre se a duloxetina é superior aos ISRSs em qualquer aspecto do tratamento de depressão, portanto, aguarda mais evidências de estudos adequadamente elaborados.

Transtorno de ansiedade generalizada

A duloxetina é aprovada para o tratamento de transtorno de ansiedade generalizada. Sua eficácia foi estabelecida em três ensaios clínicos randomizados, duplo-cegos e controlados por placebo.

Dor neuropática associada ao diabetes e incontinência urinária de esforço

A duloxetina foi o primeiro medicamento a ser aprovado pela FDA como tratamento para a dor neuropática associada ao diabetes. Ela foi estudada por seus efeitos sobre sintomas físicos, incluindo dor, em pacientes deprimidos, mas esses efeitos não foram comparados com aqueles observados com outros agentes amplamente usados, como a venlafaxina e os ADTs. A duloxetina foi estudada como tratamento para a incontinência urinária de esforço – a incapacidade de controlar voluntariamente a micção da bexiga –, que é o tipo de incontinência mais frequente em mulheres. A ação da duloxetina no tratamento de incontinência urinária de esforço está associada aos seus efeitos na medula espinal sacral, que por sua vez aumentam a atividade do esfíncter uretral estriado. A duloxetina é comercializada sob o nome Yentreve no Reino Unido.

Outras indicações

A duloxetina também é aprovada pela FDA para uso no tratamento de fibromialgia e da dor musculoesquelética crônica.

Usos *off-label*

A duloxetina pode ser um tratamento eficaz do transtorno de pânico, da esquizofrenia e do transtorno da personalidade *borderline*.

Precauções e efeitos adversos

Os efeitos adversos mais comuns são náuseas, boca seca, tontura, constipação, fadiga, diminuição do apetite, anorexia, sonolência e aumento da sudorese. A náusea foi o efeito adverso mais comum que levou à descontinuação do tratamento em ensaios clínicos. A verdadeira incidência da disfunção sexual é desconhecida, embora disfunção erétil, dificuldade em orgasmos, ejaculação precoce e diminuição da libido tenham sido relatadas informalmente, particularmente durante as primeiras semanas de tratamento. Os efeitos em longo prazo sobre o peso corporal também são desconhecidos. Em ensaios clínicos, o tratamento com duloxetina foi associado a aumentos na média da PA de 2 mmHg para a sistólica e de 0,5 mmHg para a diastólica *versus* placebo. Nenhum estudo comparou os efeitos da venlafaxina e da duloxetina na PA em doses terapêuticas equivalentes.

Sugere-se um monitoramento rigoroso ao usar duloxetina em pacientes que têm ou estão em risco de diabetes. Foi demonstrado que a duloxetina aumenta as concentrações de glicose no sangue e a hemoglobina A1C durante o tratamento em longo prazo. Foi relatada insuficiência hepática em pacientes que tomam duloxetina, e o medicamento deve ser descontinuado se os pacientes desenvolverem icterícia ou apresentarem sinais de disfunção hepática. Eventos hemorrágicos anormais também foram observados em pacientes que tomam duloxetina.

Pacientes com uso substancial de álcool não devem ser tratados com duloxetina devido aos possíveis efeitos hepáticos. Ela também não deve ser prescrita para pacientes com insuficiência hepática e doença renal terminal ou para pacientes com glaucoma de ângulo fechado não controlado.

A descontinuação abrupta da duloxetina deve ser evitada porque pode produzir uma síndrome de descontinuação semelhante à da venlafaxina. Recomenda-se uma redução gradual da dose.

Uso na gravidez e na lactação

A duloxetina é um medicamento da categoria C na gravidez, ou seja, o risco para o desenvolvimento fetal não pode ser descartado. Embora as informações sobre o uso de duloxetina por mulheres grávidas e lactantes sejam limitadas, o risco fetal parece ser baixo. as concentrações de duloxetina excretada no leite humano são baixos, mas ainda pode haver riscos para os bebês se a mãe tomar duloxetina durante a lactação.

Interações medicamentosas

A duloxetina é um inibidor moderado das isoenzimas CYP2D6 e CYP1A2 do citocromo P450. A duloxetina está contraindicada em pacientes que tomam IMAOs, e os pacientes devem esperar pelo menos 14 dias após interromperem o tratamento com um IMAO antes de tomarem duloxetina.

Interferências laboratoriais

Atualmente, não estão disponíveis dados sobre interferências laboratoriais com a duloxetina.

Dosagem e diretrizes clínicas

A duloxetina está disponível em comprimidos de 20, 30 e 60 mg.* A dosagem terapêutica e máxima recomendada é de 60 mg por dia. As doses de 20 e 30 mg são úteis para a terapia inicial ou para uso duas vezes ao dia como estratégias para reduzir os efeitos adversos. Em ensaios clínicos, doses de até 120 mg por dia foram estudadas, mas nenhuma vantagem consistente na eficácia foi observada em doses superiores a 60 mg por dia. A duloxetina, portanto, não parece demonstrar uma curva de dose-resposta. No entanto, houve dificuldades na tolerabilidade com doses únicas acima de 60 mg. Assim, quando foram usadas doses de 80 e 120 mg por dia, elas foram administradas como 40 ou 60 mg, duas vezes ao dia.

MILNACIPRANO E LEVOMILNACIPRANO

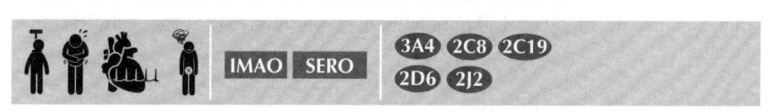

O milnaciprano é aprovado pela FDA apenas para o tratamento de fibromialgia. Embora alguns países tenham aprovado o milnaciprano para uso geral como antidepressivo, a eficácia não está tão bem estabelecida. Ao contrário do milnaciprano, o levomilnaciprano não está aprovado para o tratamento de fibromialgia. Em comparação com a venlafaxina, o milnaciprano é aproximadamente cinco vezes mais potente na inibição da captação de noradrenalina do que na inibição da recaptação de 5-HT. A meia-vida do milnaciprano é de aproximadamente 8 horas e ele apresenta farmacocinética linear entre doses de 50 e 250 mg por dia. Metabolizado no fígado, o milnaciprano não tem metabólitos ativos e é excretado principalmente pelos rins.

O milnaciprano está disponível em comprimidos de 12,5, 25, 50 e 100 mg. A dose-padrão recomendada de milnaciprano é a seguinte: dia 1, 12,5 mg, uma vez ao dia; dias 2 e 3, 12,5 mg, duas vezes ao dia; dias 4 a 7, 25 mg, duas vezes ao dia; e dia 7 e além, 50 mg, duas vezes ao dia.

Levomilnaciprano

O levomilnaciprano é um enantiômero ativo do medicamento racêmico milnaciprano. Estudos *in vitro* mostraram que ele tem maior potência na inibição da recaptação de noradrenalina do que na inibição da recaptação de serotonina e não afeta diretamente a captação de dopamina ou de outros neurotransmissores.

---

* N. de R.T.: No Brasil, o comprimido de 20 mg não está disponível.

Farmacocinética

Após a administração oral, o levomilnaciprano atinge o pico de concentração em 6 a 8 horas e tem uma biodisponibilidade de 92%. Os alimentos não parecem afetar as concentrações de levomilnaciprano. A ligação às proteínas plasmáticas é de 22%. O levomilnaciprano é metabolizado principalmente no fígado pela isoenzima CYP3A4 do citocromo P450 e excretado na urina. As isoenzimas CYP28C, CYP2C19, CYP2D6 e CYP2J2 desempenham um papel menos significativo. Cerca de 58% do composto original são excretados inalterados na urina, e a meia-vida terminal é de aproximadamente 12 horas.

Indicações terapêuticas

O levomilnaciprano é indicado para o tratamento de transtorno depressivo maior. É tomado uma vez ao dia como uma formulação de liberação sustentada. Em ensaios clínicos, doses de 40, 80 ou 120 mg melhoraram os sintomas em comparação com o placebo.

Precauções e efeitos adversos

Os efeitos adversos associados ao uso de levomilnaciprano podem incluir, mas não estão limitados a, os seguintes: náuseas, constipação, hiperidrose, aumento da frequência cardíaca, disfunção erétil, taquicardia, vômitos e palpitações. Os únicos efeitos adversos relacionados à dose em ensaios clínicos foram hesitação urinária e disfunção erétil.

Como acontece com todos os medicamentos serotoninérgicos, uma redução gradual da dose é recomendada em vez de uma descontinuação abrupta. A terapia com levomilnaciprano está associada a aumentos na PA, e recomenda-se cautela antes de iniciar o tratamento com levomilnaciprano em pacientes com hipertensão, doença cardiovascular ou condições cerebrovasculares que possam ser exacerbadas pelo aumento da PA. Eventos hemorrágicos anormais também foram observados em pacientes tomando levomilnaciprano.

Uso na gravidez e na lactação

O levomilnaciprano pode representar algum risco para o desenvolvimento fetal, embora as informações sobre seu uso por mulheres grávidas e lactantes sejam limitadas. As concentrações de levomilnaciprano excretado no leite humano são baixas, mas ainda pode haver riscos para os bebês se a mãe tomar esse medicamento durante a lactação.

Interações medicamentosas

A dose de levomilnaciprano não deve exceder 80 mg uma vez ao dia quando usada com inibidores fortes da CYP3A4, como cetoconazol, claritromicina ou ritonavir. O levomilnaciprano está contraindicado em pacientes que tomam IMAOs, e os pacientes devem esperar pelo menos 14 dias após interromperem o tratamento com um IMAO antes de tomarem levomilnaciprano.

Interferências laboratoriais

Atualmente, não estão disponíveis dados sobre interferências laboratoriais com o levomilnaciprano.

Dosagem e diretrizes clínicas

O levomilnaciprano é fornecido como cápsulas de liberação prolongada de 20, 40, 80 e 120 mg para administração oral. O intervalo de dose recomendado para levomilnaciprano é de 40 a 120 mg, uma vez ao dia, com ou sem alimentos. Ele deve ser iniciado com 20 mg, uma vez ao dia, durante dois dias e depois aumentado para 40 mg, uma vez ao dia. Com base na eficácia e na tolerabilidade, o medicamento pode então ser aumentado em incrementos de 40 mg a intervalos de dois ou mais dias. A dose máxima recomendada é de 120 mg, uma vez ao dia. O levomilnaciprano deve ser tomado aproximadamente à mesma hora todos os dias e deve ser engolido inteiro. As cápsulas não devem ser abertas, mastigadas ou esmagadas. Tal como acontece com a maioria dos antidepressivos recém-aprovados, a eficácia do levomilnaciprano não foi estabelecida para além de oito semanas.

O ajuste da dose não é recomendado em pacientes com insuficiência renal leve (depuração da creatinina de 60 a 89 mL/min). Para pacientes com insuficiência renal moderada (depuração da creatinina de 30 a 59 mL/min), a dose de manutenção não deve exceder 80 mg, uma vez ao dia. Para pacientes com insuficiência renal grave (depuração da creatinina de 15 a 29 mL/min), a dose de manutenção não deve exceder 40 mg, uma vez ao dia. O levomilnaciprano não é recomendado para pacientes com doença renal em estágio terminal.

VILOXAZINA

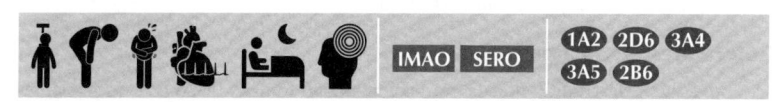

Farmacocinética

A biodisponibilidade relativa da viloxazina é de 88%, enquanto a concentração plasmática média após a administração oral ocorre em 5 horas para a viloxazina de liberação prolongada. O consumo de refeições com alto teor de gordura, totalizando 800 calorias e 1.000 calorias, diminui a exposição à viloxazina em 9% e 8%, respectivamente, e aumenta em duas horas o tempo para atingir o pico das concentrações plasmáticas. A viloxazina está ligada de 76% a 82% às proteínas plasmáticas e é metabolizada pela isoenzima CYP2D6 do citocromo P450 e pelas isoformas da UGT UGT1A9 e UGT2B15. Noventa por cento da viloxazina radiomarcada são recuperados na urina em 24 horas, enquanto apenas 1% é recuperado nas fezes. A meia-vida média da viloxazina é de 7,02 horas.

Indicações terapêuticas

A viloxazina é indicada para o tratamento de TDAH em pacientes pediátricos de 6 a 17 anos de idade.

Usos *off-label*

A formulação de liberação imediata da viloxazina é usada há muito tempo na Europa como antidepressivo. Como a viloxazina não produz efeitos adversos anticolinérgicos, pode ser um tratamento eficaz para a depressão em populações geriátricas.

Precauções e efeitos adversos

Os efeitos adversos associados ao uso de viloxazina podem incluir, mas não estão limitados a, os seguintes: sonolência, náusea, cefaleia, irritabilidade, taquicardia, fadiga, diminuição do apetite, vômitos e insônia.

Da mesma forma que com outros antidepressivos, pacientes com transtorno bipolar podem ter um episódio maníaco durante o tratamento com viloxazina. Como acontece com todos os medicamentos serotoninérgicos, uma redução gradual da dose é recomendada em vez de uma descontinuação abrupta. A terapia com viloxazina está associada a aumentos na PA, e recomenda-se cautela antes de iniciar o tratamento com esse fármaco em pacientes com hipertensão, doença cardiovascular ou condições cerebrovasculares que possam ser exacerbadas pelo aumento da PA. Eventos hemorrágicos anormais também foram observados em pacientes que tomam viloxazina.

Uso na gravidez e na lactação

A viloxazina pode representar algum risco para o desenvolvimento fetal, embora as informações sobre seu uso por mulheres grávidas e lactantes sejam limitadas. Ela é provavelmente excretada no leite humano e, portanto, pode haver algum risco associado ao uso de viloxazina durante a lactação.

Interações medicamentosas

A viloxazina está contraindicada em pacientes que tomam IMAOs, e os pacientes devem esperar pelo menos 14 dias após interromperem o tratamento com um IMAO antes de tomarem viloxazina.

A viloxazina é um forte inibidor da CYP1A2. Alguns substratos sensíveis da CYP1A2 com uma faixa terapêutica estreita, como alosetrona, duloxetina, ramelteona, tasimelteona, tizanidina e teofilina são contraindicados com a viloxazina, embora ajustes de dose possam ser necessários para substratos sensíveis da CYP1A2 sem uma faixa terapêutica estreita (p. ex., clozapina, pirfenidona).

A viloxazina é um inibidor fraco da CYP2D6 e da CYP3A4. Outros substratos das isoenzimas CYP2D6 (p. ex., atomoxetina, desipramina, dextrometorfano) e CYP3A4 (p. ex., avanafila, buspirona, conivaptana) podem afetar a farmacologia da viloxazina e vice-versa, e ajustes de dose podem ser necessários.

Interferências laboratoriais

Atualmente, não há dados disponíveis sobre interferências laboratoriais com a viloxazina.

Dosagem e diretrizes clínicas

A viloxazina está disponível em cápsulas de liberação prolongada de 100, 150 e 200 mg e deve ser consumida inteira com ou sem alimentos. A dose inicial recomendada para pacientes de 6 a 11 anos de idade é de 100 mg por via oral, uma vez ao dia. As dosagens podem ser ajustadas em incrementos de 100 mg a intervalos semanais, se toleradas, com a dosagem máxima de 400 mg, uma vez ao dia. Para pacientes de 12 a 17 anos de idade, a dose inicial recomendada é de 200 mg por via oral, uma vez ao dia; e, se bem tolerada, a dosagem pode ser ajustada para 400 mg, uma vez ao dia, após uma semana.

A redução da dose é recomendada em pacientes com insuficiência renal grave, embora essas reduções não sejam necessárias em pacientes com insuficiência renal leve ou moderada. O efeito de insuficiência hepática na viloxazina é desconhecido no momento.

33 Inibidores seletivos da recaptação de serotonina

Nome genérico	Nome comercial	Efeitos adversos	Interações medicamentosas	Interações CYP
Citalopram	Cipramil, Procimax, Alcytam, Citaforin, Citagram, Città, Denyl, Maxapram, Nypram	Suicidalidade, disfunção sexual, sintomas GIs, arritmia cardíaca, SEP, insônia, sedação, fadiga, aumento das concentrações de prolactina, erupção cutânea	QT, IMAO, SERO, AINE, clozapina, zolpidem, cimetidina, metoprolol	3A4, 2C19, D26, 1A2
Escitalopram	Lexapro, Esc, Esc ODT, Reconter, Reconter ODT, Deciprax, Eficentus, Escena, Escilex, Escip, Espran, Eudok, Exodus, Felissa, Fusor, Lesdot, Lexaprass, Lexoneo, Mind, Remis, Scitalax, Unitram	Suicidalidade, disfunção sexual, sintomas GIs, arritmia cardíaca, SEP, insônia, sedação, fadiga, aumento das concentrações de prolactina, erupção cutânea	QT, IMAO, SERO, AINE, varfarina, clozapina, zolpidem, metoprolol, desipramina	3A4, 2D6, 2C19
Fluoxetina	Prozac, Detaque, Fluoxetin, Fluxene, Prozen, Verotina	Suicidalidade, disfunção sexual, sintomas GIs, arritmia cardíaca, SEP, insônia, sedação, fadiga, aumento das concentrações de prolactina, cefaleia, erupção cutânea	QT, IMAO, SERO, ADT, BENZ, antipsicóticos, LIT, AINE, varfarina, clozapina, zolpidem, carbamazepina, agentes antineoplásicos, fenitoína	2D6, 2B6, 3A4, 3A5, 1A2, 2C19
Fluvoxamina	Luvox, Revoc	Suicidalidade, disfunção sexual, sintomas GIs, arritmia cardíaca, SEP, insônia, sedação, fadiga, aumento das concentrações de prolactina, erupção cutânea	QT, IMAO, SERO, AINE, BENZ, varfarina, clozapina, zolpidem, carbamazepina, metadona, propranolol, diltiazem	3A4, 2D6, 1A1, 1A2, 2C9, 2C19, 2B6

(Continua)

Nome genérico	Nome comercial	Efeitos adversos	Interações medicamentosas	Interações CYP
Paroxetina	Aropax, Cebrilin, Pondera, Pondera XR, Paxil CR, Deeplin, Depaxan, Moratus, Parox, Paxtrat, Praxetina, Roxetin, Roxetin XR, Sincro XR	Suicidalidade, disfunção sexual, sintomas GIs, arritmia cardíaca, SEP, insônia, sedação, fadiga, aumento das concentrações de prolactina, erupção cutânea, efeitos anticolinérgicos	QT, IMAO, SERO, ADT, AINE, cimetidina, varfarina, clozapina, zolpidem, fenitoína, fenobarbital	2D6, 2B6, 1A2, 3A4, 2C19, 2C9
Sertralina	Tolrest, Zoloft, Afetus, Assert, Dieloft, Ralzin, Recapser, Serenata, Trasolin, Trelim	Suicidalidade, disfunção sexual, sintomas GIs, arritmia cardíaca, SEP, insônia, sedação, fadiga, aumento das concentrações de prolactina, erupção cutânea	QT, IMAO, SERO, ADT, BENZ, LIT, AINE, antipsicóticos, varfarina, clozapina, zolpidem, carbamazepina, agentes antineoplásicos, fenitoína, cimetidina	2D6, 3A4, 2C19, 2C9, 2B6, 2E1
Vilazodona	Viibryd, Aymee	Suicidalidade, disfunção sexual, sintomas GIs, arritmia cardíaca, SEP, insônia, sedação, fadiga, aumento das concentrações de prolactina, erupção cutânea	QT, IMAO, SERO, AINE, varfarina, clozapina, zolpidem	3A4, 2C19, 2D6

GIs, gastrintestinais; SEP, sintomas extrapiramidais; QT, fármacos que interferem no intervalo QT; IMAO, inibidores da monoaminoxidase; SERO, medicamentos serotoninérgicos; ADT, antidepressivos tricíclicos; BENZ, benzodiazepínicos; LIT, lítio; AINE, anti-inflamatórios não esteroides.

Introdução

Os inibidores seletivos da recaptação de serotonina (ISRSs) têm sido a classe de agentes psicofarmacológicos mais amplamente usada para tratar depressão e ansiedade desde que foram introduzidos há mais de 35 anos. Eles são considerados "seletivos" porque têm pouco efeito na recaptação de noradrenalina ou dopamina e exercem seus efeitos terapêuticos principalmente por meio da inibição da recaptação de serotonina. Do ponto de vista histórico, o impacto mais significativo da fluoxetina, o primeiro ISRS a ser aprovado pela Food and Drug Administration (FDA) e a ser comercializado nos Estados Unidos, foi a atenção positiva que gerou na imprensa popular e a consequente redução do estigma e do medo de longa data de tomar antidepressivos. Os pacientes também experimentaram os benefícios de não precisarem mais sentir efeitos colaterais, como boca seca, constipação, sedação, hipotensão ortostática e taquicardia, que são mais comumente associados aos medicamentos antidepressivos anteriores, como os antidepressivos tricíclicos (ADTs) e os inibidores da monoaminoxidase (IMAOs). A fluoxetina também é significativamente mais segura quando tomada em *overdose* em comparação com antidepressivos mais antigos.

Desde o lançamento da fluoxetina, muitos outros ISRSs foram aprovados. Isso inclui sertralina, paroxetina, fluvoxamina, citalopram, escitalopram e vilazodona. A vortioxetina não é oficialmente considerada um ISRS porque seu principal efeito farmacológico é inibir o transportador de recaptação de serotonina. No entanto, como a FDA designou o medicamento como "modulador e estimulador da serotonina", ele é discutido separadamente no final deste capítulo.

Independentemente das variações farmacodinâmicas desses medicamentos, todos eles são igualmente eficazes no tratamento de depressão. Além disso, alguns receberam a aprovação da FDA para outras indicações, como transtorno obsessivo-compulsivo (TOC), transtorno de estresse pós-traumático (TEPT), transtorno disfórico pré-menstrual (TDPM), transtorno de pânico e fobia social (transtorno de ansiedade social) (ver Tabela 33-1). É importante ressaltar que a fluvoxamina não é aprovada pela FDA como antidepressivo, fato que se deve a uma decisão de *marketing*, embora seja rotulada como antidepressivo em outros países.

Embora todos os ISRSs sejam igualmente eficazes, existem diferenças significativas na farmacodinâmica, na farmacocinética e nos efeitos colaterais, diferenças que podem afetar as respostas clínicas entre pacientes individuais. Isso explicaria por que alguns pacientes têm melhores respostas clínicas a um determinado ISRS do que a outro. Os ISRSs se mostraram mais problemáticos em termos de alguns efeitos adversos do que os ensaios clínicos originais sugeriram. Efeitos adversos associados à qualidade de vida, como náuseas, disfunção sexual e ganho de peso, às vezes atenuam os benefícios terapêuticos dos ISRSs. Também pode haver sintomas angustiantes de abstinência quando os ISRSs são interrompidos de forma abrupta. Isso é especialmente verdadeiro com a paroxetina, mas também ocorre quando outros ISRSs com meia-vida curta são interrompidos abruptamente.

Ações farmacológicas

Farmacocinética

Uma diferença significativa entre os ISRSs é sua gama de meias-vidas séricas. A fluoxetina tem a meia-vida mais longa: quatro a seis dias; seu metabólito ativo tem meia-vida de sete a nove dias. A meia-vida da sertralina é de 26 horas, e seu metabólito menos ativo tem meia-vida de três a cinco dias. As meias-vidas dos outros cinco ISRSs, que não têm metabólitos com atividade farmacológica significativa, são 35 horas para citalopram, 27 a 32 horas para escitalopram, 21 horas para paroxetina, 15 horas para fluvoxamina e 25 horas para vilazodona. Como regra, os ISRSs são bem absorvidos após a administração oral e têm seus efeitos máximos na faixa de 3 a 8 horas. A absorção da sertralina pode ser ligeiramente aumentada pelos alimentos, enquanto a vilazodona pode perder cerca de metade de sua biodisponibilidade, a menos que seja ingerida com alimentos.

TABELA 33-1 Indicações atualmente aprovadas dos ISRSs nos Estados Unidos para populações adultas e pediátricas							
	Citalopram	Escitalopram	Fluoxetina	Fluvoxamina	Paroxetina	Sertralina	Vilazodona
Transtorno depressivo maior	Adulto	Adulto e pediátrico	Adulto[a] e pediátrico	–	Adulto[c]	Adulto	Adulto
Transtorno de ansiedade generalizada	–	Adulto	–	–	Adulto	–	–
TOC	–	–	Adulto e pediátrico	Adulto e pediátrico	Adulto	Adulto e pediátrico	–
Transtorno de pânico	–	–	Adulto	–	Adulto[c]	Adulto	–
TEPT	–	–	–	–	Adulto	Adulto	–
Transtorno de ansiedade social	–	–	–	–	Adulto[c]	Adulto	–
Bulimia nervosa	–	–	Adulto	–	–	–	–
Transtorno disfórico pré-menstrual	–	–	Adulto[b]	–	Adulto[d]	Adulto	–
Sintomas vasomotores da menopausa	–	–	–	–	Adulto[e]	–	–
Transtorno dismórfico corporal	–	–	Pediátrico[f]	–	–	–	–
Transtorno do espectro autista	–	–	Pediátrico[f]	–	–	–	–

[a]A fluoxetina semanal é aprovada para terapia de continuação e manutenção em adultos.
[b]Comercializada como Sarafem.
[c]Paroxetina e paroxetina de liberação controlada.
[d]A liberação controlada de paroxetina é aprovada para transtorno disfórico pré-menstrual.
[e]Comercializada como Brisdelle.
[f]Recebeu designação de medicamento órfão para esta indicação.
ISRS, inibidores seletivos da recaptação de serotonina; TOC, transtorno obsessivo-compulsivo; TEPT, transtorno de estresse pós-traumático.

Também existem diferenças nas porcentagens de ligação às proteínas plasmáticas entre os ISRSs, com vilazodona, sertralina, fluoxetina e paroxetina, sendo as mais altamente ligadas, e o escitalopram sendo o menos ligado.

Todos os ISRSs são metabolizados no fígado pelas enzimas do citocromo P450 (CYP). Como têm um índice terapêutico tão amplo, é raro que outros medicamentos produzam aumentos problemáticos nas concentrações do ISRS. As interações medicamentosas mais importantes envolvendo os ISRSs ocorrem como resultado da inibição do metabolismo de medicamentos coadministrados com os ISRSs. Cada um dos ISRSs tem um potencial para retardar ou bloquear o metabolismo de muitos medicamentos (Tabela 33-2). A fluvoxamina é o mais problemático dos fármacos a esse respeito. Ela tem um efeito marcante em várias das enzimas CYP. Exemplos de interações clinicamente significativas incluem fluvoxamina e teofilina (por meio da interação CYP1A2; fluvoxamina e clozapina pela inibição da CYP1A2; e fluvoxamina com alprazolam ou clonazepam pela inibição da CYP3A4. A fluoxetina e a paroxetina também possuem efeitos significativos na CYP2D6, que podem interferir na eficácia dos análogos de opiáceos, como codeína e hidrocodona, bloqueando a conversão desses agentes em sua forma ativa. Assim, a coadministração de fluoxetina e paroxetina com um opiáceo interfere em seus efeitos analgésicos. A sertralina, o citalopram e o escitalopram têm menos probabilidade de complicar o tratamento devido às interações do sistemaa CYP.

TABELA 33-2 Potencial inibitório do sistema CYP de antidepressivos comumente prescritos

Classificação relativa	CYP1A2	CYP2C	CYP2D6	CYP3A
Mais alto	• Fluvoxamina	• Fluoxetina • Fluvoxamina	• Bupropiona • Fluoxetina • Paroxetina • Vortioxetina	• Fluvoxamina • Nefazodona • Tricíclicos • Vilazodona
Moderado	• Tricíclicos de amina terciária • Fluoxetina	• Sertralina	• Tricíclicos de amina secundária • Citalopram • Escitalopram • Sertralina	• Fluoxetina • Sertralina
Baixo ou mínimo	• Bupropiona • Mirtazapina • Nefazodona • Paroxetina • Sertralina • Venlafaxina	• Paroxetina • Venlafaxina	• Fluvoxamina • Mirtazapina • Nefazodona • Venlafaxina	• Citalopram • Escitalopram • Mirtazapina • Paroxetina • Venlafaxina

CYP, citocromo P450.

Farmacodinâmica

Com frequência, a atividade clínica adequada e a saturação dos transportadores 5-HT são alcançadas nas dosagens iniciais. Como regra, doses mais altas não aumentam a eficácia do antidepressivo, mas podem aumentar o risco de efeitos adversos.

O citalopram e o escitalopram são os inibidores mais seletivos da recaptação de serotonina, com muito pouca inibição da recaptação de noradrenalina ou dopamina e afinidade muito baixa pelos receptores histaminérgicos H_1, do ácido γ-aminobutírico (GABA) e benzodiazepínicos. Os outros ISRSs têm um perfil semelhante, com a exceção de que a fluoxetina inibe fracamente a recaptação de noradrenalina e se liga aos receptores 5-HT_{2C}, a sertralina inibe fracamente a recaptação de noradrenalina e dopamina, a vilazodona tem propriedades agonísticas no receptor 5-HT_{1A} e a paroxetina tem atividade anticolinérgica significativa em doses maiores e se liga à sintase do óxido nítrico.

Uma interação farmacodinâmica parece estar subjacente aos efeitos antidepressivos da combinação fluoxetina–olanzapina. Quando tomados em conjunto, esses medicamentos aumentam as concentrações cerebrais de noradrenalina e podem ajudar a tratar os sintomas associados a episódios depressivos no transtorno bipolar tipo I e na depressão resistente ao tratamento (consulte as indicações terapêuticas adiante). O uso concomitante de ISRSs e medicamentos da classe das triptanas (sumatriptana, naratriptana, rizatriptana e solmitriptana) pode resultar em uma interação farmacodinâmica grave – o desenvolvimento de uma síndrome serotoninérgica (consulte Precauções e efeitos adversos). No entanto, muitas pessoas usam triptanas enquanto tomam doses baixas de um ISRS para profilaxia da cefaleia sem apresentarem efeito adverso. Uma reação semelhante pode ocorrer quando os ISRSs são combinados com tramadol.

Indicações terapêuticas

Depressão

Nos Estados Unidos, todos os ISRSs, exceto a fluvoxamina, foram aprovados pela FDA para o tratamento de depressão. Vários estudos mostraram que antidepressivos com atividade em serotonina-noradrenalina – medicamentos como IMAOs, ADTs, venlafaxina e mirtazapina – podem produzir taxas mais altas de remissão do que os ISRSs em estudos de comparação direta. O papel contínuo dos ISRSs como tratamento de primeira linha reflete, portanto, sua simplicidade de uso, sua segurança e seu amplo espectro de ação.

As comparações diretas de ISRSs individuais não revelaram que nenhum deles é consistentemente superior a outro. No entanto, pode haver uma diversidade considerável em resposta aos vários ISRSs entre os indivíduos. Por exemplo, mais de 50% das pessoas que respondem mal a um ISRS responderão favoravelmente a outro. Portanto, antes de mudar para antidepressivos não ISRS, é mais razoável experimentar outros agentes da classe dos ISRSs para pessoas que não responderam ao primeiro ISRS.

Alguns médicos tentam selecionar um ISRS específico para uma determinada pessoa com base no perfil exclusivo de efeitos adversos do medicamento. Por exemplo, pensar que a fluoxetina é um ISRS ativador e estimulante pode levá-los a supor que é uma escolha melhor para uma pessoa com abulia do que a paroxetina, que se presume ser um ISRS sedativo. Essas diferenças, no entanto, geralmente variam de pessoa para pessoa. As análises dos dados dos ensaios clínicos mostram que os ISRSs são mais eficazes em pacientes com sintomas mais graves de depressão maior do que naqueles com sintomas mais leves.

Depressão durante a gravidez e a lactação. As taxas de recaída da depressão maior durante a gravidez entre mulheres que descontinuam, tentam interromper ou modificam seus esquemas antidepressivos é extremamente alta e pode variar de 68% a 100% das pacientes. Assim, muitas mulheres precisam continuar tomando seus medicamentos durante a gravidez e o período pós-parto. O impacto da depressão materna no desenvolvimento infantil é desconhecido. É importante ressaltar que não há risco aumentado de malformações congênitas graves após a exposição a ISRSs durante a gravidez. Assim, o risco de recaída na depressão quando uma mãe recém-grávida para de usar ISRSs é várias vezes maior do que o risco de exposição do feto aos ISRSs.

A depressão pós-parto (com ou sem características psicóticas) afeta uma pequena porcentagem das mães. Alguns médicos começam a administrar ISRSs se a tristeza pós-parto se estender para além de algumas semanas ou se a mulher ficar deprimida durante a gravidez. Se uma mulher corre risco de depressão pós-parto, pode ser aconselhável iniciar a administração de um ISRS durante a gravidez para proteger o recém-nascido, pois algumas mulheres podem ter pensamentos prejudiciais em relação ao bebê após o parto.

Depressão em idosos e pessoas com doenças clínicas. Os ISRSs são seguros e bem tolerados quando usados para tratar idosos e pessoas com doenças clínicas. Como classe, eles têm pouco ou nenhum efeito adverso cardiotóxico, anticolinérgico, anti-histaminérgico ou α-adrenérgico. A única exceção é a paroxetina, que tem alguma atividade anticolinérgica e pode causar constipação e piora da cognição. Eles podem produzir déficits cognitivos sutis, tempo prolongado de sangramento e hiponatremia, os quais podem afetar a saúde dessa população. Os ISRSs são eficazes na depressão após acidente vascular cerebral (AVC) e reduzem drasticamente o sintoma de choro.

Depressão em crianças e adolescentes. O uso de antidepressivos ISRSs em crianças e adolescentes tem sido controverso. Poucos estudos mostraram benefícios claros do uso desses medicamentos, e estudos apontam que pode haver um aumento nos impulsos suicidas ou agressivos. No entanto, algumas crianças e adolescentes apresentam respostas drásticas a esses medicamentos em termos de depressão e ansiedade. Tanto a fluoxetina quanto o escitalopram são indicados para o tratamento agudo e de manutenção do transtorno depressivo maior (TDM) em adolescentes de 12 a 17 anos de idade. A fluoxetina demonstrou de forma mais consistente a eficácia na redução dos sintomas do transtorno depressivo em crianças e adolescentes. Isso pode ser uma função da qualidade dos ensaios clínicos envolvidos. A sertralina demonstrou ser eficaz no tratamento de transtorno de ansiedade social nessa população, especialmente quando combinada com a terapia cognitivo-comportamental. Dados o potencial efeito negativo da depressão e da ansiedade não tratadas em uma população jovem e a incerteza sobre muitos aspectos de como crianças e adolescentes podem reagir aos medicamentos, qualquer uso de ISRSs deve ser realizado apenas dentro do contexto de tratamento abrangente do paciente.

Transtornos de ansiedade

Transtorno obsessivo-compulsivo. Fluvoxamina, paroxetina, sertralina e fluoxetina são indicadas para o tratamento de TOC em pessoas com mais de 18 anos. A fluvoxamina e a sertralina também foram aprovadas para o tratamento de crianças com TOC (de 6 a 17 anos). Cerca de 50% das pessoas com TOC começam a apresentar sintomas na infância ou adolescência, e mais da metade delas responde favoravelmente à medicação. As respostas benéficas podem ser significativas. Os dados de longo prazo apoiam o modelo do TOC como uma condição vitalícia determinada geneticamente, que é mais bem tratada continuamente com medicamentos e terapia cognitivo-comportamental desde o início dos sintomas na infância e ao longo da vida.

As dosagens de ISRSs para TOC podem precisar ser maiores do que aquelas para tratar a depressão. Embora alguma resposta possa ser observada nas primeiras semanas de tratamento, pode demorar vários meses para que os efeitos máximos se tornem evidentes. Pacientes que não conseguem obter alívio adequado dos sintomas de TOC com um ISRS geralmente se beneficiam da adição de uma pequena dose de risperidona. Além dos efeitos colaterais extrapiramidais da risperidona, os pacientes devem ser monitorados quanto a aumentos das concentrações de prolactina quando essa combinação é usada. Clinicamente, a hiperprolactinemia pode se manifestar como ginecomastia e galactorreia em homens e mulheres e perda da menstruação.

Atualmente, vários distúrbios são considerados dentro do espectro do TOC. Isso inclui várias condições e sintomas caracterizados pela automutilação não suicida, como arrancar o cabelo (tricotilomania), arrancar sobrancelhas, mexer no nariz, roer as unhas, arrancar compulsivamente manchas na pele e cortar-se. Pacientes com esses comportamentos se beneficiam do tratamento com ISRSs. Outros transtornos do espectro incluem jogo compulsivo, compras compulsivas, hipocondria e transtorno dismórfico corporal.

Transtorno de pânico. A paroxetina e a sertralina são indicadas para o tratamento de transtorno de pânico, com ou sem agorafobia. Esses agentes atuam menos rapidamente do que os benzodiazepínicos alprazolam e clonazepam, mas são muito superiores aos benzodiazepínicos no tratamento de transtorno de pânico com depressão comórbida. Citalopram, fluvoxamina e fluoxetina também podem reduzir ataques de pânico espontâneos ou induzidos. Como a fluoxetina pode inicialmente aumentar os sintomas de ansiedade, as pessoas com transtorno de pânico devem começar a tomar pequenas doses (5 mg por dia) e aumentá-las lentamente. Podem ser administradas doses baixas de benzodiazepínicos para controlar esse efeito colateral.

Transtorno de ansiedade social. Os ISRSs são agentes eficazes no tratamento de fobia social. Eles reduzem os sintomas e a incapacidade. A taxa de resposta é comparável à observada com o IMAO fenelzina, o tratamento padrão anterior. Os ISRSs são mais seguros de usar do que os IMAOs ou os benzodiazepínicos.

Transtorno de ansiedade generalizada. Os ISRSs podem ser úteis para o tratamento de fobias específicas, transtorno de ansiedade generalizada (TAG) e transtorno da ansiedade de separação. Uma avaliação completa e individualizada é a primeira abordagem, com atenção especial à identificação de condições passíveis de terapia medicamentosa. Além disso, psicoterapias cognitivo-comportamentais ou outras psicoterapias podem ser adicionadas para maior eficácia.

Transtorno de estresse pós-traumático

A farmacoterapia para o TEPT deve ter como alvo sintomas específicos em três grupos: revivência, evitação e hiperexcitação. Para tratamento de longo prazo, os ISRSs parecem ter um espectro mais amplo de efeitos terapêuticos em grupos específicos de sintomas de TEPT do que os ADTs e os IMAOs. A potencialização com benzodiazepínicos é útil no estado sintomático agudo. Os ISRSs estão associados a uma melhora acentuada dos sintomas intrusivos e evitativos.

Bulimia nervosa e outros transtornos alimentares

A fluoxetina é indicada para o tratamento de bulimia, o que é mais bem feito no contexto da psicoterapia. As doses de 60 mg por dia são significativamente mais eficazes do que 20 mg por dia. Em vários estudos bem controlados, a fluoxetina em dosagens de 60 mg por dia foi superior ao placebo na redução da compulsão alimentar e do vômito induzido. Alguns especialistas recomendam apenas um curso inicial de terapia cognitivo-comportamental, e, se não houver resposta em três a seis semanas, a administração de fluoxetina é adicionada. A duração adequada do tratamento com fluoxetina e psicoterapia não foi determinada.

A fluvoxamina não foi eficaz em um nível estatisticamente significativo em um estudo duplo-cego controlado por placebo para pacientes internados com bulimia.

Anorexia nervosa. A fluoxetina tem sido usada no tratamento hospitalar da anorexia nervosa para tentar controlar transtornos comórbidos do humor e sintomas obsessivo-compulsivos. No entanto, pelo menos dois estudos cuidadosos, um de 7 meses e outro de 24 meses, não conseguiram mostrar que ela afetasse o resultado geral e a manutenção do peso. Os tratamentos eficazes para a anorexia incluem terapias cognitivo-comportamentais, interpessoais, psicodinâmicas e familiares, além de um teste com ISRSs.

Obesidade. A fluoxetina, em combinação com um programa comportamental, demonstrou ser apenas modestamente benéfica para a perda de peso. Uma porcentagem significativa de todas as pessoas que tomam ISRSs, incluindo fluoxetina, perde peso inicialmente, mas depois pode engordar. No entanto, todos os ISRSs podem causar ganho de peso inicial.

Transtorno disfórico pré-menstrual

O TDPM é caracterizado por mudanças debilitantes de humor e comportamento na semana anterior à menstruação que interferem no funcionamento normal. A fluoxetina sob uma marca diferente (Sarafem) é aprovada para tratar o TDPM e é o único ISRS indicado para essa condição, embora tenha sido relatado que sertralina, paroxetina e fluvoxamina reduzem os sintomas de TDPM. Estudos controlados de fluoxetina e sertralina administradas durante todo o ciclo ou somente durante a fase lútea (o período de duas semanas entre a ovulação e a menstruação) mostraram que ambos os esquemas são igualmente eficazes.

Uma observação adicional de significado obscuro foi que a fluoxetina estava associada à alteração da duração do período menstrual em mais de quatro dias, prolongando-o ou encurtando-o. Os efeitos dos ISRSs na duração do ciclo menstrual são, em sua maioria, desconhecidos e podem exigir um monitoramento cuidadoso em mulheres em idade reprodutiva.

Episódios depressivos agudos no transtorno bipolar tipo I

Symbyax, o nome comercial de uma combinação de fluoxetina e olanzapina, é indicado para o tratamento de episódios depressivos agudos no transtorno bipolar tipo I. Nenhum medicamento é indicado como monoterapia.

Depressão resistente ao tratamento

Symbyax também é indicado para uso no tratamento de depressão resistente ao tratamento. Nem a fluoxetina nem a olanzapina são indicadas como monoterapia para essa indicação.

Usos *off-label*

Ejaculação precoce

Os efeitos antiorgásticos dos ISRSs os tornam úteis como tratamento para homens com ejaculação precoce. Eles permitem a relação sexual por um período significativamente mais longo e, segundo relatos, melhoram a satisfação sexual em casais nos quais o homem tem ejaculação precoce. Foi demonstrado que a fluoxetina e a sertralina são eficazes para esse fim.

Parafilias

Os ISRSs podem reduzir o comportamento obsessivo-compulsivo em pessoas com parafilias. Eles diminuem o tempo médio por dia gasto em fantasias, impulsos e atividades sexuais não convencionais. As evidências sugerem uma resposta maior às obsessões sexuais do que ao comportamento parafílico.

Transtorno do espectro autista

Comportamento obsessivo-compulsivo, baixa relação social e agressividade são características proeminentes do transtorno do espectro autista (TEA) que podem responder a agentes serotoninérgicos, como ISRSs e clomipramina. Foi demonstrado em estudos controlados e abertos que a sertralina e a fluvoxamina mitigam a agressividade, o comportamento autolesivo, os comportamentos repetitivos, algum grau de atraso na linguagem e (raramente) a falta de relacionamento social em adultos com TEA. Foi relatado que a fluoxetina é eficaz para características do transtorno do espectro autista em crianças, adolescentes e adultos.

Transtorno relacionado ao uso de álcool

Alguns estudos encontraram evidências limitadas que sugerem que os ISRSs, como o citalopram, podem reduzir o desejo por álcool induzido por estímulos entre pessoas com transtorno por uso de álcool.

Precauções e efeitos adversos

Os efeitos adversos dos ISRSs precisam ser considerados em termos de início, duração e gravidade. Por exemplo, náuseas e nervosismo são efeitos colaterais precoces, geralmente leves e limitados no tempo. Embora os ISRSs compartilhem perfis comuns de efeitos colaterais, medicamentos individuais dessa classe podem causar uma taxa mais alta ou acarretar um risco mais grave de certos efeitos colaterais, dependendo do paciente.

Suicídio

A FDA emitiu um alerta do tipo *black box* para antidepressivos devido ao suposto aumento nos pensamentos e comportamentos suicidas em crianças e jovens adultos que iniciam o tratamento com antidepressivos. Esse alerta é baseado em uma análise de dados de ensaios clínicos de uma década atrás. Uma reanálise mais recente e abrangente de dados mostrou que os pensamentos e comportamentos suicidas diminuíram com o tempo em pacientes adultos e geriátricos tratados com antidepressivos em comparação com placebo. Não foram encontradas diferenças entre os jovens. Em adultos, a redução na ideação e nas tentativas de suicídio ocorreu por meio da diminuição dos sintomas depressivos. Em todas as faixas etárias, a gravidade da depressão melhorou com a medicação e foi significativamente relacionada à ideação ou ao comportamento suicida. Parece que os ISRSs, assim como os IRSNs, têm um efeito protetor contra o suicídio, mediado pela diminuição dos sintomas depressivos com o tratamento.

Para os jovens, não foram encontrados efeitos significativos do tratamento sobre pensamentos e comportamentos suicidas, embora a depressão tenha respondido ao tratamento. Nenhuma evidência de aumento do risco de suicídio foi observada em jovens que receberam medicação ativa. É importante ter em mente que os ISRSs, como todos os antidepressivos, previnem possíveis suicídios como resultado de sua ação primária: o encurtamento e a prevenção de episódios depressivos.

Na prática clínica, alguns pacientes ficam especialmente ansiosos e agitados quando iniciam o tratamento com um ISRS. O aparecimento desses sintomas poderia provocar ou agravar a ideação suicida. Assim, todos os pacientes deprimidos devem ser monitorados cuidadosamente durante o período de máximo risco, nos primeiros dias e semanas em que estiverem tomando ISRSs.

Apesar dessas análises, os médicos devem continuar monitorando os pacientes, especialmente os mais jovens, com base na rotulagem da FDA, que afirma: "Os antidepressivos aumentam o risco de pensamento e comportamento suicida (suicidalidade) em crianças e adolescentes com TDM e outros transtornos psiquiátricos".

Disfunção sexual

Todos os ISRSs causam disfunção sexual e este é o efeito adverso mais comum dos ISRSs associados ao tratamento de longo prazo. Ela tem uma incidência estimada entre 50% e 80%. As queixas mais comuns são anorgasmia, orgasmo inibido e diminuição da libido. Alguns estudos sugerem que a disfunção sexual está relacionada à dose, mas isso não foi claramente estabelecido. Ao contrário da maioria dos outros efeitos adversos dos ISRSs, a inibição sexual raramente melhora nas primeiras semanas de uso, mas em geral continua enquanto o medicamento é tomado. Em alguns casos, pode haver melhora com o tempo.

As estratégias para combater a disfunção sexual induzida por ISRSs são numerosas, mas nenhuma se mostrou muito eficaz. Alguns relatos sugerem diminuir a dosagem ou adicionar bupropiona ou anfetamina. Outros descreveram o tratamento bem-sucedido da disfunção sexual induzida por ISRSs com agentes como a sildenafila, que são usados para tratar a disfunção erétil (consulte o Capítulo 30). Em última análise, os pacientes podem precisar mudar para antidepressivos que não interfiram no funcionamento sexual, como mirtazapina ou bupropiona.

Efeitos adversos gastrintestinais

Os efeitos adversos GIs são muito comuns e mediados em grande medida por efeitos sobre o receptor de serotonina 5-HT$_3$. As queixas GIs mais frequentes são náuseas, diarreia, anorexia, vômitos, flatulência e dispepsia. A sertralina e a fluvoxamina produzem os sintomas GIs mais intensos. A paroxetina de liberação prolongada, em comparação com a preparação de liberação imediata da paroxetina, tem efeitos adversos GIs menos intensos durante a primeira semana de tratamento. No entanto, devido à sua atividade anticolinérgica, a paroxetina com frequência causa constipação. Náuseas e diarreia costumam ser transitórias e relacionadas à dose, em geral desaparecendo em algumas semanas. Às vezes, a flatulência e a diarreia persistem, sobretudo durante o tratamento com sertralina.

A anorexia inicial também pode ocorrer e é mais comum com a fluoxetina. O apetite induzido por ISRSs e a perda de peso começam assim que o medicamento é tomado e atingem o pico em 20 semanas, após as quais o peso geralmente retorna à linha de base. Até um terço das pessoas que tomam ISRSs ganham peso, às vezes mais de 10 kg. Esse efeito é mediado por mecanismo metabólico, aumento do apetite ou ambos. Isso acontece gradualmente e costuma ser resistente a regimes de dieta e exercícios. A paroxetina está associada a um ganho de peso mais frequente, mais rápido e mais pronunciado do que os outros ISRSs, sobretudo entre mulheres jovens.

Efeitos cardiovasculares

Todos os ISRSs podem prolongar o intervalo QT em pessoas saudáveis e causar a síndrome do QT longo induzida por medicamentos, especialmente quando tomados em *overdose*. O risco de prolongamento do intervalo QTc aumenta quando um antidepressivo e um antipsicótico são usados em combinação, uma prática cada vez mais comum. O citalopram se destaca como o ISRS com o efeito mais pronunciado no intervalo QT. Um estudo do intervalo QT em adultos que avaliou os efeitos de doses de 20 e 60 mg de citalopram em comparação com placebo encontrou um prolongamento médio máximo no intervalo QT corrigido individualmente de 8,5 ms para 20 mg de citalopram e 18,5 ms para 60 mg. Para 40 mg, o prolongamento do intervalo QT corrigido foi estimado em 12,6 ms. Com base nessas descobertas, a FDA emitiu as seguintes recomendações em relação ao uso de citalopram:

- 20 mg/dia é a dose máxima recomendada para pacientes com insuficiência hepática, com mais de 60 anos de idade, que são metabolizadores lentos da CYP2C19 ou que estão tomando cimetidina concomitantemente.
- A dose máxima diária não deve ser superior a 40 mg/dia.
- Não usar em pacientes com síndrome congênita do QT longo.
- Corrigir a hipopotassemia e a hipomagnesemia antes de administrar o citalopram.
- Monitorar os eletrólitos conforme indicado clinicamente.
- Considerar eletrocardiogramas mais frequentes em pacientes com insuficiência cardíaca congestiva (ICC), bradiarritmias ou pacientes que tomam medicamentos concomitantes que prolongam o intervalo QT.

O fato de o citalopram apresentar maior risco de causar anormalidades fatais do ritmo cardíaco pareceu ser confirmado em uma revisão de 469 admissões por intoxicação por ISRSs. Por outro lado, um estudo feito no Ann Arbor Veterans Affairs Medical Center (VAMC) e na University of Michigan não conseguiu confirmar um risco aumentado de arritmias ou morte associado a doses diárias de mais de 40 mg. Essas descobertas levantam questões sobre a legitimidade continuada do alerta da FDA. No entanto, os pacientes devem ser aconselhados a entrarem em contato com seu prescritor imediatamente se apresentarem sinais e sintomas de frequência ou ritmo cardíaco anormais enquanto tomam citalopram.

O efeito da vilazodona (20, 40, 60 e 80 mg) no intervalo QTc foi avaliado, e um pequeno efeito foi observado. O limite superior do intervalo de confiança de 90% para o maior intervalo QTc ajustado por placebo e corrigido na linha de base estava abaixo de 10 ms, com base no método de correção individual (QTcI). Isso está abaixo do limite de preocupação clínica. No entanto, não se sabe se 80 mg é uma dose adequada para representar uma condição de alta exposição clínica.

Os médicos devem considerar se os benefícios da terapia de privação de androgênios superam os potenciais riscos em pacientes tratados com ISRSs com câncer de próstata, pois reduções nos das concentrações de androgênios podem causar prolongamento do intervalo QTc.

O dextrometorfano/quinidina (Nuedexta) está disponível como tratamento para o afeto pseudobulbar, que é definido por episódios involuntários, repentinos e frequentes de riso e/ou choro, em geral desproporcionais ou inadequados à situação. A quinidina, um potente inibidor da CYP2D6, prolonga o intervalo QT e, portanto, não deve ser usada com medicamentos que também prolongam o intervalo QT e são metabolizados pela CYP2D6. Esse medicamento deve ser usado com cautela com qualquer outro que possa prolongar o intervalo QT e inibir a CYP3A4, particularmente em pacientes com doença cardíaca.

O uso de ISRSs antes do parto às vezes está associado ao prolongamento do intervalo QTc em neonatos expostos. Em uma revisão de 52 recém-nascidos expostos a ISRSs no período pré-parto imediato e 52 indivíduos de controle pareados, o QTc médio foi significativamente maior no grupo de recém-nascidos expostos a antidepressivos em comparação com o grupo-controle. Cinco (10%) recém-nascidos expostos a ISRSs tiveram um intervalo QTc marcadamente prolongado (> 460 ms) em comparação com nenhum dos recém-nascidos não expostos. O maior intervalo QTc observado entre recém-nascidos expostos foi de 543 ms. Todas as anormalidades de repolarização associadas ao medicamento se normalizaram nos traçados eletrocardiográficos subsequentes.

Cefaleia

A incidência de cefaleia em ensaios com ISRSs foi de 18% a 20%, apenas 1% a mais do que a taxa de placebo. A fluoxetina é a mais provável de causar cefaleia. Por outro lado, todos os ISRSs oferecem profilaxia eficaz contra enxaqueca e cefaleias do tipo tensional em muitos indivíduos.

Efeitos adversos no sistema nervoso central ou psiquiátricos

Ansiedade. A fluoxetina pode causar ansiedade, particularmente nas primeiras semanas de tratamento. No entanto, esses efeitos iniciais em geral dão lugar a uma redução geral da ansiedade após algumas semanas. O aumento da ansiedade é causado com muito menos frequência pela paroxetina e pelo escitalopram, os quais podem ser melhores escolhas se a sedação for desejada, como nos transtornos mistos de ansiedade e depressão.

Insônia e sedação. O principal efeito que os ISRSs exercem na área de insônia e sedação é a melhora do sono resultante do tratamento de depressão e da ansiedade. No entanto, até 25% das pessoas que tomam ISRSs notam problemas para dormir, sonolência excessiva ou fadiga avassaladora. É mais provável que a fluoxetina cause insônia e, por esse motivo, em geral ela é tomada pela manhã. A sertralina e a fluvoxamina têm quase a mesma probabilidade de causar insônia ou sonolência, e o citalopram e especialmente a paroxetina costumam causar sonolência. O escitalopram tem maior probabilidade de interferir no sono do que seu isômero, o citalopram. Alguns pacientes se beneficiam ao tomar a dose do ISRS antes de dormir, mas outros preferem tomá-la pela manhã. A insônia induzida por ISRSs pode ser tratada com benzodiazepínicos, trazodona (embora os médicos devam explicar o risco de priapismo) ou outros medicamentos sedativos. A sonolência significativa induzida por ISRSs geralmente requer a mudança para o uso de outro ISRS ou de bupropiona.

Outros efeitos no sono. Muitos pacientes que tomam ISRSs relatam recordar sonhos ou pesadelos extremamente vívidos. Eles descrevem o sono como "agitado/movimentado". Outros efeitos dos ISRSs no sono incluem bruxismo, pernas inquietas, mioclonia noturna e sudorese.

Embotamento emocional. O embotamento emocional é um efeito colateral amplamente negligenciado, mas frequente, associado ao uso crônico de ISRSs. Os pacientes relatam uma incapacidade de chorar em resposta a situações emocionais, um sentimento de apatia ou indiferença ou uma restrição na intensidade das experiências emocionais. Esse efeito colateral em geral leva à interrupção do tratamento, mesmo quando os medicamentos aliviam a depressão ou a ansiedade.

Bocejos. A observação clínica atenta de pacientes que tomam ISRSs revela um aumento nos bocejos. Esse efeito colateral não é um reflexo da fadiga ou do sono noturno ruim, mas é o resultado do efeito dos ISRSs no hipotálamo.

Convulsões. Convulsões foram relatadas em 0,1% a 0,2% de todos os pacientes tratados com ISRSs, uma incidência comparável à relatada com outros antidepressivos e não significativamente diferente daquela com placebo. As convulsões são mais frequentes nas doses mais altas de ISRSs (p. ex., 100 mg de fluoxetina por dia ou mais).

Sintomas extrapiramidais. Os ISRSs raramente podem causar acatisia, distonia, tremor, rigidez de roda denteada, torcicolo, opistótonos, distúrbios da marcha e bradicinesia. Casos raros de discinesia tardia foram relatados. Algumas pessoas com doença de Parkinson bem controlada podem apresentar piora aguda de seus sintomas motores quando tomam ISRSs.

Efeitos anticolinérgicos

A paroxetina tem atividade anticolinérgica leve que causa boca seca, constipação e sedação de forma dependente da dose. No entanto, a maioria das pessoas que tomam paroxetina não apresenta efeitos adversos colinérgicos. Outros ISRSs estão associados à boca seca, mas esse efeito não é mediado pela atividade muscarínica.

Efeitos adversos hematológicos

Os ISRSs podem causar comprometimento funcional da agregação plaquetária, mas sem redução no número de plaquetas. Contusões fáceis e sangramento excessivo ou prolongado manifestam esse efeito farmacológico. Quando os pacientes apresentarem esses sinais, um teste para verificar o tempo de sangramento deve ser realizado. Um monitoramento especial é sugerido quando os pacientes usam ISRSs em conjunto com anticoagulantes ou ácido acetilsalicílico. *O uso concomitante de ISRSs e anti-inflamatórios não esteroides (AINEs) está associado a um risco significativamente aumentado de sangramento gástrico. Nos casos em que essa combinação é necessária, o uso de inibidores da bomba de prótons deve ser considerado.*

Distúrbios eletrolíticos e de glicose

Os ISRSs podem diminuir de forma aguda as concentrações de glicose; portanto, pacientes diabéticos devem ser cuidadosamente monitorados. O uso em longo prazo pode estar associado ao aumento das concentrações de glicose, embora ainda não esteja comprovado se isso é resultado de um efeito farmacológico. É possível que usuários de antidepressivos tenham outras características que aumentem suas chances de desenvolver diabetes ou tenham maior probabilidade de serem diagnosticados com diabetes ou outras condições médicas como resultado de estarem em tratamento para depressão.

Casos de hiponatremia e síndrome da secreção inapropriada de hormônio antidiurético associados aos ISRSs foram observados, especialmente em pacientes mais velhos ou tratados com diuréticos.

Reações endócrinas e alérgicas

Os ISRSs podem aumentar as concentrações de prolactina e causar aumento das mamas e galactorreia em homens e mulheres. As alterações mamárias são reversíveis após a descontinuação do medicamento, mas isso pode levar vários meses para ocorrer.

Vários tipos de erupções cutâneas aparecem em cerca de 4% de todos os pacientes; em um pequeno subconjunto desses pacientes, a reação alérgica pode se generalizar e envolver o sistema pulmonar, resultando, embora raramente, em dano fibrótico e dispneia. Dependendo da gravidade, o tratamento com ISRSs pode precisar ser interrompido em pacientes com erupção cutânea relacionada aos medicamentos.

Síndrome serotninérgica

A administração simultânea de um ISRS com um IMAO, l-triptofano ou lítio pode elevar as concentrações plasmáticas de serotonina a concentrações tóxicas, produzindo um conjunto de sintomas chamado de síndrome serotoninérgica. Um esboço da progressão dessa síndrome grave e possivelmente fatal de superestimulação da serotonina é fornecido na Tabela 33-3.

O tratamento da síndrome serotoninérgica consiste em remover os agentes agressores e instituir prontamente cuidados de suporte abrangentes com nitroglicerina, ciproeptadina, metisergida, cobertores refrescantes, clorpromazina, dantroleno, benzodiazepínicos, anticonvulsivantes, ventilação mecânica e agentes paralisantes.

Sudorese

Alguns pacientes experimentam sudorese durante o tratamento com ISRSs. A transpiração não tem relação com a temperatura ambiente. A transpiração noturna pode encharcar os lençóis e exigir a troca da roupa de dormir. A terazosina, 1 ou 2 mg por dia, costuma ser drasticamente eficaz no combate à transpiração.

Overdose

Os efeitos adversos associados à *overdose* de ISRSs incluíram síndrome serotoninérgica, letargia, agitação, alucinações e desorientação.

Abstinência de ISRSs

A interrupção abrupta do uso de ISRSs, especialmente aqueles com meia-vida mais curta, como paroxetina ou fluvoxamina, tem sido associada a uma síndrome de abstinência que pode incluir tontura, fraqueza, náusea, dor de cabeça, depressão de rebote, ansiedade, insônia, baixa concentração, sintomas respiratórios superiores, parestesia e sintomas semelhantes aos da enxaqueca. Em geral não aparece até pelo menos seis semanas de tratamento e costuma desaparecer espontaneamente em três semanas. Pessoas que tiveram efeitos adversos transitórios nas primeiras semanas de uso de um ISRS têm maior probabilidade de apresentarem sintomas de descontinuação.

A fluoxetina é o ISRS com menor probabilidade de estar associado a essa síndrome porque a meia-vida de seu metabólito é superior a uma semana e ele efetivamente diminui gradualmente a si mesmo. Portanto, a fluoxetina tem sido usada em alguns

TABELA 33-3	Sintomas de síndrome serotoninérgica
Etapa 1	Diarreia
Etapa 2	Inquietação
Etapa 3	Agitação extrema, hiper-reflexia e instabilidade autonômica com possíveis flutuações rápidas nos sinais vitais
Etapa 4	Mioclonia, convulsões, hipertermia, tremores incontroláveis e rigidez
Etapa 5	*Delirium*, coma, estado de mal epiléptico, colapso cardiovascular e morte

casos para tratar a síndrome de descontinuação causada pela interrupção de outros ISRSs. No entanto, uma síndrome de abstinência retardada e atenuada também ocorre com seu uso.

Perda de eficácia

Alguns pacientes relatam uma resposta diminuída ou perda total de resposta aos ISRSs com recorrência de sintomas depressivos enquanto permanecem com uma dose completa do medicamento. O mecanismo exato dessa chamada "fadiga terapêutica" é desconhecido, mas o fenômeno é muito real. As soluções potenciais para a atenuação da resposta aos ISRSs incluem aumentar ou diminuir a dosagem, reduzir gradualmente o uso do fármaco e, em seguida, retomar o mesmo medicamento, mudar para outro antidepressivo ISRS ou não ISRS ou potencializar com bupropiona ou outro agente de potencialização.

Uso na gravidez e na lactação

Uso de ISRSs durante a gravidez (excluindo paroxetina)

Com exceção da paroxetina, é seguro tomar os ISRSs durante a gravidez, quando considerados necessários para o tratamento da mãe. Não existem dados humanos controlados sobre o uso de vilazodona durante a gravidez nem sobre as concentrações do fármaco no leite materno.

Há algumas evidências que sugerem um aumento nas taxas de internação em unidades de cuidados especiais após o parto para filhos de mães que tomam ISRSs. Também existe a possibilidade de uma síndrome de descontinuação no caso da paroxetina. O prolongamento transitório do QTc foi observado em recém-nascidos cujas mães estavam sendo tratadas com um ISRS durante a gravidez. No entanto, há ausência de complicações neonatais clinicamente significativas associadas ao uso de ISRSs.

Bebês cujas mães estão tomando um ISRS na última fase da gravidez podem ter um pequeno risco de desenvolver hipertensão pulmonar. Os dados sobre o risco desse efeito adverso são inconclusivos, mas estima-se que envolvam de 1 a 2 bebês em 1.000 nascimentos.

Estudos que acompanharam crianças até os primeiros anos escolares não conseguiram encontrar complicações perinatais, anomalias fetais congênitas, diminuição do quociente de inteligência (QI) global, atrasos na linguagem ou problemas comportamentais específicos atribuíveis ao uso de fluoxetina durante a gravidez.

Uso de paroxetina durante a gravidez

A paroxetina é classificada pela FDA como o mais problemático dos medicamentos ISRSs. Em 2005, a FDA emitiu um alerta de que ela aumenta o risco de defeitos congênitos, particularmente cardíacos, quando as mulheres a tomam durante os primeiros três meses de gravidez. A paroxetina geralmente não deve ser tomada durante a gravidez; mas para algumas mulheres que já estão tomando esse medicamento, os benefícios de continuar o tratamento podem ser maiores do que o potencial risco para o bebê. Mulheres que tomam paroxetina e que estão grávidas, pensam que podem estar grávidas ou planejam engravidar devem conversar com seus médicos sobre os potenciais riscos de tomar esse agente durante a gravidez.

O alerta da FDA foi baseado nas descobertas de estudos que mostraram que mulheres que tomaram paroxetina durante os primeiros três meses de gravidez tinham cerca de uma vez e meia a duas vezes mais chances de terem um bebê com defeito cardíaco do que mulheres que receberam outros antidepressivos e mulheres da população em geral. A maioria dos defeitos cardíacos nesses estudos não foi fatal e ocorreu principalmente nas paredes internas do músculo cardíaco, onde os reparos podem ser feitos quando necessário (defeitos do septo atrial e ventricular). Às vezes, esses defeitos septais desaparecem sem tratamento. Em um dos estudos, o risco de defeitos cardíacos em bebês cujas mães tomaram paroxetina no início da gravidez foi de 2%, em comparação com um risco de 1% em toda a população. No outro estudo, o risco de defeitos cardíacos em bebês cujas mães tomaram paroxetina nos primeiros três meses de gravidez foi de 1,5% em comparação com 1% em bebês cujas mães tomaram outros antidepressivos nos primeiros três meses de gravidez. Este estudo também mostrou que mulheres que tomaram paroxetina nos primeiros três meses de gravidez tinham cerca de duas vezes mais chances de terem um bebê com algum defeito congênito do que mulheres que tomaram outros antidepressivos.

Uso de ISRSs durante a lactação

Quantidades muito pequenas de ISRSs são encontradas no leite materno, e nenhum efeito prejudicial foi encontrado em lactentes. As concentrações de sertralina e escitalopram são especialmente baixas no leite materno. No entanto, em alguns casos, as concentrações relatadas podem ser maiores do que a média. Nenhuma decisão sobre o uso de um ISRS é isenta de riscos, e, portanto, é importante documentar que a comunicação de riscos potenciais ao paciente tenha ocorrido.

Interações medicamentosas

Os ISRSs não interferem com a maioria dos outros medicamentos, embora a síndrome serotoninérgica (ver Tabela 33-3) possa se desenvolver com a administração simultânea de IMAOs, triptofano, lítio ou outros antidepressivos que inibem a recaptação de serotonina. A fluoxetina, a sertralina e a paroxetina podem aumentar as concentrações plasmáticas de ADT, o que pode causar toxicidade clínica. Várias interações farmacocinéticas potenciais foram descritas com base em análises *in vitro* das enzimas CYP (ver Tabela 33-2), mas as interações clinicamente relevantes são raras. Os ISRSs que inibem a CYP2D6 podem interferir com os efeitos analgésicos da hidrocodona e da oxicodona. Esses medicamentos também podem reduzir a eficácia do tamoxifeno. O uso combinado de ISRSs e AINEs aumenta o risco de sangramento gástrico.

Os ISRSs, particularmente a fluvoxamina, não devem ser usados com clozapina porque aumentam as concentrações de clozapina, elevando o risco de convulsões.

Os ISRSs podem aumentar a duração e a gravidade dos efeitos colaterais induzidos pelo zolpidem, incluindo alucinações.

Fluoxetina

A fluoxetina pode ser administrada com medicamentos tricíclicos, mas o médico deve usar doses baixas do medicamento tricíclico. Por ser metabolizada pela enzima hepática CYP2D6, pode interferir no metabolismo de outros fármacos em 7% da população que possuem uma isoforma ineficiente dessa enzima, os chamados metabolizadores lentos. A fluoxetina pode retardar o metabolismo da carbamazepina, de agentes antineoplásicos, do diazepam e da fenitoína. Foram descritas interações medicamentosas para a fluoxetina que podem afetar as concentrações plasmáticas de benzodiazepínicos, antipsicóticos e lítio. A fluoxetina e outros ISRSs podem interagir com a varfarina, aumentando o risco de sangramento e hematomas.

Sertralina

A sertralina pode deslocar a varfarina das proteínas plasmáticas e aumentar o tempo de protrombina. Os dados de interação medicamentosa com a sertralina suportam um perfil em geral semelhante ao da fluoxetina, embora a sertralina não interaja tão fortemente com a enzima CYP2D6.

Paroxetina

A paroxetina tem um risco maior de interações medicamentosas do que a fluoxetina ou a sertralina porque é um inibidor mais potente da enzima CYP2D6. A cimetidina pode aumentar a concentração de sertralina e paroxetina, e o fenobarbital e a fenitoína podem diminuir a concentração de paroxetina. Devido ao potencial de interferência com a enzima CYP2D6, a coadministração de paroxetina com outros antidepressivos, fenotiazinas e medicamentos antiarrítmicos deve ser realizada com cautela. A paroxetina pode aumentar o efeito anticoagulante da varfarina. A coadministração de paroxetina e tramadol pode precipitar uma síndrome serotoninérgica em pessoas idosas.

Fluvoxamina

Entre os ISRSs, a fluvoxamina parece apresentar o maior risco de interações medicamentosas. Ela é metabolizada pela enzima CYP3A4, que pode ser inibida pelo cetoconazol. Pode aumentar a meia-vida do alprazolam, triazolam e diazepam, e não deve ser coadministrada com esses agentes. Pode também aumentar as concentrações de teofilina em três vezes e as concentrações de varfarina em duas vezes, com importantes consequências clínicas; portanto, as concentrações séricas desses últimos medicamentos devem ser monitoradas de perto e as doses ajustadas adequadamente. A fluvoxamina aumenta as concentrações e pode aumentar a atividade da clozapina, da carbamazepina, da metadona, do propranolol e do diltiazem. Ela não tem interações significativas com o lorazepam ou a digoxina.

Citalopram

O citalopram não é um inibidor potente de nenhuma enzima CYP. A administração simultânea de cimetidina aumenta as concentrações de citalopram em cerca de 40%. O citalopram não afeta significativamente o metabolismo, nem seu metabolismo é afetado significativamente pelos medicamentos digoxina, lítio, varfarina, carbamazepina ou imipramina. O citalopram aumenta duas vezes as concentrações plasmáticas de metoprolol, mas isso não costuma ter efeito na pressão arterial ou na frequência cardíaca. Não há dados disponíveis sobre a coadministração de citalopram e inibidores potentes de CYP3A4 ou CYP2D6.

Escitalopram

O escitalopram é um inibidor moderado da CYP2D6 e demonstrou aumentar significativamente as concentrações de desipramina e metoprolol.

Vilazodona

A dose de vilazodona deve ser reduzida para 20 mg quando coadministrada com inibidores fortes da CYP3A4. O uso concomitante com indutores da CYP3A4 pode resultar em concentrações inadequadas do fármaco e pode diminuir a eficácia. O efeito dos indutores da CYP3A4 na exposição sistêmica da vilazodona não foi avaliado.

Interferências laboratoriais

Os ISRSs não interferem em nenhum teste de laboratório.

Dosagem e diretrizes clínicas

Fluoxetina

A fluoxetina está disponível em cápsulas de 10 e 20 mg, em um comprimido de 10 mg, como uma cápsula com revestimento entérico de 90 mg para administração uma vez por semana e como concentrado oral (20 mg/5 mL).* Ela também é comercializada como Sarafem para TDPM. Para a depressão, a dosagem inicial em geral é de 10 ou 20 mg por via oral por dia e costuma ser administrada pela manhã, porque a insônia é um potencial efeito adverso do medicamento. A fluoxetina deve ser tomada com alimentos para minimizar a possibilidade de náusea. As longas meias-vidas do fármaco e de seu metabólito contribuem para um período de quatro semanas para atingir as concentrações em estado de equilíbrio dinâmico. Doses de 20 mg geralmente são tão eficazes quanto doses mais altas no tratamento de depressão. No entanto, alguns pacientes podem se beneficiar de um aumento da dose após várias semanas na dose inicial para uma dose de manutenção de 20 mg, duas vezes ao dia, de manhã

---

* N. de R.T.: No Brasil, a fluoxetina está disponível em cápsulas de 10 e 20 mg, comprimidos de 20 mg e solução oral em gotas de 20 mg/mL.

e ao meio-dia, embora esse esquema possa causar ou piorar a insônia. Se essa dose não for bem tolerada e os sintomas não melhorarem, considere um ISRS alternativo. A dosagem máxima recomendada pelo fabricante é 80 mg por dia (ver Tabela 33-11).

Para minimizar os efeitos colaterais iniciais da ansiedade e a inquietação, alguns médicos iniciam o uso de fluoxetina na dose de 5 a 10 mg por dia, seja com o comprimido de 10 mg ou usando a preparação líquida. Como alternativa, devido à longa meia-vida da fluoxetina, seu uso pode ser iniciado com um cronograma de administração em dias alternados. A dosagem de fluoxetina (e outros ISRSs) que é eficaz em outras indicações pode diferir da dosagem geralmente usada para depressão (ver Tabela 33-4).

Em pacientes pediátricos, as doses devem ser iniciadas com 10 mg ou 20 mg por dia, tomadas uma vez pela manhã. Após várias semanas, considerar aumentar para 20 mg por dia se a melhora dos sintomas for insuficiente.

TABELA 33-4 Diretrizes de dosagem para fluoxetina

Indicação	Dosagem para adultos		Dosagem pediátrica	
	Inicial	Manutenção	Inicial	Manutenção
Transtorno depressivo maior	20 mg/dia pela manhã	20-40 mg/dia; 20 mg/dia pela manhã, ou uma dose de 20 mg pela manhã e uma dose de 20 mg ao meio-dia	10-20 mg/dia pela manhã	10-20 mg/dia; 10 mg/dia pela manhã, ou uma dose de 10 mg pela manhã e uma dose de 10 mg ao meio-dia
Transtorno obsessivo-compulsivo	20 mg/dia pela manhã	20-60 mg/dia	10 mg/dia pela manhã	20-60 mg/dia
Bulimia nervosa	60 mg/dia pela manhã	60 mg/dia	N/A	N/A
Transtorno de pânico	10 mg/dia pela manhã	10-60 mg/dia	N/A	N/A
Episódios depressivos associados ao transtorno bipolar tipo I	20 mg/dia de manhã com 5 mg de olanzapina oral	20-50 mg/dia com 5-12,5 mg de olanzapina oral	20 mg/dia de manhã com 2,5 mg de olanzapina oral	20-50 mg/dia com 2,5-12,5 mg de olanzapina oral
Depressão resistente ao tratamento	20 mg/dia de manhã com 5 mg de olanzapina oral	25-50 mg/dia com 6-18 mg de olanzapina oral	N/A	N/A

Nota: dosagens mais baixas devem ser usadas em populações geriátricas, pacientes que utilizam vários medicamentos e pacientes com comprometimento hepático.
N/A, não se aplica.

Um tratamento combinado de fluoxetina e olanzapina (Symbax) é indicado para episódios depressivos associados ao transtorno bipolar tipo I e depressão resistente ao tratamento. As cápsulas Symbax estão disponíveis nas seguintes proporções:*

1. 25 mg de fluoxetina/3 mg de olanzapina.
2. 25 mg de fluoxetina/6 mg de olanzapina.
3. 50 mg de fluoxetina/6 mg de olanzapina.
4. 25 mg de fluoxetina/12 mg de olanzapina.
5. 50 mg de fluoxetina/12 mg de olanzapina.

Para diretrizes de dosagem, consulte a Tabela 33-4.

Sertralina

A sertralina está disponível em comprimidos de 25, 50 e 100 mg. Ela também é disponibilizada como um concentrado oral de 20 mg/mL (1 mL = 20 mg) com 12% de teor alcoólico e deve ser diluída antes do uso. Cápsulas de sertralina contendo doses de 150 mg e 200 mg também estão disponíveis para o tratamento de TDM em adultos e TOC em pacientes adultos e pediátricos com 6 anos de idade ou mais.**

Para o tratamento inicial da depressão, o uso de sertralina deve ser iniciado com uma dose de 50 mg, uma vez ao dia. Para limitar os efeitos gastrintestinais, alguns médicos começam com 25 mg por dia e aumentam para 50 mg por dia após uma a três semanas. Pacientes que não respondem após uma a três semanas podem se beneficiar de aumentos de dose de 50 mg por semana, até um máximo de 200 mg administrados uma vez ao dia. A administração pode ser de manhã ou à noite e, se for feita após a alimentação, pode reduzir os efeitos adversos gastrintestinais. Quando usada para tratar o transtorno de pânico, a sertralina deve ser iniciada com 25 mg para reduzir o risco de provocar um ataque de pânico. Para obter mais orientações, consulte a Tabela 33-5.

Paroxetina

A paroxetina de liberação imediata está disponível em comprimidos sulcados de 20 mg; em comprimidos não sulcados de 10, 30 e 40 mg; e na forma de suspensão oral de 10 mg/5 mL com sabor de laranja. Seu uso para o tratamento de depressão geralmente é iniciado com uma dosagem de 10 ou 20 mg por dia. Um aumento na dosagem deve ser considerado quando uma resposta adequada não for observada em uma a três semanas. Nesse momento, o médico pode iniciar o aumento da dose em incrementos de 10 mg a intervalos semanais até um máximo de 50 mg por dia. Pessoas que sofrem de distúrbios GIs podem se beneficiar tomando o medicamento com alimentos. A paroxetina pode ser tomada inicialmente como uma dose única diária à noite; doses mais altas podem ser divididas em duas doses por dia. Para obter mais orientações, consulte a Tabela 33-6.

---

* N. de R.T.: Não disponível no Brasil.
** N. de R.T.: No Brasil, a sertralina está disponível em comprimidos de 25, 50, 75 e 100 mg.

TABELA 33-5 Diretrizes de dosagem para sertralina

Indicação	Dosagem para adultos		Dosagem pediátrica	
	Inicial	Manutenção	Inicial	Manutenção
Transtorno depressivo maior	50 mg/dia	50-200 mg/dia	N/A	N/A
Transtorno obsessivo-compulsivo	50 mg/dia	50-200 mg/dia	25 mg/dia (6-12 anos) 50 mg/dia (13-17 anos)	50-200 mg/dia
Transtorno de pânico	25 mg/dia	50-200 mg/dia	N/A	N/A
Transtorno de estresse pós-traumático	25 mg/dia	50-200 mg/dia	N/A	N/A
Transtorno de ansiedade social	25 mg/dia	50-200 mg/dia	N/A	N/A
Transtorno disfórico pré-menstrual	50 mg/dia	50-150 mg/dia[a]	N/A	N/A

[a]Quando recebem doses continuadas, os pacientes podem se beneficiar de doses de até 150 mg/dia. Ao administrar de forma intermitente e somente durante a fase lútea do ciclo menstrual, a dosagem deve permanecer na faixa de 50 a 100 mg/dia.
N/A, não se aplica.

TABELA 33-6 Diretrizes de dosagem para paroxetina

Indicação	Liberação imediata		Liberação prolongada	
	Inicial	Manutenção	Inicial	Manutenção
Transtorno depressivo maior	20 mg/dia	20-50 mg/dia	25 mg/dia	25-62,5 mg/dia
Transtorno obsessivo-compulsivo	20 mg/dia	20-60 mg/dia	N/A	N/A
Transtorno de pânico	10 mg/dia	10-60 mg/dia	12,5 mg/dia	12,5-75 mg/dia
Transtorno de estresse pós-traumático	20 mg/dia	20-50 mg/dia	N/A	N/A
Transtorno de ansiedade social	20 mg/dia	20-60 mg/dia	12,5 mg/dia	12,5-37,5 mg/dia
Transtorno de ansiedade generalizada	20 mg/dia	20-60 mg/dia	N/A	N/A
Transtorno disfórico pré-menstrual	N/A	N/A	12,5 mg/dia	12,5-25 mg/dia

Nota: a paroxetina não é indicada para uso pediátrico.
N/A, não se aplica.

Uma formulação de liberação prolongada de paroxetina, a paroxetina CR, está disponível em comprimidos de 12,5, 25 e 37,5 mg.* As doses iniciais de paroxetina CR são de 25 mg por dia para depressão e de 12,5 mg por dia para transtorno de pânico, transtorno de ansiedade social e TDPM.

---

* N. de R.T.: No Brasil, a paroxetina de liberação imediata está disponível em comprimidos de 10, 20, 30 e 40 mg e a paroxetina de liberação prolongada em comprimidos de 12,5 e 25 mg.

A paroxetina é o ISRS com maior probabilidade de produzir uma síndrome de descontinuação porque as concentrações plasmáticas diminuem rapidamente na ausência de administração continuada. Para limitar o desenvolvimento de sintomas de descontinuação abrupta, o uso de paroxetina deve ser reduzido gradualmente, com reduções da dose a cada duas a três semanas.

Fluvoxamina

A fluvoxamina é o único ISRS não aprovado pela FDA como antidepressivo. Ela é indicada para TOC, mas é frequentemente usada *off-label* para tratar o transtorno de ansiedade social. Está disponível em comprimidos de 25 mg não sulcados e comprimidos de 50 e 100 mg sulcados.* A faixa de dosagem diária efetiva é de 50 a 300 mg por dia. A dose inicial padrão é de 50 mg, uma vez ao dia na hora de dormir durante a primeira semana, após o qual pode ser ajustada de acordo com os efeitos adversos e a resposta clínica. Dosagens diárias acima de 100 mg podem ser divididas em duas vezes.

Pode ser necessário ou uma redução temporária da dose ou um aumento mais lento se a náusea se desenvolver durante as primeiras duas semanas de terapia. Em pacientes pediátricos, a dosagem deve ser de 25 mg, uma vez ao dia na hora de dormir durante a primeira semana. As doses podem ser aumentadas em incrementos de 25 mg a cada quatro a sete dias, conforme tolerado. Para pacientes de 8 a 11 anos, a dosagem não deve exceder 200 mg por dia; para aqueles com 12 anos de idade ou mais, não deve exceder 300 mg (ver Tabela 33-7). Embora a fluvoxamina também possa ser administrada como uma única dose noturna para minimizar seus efeitos adversos, sua meia-vida curta pode levar à abstinência entre as doses.

Uma formulação de liberação prolongada está disponível em doses de 100 e 150 mg. Todas as formulações em comprimido de fluvoxamina devem ser engolidas com alimentos sem mastigá-lo. Sua descontinuação abrupta pode causar uma síndrome de descontinuação devido à sua meia-vida curta.

Pacientes geriátricos e aqueles com comprometimento hepático podem precisar de ajustes de dosagem.

TABELA 33-7 Diretrizes de dosagem para fluvoxamina

Indicação	Dosagem para adultos		Dosagem pediátrica	
	Inicial	Manutenção	Inicial	Manutenção
Transtorno obsessivo-compulsivo	50 mg/dia	50-300 mg/dia	25 mg/dia	25-200 mg/dia (8-11 anos) 25-300 mg/dia (12-17 anos)

---

* N. de R.T.: No Brasil, a fluvoxamina está disponível em comprimidos de 50 e 100 mg.

Citalopram

O citalopram está disponível em comprimidos sulcados de 10, 20 e 40 mg e na forma líquida (10 mg/5 mL).* A dose inicial padrão é de 20 mg por dia durante a primeira semana, após a qual geralmente é aumentada para 40 mg por dia. Para idosos ou pessoas com comprometimento hepático, recomenda-se 20 mg por dia, com um aumento para 40 mg por dia somente se não houver resposta com 20 mg diários. Os comprimidos devem ser tomados uma vez ao dia, de manhã ou à noite, com ou sem alimentos (Tabela 33-8).

Escitalopram

O escitalopram está disponível na forma de comprimidos de 10 e 20 mg, bem como em uma solução oral na concentração de 5 mg/5 mL.** A dosagem recomendada de escitalopram é de 10 mg por dia para TDM e TAG (Tabela 33-9), e a dosagem diária máxima é de 20 mg por dia (Tabela 33-11). É importante ressaltar que, em ensaios clínicos, nenhum benefício adicional foi observado quando 20 mg por dia foram usados, embora na prática clínica muitos pacientes se beneficiem de uma dosagem de 20 mg por dia.

TABELA 33-8 Diretrizes de dosagem para citalopram				
	Dosagem para adultos		Dosagem pediátrica	
Indicação	Inicial	Manutenção	Inicial	Manutenção
Transtorno depressivo maior	20 mg	20-40 mg/dia	N/A	N/A
N/A, não se aplica.				

TABELA 33-9 Diretrizes de dosagem para escitalopram				
	Dosagem para adultos		Dosagem pediátrica	
Indicação	Inicial	Manutenção	Inicial	Manutenção
Transtorno depressivo maior	10 mg/dia	10 mg/dia	10 mg/dia	10 mg/dia
Transtorno de ansiedade generalizada	10 mg/dia	10 mg/dia	N/A	N/A
N/A, não se aplica.				

* N. de R.T.: No Brasil, o citalopram está disponível em comprimidos de 20 e 40 mg.
** N. de R.T.: No Brasil, o escitalopram está disponível em comprimidos de 10, 15 e 20 mg; em comprimidos de desintegração oral de 5, 10, 15 e 20 mg e em solução oral gotas de 20 mg/mL.

TABELA 33-10	Diretrizes de dosagem para vilazodona			
	Dosagem para adultos		Dosagem pediátrica	
Indicação	Inicial	Manutenção	Inicial	Manutenção
Transtorno depressivo maior	10 mg	20-40 mg/dia	N/A	N/A
N/A, não se aplica.				

TABELA 33-11 Dosagens máximas para ISRSs	
Nome genérico	Dosagem máxima diária para adultos
Fluoxetina	80 mg
Sertralina	200 mg
Paroxetina	60 mg
Paroxetina de liberação prolongada	75 mg
Fluvoxamina	300 mg
Citalopram	40 mg
Escitalopram	20 mg
Vilazodona	40 mg
Vortioxetina	20 mg

Vilazodona

A vilazodona está disponível em comprimidos de 10, 20 e 40 mg.* Sua dose terapêutica recomendada é de 20 a 40 mg, uma vez ao dia, com alimentos, para o tratamento de TDM. Este deve ser ajustado, começando com uma dose inicial diária de 10 mg por sete dias, seguida de 20 mg, uma vez ao dia, por mais sete dias e, em seguida, aumentando para 40 mg diariamente (ver Tabela 33-10).

Se a vilazodona for administrada sem alimentos, podem ocorrer concentrações inadequadas do medicamento e sua eficácia pode ser diminuída. Esse fármaco não está aprovado para uso em crianças. A segurança e a eficácia da vilazodona em pacientes pediátricos não foram estudadas. Nenhum ajuste de dose é recomendado com base na idade, em pacientes com comprometimento hepático leve ou moderado, ou naqueles com comprometimento renal leve, moderado ou grave. Seu uso não foi estudado em pacientes com comprometimento hepático grave.

---

* N. de R.T.: Mesmas apresentações disponíveis no Brasil.

VORTIOXETINA

A vortioxetina é um ISRS atípico que a FDA designou como modulador e estimulador da serotonina. Ele só está aprovado para o tratamento de TDM em adultos. Foi investigada como tratamento para TAG, mas não foi considerada melhor do que o placebo.

Farmacocinética

A vortioxetina atinge a concentração plasmática máxima em 7 a 11 horas e tem uma biodisponibilidade de 75%. Ela pode ser tomada com ou sem alimentos. É extensivamente metabolizada, sobretudo por meio das isoenzimas CYP 2D6, 3A4/5, 2C19, 2C9, 2A6, 2C8 e 2B6. Após a oxidação, ela sofre conjugação com o ácido glicurônico. Ela é convertida em um metabólito farmacologicamente inativo por meio da oxidação da CYP2D6. A atividade farmacológica da vortioxetina é inteiramente derivada da molécula original e ela não tem metabólitos ativos.

Os metabolizadores lentos da CYP2D6 têm quase o dobro da concentração plasmática de vortioxetina do que os metabolizadores rápidos. Nenhum impacto significativo na ligação ou depuração das proteínas plasmáticas foi demonstrado pela doença hepática ou renal. A AUC e a $C_{máx}$ em estado de equilíbrio dinâmico da vortioxetina aumentam quando ela é coadministrada com bupropiona, fluconazol e cetoconazol e diminuem quando a vortioxetina é usada com rifampicina.

A meia-vida terminal da vortioxetina é de cerca de 66 horas, e as concentrações plasmáticas em estado de equilíbrio dinâmico são geralmente atingidas em duas semanas.

Farmacodinâmica

A vortioxetina é classificada como "modulador e estimulador da serotonina". Foi demonstrado que possui um perfil neurorreceptor complexo com as seguintes ações farmacológicas:

- Bloqueador do transportador de serotonina.
- Bloqueador do transportador de noradrenalina.
- Agonista parcial de alta eficácia/agonista quase completo dos receptores $5\text{-}HT_{1A}$.
- Agonista parcial do receptor $5\text{-}HT_{1B}$.
- Antagonista do receptor $5\text{-}HT_{1D}$.
- Antagonista do receptor $5\text{-}HT_{3A}$.
- Antagonista do receptor $5\text{-}HT_{7}$.
- Ligante do receptor β_1-adrenérgico.

O impacto clínico desses efeitos em múltiplos receptores não é bem compreendido.

Indicações terapêuticas

A vortioxetina é aprovada para o tratamento de TDM em adultos. Não há dados publicados sobre a eficácia e a segurança do uso de vortioxetina em crianças e adolescentes. Ela foi estudada em pacientes idosos, sem evidência de efeitos adversos incomuns.

Precauções e efeitos adversos

Os efeitos adversos mais comuns relatados com a vortioxetina são náuseas, diarreia, xerostomia, constipação, vômitos, flatulência, tontura e disfunção sexual. Com base em dados de ensaios clínicos, a incidência de disfunção sexual é relatada como maior em pacientes que tomam vortioxetina do que em pacientes que tomam placebos, mas menor do que em pacientes que tomam venlafaxina.

Advertências

Como acontece com outros ISRSs, a vortioxetina contém um alerta do tipo *black box* sobre pensamentos e comportamentos suicidas (ver anteriormente), síndrome serotoninérgica (ver anteriormente e Tabela 33-3), efeitos adversos hematológicos (ver anteriormente) e distúrbios eletrolíticos e de glicose (ver anteriormente). Ao contrário de outros medicamentos descritos neste capítulo, a vortioxetina pode ser descontinuada abruptamente com efeitos mínimos de abstinência.

Uso na gravidez e na lactação

Estudos em animais demonstraram que o uso de vortioxetina durante a gravidez pode levar a um aumento da ocorrência de danos fetais, cujo significado é considerado incerto em humanos, embora seu uso não seja recomendado, a menos que seja claramente necessário. O uso durante a lactação não é recomendado e deve-se tomar a decisão de interromper a lactação ou interromper o medicamento, dependendo dos riscos e benefícios do medicamento para a mãe. Não se sabe se o fármaco é excretado no leite humano, e os efeitos em lactentes são desconhecidos.

Interações medicamentosas

Os pacientes correm um risco maior de desenvolver a síndrome serotoninérgica (ver Tabela 33-3) se a vortioxetina for coadministrada com IMAOs, triptofano, lítio ou outros antidepressivos que inibem a recaptação de serotonina. O uso de IMAO deve ser interrompido por pelo menos 14 dias antes do início do tratamento com vortioxetina. Os medicamentos que interferem na hemostasia (p. ex., AINEs, ácido acetilsalicílico, varfarina) aumentam o risco de sangramento gástrico quando tomados em conjunto com a vortioxetina.

As doses de vortioxetina devem ser reduzidas pela metade se coadministradas com um inibidor forte da CYP2D6, enquanto um indutor forte da CYP2D6 pode exigir um aumento na dosagem.

Interferências laboratoriais
A vortioxetina não interfere em nenhum teste laboratorial.

Dosagem e diretrizes clínicas
A vortioxetina está atualmente disponível em comprimidos orais de liberação imediata de 5, 10 e 20 mg sob o nome comercial Trintellix e como comprimidos de liberação imediata sob o nome comercial Brintellix de 5, 10, 15 e 20 mg.* Os pacientes em geral iniciam a terapia medicamentosa com 10 mg por dia, o que pode ser posteriormente aumentado para 20 mg por dia (conforme descrito na Tabela 33-12). Se a dosagem de 10 mg for mal tolerada, a dose pode ser reduzida para 5 mg por dia. Os dados dos ensaios clínicos não indicam uma diferença clinicamente significativa nas taxas de resposta e remissão em doses acima de 20 mg por dia.

TABELA 33-12 Diretrizes de dosagem para vortioxetina

Indicação	Dosagem para adultos		Dosagem pediátrica	
	Inicial	Manutenção	Inicial	Manutenção
Transtorno depressivo maior	10 mg	10-20 mg/dia	N/A	N/A

N/A, não se aplica.

---

* N. de R.T.: No Brasil, a vortioxetina está disponível em comprimidos de 5, 10, 15 e 20 mg.

34 Antipsicóticos de segunda geração ou atípicos

(antagonistas e moduladores da serotonina-dopamina e fármacos de ação semelhante)

Nome genérico	Nome comercial	Efeitos adversos	Interações medicamentosas	Interações CYP
Aripiprazol	Arpejo, Aristab, Aipri, Aquarela, Biquiz, Contilify, Harip, Hedd, Kavium, Optary, Sensaz, Toarip	Suicidalidade, sedação, agitação, sintomas GIs, insônia, cefaleia	Carbamazepina, valproato, cetoconazol, fluoxetina, paroxetina, quinidina	2D6, 3A4, 3A5, 3A7
Asenapina*	Saphris, Secuado	Suicidalidade, SEP, ganho de peso, sedação, tontura, arritmia cardíaca	Anti-hipertensivos, QT	1A2, 2D6, 3A4
Brexpiprazol	Rexulti	Suicidalidade, SEP, ganho de peso, tontura, agitação, sedação, cefaleia	N/A	3A4, 2D6
Cariprazina*	Vraylar	Suicidalidade, SEP, ganho de peso, insônia, sintomas GIs	N/A	3A4, 2D6, 3A5, 1A2, 2C9, 2C19, 2E1
Clozapina	Leponex, Okótico, Pinazan, Xynaz	Suicidalidade, sedação, efeitos anticolinérgicos, arritmia cardíaca, ganho de peso, sintomas GIs, fadiga, convulsões	LIT, antiarrítmicos, antipsicóticos, carbamazepina, fenitoína, propiltiouracil, sulfonamidas, captopril, clomipramina, risperidona, fluoxetina, paroxetina, fluvoxamina, QT	1A2, 3A4, 2D6, 2C9, 2C19, 2A6, 2C8, 1A1
Iloperidona*	Fanapt	Suicidalidade, arritmia cardíaca, ganho de peso	Anti-hipertensivos, QT	3A4, 2D6, 3A5, 3A7, 2E1
Lumateperona*	Caplyta	Suicidalidade, sedação, tontura, sintomas GIs	Amisulprida, carbamazepina	3A4, 2C8, 1A2
Lurasidona	Latuda, Lutab	Suicidalidade, SEP, sedação, agitação, sintomas GIs	Bupropiona	3A4

(Continua)

Nome genérico	Nome comercial	Efeitos adversos	Interações medicamentosas	Interações CYP
Olanzapina	Zyprexa, Axonium, Crisapina, Olancare, Olanexyn, Olanzys, Onaz, Zap, Zesten, Zopix	Suicidalidade, ganho de peso, sedação, tontura, sintomas GIs, elevação das transaminases, hipotensão	SNC, fluoxetina, samidorfano, cimetidina, carbamazepina, fenitoína	1A2, 2D6, 2C19, 2C9, 3A4
Olanzapina e fluoxetina*	Symbyax	Suicidalidade, ganho de peso, sedação, arritmia cardíaca, insônia, fadiga, aumento das concentrações de prolactina, erupção cutânea, tontura, sintomas GIs, elevação da transaminase, hipotensão, disfunção sexual	SNC, IMAO, SERO, ADT, BENZ, antipsicóticos, LIT, AINE, varfarina, clozapina, zolpidem, samidorfano, cimetidina, carbamazepina, agentes antineoplásicos, fenitoína	2D6, 2B6, 3A4, 3A5, 1A2, 2C19, 2C9
Olanzapina e samidorfano*	Lybalvi	Suicidalidade, ganho de peso, sedação, tontura, sintomas GIs, cefaleia	SNC, opioides, fluoxetina, samidorfano, cimetidina, carbamazepina, fenitoína	1A2, 2D6, 2C19, 2C9, 3A4, 3A5, 2C8
Paliperidona	Invega, Invega Sustenna	Suicidalidade, SEP, arritmia cardíaca, ganho de peso, hipotensão	SNC, carbamazepina, QT	3A4, 3A5, 2D6
Pimavanserina*	Nuplazida	Suicidalidade, confusão, sintomas GIs	Antiarrítmicos, antipsicóticos, QT	3A4, 3A5, 2J2, 2D6
Quetiapina	Seroquel, Atip, Atip XR, Kitapen, Mensyva, Neotiapim, Queopine, Quepsia LP, Queropax, Quet, Quet XR, Quetibux, Quetipin, Quetipin LP, Quetros, Tracox	Suicidalidade, ganho de peso, sedação	Antiarrítmicos, antipsicóticos, fenitoína, QT	2D6, 3A4, 3A5, 2C19, 3A7
Risperidona	Risperdal, Perlid, Respidon, Rispalum, Risperac, Risperidon, Rispxan, Riss, Viverdal, Zargus	Suicidalidade, SEP, ganho de peso, sintomas GIs, disfunção sexual, sedação	ISRS, DA	2D6, 3A4
Ziprasidona	Geodon	Suicidalidade, sedação, sintomas GIs, cefaleia	Antiarrítmicos, QT	3A4, 1A2

GIs, gastrintestinais; SEP, síndrome extrapiramidal; SNC, sistema nervoso central; IMAO, inibidores da monoaminoxidase; SERO, medicamentos serotoninérgicos; ADT, antidepressivos tricíclicos; BENZ, benzodiazepínicos; LIT, lítio, AINEs, anti-inflamatórios não esteroides; QT, fármacos que interferem no intervalo QT; DA, antagonistas da dopamina.
* N. de R.T.: Não disponíveis no Brasil.

Introdução

Os antipsicóticos de segunda geração (ASGs) oferecem vantagens únicas no tratamento de esquizofrenia, e a maioria desses medicamentos também recebeu aprovação da Food and Drug Administration (FDA) como monoterapia ou terapia adjuvante no tratamento de transtorno bipolar. Também conhecidos como antipsicóticos atípicos, esses medicamentos farmacologicamente diversos são agora considerados como agentes de primeira linha para o tratamento de transtornos psicótico e bipolar. Além de serem os agentes mais amplamente prescritos para esquizofrenia e outras doenças associadas a sintomas psicóticos, alguns ASGs também foram aprovados como adjuvantes de antidepressivos no tratamento de transtorno depressivo maior (TDM). Apesar das advertências da FDA sobre seu uso em pacientes idosos com psicoses relacionadas à demência, os ASGs são prescritos para o tratamento de agitação e distúrbios comportamentais nessa população de pacientes. Os médicos precisam estar cientes desses riscos e advertências e das maiores taxas de mortalidade associadas ao uso de antipsicóticos atípicos.

Inicialmente, esses agentes foram chamados de antagonistas da serotonina-dopamina (ASDs). O nome surgiu da crença de que eles poderiam ser diferenciados dos antagonistas do receptor de dopamina (ARDs) por sua alta afinidade pelos receptores de serotonina 2A (5-HT$_{2A}$), além dos receptores de dopamina (D$_2$). Essa conceituação simplista agora é questionada, e o termo ASD foi substituído pelos termos ASGs e antipsicóticos atípicos. O termo *atípico* é usado porque esses medicamentos diferem dos ARDs em seus perfis de efeitos colaterais e em seu baixo potencial de efeitos colaterais extrapiramidais (SEP), como discinesia tardia. Isso os torna úteis no tratamento de várias condições neuropsiquiátricas, ao mesmo tempo em que mostram melhor tolerabilidade em relação aos antipsicóticos convencionais, especialmente no tratamento de populações jovens e idosas. Além disso, a FDA classificou alguns desses medicamentos como moduladores, para refletir sua capacidade de controlar e alterar a neurotransmissão.

Até o momento, mais de uma dúzia de ASGs foram aprovados pela FDA. Eles estão listados na Tabela 34-1.

Visão geral dos ASGs

Farmacodinâmica

Os efeitos antipsicóticos presumidos dos ASGs ocorrem por bloqueio dos receptores de dopamina D$_2$. Os ASGs diferem dos antipsicóticos mais antigos por sua afinidade variada pelos subtipos de receptores de serotonina, mais notavelmente o subtipo 5-HT$_{2A}$, além de sua afinidade por outros sistemas neurotransmissores. É hipotetizado que essas propriedades são responsáveis pelos distintos perfis de tolerabilidade

TABELA 34-1 Antipsicóticos de segunda geração aprovados pela Food and Drug Administration

Medicamentos	Indicação
Aripiprazol	• Esquizofrenia • Tratamento agudo de episódios maníacos e mistos associados ao transtorno bipolar tipo I como monoterapia e terapia adjuvante • Transtorno depressivo maior, como tratamento adjuvante • Irritabilidade associada ao transtorno do espectro autista • Transtorno de Tourette • Agitação associada à mania bipolar ou esquizofrenia
Aripiprazol monoidrato (de depósito)	• Esquizofrenia
Aripiprazol lauroxil (de depósito)*	• Esquizofrenia
Asenapina	• Esquizofrenia em adultos • Transtorno bipolar tipo I • Como monoterapia aguda para episódios maníacos ou mistos em adultos e pacientes pediátricos de 10 a 17 anos de idade. • Como tratamento adjuvante com valproato e lítio em adultos • Como tratamento monoterápico de manutenção em adultos
Asenapina (transdérmica)	• Esquizofrenia em adultos
Brexpiprazol	• Terapia adjuvante aos antidepressivos no tratamento de transtorno depressivo maior em adultos • Esquizofrenia em pacientes adultos e adolescentes com 13 anos de idade ou mais
Cariprazina	• Esquizofrenia em adultos • Tratamento agudo de episódios maníacos ou mistos associados ao transtorno bipolar tipo I em adultos
Clozapina	• Esquizofrenia resistente ao tratamento em adultos • Redução do comportamento suicida em pacientes adultos com esquizofrenia ou transtorno esquizoafetivo
Iloperidona	• Esquizofrenia em adultos
Lumateperona	• Esquizofrenia em adultos • Episódios depressivos associados ao transtorno bipolar tipos I ou II como monoterapia e como terapia adjuvante com lítio ou valproato
Lurasidona	• Esquizofrenia em pacientes adultos e pediátricos com idade entre 13 e 17 anos • Episódios depressivos associados ao transtorno bipolar tipo I em adultos, como terapia adjuvante com valproato ou lítio • Episódios depressivos associados ao transtorno bipolar tipo I em adultos e adolescentes de 10 a 17 anos, como monoterapia

(Continua)

TABELA 34-1 Antipsicóticos de segunda geração aprovados pela Food and Drug Administration *(Continuação)*

Medicamento	Indicação
Olanzapina	• Esquizofrenia em pacientes adultos e pediátricos com idade entre 13 e 17 anos • Transtorno bipolar tipo I (episódios maníacos ou mistos e tratamento de manutenção) em adultos e pacientes pediátricos com idade entre 13 e 17 anos
Olanzapina IM	• Agitação associada à esquizofrenia e à mania do transtorno bipolar tipo I em adultos
Olanzapina (IM de longa ação)	• Esquizofrenia em adultos
Olanzapina e fluoxetina	• Episódios depressivos associados ao transtorno bipolar tipo I em adultos e adolescentes de 10 a 17 anos de idade • Depressão resistente ao tratamento em adultos
Olanzapina e samidorfano	• Esquizofrenia em adultos • Transtorno bipolar tipo I em adultos para tratamento agudo de episódios maníacos ou mistos como monoterapia ou terapia adjuvante com valproato ou lítio; ou para tratamento de manutenção como monoterapia
Paliperidona	• Tratamento agudo e de manutenção da esquizofrenia em adultos • Tratamento agudo do transtorno esquizoafetivo como monoterapia ou como adjuvante de estabilizadores de humor ou antidepressivos em adultos
Paliperidona (IM de ação longa [12/ano] – Invega Sustenna)	• Tratamento de esquizofrenia em adultos • Tratamento agudo do transtorno esquizoafetivo como monoterapia ou como adjuvante de estabilizadores de humor ou antidepressivos em adultos
Paliperidona (IM de ação longa [4/ano] – Invega Trinza)	• Tratamento de esquizofrenia em adultos que foram tratados adequadamente com Invega Sustenna
Paliperidona (IM de ação longa [2/ano] – Invega Hafyera)	• Tratamento de esquizofrenia em adultos que foram tratados adequadamente com Invega Sustenna ou Invega Trinza
Pimavanserina	• Tratamento de alucinações e delírios associados à psicose da doença de Parkinson
Quetiapina	• Tratamento de esquizofrenia em adultos e adolescentes de 13 a 17 anos • Tratamento agudo de episódios maníacos associados ao transtorno bipolar tipo I como monoterapia em adultos e adolescentes de 10 a 17 anos • Tratamento agudo de episódios maníacos associados ao transtorno bipolar tipo I como adjuvante ao lítio ou divalproato em adultos • Tratamento agudo de episódios depressivos associados ao transtorno bipolar e tratamento de manutenção do transtorno bipolar tipo I em monoterapia ou como adjuvante ao lítio ou divalproato em adultos

(Continua)

TABELA 34-1 Antipsicóticos de segunda geração aprovados pela Food and Drug Administration *(Continuação)*	
Medicamento	**Indicação**
Quetiapina de liberação prolongada	• Tratamento de esquizofrenia em adultos e adolescentes de 13 a 17 anos • Tratamento agudo de episódios maníacos associados ao transtorno bipolar tipo I como monoterapia em adultos e adolescentes de 10 a 17 anos • Tratamento agudo de episódios maníacos associados ao transtorno bipolar tipo I como adjuvante ao lítio ou divalproato em adultos • Tratamento agudo de episódios depressivos associados ao transtorno bipolar e tratamento de manutenção do transtorno bipolar tipo I em monoterapia ou como adjuvante ao lítio ou divalproato em adultos • Transtorno depressivo maior em adultos como tratamento adjuvante aos antidepressivos
Risperidona	• Tratamento agudo e de manutenção da esquizofrenia em adultos e adolescentes de 13 a 17 anos • Tratamento de curto prazo de episódios maníacos agudos ou mistos associados ao transtorno bipolar tipo I em adultos e adolescentes de 10 a 17 anos, como monoterapia ou em conjunto com lítio ou valproato • Irritabilidade associada ao transtorno do espectro autista em crianças e adolescentes de 5 a 16 anos
Risperidona (IM de ação longa)	• Esquizofrenia em adultos • Tratamento de manutenção no transtorno bipolar tipo I, em monoterapia ou em conjunto com valproato ou lítio
Ziprasidona	• Esquizofrenia em adultos • Episódios maníacos ou mistos associados ao transtorno bipolar tipo I como monoterapia em adultos • Tratamento de manutenção do transtorno bipolar tipo I como adjuvante do lítio ou valproato em adultos
Ziprasidona (IM)	• Esquizofrenia em adultos • Episódios maníacos ou mistos associados ao transtorno bipolar tipo I como monoterapia em adultos • Tratamento de manutenção do transtorno bipolar tipo I como adjuvante do lítio ou valproato em adultos

* Uma versão "inicial" de tratamento com aripiprazol lauroxil é vendida nos EUA, sob o nome comercial de Aristada Initio. Recomenda-se coadministrar Aristada Initio com aripiprazol oral ao iniciar o tratamento com este medicamento.
IM, intramuscular.

associados a cada um dos ASGs. Todos os ASGs têm diferentes estruturas químicas, afinidades de receptores e perfis de efeitos colaterais. *Nenhum ASG é idêntico em sua combinação de afinidades com os receptores, e a contribuição relativa de cada interação do receptor para os efeitos clínicos é desconhecida.*

Advertências, precauções e efeitos adversos
Alerta do tipo *black box* – pacientes com demência. Todos os medicamentos mencionados neste capítulo contêm um alerta do tipo *black box* relativo a pacientes idosos com psicose relacionada à demência que são tratados com medicamentos antipsicóticos (tanto de primeira quanto de segunda geração) estarem sob maior risco de morte.

Alerta do tipo *black box* – ideação suicida. Pacientes com 24 anos ou menos que estão sendo tratados para depressão podem ter um risco aumentado de pensamentos e comportamentos suicidas ao tomarem aripiprazol, brexpiprazol, lurasidona, quetiapina, cariprazina e o tratamento combinado de olanzapina e fluoxetina (Symbax). Os médicos devem monitorar a piora das condições clínicas e o surgimento de tendências suicidas.

ASGs, ganho de peso e sintomas extrapiramidais. Embora os ASGs representem uma melhoria em relação aos ARDs quanto a um risco reduzido, mas não ausente, de SEP, alguns deles ainda causam SEP. No entanto, os ASGs que normalmente têm o menor risco de SEP costumam produzir ganho de peso substancial (ver Tabela 34-2), o que, por sua vez, aumenta o potencial de desenvolvimento de obesidade, síndrome metabólica, diabetes melito e outras doenças que são comorbidades comuns entre indivíduos extremamente acima do peso, o que é explorado com mais detalhes no Capítulo 40. Portanto, os médicos devem considerar os fatores de risco existentes em cada paciente antes de administrarem um ASG específico e tentar equilibrar o risco de SEP com o risco de ganho de peso.

A olanzapina e a clozapina parecem ser responsáveis pela maioria dos casos de ganho de peso e diabetes melito induzidos por medicamentos. Os outros agentes apresentam menor risco desses efeitos colaterais metabólicos, e esse risco pode variar (ver Tabela 34-2); no entanto, a FDA solicitou que todos os ASGs tragam uma advertência de que os pacientes que tomam os medicamentos sejam monitorados de perto e recomendou que os seguintes fatores fossem considerados para todos os pacientes que receberam ASGs.

1. História pessoal e familiar de obesidade, diabetes, dislipidemia, hipertensão e doenças cardiovasculares.
2. Peso e altura (para que o índice de massa corporal possa ser calculado).
3. Circunferência da cintura (ao nível do umbigo).
4. Pressão arterial.
5. Concentração de glicose plasmática em jejum.
6. Perfil lipídico em jejum.

Pacientes com diabetes preexistente devem ter monitoramento regular, incluindo HgA1c, e, em alguns casos, concentrações de insulina. Entre esses medicamentos, a clozapina se destaca. Ela não é considerada um agente de primeira linha devido aos efeitos colaterais e à necessidade de monitoramento semanal dos exames de sangue. Embora seja altamente eficaz no tratamento de mania e de depressão, a clozapina não

TABELA 34-2 Equilibrando o risco de sintomas extrapiramidais e ganho de peso com antipsicóticos de segunda geração	

• Maior risco de SEP
  • Lurasidona
  • Paliperidona
  • Risperidona
	• Menor risco de ganho de peso
	  • Aripiprazol
	  • Lumateperona
	  • Lurasidona
	  • Pimavanserina
	  • Ziprasidona

• Risco moderado de SEP
  • Asenapina
  • Brexpiprazol
  • Cariprazina
  • Quetiapina
	• Risco moderado de ganho de peso
	  • Asenapina
	  • Brexpiprazol
	  • Cariprazina
	  • Paliperidona
	  • Quetiapina
	  • Risperidona

• Menor risco de SEP
  • Aripiprazol
  • Clozapina
  • Iloperidoma
  • Lumateperona
  • Olanzapina
  • Pimavanserina
  • Ziprasidona
	• Maior risco de ganho de peso
	  • Clozapina
	  • Iloperidona
	  • Olanzapina

tem uma indicação da FDA para essas condições. As Tabelas 40-10, 40-11 e 40-12 descrevem os possíveis esquemas de monitoramento para pacientes que usam ASGs.

Síndrome neuroléptica maligna. Um efeito adverso potencialmente fatal do tratamento com antipsicóticos de primeira ou segunda geração (APGs ou ASGs, respectivamente) é a síndrome neuroléptica maligna (SNM), que pode ocorrer a qualquer momento durante o curso do tratamento. Os sintomas incluem hipertermia extrema, rigidez muscular e distonia graves, acinesia, mutismo, confusão, agitação e aumento da frequência cardíaca e da pressão arterial (PA). Os achados laboratoriais incluem aumento da contagem de leucócitos, creatinina fosfocinase, enzimas hepáticas, mioglobina plasmática e mioglobinúria, ocasionalmente associada à insuficiência renal. Os sintomas geralmente evoluem ao longo de 24 a 72 horas, e a síndrome não tratada dura de 10 a 14 dias. O diagnóstico em geral não ocorre nos estágios iniciais, e a abstinência ou agitação pode erroneamente ser considerada um reflexo do aumento da psicose. Os homens são afetados com mais frequência do que as mulheres, e os jovens são afetados com mais frequência do que os idosos. A taxa de mortalidade pode chegar a 20% a 30% ou até mais quando medicamentos de depósito estão envolvidos. As taxas também aumentam quando altas doses de agentes de alta potência são usadas.

Se houver suspeita de SNM, o agente causador deve ser interrompido imediatamente e os cuidados de suporte iniciados sem demora: solicite suporte médico; encaminhe o paciente para cuidados em uma unidade de terapia intensiva, se necessário; use cobertores refrescantes para baixar a febre; monitore sinais vitais, eletrólitos, balanço hídrico e débito renal; e mantenha a estabilidade cardiorrespiratória. Os medicamentos antiparkinsonianos podem reduzir a rigidez muscular. O dantroleno, um relaxante muscular esquelético (0,8 a 2,5 mg/kg a cada 6 horas, até uma dosagem total de 10 mg por dia), também pode ser útil no tratamento desse distúrbio. Quando a pessoa pode tomar medicamentos orais, o dantroleno pode ser administrado em doses de 100 a 200 mg por dia. Bromocriptina (20 a 30 mg por dia em quatro doses divididas) ou amantadina podem ser adicionadas ao regime. O tratamento normalmente precisará ser continuado por cinco a 10 dias. Quando o tratamento medicamentoso é reiniciado, o médico deve considerar a mudança para um medicamento de baixa potência ou um ASG, embora esses agentes, incluindo a clozapina, também possam causar a SNM.

Discinesia tardia. Conforme discutido no Capítulo 42, os distúrbios do movimento induzidos por medicamentos podem ser um dos efeitos mais preocupantes do tratamento de longo prazo com APGs ou ASGs. Embora seja muito mais comum ao usar ARDs do que ASGs, ainda é importante monitorar os pacientes que estão sendo tratados com estes últimos.

Efeitos adversos sexuais. Uma gama de disfunções sexuais, incluindo redução da libido, disfunção erétil e comprometimento do desejo, pode ocorrer após o uso de ASGs.

Hipotensão, síncope e quedas. Alguns pacientes podem desenvolver hipotensão e síncope. Isso, em conjunto com a sonolência, pode colocar alguns pacientes em risco de quedas.

Uso na gravidez e na lactação

Uma grande revisão da segurança reprodutiva dos ASGs descobriu que os medicamentos não aumentaram o risco de malformações graves significativamente além das observadas na população em geral ou naqueles que usam outros medicamentos psicotrópicos. Apesar de sua segurança ostensiva, os ASGs foram classificados como medicamentos da categoria C na gravidez, com exceção da clozapina, que é um medicamento da categoria B na gravidez. O uso de ASG por mulheres grávidas não foi estudado, mas deve-se considerar o potencial da risperidona em aumentar as concentrações de prolactina, às vezes até três a quatro vezes o limite superior da faixa normal. Como esses medicamentos podem ser excretados no leite materno, eles não devem ser tomados por lactantes.

Diretrizes clínicas para ASGs

Todos os ASGs, com exceção da pimavanserina e da clozapina, são indicados para o tratamento de um episódio psicótico inicial. A pimavanserina é usada apenas para psicose na doença de Parkinson, em geral uma manifestação clínica de início tardio. A clozapina é reservada para pessoas refratárias a todos os outros medicamentos antipsicóticos.

Se uma pessoa não responder ao primeiro ASG, um segundo ASG deve ser testado. A escolha do medicamento deve ser baseada no estado clínico do paciente e no histórico de resposta ao medicamento. É uma prática aceitável potencializar um ASG com um ARD ou benzodiazepínico de alta potência nas primeiras semanas de uso. Lorazepam de 1 a 2 mg por via oral (VO) ou IM pode ser usado conforme necessário para agitação aguda; e, após a resposta ser atingida, suas dosagens podem ser reduzidas. Em alguns pacientes refratários ao tratamento, podem ser necessários até seis meses com ASGs para obtenção de melhora clínica, embora alguns benefícios aparentes possam ser observados em duas a três semanas. Deve-se notar que a resposta ou falha inicial pode não ser um indicador de resposta ou falha subsequente.

O uso de todos os ASGs deve ser iniciado em doses baixas e gradualmente ajustado até as doses terapêuticas. O aumento gradual da dosagem é necessário para compensar o potencial desenvolvimento de efeitos adversos. Se uma pessoa parar de tomar um ASG por mais de 36 horas, o uso de medicamentos deve ser retomado no cronograma inicial de titulação. Após a decisão de interromper o uso de olanzapina ou clozapina, as dosagens devem ser reduzidas gradualmente sempre que possível para evitar sintomas de rebote colinérgico, como diaforese, rubor, diarreia e hiperatividade.

Depois que um médico determinar que o teste de um ASG é necessário para uma pessoa em particular, os riscos e benefícios do tratamento com ASG devem ser explicados à pessoa e à família. A história do paciente deve incluir informações sobre doenças do sangue, epilepsia, doenças cardiovasculares, doenças hepáticas e renais e abuso de drogas. A presença de uma doença hepática ou renal exige o uso de doses iniciais baixas do medicamento. O exame físico deve incluir medidas da PA supina e em pé para detectar hipotensão ortostática. O exame laboratorial deve incluir um eletrocardiograma (ECG); vários hemogramas completos com contagem de leucócitos, que podem então ser calculados em média; bem como testes de função hepática e renal. Recomenda-se o monitoramento periódico da glicemia, lipídeos e peso corporal. No caso da clozapina, um procedimento de consentimento informado deve ser documentado no prontuário da pessoa (ver adiante).

Embora a transição de um ARD para um ASG possa ser feita abruptamente, é mais sensato reduzir o ARD lentamente enquanto se titula o ASG. A clozapina e a olanzapina têm efeitos anticolinérgicos, e a transição de uma para a outra em geral pode ser realizada com pouco risco de rebote colinérgico. A transição da risperidona para a olanzapina é mais bem realizada diminuindo a risperidona ao longo de três semanas e, simultaneamente, iniciando a olanzapina com 10 mg por dia. A risperidona, a quetiapina e a ziprasidona não têm efeitos anticolinérgicos, e a transição abrupta de um ARD, olanzapina ou clozapina para um desses agentes pode causar rebote colinérgico, que consiste em salivação excessiva, náuseas, vômitos e diarreia. O risco de rebote colinérgico pode ser mitigado aumentando inicialmente a risperidona, a quetiapina ou a ziprasidona com um medicamento anticolinérgico, que é então diminuído lentamente. Qualquer início e término do uso de ASG deve ser feito de forma gradual.

É aconselhável sobrepor a administração do novo medicamento com o medicamento antigo. É interessante ressaltar que algumas pessoas têm uma resposta clínica mais robusta ao tomarem os dois agentes durante a transição e depois regredirem na monoterapia com o medicamento mais novo. Pouco se sabe sobre a eficácia e a segurança de uma estratégia de combinar um ASG com outro ASG ou com um ARD.

No caso de pessoas que recebem injeções regulares de formulações de depósito de um ARD que devem passar para o uso de ASG, a primeira dose do ASG deve ser dada no dia da próxima injeção.

Pessoas que desenvolveram neutropenia enquanto tomavam clozapina (ver adiante) podem mudar com segurança para o uso de olanzapina, embora o início do uso de olanzapina em meio à neutropenia induzida por clozapina possa prolongar o tempo de recuperação dos habituais três a quatro dias para até 11 a 12 dias. É prudente aguardar a resolução da neutropenia antes de iniciar o uso de olanzapina. O surgimento ou a recorrência da neutropenia não foram relatados com a olanzapina, mesmo em pessoas que a desenvolveram enquanto tomavam clozapina.

As dosagens para ASGs selecionados são fornecidas na Tabela 34-3.

ARIPIPRAZOL

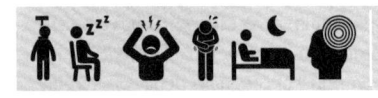

carbamazepina, valproato, cetoconazol, fluoxetina, paroxetina, quinidina 2D6 3A4 3A5 3A7

Farmacocinética

O aripiprazol é bem absorvido, atingindo concentrações plasmáticas máximas após 3 a 5 horas. A absorção não é afetada por alimentos. A meia-vida média de eliminação do aripiprazol é de cerca de 75 horas. Ele tem um metabólito fracamente ativo, o desidro-aripiprazol, que tem meia-vida de 96 horas. Essas meias-vidas relativamente longas tornam o aripiprazol adequado para dosagem uma vez ao dia, e a depuração é reduzida em pessoas idosas. O aripiprazol apresenta farmacocinética linear e é metabolizado principalmente pelas enzimas CYP3A4 e CYP2D6 do citocromo P450 e está 99% ligado às proteínas.

Farmacodinâmica

Sob o ponto de vista mecanístico, o aripiprazol atua como um modulador, em vez de um bloqueador, e age nos autorreceptores pré-sinápticos e receptores pós-sinápticos D_2. Em teoria, esse mecanismo de ação explica a atividade excessiva da dopamina límbica (hiperdopaminérgica) e a diminuição da atividade da dopamina (hipodopaminérgica) nas áreas frontal e pré-frontal – anormalidades que acredita-se estarem presentes na esquizofrenia. Espera-se que a ausência de bloqueio D_2 completo nas

TABELA 34-3 Dosagens para antipsicóticos de segunda geração selecionados

Medicamento	Dosagem inicial típica	Faixa de dose da terapia de manutenção	Titulação	Dosagem máxima recomendada	MTF (ng/mL)	Concentrações de alerta (ng/mL)
Aripiprazol	Comprimidos de 10 a 15 mg, uma vez ao dia	10-30 mg/dia	Os aumentos de dosagem não devem ser feitos antes de duas semanas	30 mg/dia	150-500	1.000
Aripiprazol monoidrato (de depósito)	400 mg/mês	300-400 mg/mês	Titulação não necessária	400 mg/mês	150-500	1.000
Aripiprazol lauroxil (de depósito -Aristada)	441-882 mg/mês	441-882 mg/mês ou 882 mg a cada seis semanas ou 1.064 mg a cada dois meses	Titulação não necessária	N/A	150-500	1.000
Aripiprazol lauroxil (de depósito -Aristada Initio)	Injeção de 675 mg	N/A		N/A	N/A	N/A
Asenapina	5 mg, duas vezes ao dia	10 mg, duas vezes ao dia	Titulação não necessária	20 mg/dia	2-5	10
Asenapina (adesivo transdérmico)	3,8 mg/dia	3,8-7,6 mg/dia	Pode ser titulado para 5,7 mg/dia ou 7,6 mg/dia no dia 8	7,6 mg/dia	2-5	10
Brexipiprazol	1 mg/dia até o dia 4	2-4 mg/dia	Pode ser titulado para 2 mg/dia no dia 5, e 4 mg/dia no dia 8	3 mg/dia para TDM; 4 mg/dia para esquizofrenia	40-140	280
Cariprazina	1,5 mg/dia	3-6 mg, uma vez ao dia	A dose inicial pode ser aumentada em incrementos de 1,5 mg, dependendo da tolerabilidade	6 mg/dia	10-20	40

(Continua)

TABELA 34-3 Dosagens para antipsicóticos de segunda geração selecionados (Continuação)						
Medicamento	Dosagem inicial típica	Faixa de dose da terapia de manutenção	Titulação	Dosagem máxima recomendada	MTF (ng/mL)	Concentrações de alerta (ng/mL)
Clozapina	Comprimidos de 12,5 mg, uma ou duas vezes ao dia	150-300 mg/dia em doses divididas ou 200 mg em dose única à noite	A dosagem deve ser aumentada para 25-50 mg no segundo dia. Aumentos adicionais podem ser feitos em incrementos diários de 25-50 mg até uma dose-alvo de 300-450 mg/dia. Os aumentos subsequentes da dosagem não devem ser feitos mais do que uma ou duas vezes por semana, em incrementos de não mais de 100 mg.	900 mg/dia	350-600	1.000
Iloperidona	1 mg, duas vezes ao dia	12-24 mg por dia em doses divididas	Comece com 1 mg, duas vezes ao dia, e depois passe para 2, 4, 6, 8 e 12 mg, duas vezes ao dia. Faça isso ao longo de sete dias	24 mg/dia	5-10	20
Lumateperona	42 mg, uma vez ao dia	42 mg, vez ao dia	Titulação não necessária	42 mg, uma vez ao dia	15-40	120
Lurasidona	40 mg/dia	20-160 mg/dia para adultos; 20-80 mg/dia para adolescentes	Titulação não necessária	160 mg/dia	> 70	120
Olanzapina	Comprimidos de 5-10 mg/dia ou comprimidos de desintegração oral	10-20 mg/dia	Incrementos de dosagem de 5 mg, uma vez ao dia, são recomendados quando necessários em intervalos não inferiores a uma semana.	20 mg/dia	20-80	150
Olanzapina (IM)	5-10 mg	2,5-10 mg	N/A	30 mg/dia	20-80	150
Olanzapina (IM de longa ação)	210-300 mg a cada duas semanas ou 405 mg/mês	150-300 mg a cada duas semanas ou 300-405 mg/mês	N/A	300 mg a cada duas semanas	20-80	150

(Continua)

TABELA 34-3 Dosagens para antipsicóticos de segunda geração selecionados (Continuação)

Medicamento	Dosagem inicial típica	Faixa de dose da terapia de manutenção	Titulação	Dosagem máxima recomendada	MTF (ng/mL)	Concentrações de alerta (ng/mL)
Olanzapina e fluoxetina	6 mg de olanzapina/25 mg de fluoxetina uma vez ao dia	6-12 mg de olanzapina/25-50 mg fluoxetina uma vez ao dia	N/A	12 mg de olanzapina/ 50 mg de fluoxetina uma vez ao dia	N/A	N/A
Olanzapina e samidorfano	5, 10 ou 15 mg de olanzapina/10 mg de samidorfano uma vez ao dia	5-20 mg de olanzapina/10 mg de samidorfano uma vez ao dia	As doses devem ser aumentadas em incrementos de 5 mg (conforme medido pelo conteúdo de olanzapina) em intervalos semanais	20 mg de olanzapina/20 mg samidorfano uma vez ao dia	N/A	N/A
Paliperidona	Comprimidos de liberação prolongada de 3 a 9 mg, uma vez ao dia	3-6 mg/dia	A concentração plasmática aumenta até um pico aproximadamente 24 horas após a administração	12 mg/dia	20-60	120
Paliperidona (de depósito -Invega Sustenna)	Injeção IM de 234 mg no dia 1, depois uma injeção IM de 156 mg no dia 8	39-234 mg/mês	N/A	234 mg/mês	20-60	120
Pimavanserina	17 ou 34 mg uma vez ao dia	34 mg uma vez ao dia	Sem titulação	34 mg/dia	20-60	120
Quetiapina	Comprimidos de 25 mg duas vezes ao dia	Dose mais baixa necessária para manter a remissão	Aumento em incrementos de 25-50 mg duas ou três vezes ao dia no segundo e terceiro dias, conforme tolerado, até uma dose-alvo de 500 mg por dia no quarto dia (administrada em 2 ou 3 doses/dia). Outros ajustes de dosagem, se necessários, devem ser de 25-50 mg duas vezes ao dia e ocorrer em intervalos não inferiores a dois dias	800 mg/dia	100-500	1.000

(Continua)

TABELA 34-3 Dosagens para antipsicóticos de segunda geração selecionados *(Continuação)*

Medicamento	Dosagem inicial típica	Faixa de dose da terapia de manutenção	Titulação	Dosagem máxima recomendada	MTF (ng/mL)	Concentrações de alerta (ng/mL)
Quetiapina de liberação estendida	300 mg/dia	400-800 mg/dia	Aumento em incrementos de 50-100 mg por dia, conforme tolerado, até a dose-alvo	800 mg/dia	100-500	1.000
Risperidona	Comprimido e solução oral de 1 mg uma vez ao dia	2-6 mg uma vez ao dia	Aumente para 2 mg, uma vez ao dia, no segundo dia e 4 mg, uma vez ao dia, no terceiro dia. Em alguns pacientes, uma titulação mais lenta pode ser apropriada. Quando ajustes de dosagem são necessários, incrementos adicionais da dose de 1-2 mg/dia em intervalos não inferiores a uma semana são recomendados	1-6 mg/dia	20-60	120
Risperidona IM de ação prolongada	Injeção IM de 25-50 mg a cada duas semanas	Comece e mantenha com risperidona oral por três semanas	Dose inicial: 25 mg a cada 2 semanas	50 mg por duas semanas	20-60	120
Ziprasidona	Cápsulas de 20 mg duas vezes ao dia com alimentos	20-80 mg duas vezes ao dia	Ajustes de dosagem com base no estado clínico individual podem ser feitos em intervalos não inferiores a dois dias	80 mg duas vezes ao dia	50-200	400
Ziprasidona (IM)	Para agitação aguda: 10-20 mg, conforme necessário, até um máximo de 40 mg/dia	N/A	Para agitação aguda: doses de 10 mg podem ser administradas a cada 2 horas e doses de 20 mg podem ser administradas a cada 4 horas até um máximo de 40 mg/dia	Para agitação aguda: 40 mg/dia, por não mais de três dias consecutivos	50-200	400

Nota: ajustes de dosagem podem ser necessários em populações especiais.
TDM, transtorno depressivo maior; MTF, monitoramento terapêutico do fármacos.

áreas estriatais minimize a SEP. Além disso, o aripiprazol é um antagonista do receptor α_1-adrenérgico, o que pode fazer alguns pacientes apresentarem hipotensão ortostática. Da mesma forma que outros agentes antipsicóticos atípicos, o aripiprazol é um antagonista de 5-HT_{2A}.

Indicações terapêuticas

O aripiprazol é indicado para o tratamento de esquizofrenia em adultos e adolescentes de 13 a 17 anos. Estudos de curto prazo de quatro a seis semanas comparando aripiprazol com haloperidol e risperidona em pacientes com esquizofrenia e transtorno esquizoafetivo mostraram eficácia comparável. Dosagens de 15, 20 e 30 mg por dia foram consideradas eficazes. Estudos de longo prazo sugerem que o aripiprazol é eficaz como tratamento de manutenção com uma dose diária de 15 a 30 mg. Em alguns casos, os pacientes podem se beneficiar do uso de uma injeção mensal (Abilify Maintena) ou de outra injeção de ação prolongada (Aristada), que pode ser administrada uma vez por mês, uma vez a cada seis semanas ou uma vez a cada dois meses.

O aripiprazol também é indicado para o tratamento agudo e de manutenção de episódios maníacos e mistos associados ao transtorno bipolar tipo I como monoterapia e como terapia adjuvante ao lítio ou ao valproato para o tratamento agudo de episódios maníacos e mistos associados ao transtorno bipolar tipo I. Essa indicação é para pacientes adultos e pediátricos de 10 a 17 anos.

Ele também é indicado para uso como terapia adjuvante de antidepressivos para o tratamento de TDM em adultos, irritabilidade associada ao transtorno do espectro autista (TEA) em pacientes de 6 a 17 anos e transtorno de Tourette em pacientes entre 6 e 18 anos.

Uma formulação injetável de aripiprazol é indicada para o tratamento de agitação associada à mania bipolar ou à esquizofrenia.

Usos *off-label*

Alguns estudos mostraram que o aripiprazol pode beneficiar indivíduos com transtornos de ansiedade, demência e transtornos alimentares, como anorexia nervosa e bulimia nervosa.

Um estudo com crianças e adolescentes agressivos com transtorno de oposição desafiante (TOD) ou transtorno da conduta descobriu que houve uma resposta positiva em cerca de 60% dos indivíduos. Nesse estudo, vômitos e sonolência levaram a uma redução na dosagem inicial de aripiprazol.

Efeitos adversos

Os efeitos adversos mais comumente relatados do aripiprazol são cefaleia, sonolência, agitação, dispepsia, ansiedade e náuseas. Embora não seja uma causa frequente de SEP, o aripiprazol causa ativação semelhante à acatisia; descrita como inquietação ou agitação, ela pode ser altamente angustiante e muitas vezes leva à descontinuação do uso do medicamento. A insônia é outra queixa comum. Os dados até o momento não indicam que o ganho de peso ou o diabetes melito tenham uma incidência aumentada com aripiprazol, e a elevação da prolactina normalmente não ocorre. Além disso, o aripiprazol não causa alterações significativas no intervalo QTc. Houve relatos de convulsões.

Interações medicamentosas

Enquanto a carbamazepina e o valproato reduzem as concentrações séricas, o cetoconazol, a fluoxetina, a paroxetina e a quinidina aumentam as concentrações séricas de aripiprazol. O lítio e o ácido valproico, dois medicamentos que podem ser combinados com o aripiprazol no tratamento de transtorno bipolar, não afetam as concentrações do aripiprazol no estado de equilíbrio dinâmico. O uso combinado com anti-hipertensivos pode causar hipotensão. Os medicamentos que inibem a atividade da CYP2D6 reduzem a eliminação do aripiprazol.

Dosagem e diretrizes clínicas – Esquizofrenia

O aripiprazol está disponível em comprimidos de 5, 10, 15, 20 e 30 mg.* A faixa de dosagem efetiva é de 10 a 30 mg por dia. Embora a dose inicial seja de 10 a 15 mg por dia para esquizofrenia, problemas com náuseas, insônia e acatisia levaram ao uso de doses iniciais de aripiprazol abaixo das recomendadas. Muitos médicos descobrem que uma dose inicial de 5 mg aumenta a tolerabilidade. A FDA aprovou o aripiprazol como o primeiro medicamento a ter um sistema digital de rastreamento de ingestão. O Abilify MyCite, o nome dessa formulação, tem um sensor ingerível embutido na pílula que registra que o medicamento foi tomado. Ele está disponível em comprimidos de 2, 5, 10, 15, 20 e 30 mg.

A dose inicial para pacientes adolescentes é de 2 mg por dia, aumentada até 5 mg após dois dias e, em seguida, aumentada novamente para uma dose de manutenção de 10 mg após mais dois dias.

Além disso, pacientes com esquizofrenia podem se beneficiar de injetáveis de longo prazo, como Abilify Maintena ou Aristada. Após a primeira injeção de 400 mg de Abilify Maintena, os pacientes continuam tomando 10 a 20 mg por dia de aripiprazol oral. Se bem tolerado, continue administrando doses de 400 mg não antes de 26 dias após a injeção anterior. Se não for bem tolerado, considere reduzir a dose mensal para 300 mg. Aristada pode ser administrado em injeções mensais de 441, 662 ou 882 mg, o que corresponde às doses diárias de 10, 15 e 20 mg de aripiprazol, respectivamente. Aristada também pode ser administrado a cada seis semanas como uma dose de 882 mg ou a cada dois meses como uma dose de 1.064 mg. Ao iniciar ou reiniciar o tratamento com Aristada, os pacientes podem receber uma injeção única de 675 mg de Aristada Initio em conjunto com uma dose oral de aripiprazol.

Uma formulação injetável de aripiprazol é indicada para o tratamento de agitação associada à mania bipolar ou à esquizofrenia. A dosagem recomendada é de

---

* N. de R.T.: No Brasil, o aripiprazol está disponível em comprimidos de 10, 15, 20 e 30 mg e em suspensão oral de 1 mg/mL.

9,75 mg (variação de 5,25 a 15 mg). Podem ser administradas doses cumulativas de até 30 mg/dia.
Para outras indicações, consulte a Tabela 34-4.

ASENAPINA

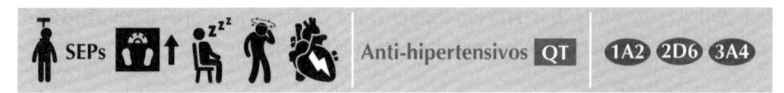

SEPs | Anti-hipertensivos QT | 1A2 2D6 3A4

Farmacocinética

A biodisponibilidade da asenapina é de 35% por via sublingual (preferencial) e atinge o pico de concentração plasmática em 1 hora. Os pacientes devem evitar comer e beber por pelo menos 10 minutos após a administração para garantir uma melhor absorção. A asenapina é metabolizada por glucuronidação e metabolismo oxidativo pela CYP1A2. Sua meia-vida é de 24 horas, e as concentrações em estado estacionário são atingidas após três dias de administração duas vezes ao dia.

Farmacodinâmica

A asenapina tem afinidade por vários receptores, incluindo os receptores serotoninérgicos (5-HT$_{2A}$ e 5-HT$_{2C}$), noradrenérgicos (α_2 e α_1), dopaminérgicos (receptores D$_3$ e D$_4$ têm maior afinidade que D$_2$) e histaminérgicos (H$_1$). Ela tem afinidade

TABELA 34-4 Diretrizes de dosagem para aripiprazol			
	Dose inicial (mg/dia)	Dose recomendada (mg/dia)	Dose máxima (mg/dia)
Esquizofrenia – adultos	10-15	10-15	30
Esquizofrenia – pediátricos	2	10	30
Mania bipolar – monoterapia para adultos	15	15	30
Mania bipolar – terapia adjuvante em adultos[a]	10-15	15	30
Mania bipolar – monoterapia ou adjuvante em pacientes pediátricos[a]	2	10	30
Transtorno depressivo maior – como adjunto de antidepressivos	2-5	5-10	15
Irritabilidade associada ao transtorno do espectro autista – pediátricos	2	5-10	15
Transtorno de Tourette – < 50 kg	2	5	10
Transtorno de Tourette – ≥ 50 kg	2	10	20
[a]Adjunto ao lítio ou valproato.			

insignificante pelos receptores colinérgicos muscarínicos 1 e, portanto, menor incidência de boca seca, visão turva, constipação e retenção urinária.

Indicações terapêuticas

A asenapina foi aprovada para o tratamento agudo de adultos com esquizofrenia e episódios maníacos ou mistos associados ao transtorno bipolar tipo I com ou sem características psicóticas. Ela também foi aprovada como monoterapia de manutenção em adultos e como terapia adjuvante com lítio ou valproato.

Usos *off-label*

Três estudos abertos avaliaram a asenapina para o tratamento de transtorno da personalidade *borderline*, com resultados conflitantes. Outros usos *off-label* incluem o tratamento do TEPT, catatonia, transtorno delirante e transtorno psicótico induzido por cocaína.

Efeitos adversos

Os efeitos adversos mais comuns observados nos transtornos esquizofrênicos e bipolares são sonolência, tontura, SEP, exceto acatisia, e aumento de peso. Em ensaios clínicos, o ganho médio de peso após 52 semanas é de 0,9 kg, e não houve diferenças clinicamente relevantes no perfil lipídico e na glicemia após 52 semanas.

Em ensaios clínicos, verificou-se que a asenapina aumenta o intervalo QTc em um intervalo de 2 a 5 ms em comparação com o placebo. Nenhum paciente tratado com asenapina apresentou aumentos de QTc ≥ 60 ms em relação às medições basais, e nenhum apresentou um QTc ≥ 500 ms. No entanto, a asenapina deve ser evitada em combinação com outros medicamentos conhecidos por prolongarem o intervalo QTc, em pacientes com prolongamento congênito do intervalo QT ou história de arritmias cardíacas e em circunstâncias que possam aumentar a ocorrência de *torsades de pointes*. A asenapina pode elevar as concentrações de prolactina, e a elevação pode persistir durante a administração crônica. Galactorreia, amenorreia, ginecomastia e impotência podem ocorrer.

A asenapina está contraindicada em pacientes com comprometimento hepático grave.

Interações medicamentosas

Como a asenapina é metabolizada pela CYP1A2, a coadministração com inibidores fortes da CYP1A2, como a fluvoxamina, deve ser feita com cautela. Podem ser necessárias reduções da dose com base nas respostas clínicas. A asenapina também pode aumentar os efeitos dos substratos e inibidores da CYP2D6, como a paroxetina; portanto, reduções desses medicamentos podem ser necessárias. Os efeitos dos medicamentos anti-hipertensivos podem ser potencializados devido aos efeitos antagônicos α_1-adrenérgicos da asenapina. Deve-se monitorar a pressão arterial e ajustar a dosagem do medicamento anti-hipertensivo adequadamente.

Dosagem e diretrizes clínicas

A asenapina está disponível em comprimidos sublinguais de 5 e 10 mg e deve ser colocada debaixo da língua. Isso ocorre porque a biodisponibilidade da asenapina é inferior a 2% quando ingerida, mas é de 35% quando absorvida por via sublingual. A asenapina se dissolve na saliva em segundos e é absorvida pela mucosa oral. A administração sublingual evita o metabolismo hepático de primeira passagem.

A dose inicial e alvo recomendada para esquizofrenia é de 5 mg, duas vezes ao dia. No transtorno bipolar, o paciente pode começar a tomar 10 mg, duas vezes ao dia; e, se necessário, a dosagem pode ser reduzida para 5 mg, duas vezes ao dia, dependendo da tolerabilidade. No tratamento agudo da esquizofrenia, não há evidência de benefício adicional com uma dose de 10 mg, duas vezes ao dia, mas há um claro aumento em certas reações adversas. Tanto no transtorno bipolar tipo I quanto na esquizofrenia, a dose máxima não deve exceder 10 mg, duas vezes ao dia. A segurança de doses acima de 10 mg, duas vezes ao dia, não foi avaliada em estudos clínicos.

Em pacientes pediátricos entre 10 e 17 anos de idade, a dose inicial deve ser de 2,5 mg, duas vezes ao dia, mas pode ser aumentada até 5 mg, duas vezes ao dia, após três dias e, em seguida, para 10 mg, duas vezes ao dia, após mais três dias, se bem tolerada.

Um sistema transdérmico para administração de asenapina é indicado para adultos com esquizofrenia. Comercializados sob o nome comercial Secuado, os adesivos estão disponíveis nas dosagens de 3,8, 5,7 e 7,6 mg e podem ser aplicados uma vez ao dia. A dosagem inicial recomendada é de 3,8 mg por dia. Após uma semana, a dosagem pode ser aumentada para 5,7 ou 7,6 mg/dia. Nenhum benefício adicional da formulação de 7,6 mg/dia foi observado durante um estudo de curto prazo controlado por placebo, mas houve um aumento nas reações adversas.

BREXPIPRAZOL

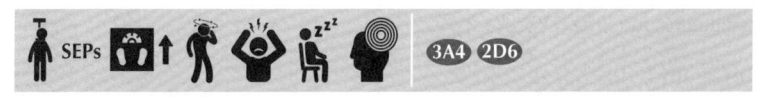

Farmacocinética

O brexpiprazol tem uma biodisponibilidade de 95% e atinge as concentrações plasmáticas máximas dentro de 4 horas após a administração oral. A farmacologia do medicamento não é afetada por alimentos. O fármaco é altamente ligado às proteínas (maior que 99%), e o metabolismo é mediado principalmente pelas isoenzimas CYP3A4 e CYP2D6. A meia-vida do brexpiprazol e do seu metabólito primário, o DM-3411, é de 91 e 86 horas, respectivamente.

Farmacodinâmica

O brexpiprazol é um agonista parcial da dopamina D_2 chamado de modulador da atividade da serotonina-dopamina (MASD).

Indicações terapêuticas

O brexpiprazol é indicado para uso como terapia adjuvante aos antidepressivos para o tratamento de TDM e para o tratamento de esquizofrenia e em pacientes pediátricos com 13 anos ou mais.

Usos *off-label*

O brexpiprazol tem sido usado *off-label* para tratar a labilidade do humor no transtorno da personalidade *borderline* e sintomas associados ao transtorno bipolar. Algumas pesquisas sugeriram que ele poderia ser usado de forma eficaz para tratar a agitação na demência de Alzheimer e como um tratamento adjuvante (com paroxetina ou sertralina) no TEPT.

Alguns estudos iniciais também sugeriram que o brexpiprazol poderia ajudar a tratar a impulsividade no transtorno de déficit de atenção/hiperatividade (TDAH) como tratamento adjuvante, mas o uso foi interrompido após os ensaios clínicos de fase 2 para essa indicação.

Efeitos adversos

Os efeitos adversos comuns do brexpiprazol relatados em ensaios clínicos incluem ganho de peso, agitação, angústia, inquietação, constipação, fadiga, coriza ou congestão nasal, aumento do apetite, cefaleia, sonolência, tremor, tontura e ansiedade.

Relatos de casos pós-comercialização indicam que alguns pacientes podem sentir impulsividade e desejos intensos ao tomar brexpiprazol, os quais podem se manifestar como jogo patológico, episódios de compras desnecessárias, compulsão alimentar e aumento da atividade sexual.

Interações medicamentosas

O brexpiprazol interage com inibidores fortes/moderados da CYP2D6 ou CYP3A4 ou indutores fortes da CYP3A4.

Dosagem e diretrizes

O brexpiprazol está disponível em comprimidos de 0,25, 0,5, 1, 2, 3 e 4 mg.* A dosagem inicial recomendada para brexpiprazol como tratamento adjuvante para TDM é de 0,5 ou 1 mg, uma vez ao dia, administrada por via oral. A dose de manutenção recomendada é de 2 mg, uma vez ao dia, e não deve exceder 3 mg, uma vez ao dia. A dose inicial recomendada para esquizofrenia é de 1 mg, uma vez ao dia, para adultos e 0,5 mg, uma vez ao dia, para adolescentes de 13 a 17 anos de idade; a dose-alvo recomendada de brexpiprazol para tratar a esquizofrenia é de 2 a 4 mg, uma vez ao dia para adultos e adolescentes. A dose máxima recomendada é de 4 mg por dia.

---

* N. de R.T.: No Brasil, o brexpiprazol está disponível em comprimidos de 0,5, 1, 2 e 3 mg.

CARIPRAZINA

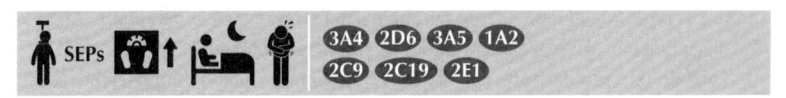

SEPs | 3A4 2D6 3A5 1A2 2C9 2C19 2E1

Farmacocinética

As concentrações plasmáticas máximas de cariprazina são atingidas dentro de 3 a 6 horas da administração oral, e a absorção não é afetada por alimentos. A cariprazina e seus metabólitos estão altamente ligados (91% a 97%) às proteínas plasmáticas, e o composto original é extensivamente metabolizado pelas isoenzimas CYP3A4e, em menor extensão, pela CYP2D6. A meia-vida da cariprazina é longa, variando de 48 a 96 horas.

Farmacodinâmica

A cariprazina é um agonista parcial dos receptores de dopamina D_2 e D_3, com maior afinidade pelos receptores D_3, em oposição ao antagonismo em D_2.

Indicações terapêuticas

A cariprazina é indicada em adultos para o tratamento agudo de episódios maníacos ou mistos associados ao transtorno bipolar tipo I e para o tratamento de esquizofrenia.

Usos *off-label*

Há evidências limitadas que sugerem eficácia no tratamento de depressão bipolar II e de alguns sintomas associados ao TEA.

Efeitos adversos

Os efeitos adversos mais comuns da cariprazina são a SEP, especialmente a acatisia. Também são observados insônia, ganho de peso, sedação, náusea, tontura, vômito e ansiedade. Em comparação com outros ASGs, a cariprazina tem menos probabilidade de impactar as variáveis metabólicas ou as concentrações de prolactina. Ela não aumenta o intervalo QT. Pode ocorrer alguma constipação.

O uso de cariprazina não é recomendado em pacientes com doença hepática grave.

Interações medicamentosas

A coadministração de cariprazina com um inibidor potente da CYP3A4 ou com um indutor da CYP3A4 pode exacerbar os efeitos adversos. Deve-se reduzir a dose de cariprazina se for necessário o uso concomitante de um inibidor forte da CYP3A4. O uso concomitante de cariprazina e um indutor da CYP3A4 não é recomendado.

Dosagem e diretrizes clínicas

A cariprazina está disponível em cápsulas de 1,5, 3, 4,5 e 6 mg. A faixa de dosagem é de 1,5 a 6 mg por dia na esquizofrenia. A dose inicial é de 1,5 mg por dia. A dose pode ser aumentada para 3 mg no dia 2. Ajustes adicionais da dose podem ser feitos em incrementos de 1,5 a 3 mg. A faixa de dosagem para transtorno bipolar é de 3 a 6 mg por dia. A dose inicial é de 1,5 mg por dia e deve ser aumentada para 3 mg no dia 2. Ajustes adicionais da dose podem ser feitos em incrementos de 1,5 a 3 mg.

Quando um inibidor forte da CYP3A4 é adicionado quando um paciente já está tomando uma dose estável de cariprazina, reduza a dose atual de cariprazina em 50%. Para os pacientes que tomam uma dose de 4,5 mg/dia, a dose deve ser reduzida para 1,5 ou 3 mg por dia. Para pacientes que tomam 1,5 mg por dia, o regime de dosagem deve ser ajustado a cada dois dias. Quando um inibidor da CYP3A4 é descontinuado, pode ser necessário aumentar a dose de cariprazina. Ao iniciar a cariprazina enquanto já estiver tomando um inibidor forte da CYP3A4, use cariprazina 1,5 mg nos dias 1 e 3, sem dose no dia 2. Após o dia 4, a dose deve ser administrada na dose de 1,5 mg/dia e depois aumentada até um máximo de 3 mg/dia. Quando um inibidor da CYP3A4 é descontinuado, pode ser necessário aumentar a dose de cariprazina.

ILOPERIDONA

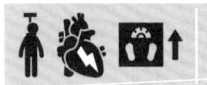

Anti-hipertensivos 3A4 2D6 3A5 3A7 2E1

Farmacocinética

A iloperidona tem um pico de concentração de 2 a 4 horas e uma meia-vida que depende do metabolismo das isoenzimas hepáticas. Ela é metabolizada principalmente por meio da CYP2D6 e da CYP3A4, e a dosagem deve ser reduzida pela metade quando administrada concomitantemente com inibidores fortes dessas duas isoenzimas. A meia-vida é de 18 a 26 horas nos metabolizadores rápidos da CYP2D6 e de 31 a 37 horas nos metabolizadores lentos da CYP2D6. É importante ressaltar que aproximadamente 7% a 10% dos brancos e 3% a 8% dos afro-americanos não têm a capacidade de metabolizar substratos da CYP2D6; portanto, a dosagem deve ser feita com essa ressalva em mente. A iloperidona deve ser usada com cautela em pessoas com comprometimento hepático grave.

Farmacodinâmica

A iloperidona não é um derivado de outro agente antipsicótico. Ela tem efeitos antagonistas múltiplos complexos em vários sistemas neurotransmissores. A iloperidona tem forte afinidade pelos receptores de dopamina D_3, seguida por afinidades decrescentes pelos receptores α_{2C}-noradrenérgicos, $5\text{-}HT_{1A}$, D_{2A} e $5\text{-}HT_6$. A iloperidona tem

Manual de farmacologia psiquiátrica de Kaplan & Sadock   **433**

baixa afinidade pelos receptores histaminérgicos. Como no caso de outros antipsicóticos, o significado clínico dessa afinidade de ligação ao receptor é desconhecido.

Indicações terapêuticas

A iloperidona é indicada para o tratamento agudo da esquizofrenia em adultos. A segurança e a eficácia da iloperidona em crianças e adolescentes não foram estabelecidas.

Efeitos adversos

A iloperidona prolonga o intervalo QT em 9 ms em doses de 12 mg, duas vezes ao dia, e pode estar associada a arritmias e morte súbita. O uso simultâneo com outros agentes que prolongam o intervalo QTc pode resultar em efeitos sinérgicos no intervalo QTc. O uso concomitante de iloperidona com agentes que prolongam o intervalo QTc pode resultar em arritmias cardíacas potencialmente fatais, incluindo *torsades de pointes*. A administração concomitante de outros medicamentos que são conhecidos por prolongarem o intervalo QTc deve ser evitada. Doenças cardiovasculares, hipopotassemia, hipomagnesemia, bradicardia, prolongamento congênito do intervalo QT e uso concomitante de inibidores da CYP3A4 ou da CYP2D6, que metabolizam a iloperidona, podem aumentar o risco de prolongamento do intervalo QT.

Os efeitos adversos mais comumente relatados são tontura, boca seca, fadiga, sedação, taquicardia e hipotensão ortostática (dependendo da dosagem e da titulação). Apesar de ser um forte antagonista do D_2, a taxa de SEP e acatisia é semelhante à do placebo. O ganho médio de peso em ensaios de curto e longo prazo é de 2,1 kg. Estudos relacionados ao peso sugerem ganho de peso de aproximadamente 1,5 kg em curto prazo (até 12 semanas) e ganho de peso modesto de 3,5 kg em 12 semanas. Alguns pacientes apresentam concentrações elevadas de prolactina.

Pelo menos três casos de priapismo foram relatados na fase de pré-comercialização.

Interações medicamentosas

Os inibidores da CYP3A4 e da CYP2D6 podem inibir a eliminação da iloperidona e levar ao aumento da exposição ao fármaco. A iloperidona também pode aumentar o efeito de alguns agentes hipertensivos.

Dosagem e diretrizes clínicas

A iloperidona deve ser ajustada lentamente para evitar hipotensão ortostática. Ela está disponível em uma embalagem de titulação, e a dose efetiva (12 mg) deve ser atingida em aproximadamente quatro dias com base em um esquema posológico de duas vezes ao dia. Em geral é iniciado no dia 1 com 1 mg, duas vezes ao dia, e aumentado diariamente em um esquema de duas vezes ao dia até atingir 12 mg no dia 4. A dose máxima recomendada é de 12 mg, duas vezes ao dia (24 mg por dia), e pode ser administrada independentemente dos alimentos.

LUMATEPERONA

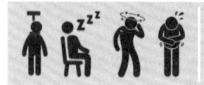

amisulprida, carbamazepina 3A4 2C8 1A2

Farmacocinética

A lumateperona tem uma biodisponibilidade absoluta de 4,4% e atinge as concentrações máximas ($C_{máx}$) 1 a 2 horas após a administração oral. Ela atinge concentrações em estado de equilíbrio dinâmico com administração diária em aproximadamente cinco dias. A ingestão com alimentos reduzirá a $C_{máx}$ em 33% e aumentará a AUC em 9% e, portanto, é sugerida. A ligação às proteínas é de 97,4%. A lumateperona produz mais de 20 metabólitos enquanto é metabolizada, e várias enzimas estão envolvidas no processo, incluindo 5'-difosfo-glucuronosiltransferases (UDP-glucuronosiltransferases, UGT) 1A1, 1A4, 1A4 e 2B15; aldo-ceto redutase (AKR) 1C1, 1B10 e 1C4; e CYP 3A4, CYP2C8 e CYP1A2. Ela tem meia-vida de 18 horas.

Farmacodinâmica

O mecanismo de ação da lumateperona pode ser mediado por sua atividade antagonística nos receptores 5-HT_{2A} (K_i = 0,54 nM) e sua atividade antagonística pós-sináptica nos receptores D2 centrais (K_i = 32 nM). Ela também tem afinidade de ligação moderada pelos receptores transportadores de serotonina (K_i = 33 nM), D_1 (K_i = 41 nM), D_4 (K_i ≤ 100 nM), $α_{1A}$-adrenérgicos (K_i ≤ 100 nM) e $α_{1B}$-adrenérgicos (K_i ≤ 100 nM). A lumateperona tem baixa afinidade de ligação aos receptores histamínicos e muscarínicos.

Indicações terapêuticas

A lumateperona é indicada para o tratamento de esquizofrenia em adultos. Ela foi aprovada para uso no tratamento de episódios depressivos associados ao transtorno bipolar tipo I ou II como monoterapia e como terapia adjuvante com lítio ou valproato.

Usos *off-label*

Também há indícios de que ela pode ser eficaz no tratamento de distúrbios comportamentais em pessoas com depressão, demência e outras condições neurológicas.

Efeitos adversos

Os efeitos adversos mais comuns relacionados aos medicamentos são sedação, náuseas, boca seca, tontura, aumento da creatina fosfocinase, fadiga, vômitos, aumento das transaminases hepáticas e diminuição do apetite. Alguns pacientes com histórico de convulsões relataram aumento delas após tomarem lumateperona.

Interações medicamentosas

A coadministração de lumateperona com um inibidor potente da CYP3A4 ou com um indutor da CYP3A4 pode exacerbar os efeitos adversos. Os inibidores da UGT podem aumentar a exposição à lumateperona. A administração concomitante de lumateperona com um inibidor potente da CYP3A4, indutor da CYP3A4 ou inibidor da UGT não é recomendada.

Dosagem e diretrizes clínicas

Ela está disponível na forma de cápsula de 42 mg e deve ser administrada com alimentos na dosagem de 42 mg por dia. Não há necessidade de titulação.

Pacientes com comprometimento hepático moderado a grave devem evitar o uso de lumateperona.

LURASIDONA

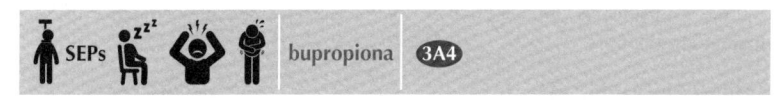

SEPs | z^{zz} | bupropiona | 3A4

Farmacocinética

As concentrações máximas de lurasidona são atingidas 1 a 3 horas após a administração oral e, com a administração diária, as concentrações em estado de equilíbrio dinâmico são atingidas em sete dias. Entre 9% e 19% de uma dose oral de lurasidona são absorvidos, e ela é altamente ligada às proteínas (aproximadamente 99%). A AUC e as concentrações máximas aumentam duas e três vezes, respectivamente, quando o medicamento é consumido com uma refeição de pelo menos 350 calorias, quando comparadas à administração em jejum. Ela é metabolizada principalmente pela CYP3A4 em dois metabólitos não ativos (ID-20219 e ID-20220) e dois metabólitos ativos (ID-14283 e ID-14326). A meia-vida da lurasidona é de 18 horas.

Farmacodinâmica

A lurasidona é um antagonista dos receptores 5-HT$_{2A}$ (K_i = 0,5 nM) e 5-HT$_7$ (K_i = 0,5 nM), além dos receptores D$_2$ (K_i = 1 nM). Ela demonstrou atividade agonística parcial em receptores 5-HT$_{1A}$ (K_i = 6,4 nM) e atividade antagonística moderada em receptores α_{2C}-adrenérgicos (K_i = 11 nM) e α_{2A}-adrenérgicos (K_i = 41 nM). Ela tem baixa afinidade de ligação aos receptores histamínicos e muscarínicos.

Indicações terapêuticas

A lurasidona é indicada para o tratamento de pacientes adultos e pediátricos de 13 a 17 anos com esquizofrenia e para pacientes adultos com episódios depressivos associados ao transtorno bipolar tipo I como monoterapia e como terapia adjuvante com lítio ou valproato. Ela também é aprovada para uso como monoterapia em pacientes adolescentes de 10 a 17 anos com episódios depressivos associados ao transtorno bipolar tipo I.

Usos *off-label*

A lurasidona demonstrou alguma eficácia no tratamento de irritabilidade e de raiva no TEA, bem como de episódios maníacos e hipomaníacos no transtorno bipolar tipo I.

Efeitos adversos

Os efeitos adversos mais comumente observados associados ao uso de lurasidona são semelhantes aos observados com outros antipsicóticos da nova geração. Isso inclui, mas não está limitado a sonolência, acatisia, náusea, parkinsonismo e agitação. Com base em dados de ensaios clínicos, a lurasidona parece causar menos ganho de peso e alterações metabólicas do que os outros dois ASGs aprovados mais recentemente, asenapina e iloperidona. Ainda aguardamos uma experiência clínica mais ampla com o medicamento para saber se este é de fato o caso.

Alguns pacientes com histórico de convulsões relataram aumento delas após tomarem lurasidona.

Interações medicamentosas

Se coadministrada com um inibidor moderado da CYP3A4, como o diltiazem, a dose de lurasidona deve ser reduzida para metade e não deve exceder 40 mg por dia. Ela não deve ser usada em combinação com um inibidor forte da CYP3A4 (p. ex., cetoconazol) ou um indutor forte da CYP3A4 (p. ex., rifampicina).

Dosagem e diretrizes clínicas

A lurasidona está disponível em comprimidos de 20, 40, 80 e 120 mg.* O ajuste inicial da dose não é necessário. A dose inicial recomendada é de 40 mg, uma vez ao dia, para esquizofrenia ou 20 mg, uma vez ao dia, para transtorno bipolar tipo I, e o medicamento deve ser tomado com alimentos. Foi demonstrado que ela é eficaz em uma faixa de dose de 40 a 160 mg por dia para adultos com esquizofrenia e 20 a 120 mg por dia para adultos em tratamento para episódios depressivos associados ao transtorno bipolar tipo I. Em adolescentes, o intervalo de dose recomendado é de 40 a 80 mg por dia e 20 a 80 mg por dia, respectivamente. Pode haver um aumento nas reações adversas relacionado à dose. Ainda assim, alguns pacientes podem se beneficiar da dose máxima recomendada de 160 mg por dia.

O ajuste da dose é recomendado em pacientes com comprometimento renal. A dose na insuficiência renal moderada a grave não deve exceder 80 mg por dia. A dose em pacientes com comprometimento hepático grave não deve exceder 40 mg por dia.

---

* N. de R.T.: No Brasil a lurasidona está disponível em comprimidos de 20, 40 e 80 mg.

OLANZAPINA

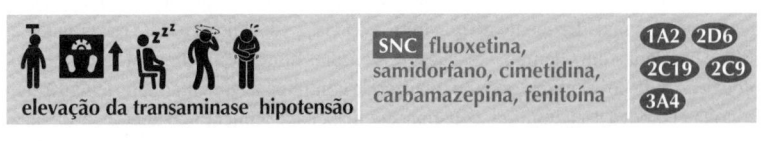

elevação da transaminase hipotensão	SNC fluoxetina, samidorfano, cimetidina, carbamazepina, fenitoína — 1A2 2D6 2C19 2C9 3A4

Farmacocinética

Cerca de 85% da olanzapina é absorvida pelo trato GI e cerca de 40% da dosagem é inativada pelo metabolismo hepático de primeira passagem. Ela é extensivamente metabolizada, mas seus dois metabólitos primários são inativos. As principais vias metabólicas da olanzapina são o sistema monoxigenase contendo flavina e as isoenzimas CYP1A2 e CYP2D6. As concentrações máximas são atingidas em 5 horas, e a meia-vida média é de 31 horas (intervalo: 21 a 54 horas). Ela é administrada uma vez ao dia e atinge concentrações no estado de equilíbrio dinâmico em aproximadamente sete dias com uma administração consistente.

Farmacodinâmica

Além do antagonismo em $5-HT_{2A}$ e D_2, a olanzapina é um antagonista dos receptores D_1, D_4, α_1, $5-HT_{1A}$, muscarínicos M_1-M_5 e H_1.

Indicações terapêuticas

A olanzapina oral é indicada para o tratamento de esquizofrenia em pacientes adultos e adolescentes. Ela também é indicada para uso como monoterapia para o tratamento agudo de episódios maníacos ou mistos associados ao transtorno bipolar tipo I e tratamento de manutenção do transtorno bipolar tipo I. A olanzapina oral também é indicada para o tratamento de episódios maníacos ou mistos associados ao transtorno bipolar tipo I como adjuvante do lítio ou do valproato.

Uma injeção intramuscular (IM) de curta ação de olanzapina foi aprovada para o tratamento de agitação associada à esquizofrenia e à mania no transtorno bipolar tipo I em adultos.

Uma injeção IM de ação prolongada comercializada sob o nome Relprevv é indicada para adultos com esquizofrenia e pode ser administrada a cada duas ou a cada quatro semanas.

A olanzapina também pode ser usada em combinação com fluoxetina (Symbyax) para o tratamento de episódios depressivos associados ao transtorno bipolar tipo I em adultos e adolescentes de 10 a 17 anos de idade. Symbyax também é indicado para depressão resistente ao tratamento em adultos.

Por fim, a olanzapina em combinação com samidorfano (Lybalvi) é indicada para uso na esquizofrenia e no transtorno bipolar tipo I em adultos. Para o transtorno bipolar tipo I, pode ser usada como tratamento agudo para episódios maníacos ou mistos em monoterapia ou em conjunto com valproato ou lítio ou como tratamento de manutenção em monoterapia.

Efeitos adversos

Além da clozapina, a olanzapina causa consistentemente uma quantidade maior e um ganho de peso mais frequente do que outros ASGs. Esse efeito não está relacionado à dose e continua com o tempo. Os dados dos ensaios clínicos sugerem que ele atinge o pico depois de nove meses, após os quais pode continuar a aumentar mais lentamente. Sonolência, boca seca, tontura, constipação, dispepsia, aumento do apetite, acatisia e tremor estão associados ao uso de olanzapina. Um pequeno número de pacientes (2%) pode precisar interromper o uso do medicamento devido à elevação de transaminases. Existe um risco de SEP relacionado à dose. Recomenda-se a avaliação "periódica" da glicemia e das transaminases durante o tratamento com olanzapina.

A olanzapina pode elevar as concentrações de prolactina ou causar hipotensão e síncope. Alguns pacientes com histórico de distúrbios convulsivos relataram aumento de convulsões, enquanto outros podem desenvolver comprometimento motor ou cognitivo.

Quando a olanzapina é administrada em conjunto com a fluoxetina como Symbyax, os pacientes podem sentir alguns dos efeitos adversos discutidos no Capítulo 33. Os efeitos colaterais comuns desta formulação incluem sonolência, ganho de peso, aumento do apetite, aumento das enzimas hepáticas, tremor, aumento de triglicerídeos no sangue, boca seca, edema, fadiga e inquietação.

Quando a olanzapina é administrada em associação com samidorfano, os pacientes podem apresentar qualquer um dos efeitos adversos descritos anteriormente. Os efeitos adversos comuns desta associação incluem ganho de peso, sonolência, boca seca, cefaleia, aumento da insulina no sangue, sedação, tontura e diminuição na contagem de neutrófilos.

Interações medicamentosas

A fluvoxamina e a cimetidina aumentam, enquanto a carbamazepina e a fenitoína diminuem as concentrações séricas de olanzapina. O etanol aumenta a absorção da olanzapina em mais de 25%, levando ao aumento da sedação, e outros depressores do sistema nervoso central (SNC) podem produzir efeitos semelhantes. A olanzapina tem pouco efeito no metabolismo da maioria dos outros medicamentos.

Para interações medicamentosas relacionadas à fluoxetina (o outro componente do Symbyax), consulte o Capítulo 33.

Além das interações medicamentosas mencionadas antes, a associação olanzapina-samidorfano está contraindicada em pacientes que usam opioides ou que estão sofrendo de abstinência de opioides. A eficácia da associação olanzapina-samidorfano pode ser diminuída se ele for tomado em conjunto com um inibidor potente da CYP3A4 ou indutor da CYP1A2. Podem ocorrer aumentos nas reações adversas de olanzapina-samidorfano quando administrada junto com um inibidor potente da CYP1A2. Enquanto isso, a associação olanzapina-samidorfano pode aumentar os efeitos de alguns medicamentos anti-hipertensivos e antagonizar os efeitos dos agonistas da dopamina e da levodopa.

Dosagem e diretrizes clínicas

A olanzapina está disponível como Zyprexa em comprimidos orais de 2,5, 5, 7,5, 10, 15 e 20 mg. Um comprimido de desintegração oral comercializado sob o nome Zyprexa Zydis está disponível em comprimidos de 5, 10, 15 e 20 mg.* A dosagem inicial para o tratamento de psicose é geralmente de 5 ou 10 mg e para o tratamento de mania aguda costuma ser de 10 ou 15 mg, administrados uma vez ao dia. Os comprimidos de desintegração oral podem ser úteis para pacientes que têm dificuldade em engolir comprimidos ou que "escondem na bochecha" seus medicamentos.

Ao tratar a esquizofrenia em adultos, recomenda-se uma dose diária inicial de 5 a 10 mg. Após uma semana, a dosagem pode ser aumentada para 10 mg por dia. Dada a meia-vida longa, deve-se permitir uma semana para atingir cada nova concentração sanguínea em estado de equilíbrio dinâmico. As dosagens em uso clínico variam, com 5 a 20 mg por dia sendo a mais comumente usada, mas 30 a 40 mg por dia sendo necessários em pacientes resistentes ao tratamento. Uma palavra de cautela, entretanto, é que as doses mais altas estão associadas a aumento de SEP e outros efeitos adversos, e dosagens acima de 20 mg por dia não foram estudadas nos ensaios principais que levaram à aprovação da olanzapina. Alguns pacientes podem se beneficiar da suspensão injetável de liberação prolongada de olanzapina, que é uma injeção IM atípica de ação prolongada indicada para o tratamento de esquizofrenia. Ela é injetada profundamente na região glútea e não deve ser administrada por via intravenosa ou subcutânea, nem é aprovada para administração no deltoide. Antes de administrar a injeção, o profissional deve aspirar a seringa por alguns segundos para garantir que não haja sangue visível. Ela traz um alerta na bula para a síndrome de sedação por *delirium* pós-injeção (SSDP). Os pacientes correm o risco de sedação grave (incluindo coma) e devem ser observados por 3 horas após cada injeção em uma instalação registrada. Em estudos controlados, todos os pacientes com SSDP se recuperaram e não houve mortes relatadas. Postula-se que a SSDP é secundária ao aumento das concentrações de olanzapina devido à ruptura acidental de um vaso sanguíneo. Os pacientes devem ser tratados conforme clinicamente apropriado e, se necessário, monitorados em uma instalação capaz de reanimação. A injeção pode ser administrada a cada duas ou quatro semanas, dependendo das diretrizes de dosagem.

Ao tratar estados maníacos ou mistos associados ao transtorno bipolar tipo I em adultos, a dosagem deve começar com 10 mg ou 15 mg, independentemente das refeições. Ajustes de dose em incrementos de 5 mg são recomendados, e os ajustes devem ser feitos em intervalos não inferiores a 24 horas. Recomendam-se dosagens na faixa de 5 a 20 mg por dia para o tratamento de curto prazo (três a quatro semanas) de estados maníacos ou mistos ou monoterapia de manutenção. Quando coadministrada com valproato ou lítio, as doses de olanzapina devem começar em 10 mg.

---

* N. de R.T.: No Brasil, a olanzapina está disponível em comprimidos de 2,5, 5 e 10 mg e em comprimidos de desintegração oral de 5 e 10 mg.

Ao tratar a esquizofrenia em adolescentes, a dose diária inicial deve ser de 2,5 a 5 mg. Após uma semana de tratamento, a dose pode ser ajustada. Recomenda-se incrementos de mudança de dosagem de 2,5 mg ou 5 mg. A eficácia da olanzapina foi demonstrada em adolescentes com doses variando de 2,5 a 20 mg/dia, com uma dose modal média de 12,5 mg/dia. A olanzapina não foi avaliada sistematicamente como tratamento de manutenção para a esquizofrenia em adolescentes.

Ao tratar estados maníacos ou mistos associados ao transtorno bipolar tipo I em adultos, a dosagem deve começar com 2,5 mg ou 5 mg, independentemente das refeições. Ajustes de dose em incrementos de 2,5 mg ou 5 mg são recomendados e devem ser feitos em intervalos não inferiores a 24 horas. Dosagens na faixa de 5 a 20 mg por dia para o tratamento de curto prazo (três a quatro semanas) de estados maníacos ou mistos mostraram-se eficazes, com uma dose modal média de 10,7 mg/dia.

A forma parenteral da olanzapina é indicada para o tratamento de agitação aguda associada à esquizofrenia e ao transtorno bipolar, e a dosagem IM é de 10 mg. Uma dose mais baixa de 2,5 mg ou 5 mg pode ser necessária em algumas condições clínicas. Se a primeira dose não reduzir a agitação, doses subsequentes de 10 mg podem ser administradas, mas a dose diária total não deve exceder 30 mg; outra dose de 10 mg não deve ser administrada após a primeira dose por pelo menos 2 horas e uma terceira dose de 10 mg não deve ser administrada por pelo menos 4 horas após a segunda dose. A coadministração com benzodiazepínicos não está aprovada.

Formulações combinadas

Symbyax

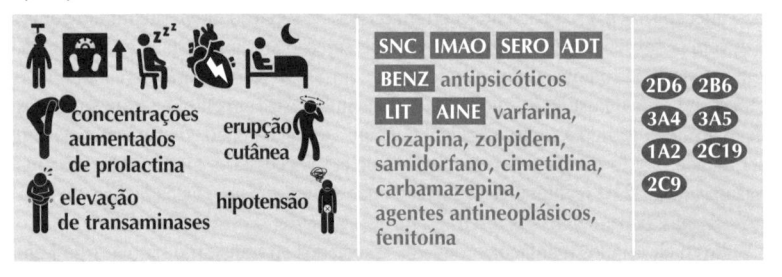

Symbyax é um tratamento combinado fixo de olanzapina e fluoxetina que está disponível em cápsulas contendo 3 mg/25 mg, 6 mg/25 mg, 6 mg/50 mg, 12 mg/25 mg e 12 mg/50 mg (mg de olanzapina/mg de equivalente de fluoxetina).

No tratamento de episódios depressivos associados ao transtorno bipolar tipo I, a dose inicial de Symbyax para adultos é de 6 mg/25 mg, administrada à noite. A eficácia foi demonstrada em doses de 6 mg/25 mg a 12 mg/50 mg. Ao tratar adolescentes com a mesma condição, a dose inicial deve ser de 3 mg/25 mg.

Ao tratar a depressão resistente ao tratamento em adultos, a dose inicial deve ser de 6 mg/25 mg, tomada à noite. A eficácia foi demonstrada em doses de 6 mg/25 mg a 12 mg/50 mg.

Os pacientes com predisposição a reações hipotensivas, comprometimento hepático ou quaisquer fatores que possam indicar um metabolismo lento de Symbyax devem começar com uma dose de 3 mg/25 mg.

Olanzapina-samidorfano

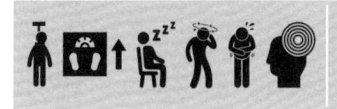

SNC opioides, fluoxetina, samidorfano, cimetidina, carbamazepina, fenitoína	1A2 2D6 2C19 2C9 3A4 3A5 2C8

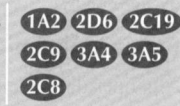

A associação em combinação fixa de olanzapina e samidorfano (Lybalvi), constitui-se em um antagonista do receptor de opioide, que está disponível em comprimidos contendo 5 mg/10 mg, 10 mg/10 mg, 15 mg/10 mg e 20 mg/10 mg de olanzapina/samidorfano.

A dose inicial recomendada em pacientes com esquizofrenia é de 5 mg/10 mg ou 10 mg/10 mg, administrada uma vez ao dia. A dosagem pode ser mantida ou, se considerado necessário e bem tolerada, ajustada até 15 mg/10 mg ou 20 mg/10 mg. Os ajustes de dosagem devem ser feitos em incrementos de 5 mg (com base no conteúdo de olanzapina) em intervalos semanais. A dose diária máxima recomendada é de 20 mg/10 mg.

Em uso como monoterapia para o tratamento de episódios mistos ou maníacos associados ao transtorno bipolar tipo I, a dosagem inicial recomendada é de 10 mg/10 mg ou 15 mg/10 mg, uma vez ao dia. Após o início do tratamento, a dose diária recomendada é de 10 mg/10 mg, 15 mg/10 mg ou 20 mg/10 mg administrada uma vez ao dia. A monoterapia de manutenção pode ser de 5 mg/10 mg, 10 mg/10 mg, 15 mg/10 mg ou 20 mg/10 mg, administrados uma vez ao dia. Os ajustes de dosagem devem ser feitos em incrementos de 5 mg (com base no conteúdo de olanzapina) em intervalos não inferiores a 24 horas. Em uso como terapia adjuvante com lítio ou valproato, a dosagem inicial recomendada é de 10 mg/10 mg, uma vez ao dia. Após o início do tratamento, a dose diária recomendada é de 10 mg/10 mg, 15 mg/10 mg ou 20 mg/10 mg, administrada uma vez ao dia. A monoterapia de manutenção pode ser de 5 mg/10 mg, 10 mg/10 mg, 15 mg/10 mg ou 20 mg/10 mg, administrados uma vez ao dia. Os ajustes de dosagem devem ser feitos em incrementos de 5 mg (com base no conteúdo de olanzapina) em intervalos semanais.

PALIPERIDONA

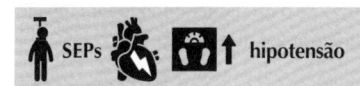

SEPs	hipotensão	SNC carbamazepina	3A4 3A5 2D6

Farmacocinética

A paliperidona é o principal metabólito ativo da risperidona. As concentrações plasmáticas máximas ($C_{máx}$) são alcançadas cerca de 24 horas após a administração, e as concentrações plasmáticas de paliperidona no estado de equilíbrio dinâmico são atingidas dentro de quatro a cinco dias. As isoenzimas hepáticas CYP2D6 e CYP3A4 desempenham um papel limitado no metabolismo e na eliminação da paliperidona, portanto, nenhum ajuste da dose é necessário em pacientes com comprometimento hepático leve ou moderado. A meia-vida terminal da paliperidona é de 23 horas.

Farmacodinâmica

A paliperidona é um antagonista dos receptores 5-HT$_{2A}$ (K_i = 0,8 a 1,2 nM) e D$_2$ (K_i = 1,6 a 2,8 nM), por meio dos quais acredita-se que exerça seus efeitos terapêuticos. Ela também atua como antagonista nos receptores α_1-adrenérgicos, α_2-adrenérgicos e histaminérgicos (H$_1$).

Indicações terapêuticas

A paliperidona é indicada para o tratamento agudo e de manutenção da esquizofrenia em adultos e adolescentes. Ela também é indicada para o tratamento agudo do transtorno esquizoafetivo como monoterapia ou como adjuvante de estabilizadores de humor ou antidepressivos.

Efeitos adversos

A dose de paliperidona deve ser reduzida em pacientes com comprometimento renal. Isso pode causar mais sensibilidade a temperaturas extremas, como condições muito quentes ou muito frias. A paliperidona pode causar um aumento no intervalo QT (QTc) e deve ser evitada em combinação com outros medicamentos que causam prolongamento do intervalo QT. Ela pode causar hipotensão ortostática, taquicardia, sonolência, acatisia, distonia, SEP e parkinsonismo.

Interações medicamentosas

A paliperidona deve ser usada com cautela com drogas de ação central e álcool, enquanto um efeito sinérgico pode ser observado quando a paliperidona é administrada em conjunto com medicamentos capazes de causar hipotensão ortostática.

A coadministração de paliperidona com carbamazepina causou redução de 37% na C$_{máx}$ média e na AUC em estado de equilíbrio dinâmico da paliperidona. Se o uso concomitante for considerado necessário, a dose de paliperidona deve ser aumentada. A coadministração com divalproato sódico resultou em um aumento na C$_{máx}$ e na AUC da paliperidona em aproximadamente 50%. Se o uso concomitante for considerado necessário, a dose de paliperidona pode precisar ser diminuída.

Dosagem e diretrizes clínicas

Quando administrada por via oral, a paliperidona está disponível em comprimidos de 1,5, 3, 6 e 9 mg. A dosagem recomendada para adultos é de 6 mg, uma vez ao dia, administrada pela manhã. Ela pode ser tomada com ou sem alimentos e engolida inteira. A paliperidona também está disponível como comprimidos de liberação prolongada em doses de 3, 6 e 9 mg, administrados uma vez ao dia.* A dosagem recomendada é de 3 a 12 mg/dia, e recomenda-se que não mais do que 12 mg sejam administrados por dia. Os aumentos da dosagem devem ocorrer em intervalos não superiores a cinco dias. Em pacientes pediátricos em tratamento para esquizofrenia, a dose inicial recomendada é de 3 mg por dia. Para pacientes com menos de 51 kg, a dose recomendada deve variar entre 3 e 6 mg por dia. Para pacientes com 51 kg ou mais, a dosagem recomendada é de 3 a 12 mg por dia.

Formulações de ação prolongada

Invega Sustenna. Uma formulação mensal de paliperidona comercializada sob o nome Invega Sustenna está disponível como uma suspensão aquosa de liberação prolongada estéril branca a esbranquiçada para injeção IM em dosagens de 39, 78, 117, 156 e 234 mg de palmitato de paliperidona. O medicamento produz hidrólise gerando a porção ativa, paliperidona, e resulta em doses de 25, 50, 75, 100 e 150 mg de paliperidona, respectivamente.

O Invega Sustenna é fornecido em uma seringa pré-cheia com tampa de êmbolo controlado e tampa de ponta. O *kit* também contém duas agulhas de segurança (uma agulha de segurança de 1,5 polegadas e calibre 22 e uma agulha de segurança de 1 polegada e calibre 23). Ela tem meia-vida de 25 a 49 dias. Injeções mensais de 117 mg são recomendadas, embora doses maiores ou menores possam ser usadas dependendo da situação clínica. As duas primeiras injeções devem ser aplicadas no músculo deltoide porque as concentrações plasmáticas são 28% maiores com a administração de deltoide *versus* glútea. As injeções subsequentes podem alternar entre os locais glúteo e deltoide.

Invega Trinza. Pacientes adultos com esquizofrenia que foram tratados com sucesso com Invega Sustenna por pelo menos quatro meses podem fazer a transição para Invega Trinza, que é administrado a cada três meses.
- Se a última dose de Invega Sustenna foi de 78 mg, a dose de Invega Trinza deve ser de 273 mg.
- Se a última dose de Invega Sustenna foi de 117 mg, a dose de Invega Trinza deve ser de 410 mg.
- Se a última dose de Invega Sustenna foi de 156 mg, a dose de Invega Trinza deve ser de 546 mg.
- Se a última dose de Invega Sustenna foi de 234 mg, a dose de Invega Trinza deve ser de 819 mg.

Invega Hafyera. Pacientes adultos com esquizofrenia que foram tratados com sucesso com Invega Sustenna por pelo menos quatro meses ou Invega Trinza por pelo

---

* N. de R.T.: No Brasil, a apresentação oral de paliperidona está disponível somente em comprimidos de liberação prolongada de 3, 6 e 9 mg.

menos um ciclo de três meses podem fazer a transição para Invega Hafyera, que é administrado a cada seis meses.

Se estiver fazendo a transição do Invega Sustenna:

- Se a última dose de Invega Sustenna foi de 156 mg, a dose de Invega Hafyera deve ser de 1.092 mg.
- Se a última dose de Invega Sustenna foi de 234 mg, a dose de Invega Hafyera deve ser de 1.560 mg.

Se estiver fazendo a transição da Invega Trinza:

- Se a última dose de Invega Trinza foi de 546 mg, a dose de Invega Hafyera deve ser de 1.092 mg.
- Se a última dose de Invega Trinza foi de 819 mg, a dose de Invega Hafyera deve ser de 1.560 mg.

PIMAVANSERINA

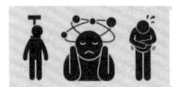

Antiarrítmicos, antipsicóticos   3A4 3A5 2J2 2D6

Farmacocinética

A pimavanserina oral atinge concentrações máximas em 6 horas (intervalo: 4 a 24 horas) e é altamente ligada às proteínas (cerca de 95%) no plasma humano. Ela é metabolizada principalmente pelas isoenzimas CYP3A4 e CYP3A5, sendo a CYP3A4 responsável pela formação de seu metabólito ativo, AC-279. As meias-vidas da pimavanserina e do AC-279 são de 57 e 200 horas, respectivamente.

Farmacodinâmica

O mecanismo de ação da pimavanserina no tratamento de alucinações e delírios associados à psicose da doença de Parkinson não é bem compreendido. Postula-se que o efeito da pimavanserina possa ser mediado por uma combinação de atividade antagonista e agonista inversa nos receptores de serotonina $5\text{-}HT_{2A}$ e, em menor extensão, nos receptores de serotonina $5\text{-}HT_{2C}$.

A pimavanserina tem altas afinidades de ligação aos receptores $5\text{-}HT_{2A}$ e $5\text{-}HT_{2C}$ ($K_i = 0{,}087$ nM e $K_i = 0{,}44$ nM, respectivamente) e tem baixa afinidade de ligação aos receptores σ-1 ($K_i = 120$ nM). Ela não tem afinidade de ligação apreciável aos receptores $5\text{-}HT_{2B}$, dopaminérgicos, muscarínicos, histamínicos ou adrenérgicos, nem tem afinidade significativa pelos canais de cálcio.

Indicações terapêuticas

A pimavanserina é aprovada para o tratamento de alucinações e delírios associados à psicose da doença de Parkinson. Ela não é indicada para tratamento de esquizofrenia ou transtorno bipolar.

Usos off-label

Apesar das recentes tentativas de se obter aprovação da FDA para uso no tratamento de alucinações e delírios em pacientes com doença de Alzheimer, a FDA não considerou que haja evidências suficientes para essa indicação.

Precauções e efeitos adversos

Os efeitos adversos comuns incluem náuseas, constipação, inchaço das extremidades, caminhada anormal (distúrbio da marcha), alucinações e confusão.

Interações medicamentosas

A coadministração de muitos medicamentos precisa ser evitada ou requer ajustes de dosagem. Inibidores fortes da CYP3A4, como itraconazol, cetoconazol, claritromicina e indinavir, potencializam seus efeitos. Ao usar esses medicamentos, sua dose deve ser reduzida em 50%. Indutores fortes da CYP3A4, como rifampicina, carbamazepina, fenitoína e erva-de-são-joão, antagonizam a pimavanserina, e o uso concomitante requer monitoramento quanto à redução da eficácia. Evitar o uso concomitante com outros medicamentos conhecidos por prolongarem o intervalo QT, incluindo antiarrítmicos da classe 1A (p. ex., quinidina, procainamida, disopiramida ou classe 3 (p. ex., amiodarona, sotalol), certos antipsicóticos (p. ex., ziprasidona, clorpromazina, tioridazina) e certos antibióticos (p. ex., gatifloxacina, moxifloxacina).

Dosagem e diretrizes clínicas

O medicamento deve ser administrado como 34 mg (tomado como dois comprimidos de 17 mg) uma vez ao dia. Ele só está disponível na forma de comprimidos de 17 mg. Não há necessidade de titulação.

QUETIAPINA

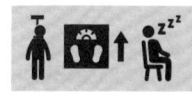

antiarrítmicos, antipsicóticos, fenitoína | 2D6 3A4 3A5 2C19 3A7

Farmacocinética

A quetiapina está estruturalmente relacionada à clozapina, mas difere marcadamente desse agente nos efeitos bioquímicos. Ela é rapidamente absorvida pelo trato GI, com concentrações plasmáticas máximas atingidas em 1 a 2 horas. A biodisponibilidade oral é de apenas 9% e é marginalmente afetada pela administração com alimentos, o que faz os valores de $C_{máx}$ e AUC aumentarem 25% e 15%, respectivamente. A quetiapina é extensivamente metabolizada no fígado pela CYP3A4 em metabólitos inativos. A meia-vida estável da quetiapina é de cerca de 7 horas, com a dosagem ideal sendo duas ou três vezes ao dia, enquanto a meia-vida terminal média do medicamento é de cerca de 6 horas.

Após a administração oral de quetiapina, verificou-se que a depuração em pacientes com 65 anos de idade ou mais foi 40% menor do que em pacientes mais jovens, a depuração em pacientes com comprometimento renal grave foi 25% menor do que em adultos saudáveis e a depuração em pacientes com comprometimento hepático foi 30% menor do que em adultos saudáveis.

Farmacodinâmica

Além de ser um antagonista de D_2 e 5-HT_{2A}, a quetiapina bloqueia os receptores 5-HT_{1A}, 5-HT_6, D_1, H_1, α_1- e α_2-adrenérgicos. Ela não bloqueia os receptores muscarínicos ou benzodiazepínicos. O antagonismo de receptores da quetiapina é geralmente menor do que o de outros antipsicóticos e não está associado à SEP. Acredita-se que o mecanismo de ação da quetiapina seja derivado de sua atividade antagonística nos receptores D_2 e 5-HT_{2A}.

Indicações

A quetiapina é indicada para o tratamento de esquizofrenia, bem como para o tratamento agudo de episódios maníacos associados ao transtorno bipolar tipo I, tanto em monoterapia quanto como adjuvante ao lítio ou ao divalproato. Para adolescentes, ela é indicada apenas como tratamento para esquizofrenia e como monoterapia para episódios maníacos associados ao transtorno bipolar tipo I. A primeira indicação se aplica a adolescentes de 13 a 17 anos de idade, enquanto a última indicação se aplica a adolescentes de 10 a 17 anos de idade. Para adultos, a quetiapina também é indicada como monoterapia para o tratamento agudo de episódios depressivos associados ao transtorno bipolar e tratamento de manutenção do transtorno bipolar tipo I como adjuvante ao lítio ou ao divalproato.

Uma formulação de liberação prolongada comercializada sob o nome de Seroquel XR é indicada para cada uma dessas condições, bem como para transtorno depressivo maior como tratamento adjuvante aos antidepressivos em adultos.

Usos *off-label*

A quetiapina tem sido usada com algum sucesso no tratamento de transtorno de ansiedade generalizada, psicose em pacientes com doença de Parkinson, TEPT e insônia como monoterapia. Como terapia adjuvante com inibidores seletivos da recaptação de serotonina (ISRSs), ela tem sido usada para tratar transtorno obsessivo-compulsivo (TOC), transtorno da personalidade *borderline*, TEPT, insônia, ansiedade, TDM e agitação.

Precauções e efeitos adversos

Sonolência, hipotensão postural e tontura são os efeitos adversos mais comuns da quetiapina. Eles em geral são transitórios e são mais bem manejados com a titulação inicial gradual e ascendente da dosagem. A quetiapina é o ASG com menor probabilidade de causar SEP, independentemente da dose. Isso a torna particularmente útil no tratamento de pacientes com doença de Parkinson que desenvolvem psicose induzida por agonistas da dopamina. A elevação da prolactina é rara, sendo transitória e leve quando ocorre.

A quetiapina está associada a um ganho de peso transitório modesto em algumas pessoas, mas alguns pacientes ocasionalmente ganham uma quantidade considerável de peso. A relação entre a quetiapina e o desenvolvimento de diabetes não está tão claramente estabelecida quanto os casos que envolvem o uso de olanzapina, mas os médicos ainda devem monitorar os sinais de desenvolvimento da síndrome metabólica ou de outras doenças associadas à obesidade (p. ex., dislipidemia, hipertensão, hipercolesterolemia). Também podem ocorrer pequenos aumentos na frequência cardíaca, constipação e um aumento transitório nas transaminases hepáticas. As preocupações iniciais sobre a formação de catarata, com base em estudos com animais, não foram confirmadas desde que o medicamento está em uso clínico. No entanto, pode ser prudente testar as anormalidades do cristalino no início do tratamento e periodicamente a partir de então.

O aumento da pressão arterial foi observado em crianças e adolescentes, particularmente ao iniciar o tratamento, portanto, os médicos devem monitorar quaisquer anomalias.

Interações medicamentosas

As interações potenciais entre a quetiapina e outras substâncias foram bem estudadas. A fenitoína aumenta a depuração da quetiapina em cinco vezes, mas nenhuma interação farmacocinética importante foi observada. A coadministração de quetiapina com inibidores da CYP3A4 pode potencializar os efeitos do medicamento, e ela deve ser reduzida para um sexto da dosagem original se for considerado necessário que ambos os medicamentos sejam continuados. Por outro lado, a coadministração de quetiapina com indutores da CYP3A4 pode diminuir os efeitos do medicamento e, portanto, a dose deve ser aumentada em até cinco vezes da dosagem original se coadministrada com indutores potentes da CYP3A4. Se o indutor da CYP3A4 for descontinuado, a dosagem de quetiapina deve ser reduzida à dose inicial dentro de uma a duas semanas.

Evite o uso de quetiapina com medicamentos que aumentem o intervalo QT e em pacientes com fatores de risco para intervalo QT prolongado. O uso de quetiapina deve ser evitado em combinação com outros medicamentos conhecidos por prolongarem o QTc, incluindo antiarrítmicos de classe 1A (p. ex., quinidina, procainamida) ou antiarrítmicos de classe III (p. ex., amiodarona, sotalol), medicamentos antipsicóticos (p. ex., ziprasidona, clorpromazina, tioridazina), antibióticos (p. ex., gatifloxacina, moxifloxacina) ou qualquer outra classe de medicamentos conhecidos por prolongarem o intervalo QTc (p. ex., pentamidina, acetato de levometadil, metadona). A quetiapina também deve ser evitada em circunstâncias que possam aumentar o risco de ocorrência de *torsade de pointes* e/ou morte súbita, incluindo (1) história de arritmias cardíacas, como bradicardia; (2) hipopotassemia ou hipomagnesemia; (3) uso concomitante de outros medicamentos que prolongam o intervalo QTc; e (4) presença de prolongamento congênito do intervalo QT. Os casos pós-comercialização também mostram aumentos no intervalo QT em pacientes com *overdose* de quetiapina.

Dosagem e diretrizes clínicas

A quetiapina está disponível em comprimidos de 25, 50, 100, 200, 300 e 400 mg.* Ao tratar a esquizofrenia ou mania bipolar em adolescentes, a dosagem de quetiapina deve começar com 25 mg, duas vezes ao dia, com as doses aumentadas em 25 a 50 mg por dose a cada dois a três dias até a dose-alvo. Em adultos, a dose-alvo é de 150 a 750 mg por dia. Em adolescentes, a dose-alvo é de 400 a 800 mg. Ao tratar a mania associada ao transtorno bipolar tipo I como monoterapia ou terapia adjuvante em adultos, a dosagem inicial deve ser de 50 mg, duas vezes ao dia, antes de ajustar 25 a 50 mg por dose a cada dois a três dias até que uma dosagem efetiva e bem tolerada dentro da faixa-alvo (400 a 800 mg/dia) seja atingida. Quando usada como monoterapia para o tratamento de transtorno bipolar tipo I em adolescentes, a dosagem inicial deve ser de 25 mg, duas vezes ao dia, e o intervalo-alvo é de 400 a 600 mg/dia.

Quando usada como monoterapia para o tratamento agudo de episódios depressivos associados ao transtorno bipolar em adultos, a dose inicial deve ser de 50 mg, uma vez ao dia, ao deitar. Nos dias subsequentes e consecutivos, a dose diária pode ser aumentada para 100 mg, uma vez ao deitar, 200 mg, uma vez ao deitar e 300 mg, uma vez ao deitar no dia 4. A dose-alvo para esta indicação é de 300 mg, uma vez ao deitar, todas as noites.

Como tratamento de manutenção do transtorno bipolar tipo I como adjuvante ao lítio ou divalproato, a dosagem deve ser administrada duas vezes ao dia e totalizar 400 a 800 mg/dia.

Pacientes com 65 anos de idade ou mais podem se beneficiar de uma taxa mais lenta de ajuste da dose em intervalos de 50 mg/dia e podem responder melhor a uma dose inicial de 50 mg/dia.

Estudos demonstraram eficácia na faixa de 300 a 800 mg por dia. Na realidade, uma administração mais vigorosa é tolerada e mais eficaz. Tornou-se evidente que a dose-alvo pode ser alcançada mais rapidamente e que alguns pacientes se beneficiam de doses de até 1.200 a 1.600 mg por dia. Quando usada em doses mais altas, eletrocardiogramas (ECGs) seriados devem ser realizados. Apesar de sua meia-vida de eliminação curta, a quetiapina pode ser administrada a muitos pacientes uma vez ao dia. Isso é consistente com a observação de que a ocupação do receptor pela quetiapina permanece mesmo quando as concentrações no sangue diminuíram acentuadamente. A quetiapina em doses de 25 a 300 mg à noite tem sido usada para insônia, mas ela pode causar efeitos adversos em alguns pacientes.

A formulação de liberação prolongada da quetiapina, Seroquel XR, está disponível em comprimidos de 50, 150, 200, 300 e 400 mg,** destinados a serem tomados uma vez ao dia. Ela tem uma biodisponibilidade comparável a uma dose equivalente de

---

* N. de R.T.: No Brasil, a quetiapina de liberação imediata está disponível em comprimidos de 25, 100, 200 e 300 mg
** N. de R.T.: No Brasil, a quetiapina de liberação prolongada está disponível em comprimidos de 50, 200 e 300 mg.

quetiapina administrada duas a três vezes ao dia. O Seroquel XR é administrado uma vez ao dia preferivelmente à noite 3 a 4 horas antes de deitar sem alimentos ou com uma refeição leve para evitar um aumento na $C_{máx}$. Ao tratar esquizofrenia ou episódios maníacos associados ao transtorno bipolar tipo I em adultos, a dose inicial padrão é de 300 mg e pode ser aumentada até a faixa-alvo de 400 a 800 mg no dia seguinte. Ao tratar episódios depressivos no transtorno bipolar tipo I, a dosagem inicial deve ser de 50 mg, seguida por doses de 100, 200 e 300 mg em dias consecutivos e subsequentes. Quando usada como tratamento adjuvante para adultos com TDM, o esquema posológico deve ser de 50 mg no primeiro dia, 50 mg no segundo dia e 150 mg nos dias subsequentes.

Ao tratar adolescentes, a dose inicial deve ser de 50 mg. Após o primeiro dia, a dosagem pode ser ajustada para 100, 200, 300 e 400 mg nos dias subsequentes e consecutivos.

RISPERIDONA

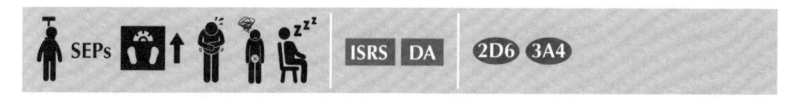

SEPs ISRS DA 2D6 3A4

Farmacocinética

A risperidona tem uma biodisponibilidade de 70% e sofre um extenso metabolismo hepático de primeira passagem, após a administração oral principalmente por meio da CYP2D6, a 9-hidroxi-risperidona, um metabólito com atividade antipsicótica equivalente. As concentrações plasmáticas máximas do composto original ocorrem dentro de 1 e 3 horas para o metabólito. A meia-vida combinada da risperidona e da 9-hidroxi-risperidona é em média de 20 horas, portanto, é eficaz na dosagem uma vez ao dia.

Farmacodinâmica

A risperidona é um antagonista dos receptores de serotonina $5-HT_{2A}$, dopamina D_2, α_1- e α_2-adrenérgicos e histamina H_1. Ela tem baixa afinidade por receptores α-adrenérgicos e receptores colinérgicos muscarínicos. Embora seja um antagonista tão potente dos receptores D_2 quanto o haloperidol, a risperidona tem muito menos probabilidade do que o haloperidol de causar SEP em humanos quando a dose de risperidona está abaixo de 6 mg por dia.

Indicações terapêuticas

A risperidona é indicada para o tratamento agudo e de manutenção da esquizofrenia em adultos e para o tratamento de esquizofrenia em adolescentes de 13 a 17 anos. A risperidona também é indicada para o tratamento de curto prazo de episódios maníacos agudos ou mistos associados ao transtorno bipolar tipo I em adultos e em crianças e adolescentes de 10 a 17 anos, em monoterapia ou com lítio ou valproato. Além disso, ela também é indicada para o tratamento de irritabilidade associada ao TEA em crianças e adolescentes de 5 a 16 anos, incluindo sintomas de agressão a outras pessoas, automutilação deliberada, acessos de raiva e mudanças rápidas de humor.

Usos *off-label*

A risperidona tem sido frequentemente usada para tratar sintomas psicóticos, quando presentes, nos transtornos bipolar, da personalidade *borderline*, da conduta, delirante, no *delirium*, na depressão e no TEPT. Ela também tem sido usada para tratar lesões cerebrais, distúrbios do desenvolvimento, síndrome de Lesch-Nyhan, distúrbios do movimento, pedofilia, transtorno de Tourette, gagueira e tricotilomania. A risperidona também pode ajudar a tratar a agressividade e a agitação em algumas doenças neurodegenerativas e ser um tratamento complementar na depressão unipolar.

Precauções e efeitos adversos

A SEP da risperidona é amplamente dependente da dosagem, e tem havido uma tendência de usar doses mais baixas do que as inicialmente recomendadas. Ganho de peso, ansiedade, náuseas e vômitos, rinite, disfunção erétil, priapismo, disfunção orgásmica e aumento da pigmentação estão associados ao uso de risperidona. Os motivos mais comuns relacionados a medicamentos para a descontinuação do uso de risperidona são SEP, tontura, hipercinesia, sonolência e náusea. Pode ocorrer uma elevação acentuada da prolactina. O ganho de peso ocorre mais comumente com o uso de risperidona em crianças do que em adultos.

Interações medicamentosas

A inibição da CYP2D6 por medicamentos como a paroxetina e a fluoxetina pode bloquear a formação do metabólito ativo da risperidona. A risperidona é um inibidor fraco da CYP2D6 e tem pouco efeito sobre outros medicamentos. O uso combinado de risperidona e ISRSs pode resultar em elevação significativa da prolactina, com galactorreia associada e aumento mamário.

Deve-se ter cuidado quando a risperidona é administrada com álcool ou outros medicamentos de ação central. A coadministração de risperidona e medicamentos com efeitos hipotensores pode aumentar os efeitos hipotensores, enquanto a coadministração com levodopa ou agonistas da dopamina não é recomendada, pois a risperidona pode antagonizar os efeitos desses medicamentos.

Dosagem e diretrizes clínicas

A faixa de dose recomendada e a frequência da dosagem de risperidona mudaram desde que o medicamento entrou em uso clínico. A risperidona está disponível em comprimidos de 0,25, 0,5, 1, 2, 3 e 4 mg e uma solução oral de 1 mg/mL.*

Para adultos, a dosagem inicial geralmente é de 1 a 3 mg à noite, a qual pode, então, ser aumentada para 4 mg por dia ou mais em incrementos de 1 mg em intervalos

---

* N. de R.T.: No Brasil, a risperidona oral está disponível em comprimidos de 1, 2 e 3 mg e solução oral de 1 mg/mL.

não inferiores a 24 horas. A dose-alvo para o tratamento de esquizofrenia em adultos é de 4 a 8 mg por dia (embora na prática clínica a dose-padrão seja de 3 a 6 mg), mas de 1 a 6 mg por dia no tratamento de episódios maníacos associados ao transtorno bipolar tipo I. Em adolescentes, a dose inicial é de 0,5 mg/dia, a titulação deve ocorrer de 0,5 a 1 mg/dia e a posologia-alvo é de 3 mg por dia para esquizofrenia e 2,5 mg por dia para mania associada ao transtorno bipolar tipo I. Ao tratar a irritabilidade associada ao TEA, a dosagem inicial deve ser de 0,25 mg por dia para pacientes com menos de 20 kg e 0,5 mg por dia para pacientes com peso de 20 kg ou mais. Após pelo menos quatro dias, a dose pode ser aumentada até a dose recomendada de 0,5 mg por dia para pacientes com menos de 20 kg e 1 mg por dia para pacientes que pesam 20 kg ou mais, e então mantida por pelo menos duas semanas. Neste momento, aumentos de dose podem ser considerados para pacientes que não demonstraram resposta clínica suficiente em incrementos de 0,25 mg por dia para pacientes com menos de 20 kg e 0,5 mg por dia para pacientes que pesam 20 kg ou mais.

Estudos de tomografia por emissão de pósitrons (PET) mostraram que doses de 1 a 4 mg por dia fornecem o bloqueio D_2 necessário para um efeito terapêutico. Inicialmente, acreditava-se que, devido à sua curta meia-vida de eliminação, a risperidona deveria ser administrada duas vezes ao dia, mas estudos straram igual eficácia com a dosagem de uma vez ao dia. Dosagens acima de 6 mg por dia estão associadas a uma maior incidência de efeitos adversos, particularmente SEP. Não há correlação entre as concentrações plasmáticas e o efeito terapêutico.

A risperidona também está disponível como um comprimido de desintegração oral, embora a marca Risperdal M-Tab tenha sido descontinuada. Esses comprimidos estão disponíveis nas doses de 0,5, 1 e 2 mg e foram indicados para os mesmos usos detalhados anteriormente.

A risperidona também está disponível em uma formulação de depósito (Risperdal Consta), que é administrada como uma formulação de injeção IM. A dose pode ser administrada como 25, 50 ou 75 mg a cada duas semanas. A risperidona oral deve ser coadministrada com Risperdal Consta nas primeiras três semanas antes de ser descontinuada. Atualmente, esta formulação está disponível apenas para adultos e para o tratamento de esquizofrenia ou o tratamento de manutenção no transtorno bipolar tipo I, em monoterapia ou em conjunto com valproato ou lítio.

ZIPRASIDONA

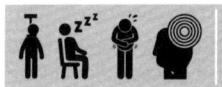

antiarrítmicos 3A4 1A2

Farmacocinética

Após a administração oral, as concentrações plasmáticas máximas de ziprasidona são atingidas em 1 a 6 horas. Concentrações de estado de equilíbrio dinâmico que variam de 5 a 10 horas são atingidos entre o primeiro e o terceiro dia de tratamento. A meia-vida terminal média no estado de equilíbrio dinâmico varia de 5 a 10 horas, o que explica a recomendação de que a dosagem duas vezes ao dia é necessária. A biodisponibilidade duplica quando a ziprasidona é administrada com alimentos, e, portanto, ela deve ser tomada com alimentos.

As concentrações séricas máximas de ziprasidona IM ocorrem após aproximadamente 1 hora, com meia-vida de 2 a 5 horas.

A ziprasidona é metabolizada principalmente pela CYP3A4 e, em menor extensão, pela CYP1A2.

Farmacodinâmica

Da mesma forma que outros ASGs, a ziprasidona bloqueia os receptores 5-HT_{2A} e D_2. Ela é também antagonista dos receptores 5-HT_{1D}, 5-HT_{2C}, D_3, D_4, α_1 e H_1. A ziprasidona tem afinidade muito baixa para os receptores D_1, M_1 e α_2. A ziprasidona também tem atividade agonista nos receptores de serotonina 5-HT_{1A}, sendo um inibidor da recaptação de serotonina e noradrenalina. Isso é consistente com relatos clínicos de que a ziprasidona tem efeitos semelhantes aos antidepressivos em pacientes não esquizofrênicos.

Indicações terapêuticas

A ziprasidona é indicada para o tratamento de esquizofrenia. Ela também é indicada como monoterapia para o tratamento agudo de episódios maníacos ou mistos associados ao transtorno bipolar tipo I e como adjuvante ao lítio ou ao valproato para o tratamento de manutenção do transtorno bipolar tipo I.

Precauções e efeitos adversos

Sonolência, cefaleia, tontura, náusea e sensação de desmaio iminente são os efeitos adversos mais comuns em pacientes que tomam ziprasidona. Ela quase não tem efeitos significativos fora do SNC, está associada a quase nenhum ganho de peso e não causa elevação sustentada da prolactina. As preocupações com o prolongamento do complexo QTc impediram alguns médicos de usarem ziprasidona como primeira escolha, uma vez que foi demonstrado que o intervalo QTc aumenta em pacientes tratados com 40 e 120 mg por dia, respectivamente.

A ziprasidona deve ser evitada em pacientes com síndrome congênita do QT longo e em pacientes com história de arritmias cardíacas.

Interações medicamentosas

A ziprasidona é contraindicada em combinação com outros medicamentos conhecidos por prolongarem o intervalo QTc. Estes incluem, mas não estão limitados a, dofetilida, sotalol, quinidina, outros antiarrítmicos de classe IA e III, mesoridazina, tioridazina, clorpromazina, droperidol, pimozida, esparfloxacina, gatifloxacina, moxifloxacina, halofantrina, mefloquina, pentamidina, trióxido de arsênio, acetato de levometadil, mesilato de dolasetrona, probucol e tacrolimo.

Os indutores e inibidores da CYP3A4 podem alterar os efeitos da ziprasidona. Ela não deve ser usada em combinação com um inibidor forte da CYP3A4 (p. ex., cetoconazol) ou um indutor forte da CYP3A4 (p. ex., rifampicina).

Dosagem e diretrizes clínicas

A ziprasidona está disponível em cápsulas de 20, 40, 60 e 80 mg.* A ziprasidona para uso IM está disponível como um frasco de uso único de 20 mg/mL. A dose oral de ziprasidona deve ser iniciada com 40 mg por dia, dividida em duas tomadas diárias. Estudos demonstraram eficácia na faixa de 80 a 160 mg por dia, dividida duas vezes ao dia. Na prática clínica, doses de até 240 mg por dia estão sendo usadas. A dosagem IM recomendada é de 10 a 20 mg a cada 2 horas para a dose de 10 mg e a cada 4 horas para a dose de 40 mg. A dose máxima diária total de ziprasidona IM é de 40 mg.

Além das interações com medicamentos que prolongam o intervalo QTc, a ziprasidona parece ter baixo potencial para interações medicamentosas clinicamente significativas.

CLOZAPINA

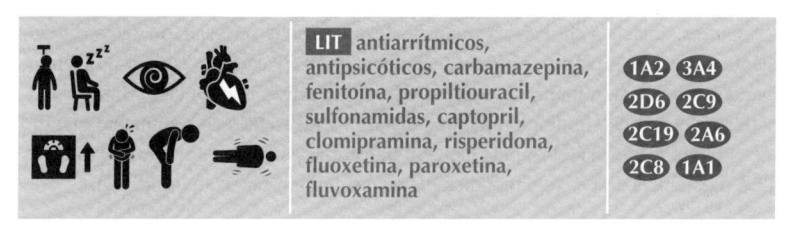

LIT antiarrítmicos, antipsicóticos, carbamazepina, fenitoína, propiltiouracil, sulfonamidas, captopril, clomipramina, risperidona, fluoxetina, paroxetina, fluvoxamina

1A2, 3A4, 2D6, 2C9, 2C19, 2A6, 2C8, 1A1

Farmacocinética

A clozapina é rapidamente absorvida e está 97% ligada às proteínas séricas, com concentrações plasmáticas máximas atingidas em cerca de 2 horas. O estado de equilíbrio dinâmico é alcançado em menos de uma semana se for usada uma dose duas vezes ao dia. A clozapina é extensivamente metabolizada no fígado por várias isoenzimas do citocromo P450, particularmente CYP1A2, CYP2D6 e CYP3A4. Ela tem dois metabólitos principais, um dos quais, a N-dimetilclozapina, pode ter algumas atividades farmacológicas, e sua meia-vida de eliminação é de cerca de 12 horas.

Farmacodinâmica

A clozapina é um antagonista dos receptores 5-HT$_{2A}$, D$_1$, D$_3$, D$_4$ e α-adrenérgicos (em especial α$_1$). Ela tem potência relativamente baixa como antagonista do receptor D$_2$. Os dados de exames de PET mostram que, enquanto 10 mg de haloperidol produzem 80% de ocupação dos receptores D$_2$ estriatais, as doses clinicamente efetivas de

---

* N. de R.T.: No Brasil, a ziprasidona está disponível em cápsulas de 40 e 80 mg.

clozapina ocupam apenas 40% a 50% dos receptores D_2 estriatais. Essa diferença na ocupação do receptor D_2 é provavelmente o motivo pelo qual a clozapina não causa SEP. Também foi postulado que a clozapina e outros ASGs se ligam mais vagamente ao receptor D_2 e, como resultado dessa "dissociação rápida", é possível uma neurotransmissão mais normal da dopamina, embora isso também possa levar a psicoses de rebote muito mais rapidamente.

Indicações terapêuticas

A clozapina é indicada para esquizofrenia resistente ao tratamento em adultos e para a redução do comportamento suicida em pacientes adultos com esquizofrenia ou transtorno esquizoafetivo.

Usos *off-label*

Além de ser o tratamento medicamentoso mais eficaz para pacientes que não responderam a terapias padrão, a clozapina demonstrou beneficiar pacientes com discinesia tardia grave. A clozapina suprime essas discinesias, mas os movimentos anormais retornam quando a clozapina é interrompida. Isso é verdade mesmo que a clozapina, em raras ocasiões, possa causar discinesia tardia.

Outras situações clínicas nas quais a clozapina pode ser usada incluem o tratamento de pacientes psicóticos que são intolerantes à SEP causada por outros agentes, mania resistente ao tratamento, depressão psicótica grave, doença de Parkinson idiopática e doença de Huntington. Outros distúrbios resistentes ao tratamento que demonstraram resposta à clozapina incluem transtorno pervasivo do desenvolvimento, TEA na infância e TOC (em monoterapia ou em combinação com um ISRS).

Precauções e efeitos adversos

Os efeitos adversos mais comuns relacionados aos medicamentos são sedação, tontura, síncope, taquicardia, hipotensão, alterações no ECG, náuseas e vômitos. Outros incluem fadiga, ganho de peso, fraqueza muscular subjetiva, vários sintomas GIs (mais comumente constipação) e efeitos anticolinérgicos. A clozapina tem efeitos anticolinérgicos potentes que podem ser particularmente aparentes em indivíduos com glaucoma de ângulo fechado e hipertrofia prostática, bem como naqueles que estão tomando medicamentos anticolinérgicos concomitantes. Em alguns casos, os efeitos adversos GIs e a constipação podem levar a obstrução intestinal, impactação fecal e íleo paralítico, o que pode ser fatal. Se esses efeitos colaterais forem relatados, certifique-se de que o paciente esteja adequadamente hidratado e trate com laxantes formadores de bolo fecal. Em casos mais graves, consulte um gastrenterologista.

Pacientes que apresentarem sintomas de dor torácica, falta de ar, febre ou taquipneia devem ser imediatamente avaliados para miocardite ou miocardiopatia, um efeito adverso raro, mas grave, que termina em morte. A creatina fosfocinase seriada com frações da banda miocárdica (CPK-MB), concentrações de troponina e ECG são recomendados, além da descontinuação imediata da clozapina. A sialorreia, ou hipersalivação, é um efeito colateral que começa no início do tratamento e é mais evidente à noite. Os pacientes relatam que seus travesseiros ficam encharcados de saliva. Esse efeito colateral é provavelmente o resultado do comprometimento da deglutição. Embora haja relatos de que a clonidina ou a amitriptilina possam ajudar a reduzir a hipersalivação, a solução mais prática é colocar uma toalha sobre o travesseiro. Outros medicamentos usados para sialorreia incluem glicopirrolato, terazosina, difenidramina, clorfeniramina e derivados de benzamida. Além disso, gotas de atropina 1% por via oral podem ser benéficas, considerando seu baixo risco de induzir constipação.

O risco de convulsões é de cerca de 4% em pacientes que tomam doses acima de 600 mg por dia, e a adição de um anticonvulsivante pode reduzir esse risco. Leucopenia, granulocitopenia e febre ocorrem em cerca de 1% dos pacientes. As novas diretrizes atualizadas sobre clozapina diferenciam entre a população em geral e aqueles com neutropenia étnica benigna (NEB), e os médicos são aconselhados a seguirem essas recomendações para o monitoramento da contagem absoluta de neutrófilos (ANC, do inglês *absolute neutrophile count*).

Durante o primeiro ano de tratamento, há um risco de 0,73% de granulocitopenia induzida por clozapina, mas ele diminui para 0,07% durante o segundo ano. Para neutropenia, o risco é de 2,32% e 0,69% durante o primeiro e segundo anos de tratamento, respectivamente. As únicas contraindicações ao uso de clozapina são a ANC abaixo de 1.000 células/µL na população geral e 500 células/µL em pacientes com NEB; uma história de transtorno mieloproliferativo ou distúrbio prévio da medula óssea; uma história de neutropenia grave durante o tratamento com clozapina; ou o uso de outro medicamento que seja conhecido por suprimir a medula óssea, como a carbamazepina. Os médicos são aconselhados a monitorarem a ANC dos pacientes para evitar neutropenia grave (consulte Avaliação de risco e Estratégia de Tratamento da clozapina e Tabelas 34-5 e 34-6 adiante).

Cerca de 1% dos pacientes que tomaram clozapina desenvolveram eosinofilia, o que geralmente ocorre no primeiro mês de tratamento. Ela pode estar associada a colite, hepatite, pancreatite, nefrite ou miocardite. Se uma contagem de eosinófilos acima de 700/µL for observada, avalie imediatamente quanto a reações sistêmicas. Se a doença sistêmica relacionada à clozapina não puder ser descartada, interrompa imediatamente a clozapina.

Quando usada isoladamente, a clozapina pode muito raramente induzir sintomas obsessivo-compulsivos.

Interações medicamentosas

A clozapina não deve ser utilizada com qualquer outro medicamento associado ao desenvolvimento de neutropenia ou supressão da medula óssea. Tais medicamentos incluem carbamazepina, fenitoína, propiltiouracila, sulfonamidas e captopril. A combinação de lítio com clozapina pode aumentar o risco de convulsões, confusão e distúrbios do movimento. Além disso, o lítio não deve ser usado por pessoas que tenham experimentado um episódio de síndrome neuroléptica maligna. No entanto, o lítio

TABELA 34-5 Monitoramento da contagem absoluta de neutrófilos (ANC) durante a administração de clozapina na população geral

Valor da ANC	Recomendação de tratamento	Monitoramento da ANC
Intervalo normal ANC ≥ 1.500/μL	Inicie o tratamento Se o tratamento for interrompido: • < 30 dias, continue monitorando como antes • ≥ 30 dias, monitore como se estivesse começando de novo • Descontinuação por motivos que não a neutropenia	Uma vez por semana durante seis meses a partir do início do tratamento Uma vez a cada duas semanas durante os meses 6 a 12 de tratamento Mensalmente após 12 meses de tratamento
Neutropenia leve 1.000-1.499/μL[a]	Continue o tratamento	Três vezes por semana até ANC ≥ 1.500/μL Ao ultrapassar esse limite, voltar para o intervalo de monitoramento da "faixa normal" mais recente do paciente[b]
Neutropenia moderada 500-999/μL[a]	Recomende uma consulta de hematologia Interrompa o tratamento por suspeita de neutropenia induzida por clozapina Retome o tratamento quando a ANC for ≥1.000/μL	Diariamente até ANC ≥ 1.000/μL, depois três vezes por semana até ANC ≥ 1.500/μL Quando ultrapassar esse limite e mantiver por quatro semanas, voltar para o intervalo de monitoramento da "faixa normal" mais recente do paciente[b]
Neutropenia grave < 500/μL[a]	Recomende uma consulta de hematologia Interrompa o tratamento por suspeita de neutropenia induzida por clozapina NÃO volte a testar o medicamento, a menos que o prescritor determine que os benefícios superam os riscos	Diariamente até ANC ≥ 1.000/μL, depois três vezes por semana até ANC ≥ 1.500/μL Se o paciente não receber o medicamento novamente, retome o tratamento como um novo paciente sob monitoramento de "faixa normal" uma vez que a ANC for ≥ 1.500/μL
Descontinuação da terapia		
Neutropenia moderada 500-999/μL[a]	Diariamente até ANC ≥ 1.000/μL, depois três vezes por semana até ANC ≥ 1.500/μL	
Neutropenia grave < 500/μL[a]	Diariamente até ANC ≥ 1.000/μL, depois três vezes por semana até ANC ≥ 1.500/μL	

[a]Confirme todos os relatos iniciais de ANC inferior a 1.500/μL com uma segunda medição de ANC dentro de 24 horas.
[b]Se clinicamente apropriado.

TABELA 34-6 Monitoramento da contagem absoluta de neutrófilos (ANC) durante a administração de clozapina em pacientes com neutropenia étnica benigna (NEB)

Valor da ANC	Recomendação de tratamento	Monitoramento da ANC
Faixa normal de NEB ANC ≥ 1.000/μL	Obtenha pelo menos duas medições basais de ANC antes de iniciar o tratamento Se o tratamento for interrompido: • < 30 dias, continue monitorando como antes • ≥ 30 dias, monitore como se estivesse começando de novo • Descontinuação por motivos além da neutropenia	Uma vez por semana durante seis meses a partir do início do tratamento Uma vez a cada duas semanas durante os meses 6 a 12 de tratamento Mensalmente após 12 meses de tratamento
Neutropenia na NEB 500-999/μL[a]	Recomende uma consulta de hematologia Continue o tratamento	Três vezes por até ANC ≥ 1.000/μL ou acima da linha de base estabelecida para o paciente. Ao ultrapassar aquele limite, verificar a ANC semanalmente por quatro semanas, depois voltar para o intervalo de monitoramento da "faixa de NEB normal" mais recente do paciente[b]
Neutropenia grave na NEB < 500/μL[a]	Recomende uma consulta de hematologia Interrompa o tratamento por suspeita de neutropenia induzida por clozapina NÃO volte a testar o medicamento, a menos que o prescritor determine que os benefícios superam os riscos	Diariamente até ANC ≥ 500/μL, depois três vezes por semana acima da linha de base estabelecida para o paciente Se o paciente não receber o medicamento novamente, retome o tratamento como um novo paciente sob monitoramento de "faixa de NEB normal" uma vez que ANC ≥ 1.000/μL ou na linha de base estabelecida para o paciente
Descontinuação da terapia		
Neutropenia grave <500/μL[a]	Diariamente até ANC ≥ 500/μL, depois três vezes por semana até ANC ≥ linha de base estabelecida pelo paciente	

[a]Confirme todos os relatos iniciais de ANC inferior a 1.000/μL com uma segunda medição de ANC dentro de 24 horas.
[b]Se clinicamente apropriado.

é combinado com a clozapina para aumentar a contagem de neutrófilos, embora os clínicos devam estar cientes dos riscos mencionados acima. A clomipramina pode aumentar o risco de convulsão, reduzindo o limiar convulsivo e aumentando as concentrações plasmáticas de clozapina. Da mesma forma, risperidona, fluoxetina, paroxetina e fluvoxamina também podem aumentar as concentrações séricas de clozapina. A adição de paroxetina pode precipitar a neutropenia associada à clozapina.

O uso de clozapina deve ser evitado em combinação com outros medicamentos conhecidos por prolongar o intervalo QTc, incluindo antiarrítmicos da Classe 1A (p. ex., quinidina, procainamida) ou antiarrítmicos da Classe III (p. ex., amiodarona, sotalol), medicamentos antipsicóticos (p. ex., ziprasidona, clorpromazina, tioridazina), antibióticos (p. ex., gatifloxacina, moxifloxacino) ou qualquer outra classe de medicamentos conhecidos por prolongar o intervalo QTc (p. ex., pentamidina, acetato de levometadil, metadona). A dose de clozapina deve ser reduzida para um terço da dose original quando administrada com um inibidor potente da CYP1A2, enquanto o uso de inibidores fracos da CYP1A2, incluindo contraceptivos orais e cafeína, deve ser moderado. Deve-se ter cautela ao administrar clozapina com inibidores da CYP3A4 e CYP2D6. O uso concomitante de clozapina com indutores da CYP1A2 e CYP3A4 pode exigir ajustes na dosagem, especialmente com indutores mais fortes como fenitoína, rifampicina e erva-de-são-joão.

Dosagem e diretrizes clínicas

A clozapina está disponível em comprimidos de 25, 50, 100 e 200 mg; comprimidos de desintegração oral disponíveis em doses de 12,5, 25, 100, 150 e 200 mg; bem como em suspensão oral de 50 mg/mL.* A dose inicial é, em geral, de 25 mg, uma ou duas vezes ao dia, embora a dose inicial conservadora seja de 12,5 mg, duas vezes ao dia. A dose pode então ser aumentada gradualmente (25 mg por dia a cada 1 a 3 dias) para 300 mg por dia em doses divididas, geralmente duas ou três vezes ao dia, embora não seja incomum administrar todo o medicamento antes de dormir. Em tais circunstâncias, os pacientes devem ser avisados e orientados quanto ao risco de quedas secundárias a tonturas e hipotensão postural ao levantar-se repentinamente da cama. Doses de até 900 mg por dia podem ser usadas, embora o risco de convulsão aumente para doses superiores a 600 mg e o uso concomitante de um anticonvulsivante seja justificado às vezes. Testes para concentrações sanguíneas de clozapina podem ser úteis em pacientes que não respondem por serem metabolizadores rápidos ou no caso de haver suspeitas de armazenamento na bochecha. Estudos apontaram que concentrações plasmáticas superiores a 350 mg/mL estão associadas a maior probabilidade de resposta. Pode ser necessário reduzir a dose de clozapina em pacientes com comprometimento hepático ou renal moderado a grave.

---

* N. de R.T.: No Brasil, somente comprimidos de 25 e 100 mg estão disponíveis.

Avaliação de Riscos e Estratégia de Gerenciamento para Clozapina

- A partir de 2021, o programa REMS (do inglês *Risk Evaluation and Mitigation Strategies* – Estratégias de Avaliação e Mitigação de Riscos)* da clozapina foi atualizado. Para fornecer clozapina para uso ambulatorial ou para iniciar o tratamento para pacientes internados, os prescritores devem:
- Serem certificados pelo REMS da clozapina.
- Inscrever os pacientes no REMS da clozapina.
- Fornecer a contagem absoluta de neutrófilos (ANC, do inglês *absolute neutrophil count*) basal ao inscrever um novo paciente no REMS.
- Cumprir as informações de prescrição da clozapina ao solicitar o teste ANC para os pacientes.
- Verificar e documentar o ANC de cada paciente no REMS da clozapina a cada mês e enviar o formulário de evolução do paciente.

Farmácias ambulatoriais devem:

- Serem certificadas pelo REMS da clozapina.
- Obter autorização de dispensação junto ao REMS.

Farmácias hospitalares devem:

- Serem certificadas no REMS da clozapina.
- Obter autorização de dispensação junto ao REMS.

Para obter clozapina, os pacientes devem estar inscritos no REMS da clozapina por um prescritor certificado e cumprir os requisitos de teste ANC delineados a seguir e nas Tabelas 34-5 e 34-6.

Durante os primeiros 6 meses de tratamento, contagens leucocitácias semanais são indicadas para monitorar o paciente quanto ao desenvolvimento de neutropenia. Se o ANC permanecer normal, a frequência dos testes pode ser reduzida para a cada 2 semanas após 6 meses e passar a ser realizada semanalmente após 12 meses. Embora o monitoramento seja caro, a indicação precoce de neutropenia pode prevenir um desfecho fatal. Como mencionado anteriormente, a clozapina deve ser descontinuada se o resultado do ANC estiver abaixo de 1.000 células/μL na população geral ou 500 células/μL em pacientes com NEB. Além disso, uma consulta hematológica deve ser realizada, e a obtenção de uma amostra de medula óssea deve ser considerada. Pessoas com neutropenia grave não devem ser reexpostas ao medicamento. Para evitar situações em que o médico ou o paciente não solicite ou realize os exames de sangue necessários, a clozapina não pode ser dispensada sem prova de monitoramento.

---

* N. de R.T.: O Risk Evaluation and Mitigation Strategy (REMS) é um programa de gerenciamento de riscos implementado pela Food and Drug Administration (FDA) dos Estados Unidos para medicamentos com potencial de risco significativo para a segurança do paciente.
No Brasil, não há um programa único de regulamentação do uso da clozapina; no entanto, os clínicos devem estar atentos aos protocolos vigentes e realizar o monitoramento correto e seriado de acordo com a recomendação da literatura científica.

35 | Fármacos simpatomiméticos e atomoxetina

Nome genérico	Nome comercial	Efeitos adversos	Interações medicamentosas	Interações CYP
Anfetamina – dextroanfetamina*	Adderall	Arritmia cardíaca, sintomas GIs, agitação, insônia, discinesia	IMAO, ADT/ADTC, varfarina, primidona, fenobarbital, fenitoína, fenilbutazona	2D6, 2A6
Atomoxetina	Atentah	Arritmia cardíaca, sintomas GIs, insônia, erupção cutânea	IMAO	2D6, 2C19
Dexmetilfenidato*	Focalin, Focalin XR	Arritmia cardíaca, sintomas GIs, agitação, insônia, discinesia	IMAO, ADT/ADTC, varfarina, primidona, fenobarbital, fenitoína, fenilbutazona	N/A
Dextroanfetamina*	Dexedrine, Dextrostat	Arritmia cardíaca, sintomas GIs, agitação, insônia, discinesia	IMAO, ADT/ADTC, varfarina, primidona, fenobarbital, fenitoína, fenilbutazona	2D6
Lisdexanfetamina	Venvanse, Juneve	Arritmia cardíaca, sintomas GIs, agitação, insônia, discinesia	IMAO, ADT/ADTC, varfarina, primidona, fenobarbital, fenitoína, fenilbutazona	N/A
Metanfetamina*	Desoxyn	Arritmia cardíaca, sintomas GIs, agitação, insônia, discinesia	IMAO, ADT/ADTC, varfarina, primidona, fenobarbital, fenitoína, fenilbutazona	2D6
Metilfenidato	Ritalina, Ritalina LA, Concerta, Attenze, Consiv, Foq XR, Medato, Ragione, Tedeaga	Arritmia cardíaca, sintomas GIs, agitação, insônia, discinesia	IMAO, ADT/ADTC, varfarina, primidona, fenobarbital, fenitoína, fenilbutazona	N/A

GIs, gastrintestinais; IMAO, inibidores da monoaminoxidase; ADT, antidepressivos tricíclicos; ADTC, antidepressivos tetracíclicos; N/A, não se aplica
* N. de R.T.: Não disponíveis no Brasil.

Introdução

As substâncias simpatomiméticas, também conhecidas como estimulantes, estão entre as substâncias mais usadas de forma abusiva nos Estados Unidos. Cerca de 1,9% (mais de 5 milhões de pessoas) usaram cocaína e 6,4% (mais de 17 milhões de pessoas) receberam prescrição de estimulantes no ano passado, enquanto a taxa de prevalência de transtorno de déficit de atenção/hiperatividade (TDAH) nos Estados Unidos em 2022 foi de 4,5%. Os estimulantes aumentam a motivação, a atenção, a concentração e a vigília e estimulam o sistema cardiovascular. Eles também suprimem o apetite e interferem no sono. Essas substâncias alcançam esses efeitos ao ativarem o sistema nervoso central (SNC) simpático por meio de efeitos nas catecolaminas endógenas. Várias classes químicas estão incluídas neste grupo.

A primeira classe dessas substâncias a ser descoberta foi a das anfetaminas, criadas no final do século XIX e usadas pelos soldados bávaros em meados da década de 1880 para manter a vigília, o estado de alerta, a energia e a confiança no combate. Desde então, elas têm sido usadas de forma semelhante na maioria das guerras. Clinicamente, elas não foram amplamente utilizadas até a década de 1930, quando foram comercializadas como inaladores de Benzedrine para alívio da congestão nasal. Os inaladores eram drogas populares de abuso até que o Benzedrine foi transformado em medicamento prescrito em 1959, a fim de tratar a sonolência associada à narcolepsia.

Desde o Controlled Substances Act de 1970, os simpatomiméticos foram classificados como medicamentos controlados em razão de seu início rápido, seus efeitos comportamentais imediatos e sua propensão a desenvolver tolerância, o que leva ao risco de abuso e dependência em indivíduos vulneráveis. Suas fabricação e distribuição e seu uso são regulamentados por agências estaduais e federais.

Apesar de um potencial relativamente alto de abuso, descobriu-se que os simpatomiméticos são eficazes no tratamento de certos distúrbios cognitivos que resultam em depressão secundária ou apatia profunda (p. ex., síndrome da imunodeficiência adquirida [aids], esclerose múltipla, depressão após acidente vascular cerebral (AVC) e demência, traumatismo cranioencefálico fechado), bem como na potencialização de medicamentos antidepressivos em depressões específicas resistentes ao tratamento. Esses medicamentos são mais comumente usados para tratar sintomas de baixa concentração e hiperatividade em crianças e adultos com TDAH. Paradoxalmente, muitos pacientes com TDAH descobrem que esses medicamentos podem ter um efeito calmante.

Embora não seja um psicoestimulante, a atomoxetina está incluída neste capítulo porque é aprovada para tratar o TDAH. A modafinila e a armodafinila, que podem ser usadas *off-label* para tratar o TDAH, são discutidas no Capítulo 23.

É importante ressaltar que todas as anfetaminas são usadas há muito tempo para facilitar a perda de peso, mas apenas uma formulação, Evekeo, foi aprovada pela Food and Drug Administration (FDA) como adjuvante em um regime de redução de peso. Para obter informações sobre o Evekeo, consulte o Capítulo 41.

Ações farmacológicas

Todos os simpatomiméticos são bem absorvidos pelo trato GI. A anfetamina (Adderall) e a dextroanfetamina (Dexedrine, Dextrostat) atingem as concentrações plasmáticas máximas em 2 a 3 horas e têm uma meia-vida de cerca de 6 horas, necessitando de administração uma ou duas vezes ao dia. O metilfenidato está disponível em formulações de liberação imediata, liberação sustentada e liberação prolongada.

O metilfenidato de liberação imediata atinge o pico das concentrações plasmáticas em 1 a 2 horas e sua meia-vida é curta, variando de 2 a 3 horas, necessitando, portanto, de doses múltiplas diárias. A formulação de liberação sustentada atinge o pico das concentrações plasmáticas em 4 a 5 horas e duplica a meia-vida efetiva do metilfenidato. A formulação de liberação prolongada atinge concentrações plasmáticas máximas em 6 a 8 horas e foi projetada para ser eficaz por 12 horas em doses uma vez ao dia. O dexmetilfenidato (Focalin) atinge o pico de concentração plasmática em cerca de 3 horas e é prescrito duas vezes ao dia. A liberação prolongada de dexmetilfenidato (Focalin XR) produz duas concentrações plasmáticas máximas distintas, uma aproximadamente 1,5 horas após a administração (intervalo de 1 a 4 horas) e a segunda 6,5 horas após administração (faixa de 4,5 a 7 horas).

O dimesilato de lisdexanfetamina, também conhecido como L-lisina-D-anfetamina, é um pró-fármaco de anfetamina. Nesta formulação, a dextroanfetamina é acoplada ao aminoácido L-lisina. A lisdexanfetamina torna-se ativa após a clivagem da porção de lisina da molécula por enzimas nas hemácias. Isso resulta na liberação gradual de dextroanfetamina na corrente sanguínea. Além de ter uma duração de ação prolongada, esse tipo de formulação reduz seu potencial de abuso. Trata-se do único pró-fármaco desse tipo. A lisdexanfetamina é indicada para o tratamento de TDAH em crianças de 6 a 12 anos e em adultos como parte integrante de um programa total de tratamento que pode incluir outras medidas (*i.e.*, psicológicas, educacionais, sociais). A segurança e a eficácia do dimesilato de lisdexanfetamina em pacientes de 3 a 5 anos de idade não foram estabelecidas. Em contraste com o Adderall, que contém aproximadamente 75% de dextroanfetamina e 25% de levoanfetamina, a lisdexanfetamina é uma única molécula de anfetamina formada pelo enantiômero dextro. Na maioria dos casos, isso torna o medicamento mais bem tolerado, mas há alguns pacientes que experimentam maiores benefícios com a preparação de isômeros mistos.

Outra formulação de anfetamina visa a controlar os sintomas durante todo o dia (Mydayis). Ela é indicada para pacientes com 13 anos de idade ou mais. Mydayis consiste em sais mistos de anfetamina de ação prolongada, com três esferas – quantidades iguais (em peso) de quatro sais: sulfato de dextroanfetamina e sulfato de anfetamina, sacarato de dextroanfetamina e aspartato de anfetamina mono-hidratado. Isso resulta em uma mistura 3:1 do equivalente à base de dextro- para levoanfetamina. Em estudos clínicos, descobriu-se que o Mydayis melhora significativamente os sintomas de TDAH em indivíduos quando comparado a um placebo, começando 2 a 4 horas após a dose e durando até 16 horas.

O metilfenidato, a dextroanfetamina e a anfetamina são simpatomiméticos de ação indireta, com o efeito primário causando a liberação de catecolaminas dos neurônios pré-sinápticos. Sua eficácia clínica está associada ao aumento da liberação de dopamina e noradrenalina. A dextroanfetamina e o metilfenidato também são inibidores fracos da recaptação de catecolaminas e inibidores da monoaminoxidase.

Indicações terapêuticas

Transtorno de déficit de atenção/hiperatividade

Os simpatomiméticos são os medicamentos de primeira linha para o tratamento de TDAH em crianças e são eficazes cerca de 75% das vezes. O metilfenidato e a dextroanfetamina são igualmente eficazes e funcionam em 15 a 30 minutos. Os medicamentos simpatomiméticos diminuem a hiperatividade, aumentam a atenção e reduzem a impulsividade. Eles também podem reduzir os comportamentos de oposição comórbidos associados ao TDAH. Muitas pessoas tomam esses medicamentos durante a fase escolar e depois disso. Em pessoas responsivas, o uso de um simpatomimético pode ser um determinante crítico do sucesso escolar.

Os simpatomiméticos melhoram os principais sintomas do TDAH de hiperatividade, impulsividade e falta de atenção e permitem melhores interações sociais com professores, familiares, outros adultos e colegas. O sucesso do tratamento de longo prazo do TDAH com simpatomiméticos, os quais são eficazes para a maioria dos vários conjuntos de sintomas de TDAH presentes desde a infância até a idade adulta, se baseia em um modelo no qual o TDAH resulta de um desequilíbrio neuroquímico determinado geneticamente e que requer tratamento farmacológico ao longo da vida.

O metilfenidato é o agente inicial mais comumente usado, na dosagem de 5 a 10 mg a cada 3 a 4 horas. As doses podem ser aumentadas até um máximo de 20 mg, quatro vezes ao dia, ou 1 mg/kg por dia. O uso da formulação de liberação sustentada de 20 mg para obter 6 horas de benefício e eliminar a necessidade de administração na escola é apoiado por muitos especialistas, embora outras autoridades acreditem que é menos eficaz do que a formulação de liberação imediata. A dextroanfetamina é cerca de duas vezes mais potente do que o metilfenidato por miligrama e fornece 6 a 8 horas de benefício.

Cerca de 70% dos que não respondem a um simpatomimético podem se beneficiar de outro. Todos os simpatomiméticos devem ser experimentados antes da mudança para medicamentos de uma classe diferente. A ideia anterior de que os simpatomiméticos pioram os tiques e, portanto, devem ser evitados por pessoas com TDAH e transtornos comórbidos de tiques tem sido questionada. Pequenas doses de simpatomiméticos não parecem causar aumento na frequência e na gravidade dos tiques. As alternativas aos simpatomiméticos para o TDAH incluem bupropiona, venlafaxina, guanfacina, clonidina e medicamentos tricíclicos.

O uso de simpatomiméticos em curto prazo induz uma sensação de euforia. No entanto, a tolerância se desenvolve tanto para a sensação de euforia quanto para a atividade simpatomimética.

Narcolepsia e hipersonolência

A narcolepsia consiste em ataques repentinos de sono (*narcolepsia*), perda repentina do tônus postural (*cataplexia*), perda do controle motor voluntário ao se entrar (hipnagógico) ou sair (hipnopômpico) do sono (*paralisia do sono*) e alucinações hipnagógicas ou hipnopômpicas. Os simpatomiméticos reduzem os ataques narcolépticos do sono e melhoram a vigília em outros tipos de estados de hipersonolência. Embora vários medicamentos tenham sido desenvolvidos para combater a narcolepsia e a sonolência diurna excessiva, conforme abordado no Capítulo 23, os simpatomiméticos também podem ser usados para manter a vigília e a precisão do desempenho motor, embora apenas a anfetamina-dextroanfetamina seja especificamente indicada para essa finalidade. Pessoas com narcolepsia, diferentemente das pessoas com TDAH, podem desenvolver tolerância aos efeitos terapêuticos dos simpatomiméticos. Além disso, esses medicamentos também podem ser prescritos para pessoas afetadas pela privação de sono de curto prazo, como aquelas que mudaram recentemente para novos horários de trabalho e estão tendo dificuldade em se adaptar (transtorno do sono, tipo trabalho em turnos).

Transtorno da compulsão alimentar

A lisdexanfetamina é indicada para o tratamento de transtorno da compulsão alimentar periódica (TCAP) moderada a grave. A teoria subjacente é de que a lisdexanfetamina aumenta a dopamina e interrompe as vias dopaminérgicas que recompensam o comportamento compulsivo. Pacientes com TCAP que receberam doses diárias de 30, 50 e 70 mg de lisdexanfetamina apresentaram resultados superiores em comparação com o placebo.

Usos *off-label*

Transtornos depressivos

Os simpatomiméticos podem ser usados para transtornos depressivos resistentes ao tratamento, em geral como potencializadores da terapia medicamentosa antidepressiva padrão. As possíveis indicações para o uso de simpatomiméticos como monoterapia incluem depressão em idosos, que correm maior risco de efeitos adversos de medicamentos antidepressivos padrão; depressão em pessoas com doenças clínicas, especialmente pessoas com aids; obnubilação causada pelo uso crônico de opioides; e situações clínicas nas quais uma resposta rápida é importante, mas para as quais a eletroconvulsoterapia é contraindicada. Pacientes deprimidos com abulia e anergia também podem se beneficiar.

A dextroanfetamina pode ser útil para diferenciar entre a pseudodemência da depressão e a demência. Uma pessoa deprimida geralmente responde a uma dose de 5 mg com maior estado de alerta e melhor cognição. Acredita-se que os simpatomiméticos forneçam apenas benefícios de curto prazo (duas a quatro semanas) para a depressão, porque a maioria das pessoas desenvolve rapidamente tolerância aos efeitos antidepressivos dos medicamentos. No entanto, alguns médicos relatam que o tratamento em longo prazo com simpatomiméticos pode beneficiar algumas pessoas.

Encefalopatia causada por lesão cerebral

Os simpatomiméticos aumentam o estado de alerta, a cognição, a motivação e o desempenho motor em pessoas com déficits neurológicos causados por derrames, traumas, tumores ou infecções crônicas. O tratamento com simpatomiméticos pode permitir uma participação mais precoce e mais robusta em programas de reabilitação. A letargia e a apatia pós-AVC podem responder ao uso prolongado de simpatomiméticos.

Obesidade

Os simpatomiméticos são usados no tratamento de obesidade em razão de seus efeitos indutores de anorexia. Como a tolerância se desenvolve aos efeitos anoréticos e devido ao alto potencial de abuso das drogas, seu uso para essa indicação é limitado. Entre os fármacos simpatomiméticos, a fentermina é a mais amplamente usada para supressão do apetite e é descrita com mais detalhes no Capítulo 41. Além disso, a fentermina era o outro constituinte do "fen-fen", uma combinação *off-label* de fenfluramina e fentermina, amplamente usada para promover a perda de peso até que a fenfluramina e a dexfenfluramina foram retiradas do mercado devido a uma associação com insuficiência valvar cardíaca, hipertensão pulmonar primária e perda irreversível de fibras nervosas serotoninérgicas cerebrais. A toxicidade da fenfluramina é atribuída ao fato de estimular a liberação de grandes quantidades de serotonina das terminações nervosas, um mecanismo de ação não compartilhado pela fentermina. Não foi relatado que o uso de fentermina isoladamente cause os mesmos efeitos adversos causados pela fenfluramina ou pela dexfenfluramina, e ela ainda é indicada para uso como adjuvante de curto prazo em um regime de tratamento mais amplo projetado para promover a redução de peso.

A limitação cuidadosa da ingestão calórica e exercícios criteriosos estão no centro de qualquer programa bem-sucedido de perda de peso. Os medicamentos simpatomiméticos facilitam a perda de, no máximo, uma fração adicional de 500 g por semana. Os medicamentos simpatomiméticos são inibidores de apetite eficazes apenas nas primeiras semanas de uso; depois disso, os efeitos anorexígenos tendem a diminuir.

Fadiga

Entre 70% e 90% dos indivíduos com esclerose múltipla experimentam fadiga. Anfetaminas, metilfenidato e o agonista do receptor de dopamina amantadina às vezes são eficazes no combate a esse sintoma. Outras causas de fadiga, como a síndrome da fadiga crônica ou mesmo o câncer, podem responder aos estimulantes em muitos casos.

Apatia na doença de Alzheimer

Um dos principais problemas comportamentais da doença de Alzheimer (DA) é a apatia. Em conjunto com a solidão, a apatia pode acelerar o comprometimento funcional e levar a maior sobrecarga do cuidador, maior utilização dos serviços e maiores taxas de mortalidade dos pacientes. Um estudo prospectivo, duplo-cego, randomizado e controlado por placebo, realizado durante 12 semanas, mostrou que o metilfenidato melhorou a apatia em um grupo de 60 veteranos do sexo masculino com DA leve. Ele também melhorou o *status* funcional, a cognição, a sobrecarga do cuidador, a depressão e os escores da Escala de Impressões Clínicas Globais.

Precauções e efeitos adversos

Os efeitos adversos mais comuns associados aos medicamentos semelhantes às anfetaminas são dor de estômago, ansiedade, irritabilidade, insônia, taquicardia, arritmias cardíacas e disforia. Os simpatomiméticos causam diminuição no apetite, embora geralmente se desenvolva tolerância para esse efeito. O manejo de efeitos adversos comuns em crianças com TDAH costuma ser simples (ver Tabela 35-1). Os medicamentos também podem causar aumentos na frequência cardíaca (FC) e na pressão arterial (PA) e podem causar palpitações.

Os efeitos adversos menos comuns incluem a possível indução de distúrbios do movimento, como tiques, sintomas semelhantes aos do transtorno de Tourette e discinesias, que geralmente são autolimitadas em 7 a 10 dias. Se uma pessoa que toma um simpatomimético desenvolver um desses distúrbios do movimento, uma correlação entre a dose do medicamento e a gravidade do distúrbio deve ser estabelecida com firmeza antes que ajustes sejam feitos na dosagem do medicamento.

TABELA 35-1 Manejo de efeitos adversos comuns induzidos por estimulantes no transtorno de déficit de atenção/hiperatividade

Efeito adverso	Manejo
Anorexia, náusea, perda de peso	• Administre os estimulantes com as refeições. • Use suplementos com alto teor calórico. Desencoraje forçar as refeições.
Insônia, pesadelos	• Administre os estimulantes no início do dia. • Mude para preparações de curta ação. • Interrompa a administração à tarde ou à noite. • Considere o tratamento adjuvante (p. ex., anti-histamínicos, clonidina, antidepressivos).
Tontura	• Monitore a pressão arterial. • Incentive a ingestão de líquidos. • Mude para a forma de ação prolongada.
Fenômenos de rebote	• Sobreponha a dosagem de estimulantes. • Mude para uma preparação de ação prolongada ou combine preparações de ação longa e curta. • Considere o tratamento adjuvante ou alternativo (p. ex., clonidina, antidepressivos).
Irritabilidade	• Avalie o momento dos fenômenos (durante a fase de pico ou de retirada). • Avalie os sintomas comórbidos. • Reduza a dose. • Considere o tratamento adjuvante ou alternativo (p. ex., lítio, antidepressivos, anticonvulsivantes).
Disforia, mau humor, agitação	• Considere o diagnóstico de comorbidades (p. ex., transtorno do humor). • Reduza a dosagem ou mude para uma preparação de ação prolongada. • Considere o tratamento adjuvante ou alternativo (p. ex., lítio, anticonvulsivantes, antidepressivos).

Reproduzida de *Prim Care Companion CNS Disord*, Vol. 15, Wilens TE, Biederman J. The Stimulants, pp. 191–222, Copyright 1992, com permissão da Elsevier.

Em casos graves, a potencialização com risperidona, clonidina ou guanfacina pode ser necessária. O metilfenidato pode piorar os tiques em um terço das pessoas; estas se dividem em dois grupos: o daquelas cujos tiques induzidos pelo metilfenidato desaparecem imediatamente após o metabolismo da dosagem e um grupo menor no qual o metilfenidato parece desencadear tiques que persistem por vários meses, mas acabam melhorando espontaneamente.

Estudos longitudinais não indicam que os simpatomiméticos causem supressão do crescimento. Eles podem exacerbar glaucoma, hipertensão, distúrbios cardiovasculares, hipertireoidismo, transtornos de ansiedade, transtornos psicóticos e convulsões.

Altas doses de simpatomiméticos podem causar boca seca, dilatação da pupila, bruxismo, formigamento, energia excessiva, inquietação, labilidade emocional e, ocasionalmente, convulsões. O uso prolongado de altas doses pode causar um transtorno delirante que se assemelha à esquizofrenia paranoica. *Overdoses* de simpatomiméticos resultam em hipertensão, taquicardia, hipertermia, psicose tóxica, *delirium*, hiperpirexia, convulsões, coma, dor torácica, arritmia, bloqueio cardíaco, hiper ou hipotensão, choque e náuseas. Os efeitos tóxicos das anfetaminas podem ser observados com 30 mg, mas a toxicidade idiossincrática pode ocorrer em doses tão baixas quanto 2 mg. Por outro lado, a sobrevivência foi relatada com doses de até 500 mg. As convulsões podem ser tratadas com benzodiazepínicos, efeitos cardíacos com antagonistas do receptor ß-adrenérgico, febre com cobertores refrescantes e *delirium* com antagonistas do receptor de dopamina (ARDs).

O efeito adverso mais limitante dos simpatomiméticos é sua associação com dependência psicológica e física. Nas doses usadas para o tratamento de TDAH, o desenvolvimento da dependência psicológica praticamente nunca ocorre. Uma preocupação maior é a presença de coabitantes adolescentes ou adultos que possam confiscar o fornecimento de simpatomiméticos para abuso ou venda.

Uso na gravidez e na lactação

Ao pesar os riscos e benefícios potenciais de diferentes estratégias de tratamento para o TDAH em mulheres jovens em idade reprodutiva e em mulheres grávidas, é importante considerar que pode haver um pequeno aumento no risco de malformações cardíacas associadas à exposição intrauterina ao metilfenidato. Nenhuma associação foi observada entre anfetaminas e qualquer malformação congênita ou cardíaca.

Tanto a dextroanfetamina quanto o metilfenidato passam para o leite materno.

Interações medicamentosas

A coadministração de simpatomiméticos e antidepressivos tricíclicos ou tetracíclicos, varfarina, primidona, fenobarbital, fenitoína ou fenilbutazona diminui o metabolismo desses compostos, resultando em concentrações plasmáticas aumentadas. Os simpatomiméticos diminuem a eficácia terapêutica de muitos medicamentos anti-hipertensivos, especialmente a guanetidina.

Eles devem ser usados com extrema cautela com inibidores da monoaminoxidase (IMAOs).

Interferências laboratoriais

A dextroanfetamina pode elevar as concentrações plasmáticas de corticosteroides e interferir com alguns métodos de ensaio de corticosteroides urinários.

Dosagem e diretrizes clínicas

Os simpatomiméticos têm sido controversos há décadas, apesar de seu amplo uso. Muitos especialistas e comentaristas sociais temem que estejam sendo prescritos em excesso; por outro lado, muitos psiquiatras acreditam que o uso de anfetaminas tem sido excessivamente regulamentado pelas autoridades governamentais. As anfetaminas são listadas como medicamentos da classe II pela Drug Enforcement Agency (DEA), e alguns Estados mantêm um registro de pacientes que as recebem. Essas exigências preocupam pacientes e médicos quanto a violações de confidencialidade, e os médicos temem que suas práticas de prescrição possam ser mal interpretadas pelas agências oficiais. Por consequência, alguns médicos podem negar a prescrição de simpatomiméticos, mesmo a pessoas que possam se beneficiar dos medicamentos.

Dextroanfetamina, metilfenidato, anfetamina e metanfetamina são medicamentos de classe II, que exigem regras rígidas de prescrição regidas por cada Estado. Várias aminas simpatomiméticas que estão intimamente relacionadas aos medicamentos abordados neste capítulo, mas indicadas apenas no tratamento de obesidade, também são consideradas substâncias controladas. Isso inclui benzfetamina, que é um medicamento da classe II; fendimetrazina, que é um medicamento da classe III; e fentermina e dietilpropiona, que são ambos medicamentos da classe IV. Todos os quatro serão abordados no Capítulo 41. A modafinila e a armodafinila também são medicações da classe IV e foram abordadas no Capítulo 23.

A avaliação pré-tratamento deve incluir uma avaliação da função cardíaca, com atenção especial à presença de hipertensão ou taquiarritmias. O médico também deve examinar a pessoa quanto à presença de distúrbios do movimento, como tiques e discinesia, porque essas condições podem ser exacerbadas pela administração de simpatomiméticos. Se houver tiques, muitos especialistas não os prescreverão, optando por clonidina ou antidepressivos. No entanto, dados recentes indicam que os simpatomiméticos podem causar apenas um leve aumento nos tiques motores e, na verdade, suprimir os tiques vocais. A função hepática e a função renal devem ser avaliadas, e as doses desses fármacos devem ser reduzidas em pessoas com comprometimento do metabolismo.

As faixas de dosagem e as preparações disponíveis para simpatomiméticos são apresentadas na Tabela 35-2. Pessoas com TDAH podem tomar metilfenidato de liberação imediata às 8 h, 12 h e 16 h. A dose inicial de metilfenidato varia de 2,5 mg da apresentação normal a até 20 mg para algumas formulações de liberação sustentada (Jornay) e 25 mg para outras (Adhansia XR). Se isso for insuficiente, as doses podem ser aumentadas até uma dose máxima, conforme observado na Tabela 35-3. Para indivíduos com 6 anos de idade ou mais, as cápsulas de liberação prolongada de cloridrato de metilfenidato (Aptensio XR) podem ser iniciadas uma vez ao dia com ou sem

TABELA 35-2 Simpatomiméticos comumente usados em psiquiatria

Medicamento	Preparações	Dose diária inicial	Dose diária padrão para TDAH[a]	Dose diária padrão para distúrbios associados à sonolência diurna excessiva	Dose máxima diária
Anfetamina-dextroanfetamina	Comprimidos de 5, 7,5, 10, 12,5, 15, 20 e 30 mg; cápsulas ER de 5, 10, 12,5, 15, 20, 25, 30, 37,5 e 50 mg	5-10 mg	20-30 mg	5-60 mg	Crianças: 40 mg; adultos: 60 mg
Atomoxetina	Comprimidos de 10, 18, 25, 40, 60, 80 e 100 mg	20 mg	40-80 mg	Não usado	Crianças: 80 mg; adultos: 100 mg
Dexmetilfenidato	Comprimidos orais de 2,5, 5 e 10 mg	5 mg	5-20 mg	Não usado	20 mg
Dexmetilfenidato	Cápsulas orais XR de 5, 10, 15, 20, 25, 30, 35 e 40 mg	Crianças: 5 mg; adultos: 10 mg	Crianças: 5-30 mg; adultos: 10-40 mg	Não usado	Crianças: 30 mg; adultos: 40 mg
Dextroanfetamina	Cápsulas SR de 5, 10 e 15 mg; comprimidos de 5 e 10 mg	5-10 mg	20-30 mg	5-60 mg	Crianças: 40 mg; adultos: 60 mg
Lisdexanfetamina	Cápsulas de 10, 20, 30, 40, 50, 60 e 70 mg; comprimidos para mastigar de 10, 20, 30, 40, 50 e 60 mg	20-30 mg	Crianças: 30-70 mg; adultos: 50-70 mg	Não usado	70 mg
Quantidades iguais (em peso) de: sulfato de dextroanfetamina e sulfato de anfetamina, sacarato de dextroanfetamina e aspartato de anfetamina monoidratado. Isso resulta em uma mistura 3:1 de equivalente base de dextro- com levoanfetamina	Cada cápsula contém porções iguais do seguinte: aspartato de anfetamina, sulfato de anfetamina, sacarato de dextroanfetamina e sulfato de dextroanfetamina: 12,5 mg 25 mg 37,5 mg 50 mg	12,5 mg, uma vez ao dia pela manhã ao despertar	12,5-50 mg/dia	Não usado	Adultos: 50 mg/dia; crianças: 25 mg/dia

(Continua)

TABELA 35-2 Simpatomiméticos comumente usados em psiquiatria (Continuação)

Medicamento	Preparações	Dose diária inicial	Dose diária padrão para TDAH[a]	Dose diária padrão para distúrbios associados à sonolência diurna excessiva	Dose máxima diária
Metanfetamina	Comprimidos de 5 mg; comprimidos XR de 5, 10 e 15 mg	5-10 mg	20-25 mg	Geralmente não é usado	45 mg
Metilfenidato	Comprimidos de 5, 10 e 20 mg; comprimidos SR de 10 e 20 mg	5-10 mg	5-60 mg	20-30 mg	Crianças: 80 mg; adultos: 90 mg
Metilfenidato	Comprimidos ER de 18 e 36 mg	18 mg	18-54 mg	Não usado	54 mg
Metilfenidato	Cápsulas orais XR de 20, 40, 60, 80 e 100 mg	20 mg	20-100 mg	Não usado	100 mg
Metilfenidato	Cápsulas orais XR de 25, 35, 45, 55, 70 e 85 mg	25 mg	Crianças: 25-70 mg; adultos: 25-85 mg	Não usado	Crianças: 70 mg; adultos: 85 mg
Cloridrato de metilfenidato	Solução oral de 25 mg/5 mL	20 mg	20-60 mg	Não usado	60 mg
Cloridrato de metilfenidato	Cápsulas ER de 10, 15, 20, 30, 40, 50 e 60 mg	10 mg	10-60 mg	Não usado	60 mg

[a]Para crianças de 6 anos ou mais.
* N. de R.T.: Nomes comerciais disponíveis nos EUA.
ER e XR, liberação prolongada; SR, liberação sustentada.

TABELA 35-3 Conversões de equivalência de dosagem de lisdexanfetamina

Venvanse e Adderall XR

Venvanse (mg)	Adderall XR (mg)	
20	5	
30	10	
40	15	
50	20	
60	25	
70	30	

Venvanse, Adderall IR e Dexedrine

Venvanse (mg)	Adderall IR (mg)	Dexedrine (mg)
70	30	22,5
50	20	15
30	10	7,5

IR, liberação imediata; XR, liberação estendida.

alimentos pela manhã na dosagem de 10 mg por dia. As doses podem ser aumentadas semanalmente em intervalos de 10 mg por dia e não devem exceder 60 mg/dia.

Adderall e dextroanfetamina (Dexedrine) de liberação imediata podem ser tomados uma ou duas vezes ao dia para começar, com doses de 5 mg para crianças com mais de 6 anos e doses de 2,5 mg para crianças de 3 a 5 anos. As doses podem, então, ser aumentadas em incrementos de 5 mg por semana (2,5 mg por semana para crianças de 3 a 5 anos) até que a dose ideal seja alcançada. Se necessário, as doses podem ser administradas ao despertar e depois em intervalos de 4 ou 6 horas. As cápsulas de liberação prolongada de Adderall devem ser administradas pela manhã. Para crianças (de 6 a 12 anos), as doses devem ser iniciadas com 10 mg. As doses podem, então, ser ajustadas em incrementos de 5 mg ou 10 mg em intervalos semanais. A dosagem máxima recomendada é de 30 mg. Para adolescentes e adultos, a dose inicial deve ser de 10 mg/dia. A dose pode ser aumentada para 20 mg/dia após uma semana.

O dexmetilfenidato deve ser administrado duas vezes ao dia, com 4 horas de intervalo, com ou sem alimentos. A dosagem para pacientes que são usuários novos é de 2,5 mg, administrada duas vezes ao dia. As doses podem ser ajustadas em intervalos semanais em incrementos de 2,5 a 5 mg até uma dosagem máxima de 20 mg/dia (10 mg, duas vezes ao dia). Ao administrar cápsulas de liberação prolongada, os pacientes pediátricos devem iniciar o tratamento com uma dose de 5 mg/dia e os adultos devem iniciar o tratamento com uma dose de 10 mg/dia. As doses podem ser ajustadas em 5 mg para pacientes pediátricos e 10 mg para adultos em intervalos semanais e não devem exceder 30 mg para crianças e 40 mg para adultos.

Quillivant XR (cloridrato de metilfenidato) é uma formulação líquida de metilfenidato HCL de liberação prolongada administrada uma vez ao dia. O Quillivant XR é fornecido como uma solução líquida projetada para administração oral. A dose recomendada para pacientes com 6 anos ou mais é de 20 mg por via oral, uma vez ao dia pela manhã com ou sem alimentos. A dose pode ser ajustada semanalmente em incrementos de 10 a 20 mg. Doses diárias acima de 60 mg não foram estudadas e não são recomendadas. Antes de administrar a dose, agite vigorosamente o frasco de Quillivant XR por pelo menos 10 segundos, para garantir que a dose adequada seja administrada. Os efeitos clínicos do medicamento são evidentes entre 45 minutos e 12 horas após a administração.

A dosagem de lisdexanfetamina requer consideração especial, uma vez que muitos pacientes mudam para essa formulação após serem tratados com outros estimulantes. Opções de conversão são mostradas na Tabela 35-3. Ela está disponível em cápsulas de 20, 30, 40, 50, 60 e 70 mg, bem como comprimidos mastigáveis de 10, 20, 30, 40, 50 e 60 mg. A dosagem deve ser individualizada de acordo com as necessidades terapêuticas e a resposta do paciente e deve ser administrada na menor dosagem efetiva. Em pacientes que estão iniciando o tratamento pela primeira vez ou trocando de outro medicamento, 30 mg, uma vez ao dia pela manhã, é a dose recomendada. As doses podem ser aumentadas ou diminuídas em incrementos de 10 ou 20 mg em intervalos de aproximadamente uma semana. As doses da tarde devem ser evitadas devido ao potencial de insônia. O medicamento pode ser tomado com ou sem alimentos.

ATOMOXETINA

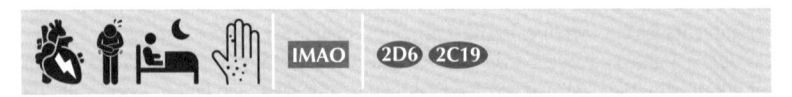

IMAO 2D6 2C19

A atomoxetina é o primeiro medicamento não estimulante a ser aprovado pela FDA como tratamento de TDAH em crianças, adolescentes e adultos. Ele está incluído neste capítulo porque compartilha essa indicação com os estimulantes descritos anteriormente.

Ações farmacológicas

A atomoxetina é bem absorvida após administração oral, a qual é minimamente afetada por alimentos. Refeições com alto teor de gordura podem diminuir a taxa, mas não a extensão da absorção. As concentrações plasmáticas máximas são atingidas após cerca de 1 a 2 horas. Em concentrações terapêuticas, 98% da atomoxetina no plasma está ligada à proteína, sobretudo à albumina. A meia-vida da atomoxetina é de cerca de 5 horas e ela é metabolizada principalmente pela via CYP2D6. Metabolizadores lentos desse composto atingem uma área sob a curva cinco vezes maior e uma concentração plasmática máxima igualmente cinco vezes maior do que metabolizadores normais ou extensos. É importante considerar isso em pacientes que recebem medicamentos que inibem a enzima CYP2D6. Por exemplo, a farmacologia semelhante aos antidepressivos da atomoxetina levou ao seu uso como um complemento aos inibidores seletivos da recaptação de serotonina (ISRSs) e outros antidepressivos. Medicamentos como fluoxetina, paroxetina e bupropiona são inibidores da CYP2D6 e podem aumentar as concentrações de atomoxetina.

Acredita-se que a atomoxetina produza um efeito terapêutico por meio da inibição seletiva do transportador pré-sináptico de noradrenalina.

Indicações terapêuticas

A atomoxetina é usada para o tratamento de TDAH. Ela deve ser considerada para uso em pacientes que consideram os estimulantes muito ativadores ou que apresentam outros efeitos colaterais intoleráveis. Como a atomoxetina não tem potencial de abuso, é uma escolha razoável no tratamento de pacientes com TDAH e abuso de substâncias, pacientes que se queixam de sintomas de TDAH, mas que são suspeitos de procurarem substâncias estimulantes, e pacientes que estão em recuperação.

A atomoxetina pode melhorar a cognição quando usada para tratar pacientes com esquizofrenia. Ela também pode ser usada como alternativa ou complemento aos antidepressivos em pacientes que não respondem às terapias padrão.

Precauções e efeitos adversos

Os efeitos adversos comuns da atomoxetina incluem desconforto abdominal, diminuição do apetite com consequente perda de peso, disfunção sexual, tontura, vertigem, irritabilidade e alterações de humor. Pequenos aumentos na pressão arterial e na frequência cardíaca também foram observados. Houve casos de lesão hepática grave em um pequeno número de pacientes que tomaram atomoxetina. O medicamento deve ser descontinuado em pacientes com icterícia (amarelecimento da pele ou da parte branca dos olhos, prurido) ou evidências laboratoriais de lesão hepática. A atomoxetina não deve ser tomada ao mesmo tempo ou dentro de duas semanas após a ingestão de um IMAO ou por pacientes com glaucoma de ângulo fechado.

Os efeitos de uma *overdose* superior ao dobro da dose diária máxima recomendada em humanos são desconhecidos. Não há informações específicas disponíveis sobre o tratamento de *overdose* de atomoxetina.

Dosagem e diretrizes clínicas

A atomoxetina está disponível em cápsulas de 10, 18, 25, 40 e 60 mg. Em crianças e adolescentes que pesam até 70 kg de peso corporal, a atomoxetina deve ser iniciada com uma dose diária total de cerca de 0,5 mg/kg e aumentada após um mínimo de três dias até uma dose diária total alvo de aproximadamente 1,2 mg/kg, administrada como uma dose única diária pela manhã ou em doses uniformemente divididas pela manhã e no final da tarde ou no início da noite. A dose diária total em crianças e adolescentes menores não deve exceder 1,4 mg/kg ou 100 mg, o que for menor. A dosagem de crianças e adolescentes que pesam mais de 70 kg e dos adultos deve começar com uma dose diária total de 40 mg e depois ser aumentada após um mínimo de três dias até uma dose diária total alvo de aproximadamente 80 mg. As doses podem ser administradas como uma dose única diária pela manhã ou como doses uniformemente divididas pela manhã e no final da tarde ou no início da noite. Após duas a quatro semanas adicionais, a dose pode ser aumentada até um máximo de 100 mg em pacientes que não obtiveram uma resposta ideal. A dose diária total máxima recomendada em crianças e adolescentes com mais de 70 kg e adultos é de 100 mg.

Hormônios tireoidianos 36

Nome genérico	Nome comercial	Efeitos adversos	Interações medicamentosas	Interações CYP
Liotironina*	Cytomel	Sintomas GIs, taquicardia, insônia, hipertensão, cefaleia	ISRS, ADT/ADTC, LIT, anticoagulantes, insulina, estimulantes, cetamina, maprotilina, carbamazepina	
Levotiroxina	Synthroid, Puran T4, Euthyrox, Levoid	Sintomas GIs, taquicardia, insônia, hipertensão, cefaleia	ISRS, ADT/ADTC, LIT, anticoagulantes, insulina, estimulantes, cetamina, maprotilina, carbamazepina	2C8

GIs, gastrintestinais; ISRS, inibidores seletivos da recaptação de serotonina; ADT, antidepressivos tricíclicos; ADTC, antidepressivos tetracíclicos; LIT, lítio.
* N. de R.T.: No Brasil, disponível somente em farmácias de manipulação.

Introdução

A tireoide desempenha um papel significativo na saúde mental, e os hormônios tireoidianos sintéticos que imitam a tri-iodotironina (T_3) ou a tetraiodotironina (T_4) têm sido usados em psiquiatria isoladamente ou como potencialização para tratar pessoas com depressão ou transtorno bipolar tipo I de ciclagem rápida. O hormônio tireoidiano sintético liotironina imita o T_3; e a levotiroxina imita o T_4. O uso de hormônios tireoidianos sintéticos pode converter uma pessoa não responsiva aos antidepressivos em uma pessoa responsiva. Outro uso é como terapia de reposição para pessoas tratadas com lítio que desenvolveram um estado hipotireoidiano.

O uso bem-sucedido do hormônio tireoidiano como uma intervenção para pacientes resistentes ao tratamento foi relatado pela primeira vez no início dos anos 1970. Os resultados dos estudos desde então foram mistos, mas a maioria mostra que os pacientes que tomam liotironina têm duas vezes mais chances de responderem ao tratamento antidepressivo do que ao placebo. Esses estudos também mostraram que a potencialização com liotironina é eficaz com antidepressivos tricíclicos e inibidores seletivos da recaptação de serotonina (ISRSs). Apesar dessas descobertas, muitos endocrinologistas se opõem ao uso de hormônios tireoidianos como agentes de potencialização de antidepressivos, citando riscos como osteoporose e arritmias cardíacas.

Ações farmacológicas

Os hormônios tireoidianos são administrados por via oral, e sua absorção pelo trato GI é variável. A absorção é aumentada se o medicamento for administrado com o estômago vazio. No cérebro, o T_4 (ou a levotiroxina sintética) atravessa a barreira hematoencefálica e se difunde para os neurônios, onde é convertida em T_3, o qual é a forma fisiologicamente ativa. A meia-vida do T_4 é de seis a sete dias; a do T_3, de um a dois dias.

O mecanismo de ação dos efeitos do hormônio tireoidiano em relação à eficácia dos antidepressivos é desconhecido. O hormônio tireoidiano se liga a receptores intracelulares que regulam a transcrição de uma gama de genes, incluindo vários receptores para neurotransmissores.

Indicações terapêuticas

A principal indicação dos hormônios tireoidianos na psiquiatria é como adjuvante aos antidepressivos. Não há uma correlação clara entre as medidas laboratoriais da função tireoidiana e a resposta à suplementação de antidepressivos com hormônio tireoidiano. Se um paciente não respondeu a um curso de seis semanas de antidepressivos em doses apropriadas, a terapia adjuvante com lítio ou hormônio tireoidiano é uma alternativa. A maioria dos médicos usa lítio adjuvante antes de testar um hormônio tireoidiano. Vários estudos controlados indicaram que o uso de liotironina converte cerca de 50% dos não respondedores aos antidepressivos em respondedores.

A dosagem de liotironina é de 25 ou 50 µg por dia adicionada ao regime antidepressivo do paciente. A liotironina tem sido usada principalmente como adjuvante para medicamentos tricíclicos, mas as evidências sugerem que ela potencializa os efeitos de todos os medicamentos antidepressivos.

Não foi demonstrado que os hormônios tireoidianos causem problemas significativos em pacientes pediátricos ou geriátricos. Apesar de sua relativa segurança, os hormônios devem ser usados com cautela em idosos, os quais podem ter doenças cardíacas ocultas.

Precauções e efeitos adversos

Nas dosagens geralmente usadas para potencialização – 25 a 50 µg por dia –, os efeitos adversos associados aos hormônios tireoidianos ocorrem com pouca frequência, mas os mais comuns são cefaleia transitória, perda de peso, palpitações, nervosismo, diarreia, cólicas abdominais, sudorese, taquicardia, aumento da pressão arterial, tremores e insônia. A osteoporose também pode ocorrer com o tratamento em longo prazo, mas isso não foi encontrado em estudos envolvendo potencialização com liotironina. *Overdoses* de hormônios tireoidianos podem levar a insuficiência cardíaca e morte.

Os hormônios tireoidianos não devem ser tomados por pessoas com doenças cardíacas, angina ou hipertensão. Estão contraindicados na tireotoxicose e na insuficiência suprarrenal não corrigida e em pessoas com infarto agudo do miocárdio.

Uso na gravidez e na lactação

Os hormônios tireoidianos podem ser administrados com segurança a mulheres grávidas, desde que os índices tireoidianos laboratoriais sejam monitorados. Eles são minimamente excretados no leite materno, e não foi demonstrado que causem problemas em lactentes. Tanto a liotironina quanto a levotiroxina são classificadas como medicamentos da categoria A na gravidez.

Interações medicamentosas

Os hormônios tireoidianos podem potencializar os efeitos da varfarina e de outros anticoagulantes, aumentando o catabolismo dos fatores de coagulação. Eles podem aumentar a necessidade de insulina para pessoas diabéticas e a necessidade de digitálicos para pessoas com doenças cardíacas. Não devem ser coadministrados com simpatomiméticos, cetamina ou maprotilina devido ao risco de descompensação cardíaca. A administração de fármacos ISRSs, tricíclicos e tetracíclicos, lítio ou carbamazepina pode levemente reduzir o T_4 sérico e aumentar as concentrações séricas de tireotrofina em pessoas eutireóideas ou em pessoas que fazem suplementação tireoidiana. Essa interação requer um monitoramento sérico rigoroso e pode exigir um aumento na dosagem ou o início da suplementação de hormônio tireoidiano.

Interferências laboratoriais

Não foi relatado que a levotiroxina interfira com nenhum teste laboratorial além dos índices de função tireoidiana. A liotironina, porém, suprime a liberação do T_4 endógeno, reduzindo, assim, o resultado de qualquer teste de função da tireoide que dependa da mensuração do T_4.

Testes de função tireoidiana

Vários testes de função tireoidiana estão disponíveis, incluindo testes para T_4 por ligação competitiva a proteínas (T_4 [D]) e por radioimunoensaio (T_4 RIA) envolvendo uma reação específica antígeno-anticorpo. Mais de 90% do T_4 está ligado a proteínas séricas e é responsável pela secreção do hormônio estimulante da tireoide (TSH) e pelo metabolismo celular. Outras medidas da função tireoidiana incluem o índice de T_4 livre (T_4L), a captação de T_3 e o T_3 sérico total medido por radioimunoensaio (T_3 RIA). Esses testes são usados para descartar o hipotireoidismo, que pode estar associado a sintomas de depressão. Em alguns estudos, até 10% dos pacientes com queixa de depressão e fadiga associada tinham hipotireoidismo incipiente. O lítio pode causar hipotireoidismo e, mais raramente, hipertireoidismo. O hipotireoidismo neonatal resulta em déficit intelectual e é evitável se o diagnóstico for feito no nascimento.

Teste de estimulação do hormônio liberador de tireotrofina

O teste de estimulação do hormônio liberador de tireotrofina (TRH) é indicado para pacientes com resultados marginalmente anormais nos testes de tireoide com suspeita de hipotireoidismo subclínico, o que pode ser responsável pela depressão clínica. Ele também é usado em pacientes com possível hipotireoidismo induzido por lítio. O procedimento envolve uma injeção intravenosa de 500 mg de protirelina (TRH), a qual produz um aumento acentuado nas concentrações séricas de TSH medidos em 15, 30, 60 e 90 minutos. Um aumento no TSH sérico de 5 a 25 mUI/mL acima da linha de base é normal. Um aumento de menos de 7 mUI/mL é considerado uma resposta atenuada, o que pode se correlacionar com um diagnóstico de depressão. Oito por cento de todos os pacientes com depressão têm alguma doença da tireoide.

Dosagem e diretrizes clínicas

A liotironina está disponível em comprimidos de 5, 25 e 50 µg. A levotiroxina está disponível em comprimidos de 12,5, 25, 50, 75, 88, 100, 112, 125, 150, 175, 200 e 300 µg. Ela também está disponível na forma parenteral de 200 e 500 µg.

Para fins psiquiátricos, a dosagem de liotironina é de 25 ou 50 µg por dia adicionada ao regime antidepressivo do paciente. Ela tem sido usada como adjuvante para todos os medicamentos antidepressivos disponíveis. Um teste terapêutico adequado com suplementação de liotironina deve durar de duas a três semanas. Se a suplementação com liotironina for bem-sucedida, ela deve ser continuada por dois meses e depois reduzida gradualmente à taxa de 12,5 µg por dia a cada três a sete dias.

Antidepressivos tricíclicos e tetracíclicos

37

Nome genérico	Nome comercial	Efeitos adversos	Interações medicamentosas	Interações CYP
Imipramina	Tofranil, Imipra	Suicidalidade, efeitos anticolinérgicos, arritmia cardíaca, hipotensão, sedação, tremores, disfunção sexual	SNC, IMAO, ARD, LIT, QT, estimulantes, anti-hipertensivos, antiarrítmicos, anticoncepcionais orais, barbitúricos, ácido ascórbico, cloreto de amônio, carbamazepina, hidrato de cloral, primidona, acetazolamida, bicarbonato de sódio, ácido acetilsalicílico, cimetidina, diuréticos tiazídicos, fluoxetina, paroxetina, fluvoxamina	1A2, 3A4, 2C19, 2D6, 3A7, 2B6, 2C18, 2E1
Desipramina*	Norpramin, Pertofrane	Suicidalidade, efeitos anticolinérgicos, arritmia cardíaca, hipotensão, sedação, tremores, disfunção sexual	SNC, IMAO, ARD, LIT, QT, estimulantes, anti-hipertensivos, antiarrítmicos, anticoncepcionais orais, barbitúricos, ácido ascórbico, cloreto de amônio, carbamazepina, hidrato de cloral, primidona, acetazolamida, bicarbonato de sódio, ácido acetilsalicílico, cimetidina, diuréticos tiazídicos, fluoxetina, paroxetina, fluvoxamina	1A2, 3A4, 2D6, 2B6, 2E1
Trimipramina*	Surmontil	Suicidalidade, efeitos anticolinérgicos, arritmia cardíaca, hipotensão, sedação, tremores, disfunção sexual	SNC, IMAO, ARD, LIT, QT, estimulantes, anti-hipertensivos, antiarrítmicos, anticoncepcionais orais, barbitúricos, ácido ascórbico, cloreto de amônio, carbamazepina, hidrato de cloral, primidona, acetazolamida, bicarbonato de sódio, ácido acetilsalicílico, cimetidina, diuréticos tiazídicos, fluoxetina, paroxetina, fluvoxamina	2D6, 2C9, 2C19
Amitriptilina	Amytril, Mitrip	Suicidalidade, efeitos anticolinérgicos, arritmia cardíaca, hipotensão, sedação, tremores, disfunção sexual	SNC, IMAO, ARD, LIT, QT, estimulantes, anti-hipertensivos, antiarrítmicos, anticoncepcionais orais, barbitúricos, ácido ascórbico, cloreto de amônio, carbamazepina, hidrato de cloral, primidona, acetazolamida, bicarbonato de sódio, ácido acetilsalicílico, cimetidina, diuréticos tiazídicos, fluoxetina, paroxetina, fluvoxamina	2D6, 3A4, 3A5, 2B6, 2C8, 1A2, 2C9, 2C19

(Continua)

Nome genérico	Nome comercial	Efeitos adversos	Interações medicamentosas	Interações CYP
Nortriptilina	Pamelor	Suicidalidade, efeitos anticolinérgicos, arritmia cardíaca, hipotensão, sedação, tremores, disfunção sexual	SNC, IMAO, ARD, LIT, QT, estimulantes, anti-hipertensivos, antiarrítmicos, anticoncepcionais orais, barbitúricos, ácido ascórbico, cloreto de amônio, carbamazepina, hidrato de cloral, primidona, acetazolamida, bicarbonato de sódio, ácido acetilsalicílico, cimetidina, diuréticos tiazídicos, fluoxetina, paroxetina, fluvoxamina	2D6, 3A4, 3A5, 2E1, 1A2, 2C19
Protriptilina*	Vivactil	Suicidalidade, efeitos anticolinérgicos, arritmia cardíaca, hipotensão, sedação, tremores, disfunção sexual	SNC, IMAO, ARD, LIT, QT, estimulantes, anti-hipertensivos, antiarrítmicos, anticoncepcionais orais, barbitúricos, ácido ascórbico, cloreto de amônio, carbamazepina, hidrato de cloral, primidona, acetazolamida, bicarbonato de sódio, ácido acetilsalicílico, cimetidina, diuréticos tiazídicos, fluoxetina, paroxetina, fluvoxamina	N/A
Amoxapina*	Asendin	Suicidalidade, efeitos anticolinérgicos, arritmia cardíaca, hipotensão, sedação, tremores, disfunção sexual	SNC, IMAO, ARD, LIT, QT, estimulantes, anti-hipertensivos, antiarrítmicos, anticoncepcionais orais, barbitúricos, ácido ascórbico, cloreto de amônio, carbamazepina, hidrato de cloral, primidona, acetazolamida, bicarbonato de sódio, ácido acetilsalicílico, cimetidina, diuréticos tiazídicos, fluoxetina, paroxetina, fluvoxamina	2D6
Doxepina*	Adapin, Sinequan	Suicidalidade, efeitos anticolinérgicos, arritmia cardíaca, hipotensão, sedação, tremores, disfunção sexual	SNC, IMAO, ARD, LIT, QT, estimulantes, anti-hipertensivos, antiarrítmicos, anticoncepcionais orais, barbitúricos, ácido ascórbico, cloreto de amônio, carbamazepina, hidrato de cloral, primidona, acetazolamida, bicarbonato de sódio, ácido acetilsalicílico, cimetidina, diuréticos tiazídicos, fluoxetina, paroxetina, fluvoxamina	3A4, 2D6, 2C19, 2C9, 1A2

(Continua)

Nome genérico	Nome comercial	Efeitos adversos	Interações medicamentosas	Interações CYP
Maprotilina*	Ludiomil	Suicidalidade, efeitos anticolinérgicos, arritmia cardíaca, hipotensão, sedação, tremores, disfunção sexual	SNC, IMAO, ARD, LIT, QT, estimulantes, anti-hipertensivos, antiarrítmicos, anticoncepcionais orais, barbitúricos, ácido ascórbico, cloreto de amônio, carbamazepina, hidrato de cloral, primidona, acetazolamida, bicarbonato de sódio, ácido acetilsalicílico, cimetidina, diuréticos tiazídicos, fluoxetina, paroxetina, fluvoxamina	2D6, 1A2
Clomipramina	Anafranil, Clo	Suicidalidade, efeitos anticolinérgicos, arritmia cardíaca, hipotensão, sedação, tremores, disfunção sexual	SNC, IMAO, ARD, LIT, QT, estimulantes, anti-hipertensivos, antiarrítmicos, anticoncepcionais orais, barbitúricos, ácido ascórbico, cloreto de amônio, carbamazepina, hidrato de cloral, primidona, acetazolamida, bicarbonato de sódio, ácido acetilsalicílico, cimetidina, diuréticos tiazídicos, fluoxetina, paroxetina, fluvoxamina	2D6, 2C19, 1A2, 3A4

* N. de R.T.: Não disponível no Brasil.
SNC, sistema nervosos central; IMAO, inibidores da monoaminoxidase; ARD, antagonistas do receptor de dopamina; LIT, lítio; QT, fármacos que interferem no intervalo QT; N/A, não aplicável.

Introdução

A imipramina foi sintetizada pela primeira vez no início dos anos 1950. Em 1955, o psiquiatra suíço Roland Kuhn examinou seus efeitos em um pequeno grupo de pacientes esquizofrênicos no remoto vilarejo suíço de Münsterlingen. De início, Kuhn esperava que o fármaco tivesse efeitos antipsicóticos semelhantes aos da clorpromazina recentemente descoberta. Embora ela não tenha afetado os sintomas psicóticos de seus pacientes, muitos com depressão comórbida relataram algum alívio de seus sintomas depressivos. Essa descoberta levou ao desenvolvimento de uma nova classe de compostos antidepressivos, os tricíclicos (ADTs), e a uma maior compreensão do papel que a noradrenalina e outras catecolaminas desempenham na depressão.

Após a introdução da imipramina, foram desenvolvidos vários outros compostos antidepressivos que compartilhavam uma estrutura tricíclica básica e tinham efeitos relativamente semelhantes. Posteriormente, outros compostos heterocíclicos também foram comercializados com estrutura um pouco parecida e propriedades secundárias relativamente comparáveis. Em determinado momento, a amitriptilina e a imipramina foram os dois antidepressivos mais comumente prescritos nos Estados Unidos; no entanto, em razão de seus efeitos adversos anticolinérgicos e anti-histamínicos, seu uso diminuiu, e a nortriptilina e a desipramina se tornaram mais populares. A nortriptilina tem o menor efeito na hipotensão ortostática, e a desipramina é a menos anticolinérgica.

Embora introduzidos como antidepressivos, as indicações terapêuticas para esses agentes cresceram para incluir os transtornos de pânico (TP), de ansiedade generalizada, de estresse pós-traumático (TEPT), obsessivo-compulsivo (TOC) e as síndromes dolorosas. A introdução de novos agentes antidepressivos com ações mais seletivas sobre neurotransmissores ou com mecanismos de ação únicos reduziu drasticamente a prescrição de ADTs e tetracíclicos (ADTCs). Os melhores perfis de segurança dos medicamentos mais novos, sobretudo quando tomados em *overdoses*, também contribuíram para o declínio no uso dos medicamentos mais antigos. No entanto, os ADTs e os ADTCs (ADTs para indicar ambos) permanecem insuperáveis em termos de eficácia antidepressiva. A Tabela 37-1 lista os ADTs e suas preparações disponíveis.

Ações farmacológicas

A absorção da maioria dos ADTs é completa após a administração oral, e há um metabolismo significativo a partir do efeito de primeira passagem. As concentrações plasmáticas máximas ocorrem dentro de 2 a 8 horas, e as meias-vidas dos ADTs variam de 10 a 70 horas; nortriptilina, maprotilina e, particularmente, protriptilina têm meias-vidas mais longas. Estas permitem que todos os compostos sejam administrados uma vez ao dia. As concentrações plasmáticas no estado de equilíbrio dinâmico são normalmente atingidas em cinco a sete dias. O pamoato de imipramina é uma forma de depósito do medicamento para administração intramuscular (IM); as indicações para o uso dessa preparação são limitadas. A formulação oral deve substituir a formulação IM o mais rápido possível.

TABELA 37-1 Preparações medicamentosas tricíclicas e tetracíclicas				
Medicamento	Comprimidos (mg)	Cápsulas (mg)	Parenteral (mg/mL)	Solução
Imipramina	10, 25 e 50	75, 100, 125 e 150	12,5	–
Desipramina	10, 25, 50, 75, 100 e 150	–	–	–
Trimipramina	–	25, 50 e 100	–	–
Amitriptilina	10, 25, 50, 75, 100 e 150	–	10	–
Nortriptilina	–	10, 25, 50 e 75	–	10 mg/5 mL
Protriptilina	5 e 10	–	–	–
Amoxapina	25, 50, 100 e 150	–	–	–
Doxepina	–	10, 25, 50, 75, 100 e 150	–	10 mg/mL
Maprotilina	25, 50 e 75	–	–	–
Clomipramina	–	25, 50 e 75	–	–

Os ADTs sofrem metabolismo hepático pelo sistema enzimático do citocromo P450 (CYP) (consulte Interações medicamentosas, adiante). Eles bloqueiam o sítio transportador de noradrenalina e serotonina, aumentando, assim, as concentrações sinápticas desses neurotransmissores. Cada medicamento difere em sua afinidade para cada um desses transportadores, sendo a clomipramina a mais seletiva para serotonina e a desipramina a mais seletiva para noradrenalina entre os ADTs. Seus efeitos secundários incluem antagonismo nos receptores muscarínicos de acetilcolina, histamínicos H_1 e adrenérgicos a_1 e a_2. A potência desses efeitos em outros receptores determina em grande parte o perfil de efeitos adversos de cada medicamento. Amoxapina, nortriptilina, desipramina e maprotilina têm a menor atividade anticolinérgica; a doxepina tem a maior atividade anti-histaminérgica. Embora tenham maior probabilidade de causar constipação, sedação, boca seca ou tontura do que os inibidores seletivos da recaptação de serotonina (ISRSs), os ADTs são menos propensos a causar disfunção sexual, ganho significativo de peso em longo prazo e distúrbios do sono do que os ISRSs. A meia-vida e a depuração plasmática da maioria dos ADTs são muito semelhantes.

Indicações terapêuticas

Cada uma das indicações a seguir também é uma indicação para os ISRSs, os quais substituíram em grande medida os ADTs na prática clínica. No entanto, os ADTs representam uma alternativa razoável para pessoas que não toleram os efeitos adversos dos ISRSs.

Transtorno depressivo maior

O tratamento de um episódio depressivo maior e o tratamento profilático do transtorno depressivo maior são as principais indicações para o uso de ADTs. Embora sejam eficazes no tratamento de depressão em pessoas com transtorno bipolar tipo I, eles têm maior probabilidade de induzir mania, hipomania ou ciclagem do que os antidepressivos mais novos, principalmente os ISRSs e a bupropiona. Portanto, não é aconselhável que os ADTs sejam usados rotineiramente para tratar a depressão associada ao transtorno bipolar tipo I ou tipo II.

Características melancólicas, episódios depressivos maiores anteriores e histórico familiar de transtornos depressivos aumentam a probabilidade de uma resposta terapêutica. Todos os ADTs disponíveis são igualmente eficazes no tratamento de transtornos depressivos. No caso de uma pessoa individual, entretanto, um ADT pode ser eficaz e outro pode ser ineficaz. O tratamento de um episódio depressivo maior com características psicóticas quase sempre exige a coadministração de um medicamento antipsicótico e um antidepressivo.

Transtorno de ansiedade generalizada

O uso de doxepina para o tratamento de transtornos de ansiedade é aprovado pela Food and Drug Administration (FDA). Alguns dados de pesquisa mostram que a imipramina também pode ser útil. Embora raramente seja mais usada, uma combinação de clordiazepóxido e amitriptilina (Limbitrol) está disponível para transtornos mistos de ansiedade e depressão.

Transtorno obsessivo-compulsivo

Embora seja usada mundialmente como antidepressivo, a clomipramina só é aprovada nos Estados Unidos para o tratamento de TOC. Este parece responder especificamente à clomipramina, bem como aos ISRSs. Algum grau de melhora geralmente é observado em duas a quatro semanas, mas uma redução adicional nos sintomas pode continuar nos primeiros quatro a cinco meses de tratamento. Nenhum dos outros ADTs parece ser tão eficaz quanto a clomipramina no tratamento desse transtorno. Ela também pode ser um fármaco de escolha para pessoas deprimidas com características obsessivas marcantes.

Enurese infantil

Embora a imipramina seja normalmente considerada apenas um antidepressivo, ela também é indicada para enurese infantil.

Usos *off-label*

Transtorno de pânico com agorafobia

A imipramina é o ADT mais estudado para o transtorno de pânico com agorafobia, mas outros ADTs também são eficazes quando tomados nas doses usuais de antidepressivos. Devido aos potenciais efeitos ansiogênicos iniciais dos ADTs, as dosagens iniciais devem ser pequenas e aumentadas lentamente. Pequenas doses de benzodiazepínicos podem ser usadas no início para lidar com esse efeito adverso.

Dor

Os ADTs são amplamente utilizados no tratamento de dor neuropática crônica e na profilaxia da enxaqueca. A amitriptilina é o ADT usado com mais frequência para essa função. Durante o tratamento da dor, as doses geralmente são menores do que as usadas na depressão; por exemplo, 75 mg de amitriptilina podem ser eficazes. Esses efeitos também aparecem mais rapidamente.

Além disso, os ADTs demonstraram eficácia no tratamento de neuralgia pós-herpética, neuropatia diabética, dor miofascial e dor orofacial.

Outros transtornos

A úlcera péptica pode ser tratada com doxepina, que tem efeitos anti-histaminérgicos marcantes. A desipramina tem sido usada para tratar a síndrome do intestino irritável e a bexiga hiperativa, enquanto a amitriptilina demonstrou alguma eficácia no tratamento de cistite intersticial e da fibromialgia. A amoxapina pode reduzir a formação de amiloide-ß por meio de ações nos receptores $5-HT_6$.

Outras indicações para os ADTs são narcolepsia, insônia, transtorno de pesadelo e TEPT. Às vezes, os medicamentos são usados para o tratamento de crianças e adolescentes com transtorno de déficit de atenção/hiperatividade (TDAH), transtorno do sonambulismo, transtorno de ansiedade de separação e transtorno do terror do sono. A clomipramina também tem sido usada para tratar ejaculação precoce, distúrbios do movimento e, em crianças com transtorno do espectro autista, o comportamento compulsivo; no entanto, como os ADTs causaram morte súbita em várias crianças e adolescentes, eles não devem ser usados em crianças.

Precauções e efeitos adversos

Os ADTs estão associados a uma gama de efeitos adversos problemáticos e podem ser letais quando tomados em *overdoses*. Os medicamentos devem ser usados com cautela em pessoas com doenças hepáticas e renais. Eles não devem ser administrados durante um ciclo de eletroconvulsoterapia, principalmente devido ao risco de efeitos adversos cardíacos graves.

Efeitos psiquiátricos

Os ADTs podem induzir uma mudança para mania ou hipomania em indivíduos suscetíveis, exacerbando transtornos psicóticos em pessoas suscetíveis. Em altas concentrações plasmáticas (concentrações acima de 300 ng/mL), os efeitos anticolinérgicos dos ADTs podem causar confusão ou *delirium*. Pacientes com demência são particularmente vulneráveis a essa ocorrência.

Efeitos anticolinérgicos

Os efeitos anticolinérgicos em geral limitam a dosagem tolerável a faixas relativamente baixas, embora alguns pacientes possam desenvolver uma tolerância aos efeitos anticolinérgicos com a continuação do tratamento. Os efeitos anticolinérgicos incluem boca seca, constipação, visão turva, *delirium* e retenção urinária. Chicletes, doces ou pastilhas de flúor sem açúcar podem aliviar a boca seca. O betanecol, 25 a 50 mg, três ou quatro vezes ao dia, pode reduzir a hesitação urinária e ser útil na disfunção erétil quando o medicamento é tomado 30 minutos antes da relação sexual. O glaucoma de ângulo estreito também pode ser agravado por medicamentos anticolinérgicos, e a precipitação do glaucoma requer tratamento de emergência com um agente miótico. Os ADTs devem ser evitados em pessoas com glaucoma de ângulo estreito, e um ISRS deve ser usado em seu lugar. Efeitos anticolinérgicos graves podem levar a uma síndrome anticolinérgica do sistema nervoso central (SNC) com confusão e *delirium*, especialmente se os ADTs forem administrados com antagonistas do receptor de dopamina (ARDs) ou medicamentos anticolinérgicos. A fisostigmina IM ou intravenosa (IV) é usada para diagnosticar e tratar o *delirium* anticolinérgico.

Efeitos cardíacos

Quando administrados em suas dosagens terapêuticas usuais, os ADTs podem causar taquicardia, ondas T achatadas, intervalos QT prolongados e segmentos ST deprimidos no registro eletrocardiográfico (ECG). A imipramina tem um efeito do tipo quinidina em concentrações plasmáticas terapêuticas e pode reduzir o número de extrassístoles ventriculares. Como os medicamentos prolongam o tempo de condução, seu uso em pessoas com defeitos de condução preexistentes é contraindicado. Em pessoas com histórico de qualquer tipo de doença cardíaca, os ADTs devem ser usados somente depois que os ISRSs ou outros antidepressivos mais novos forem considerados ineficazes. Se usados, eles devem ser introduzidos em doses baixas, com aumentos graduais na dosagem e monitoramento das funções cardíacas. Todos os ADTs podem causar taquicardia, a qual pode persistir por meses e é um dos motivos mais comuns para a descontinuação do medicamento, sobretudo em pessoas mais jovens. Em altas concentrações plasmáticas, como observado em *overdoses*, os medicamentos se tornam arritmogênicos.

Outros efeitos autonômicos

A hipotensão ortostática é o efeito adverso autonômico cardiovascular mais comum e o motivo mais usual pelo qual os ADTs são descontinuados. Isso pode resultar em quedas e ferimentos nas pessoas afetadas. A nortriptilina pode ser o fármaco com menor probabilidade de causar esse problema. A hipotensão ortostática é tratada evitando-se a cafeína, com a ingestão de pelo menos 2 L de líquido por dia e a adição de sal à dieta, a menos que a pessoa esteja sendo tratada para hipertensão. Em pessoas que tomam agentes anti-hipertensivos, a redução da dose pode diminuir o risco de hipotensão ortostática. Outros possíveis efeitos autonômicos são sudorese profusa, palpitações e aumento da pressão arterial (PA). Embora algumas pessoas respondam à fludrocortisona, 0,02 a 0,05 mg, duas vezes ao dia, a substituição por um ISRS é preferível à adição de um mineralocorticoide potencialmente tóxico como ela. O uso de ADTs deve ser interrompido vários dias antes de uma cirurgia eletiva devido à ocorrência de episódios hipertensivos durante a cirurgia em pessoas recebendo ADTs.

Sedação

A sedação é um efeito comum dos ADTs e pode ser bem-vinda se a insônia for um problema. O efeito sedativo dos ADTs é resultado das atividades anticolinérgicas e anti-histaminérgicas. Amitriptilina, trimipramina e doxepina são os agentes mais sedativos; imipramina, amoxapina, nortriptilina e maprotilina são menos sedativos; e desipramina e protriptilina são os agentes menos sedativos entre todos.

Efeitos neurológicos

Um tremor fino e rápido pode ocorrer com o uso de ADTs. Espasmos mioclônicos e tremores da língua e das extremidades superiores são comuns. Efeitos raros incluem bloqueio da fala, parestesia, paralisia peroneal e ataxia.

A amoxapina é a única a causar sintomas parkinsonianos, acatisia e até discinesia devido à atividade bloqueadora dopaminérgica de um de seus metabólitos. A amoxapina também pode causar síndrome neuroléptica maligna em casos raros. A maprotilina pode causar convulsões quando a dosagem é aumentada muito rapidamente ou é mantida em níveis elevados por muito tempo. A clomipramina e a amoxapina podem diminuir o limiar convulsivo mais do que outros medicamentos da classe. Como classe, entretanto, os ADTs têm um risco relativamente baixo de induzir convulsões, exceto em pessoas que têm risco aumentado de convulsões (p. ex., pessoas com epilepsia e aquelas com lesões cerebrais). Embora os ADTs ainda possam ser usados por essas pessoas, as dosagens iniciais devem ser menores do que o normal, e os aumentos subsequentes da dose devem ser graduais.

Efeitos alérgicos e hematológicos

Erupções exantemáticas são observadas em 4% a 5% de todas as pessoas tratadas com maprotilina. A icterícia é rara. Agranulocitose, leucocitose, leucopenia e eosinofilia são complicações raras do tratamento com ADT. No entanto, uma pessoa com dor de garganta ou febre durante os primeiros meses de tratamento com ADT deve fazer um hemograma completo imediatamente.

Efeitos hepáticos

Podem ocorrer aumentos leves e autolimitados nas concentrações séricas de transaminases, as quais devem ser monitoradas. Os ADTs também podem produzir uma hepatite aguda fulminante em 0,1% a 1% das pessoas, que pode ser fatal. Na suspeita ou ocorrência de hepatite, o antidepressivo deve ser descontinuado.

Outros efeitos adversos

O ganho de peso modesto é comum com o uso de ADTs. A amoxapina exerce um efeito ARD e pode causar hiperprolactinemia, impotência, galactorreia, anorgasmia e distúrbios ejaculatórios. Outros ADTs também foram associados à ginecomastia e à amenorreia. A síndrome da secreção inapropriada do hormônio antidiurético (SIADH) também foi relatada com ADTs. Outros efeitos incluem náuseas, vômitos e hepatite.

Uso na gravidez e na lactação

Uma ligação definitiva entre os ADTs e os efeitos teratogênicos não foi estabelecida, mas relatos isolados de morfogênese foram relatados. Os ADTs atravessam a placenta, ou seja, pode ocorrer abstinência neonatal do medicamento. Essa síndrome inclui taquipneia, cianose, irritabilidade e reflexo de sucção deficiente. Se possível, esses medicamentos devem ser interrompidos uma semana antes do parto. Os transportadores de noradrenalina e serotonina foram identificados na placenta e parecem desempenhar um papel importante na eliminação dessas aminas no feto. A compreensão dos efeitos dos inibidores de recaptação nesses transportadores durante a gravidez é limitada, mas um estudo comparou a inteligência e o desenvolvimento da linguagem em 80 crianças expostas aos ADTs durante a gravidez com 84 crianças expostas a outros agentes não teratogênicos e não encontrou efeitos deletérios dos ADTs.

Os ADTs são excretados no leite materno em concentrações semelhantes às plasmáticas. A quantidade real fornecida, entretanto, é pequena, então as concentrações do medicamento no bebê geralmente são indetectáveis ou muito baixas.

Como o risco de recaída é uma preocupação séria em pacientes com depressão recorrente e esse risco pode aumentar durante a gravidez ou o período pós-parto, os riscos e benefícios de continuar ou interromper o tratamento precisam ser discutidos com a paciente e avaliados cuidadosamente.

Interações medicamentosas

Interações medicamentosas clinicamente relevantes podem resultar da competição pela enzima CYP2D6 entre ADTs e quinidina, cimetidina, fluoxetina, sertralina, paroxetina, fenotiazinas, carbamazepina e os antiarrítmicos do tipo IC propafenona e flecainida. A administração concomitante de ADTs e desses inibidores pode desacelerar o metabolismo e aumentar as concentrações plasmáticas de ADTs. Além disso, variações genéticas na atividade da CYP2D6 podem ser responsáveis por uma diferença de até 40 vezes nas concentrações plasmáticas dos ADTs em diferentes pessoas. A dosagem do ADT pode precisar ser ajustada para corrigir as alterações na taxa de metabolismo hepático do ADT.

Inibidores da monoaminoxidase

Os ADTs não devem ser tomados dentro de 14 dias após a administração de um inibidor da monoaminoxidase.

Anti-hipertensivos

Os ADTs bloqueiam os efeitos terapêuticos de medicamentos anti-hipertensivos. Os efeitos anti-hipertensivos dos antagonistas dos receptores β-adrenérgicos (p. ex., propranolol e clonidina) podem ser bloqueados pelos ADTs. A coadministração de um ADT e metildopa pode causar agitação comportamental.

Medicamentos antiarrítmicos

As propriedades antiarrítmicas dos ADTs podem ser aditivas às da quinidina, um efeito que é ainda mais exacerbado pela inibição do metabolismo do ADT por ela.

Antagonistas do receptor de dopamina

A administração simultânea de ADTs e ARDs aumenta as concentrações plasmáticas de ambos os fármacos. As concentrações plasmáticas de desipramina podem aumentar duas vezes durante a administração concomitante com perfenazina. Os ARDs também aumentam os efeitos anticolinérgicos e sedativos dos ADTs. O uso concomitante de antagonistas da serotonina-dopamina também aumenta esses efeitos.

Depressores do sistema nervoso central

Opioides, álcool, ansiolíticos, hipnóticos e medicamentos para resfriado vendidos sem receita médica têm efeitos aditivos ao causarem depressão do SNC quando coadministrados com ADTs. Os pacientes devem evitar dirigir ou usar equipamentos perigosos se estiverem sedados por ADTs.

Simpatomiméticos

O uso de ADTs com medicamentos simpatomiméticos pode causar efeitos cardiovasculares graves.

Contraceptivos orais

As pílulas anticoncepcionais podem diminuir as concentrações plasmáticas de ADT por meio da indução de enzimas hepáticas.

Outras interações medicamentosas

A nicotina pode reduzir as concentrações de ADTs. As concentrações plasmáticas também podem ser reduzidas por ácido ascórbico, cloreto de amônio, barbitúricos, carbamazepina, hidrato de cloral, lítio e primidona. As concentrações plasmáticas de ADTs podem ser aumentadas pelo uso concomitante de acetazolamida, bicarbonato de sódio, ácido acetilsalicílico, cimetidina, diuréticos tiazídicos, fluoxetina, paroxetina e fluvoxamina. As concentrações plasmáticas dos ADTs podem aumentar de três a quatro vezes quando administradas concomitantemente com fluoxetina, fluvoxamina e paroxetina.

Interferências laboratoriais

Os ADTs estão presentes em baixas concentrações e não costumam interferir com outros testes laboratoriais. É possível que eles interfiram na determinação das concentrações sanguíneas de neurolépticas convencionais devido à sua semelhança estrutural e às baixas concentrações de alguns neurolépticos.

Dosagem e diretrizes clínicas

As pessoas que estão para receber ADTs devem ser submetidas a exames físicos e laboratoriais de rotina, incluindo hemograma completo, contagem de leucócitos com diferencial e eletrólitos séricos com testes de função hepática. Um ECG deve ser obtido para todas as pessoas, sobretudo mulheres com mais de 40 anos e homens com mais de 30 anos de idade. Os ADTs são contraindicados em pessoas com um QT_c maior que 450 ms. A dose inicial deve ser pequena e deve ser aumentada de forma gradual. Devido à disponibilidade de alternativas altamente eficazes aos ADTs, um agente mais novo deve ser usado se houver alguma condição médica que possa interagir adversamente com os ADTs.

Idosos e crianças são mais sensíveis aos efeitos adversos do ADT do que os adultos jovens. Em crianças, o ECG deve ser monitorado regularmente durante o uso de um ADT.

As preparações disponíveis de ADTs são apresentadas na Tabela 37-1. As dosagens e as concentrações sanguíneas terapêuticas para os ADTs variam entre os medicamentos (conforme mostrado na Tabela 37-2). Com exceção da protriptilina, todos os ADTs devem ser iniciados com 25 mg por dia e aumentados conforme tolerado. As doses divididas no início reduzem a gravidade dos efeitos adversos, embora a

TABELA 37-2 Informações gerais sobre os antidepressivos tricíclicos e tetracíclicos		
Medicamento	Faixa de dosagem padrão para adultos (mg/dia)	Concentrações plasmáticas terapêuticas (mg/mL)
Imipramina	150-300	150-300[a]
Desipramina	150-300	150-300[a]
Trimipramina	150-300	?
Amitriptilina	150-300	100-250[b]
Nortriptilina	50-150	50-150[a] (máximo)
Protriptilina	15-60	75-250
Amoxapina	150-400	?
Doxepina	150-300	100-250[a]
Maprotilina	150-230	150-300[a]
Clomipramina	130-250	?

"?" denota concentrações plasmáticas terapêuticas desconhecidas.
[a]A faixa exata pode variar entre os laboratórios.
[b]Inclui o composto original e o metabólito desmetil.

maior parte da dosagem deva ser administrada à noite para ajudar a induzir o sono se um medicamento sedativo como a amitriptilina for usado. Por fim, toda a dose diária pode ser administrada na hora de dormir. Um erro clínico comum é parar de aumentar a dosagem quando a pessoa está tolerando o medicamento, mas tomando menos do que a dose terapêutica máxima sem apresentar melhora clínica. O médico deve avaliar rotineiramente o pulso do paciente e as alterações ortostáticas na pressão arterial enquanto a dosagem está sendo aumentada.

O uso de nortriptilina deve ser iniciado com 25 mg por dia. A maioria dos pacientes precisa de apenas 75 mg por dia para atingir uma concentração sanguínea de 100 mg/mL. No entanto, a dosagem pode ser aumentada para 150 mg por dia, se necessário. O uso de amoxapina deve ser iniciado com 150 mg por dia e aumentado até 400 mg por dia. O uso de protriptilina deve ser iniciado com 15 mg por dia e aumentado para 60 mg por dia. A maprotilina tem sido associada a um aumento da incidência de convulsões se a dosagem for aumentada muito rapidamente ou mantida em um nível muito alto. O uso de maprotilina deve ser iniciado com 25 mg por dia e aumentado ao longo de quatro semanas para 225 mg por dia. Ela deve ser mantida nesse nível por apenas seis semanas e depois reduzida para 175 a 200 mg por dia.

Pessoas com dor crônica podem ser particularmente sensíveis aos efeitos adversos quando o uso do ADT é iniciado. Portanto, o tratamento deve começar com doses baixas que são aumentadas em pequenos incrementos. No entanto, pessoas com dor crônica podem sentir alívio com terapia de baixa dosagem em longo prazo, como amitriptilina ou nortriptilina, na dose de 10 a 75 mg por dia.

Os ADTs devem ser evitados em crianças, exceto como último recurso. As diretrizes de dosagem de imipramina em crianças incluem início com 1,5 mg/kg por dia. A dosagem pode ser ajustada para não mais do que 5 mg/kg por dia. Na enurese, a dosagem geralmente é de 50 a 100 mg por dia, tomada na hora de dormir. O uso de clomipramina pode ser iniciado com 50 mg por dia e aumentado para não mais do que 3 mg/kg ou 200 mg por dia.

Quando o tratamento com ADTs é interrompido, a dosagem deve primeiro ser reduzida para três quartos da dosagem máxima por um mês. Nesse momento, se nenhum sintoma estiver presente, o uso do fármaco pode ser reduzido em 25 mg (5 mg para protriptilina) a cada quatro a sete dias. A redução lenta evita uma síndrome de rebote colinérgico que consiste em náuseas, dores de estômago, sudorese, cefaleia, dor no pescoço e vômitos. Essa síndrome pode ser tratada reinstituindo uma pequena dose do medicamento e diminuindo de forma gradual e mais lentamente do que antes. Vários relatos de casos observam o aparecimento de mania de rebote ou hipomania após a interrupção abrupta do uso de ADT.

Monitoramento terapêutico e das concentrações plasmáticas dos medicamentos

As determinações clínicas das concentrações plasmáticas devem ser realizadas após cinco a sete dias com a mesma dosagem do medicamento e 8 a 12 horas após a última dose. Devido às variações na absorção e no metabolismo, pode haver uma diferença de 30 a 50 vezes nas concentrações plasmáticas em pessoas que recebem a mesma dosagem de um ADT. A nortriptilina é única em sua associação com uma janela terapêutica; isto é, concentrações plasmáticas abaixo de 50 ng/mL ou acima de 150 ng/mL podem reduzir sua eficácia.

As concentrações plasmáticas podem ser úteis para confirmar a adesão, avaliar os motivos das falhas dos medicamentos e documentar as concentrações plasmáticas efetivas para tratamento futuro. Os médicos devem sempre tratar o paciente e não a concentração plasmática. Algumas pessoas têm respostas clínicas adequadas com concentrações plasmáticas aparentemente subterapêuticas, e outras respondem apenas em concentrações plasmáticas supraterapêuticas sem experimentar efeitos adversos. Essa última situação, no entanto, deve alertar o médico para monitorar a condição do paciente com, por exemplo, registros seriados de ECG.

Tentativas de overdose

As tentativas de overdose *com ADTs são graves e muitas vezes podem ser fatais. Assim, as prescrições desses medicamentos não devem ter renovação automática e devem ser feitas para, no máximo, uma semana por vez para pacientes com risco de suicídio. A amoxapina pode ter maior probabilidade do que os outros ADTs de resultar em morte quando administrada em* overdose. *Os antidepressivos mais novos são mais seguros em caso de* overdose.

Os sintomas de *overdose* incluem agitação, *delirium*, convulsões, reflexos tendinosos profundos hiperativos, paralisia intestinal e da bexiga, desregulação da pressão arterial e temperatura e midríase. O paciente então evolui para coma e talvez depressão respiratória. As arritmias cardíacas podem não responder ao tratamento. Devido à meia-vida longa dos ADTs, os pacientes correm o risco de arritmias cardíacas por três a quatro dias após a *overdose* e, portanto, devem ser monitorados em um ambiente clínico de terapia intensiva.

Valproato

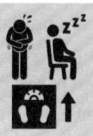

38

SNC | LIT | ANTI anticoagulantes, antipsicóticos, clozapina, carbamazepina, diazepam, clonazepam, fenitoína, fenobarbital

2A6 2B6
2C9 3A5

Introdução

Também conhecido como ácido valproico, o valproato foi originalmente usado como anticonvulsivante, mas também foi aprovado para o tratamento de episódios maníacos associados ao transtorno bipolar tipo I. Ele é um dos estabilizadores de humor mais amplamente prescritos em psiquiatria, pois tem rápido início de ação e é bem tolerado. Além disso, vários estudos descobriram que ele reduz a frequência e a intensidade dos episódios maníacos recorrentes por longos períodos. Embora o lítio ainda seja considerado o tratamento de primeira linha para o transtorno bipolar, muitos pacientes que não toleram o lítio ou desenvolvem complicações renais consideram o valproato um tratamento alternativo preferível.

O valproato é um ácido carboxílico ramificado de cadeia curta. Ele é chamado de ácido valproico porque é rapidamente convertido em sua forma ácida no estômago. Várias formulações de ácido valproico são comercializadas. Isso inclui ácido valproico; divalproato de sódio, uma mistura 1:1 de ácido valproico e valproato de sódio com revestimento entérico disponível na formulação de comprimido e cápsulas com microgrânulos (*sprinkles*) que pode ser aberta e espalhada sobre alimentos; e injeção de valproato de sódio. Uma preparação de liberação prolongada também está disponível. Cada um deles é terapeuticamente equivalente porque, em pH fisiológico, o ácido valproico se dissocia em íon valproato.

Ações farmacológicas

Independentemente de como é formulado, o valproato é absorvido rápida e completamente dentro de 1 a 2 horas após a ingestão oral, com concentrações máximas ocorrendo 4 a 5 horas após a administração. Sua meia-vida plasmática é de 10 a 16 horas, e ele é altamente ligado às proteínas, ligação esta que fica saturada em doses mais altas. As concentrações de valproato livre terapeuticamente eficaz aumentam em concentrações séricas acima de 50 a 100 mg/mL. A porção não ligada do valproato é considerada farmacologicamente ativa e pode atravessar a barreira hematoencefálica. A preparação de liberação prolongada produz concentrações máximas mais baixas com concentrações mínimas mais altas e pode ser administrada uma vez ao dia.

O valproato é metabolizado principalmente pelas isoenzimas CYP2A6, CYP2B6, CYP2C9 e CYP3A5 do citocromo P450, bem como pelas enzimas UDP-glucuronosiltransferase UGT1A3, UGT1A4, UGT1A6, UGT1A8, UGT1A9, UGT1A10, UGT2B7 e UGT2B15. O valproato também é metabolizado pela β-oxidação mitocondrial. Menos de 3% do composto original é excretado inalterado na urina.

A base bioquímica dos efeitos terapêuticos do valproato permanece pouco compreendida. As evidências sugerem que ele inibe a degradação do ácido γ-aminobutírico (GABA) e, portanto, aumenta a concentração de GABA; reduz os disparos neuronais de alta frequência atuando em canais de potássio, cálcio e sódio voltagem-dependentes; estimula a via de sinalização Wnt/β-catenina; e inibe a histona desacetilase.

Indicações terapêuticas

O valproato está atualmente aprovado para uso como monoterapia ou terapia adjuvante de crises parciais complexas, monoterapia e terapia adjuvante de crises de ausência simples e complexas e terapia adjuvante para pacientes com crises múltiplas que incluem crises de ausência.

O divalproato sódico tem indicações adicionais para profilaxia da enxaqueca e como tratamento de episódios maníacos no transtorno bipolar.

Transtorno bipolar tipo I

Mania aguda. Cerca de dois terços das pessoas com mania aguda respondem ao valproato. A maioria dos pacientes com mania costuma responder dentro de um a quatro dias após o medicamento atingir concentrações séricas acima de 50 mg/mL. A resposta antimaníaca geralmente está associada a concentrações superiores a 50 mg/mL, em uma faixa de 50 a 100 mg/mL, embora, em alguns casos, tenham sido usadas concentrações de até 150 mg/mL. Por meio das estratégias de dosagem gradual, essa concentração sérica pode ser alcançada dentro de uma semana após o início da dosagem, mas estratégias de administração oral rápida atingem concentrações séricas terapêuticas em um dia e podem controlar os sintomas maníacos dentro de cinco dias. Os efeitos antimaníacos de curto prazo do valproato podem ser potencializados com a adição de lítio, carbamazepina, antagonistas da serotonina-dopamina (ASDs) ou antagonistas do receptor de dopamina (ARDs). Numerosos estudos sugeriram que o subtipo maníaco irritável responde significativamente melhor ao divalproato sódico do que ao lítio ou ao placebo. Devido ao seu perfil mais favorável de efeitos adversos cognitivos, dermatológicos, tireoidianos e renais, o valproato é preferido ao lítio para o tratamento de mania aguda em crianças e idosos.

Usos *off-label*

Transtorno bipolar tipo I

Depressão bipolar aguda. O valproato tem alguma atividade como tratamento de curto prazo de episódios depressivos no transtorno bipolar tipo I, mas esse efeito é muito menos pronunciado do que no tratamento de episódios maníacos. Entre os sintomas depressivos, o valproato é mais eficaz no tratamento da agitação do que da disforia. Na prática clínica, ele é mais frequentemente usado como terapia complementar a um antidepressivo para prevenir o desenvolvimento de mania ou a ciclagem rápida.

Profilaxia. Estudos sugerem que o valproato é eficaz no tratamento profilático do transtorno bipolar tipo I, resultando em episódios maníacos cada vez menos graves e mais curtos. Em comparação direta, o valproato é pelo menos tão eficaz quanto o lítio. Ele também é mais bem tolerado do que o lítio. Ele pode ser particularmente eficaz em pacientes com transtornos bipolares de ciclo rápido e ultrarrápido, mania disfórica ou mista e mania causada por uma condição médica geral, bem como em pessoas com abuso de substâncias comórbidas ou ataques de pânico e naquelas que não tiveram respostas favoráveis completas ao tratamento com lítio.

Esquizofrenia e transtorno esquizoafetivo

O valproato pode acelerar a resposta à terapia antipsicótica em pacientes com esquizofrenia ou transtorno esquizoafetivo. O valproato sozinho é geralmente menos eficaz no transtorno esquizoafetivo do que no transtorno bipolar tipo I; é ineficaz para o tratamento de sintomas psicóticos; e é normalmente usado em combinação com outros medicamentos em pacientes com esses sintomas.

Outros transtornos mentais

O valproato foi estudado quanto à possível eficácia em uma gama de transtornos psiquiátricos. Isso inclui abstinência alcoólica e prevenção de recaídas, transtorno de pânico, transtorno de estresse pós-traumático, transtorno de controle de impulsos e transtorno da personalidade *borderline*. As evidências que apoiam o uso nesses casos são fracas, e quaisquer efeitos terapêuticos observados podem estar relacionados ao tratamento de transtorno bipolar comórbido.

Algumas evidências sugerem que a inibição da histona desacetilase pelo valproato pode retardar a progressão dos distúrbios neurodegenerativos.

Outras condições médicas

Evidências sugerem que o valproato pode ser uma terapia adjuvante eficaz no câncer e no HIV/aids. No entanto, muito mais pesquisas são necessárias.

Precauções e efeitos adversos

Embora o tratamento com valproato seja geralmente bem tolerado e seguro, ele contém alguns alertas do tipo black box e de outros tipos (Tabela 38-1). Os dois efeitos adversos mais graves do tratamento com valproato afetam o pâncreas e o fígado. Os médicos devem fazer uma avaliação cuidadosa antes de administrar o medicamento a pessoas com doenças hepáticas.

Os fatores de risco para hepatotoxicidade potencialmente fatal incluem idade jovem (menos de 3 anos); uso concomitante de fenobarbital; e presença de distúrbios neurológicos, sobretudo erros inatos do metabolismo. A taxa de hepatotoxicidade

TABELA 38-1	Advertências do tipo *black box* e outras advertências para o valproato
Efeito adverso mais grave	Considerações para o manejo
Hepatotoxicidade	Evento raro e idiossincrático
	Risco estimado: 1:118.000 (adultos)
	Maior perfil de risco (polifarmácia, menos de 2 anos de idade, déficit intelectual): 1:800
Pancreatite	Rara, padrão semelhante à hepatotoxicidade
	A incidência em dados de ensaios clínicos é de 2 em 2.416 (0,0008%)
	A vigilância pós-comercialização não mostra aumento da incidência
	Recorrência com a reexposição
	Amilase assintomática não preditiva
Hiperamonemia	Raro; mais comum em combinação com carbamazepina
	Associado a tremor grosso e pode responder à administração de l-carnitina
Associado a distúrbios do ciclo da ureia	Deve-se interromper a ingestão de valproato e proteínas e avaliar quanto a um distúrbio subjacente do ciclo da ureia
	Divalproato sódico é contraindicado em pacientes com distúrbios do ciclo da ureia
Teratogenicidade	Defeito do tubo neural: 1-4% com valproato
	Deve haver educação pré-conceitual e suplementação do complexo folato-vitamina B para todas as mulheres jovens com potencial para engravidar
Sonolência em idosos	Titulação mais lenta do que as doses convencionais. Monitoramento regular da ingestão nutricional e de líquidos
Trombocitopenia	Deve-se diminuir a dose se for clinicamente sintomática (*i.e.*, hematomas, sangramento gengival)
	Trombocitopenia mais provável com concentrações de valproato ≥ 110 mg/mL (mulheres) e ≥ 135 mg/mL (homens)

fatal em pessoas que foram tratadas apenas com valproato é de 0,85 por 100.000 pessoas; não foi relatado que nenhuma pessoa com mais de 10 anos de idade tenha morrido por hepatotoxicidade. Portanto, o risco desse efeito adverso em pacientes psiquiátricos adultos é baixo. No entanto, se sintomas de letargia, mal-estar, anorexia, náuseas e vômitos, edema e dor abdominal ocorrerem em um paciente tratada com valproato, o médico deve considerar a possibilidade de hepatotoxicidade grave. Um aumento modesto nos resultados dos testes de função hepática não se correlaciona com o desenvolvimento de hepatotoxicidade grave.

Casos raros de pancreatite foram relatados; eles ocorrem com mais frequência nos primeiros seis meses de tratamento e a condição ocasionalmente resulta em morte. A função pancreática pode ser avaliada e acompanhada com as concentrações séricas de amilase. Outras consequências potencialmente graves do tratamento incluem encefalopatia induzida por hiperamonemia e trombocitopenia. A trombocitopenia e a disfunção plaquetária ocorrem mais comumente em altas doses e resultam no prolongamento dos tempos de sangramento.

Os efeitos adversos comuns associados ao valproato (Tabela 38-2) são aqueles que afetam o sistema gastrintestinal (GI), como náuseas, vômitos, dispepsia e diarreia. Os efeitos GIs costumam ser mais comuns no primeiro mês de tratamento, sobretudo se a dosagem for aumentada rapidamente. O ácido valproico não tamponado tem maior probabilidade de causar sintomas GIs do que as formulações *sprinkle* com revestimento entérico ou o divalproato sódico de liberação retardada. Outros efeitos adversos comuns envolvem o sistema nervoso, como sedação, ataxia, disartria e tremor. O tremor induzido pelo valproato pode responder bem ao tratamento com antagonistas do receptor β-adrenérgico ou com gabapentina. O tratamento dos outros efeitos adversos neurológicos geralmente requer a redução da dosagem de valproato.

O ganho de peso é um efeito adverso comum, especialmente no tratamento de longo prazo, e pode ser mais bem tratado com uma limitação estrita da ingestão calórica. A queda de cabelo pode ocorrer em 5% a 10%, e casos raros de perda completa

TABELA 38-2 Efeitos adversos do valproato

• Comuns
  • Irritação gastrintestinal
  • Náuseas
  • Sedação
  • Tremor
  • Ganho de peso
  • Queda de cabelo

• Incomuns
  • Vômitos
  • Diarreia
  • Ataxia
  • Disartria
  • Elevação persistente das transaminases hepáticas

• Raros
  • Hepatotoxicidade fatal (principalmente em pacientes pediátricos)
  • Trombocitopenia reversível
  • Disfunção plaquetária
  • Distúrbios da coagulação
  • Edema
  • Pancreatite hemorrágica
  • Agranulocitose
  • Encefalopatia e coma
  • Fraqueza muscular respiratória e insuficiência respiratória

de pelos corporais foram relatados. Alguns médicos recomendaram o tratamento da queda de cabelo associada ao valproato com suplementos vitamínicos que contêm zinco e selênio.

Cinco a 40% das pessoas experimentam uma elevação persistente, mas clinicamente insignificante, das transaminases hepáticas até três vezes o limite superior do normal, que em geral é assintomática e desaparece após a descontinuação do medicamento. Altas doses de valproato (acima de 1.000 mg por dia) raramente podem produzir hiponatremia leve a moderada, provavelmente secundária à síndrome de secreção inapropriada do hormônio antidiurético (SIADH), a qual é reversível com a redução da dosagem.

Overdoses de valproato podem levar ao coma e à morte.

Uso na gravidez e na lactação

O valproato foi classificado como um medicamento da categoria D na gravidez.

Existem várias preocupações em relação ao uso de valproato durante a gravidez. Mulheres que necessitam de terapia com valproato devem, portanto, informar seus médicos se pretendem engravidar. O uso de valproato no primeiro trimestre foi associado a um risco de 3% a 5% de defeitos do tubo neural, bem como a um risco aumentado de outras malformações que afetam o coração e outros sistemas orgânicos. Vários relatórios indicaram ainda que a exposição ao valproato no útero também pode afetar negativamente o desenvolvimento cognitivo em filhos de mães que tomam valproato durante a gravidez. Eles têm escores de QI mais baixos aos 6 anos em comparação àqueles expostos a outros medicamentos antiepilépticos. A exposição fetal ao valproato tem associações dependentes da dose com habilidades cognitivas reduzidas em uma variedade de domínios aos 6 anos de idade. A exposição pré-natal ao valproato também pode aumentar o risco de uma criança desenvolver transtorno do espectro autista.

O valproato também está associado à teratogenicidade, principalmente aos defeitos do tubo neural (p. ex., espinha bífida). O risco é de cerca de 1% a 4% de todas as mulheres que tomam valproato durante o primeiro trimestre da gravidez. O risco de defeitos do tubo neural induzidos por valproato pode ser reduzido com suplementos diários de ácido fólico (1 a 4 mg por dia). *Todas as mulheres com potencial para engravidar que tomam o medicamento devem receber suplementos de ácido fólico.* Bebês amamentados por mães que tomam valproato desenvolvem concentrações séricas de valproato de 1% a 10% das concentrações séricas maternas, mas nenhum dado sugere que isso represente um risco para o bebê. O valproato não está contraindicado em lactantes.

Esse medicamento pode ser especialmente problemático para adolescentes e mulheres jovens. Casos de doença do ovário policístico foram relatados em mulheres que o utilizam. Mesmo quando os critérios completos para essa síndrome não são atendidos, muitas dessas mulheres desenvolvem irregularidades menstruais, queda de cabelo e hirsutismo. Acredita-se que esses efeitos resultem de uma síndrome metabólica causada por resistência à insulina e hiperinsulinemia.

Interações medicamentosas

O valproato é comumente prescrito como parte de um regime que envolve outros agentes psicotrópicos. A única interação medicamentosa consistente com o lítio, se ambos os fármacos forem mantidos em suas respectivas faixas terapêuticas, é a exacerbação dos tremores induzidos pelo valproato, os quais geralmente podem ser tratados com antagonistas do receptor β. A combinação de valproato e ARDs pode resultar em aumento da sedação, como pode ser observado quando o valproato é adicionado a qualquer depressor do sistema nervoso central (SNC) (p. ex., álcool), e em aumento da gravidade dos sintomas extrapiramidais, os quais costumam responder ao tratamento com medicamentos antiparkinsonianos. O valproato geralmente pode ser combinado com segurança com carbamazepina ou ASDs.

Talvez a interação mais preocupante do valproato e de um medicamento psicotrópico envolva a lamotrigina. Com sua aprovação para o tratamento de transtorno bipolar, a probabilidade de os pacientes serem tratados com os dois agentes aumentou. O valproato mais que duplica as concentrações de lamotrigina, aumentando o risco de erupções cutâneas graves, incluindo síndrome de Stevens-Johnson e necrólise epidérmica tóxica. Recomenda-se uma redução adequada da dose.

As concentrações plasmáticas de carbamazepina, diazepam, amitriptilina, nortriptilina e fenobarbital também podem ser aumentadas quando esses medicamentos são coadministrados com valproato, e as concentrações plasmáticas de fenitoína e desipramina podem diminuir quando elas são combinadas com valproato. As concentrações plasmáticas de valproato podem diminuir quando o fármaco é coadministrado com carbamazepina e podem aumentar quando coadministrado com guanfacina, amitriptilina ou fluoxetina. O valproato pode ser deslocado das proteínas plasmáticas por carbamazepina, diazepam e ácido acetilsalicílico. Pessoas tratadas com anticoagulantes (p. ex., ácido acetilsalicílico e varfarina) também devem ser monitoradas quando o uso de valproato é iniciado, para avaliar o desenvolvimento de qualquer aumento indesejado dos efeitos da anticoagulação. As interações do valproato com outros medicamentos estão listadas na Tabela 38-3.

Interferências laboratoriais

O valproato pode causar aumento laboratorial de ácidos graxos livres no soro. Os metabólitos do valproato podem produzir um resultado de teste falso-positivo para cetonas urinárias, bem como resultados de testes de função tireoidiana falsamente anormais.

Dosagem e diretrizes clínicas

Ao iniciar a terapia com valproato, um painel hepático basal, contagens completas de células sanguíneas e plaquetas e testes de gravidez devem ser solicitados. Testes adicionais devem incluir estudos de amilase e coagulação se houver suspeita de doença pancreática basal ou coagulopatia. Além dos testes laboratoriais basais, as concentrações de transaminases hepáticas devem ser obtidas um mês após o início

TABELA 38-3 Interações do valproato com outros medicamentos	
Medicamento	Interações relatadas com valproato
Lítio	Aumento do tremor
Antipsicóticos	Aumento da sedação; aumento dos efeitos extrapiramidais; *delirium* e estupor (relato único)
Clozapina	Aumento da sedação; síndrome confusional (relato único)
Carbamazepina	Psicose aguda (relato único); ataxia, náusea, letargia (relato único); possível diminuição das concentrações séricas de valproato
Antidepressivos	A amitriptilina e a fluoxetina podem aumentar as concentrações séricas de valproato
Diazepam	Concentração sérica aumentada pelo valproato
Clonazepam	Estado de mal epiléptico do tipo ausência (raro; relatado apenas em pacientes com epilepsia preexistente)
Fenitoína	Concentração sérica diminuída pelo valproato
Fenobarbital	Concentração sérica aumentada pelo valproato; aumento da sedação
Outros depressores do SNC	Aumento da sedação
Anticoagulantes	Possível potencialização do efeito
SNC, sistema nervoso central.	

da terapia e a cada seis a 12 meses a partir de então. No entanto, como mesmo o monitoramento frequente pode não prever toxicidade orgânica grave, é mais prudente reforçar a necessidade de avaliação imediata de qualquer doença ao fornecer as instruções aos pacientes. Elevações assintomáticas das concentrações de transaminases até três vezes o limite superior do normal são comuns e não requerem qualquer alteração na dosagem. A Tabela 38-4 lista os exames laboratoriais recomendados para o tratamento com valproato.

O valproato está disponível em várias formulações (Tabela 38-5). Para o tratamento de mania aguda, uma estratégia de dose inicial oral com 20 a 30 mg/kg por dia pode ser usada para acelerar o controle dos sintomas. Isso geralmente é bem tolerado, mas pode causar sedação excessiva e tremor em idosos. A agitação pode ser rapidamente estabilizada com a infusão intravenosa de valproato. Se a mania aguda estiver ausente, é melhor iniciar o tratamento medicamentoso de forma gradual para minimizar os efeitos adversos comuns de náuseas, vômitos e sedação.

A dose no primeiro dia deve ser de 250 mg, administrada com uma refeição. A dosagem pode ser aumentada para 250 mg por via oral, três vezes ao dia, ao longo de três a seis dias. As concentrações plasmáticas podem ser avaliadas pela manhã, antes da administração da primeira dose diária. As concentrações plasmáticas terapêuticas para o controle das crises variam entre 50 e 150 mg/mL, mas concentrações de até 200 mg/mL geralmente são bem toleradas.

É razoável usar a mesma faixa para o tratamento de transtornos mentais; a maioria dos estudos controlados usou 50 a 125 mg/mL. A maioria das pessoas atinge concentrações plasmáticas terapêuticas com uma dosagem entre 1.200 e 1.500 mg por dia em tomadas divididas. Depois que os sintomas de uma pessoa estiverem bem controlados, a dose diária completa pode ser tomada de uma só vez antes de dormir.

TABELA 38-4 Testes laboratoriais recomendados durante a terapia com valproato

- Antes do tratamento
    - Bioquímica padrão com atenção especial aos testes de função hepática.
    - Hemograma completo, incluindo leucócitos e contagem de plaquetas.
- Durante o tratamento
    - Testes de função hepática em 1 mês; depois, a cada 6-12 meses, se nenhuma anormalidade for encontrada.
    - Exames de sangue completos com contagem de plaquetas em 1 mês; depois a cada 6-12 meses se os resultados forem normais.
- Resultados dos testes de função hepática anormais
    - Elevação leve da transaminase (menos de três vezes o normal): monitoramento a cada 1-2 semanas; se o paciente estiver estável e respondendo ao valproato, os resultados são monitorados a cada 1-3 meses.
    - Elevação pronunciada da transaminase (mais de três vezes o normal): redução da dose ou descontinuação do valproato; aumento da dose ou reentrodução se as transaminases normalizarem e se o paciente responder ao valproato.

TABELA 38-5 Preparações de valproato disponíveis nos Estados Unidos

Preparação	Formulação (doses)	Tempo para atingir o pico
Valproato de sódio injetável	Injeção (100 mg de ácido valproico/mL)	1 hora
Ácido valproico	Xarope (250 mg/5 mL)	1-2 horas
	Cápsulas (250 mg)	1-2 horas
Divalproato sódico	Comprimidos de liberação retardada (125, 250, 500 mg)	3-8 horas
Partículas revestidas de divalproato de sódio em cápsulas	Cápsulas *sprinkle* (125 mg)	Em comparação com os comprimidos, a forma *sprinkle* do divalproato sódico tem início de ação mais precoce e absorção mais lenta, com pico de concentração plasmática ligeiramente inferior.

39 Suplementos nutricionais e alimentos medicinais

Introdução

A indústria de suplementos fitoterápicos e dietéticos teve um enorme crescimento nos últimos anos. Embora não haja dúvida de que uma dieta saudável e uma nutrição adequada desempenham um papel enorme na saúde física e na mental, muitos dos suplementos comercializados hoje têm propriedades psicoativas e estão sendo usados menos por seu valor nutricional e mais por seu valor medicinal. Isso não deveria ser uma surpresa, já que culturas em todo o mundo há muito tempo usam medicamentos à base de plantas para tratar uma gama de doenças. Estudos controlados mostraram até mesmo que vários desses compostos podem ser usados para tratar certos sintomas psiquiátricos. O canabinoide canabidiol (ver Capítulo 14) é apenas um exemplo.

Embora certos compostos possam ser benéficos, em muitos casos, a quantidade e a qualidade dos dados têm sido insuficientes para tirar conclusões definitivas. No entanto, alguns pacientes preferem usar essas substâncias no lugar ou em conjunto com tratamentos farmacêuticos convencionais. Embora muitos médicos discordem dessa conduta, é importante que eles ouçam o raciocínio de seus pacientes e discutam respeitosamente quaisquer benefícios e riscos potenciais do uso de suplementos fitoterápicos ou dietéticos. Os médicos também devem observar que o uso de medicamentos fitoterápicos ou suplementos nutricionais ocorre às custas de intervenções comprovadas e que efeitos adversos são possíveis.

Além disso, suplementos fitoterápicos e não fitoterápicos podem aumentar ou antagonizar as ações de medicamentos prescritos e não prescritos. Portanto, é importante que os médicos se mantenham informados sobre as pesquisas mais recentes envolvendo essas substâncias. Devido à escassez de ensaios clínicos, o médico deve estar extraordinariamente alerta para a possibilidade de efeitos adversos como resultado de interações medicamentosas, sobretudo se forem prescritos agentes psicotrópicos, porque muitos fitomedicamentos têm ingredientes que produzem alterações fisiológicas no corpo.

Suplementos nutricionais

Nos Estados Unidos, o termo suplemento nutricional é usado de forma intercambiável com o termo suplemento dietético. O Dietary Supplement Health and Education Act (DSHEA) de 1994 definiu suplementos nutricionais como itens ingeridos por via oral que contêm um "ingrediente dietético" destinado a complementar a dieta. Esses ingredientes podem incluir vitaminas, minerais, ervas, vegetais, aminoácidos e substâncias como enzimas, tecidos, glandulares e metabólitos. Por lei, esses produtos devem ser rotulados como suplementos e não podem ser comercializados como alimentos convencionais.

O DSHEA coloca os suplementos dietéticos em uma categoria especial regida por regulamentações muito menos rigorosas do que aquelas para medicamentos prescritos e vendidos sem receita médica. Ao contrário dos medicamentos farmacêuticos, os suplementos nutricionais não precisam buscar a aprovação da Food and Drug Administration (FDA), e a FDA não avalia sua eficácia. Como os suplementos dietéticos não são regulamentados pela FDA, o conteúdo e a qualidade nas prateleiras das lojas variam drasticamente. Contaminação, indicação e identificação incorretas de ervas e suplementos são problemas importantes. Os pacientes devem desempenhar o papel de consumidores instruídos e reconhecer que há muitas empresas que não estão interessadas em fornecerem produtos de qualidade. Como não há supervisão governamental para responsabilizar essas empresas, muitas vezes é necessário confiar em certificadores terceirizados.

Consulte a Tabela 39-1 para obter uma lista de suplementos dietéticos usados em psiquiatria.

Alimentos medicinais

Nos últimos anos, a FDA introduziu uma nova categoria de suplemento nutricional chamada "alimentos medicinais". De acordo com a FDA, o termo alimento medicinal, conforme definido no Orphan Drug Act, é "um alimento formulado para ser consumido ou administrado por via enteral sob a supervisão de um médico e destinado ao manejo dietético específico de uma doença ou condição para a qual requisitos nutricionais distintos, com base em princípios científicos reconhecidos, são estabelecidos por avaliação médica".

Uma distinção clara pode ser feita entre as classificações regulatórias de alimentos medicinais e suplementos dietéticos. Os alimentos medicinais devem ser comprovados, por meio de avaliação médica, como atendendo às necessidades nutricionais distintas de uma população específica de pacientes com uma doença específica que está sendo tratada. Os suplementos dietéticos, por outro lado, são destinados a adultos normais e saudáveis e podem não exigir prova de eficácia do produto finalizado. O que distingue os alimentos medicinais da categoria mais ampla de alimentos para uso dietético especial e dos alimentos que alegam benefícios à saúde é a exigência de que os alimentos medicinais sejam usados sob supervisão médica.

Os alimentos medicinais não precisam passar pela aprovação pré-comercialização da FDA. No entanto, as empresas de alimentos médicos devem cumprir outros requisitos, como boas práticas de fabricação e registro de instalações de alimentos. Os alimentos medicinais têm algumas regulamentações adicionais que os suplementos dietéticos não têm, porque os alimentos medicinais se destinam ao tratamento de doenças. Por exemplo, um programa de conformidade exige inspeções anuais de todos os fabricantes de alimentos medicinais.

TABELA 39-1 Suplementos dietéticos usados em psiquiatria

Nome	Ingredientes/ O que é isso?	Usos	Efeitos adversos	Interações	Dosagem	Comentários
Ácido docosa-hexaenoico (DHA)	Ácido graxo poli-insaturado ômega-3	TDAH, dislexia, comprometimento cognitivo, demência	Propriedades anticoagulantes, desconforto GI leve	Varfarina	Varia conforme a indicação	Parar o uso antes de cirurgia
Colina	Colina	Desenvolvimento cerebral fetal, condições maníacas, distúrbios cognitivos, discinesia tardia, cânceres	Restringir em pacientes com trimetilaminúria genética primária, sudorese, hipotensão, depressão	Metotrexato, funciona com B_6, B_{12} e ácido fólico no metabolismo da homocisteína	300-1.200 mg duas vezes ao dia; doses > 3 g associadas a odor corporal de peixe	Necessária para a estrutura e a função de todas as células
L-alfa-gliceril-fosforilcolina (a-GPC)	Derivada da lecitina de soja	Aumento da secreção do hormônio do crescimento, distúrbios cognitivos	Nenhum conhecido	Nenhuma conhecida	500 mg-1 g por dia	Permanece mal compreendida
Fosfatidilcolina	Fosfolipídeo que faz parte das membranas celulares	Condições maníacas, doença de Alzheimer e distúrbios cognitivos, discinesia tardia	Diarreia, esteatorreia em pessoas com má absorção, evitar com a síndrome do anticorpo antifosfolipídico	Nenhuma conhecida	3-9 g/dia em doses divididas	Soja, girassol e colza são as principais fontes
Fosfatidilserina	Fosfolipídeo isolado de soja e gema de ovo	Comprometimento cognitivo, incluindo a doença de Alzheimer, pode reverter problemas de memória	Evitar com síndrome de anticorpos antifosfolipídicos, efeitos adversos gastrintestinais	Nenhuma conhecida	Para variedades derivadas de soja, 100 mg três vezes ao dia	O tipo derivado do cérebro bovino apresenta risco hipotético de encefalopatia espongiforme bovina

(Continua)

TABELA 39-1 Suplementos dietéticos usados em psiquiatria (Continuação)

Nome	Ingredientes/ O que é isso?	Usos	Efeitos adversos	Interações	Dosagem	Comentários
Zinco	Elemento metálico	Deficiência imune, cicatrização de feridas, distúrbios cognitivos, prevenção de defeitos do tubo neural	Desconforto GI, altas doses podem causar deficiência de cobre, imunossupressão	Bifosfonatos, quinolonas, tetraciclina, penicilamina, cobre, alimentos contendo cisteína, cafeína, ferro	Dose típica 15 mg/dia, efeitos adversos > 30 mg	Alegações de que o zinco pode prevenir e tratar o resfriado comum são apoiadas em alguns estudos, mas não em outros; mais pesquisas são necessárias
Acetil-L-carnitina	Éster acetil de L-carnitina	Neuroproteção, doença de Alzheimer, síndrome de Down, derrames, antienvelhecimento, depressão em pacientes geriátricos	Desconforto GI leve, convulsões, aumento da agitação em algumas pessoas com doença de Alzheimer	Análogos de nucleosídeos, ácido valproico e antibióticos contendo ácido piválico	500 mg-2 g por dia em doses divididas	Encontrado em pequenas quantidades no leite e na carne
Huperzina A	Alcaloide vegetal derivado do musgo chinês	Doença de Alzheimer, perda de memória relacionada à idade, distúrbios inflamatórios	Convulsões, arritmias, asma, doença do intestino irritável	Inibidores da acetilcolinesterase e fármacos colinérgicos	60-200 mg/dia	*Huperzia serrata* tem sido usada na medicina popular chinesa para o tratamento de febres e inflamações
Dinucleotídeo de nicotinamida adenina (NADH)	Dinucleotídeo localizado na mitocôndria e no citosol das células	Doença de Parkinson, doença de Alzheimer, fadiga crônica, doença cardiovascular	Desconforto GI	Nenhuma conhecida	5 mg/dia ou 5 mg duas vezes ao dia	O precursor do NADH é o ácido nicotínico

(Continua)

TABELA 39-1 Suplementos dietéticos usados em psiquiatria (Continuação)

Nome	Ingredientes/ O que é isso?	Usos	Efeitos adversos	Interações	Dosagem	Comentários
S-adenosil-L--metionina (SAMe)	Metabólito do aminoácido essencial L-metionina	Elevação do humor, osteoartrite	Hipomania, movimento muscular hiperativo, cautela em pacientes com câncer	Nenhuma conhecida	200-1.600 mg por dia em doses divididas	Vários estudos demonstram alguma eficácia no tratamento de depressão
5-hidroxitriptofano (5-HTP)	Precursor imediato da serotonina	Depressão, obesidade, insônia, fibromialgia, cefaleia	Possível risco de síndrome serotoninérgica em pessoas com tumores carcinoides ou que tomam IMAOs	ISRSs, IMAOs, metildopa, erva-de-são-joão, fenoxibenzamina, antagonistas do 5-HT, agonistas do receptor 5-HT	100 mg-2 g por dia, mais seguro com carbidopa	O 5-HTP junto com a carbidopa é usado na Europa para o tratamento de depressão
Ácido folínico (Leucovorin)		Depressão Prevenção dos efeitos adversos do metotrexato				
Fenilalanina	Aminoácido essencial	Depressão, analgesia, vitiligo	Contraindicada em pacientes com PKU, pode exacerbar a discinesia tardia ou a hipertensão	IMAOs e neurolépticos	Disponível em duas formas: 500 mg-1,5 g por dia para dL-fenilalanina e 375 mg-2,25 g para dL-fenilalanina	Encontrada em vegetais, sucos, iogurte e missô

(Continua)

TABELA 39-1 Suplementos dietéticos usados em psiquiatria (Continuação)

Nome	Ingredientes/ O que é isso?	Usos	Efeitos adversos	Interações	Dosagem	Comentários
Mioinositol	Principal forma nutricionalmente ativa de inositol	Depressão, ataques de pânico, TOC	Cautela em pacientes com transtorno bipolar, distúrbios gastrintestinais	Possíveis efeitos aditivos com ISRSs e agonistas do receptor 5-HT (sumatriptana)	12 g em doses divididas para depressão e ataques de pânico	Estudos *não* demonstraram eficácia no tratamento de doença de Alzheimer, transtorno do espectro autista ou esquizofrenia
Vimpocetina	Derivado semissintético da vincamina (derivado vegetal)	AVC isquêmico, demência	Desconforto GI, tontura, insônia, boca seca, taquicardia, hipotensão, rubor	Varfarina	5-10 mg por dia com alimentos, não mais do que 20 mg/dia	Usada na Europa, no México e Japão como agente farmacêutico para tratamento de distúrbios cerebrovasculares e cognitivos
Família da vitamina E	Vitamina essencial lipossolúvel, família composta por tocoferóis e tocotrienóis	Reforço imune, antioxidante, alguns tipos de câncer, proteção em doenças cardiovasculares, distúrbios neurológicos, diabetes, síndrome pré-menstrual	Pode aumentar o sangramento em pessoas com propensão a sangrar, possível aumento do risco de AVC hemorrágico, tromboflebite	Varfarina, medicamentos antiplaquetários, neomicina, podem ser aditivos com estatinas.	Depende da forma: tocotrienóis, 200-300 mg por dia com alimentos; tocoferóis, 200 mg/dia	Suspender os membros da família da vitamina E um mês antes dos procedimentos cirúrgicos
Glicina	Aminoácido	Esquizofrenia, alívio da espasticidade e convulsões	Evite em pessoas anúricas ou com insuficiência hepática	Aditiva com antiespasmódicos	1 g/dia em doses divididas para suplementação; 40-90 g/dia para esquizofrenia	

(Continua)

TABELA 39-1 Suplementos dietéticos usados em psiquiatria (Continuação)

Nome	Ingredientes/ O que é isso?	Usos	Efeitos adversos	Interações	Dosagem	Comentários
Melatonina	Hormônio da glândula pineal	Insônia, distúrbios do sono, jet lag, câncer	Pode inibir a ovulação em doses de 1 g, convulsões, sonolência, depressão, cefaleia, amnésia	Ácido acetilsalicílico, AINEs, betabloqueadores, INH, medicamentos sedativos, corticosteroides, valeriana, kava kava, 5-HTP, álcool	0,3-3 mg por curtos períodos de tempo	A melatonina define o tempo dos ritmos circadianos e regula as respostas sazonais
Óleo de peixe	Lipídeos encontrados em peixes	Transtorno bipolar, redução dos triglicerídeos, hipertensão, diminuição da coagulação sanguínea	Cuidado em hemofílicos, desconforto GI leve, excreções com cheiro de "peixe"	Varfarina, ácido acetilsalicílico, AINEs, alho, Ginkgo	Varia de acordo com a forma e a indicação – geralmente cerca de 3 a 5 g por dia	Suspender antes de qualquer procedimento cirúrgico

TDAH, transtorno de déficit de atenção/hiperatividade; AVC, acidente vascular cerebral; 5-HTP, 5-hidroxitriptofano; GI, gastrintestinal; INH, isoniazida; IMAOs, inibidores da monoaminoxidase; AINEs, anti-inflamatórios não esteroides; TOC, transtorno obsessivo-compulsivo; PKU, fenilcetonúria; ISRSs, inibidores seletivos da recaptação de serotonina.
Tabela de Mercedes Blackstone, MD.

Em resumo, para ser considerado um alimento medicinal, um produto deve, no mínimo, atender aos seguintes critérios:
1. O produto deve ser um alimento para alimentação oral ou por sonda.
2. O produto deve ser rotulado para o manejo dietético de um distúrbio médico, doença ou condição específica para a qual existem requisitos nutricionais distintos.
3. O produto deve ser destinado a ser usado sob supervisão médica.

Os alimentos medicinais mais comuns com alegações psicoativas estão listados na Tabela 39-2.

TABELA 39-2 Alguns alimentos medicinais comuns

Alimento medicinal	Indicação	Mecanismo de ação
Triglicerídeo caprílico (Axona)	Doença de Alzheimer	Aumenta a concentração plasmática de cetonas como fonte alternativa de energia no cérebro; metabolizado no fígado.
L-metilfolato (Fluence)	Depressão	Regula a síntese de serotonina, noradrenalina e dopamina; adjuvante aos ISRSs; 15 mg/dia.
S-adenosil--L-metionina (SAMe)	Depressão	Molécula de ocorrência natural envolvida na síntese de hormônios e neurotransmissores, incluindo serotonina e noradrenalina.
L-triptofano	Distúrbio do sono Depressão	Aminoácido essencial; precursor da serotonina; reduz a latência do sono; dose-padrão de 4-5 g/dia.
Ácido graxo ômega-3	Depressão Cognição	Ácidos eicosapentaenoico (EPA) e docosa-hexaenoico (DHA); efeito direto no metabolismo lipídico; usado para potencialização de medicamentos antidepressivos.
Teramina (Sentra)	Distúrbios do sono Potencializador cognitivo	Modulador colinérgico; aumenta a acetilcolina e o glutamato.
N-acetilcisteína	Depressão Transtorno obsessivo-compulsivo	Aminoácido que atenua a neurotransmissão glutamatérgica; usado para potencializar os ISRSs.
L-tirosina	Depressão	Aminoácido precursor das aminas biogênicas adrenalina e noradrenalina.
Glicina	Depressão	Aminoácido que ativa os receptores de N-metil--D-aspartato (NMDA); pode facilitar a transmissão excitatória no cérebro.
Citicolina	Doença de Alzheimer Lesão cerebral isquêmica	Doador de colina envolvido na síntese de fosfolipídeos cerebrais e acetilcolina; 300-1.000 mg/dia; pode melhorar a memória.
Acetil-L--carnitina (Alcar)	Doença de Alzheimer Perda de memória	Antioxidante que pode prevenir danos oxidativos no cérebro.

ISRSs, inibidores seletivos da recaptação de serotonina.

Fitomedicamentos

O termo fitomedicamentos (do grego *phyto*, que significa planta) refere-se a preparações de ervas e plantas que são usadas ou têm sido usadas há séculos para o tratamento de uma variedade de condições médicas. Os fitomedicamentos são categorizados como suplementos dietéticos e não como medicamentos, portanto estão isentos das regulamentações que regem os medicamentos vendidos com ou sem receita médica.

Os fabricantes de fitomedicamentos não precisam fornecer à FDA informações de segurança antes de comercializar um produto, nem relatórios de segurança pós-comercialização. Milhares de medicamentos fitoterápicos estão sendo comercializados hoje; os mais comuns com propriedades psicoativas estão listados na Tabela 39-3. Muitos dos ingredientes identificados, bem como suas indicações, efeitos adversos, dosagens e comentários, também estão listados. A última categoria é particularmente importante considerando as interações com medicamentos comumente prescritos usados em psiquiatria. Por exemplo, a erva-de-são-joão (*St. John's wort*, onde *wort* é uma palavra em inglês antigo que significa raiz ou erva), usada para tratar a depressão, diminui a eficácia de certos psicotrópicos, como amitriptilina, alprazolam, paroxetina e sertralina, entre outros. A *kava kava*, usada para tratar a ansiedade, tem sido associada à toxicidade hepática.

Efeitos adversos

Efeitos adversos são possíveis e interações tóxicas com outros medicamentos podem ocorrer com todos os fitomedicamentos, suplementos dietéticos e alimentos medicinais. Existem poucas – ou nenhuma – preparações padrão consistentes disponíveis para a maioria das ervas. Os alimentos medicinais não são testados pela FDA, mesmo sendo necessária uma estrita adesão voluntária. Além disso, os perfis de segurança e o conhecimento dos efeitos adversos da maioria dessas substâncias não foram estudados rigorosamente. A adulteração também é possível, especialmente com fitomedicamentos.

Devido à falta de padronização e à escassez de ensaios clínicos, todos esses agentes devem ser evitados durante a gravidez. Como a maioria dessas substâncias ou seus metabólitos são secretados no leite materno, elas são contraindicadas durante a lactação.

Os médicos devem sempre tentar obter um histórico de uso de ervas ou de alimentos medicinais ou suplementos nutricionais durante a avaliação psiquiátrica – e é importante não julgar os pacientes que usam essas substâncias. Os motivos pelos quais fazem isso podem ser vários: (1) como parte de sua tradição cultural, (2) porque desconfiam dos médicos ou estão insatisfeitos com a medicina convencional, ou (3) porque experimentam alívio dos sintomas com a substância específica. É mais provável que os pacientes cooperem com os tratamentos psiquiátricos tradicionais se puderem continuar usando seus preparados. Os psiquiatras devem tentar manter a mente aberta e não atribuir todos os efeitos à sugestão. Se agentes psicotrópicos forem prescritos, o médico deve estar extraordinariamente alerta para a possibilidade de efeitos adversos como resultado de interações medicamentosas, porque muitos desses compostos têm ingredientes que produzem mudanças fisiológicas reais no corpo. Os pacientes devem ser informados sobre essas preocupações e os possíveis efeitos adversos.

TABELA 39-3 Fitomedicamentos com efeitos psicoativos

Nome	Ingredientes	Uso	Efeitos adversos[a]	Interações	Dosagem[a]	Comentários
Erva daninha do Ártico, raiz dourada	IMAO e b-endorfina	Ansiolítico, promove a melhora do humor, antidepressivo	Nenhum efeito adverso ainda documentado em ensaios clínicos		100 mg duas vezes ao dia-200 mg três vezes ao dia	Ter cuidado com medicamentos que imitam os IMAOs
Areca, noz de areca, *betel nut*, *Areca catechu L.*	Arecolina, guvacolina	Para alteração da consciência a fim de reduzir a dor e elevar o humor	Sobrecarga parassimpatomimética: aumento da salivação, tremores, bradicardia, espasmos, distúrbios gastrintestinais, úlceras da boca	Evitar com medicamentos parassimpatomiméticos; compostos semelhantes à atropina reduzem o efeito	Indeterminado; 8-10 g é uma dose tóxica para humanos	Usada mastigando-se a noz; usada no passado como bálsamo de mascar para doenças gengivais e como vermífugo; o uso em longo prazo pode resultar em tumores malignos da cavidade oral
Ashwagandha	Também chamada de cereja indiana de inverno ou *ginseng* indiano, nativo da Índia. Flavonoides	Antioxidante, pode diminuir os níveis de ansiedade. Melhora da libido em homens e mulheres. Pode diminuir as concentrações do hormônio do estresse, cortisol	Sonolência	Nenhuma	A dosagem é de 1 comprimido, duas vezes ao dia, antes das refeições, com um aumento gradual para 4 comprimidos por dia.	Nenhum
Beladona, *Atropa belladonna L.*, beladona mortal	Atropina, escopolamina, flavonoides[b]	Ansiolítico	Taquicardia, arritmias, xerostomia, midríase, dificuldades com a micção e constipação	Sinérgica com medicamentos anticolinérgicos; evite com ADTs, amantadina e quinidina	0,05-0,10 mg por dia; a dose única máxima é de 0,20 mg, duas vezes ao dia	Tem um cheiro forte, um sabor forte e amargo e é venenosa

(Continua)

TABELA 39-3 Fitomedicamentos com efeitos psicoativos (Continuação)

Nome	Ingredientes	Uso	Efeitos adversos[a]	Interações	Dosagem[a]	Comentários
Biota, *Platycladus orientalis*	Derivado vegetal	Usada como sedativo. Outros usos são para tratar palpitações cardíacas, pânico, suores noturnos e constipação. Pode ser útil TDAH	Sem efeitos adversos conhecidos	Nenhuma	Não existem doses claramente estabelecidas	Nenhum
Flor de laranjeira amarga, *Citrus aurantium*	Flavonoides, limoneno	Sedativo, ansiolítico, hipnótico	Fotossensibilização	Indeterminadas	Tintura, 2-3 g/dia; medicamento, 4-6 g/dia; extrato, 1-2 g/dia	Evidências contraditórias; alguns se referem a ela como estimulante gástrico
Cohosh preto, *Cimicifuga racemosa* (L.)	Triterpenos, ácido isoferúlico	Para SPM, sintomas da menopausa, dismenorreia	Ganho de peso, distúrbios gastrintestinais	Possível efeito adverso com hormônios masculinos ou femininos	1-2 g/dia; mais de 5 g podem causar vômitos, cefaleia, tontura, colapso cardiovascular	Efeitos semelhantes ao estrogênio, questionáveis porque a raiz pode atuar como um bloqueador do receptor de estrogênio
Black haw, casca de cãibra, *Viburnum prunifolium* L.	Escopoletina, flavonoides, ácidos cafeicos, triterpenos	Ação sedativa e antiespasmódica no útero; para dismenorreia	Indeterminados	Efeitos potencializador de anticoagulantes	1-3 g/dia	Dados insuficientes

(Continua)

TABELA 39-3 Fitomedicamentos com efeitos psicoativos *(Continuação)*

Nome	Ingredientes	Uso	Efeitos adversos[a]	Interações	Dosagem[a]	Comentários
Papoula da Califórnia, *Eschscholtzia californica L.*	Alcaloides isoquinolínicos, glicosídeos cianogênicos	Sedativo, hipnótico, ansiolítico; para depressão	Letargia	A combinação de papoula da Califórnia, valeriana, erva-de-são-joão e flores de maracujá pode resultar em agitação	2 g/dia	A documentação clínica ou experimental dos efeitos não está disponível
Caseína	Peptídeos de caseína	Agente antiestresse. Pode melhorar o sono	Em geral consumida por meio de produtos lácteos. Pode interagir com medicamentos anti-hipertensivos e reduzir a pressão arterial. Pode causar sonolência e deve ser evitada ao tomar álcool ou benzodiazepínicos	Nenhuma	1-2 comprimidos, uma ou duas vezes ao dia	
Catnip, erva-gateira, *Nepeta cataria L.*	Ácido valérico	Sedativo, antiespasmódico; para enxaqueca	Cefaleia, mal-estar, náuseas, efeitos alucinógenos	Indeterminadas	Indeterminada	*Delirium* produzido em crianças
Camomila, *Matricaria chamomilla L.*	Flavonoides	Sedativo, ansiolítico	Reação alérgica	Indeterminadas	2-4 g/dia	Talvez GABAérgica
Hissopo de água costeira		Ansiolítico, sedativo, epilepsia, asma	Desconforto gastrintestinal leve	Pode ser estimulante	300-450 mg quatro vezes ao dia	Dados insuficientes

(Continua)

TABELA 39-3 Fitomedicamentos com efeitos psicoativos *(Continuação)*

Nome	Ingredientes	Uso	Efeitos adversos[a]	Interações	Dosagem[a]	Comentários
Cordyceps sinensis	Gênero de fungos que inclui cerca de 400 espécies descritas, encontradas principalmente nas grandes altitudes do planalto tibetano na China. Antioxidante	Tem sido usado para fraqueza, fadiga, para melhorar o desejo sexual em idosos	Desconforto gastrintestinal, boca seca e náuseas	Nenhuma	Dosagem em variação de 3-6 g por dia	Nenhum
Corydalis, Corydalis cava L.	Alcaloides isoquinolínicos	Sedativo, antidepressivo; para depressão leve	Alucinação, letargia	Indeterminadas	Indeterminada	Espasmos clônicos e tremor muscular com *overdose*
Cyclamen, Cyclamen europaeum L.	Triterpeno	Ansiolítico; para queixas menstruais	Doses pequenas (p. ex., 300 mg) podem causar náuseas, vômitos e diarreia.	Indeterminadas	Indeterminada	Altas doses podem levar ao colapso respiratório
Echinacea, Echinacea purpurea L.	Flavonoides, polissacarídeos, derivados do ácido cafeico, alcamidas	Estimula o sistema imune; para letargia, mal-estar, infecções respiratórias e infecções do trato urinário inferior	Reação alérgica, febre, náuseas, vômitos	Indeterminadas	1-3 g/dia	O uso em pacientes com HIV e aids é controverso; pode não ser eficaz na coriza
Ephedra, ma-huang (Ephedra sinica L.)	Efedrina, pseudoefedrina	Estimulante; para letargia, mal-estar, doenças do trato respiratório	Sobrecarga simpatomimética: arritmias, aumento da pressão arterial, cefaleia, irritabilidade, náuseas, vômitos	Sinérgico com simpatomiméticos, agentes serotoninérgicos; evitar com IMAOs	1-2 g/dia	Podem ocorrer taquifilaxia e dependência (retiradas do mercado)

(Continua)

TABELA 39-3 Fitomedicamentos com efeitos psicoativos (Continuação)

Nome	Ingredientes	Uso	Efeitos adversos[a]	Interações	Dosagem[a]	Comentários
Ginkgo, Ginkgo biloba L.	Flavonoides, ginkgolídeo A, B	Alívio sintomático do delirium, demência; melhora os déficits de concentração e memória; possível antídoto para a disfunção sexual induzida por ISRSs	Reações cutâneas alérgicas, distúrbios gastrintestinais, espasmos musculares, cefaleia	Anticoagulante: usar com cautela devido ao seu efeito inibitório sobre o PAF; é possível aumentar o sangramento	120-240 mg/dia	Estudos indicam melhora da cognição em pessoas com doença de Alzheimer após quatro a cinco semanas de uso, possivelmente devido ao aumento do fluxo sanguíneo
Ginseng, Panax ginseng L.	Triterpenos, ginsenosídeos	Estimulante; para fadiga, elevação do humor, sistema imune	Insônia, hipertonia e edema (chamada síndrome do abuso de ginseng)	Não deve ser usado com sedativos, agentes hipnóticos, IMAOs, agentes antidiabéticos ou esteroides	1-2 g/dia	Existem diversas variedades; coreano (mais valorizado), chinês, japonês, americano (Panax quinquefolius)
Heather, Calluna vulgaris L.	Flavonoides, triterpenos	Ansiolítico, hipnótico	Indeterminados	Indeterminadas	Indeterminada	A eficácia para usos alegados não está documentada
Fórmula de manjericão sagrado, Ocimum tenuiflorum	Ocimum tenuiflorum, uma planta aromática nativa dos trópicos, parte da família Lamiaceae. Flavonoides	Usada para combater o estresse, também usada para resfriados comuns, cefaleia, distúrbios estomacais, inflamação, doenças cardíacas	Não existem dados sobre os efeitos em longo prazo. Pode prolongar o tempo de coagulação, aumentar o risco de sangramento durante a cirurgia e diminuir a glicose no sangue	Nenhuma	A dosagem depende do tipo de formulação; a dose recomendada é de duas cápsulas de softgel tomadas com 240 mL de água diariamente	Nenhum

(Continua)

TABELA 39-3 Fitomedicamentos com efeitos psicoativos (Continuação)

Nome	Ingredientes	Uso	Efeitos adversos[a]	Interações	Dosagem[a]	Comentários
Lúpulo, *Humulus lupulus* L.	Humulona, lupulona, flavonoides	Sedativo, ansiolítico, hipnótico; para transtornos do humor, agitação	Contraindicado em pacientes com tumores dependentes de estrogênio (mama, útero, colo uterino)	Efeitos de hipertermia com antipsicóticos fenotiazínicos e com depressores do SNC	0,5 g/dia	Pode diminuir as concentrações plasmáticas de medicamentos metabolizados pelo sistema CYP
Horehound, *Ballota nigra* L.	Diterpenos, taninos	Sedativo	Arritmias, diarreia, hipoglicemia, possíveis abortos espontâneos	Pode aumentar os efeitos dos medicamentos serotoninérgicos, pode aumentar os efeitos hipoglicêmicos dos medicamentos	1-4 g/dia	Pode causar aborto
Jambolão, *Syzygium cumini* L.	Ácido oleico, ácido mirístico, ácidos palmítico e linoleico, taninos	Ansiolítico, antidepressivo	Indeterminados	Indeterminadas	1-2 g/dia	Na medicina popular, uma dose única é de 30 sementes (1,9 g) de pó
Kanna, *Sceletium tortuosum*	Alcaloide, mesembrina	Ansiolítico, melhorador do humor, empatógeno, tratamento de DPOC	Sedação, sonhos vívidos, cefaleia	Potencializa a *cannabis*, inibidor de PDE	50-100 mg quatro vezes ao dia	Dados insuficientes
Kava kava, *Piperis methysticum* L.	Lactonas de kava, pirona de kava	Sedativo, hipnótico, antiespasmódico	Letargia, cognição prejudicada, dermatite com uso prolongado, toxicidade hepática	Sinérgico com ansiolíticos, álcool; evitar com levodopa e agentes dopaminérgicos	600-800 mg/dia	Talvez GABAérgico; contraindicado em pacientes com depressão endógena; pode aumentar o risco de suicídio

(Continua)

TABELA 39-3 Fitomedicamentos com efeitos psicoativos *(Continuação)*

Nome	Ingredientes	Uso	Efeitos adversos[a]	Interações	Dosagem[a]	Comentários
Kratom, Mitragyna speciosa	Alcaloide	Estimulante e depressivo	Priapismo, aumento testicular, abstinência, depressão, fadiga, insônia	Estruturalmente semelhante à ioimbina	Indeterminada	Mastigada, extraída em água, formulações de alcatrão
Lavanda, *Lavandula angustifolia L.*	Hidroxicumarina, taninos, ácido cafeico	Sedativo, hipnótico	Cefaleia, náusea, confusão	Sinérgico com outros sedativos	3-5 g/dia	Pode causar a morte em caso de *overdose*
Erva-cidreira, doce Mary, *Melissa officinalis L.*	Flavonoides, ácido cafeico, triterpenos	Hipnótico, ansiolítico, sedativo	Indeterminados	Potencializa a depressão do SNC; efeito adverso com o hormônio tireoidiano	8-10 g/dia	Dados insuficientes
L-metilfolato	O folato é uma vitamina B encontrada em alguns alimentos, necessária para formar células saudáveis, especialmente hemácias. L-metilfolato e levomefolato são nomes da forma ativa do ácido fólico.	O L-metilfolato adjuvante é usado para depressão maior, não sendo um antidepressivo quando usado sozinho. O folato e o L-metilfolato também são usados para tratar a deficiência de ácido fólico na gravidez, a fim de prevenir defeitos congênitos da medula espinal	Efeitos adversos gastrintestinais relatados	Nenhuma	15 mg, uma vez ao dia, por via oral com ou sem alimentos	Considerado um "alimento medicinal" pela FDA e disponível apenas mediante receita médica. Seguro para tomar durante a gravidez quando usado conforme as instruções

(Continua)

TABELA 39-3 Fitomedicamentos com efeitos psicoativos (Continuação)						
Nome	Ingredientes	Uso	Efeitos adversos[a]	Interações	Dosagem[a]	Comentários
Mistletoe, Viscum album L.	Flavonoides, triterpenos, lectinas, polipeptídeos	Ansiolítico; para exaustão mental e física	Diz-se que as bagas têm efeitos eméticos e laxantes	Contraindicado em pacientes com infecções crônicas (p. ex., TB)	10 mg por dia	As bagas já causaram morte em crianças
Artemísia, Artemisia vulgaris L.	Lactonas sesquiterpênicas, flavonoides	Sedativo, antidepressivo, ansiolítico	Anafilaxia, dermatite de contato, pode causar alucinações	Potencializa os anticoagulantes	5-15 g/dia	Pode estimular as contrações uterinas, pode induzir o aborto
N-acetilcisteína (NAC)	Aminoácido	Usado como antídoto para overdose de paracetamol, potencialização de ISRSs no tratamento de tricotilomania	Podem ocorrer erupções cutâneas, cólicas e angioedema	Carvão ativado, ampicilina, carbamazepina, cloxacilina, oxacilina, nitroglicerina e penicilina G	1.200-2.400 mg/dia	Atua como antioxidante e agente modulador do glutamato. Quando usadas como antídoto para a overdose de paracetamol, as doses são 20-40 vezes maiores do que as usadas em estudos de TOC. Não se demonstrou eficaz no tratamento de esquizofrenia
Nux vomica, Strychnos nux vomica L., noz venenosa	Alcaloides indólicos: estricnina e brucina, polissacarídeos	Antidepressivo, para enxaqueca, sintomas da menopausa	Convulsões, dano hepático, morte; extremamente tóxico por causa da estricnina	Indeterminadas	0,02-0,05 g/dia	Os sintomas de intoxicação podem ocorrer após a ingestão de um único grão; a dose letal é de 1-2 g

(Continua)

TABELA 39-3 Fitomedicamentos com efeitos psicoativos (Continuação)

Nome	Ingredientes	Uso	Efeitos adversos[a]	Interações	Dosagem[a]	Comentários
Aveia, *Avena sativa L.*	Flavonoides, oligo e polissacarídeos	Ansiolítico, hipnótico; para estresse, insônia, abstinência de ópio e tabaco	Obstrução intestinal ou outras síndromes de dismotilidade intestinal, flatulência	Indeterminadas	3 g/dia	Já houve casos de aveia contaminada com aflatoxina, uma toxina fúngica associada a alguns tipos de câncer
Ácido graxo ômega-3	Disponível em três formas, ácido eicosapentaenoico (EPA), ácido docosa-hexaenoico (DHA) e ácido alfa-linolênico (LNA)	Usado como suplemento no tratamento de doenças cardíacas, colesterol alto, hipertensão arterial. Também pode ser útil no tratamento de depressão, transtorno bipolar, esquizofrenia e TDAH. Pode reduzir o risco de úlceras quando usado em conjunto com analgésicos AINEs	Pode causar gases, distensão abdominal, eructações e diarreia	Pode aumentar a eficácia dos anticoagulantes, pode aumentar as concentrações de glicose no sangue em jejum quando usado com medicamentos para diabetes, como insulina e metformina.	As doses variam de 1-4 g/dia	Pode ser contaminado com mercúrio e PCBs
Flor de maracujá, *Passiflora incarnata L.*	Flavonoides, glicosídeos cianogênicos	Ansiolítico, sedativo, hipnótico	Comprometimento cognitivo	Indeterminadas	4-8 g/dia	Overdose causa depressão

(Continua)

TABELA 39-3	Fitomedicamentos com efeitos psicoativos *(Continuação)*					
Nome	Ingredientes	Uso	Efeitos adversos[a]	Interações	Dosagem[a]	Comentários
Fosfatidilserina e fosfatidilcolina	Fosfolipídeos	Usadas para a doença de Alzheimer, declínio da função mental relacionado à idade, melhora das habilidades de pensamento em jovens, TDAH, depressão, prevenção do estresse induzido por exercícios e melhora do desempenho atlético	Insônia e dores de estômago	Nenhuma	100 mg, três vezes ao dia	Nenhum
Polygala	*Polygala* é um gênero de cerca de 500 espécies de *plantas* com flores pertencentes à família Polygalaceae, comumente conhecida como erva-leiteira ou raiz-de-cobra	Usada para insônia, esquecimento, confusão mental, palpitações, convulsões, ansiedade e apatia	Contraindicada em pacientes com úlceras ou gastrite, não deve ser usada por longo prazo	Nenhuma	A dosagem de *Polygala* é de 1,5-3 g de raiz seca, 1,5-3 g de extrato fluido ou 2,5-7,5 g de tintura. Também pode ser feito um chá de *Polygala*, com no máximo três xícaras por dia.	Nenhum

(Continua)

TABELA 39-3 Fitomedicamentos com efeitos psicoativos (Continuação)

Nome	Ingredientes	Uso	Efeitos adversos[a]	Interações	Dosagem[a]	Comentários
Rehmannia	Glicosídeos iridóides	Estimula a liberação de cortisol. Usada em lúpus, AR, fibromialgia e esclerose múltipla. Pode melhorar a asma e a urticária. Usada para tratar a menopausa, queda de cabelo e impotência	Diarreia, distensão abdominal, náuseas e cólicas abdominais	Nenhuma	Dosagem exata desconhecida	Nenhum
Rhodiola rosea	Potencializador, alcoóis monoterpênicos, flavonoides					
S-adenosil--metionina (SAMe)	S-adenosil metionina (SAMe)	Usado para artrite e fibromialgia, pode ser eficaz como uma estratégia de potencialização para ISRSs na depressão	Sintomas gastrintestinais, ansiedade, pesadelos, insônia e piora dos sintomas de Parkinson	O uso com ISRSs ou IRSNs pode resultar na síndrome serotoninérgica. Interage com levodopa, petidina (meperidina), pentazocina e tramadol	400-1.600 mg/dia	Uma molécula natural, feita a partir do aminoácido metionina e de ATP, serve como doador de grupo metil no metabolismo celular humano
Pimpernel escarlate, Anagallis arvensis L.	Flavonoides, triterpenos, cucurbitacinas, ácidos cafeicos	Antidepressivo	Overdose ou doses de longo prazo podem levar à gastrenterite e à nefrite	Indeterminadas	1,8 g de pó, quatro vezes ao dia	As flores são venenosas

(Continua)

TABELA 39-3 Fitomedicamentos com efeitos psicoativos *(Continuação)*						
Nome	Ingredientes	Uso	Efeitos adversos[a]	Interações	Dosagem[a]	Comentários
Calota craniana, Scutellaria lateriflora L.	Flavonoide, monoterpenos	Ansiolítico, sedativo, hipnótico	Comprometimento cognitivo, hepatotoxicidade	Reação semelhante ao dissulfiram pode ocorrer se usada com álcool	1-2 g/dia	Existem poucas informações para apoiar o uso desta erva em humanos
Erva-de-são-joão, *Hypericum perforatum* L.	Hipericina, flavonoides, xantonas	Antidepressivo, sedativo, ansiolítico	Cefaleia, fotossensibilidade (pode ser grave), constipação	Relato de reação maníaca quando usado com sertralina; não combinar com ISRSs ou IMAOs: possível síndrome serotoninérgica; não use com álcool, opioides	100-950 mg/dia	Sob investigação do NIH; pode atuar como IMAO ou ISRS; teste de quatro a seis semanas para estados depressivos leves; se não houver melhora aparente, outra terapia deve ser tentada
Folha de morango, *Fragaria vesca* L.	Flavonoides, taninos	Ansiolítico	Contraindicada em caso de alergia a morango	Indeterminadas	1 g/dia	Existem poucas informações para apoiar o uso dessa erva em humanos
Estragão, *Artemisia dracunculus* L.	Flavonoides, hidroxicumarinas	Hipnótico, estimulante do apetite	Indeterminados	Indeterminadas	Indeterminada	Existem poucas informações para apoiar o uso desta erva em humanos

(Continua)

TABELA 39-3	Fitomedicamentos com efeitos psicoativos *(Continuação)*					
Nome	Ingredientes	Uso	Efeitos adversos[a]	Interações	Dosagem[a]	Comentários
Valeriana, *Valeriana officinalis L.*	Valepotriatos, ácido valerênico, ácido caféico	Sedativo, relaxante muscular, hipnótico	Déficit cognitivo e motor, distúrbios gastrintestinais, hepatotoxicidade; uso a longo prazo: alergia de contato, cefaleia, agitação, insônia, midríase, disfunção cardíaca	Evite o uso concomitante com álcool ou depressores do SNC	1-2 g/dia	Talvez quimicamente instável
Alface selvagem, *Lactuca, Virosa*	Flavonoides, cumarinas, lactonas	Sedativa, anestésica, galactagogo	Taquicardia, taquipneia, distúrbios visuais, diaforese		Indeterminada	Sabor amargo, adicionado a saladas ou bebidas, composto ativo se assemelha muito ao ópio
Cereja de inverno, *Withania somnifera*	Alcaloides, lactonas esteroides	Sedativa, tratamento para artrite, possível anticancerígeno	Tireotoxicose, efeitos desfavoráveis no coração e na glândula suprarrenal		Indeterminada	Fumaça inalada

[a]Não existem dados confiáveis, consistentes ou válidos sobre dosagens ou efeitos adversos da maioria dos fitomedicamentos.
[b]Os flavonoides são comuns a muitas ervas. Eles são subprodutos vegetais que atuam como antioxidantes (*i.e.*, agentes que evitam a deterioração de materiais como o DNA por meio da oxidação).
AR, artrite reumatoide; ATP, trifosfato de adenosina; PA, pressão arterial; SNC, sistema nervoso central; DPOC, doença pulmonar obstrutiva crônica; GABA, ácido γ-aminobutírico; GI, gastrintestinal; IMAO, inibidor da monoaminoxidase; NIH, National Institutes of Health; AINE, anti-inflamatório não esteroide; TDAH, transtorno de déficit de atenção/hiperatividade; TOC, transtorno obsessivo-compulsivo; PAF, fator ativador de plaquetas; PDE, fosfodiesterase; SPM, síndrome pré-menstrual; ISRS, inibidor seletivo da recaptação de serotonina; TB, tuberculose; ADT, antidepressivo tricíclico; ITU, infecção do trato urinário.

40 Avaliação e tratamento da obesidade e da síndrome metabólica

Introdução

Pacientes com doenças psiquiátricas correm um risco maior de sobrepeso, com taxas mais altas de distúrbios cardiovasculares e metabólicos, como diabetes tipo 2 e hiperlipidemia. A obesidade e a síndrome metabólica são fenômenos associados que podem impactar a qualidade de vida do paciente e afetar adversamente a saúde geral, particularmente em pacientes com esquizofrenia, os quais já têm uma expectativa de vida 20% menor em comparação com a população em geral. Como resultado, a avaliação da saúde física é imperativa nessa população.

Genética, estilo de vida e medicamentos contribuem para essas condições, e os médicos devem estar atentos na avaliação desses fatores de risco. É importante fazer exames iniciais, trabalhar em conjunto com especialistas médicos e intervir o mais rápido possível.

Pacientes com obesidade também correm maior risco de desenvolver doenças como hipertensão, apneia do sono, cálculos biliares, osteoartrite, acidente vascular cerebral (AVC) e certos tipos de câncer (p. ex., vesícula biliar, mama, colo, endométrio). A obesidade também está associada à diminuição da função sexual, ao comprometimento da fertilidade, a anormalidades menstruais e ao aumento dos riscos de gravidez. Além dos efeitos fisiológicos, a obesidade pode levar a desafios sociológicos e psicológicos, pois pessoas obesas podem enfrentar preconceitos em vários domínios. Pessoas que encontram alívio do sofrimento na comida ou enfrentam situações emocionais difíceis comendo demais podem perpetuar um ciclo que piora sua saúde mental e leva a um maior ganho de peso.

Pacientes obesos, particularmente aqueles com excesso de gordura abdominal, também correm maior risco de desenvolver a síndrome metabólica, que é mais comumente precipitada por comportamentos não saudáveis, como um estilo de vida sedentário e/ou falta de exercícios; sono insuficiente; estresse crônico e dieta não saudável. Sem ação corretiva, os pacientes podem desenvolver diabetes tipo 2, bem como uma série de distúrbios inflamatórios crônicos.

Alguns medicamentos podem levar ao ganho de peso e ao aumento do risco de síndrome metabólica, o qual é duas vezes maior em pacientes com esquizofrenia. Parece haver uma relação bidirecional entre o diabetes tipo 2 e doenças psiquiátricas, particularmente esquizofrenia, transtorno bipolar e depressão. Pessoas com diabetes tipo 2 têm duas a quatro vezes mais chances de terem esses distúrbios do que pessoas sem diabetes. Além disso, a depressão é um preditor significativo de rápido ganho de peso, com um aumento de cinco vezes um ano depois em comparação com a linha de base. A depressão também está associada com inflamação, gordura abdominal e resistência à insulina. Além disso, certas características das doenças psiquiátricas parecem exacerbar as causas subjacentes da síndrome metabólica e do diabetes melito, principalmente distúrbios do sono, hiperativação autonômica, aumento do estresse psicológico e uso excessivo de drogas e álcool. Isso também é relevante porque os desafios de ser obeso e/ou lutar contra a síndrome metabólica podem afetar a saúde mental dos pacientes.

Definições

Obesidade

A obesidade consiste em acúmulo anormal ou excessivo de gordura (ver Tabela 40-1). Em homens saudáveis, a gordura corporal pode representar entre 5% e 25% do peso total, e a obesidade nos homens é definida como um peso corporal composto de mais de 26% de gordura corporal. Já em mulheres saudáveis, a gordura corporal pode representar entre 10% e 31% do peso total, e a obesidade é definida como um peso corporal composto de mais de 32% de gordura corporal.

Índice de massa corporal

Um índice de massa corporal (IMC) saudável para um adulto pode variar de 18,5 a 25 kg/m^2, enquanto um IMC fora dessa faixa significa que uma pessoa está abaixo do peso ou com sobrepeso (ver Tabela 40-2). O IMC é uma ferramenta ruim na avaliação da obesidade, pois não leva em consideração a composição corporal (músculo, gordura e conteúdo de água), ou seja, uma pessoa obesa com alto percentual de gordura corporal e um fisiculturista profissional com alta massa muscular podem ter o mesmo IMC.

TABELA 40-1 Faixas percentuais de gordura corporal		
	Mulheres	Homens
Gordura essencial	10-13%	2-5%
Atleta	13-20%	5-13%
Condicionamento adequado	20-25%	13-18%
Aceitável	25-30%	18-25%
Obeso	30-40%	25-35%
Morbidamente obeso	> 40%	> 35%

TABELA 40-2 Intervalos do índice de massa corporal (kg/m^2)	
Baixo peso	< 18,5
Peso saudável	18,5-25
Sobrepeso	25-30
Obesidade	>30

Síndrome metabólica

A síndrome metabólica abrange um conjunto de anormalidades metabólicas fortemente associadas à obesidade, baixa tolerância à glicose e resistência à insulina. Embora não seja uma doença em si, a síndrome metabólica é diagnosticada quando um paciente apresenta três ou mais dos seguintes critérios:
- Obesidade abdominal (IMC > 30 kg/m^2) e/ou cintura de 100 cm ou mais para homens ou 90 cm para mulheres.
- Altas concentrações de triglicerídeos ($\geq$ 150 mg/dL ou $\geq$ 1,7 mmol/L).
- Concentrações baixas de colesterol de lipoproteína de alta densidade (HDL) ($\leq$ 40 mg/dL para homens; $\leq$ 50 mg/dL para mulheres).
- Hipertensão ($\geq$ 130/85 mmHg).
- Concentrações elevadas de glicose no sangue em jejum/tolerância diminuída à glicose ($\geq$ 100 mg/dL).

Acredita-se que aproximadamente 30% dos adultos nos Estados Unidos atendam aos critérios da síndrome metabólica. Os médicos devem estar cientes de que os pacientes aos quais são prescritos certos medicamentos psiquiátricos, sobretudo alguns antipsicóticos atípicos (indicados adiante), podem apresentar ganho de peso, o que pode aumentar seu risco de desenvolver a síndrome metabólica e algumas das inúmeras condições às quais ela está associada – doenças cardiovasculares, coagulopatia, anormalidades do metabolismo do ácido úrico, doença hepática gordurosa não alcoólica, declínio cognitivo e câncer. O rápido ganho de peso também está associado ao aumento da circunferência abdominal, à glicemia de jejum elevada, à hipertrigliceridemia e à pressão arterial diastólica aumentada. Muitas dessas condições podem afetar significativamente a qualidade de vida ou ser fatais.

Epidemiologia

Em 2018, estimava-se que 73,1% dos adultos com mais de 20 anos nos Estados Unidos tivessem um IMC acima da faixa saudável, enquanto 42,4% eram obesos. Como revelam as Tabelas 40-3, 40-4 e 40-5, esses números têm aumentado constantemente desde pelo menos o final da década de 1990 em homens e mulheres.

Etiologia

Não há uma causa única para obesidade ou distúrbios metabólicos. Normalmente, o ganho de peso ocorre após o aumento da ingestão calórica, diminuição do gasto de energia ou uma combinação dos dois. Além disso, pacientes com transtornos psiquiátricos têm maior probabilidade de comerem de forma não saudável e permanecerem inativos, o que pode ser uma função do transtorno subjacente, bem como um efeito adverso dos medicamentos. Por consequência, vários transtornos psiquiátricos podem fazer os indivíduos se comportarem de maneiras que possam levar à obesidade (ver Tabela 40-6).

Além disso, a disfunção na sinalização de certos neurotransmissores pode levar a anormalidades no comportamento alimentar. Em particular, serotonina, dopamina e noradrenalina foram implicadas no controle da saciedade.

TABELA 40-3 Porcentagem de adultos com sobrepeso, obesidade e obesidade grave com mais de 20 anos de idade nos Estados Unidos, 1999-2018

Período da pesquisa	Acima do peso saudável	Sobrepeso	Obesidade	Obesidade grave
1999-2000	64,5	34,0 (1,0)	30,5 (1,5)	4,7 (0,6)
2001-2002	65,6	35,1 (1,1)	30,5 (1,5)	5,1 (0,5)
2003-2004	66,3	34,1 (1,1)	32,2 (1,2)	4,8 (0,6)
2005-2006	66,9	32,6 (0,8)	34,3 (1,4)	5,9 (0,5)
2007-2008	68,0	34,3 (0,8)	33,7 (1,1)	5,7 (0,4)
2009-2010	68,7	33,0 (1,0)	35,7 (0,9)	6,3 (0,2)
2011-2012	68,5	33,6 (1,3)	34,9 (1,4)	6,4 (0,6)
2013-2014	70,2	32,5 (0,8)	37,7 (0,9)	7,7 (0,7)
2015-2016	71,2	31,6 (0,8)	39,6 (1,6)	7,7 (0,6)
2017-2018	73,1	30,7 (1,1)	42,4 (1,8)	9,2 (0,9)

Indivíduos gravemente obesos foram incluídos como "obesidade" e dentro de um subconjunto separado de "obesidade grave".
Dados de Fryar CD, Carroll MD, Afful J. Prevalence of overweight, obesity, and severe obesity among adults aged 20 and over: United States, 1960–1962 through 2017–2018. NCHS Health E-Stats. 2020.

TABELA 40-4 Porcentagem de homens com sobrepeso, obesidade e obesidade grave com mais de 20 anos de idade nos Estados Unidos, 1999-2018

Período da pesquisa	Acima do peso saudável	Sobrepeso	Obesidade	Obesidade grave
1999-2000	67,2	39,7 (1,4)	27,5 (1,5)	3,1 (0,7)
2001-2002	69,9	42,2 (1,3)	27,7 (1,0)	3,6 (0,6)
2003-2004	70,8	39,7 (1,5)	31,1 (1,3)	2,8 (0,4)
2005-2006	73,2	39,9 (1,3)	33,3 (2,0)	4,2 (0,5)
2007-2008	72,3	40,1 (1,4)	32,2 (1,4)	4,2 (0,5)
2009-2010	73,9	38,4 (1,1)	35,5 (1,7)	4,4 (0,3)
2011-2012	71,3	37,8 (1,5)	33,5 (1,4)	4,4 (0,9)
2013-014	73,7	38,7 (1,2)	35,0 (1,1)	5,5 (0,6)
2015-2016	74,4	36,5 (1,6)	37,9 (2,7)	5,6 (0,7)
2017-2018	77,1	34,1 (1,8)	43,0 (2,7)	6,9 (1,0)

Indivíduos gravemente obesos foram incluídos como "obesidade" e dentro de um subconjunto separado de "obesidade grave".
Dados de Fryar CD, Carroll MD, Afful J. Prevalence of overweight, obesity, and severe obesity among adults aged 20 and over: United States, 1960–1962 through 2017–2018. NCHS Health E-Stats. 2020.

TABELA 40-5 Porcentagem de mulheres com sobrepeso, obesidade e obesidade grave com mais de 20 anos de idade nos Estados Unidos, 1999-2018

Período da pesquisa	Acima do peso saudável	Sobrepeso	Obesidade	Obesidade grave
1999-2000	62,0	28,6 (1,6)	33,4 (1,7)	6,2 (0,7)
2001-2002	61,4	28,2 (1,7)	33,2 (1,5)	6,5 (0,6)
2003-2004	61,8	28,6 (1,2)	33,2 (1,7)	6,9 (0,9)
2005-2006	60,8	25,5 (1,2)	35,3 (1,4)	7,4 (0,7)
2007-2008	64,0	28,6 (1,2)	35,4 (1,1)	7,3 (0,6)
2009-2010	63,7	27,9 (1,4)	35,8 (0,9)	8,1 (0,5)
2011-2012	67,8	29,7 (1,8)	36,1 (1,7)	8,3 (0,7)
2013-2014	66,9	26,5 (0,8)	40,4 (1,3)	9,9 (0,9)
2015-2016	68,0	26,9 (1,0)	41,1 (1,6)	9,7 (0,7)
2017-2018	69,4	27,5 (1,0)	41,9 (2,0)	11,5 (1,3)

Indivíduos gravemente obesos foram incluídos como "obesidade" e dentro de um subconjunto separado de "obesidade grave".
Dados de Fryar CD, Carroll MD, Afful J. Prevalence of overweight, obesity, and severe obesity among adults aged 20 and over: United States, 1960–1962 through 2017–2018. NCHS Health E-Stats. 2020.

TABELA 40-6 Distúrbios capazes de causar obesidade

Agorafobia
Síndrome de Cushing
Transtornos depressivos
Síndrome de Fröhlich
Deficiência de hormônio do crescimento
Hipogonadismo
Síndrome hipotalâmica
Hipotireoidismo
Insulinoma e hiperinsulinismo
Mixedema
Obesidades neuroendócrinas
Síndrome do ovário policístico (síndrome de Stein-Leventhal)
Síndrome de Prader-Willi
Pseudo-hipoparatireoidismo

O estresse também está associado ao ganho de peso. Por um lado, isso pode modificar as preferências alimentares (levando ao que é conhecido coloquialmente como "alimentação de estresse"), incentivar o consumo de álcool e afetar os padrões de sono. Por outro lado, o estresse psicológico está associado à disfunção hormonal, à liberação de citocinas e a outros mecanismos fisiológicos que podem contribuir para o ganho de peso e a redistribuição da gordura na região abdominal.

Cessação do tabagismo

Dados os inúmeros riscos associados ao tabaco e a sinergia de riscos para aqueles que usam tabaco e são obesos, os médicos devem sempre aconselhar os pacientes a abandonarem o uso do tabaco. No entanto, a cessação do tabagismo está associada ao ganho de peso se outros ajustes no estilo de vida não forem feitos.

Medicamentos

A obesidade iatrogênica pode surgir após o uso de vários medicamentos para condições psiquiátricas, particularmente depressão maior, distúrbios psicóticos e transtorno bipolar (ver Tabela 40-7). O uso prolongado de medicamentos esteroides e muitos hipoglicemiantes orais também pode levar ao ganho de peso. Outros riscos cardiometabólicos iatrogênicos associados a medicamentos psiquiátricos estão indicados na Tabela 40-8. Portanto, os pacientes devem ser examinados quanto a certos fatores de risco (ver Tabela 40-9) antes de receberem prescrição de medicamentos psiquiátricos. Os médicos devem obter medidas basais de:

- Peso.
- Circunferência da cintura.
- Frequência cardíaca.
- Pressão arterial.
- Glicemia em jejum.
- Hemoglobina A1c.
- Perfil lipídico no sangue.

Se o médico for prescrever risperidona ou paliperidona, as concentrações de prolactina também devem ser medidas; além disso, deve perguntar sobre quaisquer distúrbios dos movimentos, dieta e nível de atividade física no início do estudo e, potencialmente, fazer recomendações com base nessas informações.

Antes de prescrever medicamentos psicotrópicos e, particularmente, antipsicóticos atípicos, os médicos devem obter as medidas basais descritas nas Tabelas 40-10 e 40-11 e depois repetir nas consultas subsequentes. Não é necessário seguir rigorosamente nenhuma diretriz ao monitorar o progresso do paciente, mas sim criar uma estrutura adaptada para se adequar a cada paciente.

Efeitos na saúde – síndrome metabólica e além

Ser sensível, lutar contra e trabalhar para evitar a discriminação das pessoas com obesidade é admirável e necessário. Os objetivos principais de qualquer intervenção para controle de peso devem ser sempre promover o bem-estar e prevenir, reverter ou interromper a progressão da síndrome metabólica, bem como os vários tipos de condições e doenças que a obesidade pode exacerbar (consulte a Tabela 40-12). Essas estratégias podem prolongar a vida dos pacientes e melhorar sua qualidade de vida.

TABELA 40-7 Medicamentos com potencial para aumentar o ganho de peso e o aumento do apetite

Medicamentos	Maior potencial	Potencial intermediário	Menor potencial	Possível perda de peso
Antidepressivos	Amitriptilina	Doxepina Imipramina Mirtazapina Nortriptilina Fenelzina Trimipramina	Amoxapina Bupropiona Desipramina Fluoxetina Sertralina Tranilcipromina Trazodona Venlafaxina	Bupropiona Fluoxetina Sertralina Venlafaxina
Estabilizadores de humor	Lítio Ácido valproico	Carbamazepina	Topiramato	
Antipsicóticos	Clorpromazina Clozapina Mesoridanazina Olanzapina Quetiapina Risperidona Tioridazina	Flufenazina Haloperidol Perfenazina Trifluoperazina Tiotixeno	Aripiprazol Asenapina Molindona Ziprasidona	Molindona

TABELA 40-8 Riscos cardiometabólicos associados a medicamentos

Medicamentos	Dislipidemia	Diabetes melito/Resistência à insulina	Hipertensão
Antidepressivos	Mirtazapina ISRSs	Antidepressivos tricíclicos	ISRSNs Antidepressivos tricíclicos
Estabilizadores de humor	Ácido valproico	Ácido valproico	Ácido valproico
Antipsicóticos	Clozapina Olanzapina	Alguns antipsicóticos de primeira geração Antipsicóticos de segunda geração, particularmente: • Clozapina • Olanzapina	Aripiprazol Clozapina Olanzapina Ziprasidona

ISRSNs, inibidores seletivos da recaptação de serotonina e noradrenalina; ISRSs, inibidores seletivos da recaptação de serotonina

TABELA 40-9 Condições a serem examinadas antes da prescrição de antipsicóticos
Doença cardiovascular
Diabetes melito
Dislipidemia
Hipertensão
História familiar de obesidade
História pessoal de obesidade

TABELA 40-10 Monitoramento recomendado pela American Psychiatric Association para pacientes com prescrição de antipsicóticos atípicos

Medida	Linha de base	Primeiras 4 semanas	Primeiras 8 semanas	Primeiras 12 semanas	Primeiras 16 semanas	Trimestralmente	Anualmente
Índice de massa corporal, peso, altura	X	X	X	X	X	X	X
Circunferência da cintura							
Pressão arterial[a]	X						
Glicemia plasmática em jejum	X				X		X
Painel lipídico em jejum[b]	X						
História pessoal/ familiar	X						

[a]Conforme indicado clinicamente, em especial quando as doses prescritas são ajustadas.
[b]Pelo menos a cada 5 anos.
Dados de American Psychiatric Association's Recommended Monitoring for Patients Prescribed Atypical Antipsychotics, Third Edition.

Avaliação e intervenções ao prescrever medicamentos psicotrópicos

Os médicos devem intervir precocemente para evitar complicações subsequentes, as quais incluem ganho de peso, obesidade, alto nível de glicose no sangue e hiperlipidemia e podem ocorrer como resultado de medicamentos psicotrópicos. Esses riscos, bem como a necessidade de monitoramento regular, devem ser explicados aos pacientes. Várias diretrizes clínicas foram estabelecidas para monitorar pacientes, especificamente aqueles em uso de antipsicóticos atípicos. Independentemente da classe

TABELA 40-11   Monitoramento recomendado por Mt. Sinai para pacientes com prescrição de antipsicóticos atípicos

Medida	Linha de base	Primeiras 4 semanas	Primeiras 8 semanas	Primeiras 12 semanas	Primeiras 16 semanas	Trimes- tralmente	Anual- mente
Índice de massa corporal, peso, altura	X	X	X	X	X	X	X
Circunferência da cintura	X	X	X	X	X	X	X
Pressão arterial							
Glicemia plasmática de jejum[a]	X				X		X
Painel lipídico em jejum[b]	X						
História pessoal/ familiar	X						

[a]Para pacientes com risco de desenvolver diabetes melito, quatro meses após o início e, em seguida, anualmente.
[b]Pelo menos a cada dois anos quando o LDL-C está dentro da faixa normal ou a cada seis meses quando o LDL-C for > 130 mg/dL (3,37 mmol/L).
Dados de Lehman AF, Lieberman JA, Dixon LB, et al. Practice guideline for the treatment of patients with schizophrenia, second edition. *Am J Psychiatry*. 2004;161(2 Suppl):1–56.

TABELA 40-12   Lista selecionada de distúrbios de saúde exacerbados pela obesidade

Coração	Angina pectoris
	Insuficiência cardíaca congestiva
	Hipertrofia ventricular esquerda
	Doença coronariana prematura
	Hipertrofia ventricular direita
	Arritmia ventricular
Sistema vascular	Fístula arteriovenosa
	Estenose da artéria carótida
	Fístula carótido-cavernosa
	Hipertensão
	Ataque isquêmico transitório e AVC
	Estase venosa

(Continua)

TABELA 40-12 Lista selecionada de distúrbios de saúde exacerbados pela obesidade *(Continuação)*	
Sistema respiratório	Apneia obstrutiva do sono
	Síndrome de Pickwick (hipoventilação alveolar)
	Policitemia secundária
Sistema hepatobiliar	Colecistite
	Colelitíase
	Esteatose hepática
Funções hormonais e metabólicas	Diabetes melito
	Gota
	Hiperlipidemia
	Hipertrigliceridemia
Rins	Proteinúria
	Trombose venosa renal
Articulações, músculos e tecido conectivo	Esporões ósseos
	Dor crônica
	Osteoartrite
	Osteoartrose
Cânceres	Vias biliares
	Mamas
	Colo uterino
	Cólon
	Endométrio
	Vesícula biliar
	Ovário
	Próstata
	Reto

de medicamentos, pacientes com fatores de risco hereditários ou medicamentos prescritos com potencial de ganho de peso devem ser monitorados durante todo o tratamento. É importante planejar uma estratégia antes do seu início para evitar ganho de peso subsequente e distúrbios metabólicos.

Os profissionais de saúde mental devem trabalhar em conjunto com o prestador de cuidados primários do paciente para comunicar quaisquer testes anormais relevantes e discutir as mudanças no tratamento e as intervenções necessárias. As estratégias que ajudam os pacientes a manterem um peso saudável devem incluir a redução da ingestão calórica, a eliminação de alimentos processados, o aumento do consumo de alimentos ricos em nutrientes, mudanças no estilo de vida, a prática regular de exercícios e a incorporação do controle do estresse como componentes principais. Uma meta inicial apropriada pode ser a perda de 5% a 10% do peso basal ao longo de três a seis meses ou de 0,5% a 1% do peso basal a cada semana. Intervenções mais vigorosas podem ser necessárias se essas terapias de primeira linha não forem bem-sucedidas e incluem farmacoterapia e cirurgia.

Pacientes com transtornos mentais crônicos têm dificuldade em seguir diretrizes rígidas sobre dieta e exercícios e, por consequência, podem necessitar de outras estratégias, incluindo medicamentos para ajuste ou perda de peso, além dos psicotrópicos. As seguintes estratégias podem ser sugeridas aos pacientes para ajudá-los a enfrentarem as dificuldades com o ganho de peso e complicações médicas relacionadas:

- Peça apoio de amigos e familiares.
- Tenha uma noite inteira de sono.
- Beba bastante água (3,7 L para homens; 2,7 L para mulheres).
- Limite a ingestão de açúcar.
- Mantenha um diário alimentar e monitore a dieta.
- Mude a dieta para incorporar mais frutas e vegetais sem amido.
- Faça pelo menos 30 minutos de exercícios cardiovasculares cinco vezes por semana.
- Adicione exercícios de treinamento de força à rotina de exercícios.

Dieta

As estratégias específicas para a dieta devem ser adaptadas ao paciente. Em alguns casos, uma dieta hipocalórica, em que a ingestão calórica é limitada a 1.200 a 1.500 calorias por dia, pode ser benéfica na redução de peso, mas pode não ser praticável se for muito restritiva. Muitas dietas de eliminação, particularmente aquelas que são muito baixas em açúcares e carboidratos complexos, podem produzir reduções de peso muito rápidas; no entanto, são muito difíceis de serem mantidas, independentemente se for uma dieta cetogênica, paleolítica, de alimentos crus ou carnívora. Como a manutenção é fundamental para qualquer programa de controle de peso, essas dietas não devem ser incentivadas regularmente. Além disso, os dados sobre os benefícios e riscos desses tipos de dietas permanecem limitados. A evidência mais forte disponível sugere que sempre é bom limitar significativamente os alimentos altamente processados que contêm conservantes, açúcares, gorduras e sais adicionados, e que os pacientes devem se esforçar para comer uma grande variedade de grãos integrais, legumes, vegetais, frutas, nozes, sementes, peixes, carnes magras e alimentos fermentados.

Mudanças no estilo de vida

Mudanças no estilo de vida também são incentivadas, como parar de usar produtos de tabaco e limitar o consumo de álcool, bem como mudanças menores que abordam comportamentos durante as refeições e estímulos para a alimentação. Para obter uma lista parcial dessas modificações, consulte a Tabela 40-13.

TABELA 40-13	Modificações de comportamento
Modifique o comportamento alimentar durante uma refeição	Coma devagar, saboreando cada garfada
	Mastigue cada mordida 30 vezes antes de engolir
	Largue o garfo entre as mordidas
	Atrase de forma intermitente a alimentação por 2 a 3 minutos e converse
	Sirva a comida em um prato menor
	Divida as porções ao meio para que outra porção possa ser permitida
Modifique o comportamento antes/depois de uma refeição	Abasteça a casa com opções alimentares mais saudáveis
	Faça as compras de alimentos após uma refeição completa
	Planeje as refeições com antecedência
	Mantenha um diário alimentar para vincular a alimentação a episódios de fome e não fome
	Adie um lanche por 10 minutos
Elimine os estímulos para alimentação	Coma apenas em um local designado para isso
	Saia da mesa imediatamente após a refeição
	Não combine outras atividades com a alimentação
	Substitua o lanche por outras atividades
	Não deixe alimentos não saudáveis à mostra

Exercício

O aumento da atividade física e do exercício é vital para o gasto calórico e para qualquer regime de controle de peso. Embora seja difícil superar a inércia resultante de um estilo de vida sedentário ou da fadiga e da sedação induzidas por medicamentos, aqueles que começam a se exercitar e a fazer mudanças na dieta provavelmente obterão perda de peso. Isso costuma encorajá-los a superarem a inércia e a manterem um regime de exercícios cada vez mais rigoroso. Para muitos, simplesmente caminhar e dar entre 8.000 e 10.000 passos por dia seria suficiente em termos de atividade física.

Manejo do estresse

O controle do estresse pode ajudar a incentivar os pacientes a manterem um regime de exercícios, uma dieta mais saudável e certas mudanças no estilo de vida, bem como promover um sono mais reparador. Exemplos de controle do estresse incluem meditação *mindfulness*, ioga, exercícios respiratórios e exercícios leves.

Psicoterapia

Em alguns casos, a psicoterapia pode ajudar os pacientes a se manterem motivados e a abordarem as fontes de associações patológicas com os alimentos. A modificação do comportamento é a abordagem terapêutica mais comum e tem demonstrado algum sucesso. Os pacientes devem ser aconselhados a monitorarem seu comportamento alimentar para descobrirem sinais externos, estados emocionais ou circunstâncias que desencadeiam comportamentos de alimentação compulsiva. Essa prática pode ajudar os pacientes a desenvolverem novos padrões alimentares. A terapia em grupo também pode ajudar alguns pacientes a se sentirem encorajados enquanto trabalham para fazerem mudanças no estilo de vida. Qualquer forma de psicoterapia sem modalidades de tratamento simultâneas raramente altera o comportamento do paciente e, portanto, não é recomendada.

Farmacoterapia

Vários produtos farmacêuticos foram desenvolvidos para o tratamento da obesidade, conforme observado na Tabela 40-14. Muitos medicamentos também podem ser usados *off-label* para produzir efeitos semelhantes (ver Tabela 40-15). Praticamente todos os medicamentos mencionados nas duas tabelas suprimem o apetite, com a notável exceção do orlistate, que é um inibidor seletivo da lipase gástrica e pancreática que impede a absorção completa das gorduras da dieta.

Embora a eficácia possa variar entre os pacientes, deve-se enfatizar que os fármacos devem ser usados em conjunto com as intervenções já observadas. Os pacientes podem rapidamente desenvolver tolerância a muitos desses medicamentos em apenas algumas semanas, anulando assim seus benefícios na redução da ingestão calórica. Recomenda-se um período experimental inicial de quatro semanas com qualquer medicamento específico. Se efetivo, seu uso pode ser continuado por mais tempo até que o peso desejado seja alcançado ou até que a tolerância ocorra.

Vários medicamentos são usados para a estratégia de perda de peso e incluem tanto aqueles aprovados pela FDA quanto alguns de uso *off-label*. Os médicos precisam

TABELA 40-14 Medicamentos aprovados pela FDA para o tratamento da obesidade	
Nome genérico	Nomes comerciais
Benzfetamina*	Didrex
Dietilpropiona*	Tenuate
Liraglutida	Saxenda, Victoza
Naltrexona HCl/Bupropiona HCl	Contrave
Orlistate	Lipiblock, Lystate, Orlipid, Orlax, Lipoxen, Xenilip, Lipoclin
Fendimetrazina*	Bontril PDM, Adipost, Phendiet, Statobex
Fentermina*	Adipex-P
Resina de fentermina*	Ionamin
Fentermina-topiramato*	Qsymia
Semaglutida	Wegovy, Ozempic, Rybelsus
* N. de R.T.: Não disponível no Brasil.	

TABELA 40-15 Medicamentos não aprovados pela FDA para o tratamento da obesidade	
Nome	Nomes comerciais
Anfetamina e dextroanfetamina*	Adderall
Metformina	Glifage, Glifage XR, Teutoformin, Glicomet, Metta SR, Diglixx, Formyn, Metformed, Glicefor, Mytfor, Neo Metformin
Topiramato	Topamax, Égide, Amato, Toduze, Têmpora, Ópera, Vidmax, Arasid, Topit
Zonisamida*	Zonegran
Naltrexona	Revia, Uninaltrex
Amantadina	Mantidan

* N. de R.T.: Não disponível no Brasil.

avaliar as necessidades de cada paciente e individualizar o tratamento considerando os fatores de risco, os medicamentos atuais e os efeitos em longo prazo. Ao usar medicamentos *off-label*, devem discutir seu uso, explicar os riscos e benefícios e documentar isso de forma adequada. Os médicos podem se familiarizar com esses medicamentos com mais detalhes, revisando o capítulo Medicamentos para perda de peso.

Cirurgia

Em alguns casos, os pacientes podem se beneficiar de cirurgias bariátricas que reduzem o tamanho do estômago (*bypass* gástrico) ou retardam a passagem de alimentos para o estômago (gastroplastia). Os efeitos adversos desses procedimentos incluem vômitos, desequilíbrio eletrolítico e desconforto. Procedimentos como lipectomia e lipoaspiração, em que o tecido adiposo é removido, podem ter um efeito temporário no peso, mas não abordam a causa subjacente da obesidade. Cirurgias de qualquer tipo costumam ser vistas como o último recurso quando se esgotam as opções mais seguras e convencionais.

Conclusão

Há muito tempo se sabe que a obesidade e a síndrome metabólica exacerbam os riscos à saúde cardiovascular dos pacientes. No entanto, essas condições também podem afetar a saúde mental de várias maneiras. Pacientes que conseguem perder peso têm maior probabilidade de aderir à medicação psicotrópica. Por consequência, os médicos devem incentivar intervenções e modificações no estilo de vida para um melhor controle do peso, não como um meio de fazer mudanças cosméticas, mas para promover uma saúde ideal.

41 Fármacos para perda de peso

Nome genérico	Nome comercial	Efeitos adversos	Interações medicamentosas	Interações CYP
Aprovados pela FDA				
Fentermina*	Adipex-P	Tontura, sintomas GIs	IMAO, insulina, guanetidina	3A4
Fentermina--topiramato*	Qsymia	Arritmia cardíaca, tontura, sintomas GIs, comprometimento da memória, sedação, problemas cognitivos	IMAO, insulina, guanetidina, anticonvulsivantes, inibidores da anidrase carbônica	3A4, 2C19
Resina de fentermina*	Ionamin	Tontura, sintomas GIs, sedação	IMAO, insulina, guanetidina	3A4
Fendimetrazina*	Bontril PDM, Adipost, Phendiet, Statobex	Tontura, sintomas GIs, disfunção sexual, confusão, arritmia cardíaca	IMAO, álcool, insulina, guanetidina, hipoglicemiantes orais	N/A
Dietilpropiona*	Tenuate	Tontura, sedação, tremores, sintomas GIs, taquicardia, erupção cutânea, edema	IMAO	N/A
Orlistate	Lipiblock, Xenical	Sintomas GIs, lesão hepática	Ciclosporina, amiodarona	3A4
Benzefetamina*	Didrex	Tontura, sintomas GIs	IMAO	3A4, 2B6
Liraglutida	Saxenda, Victoza	Sintomas GIs, cefaleia, pancreatite aguda	Agonistas de GLP-1	N/A
Naltrexona HCl--Bupropiona HCl	Contrave	Sintomas GIs, insônia, tontura, cefaleia, fadiga, erupção cutânea	Opioides, ARDs, dissulfiram	2B6
Semaglutida	Ozempic, Rybelsus, Wegovy	Suicidalidade, sintomas GIs	N/A	N/A

(Continua)

Nome genérico	Nome comercial	Efeitos adversos	Interações medicamentosas	Interações CYP
Anfetamina*	Evekeo	Arritmia cardíaca, sintomas GIs, agitação, insônia, discinesia	IMAO, ADT/ADTC, varfarina, primidona, fenobarbital, fenitoína, fenilbutazona	2D6, 2A6
Não aprovados pela FDA				
Topiramato	Topamax, Égide, Amato, Toduze, Têmpora, Ópera, Vidmax, Arasid, Topit	Arritmia cardíaca, tontura, comprometimento da memória, sedação, problemas cognitivos	Anticonvulsivantes, inibidores da anidrase carbônica	3A4, 2C19
Zonisamida*	Zonegran	Sintomas GIs, tontura, sedação, alterações de humor, perda de memória, erupção cutânea	Inibidores da anidrase carbônica	3A
Metformina	Glifage, Glifage XR, Meglize, Diglixx, Formyn, Glicefor, Glicomet, Metformed, Metta SR, Mytfor, Teutoformin	Sintomas GIs, cefaleia, acidose láctica	N/A	N/A
Anfetamina e dextroanfetamina*	Adderall	Arritmia cardíaca, sintomas GIs, agitação, insônia, discinesia	IMAO, ADT/ADTC, varfarina, primidona, fenobarbital, fenitoína, fenilbutazona	2D6, 2A6
Naltrexona	Revia, Uninaltrex	Sintomas GIs, insônia, tontura, fadiga, cefaleia, erupção cutânea	Opioides, ARD, dissulfiram	N/A
Amantadina	Mantidan	Tontura, insônia, agitação, convulsões, sintomas GIs, erupção cutânea	Anticolinérgicos, estimulantes, IMAO	N/A
Tirzepatida	Mounjaro	Sintomas GIs	Nenhuma	N/A

* N. de R.T.: Não disponível no Brasil.
GIs, gastrintestinais; IMAO, inibidores da monoaminoxidase; ADT, antidepressivos tricíclicos; ADTC, antidepressivos tetracíclicos; N/A, não aplicável; ARD, antagonistas do receptor de dopamina.

Introdução

Pacientes com transtornos psiquiátricos têm maior probabilidade de lutarem contra o ganho de peso e a obesidade. Isso se deve ao autocuidado deficiente ou a um efeito adverso do tratamento com fármacos psicotrópicos e pode levar à não adesão, resultando em recaída e hospitalização. Além de afetar negativamente a autoestima, também pode induzir ou exacerbar condições médicas como hipertensão, diabetes melito e hiperlipidemia. Os efeitos sobre o peso corporal, a glicose e a regulação lipídica precisam ser levados em consideração pelo médico ao selecionar medicamentos. Infelizmente, com poucas exceções, a maioria dos psicotrópicos usados para controlar transtornos do humor, transtornos de ansiedade e psicose aumenta significativamente o risco de ganho de peso, o que é, portanto, uma causa comum de recusa ou descontinuação do tratamento. Por consequência, é importante que os médicos estejam bem-informados sobre as estratégias de tratamento para mitigar o ganho de peso induzido por medicamentos e a obesidade em geral.

A avaliação e a intervenção precoces são a chave para prevenir o ganho de peso e outras complicações. A recomendação padrão para perda de peso requer modificações dietéticas consistentes e atividade física regular. Isso pode ser difícil para pacientes psiquiátricos, pois sua capacidade de serem disciplinados nesse esforço pode ser comprometida por seu transtorno mental. Além disso, os efeitos fisiológicos de alguns medicamentos psicotrópicos no metabolismo corporal e na regulação da saciedade são difíceis, senão impossíveis, de superar apenas com dieta e exercícios. Por esses motivos, pode ser necessário o uso de medicamentos prescritos para facilitar a perda de peso.

Nesta seção, os medicamentos usados para controlar a obesidade podem ser categorizados de duas maneiras: (1) medicamentos aprovados pela Food and Drug Administration (FDA) como "pílulas para dieta"; e (2) medicamentos com indicações primárias que não sejam a perda de peso, mas que produzem perda de peso como efeito adverso.

Medicamentos com aprovação da FDA para perda de peso

Todos os medicamentos aprovados pela FDA como agentes de perda de peso são especificamente indicados como adjuvantes de uma dieta reduzida em calorias e do aumento da atividade física para controle crônico do peso em pacientes adultos com um índice de massa corporal (IMC) inicial de 30 kg/m^2 ou maior (obeso), ou 27 kg/m^2 ou maior (sobrepeso) na presença de pelo menos uma comorbidade relacionada ao peso, como hipertensão, diabetes melito tipo 2 ou dislipidemia.

FENTERMINA

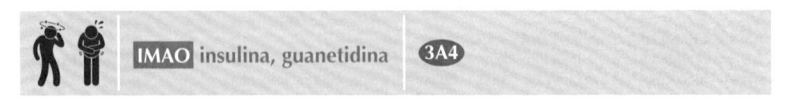

IMAO insulina, guanetidina 3A4

O cloridrato de fentermina é uma amina simpatomimética com atividade farmacológica semelhante à das anfetaminas. Ele é indicado como adjuvante de curto prazo em um regime de redução de peso, mas, na verdade, muitos pacientes usam o medicamento por longos períodos. Como acontece com todos os simpatomiméticos, as contraindicações incluem arteriosclerose avançada, doenças cardiovasculares, hipertensão moderada a grave, hipertireoidismo, hipersensibilidade ou idiossincrasia conhecidas às aminas simpatomiméticas, estados agitados e glaucoma.

O medicamento deve ser prescrito com cautela para pacientes com histórico de abuso de drogas. Fentermina é um medicamento de classe IV, ou seja, há algum potencial para abuso.

Podem ocorrer crises hipertensivas se a fentermina for usada durante ou dentro de 14 dias após a administração de inibidores da monoaminoxidase (IMAOs). As necessidades de insulina no diabetes melito podem ser alteradas em associação com o uso de cloridrato de fentermina e o regime alimentar concomitante. Esse fármaco pode diminuir o efeito hipotensor da guanetidina, além de ser contraindicado durante a gravidez. Não foram realizados estudos com cloridrato de fentermina para determinar o potencial de carcinogênese, mutagênese ou comprometimento da fertilidade.

A fentermina pode ser administrada por via oral como comprimido de liberação imediata (8 mg) ou em comprimidos de liberação controlada (15 a 37,5 mg). Os comprimidos de liberação imediata devem ser tomados 30 minutos antes das refeições; já os de liberação prolongada devem ser tomados uma vez ao dia antes do café da manhã ou entre 1 e 2 horas após o café da manhã. Os comprimidos podem ser partidos ou cortados ao meio, mas não devem ser esmagados. Para evitar a interrupção dos padrões normais de sono, o medicamento deve ser administrado no início do dia. Se forem usadas mais de uma dose por dia, a última dose deve ser tomada aproximadamente 4 a 6 horas antes de dormir. Uma formulação de resina oral está disponível em cápsulas de 15 e 30 mg, que devem ser tomadas uma vez ao dia antes do café da manhã.

FENTERMINA/TOPIRAMATO DE LIBERAÇÃO PROLONGADA

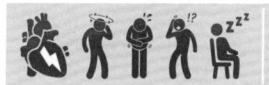

IMAO insulina, guanetidina, anticonvulsivantes, inibidores da anidrase carbônica — 3A4, 2C19

Uma combinação de fentermina, uma amina simpatomimética, e topiramato, um anticonvulsivante, pode ser eficaz na diminuição do apetite e pode servir como parte de uma estratégia maior de perda de peso que inclui dieta e exercícios. Ela é aprovada para uso em pacientes adultos e pediátricos com 12 anos ou mais com um IMC no percentil 95 ou maior para sua idade e sexo.

O uso desse medicamento está associado a um risco cinco vezes maior de bebês com fenda palatina e está contraindicado na gravidez. Como resultado, ele só pode ser prescrito em farmácias certificadas por médicos certificados no uso desse medicamento. Os médicos devem monitorar o surgimento de cálculos renais, acidose metabólica e glaucoma secundário de ângulo fechado. Efeitos adversos mais comuns

TABELA 41-1 Medicamentos aprovados pela FDA para o tratamento da obesidade			
Medicamento	Faixa de dosagem padrão (mg/dia)	Classe	Efeitos adversos comuns
Fentermina	18,75-37,5	IV	Tontura, boca seca, problemas de sono, irritabilidade, náuseas, vômitos, diarreia e constipação
Fentermina-topiramato	3,75-23 fentermina 15-92 topiramato	IV	Tontura, sonolência, boca seca, sabor desagradável, dificuldade em dormir, sensação de formigamento nas extremidades, constipação e cansaço
Resina de fentermina	15-30	IV	Tontura, boca seca, sabor desagradável, agitação, problemas de sono, hiperatividade, irritabilidade, náuseas e vômitos
Fendimetrazina	105	III	Tontura, boca seca, visão turva, inquietação, problemas de sono, hiperatividade, cefaleia, psicose, alteração da libido e tremores
Dietilpropiona	75	IV	Tontura, sonolência, boca seca, sabor desagradável, inquietação, problemas de sono, irritabilidade, ansiedade, depressão, tremores, náuseas, vômitos, diarreia, micção frequente e constipação
Orlistate	360	–	Fezes oleosas, flatulência, aumento da defecação, incontinência fecal e diarreia
Benzefetamina	75-150	III	Tontura, boca seca, problemas de sono, irritabilidade, náuseas, vômitos, diarreia e constipação
Liraglutida	0,6-1,8	–	Náusea, cefaleia, constipação, azia, corrimento nasal, tosse, espirros, cansaço, dificuldade em urinar ou dor ao urinar e vermelhidão ou erupção cutânea no local da injeção
Naltrexona HCl/ Bupropiona HCl	32/360	–	Náuseas, vômitos, diarreia, constipação, dor de estômago, cefaleia, tontura, boca seca, problemas de sono, rubor, aumento da sudorese e sabor estranho
Semaglutida	2,5-2,4	–	Náuseas, vômitos, diarreia, dor abdominal, constipação, azia e eructações
Anfetamina	15-30	II	Taquicardia, hipertensão, palpitações, agitação, tontura, insônia, disforia, tremor, cefaleia, boca seca, constipação, urticária, impotência, alterações na libido e rabdomiólise

podem ser encontrados na Tabela 41-1. Como a fentermina é um medicamento de classe IV, existe algum potencial para abuso.

O medicamento fentermina-topiramato é administrado como uma cápsula de liberação prolongada que é tomada inteira por via oral, uma vez ao dia, com ou sem alimentos. Ele deve ser tomado no início do dia, pois pode causar dificuldades de sono (insônia) se tomado no final da tarde ou à noite. A dosagem inicial deve ser de 3,75 mg/23 mg de fentermina/topiramato. A dosagem pode ser aumentada após 14 dias para 7,5 mg/46 mg de fentermina/topiramato. Se a perda de peso for inferior a 3% do peso basal em adultos ou se o paciente pediátrico não tiver perdido pelo menos 3% do IMC basal, o medicamento pode ser descontinuado ou a dosagem pode ser aumentada para 11,25 mg/69 mg de fentermina/topiramato por duas semanas e, em seguida, aumentada para a dose diária máxima recomendada de 15 mg/92 mg de fentermina/topiramato. Avalie a perda de peso após o aumento da dose para 15 mg/92 mg após mais 12 semanas de tratamento. Se pelo menos 5% do peso corporal basal em adultos ou 5% do IMC basal para pacientes pediátricos não tiverem sido perdidos com 15 mg/92 mg, interrompa o uso do medicamento gradualmente.

RESINA DE FENTERMINA

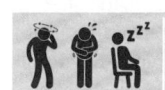

IMAO insulina, guanetidina   3A4

A resina de fentermina é uma amina simpatomimética e um inibidor de apetite que é indicada apenas para monoterapia de curto prazo e deve ser usada como parte de uma estratégia maior de perda de peso que inclui mudanças no estilo de vida. A resina de fentermina pode ser administrada por via oral em cápsulas de 15 ou 30 mg. A dosagem inicial deve ser uma cápsula de 15 mg por dia, tomada antes do café da manhã. A dosagem pode ser aumentada para 30 mg, uma vez ao dia, em pacientes menos responsivos.

A resina de fentermina é um medicamento de classe IV, ou seja, há algum potencial de abuso. Para obter uma lista de possíveis efeitos adversos, consulte a Tabela 41-1.

FENDIMETRAZINA

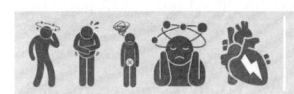

IMAO álcool, insulina, guanetidina, hipoglicemiantes orais

A fendimetrazina é uma amina simpatomimética que está intimamente relacionada com as anfetaminas. Ela é classificada pela Drug Enforcement Administration (DEA) como uma substância de classe III e está relacionada química e farmacologicamente às anfetaminas. Anfetaminas e substâncias estimulantes relacionadas têm sido amplamente utilizadas, e a possibilidade de abuso de fendimetrazina deve ser lembrada ao se avaliar a conveniência de incluir um medicamento como parte de um programa de redução de peso.

Em geral, a prescrição desse agente é limitada. A fendimetrazina pode ser administrada por via oral como comprimido de liberação imediata (35 mg) ou em comprimidos de liberação controlada (105 mg). Os comprimidos de liberação imediata devem ser tomados 1 hora antes das refeições, duas ou três vezes ao dia. Os comprimidos de liberação prolongada devem ser tomados 30 a 60 minutos antes da primeira refeição do dia. O uso da cápsula de liberação prolongada de 105 mg é mais comum e se aproxima da ação de três doses de 35 mg de liberação imediata tomadas em intervalos de 4 horas. A meia-vida média de eliminação, quando estudada sob condições controladas, é de cerca de 3,7 horas tanto para as formas de liberação prolongada quanto para as de liberação imediata. A meia-vida de absorção do medicamento a partir dos comprimidos de 35 mg de fendimetrazina de liberação imediata é consideravelmente mais rápida do que a taxa de absorção do medicamento na formulação de liberação prolongada. A principal via de eliminação é pelos rins, onde a maior parte do fármaco e dos metabólitos é excretada.

As contraindicações da fendimetrazina são semelhantes às da fentermina. Elas incluem história de doença cardiovascular (p. ex., doença arterial coronariana, AVC, arritmias, insuficiência cardíaca congestiva, hipertensão pulmonar não controlada); uso durante ou dentro de 14 dias após administração de IMAOs; hipertireoidismo; glaucoma; estados de agitação; história de abuso de drogas; gravidez; lactação; uso em combinação com outros agentes anoréticos ou estimulantes do sistema nervoso central (SNC); e hipersensibilidade conhecida ou reações idiossincráticas aos simpatomiméticos. Dada a falta de pesquisas sistemáticas, a fendimetrazina não deve ser usada em combinação com preparações sem receita médica e produtos fitoterápicos que aleguem promover a perda de peso.

O tartarato de fendimetrazina é contraindicado durante a gravidez porque a perda de peso não oferece nenhum benefício potencial para uma mulher grávida e pode resultar em danos fetais. Estudos com liberação sustentada de tartarato de fendimetrazina não foram realizados para avaliar o potencial carcinogênico, o potencial mutagênico ou os efeitos na fertilidade.

Podem ocorrer interações com IMAOs, álcool, insulina e agentes hipoglicemiantes orais. A fendimetrazina pode diminuir o efeito hipotensor dos fármacos bloqueadores dos neurônios adrenérgicos. A eficácia e a segurança da fendimetrazina em pacientes pediátricos não foram estabelecidas. Ela não é recomendada para pacientes com menos de 17 anos de idade.

Para obter uma lista de efeitos adversos, consulte a Tabela 41-1.

A *overdose* aguda com fendimetrazina pode se manifestar por inquietação, confusão, beligerância, alucinações e estados de pânico. A fadiga e a depressão geralmente seguem a estimulação central. Os efeitos cardiovasculares incluem taquicardia, arritmias, hipertensão ou hipotensão e colapso circulatório. Os sintomas gastrintestinais incluem náuseas, vômitos, diarreia e cólicas abdominais. A intoxicação pode resultar em convulsões, coma e morte. O manejo da *overdose* aguda é, em grande parte, sintomático. Isso inclui lavagem e sedação com barbitúricos. Se a hipertensão for acentuada, o uso de nitrato ou agente bloqueador do receptor alfa de ação rápida deve ser considerado.

DIETILPROPIONA

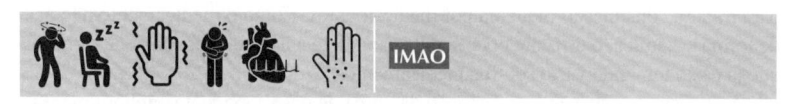

IMAO

A dietilpropiona é uma amina simpatomimética e um inibidor de apetite indicada apenas para monoterapia de curto prazo e deve ser usada como parte de uma estratégia maior de perda de peso que inclui mudanças no estilo de vida. Ela precedeu seu análogo, o antidepressivo bupropiona. A dietilpropiona está disponível em duas formulações: um comprimido de 25 mg e um comprimido de liberação prolongada de 75 mg.

Os comprimidos de liberação imediata devem ser tomados 1 hora antes das refeições, três vezes ao dia. Uma dose adicional no meio da noite pode ser útil na prevenção da fome noturna, mas só deve ser prescrita se comer à noite for um problema. Os comprimidos de liberação controlada devem ser engolidos inteiros no meio da manhã e nunca devem ser mastigados, esmagados ou cortados. A dose máxima diária é de 75 mg.

A dietilpropiona é da categoria B na gravidez e tem um baixo potencial de abuso, embora esteja listada como medicamento de classe IV pela DEA. Para obter uma lista de efeitos adversos comuns, consulte a Tabela 41-1. Os efeitos colaterais que requerem atenção médica incluem taquicardia, palpitações, visão turva, erupção cutânea, coceira, dificuldade em respirar, dor no peito, desmaios, inchaço dos tornozelos ou pés, febre, dor de garganta, calafrios e dor ao urinar.

ORLISTATE

ciclosporina, amiodarona 3A4

O orlistate interfere na absorção das gorduras da dieta, causando redução da ingestão calórica. Ele age inibindo as lipases gástrica e pancreática, as enzimas que quebram os triglicerídeos no intestino. Quando a atividade da lipase é bloqueada, os triglicerídeos da dieta não são hidrolisados em ácidos graxos livres absorvíveis e, em vez disso, são excretados sem serem digeridos. A absorção de vitaminas lipossolúveis e outros nutrientes lipossolúveis é inibida pelo uso de orlistate. Suplementos multivitamínicos que contêm vitaminas A, D, E e K, bem como β-caroteno, devem ser tomados uma vez ao dia, de preferência na hora de dormir.

Apenas pequenas quantidades de orlistate são absorvidas sistemicamente; ele é quase totalmente eliminado pelas fezes, e muitos pacientes apresentam esteatorreia, flatulência, incontinência fecal e evacuações frequentes ou urgentes. Esses efeitos colaterais podem ser minimizados evitando alimentos com alto teor de gordura. Por outro lado, o orlistate pode ser usado em conjunto com uma dieta rica em gordura para tratar a constipação induzida por medicamentos. Como o medicamento não age de forma sistêmica, o orlistate pode ser um candidato adequado para pacientes obesos que já estão tomando vários outros medicamentos.

A eficácia do orlistate na promoção da perda de peso é evidente, embora modesta. Quando usado como parte do programa de perda de peso, entre 30% e 50% dos pacientes podem esperar uma diminuição de 5% ou mais na massa corporal. Cerca de 20% alcançam uma diminuição de pelo menos 10% na massa corporal. Os pacientes também podem observar uma diminuição na pressão arterial e um risco reduzido de desenvolver diabetes tipo 2. Depois que o orlistate é interrompido, até um terço das pessoas ganha o peso que perdeu.

Em 2010, novas informações de segurança sobre casos raros de lesão hepática grave foram adicionadas à bula do orlistate. A taxa de lesão renal aguda é mais comum entre usuários de orlistate do que de não usuários. Ele deve ser usado com cautela em pacientes com insuficiência hepática e renal, bem como naqueles com obstrução do ducto biliar e doença pancreática. O orlistate está contraindicado em síndromes de má absorção, hipersensibilidade ao orlistate, redução da função da vesícula biliar e na gravidez e na lactação. Para obter uma lista de efeitos adversos comuns, consulte a Tabela 41-1.

O orlistate pode reduzir as concentrações plasmáticas do imunossupressor ciclosporina, portanto, os dois medicamentos não devem ser administrados concomitantemente. Ele também pode prejudicar a absorção do antiarrítmico amiodarona.

A dose inicial recomendada é de 120 mg, administrada três vezes ao dia com as refeições. O orlistate também está disponível em uma fórmula com potência reduzida vendida sem receita médica. Diminuições nos triglicerídeos totais, colesterol total e colesterol de lipoproteína de baixa densidade (LDL) foram observadas com a administração de orlistate. Um aumento no colesterol de lipoproteína de alta densidade (HDL) também foi observado.

Uma formulação vendida sem receita médica de orlistate está disponível em cápsulas de 60 mg – metade da dosagem do orlistate vendido sob prescrição médica.*

BENZEFETAMINA

IMAO 3A4 2B6

A benzfetamina é uma amina simpatomimética e um inibidor de apetite indicada apenas para monoterapia de curto prazo e deve ser usada como parte de uma estratégia

---

* N. de R.T.: Não disponível no Brasil

maior de perda de peso que inclui mudanças no estilo de vida. Ela é administrada por via oral na forma de comprimido. A dose inicial deve ser de 25 a 50 mg, uma vez ao dia, de manhã ou no meio da tarde. A dosagem pode ser aumentada para 25 a 50 mg, uma a três vezes ao dia. A dose e a frequência do medicamento devem ser individualizadas com base na resposta e nas necessidades do paciente, mas a dose de manutenção não deve exceder um total de 150 mg por dia.

A benzfetamina não deve ser usada em conjunto com os IMAOs. A hipertensão pulmonar foi relatada quando usada com outros medicamentos usados em dietas, portanto, o uso concomitante até mesmo de medicamentos vendidos sem receita médica é fortemente desencorajado. É contraindicada durante a gravidez e para pessoas com doença arterial coronariana, arritmia, hipertensão grave, problemas de tireoide e glaucoma. Como é um medicamento de classe III e tem um potencial de abuso baixo a moderado, os médicos devem ser cautelosos ao prescrevê-la a pacientes com histórico de transtornos relacionados ao uso de drogas ou álcool. Para obter uma lista de possíveis efeitos adversos, consulte a Tabela 41-1.

INJEÇÃO DE LIRAGLUTIDA

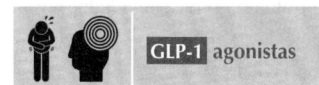

GLP-1 agonistas

A liraglutida é um agonista do receptor do peptídeo-1 semelhante ao glucagon (GLP-1) ou mimético da incretina e atua aumentando a liberação de insulina do pâncreas e diminuindo a liberação de glucagon. Foi aprovada como tratamento para diabetes tipo 2 e também pode tratar a obesidade crônica. Ela deve ser usada como parte de uma estratégia maior de perda de peso que inclui dieta e exercícios. A liraglutida é administrada uma vez ao dia por injeção subcutânea, conforme a conveniência do paciente. A dose inicial deve ser de 0,6 mg. Após uma semana de uso, a dosagem pode ser aumentada para 1,2 mg. A dose diária máxima recomendada é de 1,8 mg.

Saxenda e Victoza contêm o mesmo ingrediente ativo, liraglutida, e, portanto, não devem ser usadas em conjunto. Victoza é indicado apenas para diabetes tipo 2 e não para perda de peso. Saxenda não deve ser usado em combinação com nenhum outro agonista do receptor GLP-1 e não foi estudado em pacientes que tomam insulina. Saxenda e insulina não devem ser usados em conjunto.

O medicamento pode promover tumores de células C da tireoide. Se a calcitonina sérica for medida e considerada elevada, o paciente deve ser avaliado mais detalhadamente. Pacientes com nódulos tireoidianos observados no exame físico ou em exames de imagem do pescoço também devem ser avaliados com mais detalhes. Com base em relatos espontâneos de pós-comercialização, pancreatite aguda, incluindo pancreatite hemorrágica ou necrosante fatal e não fatal, foi observada em pacientes tratados com liraglutida. Após o início do tratamento com Saxenda, os pacientes devem ser monitorados quanto a sinais e sintomas de pancreatite (incluindo dor abdominal intensa persistente, às vezes irradiada para as costas e que pode ou não ser acompanhada por vômitos). Se houver suspeita de pancreatite, o Saxenda deve ser imediatamente descontinuado e o tratamento apropriado deve ser iniciado. Se a pancreatite for confirmada, o Saxenda não deve ser reiniciado. A incidência de doença aguda da vesícula biliar está aumentada em pacientes tratados com Saxenda. Ele está contraindicado na gravidez.

Efeitos adversos comuns podem ser encontrados na Tabela 41-1.

NALTREXONA/BUPROPIONA

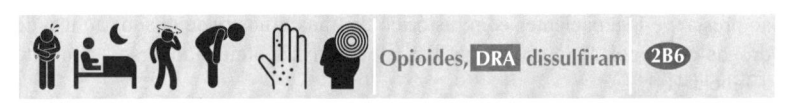

Opioides, DRA dissulfiram 2B6

A combinação de naltrexona, um antagonista de opiáceos, e bupropiona, um medicamento antidepressivo usado para tratar o transtorno depressivo maior e o transtorno afetivo sazonal, mostrou-se promissora no tratamento da obesidade, possivelmente atuando nas redes de recompensa alimentar no cérebro. A dosagem deve começar com um comprimido de liberação sustentada de 8 mg de naltrexona e 90 mg de bupropiona. Como o risco de convulsões e o aumento da pressão arterial estão associados a aumentos rápidos da bupropiona, as doses devem ser aumentadas gradualmente ao longo de um mês para 2 comprimidos, duas vezes ao dia, para uma dosagem total de 32 mg de naltrexona e 360 mg de bupropiona. A pílula deve ser engolida inteira e não deve ser usada com refeições com alto teor de gordura. Quando administrada em conjunto com intervenções no estilo de vida e uma dieta restritiva em calorias, a combinação de naltrexona e bupropiona demonstrou ser mais eficaz do que a monoterapia e pode produzir resultados sustentados ao longo de seis meses ou até um ano. Se após 12 semanas uma perda de peso ≥ 5% não for alcançada, o medicamento deve ser descontinuado.

Com inibidores concomitantes da CYP2B6 (p. ex., ticlopidina, clopidogrel) e comprometimento renal moderado ou grave, a dose máxima deve ser de dois comprimidos por dia (um comprimido de manhã e à noite). Com o comprometimento hepático, um comprimido pela manhã é a dose máxima.

O Contrave não é recomendado para uso durante a gravidez, pois pode prejudicar o feto. Este medicamento passa para o leite materno e não é indicado para uso durante a lactação. Sintomas de abstinência podem ocorrer se este medicamento for interrompido abruptamente. Para obter uma lista de possíveis efeitos adversos, consulte a Tabela 41-1.

SEMAGLUTIDA

A semaglutida é um agonista do receptor GLP-1 que aumenta a secreção de insulina e está indicada para o manejo crônico do peso em pacientes com obesidade que apresentam pelo menos uma comorbidade relacionada ao peso ou em pacientes com IMC maior que 30 kg/m². Ela deve ser usada como parte de uma estratégia maior de perda de peso que inclui dieta e exercícios. É administrada por injeção subcutânea uma vez por semana, conforme a conveniência do paciente. A dose inicial de 0,25 mg por semana deve durar quatro semanas e, posteriormente, pode ser aumentada para 0,5 mg por semana nas semanas 5 a 8; para 1 mg por semana nas semanas 9 a 12; 1,7 mg por semana nas semanas 13 a 16; e, em seguida, atingir uma dose de manutenção de 2,4 mg por semana.

A semaglutida está contraindicada em pacientes com neoplasia endócrina múltipla tipo 2, câncer medular de tireoide ou história familiar de carcinoma medular da tireoide. Pacientes com pressão arterial baixa, retinopatia diabética, doença da vesícula biliar, doença renal e pancreatite não devem usar semaglutida. Se houver suspeita de pancreatite, ela deve ser interrompida imediatamente. A semaglutida é um medicamento de categoria D na gravidez, e as mulheres que planejam engravidar devem interromper o uso pelo menos dois meses antes de engravidar.

Para obter uma lista de efeitos adversos, consulte a Tabela 41-1.

ANFETAMINA

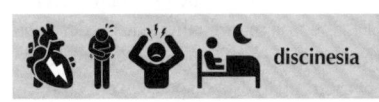

discinesia | IMAO ADT/ADTC varfarina, primidona, fenobarbital, fenitoína, fenilbutazona | 2D6 2A6

Evekeo é uma anfetamina que consiste em sulfato de anfetamina racêmica (*i.e.*, 50% de sulfato de levoanfetamina e 50% de sulfato de dextroanfetamina). Há muito se sabe que as anfetaminas promovem a perda de peso. Curiosamente, esta é a única formulação aprovada pela FDA para uso como tratamento para perda de peso, mas apenas em curto prazo. O Evekeo está disponível em comprimidos de 5 e 10 mg. Os comprimidos são sulcados, podendo ser divididos ao meio. As doses devem ser tomadas 30 a 60 minutos antes das refeições, e a dosagem diária não deve exceder 30 mg. Consulte o capítulo sobre psicoestimulantes para obter mais informações sobre os efeitos clínicos e o uso de anfetaminas. Evekeo é um medicamento de categoria C na gravidez e um medicamento de classe II, ou seja, tem um alto potencial de abuso. Para uma lista parcial dos efeitos adversos, consulte a Tabela 41-1.

Medicamentos sem aprovação da FDA para perda de peso

TOPIRAMATO

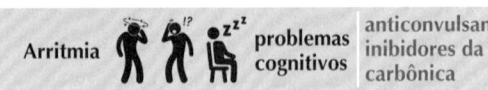

| Arritmia | problemas cognitivos | anticonvulsants, inibidores da anidrase carbônica | 3A4 2C19 |

O topiramato e o próximo medicamento, zonisamida, são discutidos no Capítulo 5, mas são mencionados aqui porque ambos podem ter um efeito substancial na perda de peso.

O topiramato é aprovado como medicamento antiepiléptico e é usado na prevenção de enxaquecas em adultos. O grau de perda de peso associado ao topiramato pode ser comparável à perda de peso que outros medicamentos antiobesidade aprovados pela FDA induzem. Pequenos estudos e extensos relatos informais indicam que o topiramato pode ajudar a compensar o ganho de peso associado a inibidores seletivos da recaptação de serotonina (ISRSs) e medicamentos antipsicóticos de segunda geração. Uma revisão de 10 estudos mostrou que os pacientes tratados com topiramato perderam uma média de 5,34 kg em um período de seis a sete meses.

Seu impacto no peso corporal pode ser devido aos seus efeitos na supressão do apetite e no aumento da saciedade. Estes podem ser o resultado de uma combinação de efeitos farmacológicos, incluindo aumento da atividade do ácido γ-aminobutírico, modulação de canais iônicos voltagem-dependentes, inibição dos receptores excitatórios de glutamato ou inibição da anidrase carbônica.

A duração e a dosagem do tratamento afetam os benefícios do topiramato na perda de peso. Esta é maior quando o medicamento é prescrito em doses de 100 a 200 mg por dia por mais de um mês, em comparação com menos de um mês. Em um grande estudo, foi demonstrado que, comparados com aqueles que tomaram placebo, os pacientes tratados com topiramato tiveram sete vezes mais chances de perder mais de 10% do peso corporal. Na prática clínica, muitos pacientes experimentam perda de peso com uma dose inicial de 25 mg por dia. O topiramato está disponível em comprimidos de 25, 50, 100 e 200 mg e em cápsulas de 15, 25 e 50 mg.*

Não há diretrizes de dosagem estabelecidas para perda de peso, mas recomenda-se que os médicos ajustem lentamente, considerando seus efeitos cognitivos. A dosagem deve começar com 25 mg à noite e aumentar em não mais do que 25 mg por semana até uma dosagem média de 100 mg. Em casos raros, a dosagem pode ser aumentada para 150 a 200 mg, desde que não haja efeitos adversos. A metformina pode ser adicionada ao topiramato em indivíduos que tomam medicamentos psicotrópicos. *O topiramato pode causar efeitos adversos graves, incluindo cálculos renais, e os médicos precisam estar cientes desses riscos potenciais.* A descontinuação deve ser gradual, considerando seus efeitos antiepilépticos.

---

* N. de R.T.: No Brasil, o topiramato está disponível em comprimidos de 25, 50 e 100 mg.

TABELA 41-2 Medicamentos não aprovados pela FDA para o tratamento da obesidade

Medicamento	Faixa de dosagem padrão (mg/dia)	Classe	Efeitos adversos comuns
Topiramato	25-400	–	Cansaço, boca seca, sabor desagradável, tontura, sonolência, perda de coordenação, sensação de formigamento nas extremidades, nervosismo e diarreia
Zonisamida	100-600	–	Náuseas, vômitos, perda de peso, alteração do paladar, diarreia, constipação, azia e boca seca
Metformina	500-2.550	–	Cefaleia, dores musculares, fraqueza, náuseas, vômitos, diarreia, dor de estômago, gases e sensação de frio
Anfetamina e dextroanfetamina	5-20	II	Boca seca, sono perturbado, náusea, tontura, cefaleia, diarreia e nervosismo
Naltrexona	50	–	Náuseas, vômitos, diarreia, constipação, dor de estômago, cefaleia, tontura, ansiedade, problemas de sono, dores musculares ou articulares e cansaço incomum
Amantadina	100-300	–	Tontura, quedas, boca seca, inchaço nos apêndices, náuseas, constipação e insônia
Tirzepatida	5-15	–	Náuseas, diarreia, apetite reduzido, vômitos, dispepsia, constipação e dor abdominal

Os efeitos adversos mais comuns do topiramato são parestesias, em geral ao redor da boca, alteração do paladar (perversão do paladar) e distúrbios psicomotores, incluindo cognição lenta e movimentos físicos reduzidos. O comprometimento da concentração e o comprometimento da memória, caracterizados por problemas de busca de palavras e lembrança de nomes, são frequentemente relatados. Alguns pacientes podem experimentar labilidade emocional e alterações de humor. Os efeitos adversos médicos incluem aumento do risco de cálculos renais e glaucoma de ângulo fechado agudo. Os pacientes devem relatar qualquer alteração na acuidade visual. Aqueles com histórico de cálculos renais devem ser instruídos a beberem quantidades adequadas de líquido. Para obter uma lista de outros efeitos adversos comuns, consulte a Tabela 41-2.

ZONISAMIDA

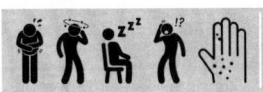

inibidores da anidrase carbônica 3A

A zonisamida é um medicamento relacionado à sulfonamida e um anticonvulsivante semelhante ao topiramato. Seu mecanismo de ação exato não é conhecido. Estudos mostraram que o medicamento é bem tolerado, com poucos efeitos adversos.

Um pequeno estudo mostrou que o grupo da zonisamida experimentou uma perda média de peso de 9,2 kg na semana 32 em comparação com 1,5 kg no grupo placebo.

Considerando seu uso *off-label*, não há diretrizes de dosagem. A dose inicial é de 100 mg por dia e pode ser aumentada a cada duas semanas até uma dose média de 400 mg por dia, com aumento adicional até a dose máxima de 600 mg por dia (pode ser em doses divididas) nos pacientes que perdem menos de 5% do peso corporal após 12 semanas. A descontinuação deve ser gradual, considerando seus efeitos antiepilépticos.

Como o topiramato, ela pode causar problemas cognitivos, mas a incidência é menor em comparação com o topiramato. Os efeitos adversos mais comuns incluem sonolência, perda de apetite, tontura, cefaleia, náusea e agitação/irritabilidade (ver Tabela 41-2). A zonisamida também foi associada à hipoidrose. Há um risco de 2% a 4% de desenvolver cálculos renais. Outros medicamentos conhecidos por aumentarem o risco de cálculos renais, como topiramato ou acetazolamida, não devem ser combinados com zonisamida. Efeitos adversos medicamentosos graves, mas raras, incluem síndrome de Stevens-Johnson, necrólise epidérmica tóxica e acidose metabólica.

À zonisamida foi atribuída a categoria C na gravidez. Estudos em animais revelaram evidências de teratogenicidade. Anormalidades fetais ou mortes embriofetais foram relatadas em testes com animais em concentrações plasmáticas maternos semelhantes ou inferiores às concentrações terapêuticas em humanos. Portanto, o uso desse medicamento na gravidez humana pode expor o feto a riscos significativos.

METFORMINA

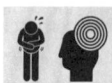

A metformina pertence a uma classe de medicamentos conhecidos como biguanidas e é usada para controlar a alta concentração de glicose no sangue no tratamento de diabetes tipo 2 e pode ajudar os pacientes a perderem peso quando usada em conjunto com dieta e exercícios. Também foi demonstrado que ela ajuda na perda de peso mesmo em pacientes sem diabetes tipo 2, especialmente se o paciente estiver tomando psicofármacos, embora o efeito dure apenas enquanto o paciente toma o medicamento. Suas ações incluem redução da produção hepática de glicose, redução da absorção intestinal de glicose, aumento da sensibilidade à insulina e melhora na captação e regulação periférica da glicose. Ela não aumenta a secreção de insulina.

Quando usada como adjuvante dos antipsicóticos de segunda geração, demonstrou-se consistentemente que reduz o peso corporal e a circunferência da cintura. A metformina provavelmente tem a melhor evidência de benefício terapêutico para o tratamento de síndrome metabólica induzida por medicamentos antipsicóticos.

Em vários estudos, foi demonstrado que ela atenua ou reverte parte do ganho de peso induzido pelos antipsicóticos. O grau de efeito no peso corporal se compara favoravelmente com o efeito de outras opções de tratamento aprovadas para redução de peso. O efeito de perda de peso da metformina adjuvante parece ser maior em pacientes sem uso prévio de medicamentos e que são tratados com medicamentos antipsicóticos de segunda geração. Esse efeito é mais evidente para aqueles que estão sendo tratados com clozapina e olanzapina. Com base nas evidências existentes, se o ganho de peso ocorrer após o início do antipsicótico de segunda geração, apesar da intervenção no estilo de vida, a metformina deve ser considerada.

A metformina está disponível em comprimidos de 500, 850 e 1.000 mg. A metformina SR (liberação lenta) ou XR (liberação prolongada) está disponível nas dosagens de 500 e 750 mg.* Essas formulações têm como objetivo reduzir os efeitos adversos gastrintestinais e aumentar a adesão do paciente, reduzindo a carga de comprimidos. Embora a dose varie com base em vários fatores, a dosagem inicial padrão é de 500 mg, uma vez ao dia, e pode ser aumentada até uma dosagem máxima de 2.500 mg, administrada uma vez ao dia como comprimido de liberação prolongada ou em doses divididas para formulação regular.

Os efeitos adversos comuns incluem náuseas, vômitos, dor abdominal e perda de apetite (ver Tabela 41-2). Os efeitos adversos gastrintestinais podem ser mitigados ao se dividir a dose, tomar o medicamento após as refeições ou usar formulações de liberação retardada.

Um risco grave do tratamento é o da acidose láctica. Esse efeito adverso é mais comum em pessoas com função renal reduzida. Embora bastante raro (9/100.000 pessoas/ano), tem uma taxa de mortalidade de 50%. O uso de álcool junto com a metformina pode aumentar o risco de acidose. O monitoramento da função renal e a evitação do álcool são importantes.

Os efeitos da metformina na perda de peso também são evidentes em pacientes com esquizofrenia e doenças crônicas. Seu uso prolongado parece ser seguro e eficaz.

ANFETAMINA E DEXTROANFETAMINA

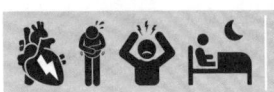

IMAO | ADT/ADTC varfarina, primidona, fenobarbital, fenitoína, fenilbutazona | 2D6 2A6

A combinação de anfetamina e dextroanfetamina foi aprovada para uso no tratamento de transtorno de déficit de atenção/hiperatividade (TDAH), mas pode ser eficaz na diminuição do apetite. Comprimidos de liberação imediata (administrados por via

---

* N. de R.T.: No Brasil, a metformina está disponível em comprimidos de liberação regular de 500, 850 e 1.000 mg e comprimidos de liberação prolongada de 500, 750, 850, 1.000 mg.

oral, uma a três vezes ao dia) e cápsulas de liberação prolongada que são tomadas uma vez ao dia estão disponíveis em uma variedade de dosagens. Não há diretrizes de dosagem para perda de peso. Os médicos podem seguir a mesma dosagem do TDAH com a dose inicial recomendada em adultos de comprimidos de 5 mg, tomados uma ou duas vezes ao dia. A dosagem pode ser aumentada em 5 mg a intervalos semanais. Somente em casos raros, a dosagem deve exceder 40 mg por dia.

A anfetamina e a dextroanfetamina são estimulantes da classe II e podem ser usadas de forma abusiva. Os médicos devem examinar cuidadosamente a presença de transtornos psicóticos, de ansiedade e do humor subjacentes antes de prescrever esses medicamentos. Para obter uma lista de possíveis efeitos adversos, consulte a Tabela 41-2.

NALTREXONA

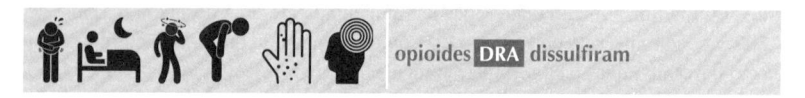

opioides DRA dissulfiram

O antagonista opioide naltrexona foi abordado no Capítulo 29, mas também é considerado um medicamento *off-label* quando usado sozinho para alcançar perda de peso. Ele tem sido indicado para perda de peso quando usado em conjunto com a bupropiona.

Foi demonstrado que a naltrexona diminui a compulsão por comida e, portanto, induz a perda de peso. A dose inicial e de manutenção é de 50 mg por dia. Os pacientes devem ser informados sobre seus efeitos antagônicos sobre os medicamentos opioides, especialmente os que necessitam de analgésicos para várias síndromes dolorosas. O monitoramento da função hepática é recomendado para aqueles que necessitam de tratamento de longo prazo. Para obter uma lista de possíveis efeitos adversos, consulte a Tabela 41-2. Para obter mais informações, consulte o Capítulo 29.

AMANTADINA

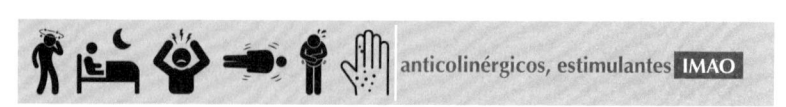

anticolinérgicos, estimulantes IMAO

A amantadina foi inicialmente desenvolvida como um antiviral e tem sido usada para tratar a doença de Parkinson. Foi demonstrado que induz a perda de peso, sobretudo em pacientes em uso de antipsicóticos atípicos. Os médicos devem monitorar cuidadosamente os sintomas psiquiátricos, pois há efeitos adversos psicológicos raros, mas graves, incluindo agitação, alucinações, ansiedade, insônia e depressão. A amantadina está disponível como cápsula oral de liberação imediata, cápsula de liberação prolongada, comprimido de liberação imediata, comprimido de liberação prolongada e xarope.* A dose inicial padrão para formulação de liberação imediata é de 100 a 200 mg por dia em uma dosagem dividida. Ela pode ser aumentada para 300 mg por dia. Para obter uma lista de possíveis efeitos adversos, consulte a Tabela 41-2. Para obter mais informações, consulte o Capítulo 18.

TIRZEPATIDA

A tirzepatida recebeu a aprovação da FDA para controlar as concentrações de glicose no sangue em adultos com diabetes tipo 2 em maio de 2022, e estudos recentes mostraram que ela também pode ajudar adultos não diabéticos a perderem peso. Esse medicamento é uma combinação de duas incretinas, GLP-1 e polipeptídeo insulinotrópico dependente de glicose (GIP). Ela é administrada como uma injeção semanal e é projetada para imitar os efeitos das incretinas, que são responsáveis pela redução da glicose no sangue. Além disso, a tirzepatida diminui a ingestão de alimentos, retarda o esvaziamento gástrico, reduz as concentrações de glucagon, aumenta a sensibilidade à insulina e melhora a secreção de insulina na primeira e na segunda fase.

Um ensaio clínico de 72 semanas mostrou perda de peso de 22,5% com 15 mg de tirzepatida em comparação com 2,4% com placebo. Outro estudo de 72 semanas cujos participantes eram adultos obesos sem diabetes relatou resultados semelhantes. Indivíduos que tomaram uma dose de 5 mg relataram uma perda média de 16 kg; aqueles que tomaram uma dose de 10 mg perderam uma média de 22 kg; e aqueles que receberam uma dose de 15 mg perderam uma média de 23,6 kg. Os efeitos adversos mais comuns observados incluíram náuseas, diarreia e redução do apetite, e apenas uma pequena porcentagem dos participantes achou esses efeitos graves o suficiente para saírem do estudo. A tirzepatida foi associada a um risco aumentado de tumores de células C da tireoide em modelos animais. Isso inclui o carcinoma medular da tireoide (CMT). Por consequência, a tirzepatida está contraindicada em pacientes com história pessoal ou familiar de CMT ou síndrome de neoplasia endócrina múltipla tipo 2 (NEM 2).

---

* N. de R.T.: No Brasil, a amantadina está disponível em comprimidos de liberação imediata de 100 mg.

42 Distúrbios dos movimentos induzidos por medicamentos

Nome genérico	Nome comercial	Efeitos adversos	Interações medicamentosas	Interações CYP
Valbenazina*	Ingrezza	Arritmia cardíaca, sedação	SNC, IMAO, QT, reserpina, valbenazina	3A4, 3A5, 2D6
Deutetrabenazina	Austedo	Arritmia cardíaca, sedação, nasofaringite	SNC, IMAO, QT, reserpina, valbenazina	2D6, 1A2, 3A4, 3A5

SNC, sistema nervoso central; IMAO, inibidores da monoaminoxidase; QT, fármacos que interferem no intervalo QT.
* N. de R.T.: Não disponível no Brasil.

Introdução

Pacientes que tomam medicamentos psicotrópicos podem apresentar distúrbios dos movimentos induzidos por medicamentos. Fármacos que bloqueiam os receptores de dopamina tipo 2 (D_2), como os antagonistas do receptor de dopamina (ARDs), ou inibem a recaptação de serotonina, estão associados a distúrbios dos movimentos, embora a atividade motora anormal também possa ocorrer com outros tipos de medicamentos. Às vezes, pode ser difícil determinar se movimentos motores anormais são um efeito adverso ou um sintoma de um distúrbio subjacente. Por exemplo, a ansiedade pode se assemelhar à acatisia, e a abstinência de álcool ou de benzodiazepínicos pode causar tremor.

Os distúrbios dos movimentos induzidos por medicamentos mais comuns são parkinsonismo, distonia aguda e acatisia aguda. A síndrome neuroléptica maligna é uma condição fatal e muitas vezes diagnosticada erroneamente. A discinesia tardia induzida por neurolépticos é um efeito adverso tardio dos neurolépticos e pode ser irreversível; dados recentes, no entanto, indicam que a síndrome, embora ainda grave e potencialmente incapacitante, é menos perniciosa do que antes se pensava para pacientes que tomam ARDs. O bloqueio dopaminérgico é menos completo com os antagonistas de serotonina-dopamina (ASDs) e presume-se que seja menos provável que eles produzam esses distúrbios dos movimentos. No entanto, o risco de distúrbios dos movimentos permanece, e cautela e vigilância ainda são necessárias ao prescrever ASDs. Por consequência, o termo "antipsicótico" será usado para discutir o impacto desses medicamentos, em vez de ser feita distinção entre ARDs e ASDs.

Nota: Embora o termo *neuroléptico* possa parecer ultrapassado, a American Psychiatric Association decidiu mantê-lo ao discutir os efeitos adversos associados aos medicamentos usados para tratar a psicose, incluindo os ARDs e os antipsicóticos de segunda geração (ASGs). A justificativa para o uso continuado do termo é que ele foi originalmente usado para descrever a tendência desses medicamentos de causarem movimentos anormais. O termo *neuroléptico* será usado neste capítulo para refletir esse princípio. Com base no agente específico e no tipo de distúrbio do movimento, várias estratégias são empregadas para combater esses efeitos adversos.

A Tabela 42-1 lista os medicamentos selecionados associados a distúrbios dos movimentos e seu impacto nos neurorreceptores relevantes.

TABELA 42-1 Medicamentos selecionados associados a distúrbios dos movimentos: impacto nos neurorreceptores relevantes

Tipo (subtipo)	Medicamento	Bloqueio D₂	Bloqueio 5-HT₂	Bloqueio mACh
Antipsicóticos				
Fenotiazinas (alifáticas)	Clorpromazina	Baixo	Alto	Alto
Fenotiazinas (piperidinas)	Tioridazina	Baixo	Médio	Alto
	Mesoridazina	Baixo	Médio	Alto
Fenotiazinas (piperazinas)	Trifluoperazina	Médio	Médio	Médio
	Flufenazina	Alto	Baixo	Baixo
	Perfenazina	Alto	Médio	Baixo
Tioxantenos	Tiotixeno	Alto	Médio	Baixo
	Clorprotixeno	Médio	Alto	Médio
Dibenzoxazepina	Loxapina	Médio	Alto	Baixo
Butirofenonas	Haloperidol	Alto	Baixo	Baixo
	Droperidol	Alto	Médio	–
Difenilbutilpiperidina	Pimozida	Alto	Médio	Baixo
Di-hidroindolona	Molindona	Médio	Baixo	Baixo
Dibenzodiazepina	Clozapina	Baixo	Alto	Alto
Benzisoxazol	Risperidona	Alto	Alto	Baixo
Tienobenzodiazepina	Olanzapina	Baixo	Alto	Alto
Dibenzotiazepina	Quetiapina	Baixo/médio	Baixo/médio	Baixo
Benzisotiazolinona	Ziprasidona	Médio	Alto	Baixo
Quinolona	Aripiprazol	Alto (como agonista parcial)	Alto	Baixo
Psicotrópico não antipsicótico	Lítio	N/A	N/A	N/A

(Continua)

TABELA 42-1 Medicamentos selecionados associados a distúrbios dos movimentos: impacto nos neurorreceptores relevantes *(Continuação)*

Tipo (subtipo)	Medicamento	Bloqueio D_2	Bloqueio 5-HT_2	Bloqueio mACh
Anticonvulsivantes		Baixo	Baixo	Baixo
Antidepressivos		Baixo (exceto amoxapina)	(Varia)	(Varia)
Não psicotrópicos	Proclorperazina	Alto	Médio	Baixo
	Metoclopramida	Alto	Alto	–

D_2, dopamina tipo 2; 5-HT_2, 5-hidroxitriptamina tipo 2; mACh, acetilcolina muscarínica; N/A, não aplicável.
Adaptada de Janicak PG, Davis JM, Preskorn SH, et al. *Principles and Practice of Psychopharmacotherapy*. 3rd ed. Lippincott Williams & Wilkins; 2001.

Parkinsonismo induzido por neurolépticos e outros parkinsonismos induzidos por medicamentos

Diagnóstico, sinais e sintomas

Os sintomas do parkinsonismo induzido por neurolépticos e outros parkinsonismos induzidos por medicamentos incluem rigidez muscular (rigidez tipo tubo de chumbo), rigidez tipo roda denteada, marcha arrastada, postura curvada e salivação. O tremor do tipo enrolar pílulas do parkinsonismo idiopático é raro, mas um tremor regular e grosseiro semelhante ao tremor essencial pode estar presente. A chamada *síndrome do coelho*, um tremor que afeta os lábios e os músculos periorais, é outro efeito parkinsoniano observado com antipsicóticos, embora o tremor perioral tenha maior probabilidade do que outros tremores de ocorrer tardiamente durante o tratamento.

Epidemiologia

Os efeitos adversos parkinsonianos geralmente ocorrem dentro de cinco a 90 dias após o início do tratamento. Pacientes idosos e mulheres correm o maior risco de parkinsonismo induzido por neurolépticos, embora o distúrbio possa ocorrer em todas as idades.

Etiologia

O parkinsonismo induzido por neurolépticos é causado pelo bloqueio dos receptores D_2 no núcleo caudado na terminação dos neurônios dopaminérgicos nigroestriatais. Todos os antipsicóticos podem causar esses sintomas, em especial os medicamentos de alta potência com baixos níveis de atividade anticolinérgica, principalmente o haloperidol.

Diagnóstico diferencial

Incluídos no diagnóstico diferencial estão o parkinsonismo idiopático, outras causas orgânicas do parkinsonismo e a depressão, que também pode estar associada a sintomas parkinsonianos. Diminuição da atividade psicomotora e expressão facial embotada são sintomas de depressão e parkinsonismo idiopático.

Tratamento

O parkinsonismo pode ser tratado com agentes anticolinérgicos, benztropina, amantadina ou difenidramina (Tabela 42-2). Os anticolinérgicos devem ser retirados após quatro a seis semanas para avaliar se a tolerância aos efeitos parkinsonianos ocorreu.

TABELA 42-2 Tratamentos medicamentosos de distúrbios extrapiramidais

Nome genérico	Nome comercial	Dosagem diária padrão	Indicações
Anticolinérgicos			
Benztropina*	Cogentin	VO 0,5-2 mg três vezes ao dia; IM ou IV 1-2 mg	Distonia aguda, parkinsonismo, acinesia, acatisia
Biperideno	Akineton, Cinetol, Propark	VO 2-6 mg três vezes ao dia; IM ou IV 2 mg	
Prociclidina*	Kemadrin	VO 2,5-5 mg duas a quatro vezes ao dia	
Triexifenidil	Artane	VO 2-5 mg três vezes ao dia	
Orfenadrina	Miorrelax, Dortrirelax	VO 50-100 mg duas a quatro vezes ao dia; IV 60 mg	Síndrome do coelho
Anti-histamínico			
Difenidramina	Difenidrin	VO 25 mg quatro vezes ao dia; IM ou IV 25 mg	Distonia aguda, parkinsonismo, acinesia, síndrome do coelho
Amantadina	Mantidan	VO 100-200 mg duas vezes ao dia	Parkinsonismo, acinesia, síndrome do coelho
Antagonista β-adrenérgico			
Propranolol	Promangiol, Amprax, Propranolom, Propalol, Pranolal, Sanpronol, Polol	VO 20-40 mg três vezes ao dia	Acatisia, tremor
Antagonista α-adrenérgico			
Clonidina	Atensina, Clonidin, Clize	VO 0,1 mg três vezes ao dia	Acatisia
Benzodiazepínicos			
Clonazepam	Rivotril, Clopam, Uni-clonazepax, Clonetril, Zilepam	VO 1 mg duas vezes ao dia	Acatisia, distonia aguda
Lorazepam	Lorax	VO 1 mg três vezes ao dia	
Buspirona	Ansitec	VO 20-40 mg quatro vezes ao dia	Discinesia tardia
Vitamina E	–	VO 1.200-1.600 UI/dia	Discinesia tardia
VO, por via oral; IM, por via intramuscular; IV, por via intravenosa.			

Cerca de metade dos pacientes com parkinsonismo induzido por neurolépticos necessita de tratamento contínuo. Mesmo após a suspensão dos antipsicóticos, os sintomas parkinsonianos podem durar até duas semanas e até três meses em alguns pacientes idosos. Nesses pacientes, o médico pode continuar com o medicamento anticolinérgico após a interrupção do antipsicótico até que os sintomas parkinsonianos desapareçam por completo.

Síndrome neuroléptica maligna

Diagnóstico, sinais e sintomas

A *síndrome neuroléptica maligna* (SNM) é uma complicação fatal que pode ocorrer a qualquer momento durante o tratamento antipsicótico. Os sintomas motores e comportamentais incluem rigidez muscular e distonia, acinesia, mutismo, obnubilação e agitação. Os sintomas autonômicos incluem hipertermia, diaforese e aumento do pulso e da pressão arterial. Os achados laboratoriais incluem um aumento na contagem de leucócitos e concentrações aumentadas de creatinina fosfocinase, enzimas hepáticas, mioglobina plasmática e mioglobinúria, ocasionalmente associados à insuficiência renal.

Epidemiologia

Cerca de 0,01% a 0,02% dos pacientes tratados com antipsicóticos desenvolvem a SNM. Homens são afetados com mais frequência do que mulheres, e pacientes jovens são afetados com mais frequência do que pacientes idosos. A taxa de mortalidade pode chegar a entre 10% e 20% ou até mais quando estão envolvidos medicamentos antipsicóticos de depósito.

Curso e prognóstico

Os sintomas costumam evoluir em 24 a 72 horas, e a SNM não tratada dura de 10 a 14 dias. O diagnóstico geralmente não ocorre nos estágios iniciais, e o retraimento ou a agitação podem erroneamente ser considerados como reflexo de uma exacerbação da psicose.

Tratamento

Além do tratamento médico de suporte, os medicamentos mais usados para a doença são dantroleno e bromocriptina, embora a amantadina seja usada às vezes. A bromocriptina e a amantadina apresentam efeitos diretos de ARDs e podem servir para superar o bloqueio do receptor de dopamina induzido por antipsicóticos. A menor dosagem efetiva do medicamento antipsicótico deve ser usada para reduzir a chance de SNM. Medicamentos de alta potência, como o haloperidol, representam o maior risco. Os antipsicóticos com efeitos anticolinérgicos parecem menos propensos a causarem a SNM. A eletroconvulsoterapia tem sido usada para tratar alterações na temperatura e no nível de consciência, catatonia e diaforese.

A Tabela 42-3 resume os tratamentos para a SNM.

TABELA 42-3 Tratamento da síndrome neuroléptica maligna

Intervenção	Dosagem	Eficácia
Amantadina	200-400 mg VO/dia em doses divididas	Benéfica como monoterapia ou em combinação; diminuição na taxa de mortalidade.
Bromocriptina	2,5 mg VO duas ou três vezes ao dia, pode aumentar até um total de 45 mg/dia	Mortalidade reduzida como agente único ou combinado.
Levodopa/carbidopa	Levodopa 50-100 mg/dia IV como infusão contínua	Relatos de casos de melhoria drástica.
Terapia eletroconvulsiva	Relatos de bons resultados com tratamentos unilaterais e bilaterais; a resposta pode ocorrer mesmo com apenas três sessões	Eficaz quando os medicamentos falham; também pode tratar o transtorno psiquiátrico subjacente.
Dantroleno	1 mg/kg/dia por 8 dias, depois continue por VO por 7 dias adicionais	Os benefícios podem ocorrer em minutos ou horas como agente único ou em combinação.
Benzodiazepínicos	1-2 mg IM como dose de teste; se eficaz, mude para VO; considere o uso se o distúrbio subjacente apresentar sintomas catatônicos	Foi relatado como eficaz quando outros agentes falharam.
Medidas de apoio	Hidratação intravenosa, cobertores refrescantes, compressas de gelo, enema com água gelada, oxigenação, antipiréticos	Frequentemente eficazes como abordagem inicial no início do episódio.

VO, por via oral; IV, por via intravenosa; IM, por via intramuscular.
Adaptada com permissão da SLACK Incorporated, de Davis JM, Caroff SN, Mann SC. Treatment of neuroleptic malignant syndrome. *Psychiatr Ann.* 2000;30:325-331; permissão concedida por Copyright Clearance Center, Inc.

Distonia aguda induzida por medicamentos

Diagnóstico, sinais e sintomas

Distonias são contrações musculares breves ou prolongadas que resultam em movimentos ou posturas visivelmente anormais, incluindo crises oculogíricas, protrusão da língua, trismo, torcicolo, distonia laríngea-faríngea e posturas distônicas dos membros e do tronco. Outras distonias incluem blefarospasmo e distonia glossofaríngea; esta última resulta em disartria, disfagia e até dificuldade para respirar, o que pode causar cianose. As crianças são particularmente propensas a apresentarem movimentos de opistótonos, escoliose, lordose e contorções. A distonia pode ser dolorosa e assustadora e muitas vezes resulta na não adesão aos futuros regimes de tratamento medicamentoso.

Epidemiologia

O desenvolvimento de sintomas distônicos agudos é caracterizado por seu início precoce durante o tratamento com neurolépticos. Há maior incidência de distonia aguda em homens, em pacientes com menos de 30 anos e em pacientes que recebem altas doses de medicamentos de alta potência.

Etiologia

Embora seja mais comum com doses intramusculares (IM) de antipsicóticos de alta potência, a distonia pode ocorrer com qualquer antipsicótico. Acredita-se que o mecanismo de ação seja a hiperatividade dopaminérgica nos gânglios da base, o que ocorre quando as concentrações do antipsicótico no sistema nervoso central (SNC) começam a cair entre as doses.

Diagnóstico diferencial

O diagnóstico diferencial inclui convulsões e discinesia tardia.

Curso e prognóstico

A distonia pode oscilar espontaneamente e responder à tranquilização, de modo que o médico tem a falsa impressão de que o movimento é histérico ou está completamente sob controle consciente.

Tratamento

A profilaxia com anticolinérgicos ou medicamentos relacionados costuma prevenir a distonia, embora os riscos do tratamento profilático pesem contra esse benefício. O tratamento com anticolinérgicos IM ou difenidramina intravenosa ou IM (50 mg) quase sempre alivia os sintomas. Diazepam (10 mg por via intravenosa), amobarbital, embora raramente usados, e cafeína com benzoato de sódio também foram relatados como eficazes. Embora a tolerância aos efeitos adversos geralmente se desenvolva, é prudente trocar o antipsicótico se o paciente estiver particularmente preocupado com a possibilidade de a reação se repetir.

Acatisia aguda induzida por medicamentos

Diagnóstico, sinais e sintomas

A *acatisia* é definida por sentimentos subjetivos de inquietação, sinais objetivos de inquietação ou ambos. O termo é derivado da palavra grega "*akathemi*", que significa nunca se sentar. Os exemplos incluem sensação de ansiedade, incapacidade de relaxar, nervosismo, ritmo, movimentos de balanço enquanto está sentado e alternância rápida entre sentar-se e ficar em pé. A acatisia tem sido associada ao uso de uma gama de medicamentos psiquiátricos, incluindo antipsicóticos, antidepressivos e simpatomiméticos. Uma vez reconhecida e diagnosticada a acatisia, a dose do antipsicótico deve ser reduzida ao mínimo efetivo. A acatisia pode estar associada a desfechos ruins do tratamento.

Epidemiologia

Mulheres de meia-idade correm maior risco de acatisia, e a evolução temporal é semelhante ao do parkinsonismo induzido por neurolépticos.

Tratamento

As três etapas básicas no tratamento de acatisia são reduzir a dosagem dos medicamentos, tentar o tratamento com medicamentos apropriados e considerar a troca de medicamentos. Os fármacos mais eficazes são os antagonistas dos receptores β-adrenérgicos, embora anticolinérgicos, benzodiazepínicos e a ciproeptadina possam beneficiar alguns pacientes. Em alguns casos de acatisia, nenhum tratamento parece ser eficaz.

Discinesia tardia

Diagnóstico, sinais e sintomas

A *discinesia tardia* é um efeito tardio dos antipsicóticos; raramente ocorre antes de seis meses de tratamento. O transtorno consiste em movimentos coreoatetoides anormais, involuntários e irregulares dos músculos da cabeça, membros e tronco. A gravidade do movimento varia de mínima – muitas vezes ignorada pelos pacientes e suas famílias – a muito incapacitante. Os movimentos periorais são os mais comuns e incluem movimentos de retraimento, torção e protrusão da língua; movimentos de mastigação e laterais da mandíbula; franzir os lábios e fazer caretas faciais. Movimentos dos dedos e de cerrar os punhos também são comuns. Torcicolo, retrocolo, torção do tronco e empuxo pélvico ocorrem em casos graves. Nos casos mais graves, os pacientes podem ter irregularidades na respiração e na deglutição que resultam em aerofagia, eructações e grunhidos. A discinesia respiratória também foi relatada. A discinesia é exacerbada pelo estresse e desaparece durante o sono.

Epidemiologia

A discinesia tardia ocorre em cerca de 10% a 20% dos pacientes tratados por mais de um ano. Cerca de 20% a 40% dos pacientes que necessitam de hospitalização de longo prazo têm discinesia tardia. As mulheres têm maior probabilidade de serem afetadas do que os homens. Crianças, pacientes com mais de 50 anos de idade e pacientes com danos cerebrais ou transtornos do humor também correm alto risco.

Curso e prognóstico

Entre 5% e 40% de todos os casos de discinesia tardia acabam remitindo e entre 50% e 90% de todos os casos leves remitem. No entanto, a discinesia tardia tem menor probabilidade de remissão em pacientes idosos do que em pacientes jovens.

Tratamento

As três abordagens básicas para a discinesia tardia são prevenção, diagnóstico e manejo. A prevenção é mais bem alcançada usando-se medicamentos antipsicóticos somente quando claramente indicados e nas menores doses efetivas. Os antipsicóticos atípicos estão associados a menos discinesia tardia do que os antipsicóticos mais antigos. A clozapina é o único antipsicótico com risco mínimo de discinesia tardia e pode até mesmo ajudar a melhorar os sintomas preexistentes da discinesia tardia. Isso foi atribuído à sua baixa afinidade pelos receptores D_2 e à alta afinidade antagonista pelos receptores de 5-hidroxitriptamina (5-HT). Os pacientes que estão recebendo antipsicóticos devem ser examinados regularmente quanto ao aparecimento de movimentos anormais, preferencialmente com o uso de uma escala de avaliação padronizada. Os pacientes com frequência experimentam uma exacerbação de seus sintomas quando o ARD é suspenso ou sua dose é reduzida, enquanto a substituição por um ASD pode limitar os movimentos anormais sem piorar a progressão da discinesia.

Uma vez reconhecida a discinesia tardia, o médico deve considerar reduzir a dose do antipsicótico ou até mesmo interromper completamente o uso do medicamento. Como alternativa, o médico pode mudar o tratamento do paciente para clozapina ou para um ASD. Em pacientes que não conseguem continuar tomando nenhum medicamento antipsicótico, o lítio, a carbamazepina ou os benzodiazepínicos podem reduzir os sintomas do distúrbio dos movimentos e da psicose.

Valbenazina e Deutetrabenazina. Em 2017, a valbenazina (Ingrezz) tornou-se o primeiro medicamento aprovado pela FDA para tratar adultos com discinesia tardia. Também em 2017, um segundo medicamento, a deutetrabenazina (Austedo), foi aprovado pela FDA para o tratamento de coreia associada à doença de Huntington e à discinesia tardia. Ambos os medicamentos inibem o transportador vesicular de monoamina 2 (VMAT2), o que resulta na redução reversível da liberação de dopamina. Como se acredita que a discinesia tardia esteja associada a uma hipersensibilidade à dopamina, a redução nas concentrações de dopamina disponível na fenda sináptica alivia os sintomas do transtorno.

A valbenazina está disponível na forma de cápsula de 40 mg. A dose inicial é de 40 mg, uma vez ao dia. Após uma semana, pode ser aumentada até a dose recomendada de 80 mg, uma vez ao dia. Ela pode ser tomada com ou sem alimentos. A dose recomendada para pacientes com comprometimento hepático moderado ou grave é de 40 mg, uma vez ao dia.

A deutetrabenazina está disponível em comprimidos de 6, 9 e 12 mg. A dose inicial é de 12 mg por dia e pode ser ajustada a intervalos semanais em 6 mg por dia. As doses diárias totais de 12 mg ou mais devem ser divididas em duas doses e ser administradas com alimentos. A deutetrabenazina está contraindicada em pacientes com comprometimento hepático ou que estejam tomando simultaneamente valbenazina, inibidores da monoaminoxidase (IMAOs) ou reserpina. Os pacientes que descontinuaram o uso de algum IMAO devem esperar 14 dias após a dose final antes de iniciarem tratamento com deutetrabenazina. Os pacientes devem esperar 20 dias após a dose final de reserpina antes de iniciarem o tratamento com deutetrabenazina.

Para ambos os medicamentos, considere a redução da dose com base na tolerabilidade em metabolizadores pobres da CYP2D6. Seu uso também deve ser evitado em pacientes com síndrome do QT longo congênita ou induzida por medicamentos ou com batimentos cardíacos anormais associados a um intervalo QT prolongado.

Efeitos adversos graves incluem sonolência e prolongamento do intervalo QT, bem como nasofaringite, particularmente com deutetrabenazina. Os pacientes que tomam qualquer um dos medicamentos não devem dirigir ou operar máquinas pesadas, nem realizar outras atividades perigosas até que se saiba como o medicamento os afeta. Álcool e substâncias sedativas podem ter efeitos aditivos.

A valbenazina pode interagir com IMAOs, itraconazol, cetoconazol, claritromicina, paroxetina, fluoxetina, quinidina, rifampicina, carbamazepina, fenitoína, erva-de-são-joão e digoxina.

Distonia tardia e acatisia tardia

Ocasionalmente, a distonia e a acatisia surgem tardiamente durante o tratamento. Esses sintomas podem persistir por meses ou anos, apesar da descontinuação do medicamento ou da redução da dose.

Tremor postural induzido por medicamentos

Diagnóstico, sinais e sintomas

O *tremor* é uma alteração rítmica no movimento que geralmente é mais rápida do que 1 batimento/segundo. O tremor fino (8 a 12 Hz) é o mais comum.

Epidemiologia

Normalmente, os tremores diminuem durante os períodos de relaxamento e sono e aumentam com o estresse ou a ansiedade.

Etiologia

Embora todos os diagnósticos citados incluam especificamente uma associação com um neuroléptico, uma variedade de medicamentos psiquiátricos pode produzir tremor, principalmente lítio, estimulantes, antidepressivos, cafeína e ácido valproico.

Tratamento

O tratamento envolve quatro princípios:

1. A menor dose possível do medicamento psiquiátrico deve ser tomada.
2. Os pacientes devem minimizar o consumo de cafeína.
3. O medicamento psiquiátrico deve ser tomado na hora de dormir para minimizar a quantidade de tremor diurno.
4. Antagonistas do receptor β-adrenérgico (p. ex., propranolol) podem ser administrados para tratar tremores induzidos por substâncias.

Outros distúrbios dos movimentos induzidos por medicamentos

Transtorno periódico dos movimentos dos membros

O *transtorno periódico dos movimentos dos membros* (TPMM), anteriormente chamado de mioclonia noturna, consiste em contrações abruptas e altamente estereotipadas das pernas e, ocasionalmente, dos músculos das extremidades superiores durante o sono. Os pacientes não têm nenhuma consciência subjetiva das contrações nas pernas. A condição pode estar presente em cerca de 40% das pessoas com mais de 65 anos de idade. A causa é desconhecida, mas trata-se de um efeito adverso raro dos ISRSs.

Os movimentos repetitivos ocorrem a cada 20 a 60 segundos, mais comumente com extensões do dedão do pé e flexão do tornozelo, joelho e quadris. Despertares frequentes, sono pouco revigorante e sonolência diurna são os principais sintomas. Nenhum tratamento para mioclonia noturna é universalmente eficaz. Os tratamentos que podem ser úteis incluem agonistas da dopamina, anticonvulsivantes, benzodiazepínicos, levodopa, quinina e, em casos raros, opioides. Gabapentinoides e agonistas da dopamina são considerados terapias de primeira linha apropriadas.

Síndrome das pernas inquietas

Na *síndrome das pernas inquietas*, as pessoas sentem sensações profundas de formigamento nas panturrilhas sempre que estão sentadas ou deitadas. As disestesias raramente são dolorosas, mas são agonizantemente implacáveis e causam uma vontade quase incontrolável de mover as pernas; portanto, essa síndrome interfere no sono e no adormecimento. Seu pico é na meia-idade e ocorre em 5% da população. A causa é desconhecida, mas é um efeito adverso raro dos ISRSs.

Os sintomas são aliviados pelo movimento e pela massagem das pernas. Os agonistas do receptor de dopamina, ropinirol e pramipexol, são eficazes no tratamento dessa síndrome. Outros tratamentos incluem benzodiazepínicos, levodopa, quinina, opioides, propranolol, valproato e carbamazepina.

Síndromes hipertérmicas

Todos os distúrbios dos movimentos induzidos por medicamentos podem estar associados à hipertermia. A Tabela 42-4 resume os medicamentos associados à hipertermia, os possíveis mecanismos, bem como seus sintomas, tratamentos e seu curso clínico.

TABELA 42-4 Síndromes hipertérmicas centrais induzidas por drogas e medicamentos[a]

Condição (e mecanismo)	Causas medicamentosas comuns	Sintomas frequentes	Possível tratamento[b]	Curso clínico
Hipertermia (↓ dissipação de calor) (↑ produção de calor)	Atropina, lidocaína, petidina (meperidina) Toxicidade por AINEs, feocromocitoma, tireotoxicose	Hipertermia, diaforese, mal-estar	Paracetamol via retal (325 mg a cada 4 horas), diazepam oral ou via retal (5 mg a cada 8 horas) para convulsões febris	Convulsões febris benignas em crianças
Hipertermia maligna (↑ produção de calor)	Bloqueadores da JNM (succinilcolina), halotano	Hipertermia, rigidez muscular, arritmias, isquemia, hipotensão,[c] rabdomiólise, coagulação intravascular disseminada	Dantroleno sódico (1-2 mg/kg/minuto em infusão IV)[d]	Familiar, 10% de mortalidade se não for tratada
Overdose de tricíclicos (↑ produção de calor)	Antidepressivos tricíclicos, cocaína	Hipertermia, confusão, alucinações visuais, agitação, hiper-reflexia, relaxamento muscular, efeitos anticolinérgicos (pele seca, dilatação da pupila), arritmias	Bicarbonato de sódio (1 mEq/kg IV em bólus) se houver arritmia, fisostigmina (1-3 mg IV) com monitoramento cardíaco	Fatalidades ocorrem em casos que não foram tratados
Hiper-reflexia autonômica (↑ produção de calor)	Estimulantes do SNC (anfetaminas)	Hipertermia, excitação, hiper-reflexia	Trimetafano (infusão IV de 0,3-7 mg/minuto)	Reversível
Catatonia letal (↓ dissipação de calor)	Intoxicação por chumbo	Hipertermia, ansiedade intensa, comportamento destrutivo, psicose	Lorazepam (1-2 mg IV a cada 4 horas), antipsicóticos podem ser contraindicados	Alta mortalidade se não for tratada
Síndrome neuroléptica maligna (mista; hipotalâmica, ↓ dissipação de calor, ↑ produção de calor)	Antipsicóticos (neurolépticos), metildopa, reserpina	Hipertermia, rigidez muscular, diaforese (60%), leucocitose, *delirium*, rabdomiólise, CPK elevada, desregulação autonômica, sintomas extrapiramidais	Bromocriptina (2-10 mg a cada 8 horas VO ou sonda nasogástrica), lisurida (infusão IV de 0,02-0,1 mg/hora), carbidopa-levodopa (Sinemet) (25/100 VO a cada 8 horas), dantroleno sódico (0,3-1 mg/kg IV a cada 6 horas)	Início rápido, 20% de mortalidade se não for tratada

[a] Negrito indica características que podem ser usadas para distinguir uma síndrome de outra.
[b] A lavagem gástrica e medidas de suporte, incluindo resfriamento, são necessárias na maioria dos casos.
[c] O consumo de oxigênio aumenta em 7% para cada aumento de 1° F na temperatura corporal.
[d] Foi associada à lesão hepatocelular idiossincrática, bem como à hipotensão grave em um caso.

AINE, anti-inflamatório não esteroide; JNM, junção neuromuscular; SNC, sistema nervoso central; CPK, creatina fosfocinase; VO, por via oral; IV, por via intravenosa.
De Theoharides TC, Harris RS, Weckstein D. Neuroleptic malignant-like syndrome due to cyclobenzaprine? *J Clin Psychopharmacol.* 1995;15:79–81, com permissão.

43 Testes farmacogenômicos

Introdução

A genética médica é um campo emergente, particularmente na área da psiquiatria. Ela nos ajuda a entender o papel dos genes e seu uso em aplicações médicas. Além disso, permite identificar riscos para o desenvolvimento de doenças, bem como personalizar o tratamento por meio de uma abordagem muito direcionada, usando medicamentos específicos com base no perfil genético. A farmacogenômica é o estudo de como a genética afeta o metabolismo e a resposta de pacientes individuais aos medicamentos terapêuticos. Seu nome é uma combinação das palavras "farmacologia" e "genômica", que é o estudo da função e da estrutura dos genomas (para uma atualização sobre a terminologia da genética, consulte a Tabela 43-1).

A farmacogenômica já está desempenhando um papel crucial na medicina personalizada e de precisão e continuará a se tornar mais integral ao atendimento do paciente à medida que a tecnologia melhorar e os custos dos testes diminuírem. No entanto, é preciso enfatizar que a farmacogenômica como campo de pesquisa, particularmente em psiquiatria, ainda está em sua infância. Apesar das limitações, ela ajuda a esclarecer a ligação entre as variações genômicas no sistema enzimático do citocromo P450 (CYP) e a variabilidade na taxa de metabolismo dos medicamentos.

TABELA 43-1 Terminologia comumente usada em genética	
Termo	**Definição**
Alelo	A variante de um determinado gene. Cada pessoa herda dois alelos, um de cada progenitor, os quais ocorrem em um local específico de um cromossomo.
Cromossomo	Uma molécula de ácido desoxirribonucleico (DNA) contendo todo ou parte do material genético de um organismo.
Bases de DNA	As bases servem como blocos de construção dos nucleotídeos do DNA e fornecem estrutura ao genoma humano. Existem quatro: adenina, timina, citosina e guanina.
Genoma	O DNA de uma célula, incluindo o DNA mitocondrial e os cromossomos nucleares.
Nucleotídeo	Moléculas orgânicas que consistem em um nucleosídeo e um fosfato. Os nucleotídeos são as unidades básicas do DNA e do ácido ribonucleico (RNA).
Polimorfismos	Variantes de DNA que ocorrem em uma única população com uma frequência superior a 1%.
Polimorfismos de nucleotídeo único (SNPs)	Um polimorfismo que envolve a substituição de um nucleotídeo por outro nucleotídeo.

O sistema CYP é responsável pelo metabolismo dos fármacos, e essa variação em um indivíduo pode ser desde um metabolizador pobre até um metabolizador ultrarrápido. Embora os testes farmacogenômicos possam ajudar os médicos a avaliarem essas variações genômicas para presumir o metabolismo de vários medicamentos, permitindo que eles modifiquem as dosagens e prevejam as interações medicamentosas, a tecnologia ainda precisa de tempo para ser desenvolvida até ser uma abordagem mais precisa e personalizada. Os médicos devem continuar monitorando os pacientes em busca de efeitos adversos e vendo a farmacogenômica como uma ferramenta para melhorar, em vez de substituir, o bom-senso.

Os humanos compartilham cerca de 99,9% de seu DNA com outras pessoas. Apesar dessa variação aparentemente menor, a diferença de 0,1% fornece uma enorme quantidade de variabilidade e é responsável pela vasta diversidade entre os bilhões de pessoas na Terra. Essas diferenças genéticas explicam nossas diferenças de aparência e aptidões, bem como nossas chances de desenvolver certas doenças e como respondemos aos tratamentos individuais. Mesmo pequenas alterações e substituições contidas em um único gene podem ter um grande impacto clínico.

A pesquisa no campo da farmacogenômica está em andamento e se acelerou rapidamente após a conclusão do Projeto Genoma Humano, em 2003, que mapeou e sequenciou os pares de bases de nucleotídeos que compõem o DNA humano. Desde aquela época, vários polimorfismos de nucleotídeo único (SNPs) importantes foram identificados, os quais podem influenciar a expressão gênica e a atividade de enzimas responsáveis pelo metabolismo de fármacos, particularmente aquelas encontradas no sistema CYP. Ao testar esses SNPs, os médicos devem ser capazes de prever melhor as respostas potencialmente anormais a medicamentos específicos e ajustar o tratamento de forma adequada, pelo menos em teoria.

Assim como certas características são mais comuns entre grupos com linhagem e perfil genético semelhantes, alguns SNPs são mais comuns entre determinados grupos étnicos. Por exemplo, os SNPs que afetam a subunidade 1 do complexo epóxido redutase da vitamina K (VKORC1) e as enzimas hepáticas CYP2C9 são mais comuns em indivíduos de ascendência do Leste Asiático do que em indivíduos de ascendência da Europa Ocidental. Foi demonstrado que esses SNPs diminuem as taxas de depuração de medicamentos como a varfarina. Não é de surpreender que indivíduos de ascendência do Leste Asiático frequentemente experimentem efeitos adversos quando tomam a varfarina e, muitas vezes, requerem doses iniciais e de manutenção mais baixas do que as pessoas que podem traçar sua linhagem até a Europa Ocidental.

Efeito dos SNPs no metabolismo de medicamentos

Diversas variáveis clínicas podem afetar a forma como um paciente responde ao tratamento medicamentoso. Idade, função orgânica, sexo, dieta e regime medicamentoso podem influenciar o efeito de um medicamento em um indivíduo. A genética é apenas mais uma peça do quebra-cabeça, e os pesquisadores descobriram que várias dezenas de genes individuais são responsáveis pela codificação das células que produzem enzimas individuais do sistema CYP. Um SNP em um desses *loci* pode afetar uma ou mais das enzimas CYP responsáveis pela metabolização de um medicamento, alterando, assim, a taxa com que ele é metabolizado.

Se um paciente metaboliza um medicamento rapidamente, pode ser necessária uma dose maior para se obter o efeito desejado. Por outro lado, um paciente que metaboliza um medicamento mais lentamente do que outros pode experimentar um efeito prolongado ou aumentado do medicamento que pode potencialmente levar a efeitos adversos. Por consequência, uma dose menor pode ser necessária para pacientes com esses SNPs.

A genotipagem CYP pode ser usada para rastrear pacientes em busca de SNPs capazes de afetar o metabolismo de medicamentos, e há quatro categorias de metabolizadores: pobres/lentos, intermediários, normais/extensivos e ultrarrápidos. O metabolismo também pode ser alterado por SNPs que afetam as proteínas de transporte, como a glicoproteína P. Para obter uma lista de variações comuns, consulte a Tabela 43-2.

TABELA 43-2		Variações genéticas farmacocinéticas e seu significado clínico	
Resultado do gene	Alelo	Efeito no metabolismo	Significado clínico
ACBC1 (rs2032583)	A/A	N/A	Associado à atividade normal.
ABCB1 (rs1045642)	A/A	N/A	Atividade reduzida da glicoproteína P, a qual afeta a absorção intestinal e a penetração da barreira hematoencefálica. Pode levar ao aumento da absorção de alguns medicamentos, incluindo opioides e antipsicóticos de segunda geração.
CYP1A2	*1F/*1F	Extensivo na presença de indutores	Uso de indutores como café, *cannabis* e tabaco associado à diminuição das concentrações séricas e a possível aumento do risco de interações medicamentosas com metabólitos ativos.
CYP2B6	*1/*5	Extensivo	Associado à atividade normal.
CYP2C9	*1/*3	Intermediário	Aumento do risco de interações medicamentosas e concentrações séricas elevadas.
CYP2C19	*1/*2	Intermediário	Aumento do risco de interações medicamentosas e concentrações séricas elevadas.
CYP2D6	*1/*4	Intermediário	Aumento do risco de interações medicamentosas e concentrações séricas elevadas.
CYP3A4	*1/*1	Extensivo	Associado à atividade normal.
CYP3A5	*3/*3	Extensivo	Associado à atividade normal.
UGT1A4	*1a/*1a	Extensivo	Associado à atividade normal.
UGT2B15	*2/*2	Intermediário	Aumento do risco de interações medicamentosas e concentrações séricas elevadas.
N/A, não aplicável.			

A Indiana University School of Medicine produziu uma tabela de interações medicamentosas conforme a enzima CYP muito mais extensa, incluindo medicamentos comumente prescritos que interagem com substratos do sistema CYP (https://drug-interactions.medicine.iu.edu/MainTable.aspx).

Efeito dos SNPs na farmacodinâmica

Além de afetarem a forma como o corpo absorve, distribui, metaboliza ou excreta um medicamento, os SNPs podem influenciar a expressão proteica ou a integridade estrutural de proteínas individuais. Por consequência, isso pode ter um impacto na eficácia de medicamentos destinados a atingirem esses receptores de proteínas. Para usar uma analogia, se esses receptores são fechaduras e os medicamentos são chaves, os SNPs podem modificar ligeiramente a forma da fechadura, alterando, assim, o quão bem a chave desliza para dentro da fechadura. Algumas variações genéticas farmacodinâmicas comuns podem ser encontradas na Tabela 43-3.

Deve-se notar que os testes farmacogenômicos avançaram em um ritmo muito mais rápido com a farmacocinética do que com a farmacodinâmica. Por consequência, os médicos não devem depender apenas desses testes no que diz respeito à escolha do medicamento. Em vez disso, a decisão de tratamento em relação à medicação deve ser baseada na resposta clínica e nos riscos potenciais. Os testes são auxiliares do bom julgamento clínico. É importante observar que o teste genético para condições médicas como câncer, especificamente câncer de mama, testa biomarcadores e fornece dados e informações específicos. Consequentemente, o tratamento com base nesses dados pode salvar vidas. Infelizmente, o mesmo não acontece com os transtornos psiquiátricos, e os médicos não devem esperar o mesmo grau de precisão com os testes farmacogenômicos ao tratar problemas de saúde mental. Mais pesquisas são necessárias para prever medicamentos específicos puramente com base em testes farmacogenômicos para transtornos psiquiátricos.

Conclusão

Nos próximos anos, a farmacogenômica oferecerá muitas oportunidades para os médicos tratarem melhor os pacientes. Ao terem uma compreensão mais clara do DNA do paciente, os médicos poderão criar um algoritmo de tratamento mais personalizado. Tanto para médicos quanto para pacientes, isso se traduzirá em um uso mais eficiente dos recursos, com menos efeitos adversos, hospitalizações e *overdoses*. No momento, não há diretrizes de tratamento sobre o uso de testes farmacogenômicos em transtornos psiquiátricos, e os médicos devem continuar recomendando tratamentos que incorporem várias modalidades para ajudar os pacientes a recuperarem o estado funcional.

TABELA 43-3 Variações genéticas farmacodinâmicas e seu significado clínico				
Gene	Alelo	Proteína afetada	Tipo de proteína	Significado clínico
5HTR2A	A/A	Receptor de serotonina 2A (5HT$_{2A}$)	Receptor de serotonina	Melhores chances de resposta ao citalopram. Diminuição das mudanças de resposta aos antidepressivos não ISRSs.
5HT2C	T/T	Receptor de serotonina 2C (5HT$_{2C}$)	Receptor de serotonina	Diminuição do risco de ganho de peso com o uso de antipsicóticos de segunda geração.
ADRA2A	C/G	Receptor adrenérgico α$_{2A}$	Adrenoceptor e alvo de muitas catecolaminas, particularmente noradrenalina	Aumento da resposta aos estimulantes no tratamento dos sintomas associados ao TDAH.
ANK3	C/T	Anquirina-3	Proteína associada à função do canal de sódio	A função aberrante do canal de sódio pode afetar a regulação do humor. Vários agentes terapêuticos podem modular a sinalização dos canais de sódio e necessitar de estabilizadores de humor.
BDNF	Val/Val	Fator neurotrófico derivado do cérebro	Proteína integral à plasticidade neural e ao desenvolvimento neuronal	Atividade normal.
CACNA1C	G/G	Canal de cálcio	Subunidade dos canais de cálcio voltagem-dependentes do tipo L	Atividade normal.
COMT	Val/Met	Catecol-O-metil-transferase	Enzima catabólica envolvida na degradação da dopamina no córtex frontal	Atividade normal.
DRD2	C/C	Receptor de dopamina D2	Receptor de dopamina	Atividade normal.
GRIK1	C/C	Receptor de glutamato cainita-1	Receptor neurotransmissor	Maior chance de resposta ao topiramato no tratamento do transtorno por uso de álcool.
HLA-A* 31:01	Negativo	Complexo principal de histocompatibilidade, classe I, A	Parte de um grupo de genes conhecido como complexo de antígeno leucocitário humano	Algumas variantes aumentam o risco de reações cutâneas induzidas por medicamentos, particularmente com o uso de carbamazepina.

(Continua)

TABELA 43-3 Variações genéticas farmacodinâmicas e seu significado clínico *(Continuação)*

Gene	Alelo	Proteína afetada	Tipo de proteína	Significado clínico
HLA-B* 15:02	Negativo	Complexo principal de histocompatibilidade, classe I, B	Parte de um grupo de genes conhecido como complexo de antígeno leucocitário humano	Algumas variantes aumentam o risco de reações cutâneas induzidas por medicamentos, particularmente com o uso de carbamazepina, oxcarbazepina, fenitoína e fosfenitoína.
MC4R	A/A	Receptor de melacortina 4	Receptor integral ao comportamento alimentar, metabolismo e função sexual	Aumento do risco de ganho de peso com o uso de antipsicóticos de segunda geração. • Maior risco: clozapina, olanzapina. • Risco médio: aripiprazol, brexipiprazol, iloperidona, paliperidona, quetiapina, risperidona. • Menor risco: asenapina, cariprazina, lurasidona, ziprasidona.
MTHFR	C667T: C/C	Metileno-tetraidrofolato	Enzima catabólica responsável pela quebra da conversão do ácido fólico em metilfolato	Atividade normal.
MTHFR	A1298C: A/A	Metileno-tetraidrofolato	Enzima catabólica envolvida na conversão de ácido fólico em metilfolato	Atividade normal.
OPRM1	A/A	Receptor opioide μ	Receptor opioide	Atividade normal.
SLC6A4	L(G)	Transportador de serotonina e transportador de soluto da família 6, membro 4	Transportador envolvido na recaptação de serotonina	Aumento do risco de efeitos adversos, especialmente aqueles que afetam o trato gastrintestinal, com os ISRSs.
SLC6A4	S	Transportador de serotonina e transportador de soluto da família 6, membro 4	Transportador envolvido na recaptação de serotonina	Aumento do risco de efeitos adversos, especialmente aqueles que afetam o trato gastrintestinal, com os ISRSs.

TDAH, transtorno de déficit de atenção/hiperatividade; ISRS, inibidor seletivo da recaptação de serotonina

44 Procedimentos de estimulação cerebral ou neuromodulação

Introdução

O primeiro uso registrado de estimulação cerebral ocorreu na Grécia antiga, há mais de 2.000 anos. Escrevendo no primeiro século EC, Scribonius Largus, um médico familiarizado com a prática, afirmou que enguias elétricas (*torpedo nigra*) poderiam ser usadas para tratar pacientes com cefaleia, dor crônica, gota, convulsões e depressão.

As técnicas modernas de estimulação cerebral foram pioneiras na década de 1930, após o trabalho do psiquiatra húngaro Laszlo Meduna, que primeiro estudou a forma como a administração de medicamentos indutores de convulsões poderia reduzir os sintomas psiquiátricos. Em 1938, Ugo Cerletti e seu assistente, Lucio Bini, administraram pela primeira vez a eletroconvulsoterapia (ECT) a um paciente humano após anos usando modelos animais para estudar os efeitos da corrente elétrica na epilepsia. Após 11 tratamentos, os sintomas do paciente remitiram. Posteriormente, a ECT foi usada pela primeira vez nos Estados Unidos, em 1939.

Embora a ECT tenha se tornado cada vez mais comum ao longo da década de 1940, pelos padrões atuais, o procedimento era significativamente desagradável para os pacientes, e muitos sofreram fraturas ósseas devido à intensidade das convulsões, bem como à ansiedade antecipatória aos tratamentos. Os avanços nas técnicas anestésicas e no desenvolvimento de relaxantes musculares na década de 1950 eliminaram esses problemas, mas essa década também viu o surgimento de medicamentos psiquiátricos mais sofisticados que faziam a ECT parecer antiquada. Além disso, representações negativas da ECT em filmes como *The Snakepit* (1948) e *One Flew Over the Cuckoo's Nest* (1975) afetaram a percepção dos pacientes sobre o tratamento, o qual parecia, na melhor das hipóteses, antiquado e, na pior das hipóteses, bárbaro. Essas percepções persistem até hoje, e muitos pacientes podem ficar chocados ao descobrirem que a ECT ainda é amplamente considerada uma modalidade de tratamento eficaz e segura.

Apesar do persistente estigma público contra ela, a ECT tem sido usada com segurança por décadas, e vários procedimentos adicionais de estimulação cerebral foram desenvolvidos nas últimas três décadas para tratar uma série de transtornos psiquiátricos. Esses tratamentos incluem técnicas minimamente invasivas e transcranianas, como estimulação magnética transcraniana (EMT), estimulação por eletroterapia craniana (EEC) e estimulação transcraniana por corrente contínua (ETCC, também chamada de polarização por corrente contínua). Técnicas mais invasivas e cirúrgicas incluem estimulação do nervo vago (ENV) e estimulação cerebral profunda (ECP). Os procedimentos experimentais que serão brevemente mencionados neste capítulo incluem magnetoconvulsoterapia (MCT) e estimulação magnética de baixo campo (EMBC).

Todos os dispositivos mencionados aqui são classificados pela Food and Drug Administration (FDA) em uma das três classes; I, II ou III com base em seu risco, segurança e eficácia. Em termos de riscos, os dispositivos de classe I apresentam o menor risco, enquanto os dispositivos de classe III representam o maior risco.

Avaliação pré-tratamento

Para pacientes que não responderam a tratamentos mais convencionais ou não toleram intervenções farmacêuticas devido a efeitos adversos graves, as intervenções de neuromodulação podem oferecer esperança, mas os médicos devem se esforçar para fornecer-lhes uma compreensão completa dos benefícios, riscos, efeitos adversos e efeitos adversos envolvidos com esses tratamentos. Os pacientes também devem reconhecer que alguns procedimentos são mais invasivos do que outros.

Antes de iniciar qualquer um desses procedimentos, os médicos devem realizar uma avaliação pré-tratamento para:

- Confirmar se o tratamento está indicado.
- Estabelecer o estado psiquiátrico e cognitivo de base.
- Realizar exame físico, neurológico e pré-anestésico padrão e obter um histórico médico completo com avaliações laboratoriais que incluem bioquímica do sangue e da urina, radiografia de tórax e eletrocardiograma (ECG).
- Identificar e, em seguida, tratar quaisquer condições médicas que possam aumentar os riscos associados ao procedimento.
- Concluir o processo de consentimento informado.

Mecanismo de ação

Toda atividade cerebral é uma combinação de comunicação elétrica e química. A farmacologia se preocupa em modular o sistema de comunicação química, que por sua vez pode afetar a sinalização elétrica no sistema nervoso central (SNC). Por outro lado, a estimulação cerebral se concentra na modulação da sinalização elétrica no SNC, que, então, produz alterações neuroquímicas localizadas.

Gravidez

Pacientes grávidas podem se beneficiar desses tratamentos, e os procedimentos podem ser realizados com segurança, sem riscos graves. Particularmente nos casos em que os pacientes sofrem de depressão potencialmente fatal, as terapias de estimulação cerebral são consideradas opções de tratamento seguras e eficazes.

Eletroconvulsoterapia

A ECT usa corrente elétrica para induzir uma crise epiléptica cerebral generalizada. Desde a década de 1950, o procedimento é realizado enquanto os pacientes estão sob anestesia geral. Existe uma relação dose-resposta com a ECT unilateral direita e é provável que a ECT bilateral seja ineficaz com amplitudes de pulso ultrabreves. A indução de uma crise bilateral generalizada é necessária tanto para os efeitos benéficos quanto para os efeitos adversos, pois afeta os mecanismos celulares de regulação da memória e do humor, além de elevar o limiar convulsivo. Este último efeito pode ser bloqueado pelo antagonista opiáceo naloxona.

Indicações e usos terapêuticos

A ECT é indicada como um dispositivo de classe II pela FDA para catatonia e episódios depressivos maiores graves associados ao transtorno depressivo maior ou transtorno bipolar em pacientes resistentes ao tratamento e com 13 anos de idade ou mais. Os dispositivos de ECT também estão em aprovação pré-comercialização (classe III) para as seguintes indicações: esquizofrenia, transtorno esquizoafetivo, transtorno esquizofreniforme e episódios de mania associados ao transtorno bipolar. Há evidências limitadas de que a ECT possa ajudar a tratar suicidalidade, psicose grave e recusa alimentar relacionada à depressão.

Procedimento

Embora não haja um número padrão de tratamentos de ECT e nenhuma maneira de prever a resposta do paciente, a maioria dos pacientes mostra melhora após seis a 12 sessões de tratamento, embora alguns possam precisar de apenas três, enquanto outros podem precisar de até 20. A prática padrão nos Estados Unidos é realizar três tratamentos de ECT por semana. Tratamentos de ECT de manutenção podem ser administrados a intervalos de uma a oito semanas durante os primeiros seis meses de remissão.

Alertas

As convulsões induzidas pela ECT podem causar aumentos transitórios na pressão arterial, no consumo de oxigênio pelo miocárdio, na frequência cardíaca e na pressão intracraniana. Deve-se ter extremo cuidado ao tratar pacientes com comprometimento do sistema cardiovascular, pulmonar ou nervoso central.

Contraindicações. As contraindicações absolutas para a ECT incluem feocromocitoma e pressão intracraniana elevada com efeito de massa. As contraindicações relativas incluem pressão intracraniana elevada sem efeito de massa, defeitos de condução cardiovascular, aneurismas aórticos e cerebrais e gestações de alto risco.

Interações medicamentosas. Os médicos devem revisar os medicamentos em uso dos pacientes antes do procedimento. Os antidepressivos (incluindo tricíclicos, inibidores seletivos da recaptação de serotonina [ISRSs], inibidores seletivos da recaptação de serotonina e noradrenalina [ISRSNs] e inibidores da monoaminoxidase [IMAOs]) geralmente são seguros para uso com ECT e têm pouco efeito na tolerabilidade. Os medicamentos antipsicóticos, particularmente os antipsicóticos de segunda geração (ASGs), podem fornecer alguns efeitos antipsicóticos sinérgicos.

O uso concomitante de lítio com ECT é seguro. No entanto, ele pode aumentar o *delirium* após o tratamento, prolongar os efeitos da succinilcolina (administrada durante o procedimento) e diminuir o limiar convulsivo, levando a convulsões prolongadas.

Mortalidade. A taxa de mortalidade com a ECT é de cerca de 0,002% por tratamento e 0,01% para cada paciente.

Efeitos adversos

Cefaleia, confusão e *delirium* podem ocorrer logo após a convulsão e confusão acentuada pode ocorrer em até 10% dos pacientes. No entanto, a confusão aguda tende a desaparecer dentro de 10 a 30 minutos após o procedimento. Por outro lado, o *delirium* desaparece caracteristicamente em alguns dias ou semanas, no máximo. Desconforto temporário na mandíbula ou no pescoço também são efeitos adversos comuns e, em geral, desaparecem em alguns dias. Os pacientes podem sofrer lesões dentárias e na língua se o bloqueio da mordida oral não estiver devidamente colocado durante o procedimento e os dentes frouxos apresentam maior risco de se deslocar.

A amnésia anterógrada (incapacidade ou diminuição da capacidade de criar novas memórias) é frequentemente relatada durante o curso da ECT e tende a desaparecer em duas semanas. Por consequência, é aconselhável que os pacientes não dirijam nem tomem decisões importantes dentro de duas a três semanas após o término do tratamento. A amnésia retrógrada pode afetar as memórias de semanas ou meses anteriores ao tratamento e, em alguns casos, a amnésia pode afetar memórias com mais de um ano. Com frequência, essas memórias retornam, e raramente pode haver perda permanente. Os déficits de memória tendem a ser mais persistentes no conhecimento impessoal (eventos mundiais ou notícias) e são muito menos pronunciados no conhecimento mais íntimo sobre si mesmo.

Aproximadamente 75% de todos os pacientes submetidos à ECT dizem que o comprometimento da memória é o pior efeito adverso, mas quase todos os pacientes voltam à linha de base cognitiva após seis meses.

Estimulação magnética transcraniana

A EMT ou estimulação magnética transcraniana repetitiva (EMTr) é um procedimento não invasivo que induz campos elétricos no cérebro com campos magnéticos alternados medidos em unidades conhecidas como tesla (T). Esta é a unidade internacional do sistema de intensidade de campo para campos magnéticos usada na ressonância magnética (RM) e recebeu o nome do inventor e engenheiro sérvio-americano que descobriu o campo magnético rotativo, Nikolai Tesla.

A força do campo magnético usado na EMT é geralmente de 1,5 tesla (T) e produzida por uma bobina isolada que é aplicada diretamente no couro cabeludo. A EMT permite que os médicos atinjam regiões focais do cérebro sem a necessidade de anestesia. Acredita-se que frequências de EMT iguais ou inferiores a 1 Hz (EMT lenta) afetem as redes neuronais inibitórias ao ativar interneurônios ácido γ-aminobutíricoérgicos (GABAérgicos) dentro do córtex. Frequências acima de 1 Hz (EMT rápida) têm mais efeitos glutamatérgicos ou excitatórios.

Indicações e usos terapêuticos

A EMTr é indicada para o tratamento de transtorno depressivo maior em pacientes que não responderam a pelo menos um tratamento com medicamentos antidepressivos e atualmente não estão em terapia antidepressiva.

Além da depressão resistente ao tratamento, estudos mostraram algum potencial terapêutico para a EMTr no tratamento de transtorno obsessivo-compulsivo (TOC), transtorno de estresse pós-traumático (TEPT), transtorno de ansiedade generalizada (TAG), transtorno de Tourette, transtorno bipolar, distúrbios do movimento e dor crônica.

Procedimento

As sessões de EMTr geralmente são realizadas cinco vezes por semana. Além disso, como não há necessidade de sedação, os pacientes ficam alertas durante o procedimento. O número de tratamentos varia de 20 a 30 para um curso de tratamento agudo.

Alertas

O risco mais preocupante da EMT é a convulsão durante o procedimento, a qual tem uma taxa de incidência de aproximadamente 1 por 10.000 sessões de EMT.

Contraindicações. A EMT não deve ser administrada em pacientes com marca-passos ou dispositivos médicos implantáveis; implantes ferrosos, estilhaços ou fragmentos de projéteis perto ou no pescoço e na cabeça; ou tatuagens faciais que contenham tinta metálica ou magnética sensível. O risco de convulsão é maior em pacientes com histórico de convulsão ou epilepsia.

Efeitos adversos

Dor no local de aplicação e cefaleia são efeitos adversos comuns, com mais de 20% dos pacientes relatando cefaleia. Na maioria dos casos, as cefaleias são leves e se dissipam após a primeira semana de tratamento. O dispositivo de EMT emite um som de clique alto e, portanto, os pacientes são aconselhados a usarem tampões de ouvido.

Estimulação por eletroterapia craniana

A EEC envolve o uso de uma corrente elétrica fraca (1 a 4 mA) para estimular ou modular a atividade do sistema nervoso central e/ou periférico. Comercializado pela primeira vez na década de 1970, o tratamento de EEC envolve a fixação de eletrodos em posições anatômicas bilaterais localizadas na cabeça (p. ex., lóbulos das orelhas, mastoides, têmporas). O tratamento demonstrou ser eficaz no tratamento de ansiedade, insônia e depressão.

Indicações e usos terapêuticos

A FDA aprovou o uso de dispositivos de EEC para o tratamento de ansiedade e insônia e os classificou como dispositivos de classe II. Os dispositivos de EEC usados para tratar a depressão são classificados como dispositivos de classe III.

Procedimento

O dispositivo é pequeno, portátil e funciona com bateria; portanto, os pacientes podem usá-lo no conforto de suas casas.

Contraindicações

Não há contraindicações conhecidas para dispositivos de EEC.

Efeitos adversos

Acredita-se que a estimulação da EEC não seja prejudicial, principalmente devido à sua fonte de alimentação de baixa tensão (bateria de 9 V) e à falta de qualquer efeito adverso relatado pela FDA. Foram relatados um leve desconforto devido a efeitos cutâneos locais e uma sensação geral de tontura após o uso.

Estimulação transcraniana por corrente contínua

Embora a ETCC não tenha sido aprovada pela FDA para nenhum uso no momento, o tratamento não é invasivo e parece causar efeitos adversos ou desconfortos limitados nos pacientes. O tratamento envolve a passagem de uma corrente contínua fraca (muitas vezes $\leq$ 1 mA) entre dois eletrodos aplicados diretamente no couro cabeludo. A corrente entra pelo ânodo, viaja pelo tecido do paciente e depois passa para o cátodo.

Acredita-se que a ETCC atue por meio da alteração da polarização da membrana neuronal, mas pouco se sabe sobre o real mecanismo de ação.

Indicações e usos terapêuticos

Infelizmente, hoje há uma escassez de evidências sólidas para apoiar o uso de ETCC, mas pequenos estudos sugerem resultados promissores no tratamento de transtorno depressivo maior. Há evidências notavelmente mais fracas sobre seu uso nos tratamentos de doença de Parkinson, doença de Alzheimer, cefaleia e esquizofrenia.

Procedimento

O dispositivo é pequeno, portátil, funciona com bateria e não requer eletrodos especializados. Em vez disso, sabe-se até que os pesquisadores usam esponjas úmidas como eletrodos. As sessões típicas duram cerca de 20 a 30 minutos e podem ser repetidas diariamente por várias semanas. Com o tempo, os pacientes poderão usar o dispositivo sem a supervisão do médico.

Contraindicações

Pacientes com dispositivos médicos implantáveis ou implantes metálicos não devem usar ETCC, pois os implantes podem alterar o fluxo de corrente. Pacientes com histórico de enxaqueca ou doenças do couro cabeludo podem estar em maior risco de desconforto após a administração de ETCC.

Efeitos adversos

Não há efeitos adversos graves conhecidos desse tratamento. Os efeitos adversos mais comuns na literatura consistem principalmente em formigamento mínimo no local da estimulação, irritação da pele, náusea, cefaleia e tontura.

Estimulação do nervo vago

A ENV é um tratamento que envolve um dispositivo implantado que estimula o nervo vago esquerdo com pulsos elétricos fracos. Embora tenha sido originalmente aprovado pela FDA em 1997 como terapia adjuvante na redução da frequência de convulsões em crianças com mais de 12 anos de idade e adultos, o tratamento já foi aprovado para uso em crianças de até 4 anos de idade com convulsões de início parcial que não responderam aos medicamentos mais convencionais. Relatos informais de melhora do humor entre pacientes com epilepsia e estudos subsequentes sobre a sua eficácia no tratamento de depressão levaram à aprovação pela FDA para esse uso em 2005.

Vários estudos também sugeriram que a ENV pode tratar uma gama de condições inflamatórias, incluindo artrite reumatoide, diabetes e lesões pulmonares.

Indicações psiquiátricas

Atualmente, a ENV é aprovada pela FDA como um tratamento adjuvante para adultos com depressão unipolar ou bipolar grave e resistente ao tratamento. Como este geralmente leva mais de 10 a 12 meses para produzir o efeito completo e desejado, não é considerado rápido para a depressão.

Procedimento

É necessária uma cirurgia para implantar eletrodos que estimulem o nervo vago esquerdo com pulsos elétricos fracos. Um eletrodo bipolar também é enrolado ao redor do nervo esquerdo no pescoço e conectado a um gerador implantado na parede torácica, normalmente logo abaixo da clavícula esquerda. A corrente estimulante é unidirecional para minimizar os efeitos adversos eferentes.

O dispositivo só é ligado algumas semanas após a cirurgia.

Efeitos adversos

Com a ENV, os efeitos adversos podem ser divididos entre aqueles relacionados à cirurgia e os relacionados ao manuseio do dispositivo e aos efeitos adversos da estimulação.

Complicações cirúrgicas. As complicações cirúrgicas podem incluir infecção, paresia da prega vocal esquerda e assistolia temporária. Nenhuma morte conhecida ocorreu devido à assistolia, e o ritmo cardíaco normal sempre foi restaurado. Além disso, nenhum evento cardíaco foi relatado após a ativação do dispositivo.

Efeitos adversos associados à estimulação. Depois que o dispositivo é ligado, os pacientes podem apresentar alteração da voz, tosse, dor e dispneia nos primeiros dias após a ativação do dispositivo. A alteração da voz e a dispneia podem persistir por muito mais tempo, enquanto outros efeitos adversos geralmente diminuem.

Mais importante ainda, pacientes com transtorno bipolar podem estar em risco de episódios de hipomania ou mania franca.

Estimulação cerebral profunda

Inicialmente desenvolvida para tratar pacientes com doença de Parkinson, a ECP é um procedimento mais invasivo que requer o uso de RM e colocação estereotáxica guiada eletrofisiologicamente de eletrodos em regiões específicas do cérebro. Esses eletrodos podem ser colocados no tecido neural subdural ou extradural e, em seguida, serem estimulados eletronicamente. A estimulação extradural é muitas vezes referida como estimulação cortical.

Indicações e usos terapêuticos

Atualmente, a ECP é indicada para uso no tratamento de doença de Parkinson, mas também é eficaz no tratamento de distonia, tremor essencial, epilepsia e transtorno de Tourette grave e clinicamente intratável. Além disso, ela recebeu aprovação nos Estados Unidos para tratamento de TOC refratário. As evidências existentes não apoiam o uso de ECP para o tratamento de depressão, embora estudos clínicos para essa indicação estejam em andamento.

A estimulação cortical extradural tem sido usada para mitigar certos tipos de dor com resultados promissores, mas sua eficácia no campo da psiquiatria permanece uma questão em aberto.

Procedimento

A implantação dos eletrodos no tecido neural exige que os pacientes sejam submetidos a uma cirurgia em que furos são feitos no osso do crânio. Os eletrodos são, então, guiados por imagens multimodais e marcações estereotáticas precisas. Depois disso, um "marca-passo" (também conhecido como neuroestimulador implantável ou gerador de

pulsos) é implantado sob a pele, normalmente na parede torácica superior. Os dois são, então, conectados por meio de fios extensores encapsulados sob a pele.
O dispositivo é ligado após várias semanas.

Contraindicações

Essa terapia é contraindicada para pacientes incapazes de operarem o neuroestimulador, bem como pacientes com demência, transtornos psiquiátricos ativos e anormalidades estruturais do SNC.

Efeitos adversos

A grande maioria dos efeitos adversos está relacionada à cirurgia inicial, e não à operação do neuroestimulador. As complicações podem incluir sangramento no cérebro, AVC, infecção, convulsão, problemas respiratórios ou problemas cardíacos. Após a cirurgia, os pacientes podem sentir confusão, cefaleia, dificuldade de concentração, AVC, náusea ou dor e edema temporários no local do implante.

Depois que o dispositivo é ligado, os pacientes podem sentir sensação de dormência ou formigamento, tontura, visão dupla, rigidez muscular, dificuldades de equilíbrio, problemas de fala e instabilidade do humor.

Tratamentos experimentais

Magnetoconvulsoterapia

A MCT é uma nova forma de tratamento convulsivo que usa EMTr em frequências mais altas para induzir crises convulsivas terapêuticas sob anestesia geral. A MCT é um tratamento convulsivo em muitos aspectos semelhante à ECT e requer aproximadamente as mesmas preparação e infraestrutura da ECT. Embora os pesquisadores tenham estudado o uso da MCT desde a década de 1990, ela ainda não recebeu a aprovação da FDA para uso no tratamento de qualquer condição.

Estimulação magnética de baixo campo

A EMBC usa campos eletromagnéticos de baixa potência e alta frequência para tratar depressão unipolar, depressão bipolar e ansiedade. Embora o dispositivo não seja aprovado pela FDA para nenhuma indicação no momento, o tratamento não invasivo demonstrou reduzir a gravidade dos sintomas depressivos em pacientes com depressão resistente ao tratamento com apenas três sessões de 20 minutos e melhorar os sintomas do transtorno bipolar com apenas uma sessão de 20 minutos. Estudos maiores precisam ser realizados para melhor determinar a permanência desses efeitos.

Conclusão

As muitas técnicas de neuromodulação exploradas neste capítulo são, em geral, seguras e eficazes. Embora possam ser usadas em conjunto com tratamentos farmacêuticos, elas também oferecem esperança a pacientes que não responderam às intervenções convencionais ou os que não toleram muitos medicamentos devido a efeitos adversos graves. Além disso, muitos não são invasivos e oferecem a conveniência de usarem os dispositivos em suas próprias casas.

Infelizmente, muitas das técnicas de estimulação cerebral exploradas neste capítulo ainda são tecnologias relativamente novas, com evidências limitadas devido à falta de estudos grandes e bem elaborados. À medida que esses dispositivos se tornarem mais populares, isso provavelmente mudará, embora haja vários obstáculos enfrentados pelos responsáveis para o desenvolvimento dos estudos. Por um lado, os tratamentos farmacêuticos permitem o uso de placebo para comparar os efeitos entre agentes ativos e inativos. No entanto, é muito mais difícil "cegar" pacientes ao usar dispositivos projetados para produzir estimulação durante o tratamento. Segundo, persistem dúvidas sobre as melhores práticas ao usar os diferentes dispositivos. Resta saber se há um local específico na cabeça onde dispositivos individuais devem ser colocados para obter o efeito máximo e se essa localização é universal ou algo que precisa ser determinado em cada paciente. Também persistem dúvidas sobre a frequência e a duração das sessões. Sem padronização, pode ser muito difícil comparar as pesquisas.

Por fim, embora haja evidências crescentes para apoiar o uso dessas técnicas, particularmente a EMTr e a ECT, ainda há dúvidas sobre o mecanismo de ação da estimulação cerebral. Embora pesquisas sugiram que essas técnicas aumentam a plasticidade neuronal, as mudanças intercelulares responsáveis pelos efeitos terapêuticos dessas intervenções precisam ser mais bem elucidadas. Com o tempo, essas descobertas podem não apenas ajudar a explicar por que a neuromodulação é eficaz, mas também fornecer aos médicos motivos para escolherem uma técnica de neuromodulação em detrimento de outra.

Índice

Nota: O número da página seguido por f e t indica figura e tabela, respectivamente.

A

Absorção, medicamento, 3-4
Abstinência
 citalopram, 399-401
 escitalopram, 399-401
 fluoxetina, 398-399
 fluvoxamina, 398-401
 paroxetina, 398-399
 sertralina, 398-399
 vilazodona, 399-401
Abstinência de benzodiazepínicos
 clonidina em, 33-34
 guanfacina em, 33-34
Abstinência de nicotina
 clonidina em, 33-34
 guanfacina em, 33-34
Acamprosato, 204-205
 ações farmacológicas, 204-205
 dosagem e diretrizes clínicas, 205-206
 indicações, 204-205
 interações medicamentosas, 205-206
 interferências laboratoriais, 205-206
 precauções e efeitos adversos, 205-206
Acatisia, 53-54
 anticolinérgicos em, 53-54
 benzodiazepínicos em, 106-107
Acatisia aguda induzida por neurolépticos, antagonistas do receptor β em, 47-48
Acebutolol, 50-51
Acetato de levometadil, 342-343
Acetazolamida, 67-68, 488-490
Acidez estomacal, 3-4
Ácido canabidiólico (CBDA), 141-142t
Ácido Δ9-tetra-hidrocanabinólico (THCA), 141-142t
Ácido valproico, 13-14
Adderall. *Ver* Dextroanfetamina
Adolescentes, uso de lítio e, 265-267
Aducanumabe, 197-200
 ações farmacológicas, 197-199
 dosagem e diretrizes clínicas, 200
 esquema de dosagem, 200g
 interações medicamentosas, 200
 interferências laboratoriais, 200
 precauções e efeitos adversos, 199-200
Agomelatina, 282-283
Agonista do receptor α_2-adrenérgico, 32-33
Agonistas do receptor de opioide, 328-339
 ações farmacológicas, 329-331
 dosagem e diretrizes clínicas, 337-339
 efeitos adversos, 333-337
 indicações terapêuticas, 330-331
 interações medicamentosas, 336-337
 interferências laboratoriais, 337-338
 overdose, 333-336
 sintomas de abstinência, 334-336
Agonistas e precursores do receptor de dopamina, 207-218
 ações farmacológicas, 209, 211
 disfunção sexual, 212-213
 distúrbios do movimento induzidos por medicamentos, 211-212
 dosagem e diretrizes clínicas, 213-215, 213-214t
 indicações terapêuticas, 209, 211-212
 interações medicamentosas, 212-214
 interferências laboratoriais, 213-214
 na gravidez, 212-213
 precauções e efeitos adversos, 212-213
 transtornos do humor, 211-212
Agorafobia, 483-484

Agranulocitose, 229-230
Agressividade, antagonistas
do receptor β em, 45, 47
Álcool
　abstinência, 33-34
　　antagonistas do receptor α em, 44-45
　　guanfacina em, 33-34
Alprazolam, 6-7, 6-7t, 97-98t
Alterações de glicose, medicamentos
psicotrópicos e, 16-17t
Alzheimer, doença de, 55-56, 189, 191
Amantadina, 207-208t, 208-209. *Ver
também* Agonistas e precursores
do receptor de dopamina
　ações farmacológicas, 214-217
　dosagem e diretrizes clínicas, 217-220
　indicações terapêuticas, 215-217
　interações medicamentosas, 217-218
　na gravidez, 217-218
　precauções e efeitos adversos, 215-218
Ambien. *Ver* Zolpidem
Amilorida, 263-264
Amilorida-hidroclorotiazida, 263-264
Amiodarona, 77
Amitriptilina, 482-483t, 490-491t
Amnésia anterógrada, 577-578
Amobarbital, 85-86, 86-87t
Amoxapina, 482-483t
Amytal. *Ver* Amobarbital
Anafranil. *Ver* Clomipramina
Anfetaminas, 240-241, 299-300,
467-468, 542-544
Anlodipino, 128-132
Anorexia, 18-20
Ansiedade, 15, 17-18
Ansiolíticos, medicamentos, 1-2. *Ver
também medicamentos específicos*
Antabuse. *Ver* Dissulfiram
Antagonista do receptor
α_1-adrenérgico, 32-33
Antagonistas da
serotonina-dopamina, 410-424
　diretrizes clínicas, 418-420
　dosagem, 421-424t

　efeitos adversos, 412, 415-416
　farmacodinâmica, 412, 415-416
　gravidez e lactação, 418-419
　visão geral, 412, 415-416
Antagonistas do receptor
β-adrenérgico, 44-50
　ações farmacológicas, 45, 47
　dosagem e diretrizes clínicas, 49-51
　efeitos adversos e toxicidade de, 49-50t
　indicações terapêuticas, 45, 47-48
　　abstinência de álcool, 47-48
　　acatisia aguda induzida por
neurolépticos, 47-48
　　agressividade e comportamento
violento, 47-48
　　esquizofrenia, 47-48
　　gagueira, 48-50t
　　potencialização de
antidepressivos, 47-48
　　transtornos de ansiedade, 45, 47
　　tremor postural induzido
por lítio, 47-48
　interações medicamentosas, 48-50
　interferências laboratoriais, 49-50
　precauções e efeitos adversos, 47-50
　usos psiquiátricos para, 48-50t
Antagonistas do receptor de
dopamina (ARDs), 3-4, 219-241
　ações farmacológicas,
220-221, 221-222t
　concentrações plasmáticas, 240-241
　　medicamentos adjuvantes, 240-241
　　pessoas resistentes ao
tratamento, 240-241
　contraindicações ao uso de, 235-236
　dosagem e diretrizes clínicas, 235-241
　　medicamentos de depósito de
ação prolongada, 239-241
　　medicamentos intermitentes,
236, 239-240
　　neuroleptização rápida, 236, 239
　　tratamento de curto prazo, 236, 239
　　tratamento de manutenção, 239-240
　　tratamento precoce, 236, 239

escolha do medicamento, 240-241
indicações terapêuticas,
220-224, 221-222t
  agitação e, 223-224
  balismo e hemibalismo, 226-227
  demência e *delirium*, 224-226
  depressão com sintomas
    psicóticos, 223-224
  distúrbios do controle de
    impulsos, 226-227
  esquizofrenia e transtorno
    esquizoafetivo, 220-223
  esquizofrenia infantil, 224-226
  mania, 221-223
  outras indicações psiquiátricas
    e não psiquiátricas, 226-227
  Tourette, transtorno de, 221-224
  transtorno da personalidade
    borderline, 224-226
  transtorno delirante, 223-224
  transtorno psicótico induzido
    por substâncias, 224-226
interações medicamentosas,
  56-57, 232-236, 232-234t
interferências laboratoriais, 235-236
na gravidez e na lactação, 231-232
potência de, 220-221
precauções e efeitos adversos, 226-232
  efeitos adversos sexuais, 230-231
  efeitos anticolinérgicos
    centrais, 228-229
  efeitos anticolinérgicos
    periféricos, 229-230
  efeitos cardíacos, 228-229
  efeitos endócrinos, 230-231
  efeitos hematológicos, 229-230
  efeitos na pele e nos olhos, 230-232
  hipotensão ortostática
    (postural), 228-230
  icterícia, 231-232
  limiar convulsivo, 227-228
  morte súbita, 228-229
  overdoses, 231-232
  sedação, 228-229

síndrome neuroléptica
  maligna, 226-228
Antagonistas do receptor de opioide,
  340-350. *Ver também* Nalmefeno;
  Naloxona; Naltrexona
  ações farmacológicas, 341-342
  dosagem e diretrizes clínicas, 348-350
  indicações terapêuticas, 341-342
    dependência de álcool, 343-345
    dependência de opioides, 342-343
    desintoxicação rápida, 343-344
  interações medicamentosas, 346-349
  interferências laboratoriais, 348-349
  precauções e efeitos adversos, 345-348
Antagonistas duplos do receptor
  de orexina (ADROs), 275-276
  ações farmacológicas, 282-284
  agentes para sonolência diurna
    excessiva, 284-287, 289-290t
  dosagem e diretrizes clínicas, 284-285
  gravidez e lactação, 283-284
  indicações terapêuticas, 283-284
  interações medicamentosas, 283-284
  interferências laboratoriais, 284-285
  precauções e efeitos adversos, 283-284
Antiácidos, 3-4
Anticolinérgicos, 52-58
  acatisia e, 57-58
  ações farmacológicas, 52-54, 53-54t
  como drogas de abuso, 54-55
  distonia aguda induzida por
    neurolépticos e, 57-58
  dosagem e diretrizes clínicas, 56-57
  indicações terapêuticas, 53-54
  interações medicamentosas, 56-57
  parkinsonismo induzido por
    neurolépticos e, 56-57
  precauções e efeitos adversos, 54-57
Anticolinérgicos, medicamentos,
  52-58, 53-54t
  acatisia e, 57-58
  ações farmacológicas, 52-54, 53-54t
  distonia aguda induzida por
    neurolépticos e, 57-58

dosagem e diretrizes clínicas, 56-57
efeitos adversos, 54-55t
indicações terapêuticas, 53-54
interações, 56-57
interações medicamentosas, 56-57
parkinsonismo induzido por
  neurolépticos e, 56-57
precauções e efeitos adversos, 54-56
Anticonvulsivantes, 59-77. *Ver*
também medicamentos específicos
efeitos adversos, 61-63t
fenitoína, 74-77
gabapentina, 60-66
interações medicamentosas, 64-65
levetiracetam, 70-72
pregabalina, 72-75
tiagabina, 67-69
topiramato, 65-68
zonisamida, 71-73
Antidepressivos, 2-3. *Ver também*
medicamentos específicos
Antidepressivos tetracíclicos, 479-492
ações farmacológicas, 481-483
dosagem e diretrizes clínicas, 488-492
indicações terapêuticas, 483-484
interações medicamentosas, 487-490
interferências laboratoriais, 488-490
precauções e efeitos adversos, 484-487
Antidepressivos tricíclicos, 479-492
ações farmacológicas, 481-483
dosagem e diretrizes clínicas, 488-492
indicações terapêuticas, 483-484
interações medicamentosas, 487-490
interferências laboratoriais, 488-490
precauções e efeitos adversos, 484-486
Anti-hipertensivos, 487-488
Anti-histamínicos, 78-84
ações farmacológicas, 79-80
dosagem e diretrizes clínicas, 82-84
indicações, 80-81
interações medicamentosas, 82-83
interferências laboratoriais, 82-83
precauções e efeitos adversos, 81-83

Antilirium. *Ver* Fisostigmina
Antipsicóticos, medicamentos,
  529-530, 529-531t. *Ver também*
  medicamentos específicos
  atípicos, 410-411t
  segunda geração, 412-415t
Antipsicóticos de primeira geração.
  Ver Antagonistas do receptor
  de dopamina (ARDs)
Apokyn. *Ver* Apomorfina
Apomorfina, 207-208. *Ver*
  também Agonistas e precursores
  do receptor de dopamina
Aramina. *Ver* Metaraminol
ARD. *Ver* Antagonistas do receptor
  de dopamina (ARDs)
Aricept. *Ver* Donepezila
Aripiprazol, 420,425-426
  dosagem e diretrizes clínicas,
    425-427, 426-427t
  efeitos adversos, 425-426
  farmacocinética, 420,425
  farmacodinâmica, 420,425
  indicações terapêuticas, 420,425-426
  interações medicamentosas, 425-426
Artane. *Ver* Tri-hexafenidil
Asenapina, 426-430
  dosagem e diretrizes, 427-430
  efeitos adversos, 427-429
  farmacocinética, 426-427
  farmacodinâmica, 427-429
  indicações terapêuticas, 427-429
  interações medicamentosas, 427-429
Atarax. *Ver* Hidroxizina, cloridrato de
Atenolol, 44-45, 47, 50-51. *Ver também*
  Antagonistas do receptor β-adrenérgico
Ativan. *Ver* Lorazepam
Atomoxetina, 472-474
  ações farmacológicas, 472-473
  dosagem e diretrizes clínicas, 473-474
  indicações terapêuticas, 473-474
  interações medicamentosas, 466-468
  interferências laboratoriais, 467-468
  precauções e efeitos adversos, 473-474

Atropina, 228-229
Atropina, sulfato de, 228-229
Avanafila, 351-356
  ações farmacológicas, 351-353
  dosagem e diretrizes clínicas, 354-356
  gravidez e lactação, 354-355
  indicações terapêuticas, 352-353
  interações medicamentosas, 354-355
  interferências laboratoriais, 354-355
  precauções e efeitos adversos, 353-355
Axid. *Ver* Nizatidina
Azilect. *Ver* Rasagilina

B

β-cariofileno, 141, 144t
β-mirceno, 142-143t
Barbitúricos, 85-96, 86-87t
  abstinência de
    sedativo-hipnóticos, 88-89
  ações farmacológicas, 86-87
  dosagem e diretrizes clínicas, 90-91
  indicações terapêuticas, 86-89
  interações medicamentosas, 89-90
  interferências laboratoriais, 90-91
  intoxicação, 88-90
  medicamentos de ação
    semelhante, 90-91
  precauções e efeitos adversos, 88-90
  vs. benzodiazepínicos, 88-89
BCCs. *Ver* Bloqueadores dos
  canais de cálcio (BCCs)
Belsonra. *Ver* Suvorexanto
Benzfetamina, 546-547
Benzodiazepínicos, 21-22,
  97-114, 213-214
  ações farmacológicas, 100-105
  dosagem e diretrizes clínicas, 112-114
  indicações terapêuticas, 102-107
    acatisia, 106-107
    ansiedade associada à
      depressão, 106-107
    catatonia, 106-108
    doença de Parkinson, 107-108

  fobia social, 105-106
  insônia, 102-106
  sintomas de abstinência
    de álcool, 106-107
  transtorno de ansiedade
    generalizada, 105-106
  transtorno de pânico, 105-106
  transtornos bipolares, 106-107
  transtornos de ansiedade, 105-106
  interações medicamentosas, 110-113
  interferências laboratoriais, 112-113
  na gravidez, 108-109
  overdose, 113-114
  precauções e efeitos adversos, 107-109
  síndrome de abstinência,
    109-110, 109-110t
  tolerância, dependência e
    abstinência, 109-112
  uso de, 97-98
  vs. barbitúricos, 87-88
Benztropina, 53-54t
Biodisponibilidade, 3-4
Biperideno, 53-54t
Bismuto, subsalicilato de, 262-263
Bloqueadores dos canais de
  cálcio (BCCs), 128-132
  ações farmacológicas, 129-130
  dosagens e diretrizes clínicas, 131-132
  indicações, 130-131
    condições médicas, 130-131
    depressão, 130-131
    outras indicações
      psiquiátricas, 130-131
    transtorno bipolar, 130-131
  interferências laboratoriais, 131-132
  precauções e efeitos adversos, 130-131
Boca seca, 20-21
Borneol, 141, 144t
BRAT, dieta, 17-18
Brexanolona, 114-116
  ações farmacológicas, 115-116
  dosagens e diretrizes clínicas, 116
  efeitos adversos, 115-116
  indicações terapêuticas, 115-116

interações medicamentosas, 115-116
precauções e, 115-116
Brexpiprazol, 429-431
  dosagem e diretrizes clínicas, 430-431
  efeitos adversos, 430-431
  farmacocinética, 429-430
  farmacodinâmica, 429-430
  indicações terapêuticas, 429-430
  interações medicamentosas, 430-431
Brofaromina, 317
Buprenex. *Ver* Buprenorfina
Buprenorfina, 328-329, 342-343
  ações farmacológicas, 329-331
  indicações terapêuticas, 330-331
Bupropiona, 117-123
  ações farmacológicas, 117-119
  dosagens e diretrizes clínicas, 121-123
  indicações terapêuticas, 118-120
    cessação do tabagismo, 118-119
    depressão, 118-119
    desintoxicação de cocaína, 119-120
    TDAH, 118-119, 462-463
    transtorno do desejo sexual
      hipoativo, 119-120
    transtornos bipolares, 118-119
  interações medicamentosas, 120-122
  interferências laboratoriais, 121-122
  liberação imediata, 117-118
  liberação prolongada, 117-118
  liberação sustentada, 117-118
  precauções e efeitos adversos, 119-121
BuSpar. *Ver* Buspirona
Buspirona, 124-125, 559-560t
  ações farmacológicas, 124-126
  dosagem e diretrizes clínicas, 126-127
  indicações terapêuticas, 125-127
  interações medicamentosas, 126-127
  interferências laboratoriais, 126-127
  mudança de benzodiazepínicos
    para, 127
  precauções e efeitos adversos, 126-127
Butabarbital, 85-86t
Butisol. *Ver* Butabarbital

C

Cafeína, 21-22
Calan. *Ver* Verapamil
Campral. *Ver* Acamprosato
Canabicromeno (CBC), 141-142t
Canabidiol (CBD), 144-145t, 172-177
  dosagem e diretrizes clínicas, 176-177
  farmacocinética, 172-174, 172-173t
  farmacodinâmica, 173-175
  farmacologia, 172-173
  indicações terapêuticas, 174-175
  interações medicamentosas, 176-177
  precauções e efeitos adversos, 174-177
Canabidivarina (CBDV), 141-142t
Canabigerol (CBG), 141-142t
Canabinoides, 133-134
Canabinol (CBN), 141-142t
Cânhamo e maconha, 141-142
Cannabis, 133-154
  atividade do receptor de
    fitocanabinoides, 148, 151t-154t
  comercial, 133-136t, 139-140t
  ECS, 148, 153-154
  medicamentos à base da droga,
    144-145t, 159-160t
  planta feminina, 133-134, 135f
  planta masculina, 133-134f
  rico em THC, 141, 144
Cannabis indica, 145-147f, 147-148
Cannabis rica em THC, 141, 144
Cannabis ruderalis, 145-147f, 147-148
Cannabis sativa, 145-147, 145-147f
Captopril, 455, 457-458
Carbamazepina, 13-14, 178-179
  ações farmacológicas, 179-180
  dosagem e administração, 184-188
  indicações terapêuticas, 179-181
  interações medicamentosas,
    182-185, 183-184t
  interferências laboratoriais, 184-185
  monitoramento laboratorial
    de, 184-187, 184-185t
  na gravidez, 182-183

no transtorno bipolar, 185-187t
precauções e efeitos adversos, 180-182
  discrasias sanguíneas, 181-182
  efeitos renais, 181-183
  hepatite, 181-182
  outros efeitos, 182-183
  reações cutâneas, 181-182
Carbidopa-levodopa, 210t *Ver também* Agonistas e precursores do receptor de dopamina
Cardene. *Ver* Nicardipino
Cariprazina, 430-432
  dosagem e diretrizes, 431-432
  efeitos adversos, 431-432
  farmacocinética, 430-431
  farmacodinâmica, 430-431
  indicações terapêuticas, 431-432
  interações medicamentosas, 431-432
Carvão ativado, 233-235
Caulim, 233-235
Cefaleia, 18-20
Cetamina, 247-253
  alvos de cetamina, 249-250t
  dosagem e diretrizes clínicas, 251-253
  farmacologia, 247-250
  indicações terapêuticas, 250-251
  interações medicamentosas, 251-252
  precauções e efeitos adversos, 250-252
Cetamina, cloridrato de, 247-253
  dosagem e diretrizes clínicas, 251-253
  estratégia de avaliação e mitigação de riscos, 252-253
  farmacocinética, 247-249
  farmacodinâmica, 248-251
  farmacologia, 247-248
  indicações terapêuticas, 250-251
  interações medicamentosas, 251-252
  precauções e efeitos adversos, 250-252
Cetirizina, 78-80
Cetoconazol, 194-195, 220-221
Cialis. *Ver* Tadalafila
Ciproeptadina, 79-81
  dosagem e via de administração, 83-84t

duração da ação, 81-82t
síndrome serotoninérgica, 395-396
Citrucel, 20-21
Claritin. *Ver* Loratadina
Classificação Estatística Internacional de Doenças e Problemas Relacionados à Saúde (CID-11), 10-11
Clomipramina, 29-30, 313-314, 367-368
Clonazepam, 97-98t, 499-500t
Clonidina, 33-39
  abstinência, 36-37
  ações farmacológicas, 33-34
  dosagem e diretrizes clínicas, 36-37
  indicações terapêuticas, 33-36
  interações medicamentosas, 36-37
  interferências laboratoriais, 36-37
  liberação prolongada, 36-37
  na gravidez, 35-36
  precauções e efeitos adversos, 35-37
Clorazepato, 97-98t, 100-101
Clordiazepóxido, 97-98t
Clorpromazina, 219-220t, 237-238t
Clorprotixeno, 557-558t
Clozapina, 5-6, 13-14, 453-459
  avaliação de risco e estratégia de manejo para, 458-459
  dosagens e diretrizes clínicas, 458-459
  efeitos adversos, 454-458
  farmacocinética, 453-454
  farmacodinâmica, 453-454
  indicações terapêuticas, 453-455
  interações medicamentosas, 455, 457-459
Colestiramina, 233-235
Colírio colinomimético, 20-21
Compazine. *Ver* Proclorperazina
Comportamento violento, antagonistas do receptor β em, 44-45, 47-48
Consonar. *Ver* Brofaromina
Constipação, 20-21
Contraceptivos, 89-90, 110-112
  orais, 488-490
Convulsões, 55-56

Corgard. *Ver* Nadolol
Cotard, síndrome de, 208-209
Coumadin. *Ver* Varfarina
Crise hipertensiva induzida por tiramina, 311-317, 312-313t
Crixivan. *Ver* Indinavir
Curvas de dose-resposta, 7-8, 7-8f

D

Δ9-tetra-hidrocanabivarina (THCV), 141-142t
Dantroleno, 227-228, 418-419
Decanoato de flufenazina, 237-238t
Deficiência cognitiva, medicamentos psicotrópicos e, 17-18t
Delirium, 224-226, 333-334
Demência, antagonistas do receptor de dopamina em, 44-45, 55-56
Demerol. *Ver* Petidina (meperidina)
Depade. *Ver* Naltrexona
Depakene. *Ver* Ácido valproico
Depressão bipolar, 256-257
Depressão pós-parto, 386-387
Dermatite alérgica, ARDs e, 230-231
Desintoxicação de cocaína, bupropiona em, 119-120
Desintoxicação de opioides, protocolos de clonidina oral para, 34-35t
Desvenlafaxina, 367-372
    dosagem e administração, 371-372
    farmacocinética, 367-369
    indicações terapêuticas, 368-369
    interações medicamentosas, 370-371
    interferências laboratoriais, 371-372
    precauções e efeitos adversos, 369-371
Desyrel. *Ver* Trazodona
Dexedrine. *Ver* Dextroanfetamina
Dexfenfluramina, 464-465
Dexmedetomidina
    dosagem e diretrizes clínicas, 39-40
    farmacocinética, 38-39
    gravidez e lactação, 38-39
    indicações, 38-39
    interações medicamentosas, 39-40
    precauções e efeitos adversos, 38-39
Dexmetilfenidato, 468, 471-472
Dextroanfetamina, 34-35, 462-463
Diabetes, 27-30
Diarreia, 17-18
Diazepam, 3-4, 9-10, 97-98t
Diclorfenamida, 67-68
Dietilamida do ácido lisérgico, 359-365
    dosagem e diretrizes clínicas, 365
    interações medicamentosas, 363-364
    precauções e efeitos adversos, 362-364
    tolerância, dependência e abstinência, 362-363
Dietilamida do ácido lisérgico, afinidade, 362-363t
    características de, 361-363
    farmacocinética, 360-363
    farmacodinâmica, 361-363
    interações medicamentosas, 363-364
Difenoxilato, 262-263
Digitalis, interações medicamentosas, 36-37
Diltiazem, 131-132. *Ver também* Bloqueadores dos canais de cálcio (BCCs)
Discinesia tardia, 563-565
Discrasias sanguíneas, carbamazepina e, 181-182
Disfunção erétil, 323-325
Disfunção sexual, medicamentos psicotrópicos e, 15, 17-18, 16-17t
Dissulfiram, 202-203
    ações farmacológicas, 202-203
    dosagem e diretrizes clínicas, 203-205
    indicações terapêuticas, 202-204
    interações medicamentosas, 203-204
    interferências laboratoriais, 203-204
    precauções e efeitos adversos
        com consumo de álcool, 203-204
        sem consumo de álcool, 203-204
Distonia aguda induzida por neurolépticos, 57-58
    anticolinérgicos em, 57-58

Distonia laríngea, 57-58
Distúrbio gastrintestinal, 17-18
Distúrbios da glicose, 395-396
Distúrbios do movimento induzidos por medicamentos, 211-212
 síndrome das pernas inquietas, 211-212, 565-566
 transtorno periódico do movimento dos membros, 565-566
Distúrbios extrapiramidais, tratamento medicamentoso de, 559-560t
Doença de Parkinson, benzodiazepínicos em, 107-108
Doenças psiquiátricas, 524-525
Donepezila, 191-192. *Ver também* Inibidores da colinesterase
Dor, ADTs e tetracíclicos para, 484-485
Doral. *Ver* Quazepam
Dronabinol, 166-169
 dosagem e diretrizes clínicas, 168-169
 farmacocinética, 166-168
 farmacodinâmica, 166-168
 indicações terapêuticas, 167-168
 interações medicamentosas, 168-169
 precauções e efeitos adversos, 167-169
Drug Enforcement Administration (DEA), 11, 12
Duloxetina, 371-376
 ações farmacológicas, 371-373
 dosagem e administração, 373-376
 indicações terapêuticas, 372-373
 interações medicamentosas, 373-375
 interferências laboratoriais, 373-375
 precauções e efeitos adversos, 372-375
DynaCirc. *Ver* Isradipino
Dyrenium. *Ver* Triantereno

E

Efeito de primeira passagem, medicamento, 4-5
Efeito renal, do lítio, 181-183
Efeitos adversos sexuais, de ARDs, 230-231

Efeitos anticolinérgicos, 81-82, 194-195
 centrais, 228-229
 periféricos, ARDs e, 229-230
Efeitos cardíacos, 485-486
 de ARDs, 229-230
 de lítio, 258, 260-261
 medicamentos psicotrópicos e, 16-17t
Efeitos cognitivos, do lítio, 262-264
Efeitos dermatológicos, do lítio, 264-265
Efeitos endócrinos, ARDs e, 230-231
Efeitos gastrintestinais, do lítio, 262-263
Efeitos hematológicos, dos ARDs, 229-230
Efeitos hepáticos, 486-487
 de nefazodona, 318-319
Efeitos neurológicos, do lítio, 262-263
Efeitos psicoativos, fitomedicinais com, 167-168
Ejaculação precoce, 389-390
Eletroconvulsoterapia, 575-578
Eliminação, medicamentos, 4-5
Emsam. *Ver* Selegilina
Enantato de flufenazina, 237-238t
Encefalopatia, 464-465
Eritromicina, 194-195, 251-252
Erupção cutânea, medicamentos psicotrópicos e, 17-18t
Escetamina, 247-248
Escitalopram, 399-401, 404-406
Escopolamina, 54-55
Esomeprazol, 3-4
Espironolactona, 263-264
Estazolam, 100-105
Esteroides, 233-235
Estimulação cerebral profunda, 580-583
 contraindicações, 582-583
 efeitos adversos, 582-583
 indicações terapêuticas, 580-582
 procedimento, 580-582
 uso, 580-582
Estimulação do nervo vago, 579-582
 efeitos adversos, 580-582
 indicações psiquiátricas, 579-580
 procedimento, 579-582

Estimulação eletroterápica
 craniana, 578-579
Estimulação magnética
 transcraniana, 577-579
  alertas, 577-579
  efeitos adversos, 578-579
  procedimento, 577-578
Estimulação transcraniana por
 corrente contínua, 578-580
  efeitos adversos, 579-580
  indicações terapêuticas, 579-580
  procedimento, 579-580
  usos, 579-580
Estrogênios, 77
Eszopiclona, 101-105, 112-113
Etomidato, 95-96
Etopropazina, 53-54t
Evekeo. *Ver* Anfetaminas
Exelon. *Ver* Rivastigmina

F

Fadiga, 464-465
Fadiga terapêutica, 24-25
Famotidina, 3-4, 79-80t
Farmacogenômica, 568-569
Fármacos Z, 98, 100, 102-105. *Ver também* Benzodiazepínicos
Federal Food, Drug, and Cosmetic (FD&C) Act, 11, 12
Fenelzina, 308-309. *Ver também* Inibidores da monoaminoxidase (IMAOs)
Fenergan. *Ver* Prometazina
Fenfluramina, 464-465
Fenitoína, 74-77
  ações farmacológicas, 75-77
  dosagem e diretrizes clínicas, 77
  indicações terapêuticas, 75-77
  interações medicamentosas, 70-71
  interferências laboratoriais, 77
  na gravidez e na lactação, 77
  precauções e efeitos adversos, 75-77
Fenotiazina, clorpromazina, 219-220

Fentanila, 336-337
Fentermina, 540-541
Fexofenadina, 78-80t
Fibras de *psyllium*, 20-21
Fibromialgia, pregabalina para, 61-62
Fisostigmina, na intoxicação
 anticolinérgica, 56-57
Fitocanabinoides, 133, 139-140
Fitomedicinais, 509-510
Flecainida, 487-488
Florinef. *Ver* Fludrocortisona
Fludrocortisona, 21-22, 310-311, 485-486
Flufenazina, 237-238t
Flumazenil, 98, 100, 99-100t, 113-115
 para *overdose* de
  benzodiazepínicos, 113-114
Fluoxetina, 6-7, 18-20, 336-337, 381-382, 396-397
  bulimia nervosa/transtornos alimentares, 388-389
  dosagem e diretrizes clínicas, 399-402
  ejaculação precoce, 389-390
  farmacodinâmica, 384-386
  interações medicamentosas, 397-401
  precauções e efeitos adversos, 389-395
  suicídio e, 390-391
  TDPM, 388-389
  TOC, 45, 47
  transtorno de pânico, 387-388
Flurazepam, 101-105
Fluvoxamina, 17-18, 110-112, 336-337, 381-382
  depressão, 384-387
  dosagem e diretrizes clínicas, 399-402
  interações medicamentosas, 397-401
  precauções e efeitos adversos, 389-395
  TDPM, 388-389
  TOC, 45, 47
  transtorno de pânico, 387-388
  transtorno do espectro autista, 389-390
Food and Drug Administration (FDA), 1-2, 32-33, 353-354

G

Gabapentina, 2-3, 60-66, 201
  ações farmacológicas, 60-61
  dosagem e diretrizes clínicas, 65-66
  indicações terapêuticas, 60-62
  interações medicamentosas, 64-65
  interferências laboratoriais, 64-65
  precauções e efeitos adversos, 61-62
Gabitril. *Ver* Tiagabina
Gagueira, antagonistas do
  receptor β em, 47-48, 48-50t
Galantamina, 191-192. *Ver também*
  Inibidores da colinesterase
Ganho de peso, 262-263
  medicamentos psicotrópicos e, 16t-18t
  terapia com lítio e, 264-265
Gocovri. *Ver* Amantadina
Guanetidina, 467-468
Guanfacina, 33-39
  abstinência, 36-37
  ações farmacológicas, 33-34
  dosagem e diretrizes clínicas, 36-37
  indicações terapêuticas, 33-36
  interações medicamentosas, 36-37
  interferências laboratoriais, 36-37
  liberação prolongada, 36-37
  na gravidez, 35-36
  precauções e efeitos adversos, 35-37

H

Halcion. *Ver* Triazolam
Haldol. *Ver* Haloperidol
Haloperidol, 9-10, 33-34,
  220-221, 237-238t
  interações medicamentosas, 321-322
  no transtorno de Tourette, 221-223
Hepatite, pela carbamazepina, 181-182
Herlioz. *Ver* Tasimeltona
Hidrato de cloral, 93-96
  ações farmacológicas, 94-95
  dosagem e diretrizes clínicas, 95-96
  efeitos adversos, 94-95
  indicações terapêuticas, 94-95
  interações medicamentosas, 94-95
  interferências laboratoriais, 95-96
  precauções, 94-95
Hidroxizina, 79-80
Hidroxizina, cloridrato de
  dosagem e via de administração, 83-84t
  duração da ação, 79-80t
Hidroxizina, pamoato de, 82-83
  dosagem e via de administração, 83-84t
  duração da ação, 79-80t
Hiponatremia, medicamentos
  psicotrópicos e, 17-18t
Hipotensão ortostática, 20-21, 228-230
  IMAOs e, 309-310
  trazodona e, 318-319
Hipotireoidismo induzido
  por lítio, 263-264
Hormônios tireoidianos, 475-478
  ações farmacológicas, 475-476
  dosagem e diretrizes clínicas, 477-478
  indicações terapêuticas, 476-477
  interações medicamentosas, 476-478
  interferências laboratoriais, 477-478
  precauções e efeitos adversos, 476-477
  testes de função tireoidiana, 477-478
Humulene, 141, 144t

I

Icterícia, ARDs e, 231-232
Iloperidona, 431-434
  dosagem e diretrizes, 432-434
  efeitos adversos, 432-433
  farmacocinética, 431-433
  farmacodinâmica, 431-432
  indicações terapêuticas, 432-433
  interações medicamentosas, 432-433
Imipramina, 479t
Imunossupressores, 89-90
Incontinência urinária de esforço, 372-373
Índice de massa corporal (IMC),
  525-526, 525-526t

Índice terapêutico, 9-10
Indinavir, 336-337, 445-446
Inibidores da colinesterase, 189, 191-196
    ações farmacológicas, 191-192
    dosagem e diretrizes clínicas, 194-196
    indicações terapêuticas, 191-192
    interações medicamentosas, 192-195
    interferências laboratoriais, 194-195
    precauções e efeitos adversos, 192-194t
        donepezila, 191-192
        galantamina, 192-194
        rivastigmina, 192-194
        tacrina, 189, 191
Inibidores da fosfodiesterase
    (PDE), 5-6, 351-352
Inibidores da monoaminoxidase
    (IMAOs), 56-57, 308-317
    abstinência, 312-313
    ações farmacológicas, 309-310
    dosagem e diretrizes clínicas,
        314-317, 315-317t
    e crise hipertensiva induzida por
        tiramina, 311-313, 312-313t
    indicações terapêuticas, 309-311
    interações medicamentosas,
        56-57, 312-315, 313-314t
    interferências laboratoriais, 314-315
    na gravidez, 311-313
    overdose, 312-313
    precauções e efeitos adversos, 310-313
    síndrome de descontinuação, 312-313
Inibidores da PDE-5, 352-355
Inibidores da recaptação de serotonina
    e noradrenalina (IRSNs), 576-577
Inibidores seletivos da recaptação
    de serotonina (ISRSs), 380-407
    ações farmacológicas, 381-386
    dosagem e diretrizes clínicas, 399-407
    farmacodinâmica, 384-386
    gravidez e lactação, 396-398
    indicações terapêuticas, 384-387
    interações medicamentosas, 397-401
    interferências laboratoriais, 399-401

Insônia, 15, 17-18
    tiagabina em, 62-63t
Insuficiência hepática, 252-253
Insuficiência renal, 27-29
Interações medicamento-doença, 29-30
Intuniv, 32-33 *Ver também* Guanfacina
Invirase. *Ver* Saquinavir
Ioimbina, 39-41
    dosagem e diretrizes clínicas, 40-41
    interações medicamentosas, 40-41
    precauções, 40-41
IRSNs. *Ver* Inibidores da recaptação de
    serotonina e noradrenalina (IRSNs)
Isocarboxazida, 308-310. *Ver também*
    Inibidores da monoaminoxidase (IMAOs)
Isoniazida, 77, 110-112, 308-309
Isradipino, 130-132. *Ver também*
    Bloqueadores dos canais
    de cálcio (BCCs)

K

Klonopin. *Ver* Clonazepam
Konsyl, 20-21

L

L-dopa. *Ver* Levodopa
Lamictal. *Ver* Lamotrigina
Lamotrigina, 242-246
    ações farmacológicas, 242-243
    dosagem e administração,
        244-245, 245-246t
    indicações psiquiátricas, 242-243
    interações medicamentosas, 244-245
    precauções e efeitos adversos, 243-245
    testes laboratoriais, 244-245
Lansoprazol, 3-4
Larodopa. *Ver* Levodopa
Laxantes catárticos, 20-21
Leite de Magnésia, 20-21
Lesão cerebral, 464-465
Levetiracetam, 70-72
    ações farmacológicas, 70-71
    dosagem e diretrizes clínicas, 71-72

indicações terapêuticas, 70-71
interações medicamentosas, 71-72
interferências laboratoriais, 71-72
precauções e efeitos adversos, 70-71
Levitra. *Ver* Vardenafila
Levodopa, 213-214t. *Ver também*
Agonistas e precursores do
receptor de dopamina
Levotiroxina, 264-265, 475-476t
Librium. *Ver* Clordiazepóxido
Limoneno, acne, 142-143t
Linalol, 142-143t
Liotironina, 475-476
Liraglutida, injetável, 546-548
Lisdexanfetamina, dimesilato de, 461-462
Lítio, 254-273
  ações farmacológicas, 254-256
  dosagem e diretrizes clínicas, 270-273
    educação do paciente, 271-273
    exame médico inicial, 270-271
    monitoramento laboratorial, 270-272
    recomendações de dosagem, 270-271
  indicações terapêuticas, 255-257
    transtorno bipolar tipo I, 255-257
    transtorno depressivo maior, 256-257
    transtorno esquizoafetivo e
      esquizofrenia, 256-258
  interações medicamentosas, 267-270
  interferências laboratoriais, 268-271
  na gravidez, 265-267
  para adolescentes, 265-267
  para idosos, 265-267
  precauções e efeitos adversos,
    258, 260-261, 261-262t
    efeito renal, 263-264
    efeito tireoidiano, 263-265
    efeitos cardíacos, 264-265
    efeitos cognitivos, 262-264
    efeitos dermatológicos, 264-265
    efeitos diversos, 267-269
    efeitos gastrintestinais, 262-263
    efeitos neurológicos, 262-263
    ganho de peso, 262-263
    tremor, 262-263
    toxicidade, 264-265, 266t, 268-270t
  Livedo reticular das pernas,
    amantadina e, 217-218
Loperamida, 262-263
Lopressor. *Ver* Metoprolol
Loratadina, 78-79, 79-80t, 336-337
Lorazepam, 57-58, 100-101
Lotrel. *Ver* Anlodipino
Loxapina, 237-238t
Loxitane. *Ver* Loxapina
Ludiomil. *Ver* Maprotilina
Lumateperona, 433-436
  dosagem e diretrizes clínicas, 435-436
  efeitos adversos, 433-434
  farmacocinética, 433-434
  farmacodinâmica, 433-434
  indicações terapêuticas, 433-434
  interações medicamentosas, 435-436
Lurasidona, 435-437
  dosagem e diretrizes clínicas, 436-437
  efeitos adversos, 436-437
  farmacocinética, 435-436
  farmacodinâmica, 435-436
  indicações terapêuticas, 435-436
  interações medicamentosas, 436-437
Luvox. *Ver* Fluvoxamina
Lyrica. *Ver* Pregabalina

M

Maconha, 155-171
  condições de qualificação
    potenciais para, 160-163t
  farmacocinética, 156-157
  farmacodinâmica, 157-160
  indicações terapêuticas, 159-160
  precauções e efeitos adversos,
    160, 163-165
*Manual Diagnóstico e Estatístico
de Transtornos Mentais – Texto
Revisado* (DSM-5-TR), 10-11
Maprotilina, 476-477, 480-492

Marihuana Tax Act of 1937, 141, 144
Medicamentos associados a
 níveis elevados de serotonina e
 síndrome serotoninérgica, 365t
Medicamentos psicotrópicos, 4-8
Medicamentos simpatomiméticos,
 460-468, 471-472
 ações farmacológicas, 461-463
 dosagem e administração, 467-473, 469t
 indicações terapêuticas, 462-464
 interações medicamentosas, 466-468
 interferências laboratoriais, 467-468
 precauções e efeitos adversos,
  465-467, 270-271t
Mefobarbital, 85-86t
Meia-vida, fármacos, 4-5
Melatonina, 275-278
 ações farmacológicas, 276-277
 dosagem e administração, 277-278
 gravidez e lactação, 276-277
 indicações terapêuticas, 276-277
 interações medicamentosas, 276-277
 interferências laboratoriais, 277-278
 precauções e efeitos adversos, 276-277
Melatonina, sem receita médica, 277-278
Melatonina exógena, 275-276
Mellaril. *Ver* Tioridazina
Memantina, 13-14, 189, 191, 195-199
 ações farmacológicas, 195-196
 dosagem e diretrizes clínicas, 196-199
 indicações terapêuticas, 195-196
 interações medicamentosas, 196-197
 interferências laboratoriais, 196-197
 precauções e efeitos adversos, 196-197
Meperidina (petidina), 336-337
Meprobamato, 91-94
 ações farmacológicas, 93-94
 efeitos adversos, 93-94
 indicações terapêuticas, 93-94
 interações medicamentosas, 93-94
 interferências laboratoriais, 93-94
 precauções, 93-94
Mesoridazina, 452-453

Meta-clorofenilpiperazina
 (mCPP), 319-320
Metadona, 328-329,
 ações farmacológicas, 329-331
 dosagem e diretrizes clínicas, 337-339
 efeitos adversos, 333-334
 indicações terapêuticas, 330-331
 interações medicamentosas, 336-337
 interferências laboratoriais, 337-338
 na gravidez, 334-336
 sintomas de abstinência em
  recém-nascidos, 334-337
Metamucil, 20-21
Metanfetamina, 297-302
Metaraminol, 229-230
Metilenodioximetanfetamina, 295-302
 descrição e via de
  administração, 298-299
 dosagem e diretrizes clínicas, 300-302
 farmacocinética, 298-299
 farmacodinâmica, 299-300
 indicações terapêuticas, 299-300
 interações medicamentosas, 300-302
 precauções e efeitos adversos, 300-302
Metisergida, 395-396
Metoclopramida, 3-4
Metoexital, 86-87
Metoprolol, 45, 47. *Ver também*
 Antagonistas do receptor β-adrenérgico
Mibefradil, 354-355
Midamor. *Ver* Amilorida
Midazolam, 97-98t
Milnaciprano, 375-377
 dosagem e administração, 376-377
 farmacocinética, 375-376
 farmacodinâmica, 157-160
 gravidez e lactação, 375-376
 indicações terapêuticas, 375-376
 precauções e efeitos adversos, 375-377
Mirtazapina, 303-307
 ações farmacológicas, 303-304
 dosagem e administração, 306-307
 gravidez e lactação, 306-307

indicações terapêuticas, 304-305
interações medicamentosas, 306-307
interferências laboratoriais, 306-307
precauções e efeitos adversos,
305-307, 305-306t
Moban. *Ver* Molindona
Moclobemida, 309-310, 314-315t.
Ver também Inibidores da
monoaminoxidase (IMAOs)
Modafinila, 284-285, 461-473
ações farmacológicas, 461-463
dosagem e administração,
467-473, 469t, 468, 471-472t,
fadiga, 464-465
hipersonolência, 463-464
indicações terapêuticas, 462-464
interações medicamentosas, 466-468
interferências laboratoriais, 467-468
precauções e efeitos adversos, 465-467
TDAH, 460-462
Moduretic. *Ver*
Amilorida-hidroclorotiazida
Molindona, 237-238t *Ver também*
Antagonistas do receptor
de dopamina (ARDs)
Morte súbita, 228-229
Mounjaro. *Ver* Tirzepatida

N

Nabilona, 144-145t, 168-171
dosagem e diretrizes clínicas, 170-171
efeitos adversos, 160, 163-164t
farmacocinética, 168-170
farmacodinâmica, 169-170
indicações terapêuticas, 170-171
interações medicamentosas, 170-171
precauções e efeitos adversos, 170-171
Nabiximols, 144-145t
Nadolol, 50-51. *Ver também* Antagonistas
do receptor β-adrenérgico
Nalmefeno, 201, 336-337, 340-341
ações farmacológicas, 341-342
dosagem e diretrizes clínicas, 341-342

gravidez e lactação, 346-348
indicações terapêuticas, 341-342
interações medicamentosas, 346-349
interferências laboratoriais, 348-349
precauções e efeitos adversos, 345-348
Naloxona, 340-341
ações farmacológicas, 341-342
dosagem e diretrizes clínicas, 341-342
indicações terapêuticas, 341-342
interações medicamentosas, 346-349
interferências laboratoriais, 348-349
precauções e efeitos adversos, 345-348
Naltrexona, 345-346
ações farmacológicas, 341-342
dosagem e diretrizes clínicas, 341-342
indicações terapêuticas, 341-342
interações medicamentosas, 346-349
interferências laboratoriais, 348-349
precauções e efeitos adversos, 345-348
Namenda. *Ver* Memantina
Narcan. *Ver* Naloxona
Narcoanálise, 87-88
Narcóticos. *Ver* Agonistas do
receptor de opioide
Nardil. *Ver* Fenelzina
Navane. *Ver* Tiotixeno
Nefazodona, 318-323
ações farmacológicas, 319-320
dosagem e diretrizes clínicas, 321-323
gravidez e lactação, 321-322
indicações terapêuticas, 319-320
interações medicamentosas, 321-322
interferências laboratoriais, 321-322
precauções e efeitos adversos,
319-321, 320-321t
Nefrolitíase, 67-68, 72-73
Nembutal. *Ver* Pentobarbital
Nerolidol, 141, 144t
Neuroleptização rápida, 236, 239
Neuropatia periférica diabética,
pregabalina em, 73-75
Nexium. *Ver* Esomeprazol

Nicardipino, 129-130. *Ver também* Bloqueadores dos canais de cálcio (BCCs)
Nifedipino, 130-131. *Ver também* Bloqueadores dos canais de cálcio (BCCs)
Nimodipino, 129-130t, 130-131 *Ver também* Bloqueadores dos canais de cálcio (BCCs)
Nimotop. *Ver* Nimodipino
Nisoldipino, 129-130. *Ver também* Bloqueadores dos canais de cálcio (BCCs)
Nitrendipino, 129-130. *Ver também* Bloqueadores dos canais de cálcio (BCCs)
Nizatidina, 3-4, 79-80t
Nizoral. *Ver* Cetoconazol
Noctec. *Ver* Hidrato de cloral
Noradrenalina, 229-230
Nortriptilina, 481-483
   ações farmacológicas, 481-483
   dosagem e diretrizes clínicas, 488-492
   efeitos adversos, 486-487
   interações medicamentosas, 487-490
Norvasc. *Ver* Anlodipino
Norvir. *Ver* Ritonavir
Nydrazid. *Ver* Isoniazida

O

Obesidade, 388-389, 525-526, 528-529t. *Ver também* Ganho de peso
   distúrbios de saúde, 532t-534t
   efeitos na saúde, 529-531
   epidemiologia, 526-527
   etiologia, 526-527
   medicamentos aprovados pela FDA, 535-536t
   medicamentos não aprovados pela FDA, 536-537t
   modificações comportamentais, 534-535t
Obesidade iatrogênica, 528-529

Olanzapina, 18-20, 436-441
   dosagens, 438-440
   efeitos adversos, 436-439
   farmacocinética, 436-438
   farmacodinâmica, 436-438
   formulações, 439-441
      Lybalvi, 440-441
      Symbyax, 439-441
   indicações, 436-438
   interações medicamentosas, 438-439
Omeprazol, 3-4
Opioides. *Ver também* Agonistas do receptor de opioide; Antagonistas do receptor de opioide
   dependência
      antagonistas do receptor de opioide para, 342-343
      desintoxicação rápida para, 343-344
   interações medicamentosas, 346-349
Orap. *Ver* Pimozida
Orfenadrina, 53-54t, 331-332t
Orlistate, Xenical, 18-20, 545-547
Oxazepam, 97-98t, 343-344
Oxcarbazepina, 178-179, 187-188
   ações farmacológicas, 187-188
   dosagem e administração, 188
   efeitos adversos, 187-188
   interações medicamentosas, 188
Oxibato de sódio, 293-296
   ações farmacológicas, 294-295
   dosagem e diretrizes clínicas, 295-296
   dosagem para adultos de, 295-296t
   gravidez e lactação, 294-295
   indicações terapêuticas, 294-295
   interações medicamentosas, 294-296
   interferências laboratoriais, 295-296
   precauções e efeitos adversos, 294-295

P

Pacientes geriátricos, depressão em, ISRSs para, 390-391
Paliperidona, 441-445
   dosagem e diretrizes clínicas, 441-444

efeitos adversos, 441-442
farmacocinética, 441-442
farmacodinâmica, 441-442
indicações, 441-442
interações medicamentosas, 441-442
Pamelor. *Ver* Nortriptilina
Parafilias, 389-390
Paral. *Ver* Paraldeído
Paraldeído, 90-92
Parkinsonismo induzido por medicamentos, 557-560
Parkinsonismo induzido por neurolépticos, 53-54, 56-57, 557-558
anticolinérgicos em, 57-58
Paroxetina, 194-195, 391-393
Paxil. *Ver* Paroxetina
Pectina, 233-235
Pentazocina, 336-337
Pentobarbital, 86-87t
Pepcid. *Ver* Famotidina
Pepto-Bismol. *Ver* Bismuto, subsalicilato de
Perda de peso, medicamentos psicotrópicos e, 538-541
Perfenazina, 237-238t. *Ver também* Antagonistas do receptor de dopamina (ARDs)
Pergolida, 208-209. *Ver também* Agonistas e precursores do receptor de dopamina
Periactin. *Ver* Ciproeptadina
Permax. *Ver* Pergolida
Petidina (meperidina), 336-337
Pilocarpina, 20-21, 230-231
Pimavanserina, 444-446
ações farmacológicas, 203-205
dosagem e diretrizes clínicas, 207-208
indicações terapêuticas, 204-205
interações medicamentosas, 205-208
interferências laboratoriais, 207-208
precauções e efeitos adversos, 204-206
priapismo, 205-206
Pimozida, 237-238t
no transtorno de Tourette, 32-33, 221-223

Pindolol, 44-45t. *Ver também* Antagonistas do receptor β-adrenérgico
Pineno, 142-143t
Pitolisante, 289-291
ações farmacológicas, 289-290
dosagem e diretrizes clínicas, 290-293
gravidez e lactação, 290-291
indicações terapêuticas, 289-291
interações medicamentosas, 290-291
interferências laboratoriais, 290-291
precauções e efeitos adversos, 290-291
Policarbofila cálcica, 20-21
Poliúria, terapia com lítio e, 263-264
Potência, 7-8, 220-221
antagonistas do receptor de dopamina, 220-221
Potencialização, 24-25
Pramipexol, 208-209. *Ver também* Agonistas e precursores do receptor de dopamina
Prazosina, 40-42
ações farmacológicas, 41-42
dosagem e diretrizes clínicas, 41-42
indicações terapêuticas, 41-42
na gravidez, 41-42
precauções e efeitos adversos, 41-42
Pregabalina, 72-75
ações farmacológicas, 73-74
dosagem e diretrizes clínicas, 74-75
indicações terapêuticas, 73-74
interações medicamentosas, 74-75
precauções e efeitos adversos, 73-75
Preparações de depósito, 3-4
Prevacid. *Ver* Lansoprazol
Priapismo, desencadeado pela trazodona, 230-231
Prilosec. *Ver* Omeprazol
Procardia. *Ver* Nifedipino
Procedimentos de estimulação/ neuromodulação cerebral
avaliação pré-tratamento, 575-576
eletroconvulsoterapia, 575-578
estimulação cerebral profunda, 580-583
estimulação do nervo vago, 579-582

estimulação por eletroterapia craniana, 578-579
estimulação transcraniana por corrente contínua, 578-580
gravidez, 575-576
magnetoconvulsoterapia, 577-579
mecanismo de ação, 575-576
tratamentos experimentais, 582-583
Prociclidina, 52-53t, 559-560t
Proclorperazina, 237-238t
Prolixin. *Ver* Flufenazina
Prometazina, 79-80
Propofol, 95-96
Propranolol, 2-3, 44-45t, 47-48. *Ver também* Antagonistas do receptor β-adrenérgico
  em tratamento de abstinência de álcool, 47-48
  no tremor postural induzido por lítio, 45, 47
ProSom. *Ver* Estazolam
Provigil. *Ver* Modafinila
Prozac. *Ver* Fluoxetina
Psicofarmacologia, 1-30
  ações farmacológicas, 3-10
  classificação, 2-4
  dosagem e diretrizes clínicas, 21-27
  efeitos adversos de fármacos, 13-14
  indicação terapêutica, 10-12
  interações medicamentosas, 9-11
  precauções, 13-14
  psicoterapia e farmacoterapia combinadas, 25-28
  seleção de medicamentos, 10-11
  síndromes de descontinuação (de retirada), 21-22
Psicotólise. *Ver* Neuroleptização rápida
Psilocibina, 358-360
  farmacocinética, 358-359
  farmacodinâmica, 359-360

Q

Quazepam, 100-105
Questran. *Ver* Colestiramina

Quetiapina, 445-449
  dosagens e diretrizes clínicas, 447-449
  efeitos adversos, 446-447
  farmacocinética, 445-446
  farmacodinâmica, 445-446
  indicações, 446-447
  interações medicamentosas, 446-448
Quinidex. *Ver* Quinidina
Quinidina, 393-394

R

Ramelteona, 277-280
  ações farmacológicas, 277-278
  dosagem e diretrizes clínicas, 278-280
  indicações terapêuticas, 277-278
  interações medicamentosas, 278-280
  precauções e efeitos adversos, 277-280
Ranitidina, 3-4, 78-79, 196-197
Rasagilina, 308-309t. *Ver também* Inibidores da monoaminoxidase (IMAOs)
Reação de fotossensibilidade, ARDs e, 230-231
Reação dissulfiram–álcool, 201-203
Reações alérgicas, 109-110, 395-396
Receptor α_1-adrenérgico, antagonista do, 32-33
Receptor α_2-adrenérgico, agonista do, 32-33
Receptores adrenérgicos, 31-32t
Reserpina, 27-29, 564-565
Retenção urinária, 20-21
Rifampicina, 112-113
Riluzol, 13-14
Rimactane. *Ver* Rifampicina
Risperidona, 448-452
  dosagens, 449-452
  farmacocinética, 448-449
  indicações terapêuticas, 449-450
  interações medicamentosas, 449-450
Ritalina. *Ver* Metilfenidato
Ritonavir, 251-252
Rivastigmina, 191-192. *Ver também* Inibidores da colinesterase

Ropinirol, 207-208t, 211-212. *Ver também* Agonistas e precursores do receptor de dopamina
Rozerem. *Ver* Ramelteona

S

Salagen. *Ver* Pilocarpina
Salicilatos, 77
Sangramento gastrintestinal, 18-20
Saquinavir, 336-337
Secobarbital, 87-88t
Seconal. *Ver* Secobarbital
Selegilina, 308-309t *Ver também* Inibidores da monoaminoxidase (IMAOs)
Semaglutida, 548-549
Serax. *Ver* Oxazepam
Serentil. *Ver* Mesoridazina
Seroquel. *Ver* Quetiapina
Sildenafila, 15, 17-18, 351-356
  ações farmacológicas, 351-353
  dosagem e diretrizes clínicas, 354-356
  gravidez e lactação, 354-355
  indicações terapêuticas, 352-353
  interações medicamentosas, 354-355
  interferências laboratoriais, 354-355
  precauções e efeitos adversos, 353-355
Síndrome das pernas inquietas, agonistas do receptor de dopamina em, 565-566
Síndrome de descontinuação, 9-10, 21-22
Síndrome de intoxicação anticolinérgica, 56-57
Síndrome do coelho, 215-217
Síndrome metabólica, 525-526, 529-531
  efeitos na saúde, 529-531
  epidemiologia, 526-527
  etiologia, 526-527
  modificações comportamentais, 534-535t
Síndrome neuroléptica maligna, 211-212, 558-560, 560-561t
Síndrome serotoninérgica, 9-10, 81-82, 301-302t, 306-307

Síndromes extrapiramidais (SEPs), antagonistas do receptor de dopamina e, 219-220t
Síndromes hipertérmicas, 566
Sintomas de abstinência neonatal de metadona, 334-337
Sintomas extrapiramidais, 267-269, 394-395
Sintomas gastrintestinais, 262-263
Sistema enzimático do citocromo P450 (CYP), 5-7, 568-569
Solriamfetol, 291-294
  ações farmacológicas, 291-293
  dosagem e diretrizes clínicas, 293-294
  indicações terapêuticas, 293-294
  interações medicamentosas, 293-294
  precauções e efeitos adversos, 291-293
Solução de polietilenoglicol, 265-266
Sonata. *Ver* Zaleplona
Sonolência, 18-21
  benzodiazepínicos e, 107-108
Stelazine. *Ver* Trifluoperazina
Strattera. *Ver* Atomoxetina
Sublimaze. *Ver* Fentanila
Substâncias psicodélicas, 357-365
  dietilamida do ácido lisérgico, 359-365
  psilocibina, 358-360
Sudorese, 17-18t, 202-203
Suicídio, 217-218
Sular. *Ver* Nisoldipino
Sulfonamidas, 455, 457-458
Sulfonato de poliestireno, 265-266
Sunosi. *Ver* Solriamfetol
Suvorexanto, 114-115, 284-285
Symmetrel. *Ver* Amantadina
Synthroid. *Ver* Levotiroxina

T

Tadalafila, 351-356
  ações farmacológicas, 351-353
  dosagem e diretrizes clínicas, 354-356
  gravidez e lactação, 354-355
  indicações terapêuticas, 352-353

interações medicamentosas, 354-355
interferências laboratoriais, 354-355
precauções e efeitos adversos, 353-355
Tasimeltona, 280-282
  ações farmacológicas, 280-281
  dosagem e administração, 281-282
  indicações terapêuticas, 280-281
  interações medicamentosas, 281-282
  na gravidez, 281-282
  precauções e efeitos adversos, 280-281
TDAH. *Ver* Transtorno de déficit de atenção/hiperatividade (TDAH)
Técnicas modernas de estimulação cerebral, 574-575
Técnicas transcranianas, 574-575
Tegretol. *Ver* Carbamazepina
Temazepam, 97-98t
Tenex. *Ver* Guanfacina
Tenormin. *Ver* Atenolol
Teofilina, 398-399
Terapia medicamentosa moduladora de glutamato, 13-14
Terazosina, 396-397
Terpinoleno, 141, 144t
Teste de desafio de naloxona, 345-346
Teste de estimulação do hormônio liberador de tirotrofina (TRH), 477-478
Teste farmacogenômico, 568-573
Tiagabina, 67-69
  ações farmacológicas, 67-69
  dosagem e administração, 68-69
  indicações terapêuticas, 68-69
  precauções e efeitos adversos, 68-69
Tioridazina, 237-238t
Tiotixeno, 237-238t
Tirzepatida, 554-555
TOC. *Ver* Transtorno obsessivo-compulsivo
Topamax. *Ver* Topiramato
Topiramato, 20-21, 65-68, 550-552
  ações farmacológicas, 65-66

dosagem e diretrizes clínicas, 67-68
indicações terapêuticas, 66-67
interações medicamentosas, 67-68
interferências laboratoriais, 67-68
precauções e efeitos adversos, 66-67
Toprol. *Ver* Metoprolol
Tramadol, 333-339
  dosagem e diretrizes clínicas, 337-339
  efeitos adversos, 333-334
  indicações terapêuticas, 191-192
  interações medicamentosas, 336-337
  precauções e efeitos adversos, 333-337
Tranilcipromina, 310-311, 314-315.
  Ver também Inibidores da monoaminoxidase (IMAOs)
Transtorno da personalidade *borderline*, antagonistas do receptor de dopamina em, 224-226
Transtorno de ansiedade generalizada
  benzodiazepínicos em, 15-18, 23-24
  buspirona em, 124-127
  ISRSs para, 388-389
  succinato de desvenlafaxina para, 366-367
  tetracíclicos para, 479-481
  tiagabina em, 67-68
  venlafaxina para, 366-367
Transtorno de déficit de atenção/hiperatividade (TDAH), 118-119
  simpatomiméticos, 118-119
Transtorno de estresse pós-traumático (TEPT), 304-305
Transtorno de pânico
  benzodiazepínicos em, 105-106
  com agorafobia, ADTs e tetracíclicos para, 484-485
Transtorno de Tourette, 33-34, 160, 163-164, 580-582
  clonidina em, 34-35
  guanfacina em, 34-35
Transtorno delirante, antagonistas do receptor de dopamina em, 223-224

Transtorno disfórico pré-menstrual
(TDPM), 388-389
Transtorno do espectro autista,
ISRSs para, 129-130
Transtorno obsessivo-compulsivo (TOC)
ADTs e tetracíclicos para, 481-482
ISRSs para, 387-388
Transtorno psicótico induzido por
substâncias, antagonistas do receptor
de dopamina em, 224-226
Transtornos de ansiedade
antagonistas do receptor β em, 48-50
benzodiazepínicos em, 105-106
clonidina em, 32-33
gabapentina em, 60-61
ISRSs para, 386-387
Transtornos de tiques, 34-35
clonidina em, 33-34
guanfacina em, 33-34
Transtornos depressivos, 125-126, 463-464
Transtornos do humor, agonistas do
receptor de dopamina em, 211-212
Trazodona, 6-7, 15, 17-18,
318-319, 322-327
ações farmacológicas, 322-323
dosagem e diretrizes clínicas, 326-327
gravidez e lactação, 326-327
indicações terapêuticas, 322-327
interações medicamentosas, 326-327
overdose, 324-325
precauções e efeitos adversos, 323-325
Tremor postural induzido por
lítio, 45, 47-48, 262-263
antagonistas do receptor β em, 45-47
Tremor postural induzido por
medicamento, 565-566
Trianiereno, 196-197
Triazolam, 97-98t, 109-110, 321-322
Trifluoperazina, 237-238t
Tri-hexafenidil, 53-55, 53-54t, 559-560t
Tri-hexano. *Ver* Tri-hexafenidil
Trihexy-5. *Ver* Tri-hexafenidil

Trilafon. *Ver* Perfenazina
Trileptal. *Ver* Oxcarbazepina
Triptofano, 276-277

U

Ultram. *Ver* Tramadol
Uso de fármacos *off-label*, 11-14

V

Valdoxan. *Ver* Agomelatina
Valium. *Ver* Diazepam
Valproato, 493-501
ações farmacológicas, 493-495
alertas "*black box*", 496-498t
dosagem e diretrizes clínicas, 499-501
indicações terapêuticas, 494-495
interações medicamentosas, 498-500
interferências laboratoriais, 499-500
precauções e efeitos adversos,
495-498, 497-498t
Vardenafila, 351-356
ações farmacológicas, 351-353
dosagem e diretrizes clínicas, 354-356
gravidez e lactação, 354-355
indicações terapêuticas, 352-353
interações medicamentosas, 354-355
interferências laboratoriais, 354-355
precauções e efeitos adversos, 353-355
Varfarina, 94-95, 164-165
Venlafaxina, 367-372
dosagem e administração, 371-372
farmacocinética, 367-369
indicações terapêuticas, 368-369
interações medicamentosas, 370-371
interferências laboratoriais, 371-372
precauções e efeitos adversos, 369-371
Verapamil, 2-3, 128-129t. *Ver*
também Bloqueadores dos
canais de cálcio (BCCs)
Vilazodona, 399-401

Viloxazina, 377-379
 dosagem e administração, 378-379
 farmacocinética, 377-378
 indicações terapêuticas, 377-378
 precauções e efeitos adversos, 377-378
Visão turva, 14-15, 17t, 20-21
Visken. *Ver* Pindolol
Vistaril. *Ver* Hidroxizina, pamoato de
Vitamina E, 559-560t
Volume de distribuição, medicamento, 3-4

W

Wellbutrin SR. *Ver* Bupropiona
Wellbutrin XL. *Ver* Bupropiona
Wellbutrin. *Ver* Bupropiona

X

Xanax. *Ver* Alprazolam

Y

Yocon. *Ver* Ioimbina

Z

Zaleplona, 85-86, 97-98t, 101-105
Zidovudina, 336-337
Ziprasidona, 450-454
 dosagens, 452-454
 efeitos adversos, 452-453
 farmacocinética, 450-453
 farmacologia, 452-453
 indicações, 452-453
Zolpidem, 99-100t, 102-105, 107-108
Zonegran. *Ver* Zonisamida
Zonisamida, 18-20, 71-73
 ações farmacológicas, 71-72
 dosagens e diretrizes clínicas, 72-73
 indicações terapêuticas, 71-72
 interações medicamentosas, 72-73
 interferências laboratoriais, 72-73
 precauções e efeitos adversos, 72-73
Zyprexa. *Ver* Olanzapina
Zyrtec. *Ver* Cetirizina